临床重症医学教程

主　编　康　焰

副主编　邓一芸　邓丽静　金晓东

编　者（按姓氏笔画排序）

王　波　四川大学华西医院重症医学科　　　陈　瑶　四川大学华西医院重症医学科

尹万红　四川大学华西医院重症医学科　　　金晓东　四川大学华西医院重症医学科

邓一芸　四川大学华西医院重症医学科　　　周　琰　四川大学华西医院重症医学科

邓丽静　四川大学华西医院重症医学科　　　宗志勇　四川大学华西医院感染管理科

帅　晓　四川大学华西医院血液科　　　　　胡　志　四川大学华西医院重症医学科

刘　畅　四川大学华西医院重症医学科　　　胡成功　四川大学华西医院重症医学科

李惠萍　四川大学华西医院重症医学科　　　康　焰　四川大学华西医院重症医学科

肖　菲　四川大学华西第二医院重症医学科　梁国鹏　四川大学华西医院重症医学科

吴　浩　四川大学华西医院消化科　　　　　梁宗安　四川大学华西医院呼吸内科

余　荷　四川大学华西医院重症医学科　　　谢筱琪　四川大学华西医院重症医学科

张　凌　四川大学华西医院肾脏内科　　　　廖雪莲　四川大学华西医院重症医学科

张中伟　四川大学华西医院重症医学科

制　图:唐仪君　寇　娟

人民卫生出版社

图书在版编目（CIP）数据

临床重症医学教程/康焰主编 . —北京：人民卫生
出版社,2015

ISBN 978-7-117-21231-1

Ⅰ.①临…　Ⅱ.①康…　Ⅲ.①险症–诊疗–教材
Ⅳ.①R459.7

中国版本图书馆 CIP 数据核字（2015）第 197461 号

人卫社官网　**www. pmph. com**	出版物查询，在线购书
人卫医学网　**www. ipmph. com**	医学考试辅导，医学数据库服务，医学教育资源，大众健康资讯

临床重症医学教程

主　　编：康　焰
出版发行：人民卫生出版社（中继线 010-59780011）
地　　址：北京市朝阳区潘家园南里 19 号
邮　　编：100021
E - mail：pmph @ pmph. com
购书热线：010-59787592　010-59787584　010-65264830
印　　刷：北京教图印刷有限公司
经　　销：新华书店
开　　本：787×1092　1/16　　印张：33
字　　数：824 千字
版　　次：2015 年 9 月第 1 版　　2018 年 11 月第 1 版第 4 次印刷
标准书号：ISBN 978-7-117-21231-1/R · 21232
定　　价：88. 00 元

打击盗版举报电话：010-59787491　E-mail：WQ @ pmph. com
（凡属印装质量问题请与本社市场营销中心联系退换）

自 1991 年北京举办"全国第一届 ICU 研讨会"开始,重症医学在我国已有 20 余年的发展历程。其在重症患者救治中所体现出来的临床价值,尤其是在突发公共卫生事件及突发自然灾害医疗救治中的核心作用,使其成为临床不可或缺的新兴专业。2009 年国家标准化管理委员会正式批准重症医学成为临床医学的二级学科,次年卫生部(现国家卫生计生委)发文要求二级以上医院均应设立重症医学科并作为一级临床科室进行管理。同期相继颁布了《中国重症学科建设与管理指南》、《重症医学临床操作规范》,使这一学科成为了真正意义上的一个临床医学专业与临床学科。全国各级医院纷纷建立 ICU 病房,集中收治院内或区域内重症患者,极大地提高了重症患者救治的成功率。重症救治监测与支持技术的日益增加,对重症救治团队的理论与技能也提出了更高的要求,接受过规范化培训的重症从业人员数量和质量与临床需求相差巨大。虽然各种类型与层次的培训课程、培训教材层出不穷,但一本简洁易读,涵盖重症救治基本理论与原则、侧重临床具体实践并经过长期实际使用的培训教程,依然为众多的重症医学从业者,尤其是基层的广大 ICU 医师所期待。

四川大学华西医院前身为华西医科大学附属第一医院,是国内最早建立"专职 ICU"的医院之一,建科于 1992 年,1994 年即成为卫生部(现国家卫生计生委)四个"全国危重病医学培训中心"之一。从 1997 年秋即开始面向西部、辐射全国招收受训学员,每年两届,学制一年,小班教学。迄今已累计招收 29 届,学员 700 余名,遍及全国各省、市、自治区,已成为各地重症医学的临床骨干和学术带头人。培训班使用的教材随着不断的培训实践逐年更新、充实与完善。教材的编者均为教学医院重症医学专业的临床医师,经过多年重症医学医、教、研的浸淫,他们不但已成为实践经验丰富的重症医师、高校教师,而且还具备国家卫生计生委"全国重症医学资质培训班"教材编写、授课专家及技能培训师的资质,担负着长期的培训任务。随着重症医学临床工作面的不断拓展和质量控制的要求,呼吸治疗师、临床营养师及医院感染专业医师也参加了这一教材的编写工作。

近年来,许多新、老学员均以不同的方式表示,希望我们能将这一教材整理出版,以此作为大家临床参考工具和培训教材。经过与编者们反复而慎重的讨论,我们对教材再次进行了全面的审核、修订,保留了其临床实用性强,操作流程简捷、规范,文字表述清晰易懂的特点,并对近年重症医学专业有影响的临床研究证据、指南推荐进行了梳理,择其要点在相应章节中予以解读,以《临床重症医学教程》之名结集成册出版,希冀以此为我国重症医学发展添一砖瓦,尤其是为西部地区重症医学的教育与培训尽一份薄力。

鉴于地缘关系以及我们的理论与实践的局限,书中难免存在不足甚至争议,希望各位同道在使用中给予我们宝贵的意见和反馈。

华西重症的发展,渗透着几辈人的心血和期盼! 它们就浸透在这本薄薄的教程中,感谢你们!

西部重症的发展,见证着所有学员的努力和汗水! 从这本薄薄的教程中也可窥见一二,感谢你们!

四川大学华西医院

重症医学科

康　焰

2015 年 8 月

目 录

第一章

重症患者评估与转运

第一节　重症患者的初始评估

　　普通的重症患者不难识别,但如果处于疾病早期,或者某些情况会导致重症的患者难于辨别。如年轻患者、身体健壮耐受力强,症状体征出现晚;免疫抑制或虚弱的患者,炎症反应轻,临床表现不明显;复杂创伤患者,容易遗漏严重损伤;而某些特殊疾病,比如心律失常,发作突然,事先难以预测。回顾大量心搏骤停及非计划入住 ICU 患者的病因也会发现,很多情况下病情加重都是有预兆的,所以需要各专科医生都具有一定的识别能力,尤其是重症医学科医生。

　　重症患者病情评估一般按照初次评估和二次评估进行(表 1-1)。重症患者常常因为时间紧迫,初次评估很难按照普通疾病的诊断方法进行,而主要是依据患者的一般情况、生命体征、重要病史及查体发现,并结合一些快捷的实验室检查。在接触病人后的数分钟内首先确定存在哪些危及生命的异常情况及可能原因,建立初步诊断,并给予简单而有针对性的处理,为下一步明确诊断和完善治疗赢得时间。待生命体征稳定后,立即进行二次评估,进一步采集病史和查体,完善检查及病历记录,明确诊断,评价初始治疗的反应,完善治疗方案。

表 1-1　重症患者初始评估框架

	初始评估 明确主要的生理学问题	二次评估 明确潜在的病因
病史	主要特点 ● 目击者、医护人员、亲属 ● 主要症状:疼痛、呼吸困难、神志改变、乏力 ● 创伤或非创伤 ● 手术或非手术 ● 用药史和(或)毒物接触史	更多详细信息 ● 主诉 ● 既往史、慢性疾病、手术史 ● 治疗经过 ● 社会心理和身体的独立性 ● 用药史和过敏史 ● 家族史 ● 伦理和法律问题 ● 系统回顾
体格检查	视、听、触诊 ● 气道 ● 呼吸和氧合 ● 循环 ● 意识水平	系统全面的体格检查 ● 呼吸系统 ● 心血管系统 ● 腹部、泌尿生殖道 ● 中枢神经和运动系统 ● 内分泌和血液系统

续表

	初始评估 明确主要的生理学问题	二次评估 明确潜在的病因
表格记录	必要的生理学参数 ● 心率、节律 ● 血压 ● 呼吸频率和脉搏氧饱和度 ● 意识水平	病历记录及实时记录 ● 检查医疗记录 ● 进行诊断及鉴别诊断 ● 记录当前事件
检查	● 血气分析 ● 血糖	● 血液检查 ● 影像学检查 ● 心电图 ● 微生物学检查
治疗	与上述措施同时进行 ● 确保足够的通气和氧合 ● 建立静脉通道±补液 ● 评估初始复苏的反应 ● 寻求更有经验的建议和帮助	完善治疗，评估反应，判断趋势 ● 按需为特殊的器官系统提供支持 ● 选择恰当的救治场所 ● 获得专家的建议和帮助

改编自 *Fundamental Critical Care Support* 第四版

一、病史

　　患者的病史常为诊断提供最重要的信息，特征性的症状常与潜在疾病直接相关。初次评估时需要了解主要症状，如体温变化、疼痛、呼吸困难、神志改变、乏力等，有无创伤、手术史、用药史及毒物接触史，同时需要注意起病缓急、器官功能储备等。还要注意一些特殊情况，如急诊入院、高龄、严重的慢性疾病、近期进行了大手术（尤其是急诊手术）、严重出血或需要大量输血、免疫缺陷等，因为这些患者发展为重症的风险更大。重症患者常常不能自己提供病史，而需要目击者、家属、医护人员、朋友等提供病史，采集病史时提供病史者的可靠性需要注意。

二、体格检查

　　重症患者的初次体格检查的关键在于简洁、有指向性，遵循复苏的 ABC 理论，集中检查气道（airway）、呼吸（breathing）、循环（circulation）及意识水平。在经过初步检查及处理后，应该尽快进行更加详细的再次体格检查，进一步细化初步诊断并评价患者对初步治疗的反应。如果患者病情仍继续恶化，或者出现新发症状，则提示需要再次检查。最终，必须根据病史及前期体检发现进行一次系统全面的体格检查。需要注意检查时尽可能使患者完全暴露，便于进行全面检查，防止遗漏某些重要的检查发现。具体检查要点见表 1-2。

　　除进行气道、呼吸、循环检查外，早期快速检查还需要注意观察皮肤颜色，有无黄疸、青紫、水肿、皮疹、出血点等，指（趾）甲有无杵状指或片状出血，球结膜有无水肿、黄疸，睑结膜是否苍白或黄染，瞳孔大小及反应，病人是否出现惊厥、躁动、嗜睡、昏迷等意识障碍。

　　腹部触诊是重症患者查体中必不可少的一部分，应明确触痛的范围及包块的大小，肝脾的大小及质地，评价腹壁的硬度、张力、反跳痛，听诊有无血管杂音及肠鸣音是否消失。育龄期女性必须考虑宫内及异位妊娠的可能。如果情况允许,还应进行胁部及背部检查。

表 1-2 气道、呼吸、循环体格检查要点

气道	梗阻原因		舌后坠,创伤,出血,呕吐,异物,感染,炎症,喉痉挛等
	视诊		发绀,呼吸节律和频率,辅助呼吸肌参与呼吸,三凹征,神志改变
	听诊		异常呼吸音(气喘、喘鸣、气过水声等),完全梗阻时呼吸音消失
	触诊		呼出气流减少或消失
呼吸	病因	中枢驱动	中枢神经系统疾病
		泵衰竭	神经/脊髓损伤,肌肉病变,胸廓异常,疼痛等
		肺部疾病	气胸,血胸,误吸,慢性阻塞性肺疾病,哮喘,肺水肿,肺挫伤,急性呼吸窘迫综合征,肺栓塞,肋骨骨折,连枷胸等
	视诊		发绀,神志改变、呼吸节律和频率,辅助呼吸肌参与呼吸,三凹征,呼吸深度,氧饱和度下降
	听诊		不能言语,异常呼吸音,叩诊浊音
	触诊		胸廓对称性及活动度,气管位置,捻发感,腹部胀气等
循环	病因	原发	缺血,心律失常,瓣膜病变,心肌病,心脏压塞等
		继发	药物,缺氧,电解质紊乱,脱水,急性失血,贫血,感染等
	视诊		外周灌注下降,失血,神志改变,呼吸困难,少尿,颈静脉怒张等
	听诊		心音改变,额外心音,心脏杂音,颈动脉杂音等
	触诊		心前区搏动,中心及外周动脉搏动等

改编自 *Fundamental Critical Care Support* 第四版

初始评估中枢神经系统及肢体运动时,需要记录 Glasgow 评分,同时要记录瞳孔大小及反应,如果时间允许,还应进行仔细的中枢及外周神经的感觉运动功能检查。

三、表格记录

重症患者的生理学参数必须记录并动态跟踪,这些参数及其趋势变化将为评估病情和指导治疗提供关键信息。为了确保良好的治疗,需要频繁而且准确无误地记录这些参数,最好的记录方法就是采用表格记录。基本参数应该包括心率、血压、呼吸、体温、意识状态等,时间允许,吸入氧浓度、脉搏氧饱和度、出入量、液体平衡、使用药物等均需准确记录,如果使用中心静脉导管、肺动脉导管等特殊设备,也需要准确测量相关参数并记录。记录时,需要注意各个参数的来源,比如血压是无创血压还是有创动脉血压,测量部位,保证参数的准确性和可靠程度,熟悉各个参数的测量方法及注意事项,并由有临床经验的重症医学医师来解读并指导治疗。

四、辅助检查

重症患者初始评估时,辅助检查首要检查呼吸循环相关项目,同时要求简便快速。动脉血气分析通常可以在床旁快速实施,而且可提供大量有用的信息,如 pH、PaO_2、$PaCO_2$、HCO_3^-、血红蛋白浓度、重要电解质、乳酸、血糖,甚至肾功能等。其他检查包括血常规、体液常规、血液生化、微生物学、心电图、影像学、超声等检查,可以根据病史、体格检查等按需安排。

五、治疗

重症患者初始治疗的基本原则为保证最基本的生理学稳定,为原发疾病的治疗赢得时间,总结就是复苏 ABC。A(airway):确保气道开放;B(breathing):提供足够的通气和氧合;C(circulation):建立静脉通路,恢复循环血容量。所有重症患者,不管在何种情况,一开始都应该进行上述处理。同时,结合病史、体格检查和实验室检查结果继续明确诊断,判断患者的生理功能储备,评价患者各项生理参数变化趋势,评估初始治疗反应,评判初步诊断治疗是否得当。如果诊断治疗不能明确,病情继续恶化,应及时呼叫上级医生或会诊。最后,还需要为患者选择合适的治疗场所,是否入院、转科,当然包括收入 ICU。

第二节　重症疾病评分系统

疾病评分系统是一类用来评估疾病严重程度,预测患者结局,评估医疗机构提供医疗服务效率的评价工具。疾病评分系统大致可以分为疾病特异性评分系统和疾病非特异性评分系统。前者如 Glasgow 昏迷评分、急性胰腺炎 Ranson 评分、临床肺部感染评分等,主要特点是评分针对单一疾病,各种不同疾病评分系统之间不能相互比较,但能较好地反映患者的病情和预后。后者如急性生理和慢性健康评分(acute physiology and chronic health evaluation,APACHE)、序贯器官衰竭评分,特点是可广泛用于多种不同疾病的评估,可以将原发疾病不同的患者进行比较,对疾病的严重程度和预后估计与疾病特异性评分系统相似。

疾病评分系统主要应用领域包括:评价疾病严重程度及指导治疗;评价不同机构、国家之间的医疗质量;用于临床研究中病情危重程度及治疗措施有效性相关评价;用于医疗服务质量控制、医疗资源分配等;以及用于判断是否对某些具体患者实施某项医疗措施等。

重症患者临床常用的疾病非特异性评分系统,包括 APACHE 评分、序贯器官衰竭评分、简化急性生理评分、死亡概率模型等,疾病特异性评分系统包括 Glasgow 昏迷评分、急性胰腺炎 Ranson 评分、临床肺部感染评分、Child-Paugh 肝病评分等。

一、急性生理和慢性健康评分

1981 年 Knaus 发表了 APACHE 评分。1985 年,在原来的基础上又发布了 APACHE Ⅱ,将第一部分的急性生理指标由原来的 34 个减少至 12 个,给予急性器官功能衰竭和昏迷更高的分值,加入了手术状况如急诊手术的评分,并对慢性健康评分进行了相应的改进,还可以根据 ICU 最初 24 小时的指标预估患者的死亡率,使用起来更加简便易行。随后 APACHE 还不断进行了更新,至 2005 年已推出第四代。但目前 APACHE Ⅱ 因简便易行,预测准确,使用免费而应用最广。

APACHE 作为重症患者病情分类和预后的预测系统,分值越高,表示病情越重,预后越差,病死率越高。APACHE Ⅱ 分别由急性生理评分、年龄评分及慢性健康评分构成。急性生理评分(acute physiology score,APS)包括 12 项生理指标,应当选择入 ICU 最初 24 小时内的最差值(最高值或最低值),并根据附表分别进行评分,选择较高的分值。年龄评分从 44 岁以下到 75 岁以上共分为 5 个阶段,分别评为 0~6 分。慢性健康评分要求患者入院前须满足慢性器官功能不全或免疫功能抑制状态的诊断,具体诊断标准参见表1-3。符合慢性器官功能不全或免疫功能抑制的患者,如果施行择期手术后入 ICU,为 2 分,急诊手术或非手术后入 ICU,为 5 分。最终的 APACHE 评分为三项分值之和。求得总分后还可以预测患者预期病死率 R:

$$\ln[R/(1-R)] = -3.517 + (\text{APACHE } \text{II} \text{ 评分} \times 0.146) + (\text{诊断分类系数}) + (0.603, \text{若为急诊手术})$$

表 1-3　急性生理和慢性健康评分 II 详表

A = APS 评分									
生理学指标	高于正常范围				正常值	低于正常范围			
	+4	+3	+2	+1	0	+1	+2	+3	+4
肛温(℃)	≥41	39~40.9		38.5~38.9	36~38.4	34~35.9	32~33.9	30~31.9	≤29.9
MAP(mmHg)	≥180	130~159	110~129		70~-109		50~69		≤49
心室率	≥180	140~179	110~139		70~109		55~69	40~54	≤39
呼吸频率	≥50	35~49		25~34	12~24	10~11	69		<5
氧合 A-aDO$_2$(FiO$_2$≥0.5)	≥500	350~499	200~349		<200				
氧合 PaO$_2$(FiO$_2$<0.5)					>70	61~70		55~60	<54
pH	≥7.7	7.6~7.69		7.5~7.59	7.33~7.49		7.25~7.32	7.15~7.24	<7.15
Na(mmol/L)	≥180	160~179	155~159	150~154	130~149		120~129	111~119	<110
K(mmol/L)	≥7	6~6.9		5.5~5.9	3.5~5.4	3~3.4	2.5~2.9		<2.5
Cr(mg/L)(急性肾衰时评分加倍)	≥3.5	2~3.4	1.5~1.9		0.6~1.4		<0.6		
HCT(%)	≥60		50~59.9	46~49.9	30~45.9		20~29.9		<20
WBC×1000/mm³	≥40		20~39.9	15~19.9	3~14.9		1~2.9		<1
15-GCS									
急性生理学评分(APS)=上述 12 项生理指标评分之和									
静脉血 HCO$_3^-$(mmol/L,用于无血气结果时)	≥52	41~51.9		32~40.9	22~31.9		18~21.9	15~17.9	<15
BUN(无 Cr 时)mg/dl	≥81	51~80	21~50		8~20		<8		

注:A-aDO$_2$ = FiO$_2$ × (PB – PH$_2$O) – PaCO$_2$/RQ – PaO$_2$

B = 年龄评分:

年龄	≤44	45～54	55～64	65～74	≥75
评分	0	2	3	5	6

C = 慢性健康状况评分:

如果患者有严重的器官系统功能不全病史或免疫抑制,应如下评分:

①非手术或急诊手术后患者:5分;

②择期术后患者:2分。

定义:器官功能不全和免疫功能抑制状态必须在此次入院前即有明显表现,并符合下列标准:

心血管系统:纽约心脏协会心功能第四级。

呼吸系统:慢性限制性、阻塞性或血管性疾病导致的严重活动受限,如不能上楼或从事家务劳动;或明确的慢性缺氧、高碳酸血症、继发性红细胞增多症、严重肺动脉高压(>40mmHg),或呼吸机依赖。

肝脏:活检证实肝硬化,明确的门静脉高压,既往由门静脉高压造成的上消化道出血;或既往发生过肝脏功能衰竭/肝性脑病/昏迷。

免疫功能抑制:病人接受的治疗能抑制对感染的耐受性,如免疫抑制治疗、化疗、放疗、长期或最近大剂量类固醇治疗,或患有足以抑制对感染耐受性的疾病,如白血病、淋巴瘤。

肾脏:接受长期透析治疗。

二、序贯器官衰竭评分

APACHE Ⅱ设计时主要用于评价重症患者入住 ICU24 小时的危重程度,并预测预后,但并不适用于入住 ICU 后的连续动态评估,而许多因素可能影响患者入住 ICU 后的预后。1996 年 Vincent 推出了序贯器官衰竭评分(sequential organ failure assessment,SOFA),该评分系统由 6 个器官系统构成,每个器官系统根据功能不全/衰竭程度分别赋予 0～4 分,总分越高,说明病情越重。同样,住 ICU 期间 SOFA 平均分值及最高分值可以预测死亡率,入住 ICU 后 48 小时内 SOFA 分值增加也是死亡的重要预测因素,详表见 1-4。

表1-4　SOFA 评分系统

器官系统	变量	0分	1分	2分	3分	4分
呼吸系统	PaO$_2$/FiO$_2$(mmHg)	≥400	<400	<300	<200 on MV	<100 on MV
血液系统	血小板(×10^9/L)	≥150	<150	<100	<50	<20
肝脏	胆红素(μmol/L)	<20.5	20.5～34.1	34.2～102.5	102.6～205.1	>205.2
心血管系统	MAP(mmHg)	≥70	<70			
	多巴胺[μg/(kg·min)]				≤5	>5　>15
	多巴酚丁胺[μg/(kg·min)]			任何剂量		
	肾上腺素/去甲肾上腺素[μg/(kg·min)]				≤0.1	>0.1
中枢神经系统	Glasgow 昏迷评分	15	13～14	10～12	6～9	<6
肾脏	肌酐(μmol/L)	<106	106～176	177～308	309～442	>442
	尿量(ml/d)	≥500			<500	<200

三、简化急性生理评分

1984 年,简化急性生理评分(simplified acute physiology score,SAPS)产生,它较 APACHE 更加简洁,所需参数 ICU 内几乎随时可得,而且评估预后时不需要考虑患者的诊断。1993 年,SAPS Ⅱ在前版的基础上进一步改进,纳入了 12 项生理学指标、年龄、入住类型及 3 项基础疾病,合计 17 项参数(表 1-5),并根据评分计算住院病死率。其准确性与 APACHE Ⅲ等相似。SAPS 也可以预估死亡率,其方法为先计算出 Logit,然后再计算出预估住院病死率 PHM,其计算公式如下:

$$Logit = -7.7631 + 0.0737(SAPS Ⅱ 评分) + 0.9971[In(SAPS Ⅱ 评分 + 1)]$$
$$PHM = e^{Logit}/(1 + e^{Logit})$$

四、死亡概率模型

死亡概率模型(mortality probability model,MPM)最早由一家医院开发用于预测住院病死率,随后 MPM Ⅱ推出,分别对不同的变量赋予不同的权重,可以对入院时、入院后 24 小时、48 小时、72 小时的预后进行预测。MPM 最大的优点是在患者入 ICU 后即可以预测患者的住院病死率,而不像 APACHE 那样要在入院 24 小时后才能进行。MPM 计算较为繁复,需要专用的软件。MPM Ⅲ现已发布。

五、创伤评分

常用的创伤评分包括以解剖学为主的评分系统,如创伤严重度评分(injury severity score,ISS),或者以生理学为主的评分系统,如创伤评分(trauma score,TS)及修正创伤评分(revised trauma score,RTS)。近年来,还开发出了整合年龄、创伤解剖部位以及生理学参数变化的多参数的创伤评分系统,如创伤和损伤严重度评分(trauma and revised injury severity score,TRISS)等。表 1-6 是临床常用的创伤评分系统 RTS,分值越低,患者病情越严重。

六、Glasgow 昏迷评分

1974 年由 Glasgow 首次提出,并因此而命名。主要包括睁眼动作、言语反应和运动反应三项,简单易行,广泛用于脑部创伤及非创伤患者意识状态的评估。见表 1-7。

七、急性胰腺炎 Ranson 评分

1974 年,Ranson 发表了急性胰腺炎严重程度及预后的评分,后称 Ranson 评分(表 1-8)。该评分包括 11 项早期参数,当患者满足少于(包括)2 项标准时,死亡率低于 1%;满足于 3 ~ 4 项标准时,死亡率为 16%;满足 5 ~6 项标准时,死亡率升至 40%;当满足 7 项以上标准时死亡率高达 100%。

八、临床肺部感染评分

临床肺部感染评分(clinical pulmonary infection scores,CPIS)是一项综合了临床、影像学和微生物学标准等来评估院内肺部感染严重程度、预测抗生素疗效和患者预后的评分系统,1991 年由 Pugin 提出,由体温、白细胞计数、分泌物氧合指数、X 线胸片浸润影及气道引流液细菌培养情况等 6 个变量组成,最高分为 12 分。其目的是提高院内感染诊断准确率,缩短抗生素使用疗程,减少不必要的抗生素暴露。见表 1-9。

表1-5 简化急性生理评分 II

变量	0	1	2	3	4	5	6	7	8	9	10	11	12	13	15	16	17	18	26
年龄（岁）	<40							40~59					60~69		70~74	75~79		≥80	
HR（次/分）	70~119		40~69		120~159			≥160				<40							
SBP（mmHg）	100~199		≥200			70~99								<70					
T（℃）	<39			≥39															
PaO₂/FiO₂（mmHg）							≥200			100~199		<100							
尿量（L/d）	≥1.000				0.5~0.999							<0.5							
血尿素（mmol/L）	<10.0						10.0~29.9				≥30.0								
或血 BUN（mmol/L）	<10.5						10.5~31.0				≥32.0								
WBC（×10⁹/L）	1.0~19.9			≥20.0									<1.0						
血钾浓度（mmol/L）	3.0~4.9			<3 或 ≥5															
血钠浓度（mmol/L）	125~144	≥145				<125													
血 HCO₃⁻浓度（mmol/L）	≥20			15~19			<15												
血胆红素浓度（μmol/L）	<68.4				68.4~102.5					≥102.6									
GCS评分	14~15					11~13		9~10											
慢性疾病										转移癌	血液恶性肿瘤						AIDS		
住ICU类型	择期手术						内科患者		急诊手术										

表 1-6 修正创伤评分(RTS)

Glasgow 昏迷评分	收缩压(mmHg)	呼吸频率(次/分)	评分
13 ~ 15	>89	10 ~ 29	4
9 ~ 12	76 ~ 89	>29	3
6 ~ 8	50 ~ 75	6 ~ 9	2
4 ~ 5	1 ~ 49	1 ~ 5	1
3	0	0	0

表 1-7 Glasgow 昏迷评分

睁眼(E)	分值	语言(V)	分值	运动(M)	分值
自主睁眼	4	语言正常	5	遵嘱动作	6
语言刺激睁眼	3	语言混乱	4	疼痛定位	5
疼痛刺激睁眼	2	只能说出(不恰当)单词	3	疼痛刺激屈曲反应	4
不睁眼	1	只能发音	2	异常屈曲(去皮层状态)	3
		无发音	1	异常伸展(去脑强直)	2
				无反应	1

注:气管插管或切开的患者记录睁眼运动总分后附 T,或"猜测"语言评分为 1/3/5 分

表 1-8 急性胰腺炎 Ranson 评分

	急性非胆源性胰腺炎	急性胆源性胰腺炎
入院时		
年龄(岁)	>55	>70
白细胞($\times 10^9$/L)	>16	18
血糖(mmol/L)	>11.1	>12.2
LDH(IU/L)	>350	>400
AST(IU/L)	>250	>440
入院 48 小时内		
Hct 下降	>10%	
BUN 上升(mol/L)	>1.79	>0.71
Ca^{2+}(mmol/L)	<2.0	<2.0
PaO_2(mmHg)	<60	
BE(mmol/L)	>4	>5
液体潴留(L)	>6	>4

表 1-9 临床肺部感染评分

项目	分值		
	0	1	2
体温(℃)	36.5～38.4	38.5～38.9	≥39.0 或 ≤36.0
白细胞计数(×10⁹/L)	4～11	<4 或 >11	
分泌物(24h 吸出物性状数量)	少量	中量	大量
	脓性 +1 分		
氧合指数(PaO₂/FiO₂,mmHg)	>240 或存在 ARDS		≤240 且无 ARDS
胸部影像学	无浸润影	弥散性(或斑片状)浸润	局限性浸润
微生物学培养	无或少量致病菌生长	中～多量致病菌生长	
	致病菌与格兰染色一致 +1 分		

使用各类评分系统时,需要注意其适用范围,同时注意各类评分系统的优缺点,正确使用评分系统。比如 MPM Ⅱ就不适用于烧伤、冠脉疾病及心脏外科疾病。APACHE Ⅱ评分系统初始设计时并非用于预测个体患者的死亡率,因此按公式计算所得的死亡率会有偏差。

第三节 重症患者的转运

重症患者转运是 ICU 的重要工作内容之一,重症患者转运的目的是为了寻求或完成更好的诊疗措施以期改善预后。根据转运实施的不同地域,重症患者转运分为院内转运及院间转运。院内转运是指在同一医疗单位不同医疗区域之间的转运,院间转运指在不同医疗单位之间的转运。转运途中患者发生并发症的风险增加,甚至死亡,因此重症患者转运的首要任务是维持患者转运安全,减少转运不良事件发生。转运主要包括早期转运决策、转运前的准备和转运的实施等。

一、转运决策

转运目的是为了使患者获得更好的诊治措施,但转运存在风险,因此转运前应该充分评估转运的获益及风险。如果转运风险明显高于可能受益,则应重新评估转运的必要性。通常,在现有条件下积极处理后血流动力学仍不稳定、不能维持有效气道开放、通气及氧合的患者不宜转运。但需立即外科手术干预的急症(如胸、腹主动脉瘤破裂等),则视病情与条件仍可积极创造条件转运。转运前应将转运的必要性和潜在风险告知家属,获取书面知情同意。

二、转运人员、设备及药品

首先,重症患者转运应由接受过专业训练、具备重症患者转运能力的医务人员实施。转运人员中至少应包括一名具备重症护理专业技能的护士,并可根据病情需要配备医师或其他专业人员(如呼吸治疗师、普通护士等),病情不稳定的病人,必须至少由一名医师参与转运。转运过程中必须指定一位转运人员作为转运过程的负责人,如果没有医生参与,还须指定一名医生作为紧急情况的联系人。

重症患者的转运应该使用专门的转运设备,所有转运设备都必须能够通过转运途中的电梯、门廊等通道。转运前需要检查所有转运设备是否正常运转并满足转运要求。所有电子设备都应能电池驱动并保证充足的电量。普通转运床因为不能安全固定必需的医疗设备,不能满足重症患者的转运需求。重症转运床除具有普通转运床的功能外,还能够携带监护仪、呼吸机、输液泵、储氧瓶、负压吸引设备、药品等,转运床要注意与救护车上的担架系统兼容。

院内转运患者转运时必须配备便携式监护仪、简易呼吸器、负压吸引装置、充足的氧气,接受呼吸支持的患者应配备便携式呼吸机。院间转运除上述条件外,还需配备除颤仪、气管插管设备,包括各种型号气管插管及环甲膜穿刺设备。不推荐使用简易呼吸器作为较长时间转运过程中通气支持的手段。

院内转运应配备基本的复苏用药,包括肾上腺素和抗心律失常药物,以备转运途中患者突发心搏骤停或心律失常。院间转运的药物配备强调紧急抢救复苏用药以及为维持生命体征平稳的用药,以及必要的载液。病情特殊者还应携带相应的治疗药物。详见表1-10、表1-11。

表1-10 危重病人转运设备

推荐设备	选配设备
气道管理及通气设备	
鼻导管	环甲膜切开包
鼻咽通气道/口咽通气道	各种型号的储氧面罩
便携式吸引器及各种型号吸引管	多功能转运呼吸机
各种型号的加压面罩	呼末二氧化碳分压监测器
简易呼吸器	球囊外接可调 PEEP 阀
喉镜(弯镜片2、3、4号,备用电池及灯泡)	呼吸机螺旋接头
各种型号的气管插管	呼吸过滤器
开口器	湿热交换器
管芯	胸腔闭式引流设备
牙垫	便携式血气分析仪
舌钳、插管钳(Magil 钳)	
环甲膜穿刺针	
氧气瓶及匹配的减压阀、流量表、扳手	
便携式呼吸机	
听诊器	
润滑剂	
专用固气管导管胶带	
脉搏氧饱和度监测仪	
气胸穿刺针/胸穿包	
循环管理设备	
心电监护仪及电极	动脉穿刺针
袖带式血压计及各种型号的袖带	中心静脉导管包
除颤仪、除颤电极板或耦合剂	压力延长管
各种型号的注射器/针	压力传感器
各种型号的静脉留置针	有创压力监测仪

续表

推荐设备	选配设备
静脉穿刺用止血带	加压输液器
静脉输液器	输液加热器装置
输血器	经皮起搏器
输液泵及微量泵	
三通开关	
皮肤消毒液	
无菌敷料	
其他	
体温计	止血钳/止血带
血糖仪及试纸	创伤手术剪
鼻饲管及胃肠减压装置	外科敷料(海绵、绷带)
约束带	脊柱稳定装置
电筒和电池	
通讯联络设备	

表 1-11　危重病人转运配置药物

推荐药物	选配药物
静脉输注液体:生理盐水、乳酸钠林格液、胶体(塑料袋装)	异丙肾上腺素
	腺苷
肾上腺素	维拉帕米
阿托品	美托洛尔
多巴胺	沙丁胺醇喷雾剂
去甲肾上腺素	肝素
胺碘酮	甘露醇
利多卡因	苯巴比妥
毛花苷丙(西地兰)	苯妥英钠
呋塞米(速尿)	纳洛酮
硝酸甘油注射剂	神经肌肉阻滞剂(如琥珀胆碱、罗库溴铵、维库溴铵)
硝普钠	
氨茶碱	麻醉性镇痛剂(如芬太尼)
地塞米松	镇静剂(如咪达唑仑、丙泊酚、依托咪酯、氯胺酮)
氯化钾	
葡萄糖酸钙	
硫酸镁	
碳酸氢钠	
50% 葡萄糖	
无菌注射用水	
吗啡	
地西泮注射液	

三、转运方式的选择

院内转运通常由转运床完成。院间转运运输方式的选择需要综合考虑患者的疾病特征、转运距离、转运缓急、转运环境、护送人数、携带设备、准备时间、路况和天气以及患者的经济承受能力等。转运方式通常包括陆路转运及飞行转运。陆路转运的优点是花费少、启动迅速、不易受不良天气状况影响、转运途中易于监测、发生生理紊乱可能性更低、护送人员更熟悉转运环境。陆路转运通常由救护车完成。飞行转运更适合长程转运,当陆路通行困难或要求更快时间内转运时可以考虑。直升机转运多用于陆路难以到达的特殊情况,而固定翼飞机多用于长途转运。

四、转运前的准备

参与转运的医务人员在接到转运指令后应尽快熟悉患者的诊治过程,评估目前的整体状况,积极进行转运前复苏、稳定患者病情,这也是降低转运途中不良事件发生最行之有效的预防措施。转出科室/医院需立即与相关人员联系确保运输工具就位,检查所有转运设备功能良好,与接收科室/医院的医生全面沟通患者病情,了解床位、设备准备情况,告知出发时间及预计到达时间。接收方应保证所有准备工作就位,一旦患者到达能及时接受监测治疗或检查。

转运前应评估患者的气道安全性,对于高风险的患者,为确保气道的通畅,应主动建立人工气道,但不推荐使用喉罩。已气管插管患者应记录导管深度并妥善固定,给予适当镇痛镇静。机械通气患者应换用转运呼吸机,采用相同的模式及参数,进行转运前适应通气,观察患者能否耐受,维持恰当的通气及氧合($PaO_2 \geqslant 60mmHg$,$SaO_2 \geqslant 90\%$)。

转运前至少应保持两条静脉通路。低血容量患者难以耐受转运,转运前必须控制活动性出血等导致低血容量的病因,进行有效的液体复苏,必要时使用血管活性药物维持患者循环功能稳定。待血流动力学基本稳定($SBP \geqslant 90mmHg$,$MAP \geqslant 65mmHg$)后方可转运。

转运前对原发疾病需有针对性地进行处理:创伤者在转运过程中应使用颈托等保持脊柱稳定,长骨骨折应行夹板固定;因高热惊厥、癫痫可严重影响呼吸循环,因此转运前必须控制其发作并预防复发;颅内高压患者需经适当处理使颅内压降至正常水平后方能转运;肠梗阻和机械通气的患者需要安置鼻胃管;转运时间较长或使用利尿剂的患者,转运前需要安置尿管;如果有指征,在转运前应完成胸腔闭式引流,在转运全程中引流瓶(袋)必须保持在患者身体平面下方。

五、转运的监测与治疗

转运期间的监测治疗目的为确保患者的生命安全,应尽可能降低转运过程对患者原有监测治疗的影响,转运过程中也不应随意改变已有的监测治疗措施。护送人员需要记录转运途中患者的一般情况、生命体征、监测指标、接受的治疗、突发事件及处理措施等,并在到达后为接收方提供相关记录,做到转运前后监测治疗的无缝衔接。

重症患者转运时必须安置心电监测、实时监测心率、脉搏氧饱和度、无创血压及呼吸频率。机械通气患者需要记录气道插管深度,监测呼吸频率、潮气量、气道压力、吸呼比,氧气供应情况等。如病情需要,可留置中心静脉导管监测中心静脉压指导补液治疗,并可通过中心静脉导管输注血管活性药物。有条件可监测有创动脉血压、呼末二氧化碳分压等。频繁躁动者,可适当应用镇痛镇静剂,并将患者妥善固定,防止意外事件的发生,但应尽可能保留其自主呼吸。

六、转运交接

当到达接受科室/医院后,转运人员应与接收科室/医院负责接收的医务人员进行正式交接以落实治疗的连续性,交接的内容包括病史、重要体征、实验室检查、治疗经过,以及转运中有意义的临床事件,交接后应书面签字确认。

七、重症传染性疾病患者转运的特殊考虑

随着 SARS、人感染高致病性禽流感、甲型 H1N1 流感的暴发,传染性疾病重症患者越来越多。此类患者的转运除遵守上述要求外,还必须遵守传染性疾病的相关法规及原则。

院际转运流程图见图 1-1。

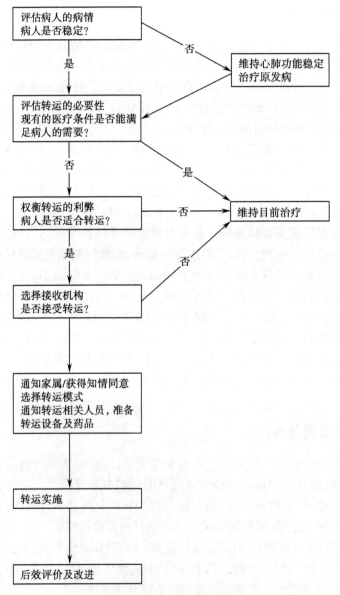

图 1-1　院际转运流程图

（王　波）

14

第二章

心肺脑复苏

心肺复苏(cardio-pulmonary resuscitation,CPR)是指当人体心搏、呼吸突然停止时所采取的抢救措施。由于脑复苏与脑保护的重要性日益为人们所重视,所以从某种意义上说,脑复苏是心肺复苏的根本目的。因此,现在认为复苏的重点从一开始就应强调对脑的保护,故把心肺复苏的概念拓展为心肺脑复苏(cardio-pulmonary-cerebral resuscitation,CPCR)。不过目前两个概念在文献中与临床工作中经常被混用。

从20世纪50~60年代口对口人工呼吸与胸外心脏按压的技术被发明并应用于临床以来,CPR的技术经历了多次重大的进步与突破。欧美等多个国家先后多次召开关于CPR的专题会议,并形成了一系列版本的指南或标准。美国心脏协会(American Heart Association,AHA)从20世纪70年代起每5年更新一次心肺复苏指南,并逐渐成为全球广泛认可的指导性文件。2010年年初国际复苏联合会(International Liaison Committee on Resuscitation,IL-COR)和AHA共同在美国举行的2010心肺复苏指南(CPR)暨心血管急救(ECC)国际科学共识推荐会上,与会专家讨论并总结了大量复苏方面的文献研究成果,同时组织相关专家进行了深入的科学论证,之后发表了2010版的"心肺复苏与心血管急救指南"("指南"在本章中如无特殊说明均指该指南),目前已成为世界范围内最权威的急救指南。

第一节　心搏骤停的病因与类别

心搏骤停(sudden cardiac arrest,SCA)是指急性原因导致的心脏突然失去有效排血能力的病理生理状态。发生SCA最常见的原因为心脏病变,尤其是冠心病;其他非心脏性原因包括休克、缺氧、创伤、淹溺、药物过量等。小儿发生SCA的主要原因为非心脏性的,尤以气道病变为最常见。

SCA的诊断要点包括:①病人意识突然丧失;②听不到心音,大动脉搏动不能扪及;③呼吸停止或呈叹气样呼吸;④面色苍白或发绀,瞳孔散大;⑤手术野渗血停止;⑥心电图可表现为一直线或心室颤动及心电机械分离。其中大动脉搏动消失诊断意义最为重要。

SCA根据心电图表现可分为4种类型,即心室纤颤(ventricular fibrillation,VF)、无脉性室性心动过速(pulseless ventricular tachycardia,VT)、无脉电活动(pulseless electrical activity,PEA)和心室停搏,其中VF最为常见。前两种合称可电击性心律,发病率高,抢救成功率也高,及时的电击除颤和有效的CPR是抢救成功的关键;后两种称不可电击性心律,复苏效果较差。

心搏骤停常是骤然发生,能否迅速准确地判断并开始有效抢救是决定复苏成败的关键因素。有研究表明,早期CPR如3~5分钟内电除颤可使SCA患者存活率高达49%~74%。1992年,AHA提出生存链(chain of survival)的概念。生存链是指院外心搏骤停抢救的几个关键步骤,要求实施急救者使各步骤环环相扣,紧密衔接,尽量不延误任何一个步骤,这样复苏成功的机会将大大提高。指南中明确指出生存链的 5 个步骤:①早期识别与启动紧急医疗救援服务系统(emergency medical service,EMS);②早期 CPR:强调胸外心脏按压,对未经培训的普通目击者,鼓励急救人员电话指导下仅做胸外按压;③早期除颤;④有效的高级生命支持;⑤综合的心搏骤停后处理(图 2-1)。在原有 2005 年版指南的基础上增加了综合的心搏骤停后处理这一环节,进一步强调了快速反应与以脑保护为中心的综合处理。

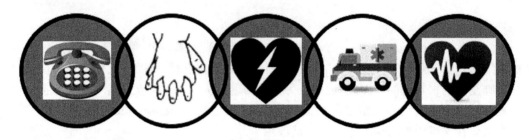

图 2-1 生存链

(摘自 CPR 指南)

CPR 可分为基础生命支持(basic life support,BLS)和高级生命支持(advanced cardiac life support,ACLS),以及心脏停搏后综合处理(post-cardiac arrest care)。BLS 是指 SCA 发生后就地徒手实施 CPR,包括 ABC 3 个步骤,即开放气道(A,airway)、人工呼吸(B,breathing)、胸部按压(C,compression)。ACLS 是指由专业医务人员应用急救器材和药品所实施的一系列复苏措施,主要包括建立人工气道,机械通气,电除颤,循环辅助设备、药物和液体的应用等。心脏停搏后综合处理是指自主循环恢复后在 ICU 等专业场所实施的进一步综合治疗,重点在脑复苏及围绕脑保护的全身支持治疗。

第二节 基础生命支持

一、识别心搏骤停

目击者应迅速判断患者是否发生 SCA。主要有三方面内容:意识状态、心搏与呼吸。一旦发现患者意识丧失、对刺激无任何反应、大动脉搏动不能扪及、无呼吸或不能正常呼吸,应现场立即开始 CPR。

1. 判断意识状态 循环完全停止 10 秒后,大脑即会因为缺血缺氧而发生意识状态的改变,表现为呼之不应。可以轻拍患者面部或肩部,并大声喊叫其名字或其他称呼。如果没有反应,说明意识已丧失。

2. 判断有无心跳 徒手判断病人心搏的方法是寻找体表大动脉搏动的部位进行触诊,一般选择颈总动脉。具体方法为将病人置于平卧位,充分暴露颈部后以右手示指与中指先触摸到病人甲状软骨,再向外侧滑动,两指相并置于甲状旁沟,扪诊时间不少于 5 秒钟,不超过 10 秒钟。值得注意的是,徒手扪大动脉搏动有时是很困难的,甚至受过良好训练的医务人员也常常无法正确判断动脉搏动是否消失。如果遇到这种情况宁愿将病人作为心脏停搏开始抢救,即使随后证实病人并未发生 SCA,也不会给其造成严重伤害;而由于判断不清未及时开始 CPR 抢救,则会使 SCA 病人生存几率大大降低。

3. 判断有无呼吸　首先要注意将有效的呼吸动作和心搏骤停早期无效的"叹息样"呼吸动作相鉴别。

判断病人呼吸的方法为"一看、二听、三感觉"：看病人有无胸廓起伏；俯身将耳部贴近病人的口鼻部听有无气流出入声音；用施救者的面部感觉病人的口鼻部气流出入，检查时间不少于 5 秒钟，不超过 10 秒钟。指南弱化了早期判断并处理呼吸的重要性，不再强调"一看、二听、三感觉"，而是强调一旦发现成人患者无意识、无大动脉搏动、无呼吸后立即开始胸外心脏按压等复苏步骤，呼吸作为心搏骤停后简要检查的一部分，应放在胸外按压，开放气道，两次通气之后。

4. 启动 EMS

（1）对于非目击情况下发生的 SCA，应在条件便利时拨打急救电话 120，然后立即开始 CPR。

（2）对于目击情况下发生的原因相对明确的 SCA，如因严重创伤、溺水、中毒等导致呼吸心脏停搏的患者，应先行 CPR 再行电话呼救，并鼓励由医务人员在电话里指导仅行胸外心脏按压。

（3）如果有多人在场，应同时启动 EMS 与 CPR。

（4）若无法确定救治程序，则应优先进行 CPR。

二、徒手心肺复苏的要点

指南推荐 BLS 的顺序由之前的 A→B→C，变为现在的 C→A→B。不过该顺序的改变适用于成人、儿童和婴幼儿，但不适用于新生儿。对于新生儿，心搏骤停的最可能的原因仍为呼吸因素导致，复苏程序仍为 A→B→C，除非已知是心脏原因导致的。

1. 开放气道　迅速将病人置于平卧体位，注意如需翻转，需头、颈、躯干保持相对固定整体同时翻转，对颈部受伤者须特别注意托颈轴线翻转。

有两种基本手法可用于开放气道（图 2-2）：①仰头举颏法：将一只手放在患者前额上，手掌稍用力向后压以将头后仰，将另一只手的手指放在颏下将颏部向前抬起，注意手指托住的是下颌骨骨性部分而非软组织。②仰头拉颌法：对疑有颈外伤者应采用托颌而避免让患者头部后仰，施救者双手四指置于患者下颌角后方将患者下颌向上及向前托起，拇指轻轻向前推动颏部使口张开。

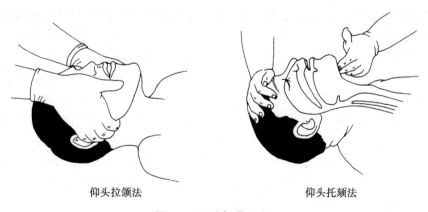

仰头拉颌法　　　　　　　　仰头托颏法

图 2-2　开放气道手法

绝大多数口腔软组织松弛后坠导致的上呼吸道梗阻可通过以上手法解除,此外还应注意清除气道及口内异物。如果见到口内有异物或呕吐物,首先用双手拇指与示指交叉顶住病人上下齿把口打开,将舌及上颌上提。流体或半流体可用纱布擦去;固体则用示指将其钩出,小心勿使其落入气道更深部位;关注病人的义齿(假牙)是否有松脱破损或无法固定在位的情况,及时将其取出。对气道有异物阻塞者可采用腹部冲击法,即以一手的掌根抵住患者脐部两横指以上部位,另一手放在第一只手上,快速而干脆地做向上、向内的冲击动作。

2. 人工呼吸 无论以何种方式进行人工呼吸均应保证进入足量的气体并有胸廓抬高。值得注意的是:无论是否进行人工呼吸,均不应停止胸部按压。

人工呼吸的方式有徒手、经球囊面罩以及经人工气道机械通气等几种,可分别根据现场条件、施救者技术水平等加以选择。

(1)口对口/口对鼻/口对面罩:口对口呼吸是一种快捷、有效的通气方法,不需特殊器械或现场条件,CPR 时常作为首选。首先病人气道应处于开放状态,口部张开的状态下进行。施救者将左手手掌按在病人前额上,拇指与示指捏紧鼻翼下端把病人的鼻孔捏闭;右手捏住病人下颌向下保持口腔开放。施救者和患者形成口对口密封状,正常吹气(不需深大用力吹气),每次吹气应持续 1 秒钟左右,确保观察到胸廓起伏,见图2-3。吹气后,口唇离开,并松开捏鼻的手指,使气体呼出。然后正常吸气(不需深吸气),再进行第二次呼吸。通气频率应配合胸外心脏按压频率,避免过度通气。为减少胃胀气的发

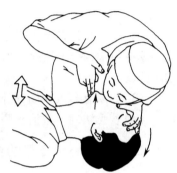

图2-3 口对口人工呼吸示意图

生,对大多数成人正常吹气即可满足必要的通气需求。当患者牙关紧闭不能张口、口唇外伤或口对口封闭困难时,推荐采用口对鼻呼吸。考虑到自身安全问题,口对口人工呼吸仅在条件有限,但需紧急抢救的情况下实施。若具备条件,可采用有单向阀门的透明面罩,避免与患者口唇直接接触,施救者既可将气体吹入患者肺内,同时避免吸入患者呼出的气体。部分面罩有氧气接口,以便同时供给氧气,流量最小应为 12L/min。用面罩通气时应双手把面罩紧贴患者面部加强闭合性,使通气效果更好。

(2)球囊面罩装置:是一种通气给氧效力可完全满足一般病人需求的人工呼吸方式。不仅可用于院外急救,在院内抢救病人时也是人工呼吸的合理方式。它的特点在于:①可在无人工气道的情况下进行;②通气与给氧效率高;③操作简便,易于操控掌握;④同时可能会导致胃胀气。一般球囊充气容量约为 1000ml,足以使肺充分膨胀,在按压球囊时不需使劲用力。将面罩紧密贴合病人面部保证密闭性是保证通气给氧效果的必要前提。单人急救时施救者站在病人头侧,一般左手按压球囊,右手以"CE"手势(拇指与示指弯成圆圈状置于面罩上面,其余三指扣住病人下颌骨性部分)紧扣面罩于病人面部。双人操作时,一人站在病人头侧负责紧压面罩,一般采用双手拇指与大鱼际按压于面罩上面,其余双手四指扣住病人下颌骨性部分,既能有效托起下颌,又能保证面罩密闭;另一人负责按压球囊,单手或双手均可,并保证球囊与面罩之间连接妥当。具体操作手法见图2-4。无论是单人还是双人操作,都应观察胸廓有无起伏。当用球囊面罩法都无法让胸廓有效起伏时,应考虑病人是否存在呼吸道完全梗阻的情况,此时应尽快建立人工气道。

(3)建立人工气道:最简便快捷且效果确切的人工气道为经口气管插管,但此项操作应由受过专门训练的医务人员进行。在遇到紧急情况,或无插管设备及技术条件的情况下,也

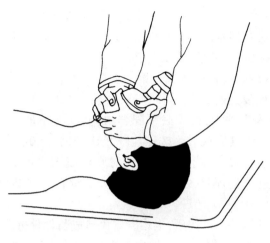

图2-4 球囊面罩辅助通气示意图

可考虑环甲膜切开或气管切开。紧急气管插管易造成病人门牙损伤及插管位置错误。注意操作过程中的技术要点,不能慌乱是关键。判断插管位置的方法有以下几种:①听诊器听诊双侧胸部呼吸音及腹部呼吸音,胸部呼吸音应清晰对称且强于腹部;②监测呼末二氧化碳浓度;③通过呼吸机波形判断;④如有条件可行纤维支气管镜进一步确定插管位置。一旦成功建立人工气道即可接呼吸机辅助呼吸,呼吸频率设置为 8~10 次/分,潮气量 6~7ml/kg。在任何条件下,均不应为了建立人工气道而中断胸外心脏按压。

3. 胸外心脏按压 人工循环的基本技术是胸外心脏按压。在心脏停止跳动后,用按压的方法使得心脏被动射血,使重要脏器,如心脏及脑仍能得到血液供应,正确实施胸部按压能使收缩压峰值达到 60~80mmHg,辅以适当的人工呼吸,为后续抢救争取时间创造机会。绝大多数心搏骤停发生在成年人身上,而在各年龄段的病人中,心搏骤停存活率最高的均为有目击者的心搏骤停,而且初始心律是心室颤动(VF)或无脉性室性心动过速(VT)。经过胸外心脏按压抢救或早期除颤的病人生存概率大大提高。各种动物实验也提示延误胸外按压会降低生存率,所以被延误的情况应尽量避免。未经培训的目击者对心搏骤停病人提供只需动手(只做胸部按压)的 CPR。

(1)准备工作:首先判断环境是否安全,并尽量快速撤离不安全场所,例如火灾现场或马路中间。注意在转移及搬动病人过程中保持相对平稳,尤其对有可疑头颈外伤的病人更应注意颈部相对固定。迅速使病人仰卧,置于硬板或地上,将病人衣服解开或剪开,暴露胸前皮肤。

(2)按压位置:简单的定位方法是施救者右手垂直于病人身体长轴,中指与病人双乳头连线重叠,掌根的横轴与胸骨的长轴重合,左手掌根重叠于右手,左手手指蜷起,交叉握住右手手指,右手手指伸直,离开胸壁。注意不要按压剑突。按压过程中右手掌根始终紧贴胸壁,不要移动。

(3)按压方法:按压时施救者双肩正对病人胸骨上方,双臂应绷直,两肘关节固定不动,肩肘腕关节处于一根直线,并与病人体表平面垂直。按压时用力方式是利用上半身体重和肩、臂部肌肉的力量,垂直向下快速地用力按压。按压应平稳而有规律地进行,下压及向上放松的时间大致相等,用力应垂直向下不能左右摆动,放松时定位的手掌部不要移动位置,但应尽量放松,予胸骨充分回弹的空间。按压频率不低于 100 次/分,按压深度使胸骨下移至少 5cm(成人)。为达到有效的按压,可根据体形大小增加或减少按压幅度,最理想的按压效果是可触及大动脉搏动。操作示意见图 2-5。但在实际操作过程中按压力

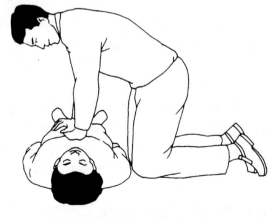

图2-5 成人胸外心脏按压示意图

量仍以按压幅度为准,不需专门去触及搏动。不管单人操作或双人施救,按压-通气比例均为30∶2(成人)。如果已有人工气道,按压者可进行连续的频率至少为100次/分的按压,不需要因为人工呼吸而中断胸部按压。任何时候按压中都应尽量减少中断。

(4)单人/双人操作:单人操作CPR,每作30次胸外按压,需到病人头侧给2次人工呼吸,然后回到病人体侧,重新定位后继续按压,反复进行,不能间断。双人操作CPR时,一人负责胸外心脏按压,另一人负责气道开放与人工呼吸,两人必须配合协调,吹气争取在胸外按压的松弛时间内完成,而按压必须紧接于吹气完成后。按压与呼吸比例仍为30∶2,2分钟或完成5个循环的CPR以后,施救者交换位置,以减少因疲劳而对胸外按压的幅度和频率产生不利影响,注意此过程中两人行进线路不要交叉,每次更换尽量在5秒内完成。

(5)胸外心脏按压的并发症:即使实施正规的胸外心脏按压,也难以避免造成肋骨骨折、胸骨骨折等并发症。对某些特殊病人,如老年人或骨质疏松病人,发生率则更高。折断的骨折尖端可能刺伤心脏、肺或腹腔脏器等,从而导致心脏破裂,气胸、血胸、肝、脾、胃破裂等。应注意用力的位置及方向正确,力度均匀适中,避免由于按压时用力过猛或位置选择不当造成的损伤。

(6)儿童与婴幼儿胸外心脏按压:儿童指1岁以上,青春期(12~14岁)以下年龄段;婴幼儿指1岁以下年龄段。因为缺氧是大部分儿童和婴幼儿猝死的原因,因此在对儿童或婴幼儿进行CPR时会更加强调呼吸的重要性。儿童CPR时可采用单手或双手,掌根置于乳头连线中点胸骨处,按压方式及频率要求同成人,对按压幅度的要求是至少1/3胸廓前后径(大约5cm);婴幼儿CPR时可采用右手示指与中指并拢,用指尖按压乳头连线中点胸骨处,或双手环抱患儿胸廓,大拇指并排按压相应位置,按压频率至少100次/分,对按压幅度的要求是至少1/3胸廓前后径(大约4cm)。对儿童和婴幼儿单人操作CPR时采用的比例仍为30∶2,双人操作比例为15∶2。

原则上对所有呼吸心脏停搏的患者均应尽最大努力复苏,停止心肺复苏的指标除了病人已恢复自主呼吸和心跳以外,存在下列情况时可考虑终止或不进行CPR:①患者有效的"放弃复苏"的遗嘱,或出现不可逆性死亡征象如断头、尸僵、尸腐等;②如果CPR持续30分钟,患者仍深昏迷,无自主呼吸,心电图成直线,脑干反射全部消失,可终止CPR。

三、体表电除颤

电击除颤的原理是通过放置于心脏心尖与心底体表投影的两个电极片之间的电流使得全部或绝大部分心肌细胞在瞬间同时去极化,并均匀一致地进行复极,然后由窦房结或房室结发放冲动,从而恢复有规律的协调一致的收缩。

1. CPR中除颤的地位　早期体表电除颤对于SCA病人的抢救至关重要,其原因如下:①心室纤颤(ventricular fibrillation,VF)是临床上最常见的导致SCA的心律失常;②电击除颤是终止VF最有效的手段;③随着时间的推移,除颤成功率迅速下降(从病人倒地到开始电击除颤的时间每延迟1分钟,死亡率增加7%~10%);④若没能及时终止室颤,短时间内VF即可恶化并导致心脏停搏等更加难以抢救的心律失常。

作为"存活链"中的一个重要环节,早期电击除颤的原则是要求第一个到达现场的施救者携带除颤仪,并在实施CPR时酌情电击除颤。早期电击除颤应作为标准EMS的急救内容,争取在SCA发生后5分钟内完成电击除颤。院外目击SCA且现场有自动体表除颤仪

（automated external defibrillators，AED）时，应尽早使用 AED 除颤；对于院内 SCA 病人，应立即进行 CPR，一旦 AED 或除颤仪准备就绪，宜立即除颤；而对于院外发生的 SCA 且持续时间 >4～5 分钟或无目击者的 SCA 病人，应立即给予 5 个周期约 2 分钟的 CPR 后再除颤。

2. 除颤仪的类型 目前用于临床或院外 SCA 抢救的除颤仪均为非同步体表除颤仪。按其是否具备自动分析心律波形功能分为自动体表除颤仪（automated external defibrillators，AED）与手动除颤仪。按其输出电流的特征可分为单相波除颤仪与双相波除颤仪。

目前更加推崇使用双相波除颤仪，因为其成功率相当或高于单相波除颤仪，且双相波的有效能量比单相波的有效能量低 25%～60%，使用较低能量对心肌的损伤较小。单相波除颤仪的首次除颤成功率低于双相波除颤器，目前临床上已逐渐被双相波除颤仪取代。

AED 是一种小巧轻便，简单易操作的除颤仪，能自动分析病人心电图波形，并自动判断能否除颤，但最终除颤操作仍需手动触发。所有 AED 均使用双相波除颤，其中一部分除颤能量固定，而另一部分除颤能量递增，其能量范围为 150～360J。欧美许多国家在公共场所均配备 AED，并将 AED 操作作为对普通民众健康教育的内容之一。我国在这方面的教育与设备配备相对滞后，为了提高院前抢救的效率，普及相应医学知识以及设备配备势在必行。

3. 除颤仪的操作要领

（1）AED 的操作要领：AED 设备包括带电池的除颤仪、导线、电极片。除颤时必须将病人胸前衣物完全敞开暴露心前区皮肤，清除皮肤表面污垢。将粘贴式电极片与导线相连，按照电极片上的图示将其粘贴到病人体表合适的部位（电极片分成人及儿童规格）。导线与机器连接妥当后开机，按下分析按钮，此时应暂停胸外心脏按压，施救者应离开病人体表。分析完毕后机器会提示该病人是否可除颤，若不能除颤，立即继续 CPR；若可以除颤，应在确定所有施救者均离开病人一定距离后按下除颤按钮，除颤完成后立即继续 CPR。此过程可重复。

（2）手动除颤仪的操作要领：手动除颤仪一般采用手柄式电极，平时以导线连接在机器上，并嵌于机器两侧。除颤时同样必须将病人胸前衣物完全敞开暴露心前区皮肤，清除皮肤表面污垢。施救者双手各执一手柄，在电极表面涂上一定量的导电胶以减少与胸壁的电阻抗。电极无左右之分，放置位置一般在心尖及心底在体表的投影部位，即胸骨右缘第二肋间与左侧第五肋间腋前线。施救者根据心电监护波形决定是否该除颤。当决定除颤时先按下充电按钮，充电完成后暂停胸外心脏按压，在确定所有施救者均离开病人一定距离后双手拇指同时按下电极上的除颤按钮。除颤完成后立即继续 CPR，不管此时心电监护仪上显示为何种波形。此过程可重复。

尽管二者的最佳除颤能量尚未确定，双相波除颤仪首次电击能量可用该仪器标明的值，如未标明可选用 150～200J，第二次和随后的除颤如无特别说明用 200J 即可。单相波除颤仪除颤时首次电击能量可用 360J，第二次和随后的除颤仍用 360J 进行（不再采用 200J、300J、360J 的递增方案）。若电击成功除颤后 VF 复发，再次电击采用先前成功除颤的能量进行。

推荐 1 次（而非 3 次）除颤方案。因为如果 1 次电击未能终止 VF，则再次电击可能获得的益处也很少，此时重新 CPR 比重复电击更有价值。

注意事项：电击除颤前后中断胸外心脏按压的时间要尽可能短，胸外心脏按压和电击间隔时间越短,除颤成功的可能性越大。应在除颤仪充电完毕准备放电时才停止胸部按压,施救者一旦完成电击除颤,应立即重新开始胸部按压,实施 5 个周期的 CPR 后再检查脉搏或评估心律。

4. 除颤效果的评价　电击除颤后 5 秒内 VF 终止即为除颤成功,包括心脏停搏或非室颤无脉性心电活动。其后 VF 再发不应视为除颤失败。但除颤成功不等于恢复有效心搏,因此除颤操作不应仅仅以电击成功为目的。影响除颤成败的因素很多,包括室颤持续时间的长短、室颤的类型、内环境情况等。在粗颤时进行除颤操作成功率更高,而室颤早期往往是粗颤,因而及时除颤可大大提高成功概率。为使除颤易于成功,应使细颤转变为粗颤,肾上腺素是常用的药物。用 5% $NaHCO_3$ 改善酸中毒或抗心律失常药(胺碘酮或利多卡因)及有效的胸外心脏按压等,都能改善心肌缺血缺氧,有助于提高除颤成功率。

第三节　高级生命支持

高级生命支持为心肺复苏的第二阶段,一般已转移到有条件的医疗场所进行,而且有经验的医护人员会主持此时的抢救工作。高级生命支持是在基础生命支持的基础上继续 BLS 的同时,应用药物、辅助设备和特殊技术(如心电监护、除颤器、人工呼吸器等)建立与维持更有效的通气和血液循环。

一、控制气道与呼吸支持

可以通过简易的人工气道,如口咽或鼻咽通气道维持病人上气道通畅;对呼吸支持力度要求更高的病人可采用喉罩、气管食管联合导管,以致气管插管来建立有效人工气道,并可满足机械通气需求。

1. 口咽和鼻咽通气道　可避免病人因舌根后坠而堵塞上气道,注意通气道的尖端应放置在舌根与咽后壁之间。妥善固定通气道,以免滑出,尤其注意鼻咽通气道固定相对困难,滑出甚至滑入风险更大。

2. 喉罩和气管食管联合导管　这两种建立人工气道的方法都可用于与麻醉机或呼吸机连接,所以都是比较确切的人工气道。但受抢救单位的条件限制,往往不能在第一时间获得相应抢救设备,切记不可为了用某种设备而到处寻找耽误抢救时机。

3. 气管插管　气管插管是最有效、最可靠的开放气道方法。具体操作过程见上一节 BLS。

4. 呼吸支持　成功建立人工气道后即可连接球囊等简易呼吸器或麻醉机、呼吸机等进行呼吸支持。呼吸频率一般设置为 8~12 次/分,潮气量设置为 6~8ml/kg,给氧浓度从 100% 开始。

二、药物治疗

CPR 给药的目的主要在于:①增加窦房结兴奋性与传导性,有利于心脏自主心律的恢复;②为电除颤创造条件,提高除颤成功率;③预防恶性心律失常;④改善重要脏器,如心、脑的血供;⑤避免或减轻缺血缺氧所致脑损害;⑥纠正内环境紊乱,如酸中毒及电解质异常。指南将 CPR 时常用药物分为两大类:改善心输出量及血压的药物及纠正心律失常的药物。

1. 给药途径

(1)静脉途径:静脉给药快捷简便,一般为首选给药途径。最常用的是周围静脉,最好选择上腔静脉分布区域,给药后需用液体冲管保证药物进入中心循环。在 CPR 时如有中心静脉导管,可直接经中心静脉给药,其优点在于药物起效的速度远高于周围静脉给药起效速度,且中心静脉管壁较厚,能耐受刺激性大的药物,例如各种血管活性药物。但若病人之前并未建立中心静脉通道,则不需在 CPR 抢救时紧急置管,因为置管过程中需停止胸外心脏按压,且穿刺过程中并发症较多,甚至可能直接威胁病人生命。

(2)骨髓腔途径:骨髓腔内给药是一种有效的途径,药物起效的时间与经中心静脉给药接近。不仅可应用于小儿,也可应用于成人,但由于其建立通道技术要求较高,所以限制了其临床应用。目前仅在血管通路建立困难,如小儿、外周血管严重塌陷的病人考虑使用。

(3)气管途径:当病人血管条件差,无法建立静脉通道时,可考虑气管内给药。可采用经环甲膜穿刺气管内注射,有人工气道者直接经气管插管注入。但是气管内给药后药物所能达到的血浆浓度难以准确预知,所以用药剂量难以确定。一般常用抢救药物经气管内给药剂量需 3~10 倍于经静脉给药。已知可经气管内给的药有肾上腺素、利多卡因、溴苄铵、阿托品等。

(4)心内给药:理论上心内给药是药物起效最快的方法,但由于操作过程中有太多太严重的风险及并发症,目前在临床上已不再推荐使用,仅在开胸做心内心脏按压时直视下注药。

2. 常用药物

(1)肾上腺素:肾上腺素是 CPR 时最常用的首选药物,可应用于 VF、无脉性 VT、心室停搏及 PEA。其作用机制包括:①激动血管平滑肌上的 α 受体,周围血管收缩,而冠脉血管扩张,增加冠脉供血。②激动心肌、传导系统和窦房结的 $β_1$ 受体,使心肌收缩力加强,心率加快,传导加速,心肌兴奋性提高,有利于心脏复跳;但同时提高心肌代谢,使心肌耗氧量增加。③促使心肌细颤转变成粗颤,可增加电除颤的成功率。指南推荐用法为 1mg(0.02mg/kg)静注,每 3~5 分钟可重复注射 1 次,直至心搏恢复。也可经气管内给药,剂量为 2~2.5mg,且需以 10ml 注射用水或生理盐水稀释。若心搏骤停的原因是 β 受体阻滞剂或钙通道阻滞剂过量,可考虑大剂量肾上腺素。近年来文献中有报道大剂量(0.1~0.2mg/kg)肾上腺素可提高复跳率,但并未改善病人生存率,因此尚未得到指南认可,临床上不做推荐。

(2)血管加压素:血管加压素应用范围包括 VF、无脉性 VT、心室停搏及 PEA。其作用机制是在大剂量使用时作用于血管平滑肌上的 V_1 受体,产生强烈的缩血管作用。尽管血管加压素在作用机制上较肾上腺素具备某些优势,但尚无证据表明在 CPR 过程中使用血管加压素能提高抢救成功率或改善预后,因此指南上仅推荐其可以替代首剂或次剂肾上腺素,剂量为 40U 静脉注射。血管加压素可能在心脏停搏的时候治疗更有效。

(3)胺碘酮:胺碘酮为广谱抗心律失常药,对心房扑动、心房颤动、室上性心动过速和室性心动过速等各种快速型心律失常都有效。通常将其归类为Ⅲ类抗心律失常药,但其同时也具有Ⅰ、Ⅱ及Ⅳ类抗心律失常药物特点。其电生理效应较复杂,对钾、钠、钙离子通道有抑制或阻断作用,并可扩张冠脉血管。CPR 时临床适应证包括 VF 或无脉性 VT,尤其在持续胸外心脏按压、多次除颤、肾上腺素或血管加压素应用后仍持续的血流动力学不稳定的室性心律失常。指南推荐用法为首剂 300mg 静推或骨髓腔内给药,CPR 过程中有室性心律失常的病人即使复苏成功,心律已转为窦性,仍需追加 150mg 持续滴注。

(4)阿托品:2010 年版指南在复苏用药方面与 2005 年版指南的最大改变就是对阿托品使用的态度为不再推荐用于 CPR。

(5)碳酸氢钠:心跳呼吸骤停必然会导致组织缺血缺氧,无氧酵解的过程中乳酸堆积,继而导致代谢性酸中毒;而且同时二氧化碳排出障碍后的高碳酸血症会进一步加重酸中毒。严重酸中毒会对心脏有直接抑制作用,导致心脏收缩力减弱、心输出量减少及心律失常;对外周血管会使之对内源性或外源性儿茶酚胺不敏感,难以维持血压;且室颤阈值降低,除颤难以成功。因此严重酸中毒是临床急重症,在 CPR 过程中需进行纠正。问题是碳酸氢钠本身同样会带来一些副作用,需加以了解,以免滥用。尽管 $NaHCO_3$ 能有效地提高血液中的 pH,但 HCO_3^- 不能通过血脑屏障纠正脑脊液中的低 pH,而且输入的 HCO_3^- 缓冲 H^+ 后,会解离成可自由地通过血脑屏障的 CO_2,使脑组织和脑脊液的 pH 进一步降低。且若 $NaHCO_3$ 剂量使用过大,可导致碱血症,会使血红蛋白的氧离曲线左移,氧释放受到抑制,加重组织缺氧;另外使用 $NaHCO_3$ 后的高钠、高渗状态,对脑复苏都是不利的。CPR 时或自主循环恢复后,不推荐常规使用碳酸氢钠。主要用于合并代谢性酸中毒、高钾血症以及三环类抗抑郁药物过量所致的 SCA 患者。因此强调使用 $NaHCO_3$ 时应掌握以下原则:①建立有效通气,这一点至关重要;②适应证把握:严重酸中毒,pH < 7.1,且以代谢性酸中毒为主;③宁酸勿碱;④随时血气分析监测用药效果,一次用量不要过大;⑤一般起始剂量为 1mmol/kg(1mmol $NaHCO_3$ = 1.7ml 5% $NaHCO_3$),然后根据动脉血 pH 及 BE 值,酌情追加。

(6)利多卡因:其抗心律失常作用机制:①增加心肌传导时间,延长不应期,降低心肌应激性,从而提高室颤的阈值;②降低心脏起搏细胞的舒张期除极速率,从而抑制心肌自律性。利多卡因在急性心肌梗死合并室性心律失常时疗效确切,能降低室颤发生率。心搏骤停时初始剂量为 1.0 ~ 1.5mg/kg 静脉快速注入,效果不佳则 5 ~ 10 分钟后再予 0.5 ~ 0.75mg/kg,如果病情需要每 2 ~ 3 分钟重复给药,总量不宜超过 3mg/kg。持续给药速度控制在 1 ~ 4mg/min。目前利多卡因作为治疗室性心律失常二线药物仍广泛应用于临床,尤其在条件有限的基层医院。

(7)硫酸镁:硫酸镁仅用于长 Q-T 间期的尖端扭转型室性心动过速。

三、团队协作

由于在 ICU 病房内的高级生命支持过程涉及呼吸支持、胸外心脏按压、除颤、用药等多个环节,且环环相扣,因此一个有组织、有明确分工的抢救小组会提高抢救效率,增加存活概率。一般一个 CPR 抢救团队由 6 人组成,现场经验最丰富的医生担任领导者,负责各项救治措施的决定;负责呼吸支持与胸外心脏按压的由两名医护人员担任,分别负责通气与按压,每 5 个循环或两分钟后交换位置;一名医护人员负责操作除颤仪;一名护士负责建立液体通道并给药;最后一般仍由一名护士负责记录 CPR 过程中的所有事件,时间精确到秒。领导者的决定为最高指令,要求该医生必须对 CPR 中的所有环节非常熟悉,坚决果断,并能根据病人情况变化随时调整治疗手段。所有团员都应在第一时间回应领导者对自己所负责部分的指示(大声重复一遍指示),并迅速完成领导者的指示,若有歧义应立即提出,并在团队内迅速达成一致意见。每一位团队成员都有责任督促或监督团队内其他成员的工作状态。

第四节 心搏骤停后综合处理

心搏骤停后综合处理又称持续生命支持（prolonged life support，PLS），此期包括三个步骤：对病情及治疗效果加以判断（gauging）、争取恢复神志及低温治疗（humanization and hypothermia）、加强治疗（intensive care）。当 CPR 成功，自主循环恢复后，治疗重点应转向脑复苏及以脑保护为核心的全身支持治疗。包括病人的心肺功能支持及保证器官和组织的有效灌注，特别是脑灌注。努力寻找引起 SCA 的原因，积极预防 SCA 再发。降低患者病死率，改善长期生存和神经功能是 PLS 阶段的主要目标。

一、病因的确定与病情判断

除了心脏本身的病变以外，休克、缺氧、严重水电解质紊乱及酸碱失衡及中毒等均可导致心搏骤停，而这些因素往往是可逆或可处理的，确定病因有利于针对性治疗，减少 SCA 的再发。指南将其大致归纳为"6H5T"（表 2-1）。

表 2-1　SCA 的常见原因

6H	
Hypovolemia	低血容量
Hypoxia	低氧血症
Hydrogenion（acidosis）	酸中毒
Hyper/Hypokalemia	高钾/低钾血症
Hypothermia	低温
Hypoglycemia	低血糖
5T	
Toxins	中毒
Tamponade（cardiac）	心脏压塞
Tension pneumothorax	张力性气胸
Thrombosis of the coronary/pulmonary vasculature	冠状动脉或肺动脉栓塞
Trauma	创伤

判断病人的生存概率以及能否恢复意识状态及活动能力有极大的医疗及社会经济学意义。值得注意的是，任何后期复苏处理都不能改变最初的损害，只能消除或减轻再灌注损伤及其防治继发性改变。所以对病情的判断主要依据为：①原发损伤的严重程度以及心脏停搏的时间长短；②BLS 阶段基础生命支持是否及时恰当；③ACLS 阶段综合治疗手段是否及时有效。

二、脑保护与脑复苏

脑组织重量仅占体重的 2% 左右，但静息状态下耗氧量占到所有器官总耗氧量的 20%。一般来说，7 分钟的完全缺血缺氧足以使脑细胞发生不可逆的永久损害。由于脑功能恢复是 CPR 抢救的关键目标,所以在 CPR 时如何进行脑保护,已发生缺血缺氧性脑损害后如何进行脑复苏是此节讨论的重点。

虽然有很多关于脑保护或脑复苏的研究或假说,但直到目前仍没有找到具有循证医学证据支撑的特别有效的特定措施,目前学术界公认的有效手段包括亚低温治疗,以循环呼吸功能支持为主的全身支持治疗等。

1. 亚低温治疗 亚低温(32～34℃)状态下脑组织代谢降低,耗氧减少,对缺氧状态较能耐受,脑水肿的发生也可减慢。低温脑保护的可能机制包括:①降低脑耗氧量;②降低兴奋性神经递质的释放;③及早恢复能量代谢,减轻乳酸积聚;④保护血脑屏障功能;⑤减轻炎症反应;⑥抑制氧自由基产生;⑦降低细胞内钙浓度;⑧改变谷氨酸受体调节。对于应在CPR 期间还是自主循环恢复后开始降温仍有争议。一般认为低温治疗越早开始越好,可在 CPR 开始后 30 分钟即开始。在降温范围选择方面,虽然当前指南推荐亚低温治疗,但适当提高降温的目标温度可能在不影响低温治疗效果的同时减少副作用,还有待进一步临床研究证实。关于低温维持时间,指南推荐为 12～24 小时,即短期方案。

(1)降温方法:降温的具体实施办法有以下几种,可根据病人病情程度、医疗单位具备的设备条件及技术条件加以选择。①体表降温法:仅仅用冰袋或冰帽作头部重点物理降温不一定能有效降低颅内温度,所以应在全身降温的同时头部重点降温。使肛温降至 32～34℃,此时头部温度大约 30℃。在降温前应先用冬眠合剂等药物抑制寒战以及增强降温效果,并在降温过程中随时监测病人有无肌颤以调整剂量。常用的冬眠合剂配方为:氯丙嗪 50mg、异丙嗪 50mg、盐酸哌替啶 100mg 合为一剂;小儿按体重计算,氯丙嗪(冬眠灵)、异丙嗪(非那根)、哌替啶(杜冷丁)(1 岁以内不用)各 1mg/kg。体表降温虽然相对简便易行,但经常需要很长时间才能达到降温目标,甚至难以达到。另外维持和控制目标体温困难造成体温波动大的情况也时有发生。②血管内降温技术:是近年来研究相对热点的降温方式,有血管内灌注降温与血管内热交换降温两种方式。前者要求在短时间内快速输入大量冷却液体,虽然快速有效,但对病人的心肺功能有极大挑战,临床应用受到很大限制。一般来说静脉内输注2L 冷却到 4℃的生理盐水或乳酸林格液 30 分钟后,体温平均可下降 1.5℃。后者工作原理是用介入方法将温度控制导管置入病人动脉血管内,通过导管内液体流动达到降温或升温的目的。由于冷却液体不会和血液直接接触也不会进入循环影响容量,所以是一种安全高效,可控性佳的降温方式,缺点是有创操作可能带来的损伤及相关并发症,以及设备昂贵,技术要求高等。③体外循环降温技术:其工作原理是将血液引到体外进行降温或升温,并可结合血滤清除有害物质,维持内环境稳定。优点是降温效果确切高效,缺点是对循环的干扰以及对凝血机制的干扰,另外有创操作可能带来损伤及相关并发症,设备复杂,操作不便,目前尚未将其广泛应用于临床。

(2)降温并发症:低体温可能带来的并发症包括寒战、感染、心律失常、凝血功能紊乱、多尿以及电解质紊乱、肠道功能紊乱。寒战预防需注意的是:在温度下降前用药,等复温完成后停药。低温会抑制窦房结功能,加上冬眠药物使用可能导致心脏传导异常,出现各种心律失常。由于低温抑制凝血因子活性,减少血小板计数并影响其功能,因此病人往往表现出出血倾向;同时低温状态下皮肤血管收缩,血流速度减慢,血液黏滞度增高,病人发生血栓或栓塞性并发症的可能性也存在。所以低温对凝血功能的影响是复杂而难以纠正的,避免过低体温以及密切监测是预防关键。

(3)复温:长时间低温对病人并无益处,所以达到降温目标后应及时复温。降温目标是皮层功能恢复,其标志是听觉恢复。复温时应注意让病人体温逐渐恢复,最好每小时升温不超过 0.5℃。当发现病人体温迅速升高时应采取手段将温度再次降下来,待病人病情相对稳定后再复温,切忌体温反跳。

2. 其他支持措施

(1)脱水疗法:CPR 时脑部缺血几乎不可避免,脑细胞内大量 Ca^{2+}、Na^+ 和水潴留造成脑细胞肿胀,在再灌注后可继续加重;另外脑血管内皮细胞损伤,血脑屏障受损,脑毛细血管通透性增加,血浆蛋白与水分外溢,脑细胞外液增加,造成间质性脑水肿,即所谓血管源性脑水肿。脑体积增加致颅内高压,脑灌注压进一步下降,从而使受损的脑细胞遭受二次打击。脱水降颅压是脑复苏治疗中的重要组成部分。临床常用 20% 甘露醇 125～250ml 快速静滴,每6～12 小时一次,注意监测肾功能变化;还可用甘油果糖、山梨醇、呋塞米(速尿)、高渗糖水、高渗盐水等,根据病人具体情况酌情选用。

(2)控制抽搐:严重脑缺氧后,病人可出现间断或持续抽搐,但特别严重的脑缺氧导致脑功能丧失或严重受损,可以不出现抽搐。约 5%～20% 心肺复苏后存活的昏迷患者会发生癫痫,不管有无低温治疗。抽搐时机体耗氧量成倍增加,代谢负担及器官功能障碍加重,且对大脑有损害,必须及时加以控制。指南推荐可采用与其他病因导致的癫痫持续状态相同的抗惊厥方案控制心搏骤停后患者的癫痫。常用药物包括:巴比妥类药物如苯巴比妥(鲁米那)、苯二氮䓬类药物如地西泮或咪唑安定静脉或肌内注射,若效果不佳可重复使用以及持续泵入维持;烷基酚类药物丙泊酚(异丙酚)也可持续泵入用于控制抽搐;顽固性发作,以上药物作用不佳的持续抽搐可予肌肉松弛剂,需注意的是肌松剂并不能抑制脑内异常放电,所以脑功能损害还会继续。控制抽搐的药物大都有呼吸抑制作用,所以需特别注意呼吸道通畅性的维护以及必要时建立人工气道予以机械通气。另上述药物多可导致血压下降,需加强循环监测,避免循环不稳定导致的器官灌注进一步下降。

(3)其他脑保护药物

1)促进代谢药物:ATP 直接为脑细胞提供能量,精氨酸能增加钾离子内流,促进钠离子流出细胞。其他药物如辅酶 A、辅酶 Q10、细胞色素 C 等也可配合应用。

2)钙通道阻滞药:细胞质内钙离子浓度增高是造成脑细胞损害的重要因子。钙通道阻滞药如尼莫地平、维拉帕米、利多氟嗪等对缺血再灌注的脑损伤有保护作用。

3)氧自由基清除剂:甘露醇、维生素 E、维生素 C 及一些参类制剂。

4)肾上腺皮质激素:可稳定细胞膜结构,改善血脑屏障功能,减轻脑水肿。通常选择地塞米松,一般 5～10mg/d,应用 3 天左右及时停药。注意副作用,如上消化道出血、增加感染风险等。

5)高压氧治疗:高压氧能显著提高脑组织与脑脊液中的氧分压,增加组织氧储备,纠正脑缺氧,减轻脑水肿;还具有促进缺血缺氧的神经组织和脑血管床修复的作用。促进意识的恢复,提高脑复苏的成功率,有条件者应尽早应用。

三、全身加强治疗

脑功能的保护与恢复有赖于全身各器官系统功能稳定,所以需对机体各脏器进行功能监测和支持。

1. 循环功能支持　SCA 的常见原因为心血管疾病,尤以冠心病多见,所以对 SCA 病人应常规筛查有无急性心肌梗死发生,尽快行 12 导联心电图、超声心动图、电解质和心肌标志物检查,并根据结果尽快行内科或介入治疗。心搏恢复后早期,往往伴有血压不稳定或低血压状态,常见原因有:①有效循环血容量不足;②心肌收缩无力和心律失常;③酸碱失衡和电解质紊乱。有必要行动脉穿刺并测压,有条件还应行静脉置管了解 CVP 及心输出量等指标。有证据表明较高的平均动脉压可能通过提高脑灌注压而带来更佳的神经学功能恢复,所以应争取将病人的 MAP 控制在 80~100mmHg。

2. 围心搏骤停期心律失常的处理 对所有围心搏骤停期的心律失常病人的综合处理都应保持气道通畅,充分给氧;安置心电监护,监测血压与氧饱和度;迅速建立通畅的静脉通道。

(1)窄 QRS 心动过速:首先应判断患者血流动力学是否稳定,主要看血压与脉搏,神志是否清楚,周围灌注情况等,根据血流动力学情况及心率和节律采用不同方法。主要有物理方法、药物复律和电复律几种。

血流动力学不稳定的窄 QRS 心动过速首选同步电复律,在电复律过程中需同时使用镇静药物来减轻病人不适。

血流动力学稳定的窄 QRS 心动过速分为规则的与不规则的:①规则的窄 QRS 心动过速以阵发性室上性心动过速为最多见,首选刺激迷走神经方法,可压迫眼球,也可行颈动脉窦按摩(Valsalva 动作),但老年人应避免按摩颈动脉窦。若颈动脉窦按摩无效,可选用腺苷、维拉帕米和地尔硫䓬等钙通道阻滞剂或胺碘酮治疗。腺苷半衰期仅 5 秒左右,所以要求 6mg 一剂于 1~3 秒内静脉推注,随之注入 20ml 生理盐水;若效果不好,可重复 12mg 推注 1 次或 2 次,效果仍不好应考虑钙通道阻滞剂。②不规则的窄 QRS 心动过速可能为心房颤动或心房扑动,可选用 β 受体阻滞剂、地尔硫䓬等控制心室率;复律可选用胺碘酮、普罗帕酮、氟卡尼等。

(2)宽 QRS 心动过速:对于血流动力学不稳定者也首选电复律。血流动力学稳定者可考虑药物治疗。规则的宽 QRS 心动过速首选胺碘酮,对电复律或其他药物效果不佳的室性心动过速有效。用法为 150mg 静脉稀释缓推,可重复使用,反复发作者复律成功后可予 300mg 静脉泵入,维持日最大剂量为 2.2g。不规则的宽 QRS 心动过速的治疗:①正常 QT 间期:胺碘酮可能有效,150mg 静注。②尖端扭转性室性心动过速(torsades de pointes,TDP):静脉注射镁剂能有效终止长 QT 间期 TDP,异丙肾上腺素或心室起搏能有效终止心动过缓和药物诱导的 QT 延长相关性 TDP,故推荐镁剂、异丙肾上腺素或心室起搏用于TDP 的治疗。

(3)心动过缓:在一般综合支持的基础上首先寻找和治疗导致心动过缓的可逆性病因。判断病人有无低灌注症状,如低血压、意识障碍等。无症状者观察即可,不需特殊处理;对于有症状的心动过缓可采用药物治疗或经皮起搏。高度 AVB(Ⅱ度 2 型与Ⅲ度)需立即经皮起搏。治疗心动过缓的首选药物为阿托品(0.5mg 静注,可每 3~5 分钟重复一次,总量不超过 3mg),对阿托品无反应时,可考虑多巴胺[起始剂量 2~10μg/(kg·min)]、肾上腺素(起始剂量 2~10μg/min)、异丙肾上腺素(成人推荐剂量 2~10μg/min)等药物,用药后根据患者反应调整剂量。

3. 呼吸功能支持 自主呼吸是否出现及出现时间是判断病人脑功能及预后的重要指标之一。所有行 CPR 的病人均应保证气道通畅,氧合充分。脑功能受损严重的病人建议保留人工气道,直到自主呼吸功能完全恢复,气道保护反射恢复。最好保持 $PaO_2 > 13.33kPa$(100mmHg),$PaCO_2$ 保持在正常水平即可。加强监测与护理,防止并发症如肺部感染、肺不张等;复苏后并发症(如气胸、气管导管移位等)可通过仔细查体或胸部照片及时发现。可给予病人适当镇静,最好使用短效制剂,以便评估意识状态;尽量少用肌肉松弛药。

4. **肾脏功能保护** 缺血缺氧、肾血管痉挛及代谢性酸中毒等均会加重肾脏负荷,继而发生急性肾功能不全。在 CPR 过程中,应始终注意保护肾功能。主要措施包括:保证肾脏灌注,补足血容量以保持充足的平均动脉压;纠正严重酸中毒;使用渗透性利尿剂,如使用 20% 甘露醇时应注意监测尿量及肾功能指标变化。

5. **防治应激性溃疡** 应激性溃疡出血是 CPR 后常见的胃肠道并发症,胃肠道黏膜缺血缺氧、低温治疗及某些药物如激素等是导致溃疡形成的主要原因。为防止应激性溃疡发生,可常规应用抗酸药和胃黏膜保护剂;控制低温程度及持续时间。一旦发现胃管引流出血性液体或咖啡色液体,按上消化道出血相应处理。

6. **血糖控制** CPR 后常并发应激性高血糖,而液体选择不当也可能增加葡萄糖摄入,高血糖对脑组织影响是多方面的。①促进缺血脑组织中乳酸聚集,加重细胞内酸中毒;②促进兴奋性神经递质堆积;③增加 NO 毒性作用;④破坏血脑屏障,导致出血;⑤影响 Na^+-K^+-ATP 酶活性,造成细胞外高钾,细胞内钙超载,加重细胞水肿及导致细胞死亡。目前尚无确切证据证实应将 CPR 病人的血糖控制在何种水平最为恰当,一般认为可参考危重病人的强化血糖控制方案将其控制在 8 ~ 10mmol/L 左右。

四、脑复苏的结局

脑复苏的结局按照格拉斯哥-匹兹堡脑功能表现计分可分为 5 级。①脑功能完好:患者清醒警觉,有工作和正常生活能力;可能有轻度心理及神经功能缺陷、轻度语言障碍、不影响功能的轻度偏瘫或轻微颅神经功能异常。②中度脑功能残障:患者清醒,可在特定环境中部分时间工作或独立完成日常活动,可能存在偏瘫、癫痫发作、共济失调、构音困难、语言障碍或永久性记忆或心理改变。③严重脑功能残障:患者清醒,因脑功能损害依赖他人的日常帮助,至少存在有限的认知力,脑功能异常的表现各不相同:或可以行动、严重记忆紊乱或痴呆,或瘫痪而仅赖眼睛交流,如闭锁综合征。④昏迷及植物性状态:无知觉,对环境无意识,无认知力,不存在与周边环境的语言或心理的相互作用。⑤死亡:确认的脑死亡或传统标准认定的死亡。其中脑功能完好和中度脑功能残障被认定为良好神经学结局。

有两个概念需要掌握:脑死亡与植物状态。

脑死亡是包括脑干在内的全部脑功能丧失的不可逆转状态,而不管脊髓和心脏功能是否存在。尽管各国的诊断标准各异,我国确切诊断标准尚处于讨论中,但归纳起来包括以下几方面:先决条件、临床判定、确认试验、观察时间。①先决条件:昏迷原因明确,排除可逆性昏迷;②临床判定:深昏迷、脑干反射全部消失、无自主呼吸(靠呼吸机维持,呼吸暂停试验阳性)必须全部具备;③确认试验:脑电图平直,经颅脑多普勒超声无脑血流灌注,体感诱发电位 p14 以上波形消失,三项中必须一项阳性;④观察时间:各国尚无统一标准,一般可在呼吸停止,人工维持呼吸 24 小时以上开始检测脑死亡存在与否,确诊时间介于 6 ~ 24 小时,故诊断脑死亡至少要作临床检查先后两次,其中间隔 6 小时或 12 小时。脑死亡诊断执行医师资格人数最少 2 人,由经过专门训练并熟练掌握脑干功能试验的神经内科、外科、麻醉科或 ICU 医师担任。

植物状态指病人处于不可逆的深昏迷状态,丧失自我及环境意识,但皮质下中枢可维持自主呼吸运动和心跳。植物状态持续一个月以上者才能定为持续植物状态。各国对植物状态诊断标准不尽相同,我国2001南京标准是:①认知功能丧失,无意识活动,不能执行指令;②能自动睁眼或刺激下睁眼;③有睡眠-觉醒周期;④可有无目的性眼球跟踪运动;⑤不能理解和表达语言;⑥保持自主呼吸和血压;⑦下丘脑及脑干功能基本保存。

(邓一芸)

第三章

水电解质及酸碱失衡

人体正常代谢及器官功能的维持都有赖于内环境的稳定,这里所说的内环境包括正常的血管内及组织间隙体液容量、溶于体液中的各种电解质成分及其渗透压、正常的酸碱平衡等。人体是一个复杂的有机整体,内环境始终处于动态变化中,有一系列复杂的物理、化学、神经内分泌机制等调控着机体的体液平衡,包括液体量的平衡、电解质总量及分布的平衡、渗透压的平衡和酸碱平衡等。当体内水、电解质或酸碱的变化超出机体的调节能力和(或)调节系统本身功能障碍时,都可导致水、电解质失衡以及酸碱代谢紊乱。严重的疾病状态,如感染、创伤及大手术等都可能造成患者自身的调节功能受损,加之各种治疗本身也可能带来对机体的扰乱,所以重症患者发生水、电解质代谢紊乱十分常见。严重的水、电解质代谢紊乱以及酸碱失衡本身就是临床危急重症之一,可能对患者生命造成威胁。了解及掌握正常水电解质代谢特点以及常见水电解质代谢紊乱、酸碱失衡的诊断及治疗,是重症医学必备的知识点及技能要求。

第一节　体液的正常组成成分

体液由水及溶解在其中的电解质、低分子有机化合物和蛋白质等组成。细胞内外各种生命活动都是在体液中进行的。机体体液容量、各种离子浓度、渗透压和酸碱度的相对恒定,是维持细胞新陈代谢和生理功能的基本保证。

一、液体的平衡

体液大约占人体总体重的60%左右,可分为细胞内液和细胞外液。细胞内液即组成人体的细胞内的液体,约占总体液的2/3,即体重的40%,是细胞进行生命活动的基质。细胞外液是细胞外液体的总和,约占总体液的1/3,即体重的20%,可分为两大部分,即血管内液体:血浆;以及组织间隙的组织间液。细胞外液是各组织脏器正常代谢及发挥功能的必要保证,其功能包括氧气及养料的输送、各种交换及缓冲功能等。其中血浆约占体重的5%,细胞间液约占15%。虽然血浆仅占到体液总量的12%左右,但由于各器官系统组织供血供氧及代谢废物的排出都有赖于正常的血容量及组成成分,所以机体在发挥体液调节功能时,会优先保证血容量。

体液的含量和分布受年龄、性别、脂肪或肌肉多少等因素的影响,存在较大的个体差异。肌肉组织含水量高(75%～80%),而脂肪组织含水量低(10%～30%),所以脂肪比例大的肥胖人群虽然体重更大,但体液的总量并未更高,医生需注意在计算体液量时需按理想体重,而非实际体重。婴幼儿的生理特点是体液占体重比例大、细胞外液比例高、对水代谢的调节与代偿能力较弱。而老年人体液总量减少,以细胞内液减少为主,器官功能衰退,同样对水代谢的调节与代偿能力较弱。因此,婴幼儿、老年人容易发生水代谢紊乱,且一旦发生自主调节能力相对较差,不易纠正。不同年龄、性别体内各部分体液的含量见表3-1。

组织间液中的绝大部分,约90%,具有穿过半透膜在各个腔隙中自由流动的能力,其主要功能是水、电解质的交换,维持各腔隙的水电解质酸碱平衡以及渗透压平衡等,称之为功能性细胞外液。另外的一小部分细胞外液,仅约10%(即体重的1%~2%),是由上皮细胞分泌至体内某些腔隙的液体,如消化液、脑脊液和胸腔、腹腔、关节腔和眼内的液体等,不具备自由流动或交换的功能,而是起到润滑、缓冲等功能,称之为无功能性细胞外液。传统分类方法中,血管内间隙称为第一间隙;血管外即功能性细胞外液称为第二间隙,这部分无功能性细胞外液称为第三间隙液体。在正常情况下,这类液体总量不大,积聚或丢失仅有局部的病理意义,对全身体液平衡及调节没有太大影响,但在某些病理情况下,例如重症急性胰腺炎早期,大量液体积聚到第三间隙,有效循环血量急剧下降,此时的第三间隙液体积聚就有显著的临床意义。

表3-1　正常人体液含量及分布(占体重的百分比,%)

	成人(男)	成人(女)	儿童	婴儿	新生儿	老年人
体液总量	60	55	65	70	80	52
细胞内液	40	35	40	40	35	27
细胞外液	20	20	25	30	45	25
细胞间液	15	15	20	25	40	20
血浆	5	5	5	5	5	5

体液量不是恒定不变的,而是处于动态平衡中。人体每日通过饮水或摄入食物来保持液体的入量,代谢过程中还会产生一定量的水;而机体对水分的排出途径较多,通过尿液、粪便,以及呼吸及蒸发等非显性失水。一般来说,人体对水分的日需要量约2000ml。需要注意的是,虽然人体主要通过肾脏排尿的方式排出水分,在一定范围内量入为出,但肾脏功能有一定极限,有效的代谢废物的排出有赖于有效的肾脏灌注及充足的血容量,所以人体必须摄入水分才可能进行正常的代谢及生理活动。

机体对体液平衡的调节主要通过肾脏完成,肾的调节功能受神经和内分泌系统多重支配。当体内水分丧失时,细胞外液渗透压增高,刺激下丘脑-神经垂体-抗利尿激素系统,产生口渴,增加饮水,抗利尿激素分泌增加。远曲肾小管和集合管上皮细胞在抗利尿激素的作用下,加强水分的再吸收,于是尿量减少,保留水分于体内,使细胞外液渗透压降低。这种抗利尿激素分泌的反应对血浆渗透压十分敏感,血浆渗透压较正常增减不到2%时,即有抗利尿激素分泌的变化,使机体的水分保持动态的稳定。

另外,当细胞外液减少,特别是血容量减少时,血管内压力下降,肾入球小动脉的血压也相应下降,位于管壁的压力感受器受此刺激,肾小球旁细胞增加肾素的分泌;同时,随着血容量减少和血压下降,肾小球滤过率也相应下降,流经远曲肾小管的钠量明显减少,刺激位于远曲肾小管致密斑的钠感受器,肾素分泌增加;此外,全身血压下降也可使交感神经兴奋,刺激肾小球旁细胞分泌肾素。肾素促使血浆中的血管紧张素原转变为血管紧张素 I,再转变为血管紧张素 II,引起小动脉收缩和刺激肾上腺皮质球状带,增加醛固酮的分泌,促进远曲肾小管对 Na^+ 的再吸收和促使 K^+、H^+ 的排泌,产生的临床效应是钠水的再吸收增加。当血容量锐减时,机体可能牺牲体液渗透压,优先保持和恢复血容量。

二、电解质的平衡

体液中的电解质一般以离子形式存在,是构成晶体渗透压的主要成分,在不同体液腔隙中成分有很大差异,其分布与代谢一方面符合物理规律,另外由细胞膜上的主动转运机制,机体还有神经内分泌调控机制综合决定,其中肾脏在维持电解质浓度方面起主要作用。细胞外主要阳离子成分是 Na,而细胞内是 K。镶嵌于细胞膜双分子层中的能把钾钠离子逆浓度运转的运转蛋白质称为离子泵,即通常所称 Na^+-K^+-ATP 酶,具有载体和酶的双重作用。它分解 1 分子 ATP,产生的能量运送 3 个 Na^+ 从细胞内低浓度侧至细胞外高浓度侧,同时把两个 K^+ 从细胞外低浓度侧运到细胞内高浓度侧。各种体液中主要电解质的含量见表 3-2。

表 3-2　体液中主要电解质的含量

		细胞外液 mmol/L	细胞内液 mmol/L
阳离子	Na^+	135 ~ 145	10
	K^+	3.5 ~ 5.5	150
	Ca^{2+}	2.25 ~ 2.75	极低
	Mg^{2+}	0.7 ~ 1.2	0.8 ~ 1.0
阴离子	Cl^-	98 ~ 106	极低
	HCO_3^-	23 ~ 31	10
	HPO_4^{2-}	1	70

体液电解质的组成和含量有以下特点:

1. 任何部位的体液,其阴离子和阳离子所带的电荷总数相等,使体液保持电中性。

2. 细胞内、外液电解质含量的差异显著。

3. 细胞内、外液的电解质总量不等,以细胞内液为多,但细胞内、外液的渗透压基本相等。

4. 血浆和细胞间液的电解质组成与含量非常接近,仅蛋白质含量有较大差别,血浆蛋白质含量远远高于细胞间液蛋白质含量。较高浓度蛋白形成的胶体渗透压对维持血容量具有重要生理意义。当毛细血管通透性增高时,血浆蛋白漏出,胶体渗透压下降,水分随之丢失到组织间隙,有效循环血量下降。

三、渗透压的平衡

渗透压指的是用半透膜把两种不同浓度的溶液隔开时发生渗透现象,水分由浓度较低一侧向较高一侧移动的压力,其大小取决于溶质颗粒数目的多少。由于血浆中晶体溶质数目远远大于胶体数目,所以血浆渗透压主要由晶体渗透压构成。由于血浆与组织液中晶体物质的浓度几乎相等,所以它们的晶体渗透压也基本相等。而血浆胶体渗透压主要由蛋白质分子构成,其中,白蛋白分子量较小,数目较多,是决定血浆胶体渗透压的主要成分。由血浆蛋白质产生的胶体渗透压虽然仅占血浆渗透压的 1/200,但对血管内外液体交换及血容量维持具有重要意义。所以说晶体渗透压的主要功能是维持细胞内外水平衡,而胶体渗透压的主要功能是维持血管内外水平衡。

正常血浆渗透压范围为 280 ~ 310mOsm/L,渗透压与之相同的液体称为等渗液体,低于

280mOsm/L 为低渗液体,高于 310mOsm/L 为高渗液体。计算公式为:血浆渗透压(mOsm/L) = $2(Na^+ + K^+)$ + 葡萄糖 + 尿素氮

四、酸碱平衡

人体内各种体液都应该维持适宜的酸碱度,这也是维持正常生理活动的基本条件之一。而人体是一个动态平衡的整体,组织细胞在代谢过程中不断产生酸性或碱性物质,还有一定数量的酸性和碱性物质随食物进入体内。机体可通过一系列的调节机制,维持血液的 pH 在 7.35 ~ 7.45 之间,且其变动幅度很小。

1. 血液缓冲系统 HCO_3^-/H_2CO_3 是血液中最重要的缓冲系统,缓冲能力最强,HCO_3^- + $H^+ \rightarrow H_2CO_3 \rightarrow CO_2 + H_2O$,$CO_2$ 由肺排出,其结果是血浆中 HCO_3^- 不断地被消耗的同时 H^+ 下降,偏酸的 pH 回到正常。两者的比值正常为 20:1,此时 pH 为 7.4。

$$pH = pK + lg([HCO_3^-]/0.0301 \times PCO_2)$$

血浆中过量的 H^+ 还可与血液缓冲系统中非 HCO_3^- 缓冲碱如 Na_2HPO_4 等结合而被缓冲。血液缓冲系统是机体对酸碱失衡的第一道防线,作用迅速,但不能持久。

2. 细胞内外液离子交换和细胞内液缓冲 代谢性酸中毒时,随着细胞外液 H^+ 浓度增加,过多的 H^+ 可透过细胞膜进入细胞内,与细胞内液的缓冲对如 Pr^-/HPr、$HPO_4^{2-}/H_2PO_4^-$、Hb^-/HHb 等发生缓冲反应。

$$H^+ + Pr^- \rightarrow HPr \qquad H^+ + HPO_4^{2-} \rightarrow H_2PO_4^- \qquad H^+ + Hb^- \rightarrow HHb$$

当细胞外液的 H^+ 进入细胞内液,为了维持电荷平衡,细胞内液的主要阳离子成分 K^+ 会转移到细胞外液,此时细胞外液中血 K^+ 浓度增高。反之亦然,代谢性碱中毒时细胞外液中血 K^+ 浓度降低。

3. 肺脏 肺脏通过排出二氧化碳来调节酸碱平衡,作用速度快,30 分钟即可起效,很快达到作用高峰,但代偿能力有限。在酸中毒的情况下,脑脊液 pH 下降,刺激位于延髓腹外侧浅表部位的氢离子敏感性中枢化学感受器,兴奋呼吸中枢,呼吸深大加快二氧化碳排出。但如果二氧化碳浓度过高(一般高于 80mmHg,个体差异较大),则可能使呼吸中枢反而受到抑制,称之为二氧化碳麻醉。另外,外周的颈动脉体化学感受器,会感受到缺氧、pH 降低、二氧化碳蓄积等刺激,反射性地兴奋呼吸中枢。

4. 肾脏 肾脏是体内最强大的酸碱平衡调节器官,通过对酸碱物质的分泌和重吸收来调节酸碱平衡,发挥作用速度慢,一般 12 ~ 24 小时才起效,3 ~ 7 天效力才完全达到高峰,但调节能力强大,作用持久。

(1)H^+ 分泌和 HCO_3^- 重吸收:近曲小管和远端集合小管分泌 H^+,对 HCO_3^- 进行重吸收。

(2)肾小管腔内缓冲盐的酸化:氢泵主动向管腔内分泌 H^+ 与 HPO_4^{2-} 结合成 $H_2PO_4^-$。

(3)NH_3 产生增加和 NH_4^+ 的分泌:近曲小管中 NH_3 产生增加,与 H^+ 结合成 NH_4^+,通过 Na^+/NH_4^+ 交换,分泌到管腔中。集合管则通过氢泵泌 H^+ 与管腔中的 NH_3 结合成为 NH_4^+。

反映酸碱平衡的常用指标有:①pH 值:是活性氢离子浓度的负对数,反映体液氢离子活性,是机体酸碱状态的综合体现,受呼吸与代谢双重因素影响。②动脉血 CO_2 分压($PaCO_2$):是血液中物理溶解的 CO_2 分子所产生的压力,是反映肺通气的指标,酸碱平衡中的呼吸参数,正常值为 35 ~ 45mmHg。③标准碳酸氢盐(SB)和实际碳酸氢盐(AB):前者指动脉血标本在 37℃和 Hb 完全氧合(SaO_2 达 100%)的条件下,用 PCO_2 为 40mmHg 的气体平衡后所测

得的血浆碳酸氢根浓度。后者指未经气体平衡处理的人体血浆中的碳酸氢根的真实含量。正常情况下,SB 与 AB 数值相等,SB 不受呼吸的影响,其数值反映体内碳酸氢盐储备量的多少,因而可反映代谢因素的趋向程度。而 AB 受呼吸性因素的影响,AB 与 SB 之差反映了呼吸对酸碱平衡影响的程度。④碱剩余(base excess,BE):是指血液在标准条件下(即温度为 38℃,1 个标准大气压,PCO_2 40mmHg、Hb 完全氧合)用酸或碱将 1L 血的 pH 调至 7.40 所需加入的酸或碱的量。正常值范围:$-3 \sim +3mmol/L$,$BE < -3mmol/L$ 提示代谢性酸中毒;$BE > +3mmol/L$ 提示代谢性碱中毒。⑤阴离子间隙(anion gap,AG):指血浆中未测定的阴离子(undetermined anion,UA)与未测定的阳离子(undetermined cation,UC)的差值。由于细胞外液中阴阳离子总当量数相等,因此已测定阳离子(Na^+) + 未测定阳离子(UC) = 已测定阴离子($Cl^- + HCO_3^-$) + 未测定阴离子(UA),即 $AG = [Na^+] - ([Cl^-] + [HCO_3^-])$。AG 的正常值为 $10 \sim 14mmol/L$,平均值为 $12mmol/L$。AG 临床上用于判断代谢性酸中毒的类型,将在第四节详述。

第二节 水钠代谢紊乱

钠是细胞外液主要阳离子成分,对维持细胞外液的渗透压及容量具有重要作用。人体水钠代谢紊乱常常相伴发生,本节分脱水、水中毒以及高钠血症与低钠血症加以阐述。

一、脱水

脱水(dehydration)是指体液丢失后容量减少的状态。根据水和钠丢失的比例及体液渗透压的改变,可将脱水分成低渗性脱水、高渗性脱水和等渗性脱水三类。

(一)低渗性脱水

低渗性脱水(hypotonic dehydration)的特征是失钠多于失水,血清钠浓度低于 135mmol/L,血浆渗透压低于 280mOsm/L。

1. 病因 低渗性脱水常见于慢性失水,原因可分为肾外原因与肾性原因。

(1)肾外原因:①消化液大量丢失(呕吐、腹泻或持续胃肠减压);②体液异常积聚在第三间隙(大量胸、腹水形成);③经皮肤大量失液,如大量出汗或大面积烧伤渗出。

(2)肾性原因:①水肿患者往往须限制钠盐摄入,长期、大量使用排钠利尿药;②肾脏疾病,如慢性间质性疾病,当髓质结构破坏和髓袢升支功能障碍,钠随尿丢失增多;③肾上腺皮质功能不全,如 Addison 病,因醛固酮不足,使肾小管钠重吸收减少。

2. 临床表现

(1)循环障碍:低渗性脱水时由于细胞内液渗透压相对较高,水由细胞外向细胞内转移,使细胞外液更加减少;由于血液浓缩,血浆蛋白浓度增加,细胞间液被重吸收进入血管内的量增多,这虽有补充血容量的作用,但是使细胞间液的减少更加明显;另外,细胞外液低渗抑制 ADH 分泌,使尿量增加或不减少,且患者口渴感觉不明显,医生不易早期发现。因此,低渗性脱水时血容量明显减少,很易引起循环功能障碍,发生休克。

(2)脱水体征:低渗性脱水时体液减少最明显的腔隙是细胞间液,因此患者较早出现皮肤弹性降低,眼窝下陷等体征。

(3)脑细胞水肿:低渗性脱水时水分由细胞外向细胞内转移,因而有发生细胞水肿的倾向,在相对密闭的颅腔可能导致颅内压升高,出现头痛、呕吐、意识障碍或精神异常等神经系统症状。

(4)临床分度:低渗性脱水按失钠程度分成轻、中、重度三类。轻度低渗性脱水血浆[Na⁺]130mmol/L左右,体内缺钠约0.5g/kg体重,血容量未明显减少,因细胞外液渗透压低,ADH分泌减少,故尿量无明显降低,患者自觉疲乏、头晕、手足麻木等非特异性症状。中度低渗性脱水血浆[Na⁺]120mmol/L左右,体内缺钠约0.5~0.75g/kg体重,此时血容量常已明显降低,尽管细胞外液渗透压低,ADH分泌以"血容量优先"原则可明显增加,使肾脏重吸收水增多,故出现明显少尿。患者循环容量不足表现明显。重度低渗性脱水血浆[Na⁺]110mmol/L左右,体内缺钠超过0.75g/kg体重,患者除了明显循环障碍以外,还有神志障碍、反射减弱,甚至昏迷等中枢神经系统症状,这与休克、酸中毒、脑细胞水肿引起的中枢功能障碍有关。

3. 治疗 低渗性脱水往往是慢性过程没有及时发现并纠正所导致,纠正低钠不能操之过急,病因治疗是首要原则,保证充足的循环血量是关键。轻或中度低渗性脱水以等渗含钠液输注即可;重度低渗性脱水一般要求先扩容纠正低容量,再补充高渗含钠液。扩容时液体选择并无严格要求,根据患者具体情况选择。补钠量(mmol)=[血钠正常值(mmol/L)-血钠测定值(mmol/L)]×体重(kg)×0.6(女性0.5),1g氯化钠含钠17mmol。将需要补充的量换算成氯化钠,临床上可用的高渗钠溶液为10%氯化钠,但补钠所用溶液氯化钠浓度不应超过3%。补液原则:①分次给予:每日输注计算出的补钠量的1/3到1/2即可,达到相对安全值120mmol/L后应不再给予高渗钠溶液。②速度不能过快:血钠上升的速度不超过0.5mmol/(L·h),每日血钠上升幅度不超过10mmol/L。大量快速输入高渗含钠液会在短时间内使血容量明显增加,对心肺功能造成很大负担;过快输入高渗含钠液会造成中枢神经系统脱髓鞘病变,原有中枢神经系统症状随着血钠水平趋近正常反而加重。③计算公式仅作参考,实际补充过程应该在密切监测的基础上,边监测,边调整,边评估,边补充。

(二)高渗性脱水

高渗性脱水(hypertonic dehydration)的特征是失水多于失钠,血清钠浓度>155mmol/L,血浆渗透压>310 mOsm/L,又称原发性缺水。

1. 病因 高渗性脱水主要原因是水分摄入不足及丢失过多。

(1)水分摄入不足:①无法摄入水分(昏迷、吞咽困难、自然灾害等);②导致渴感迟钝或渗透压感受器不敏感的疾病(脑外伤、脑卒中等)。

(2)水分丢失过多:①单纯失水:可经皮肤、呼吸道失水或经肾失水。前者见于高热、甲状腺功能亢进和过度通气使非显性蒸发量增加;后者见于中枢性尿崩症时ADH产生和释放不足以及肾性尿崩症时因肾远曲小管和集合管对ADH的反应缺乏,肾脏排出大量水分。②失水多于失钠:首先经胃肠道丧失含钠低的消化液;其次见于大汗时丢失低渗性液体,常在高温环境中发生;另外在反复静脉注射高渗物质(如甘露醇、尿素和高渗葡萄糖)时,可因肾小管液渗透压增高而引起渗透性利尿发生失水多于失钠。

2. 临床表现

(1)口渴:因失水多于失钠,细胞外液渗透压增高,刺激口渴中枢(渴感障碍者除外),患者口渴症状明显。

(2)尿量减少:除尿崩症患者外,细胞外液渗透压增高会刺激下丘脑渗透压感受器使ADH释放增多,从而使肾重吸收水增多,尿量减少而比重增高。

(3)脱水体征:高渗性脱水时水分倾向于从细胞内向细胞外转移,因此患者循环衰竭不明显,严重状态下也会出现皮肤弹性下降等脱水体征。

(4)中枢神经系统改变:细胞外液渗透压增高使脑细胞脱水,引起一系列中枢神经系统功能障碍的症状,包括嗜睡、肌肉抽搐、昏迷,甚至导致死亡。脑体积因脱水而显著缩小时,颅骨与脑皮质之间的血管张力增大,因而可导致血管破裂而出现局部脑出血和蛛网膜下腔出血。

(5)脱水热:血容量降低使皮肤血管收缩,细胞内液减少也使汗腺分泌减少,机体散热功能降低。在体温调节中枢功能不全的小儿更易引起体温升高,导致"脱水热"。

(6)临床分度:高渗性脱水按体液丢失程度分成轻、中、重度三类。轻度缺水时除了有口渴外,多无其他症状;此时缺水量约为体重的2%~4%。中度缺水时有极度口渴,伴乏力、尿少、尿比重高。口唇黏膜干燥、皮肤弹性差、眼窝凹陷,常有烦躁;此时缺水量约为体重的4%~6%。重度缺水时除了上述症状外,可能出现躁狂、幻觉、谵妄,甚至昏迷等脑功能障碍的症状;此时缺水量为体重的6%以上。

3. 治疗　高渗性脱水患者虽然血浆钠浓度高,但可能总体钠是缺乏的,所以在补充过程中要注意发生低钠血症。首先仍然是病因治疗,高渗性脱水补液时以补水为主,经口服补液相对安全,可直接补完全不含电解质成分的纯水;静脉补液可采用5%葡萄糖溶液或0.9%氯化钠溶液。补水量=[血钠测定值(mmol/L)-血钠正常值(mmol/L)]×体重(kg)×4(女性3、婴儿5);计算出的补水量不能一次性补充完,可第一日先补一半,加上日需要量2000ml,以及继续丢失量。在实际临床工作中液体补充更多应该依据患者具体情况制定合理的复苏目标而滴定式进行,最终实际补水量可能与公式计算值相去甚远。

(三)等渗性脱水

等渗性脱水(isotonic dehydration)是临床上最为常见的脱水类型,常见于急性失水,特征是失水与失钠大致相当,血清钠浓度及血浆渗透压无明显改变。

1. 病因　等渗性脱水的常见病因是呕吐、腹泻,大量丢失接近等渗的消化液;大量胸、腹水形成;大面积烧伤和严重创伤的创面丢失等。

2. 临床表现

(1)循环衰竭:大量丢失等渗性体液首先引起细胞外液和血容量的减少,会发生血压降低和外周循环衰竭。因细胞外液渗透压正常,患者口渴症状不明显。

(2)尿量减少:有效循环容量减少,肾脏灌注降低等会引起尿量减少。

3. 治疗　用等渗生理盐水或平衡盐溶液进行补充即可。注意补钠及补钾。

二、水中毒

当过多水分进入机体,超过神经内分泌系统调节和肾脏的排水能力时,大量水分在体内潴留,导致细胞内、外液容量扩大,并出现包括稀释性低钠血症在内的一系列病理生理改变,被称为水中毒(water intoxication)。

1. 病因

(1)摄入或输入过多不含电解质的液体。

(2)急慢性肾功能不全:肾功能不全时,肾脏的排水能力降低,容易发生水中毒,即使摄入正常水量也可能发生。

(3)ADH分泌过多:ADH分泌过多使肾远曲小管和集合管重吸收水增强,肾排水能力降低,若一旦摄入水稍多,就会引起明显的水中毒症状。常见原因包括:①ADH分泌异常增多综合征(SIADH):中枢神经系统疾病如脑炎、脑肿瘤、脑脓肿、脑血栓、脑出血等;药物如环磷酰胺、长春新碱等;肺部疾病如肺炎、肺结核、肺脓肿、肺不张等可导致。②ADH异位分泌:见于多种肿瘤如肺燕麦细胞癌、胰腺癌等。③其他原因:主要有疼痛、恶心和情绪应激;肾上腺皮质功能低下,糖皮质激素不足,对下丘脑分泌ADH的抑制功能减弱;以及某些药物如吗啡、氯磺丙脲等的作用;外源性ADH产生增加,如加压素、缩宫素等。

(4)某些特殊病理状态:右心衰、肝脏疾病等可引起有效循环血量减少,使肾小球滤过率下降、肾排水减少,这时如果水负荷增加,就易引起水中毒。

2. 临床表现　根据水中毒发生的速度,可分为急性和慢性水中毒。急性水中毒发生发展迅速,临床表现较严重;而慢性水中毒由于发生缓慢,机体有一定代偿,因此往往易被忽视。

轻度和慢性水中毒的症状常没有特异性。可有乏力、头晕、嗜睡、记忆力减退等神经精神症状,以及恶心、呕吐等消化系统症状,有时有唾液、泪液过多等表现。

重度或急性水中毒主要引起:①脑细胞水肿和颅内压增高:出现各种神经精神症状,如头痛、恶心、呕吐、昏睡、昏迷、惊厥等,症状与血钠下降速度有关。患者可突然发生脑疝导致心跳呼吸骤停。②肺水肿或心力衰竭:因循环血量在短时间内明显增加使心血管系统负荷增大而引起。

3. 治疗　水中毒的预防意义重于治疗,首先要了解可能发生水中毒的病因,改善患者器官功能,尤其是肾脏功能。当已经发生水中毒时,应该禁水,或至少限液;使用高渗性利尿剂在此时能避免过多丢失钠离子;全身治疗还包括改善体液低渗状态以及脱水降颅压等。

三、钠代谢紊乱

(一)低钠血症

低钠血症(hyponatremia)是指血清[Na$^+$]低于135mmol/L。低钠血症按照血清渗透压的不同可分成以下三类:

1. 低渗性低钠血症　按有效循环血量的不同又可将低渗性低钠血症分成三类:

(1)低容量性低钠血症(hypovolemic hyponatremia):特点是失钠多于失水,细胞外液量降低,即前述的低渗性脱水。

(2)等容量性低钠血症(isovolemic hyponatremia):常见于ADH分泌异常增多综合征(SIADH)。

(3)高容量性低钠血症(hypervolemic hyponatremia):常见于充血性心力衰竭、肝硬化、肾病综合征等可引起机体有效循环血量蓄积的病理改变。治疗上予利尿剂结合适当限水。

2. 等渗性低钠血症(慢性低钠血症)　此类患者往往起病及进展缓慢,机体代偿机制已发挥作用,血浆渗透压基本正常,一般不需要特殊治疗。

3. 高渗性低钠血症(hypertonic hyponatremia)　是由于血液中含有大量除了钠以外的导致高渗的溶质如葡萄糖、甘露醇等所引起,见于糖尿病高渗状态、静脉输注渗透性利尿剂(如甘露醇)等情况。治疗主要是降低上述高渗物质的浓度。

另外还有一类假性低钠血症,主要是由于血液中存在干扰血钠测定的固性物质,如高血脂,造成实验室检验误差。此类低钠血症不需要治疗。

(二)高钠血症

高钠血症(hypernatremia)是指血清[Na$^+$]高于155mmol/L。高钠血症根据有效循环血量不同可分为以下三类：

1. 低容量性高钠血症(hypovolemic hypernatremia) 是临床上最为常见的一类高钠血症。其特点是血容量明显降低，即使常常血钠总含量是降低的，但表现出来的血清[Na⁺]增高。此类患者往往有严重容量不足，细胞内外均脱水，因此必须及时充分进行容量补充，具体处理见前述高渗性脱水。

2. 等容量性高钠血症(isovolemic hypernatremia) 治疗上首先应纠正原发疾病，并用低渗液体纠正高渗状态，适当利尿。

3. 高容量性高钠血症(hypervolemic hypernatremia) 常见病因为医源性盐摄入过多，如治疗低渗性脱水时给予过多高渗盐溶液，纠正酸中毒时给予高浓度碳酸氢钠等；此外，原发性醛固酮增多症和库欣综合征患者可能出现原发性钠潴留。治疗上首先是纠正原发疾病，用低渗液体纠正高渗状态，利尿，必要时透析。

第三节　其他电解质代谢紊乱

一、钾代谢紊乱

细胞外液钾仅占体内总钾量的2%，血清[K⁺]为3.5～5.5mmol/L；细胞内液[K⁺]约为150mmol/L，细胞内、外液钾浓度相差达30倍。机体主要靠细胞膜上钠泵(Na⁺-K⁺-ATP酶)维持细胞内外钾离子浓度差异；其次是细胞内外 K⁺-H⁺ 的交换。

钾的生理功能非常重要：①参与细胞的新陈代谢；②维持细胞内渗透压；③影响酸碱平衡；④维持神经-肌肉兴奋性和心肌的正常功能。人体摄取的固体食物中含钾量均较丰富，只要能正常进食，发生低钾血症的概率不高，人体对钾的日需要量约为3～6g。钾的排泄主要依靠肾脏，机体每天经尿液排出总排钾量的90%，其余10%随粪便排出，随汗液排出钾极少。肾脏排钾基本上遵循"入多排多，入少排少，不入也排"原则。

(一) 低钾血症

低钾血症(hypokalemia)指血清[K⁺]低于3.5mmol/L。

1. 病因　低钾血症的病因包括钾摄入不足、钾丢失过多和体内钾分布异常等三方面。

(1)钾摄入不足：在某些疾病情况下，如食管癌、胃幽门梗阻患者，由于不能进食或禁食，静脉输液时又未注意补钾，可引起血钾降低。

(2)钾丢失过多：钾可以通过消化道、随尿液或汗液丢失。其中，通过消化道和肾脏丢失是临床上最常见和最重要的失钾原因。

1)经消化道失钾：严重呕吐、腹泻、肠瘘或持续胃肠减压。

2)经肾失钾：渗透性利尿剂甘露醇，排钠性利尿剂呋塞米、利尿酸或氯噻嗪类利尿药会导致钾随尿排出。原发性或继发性醛固酮增多症，可引起钾的丢失。其他有相似作用的皮质激素分泌增多，如库欣综合征、先天性肾上腺增生症或长期大量使用皮质激素患者，也可发生低钾血症。低镁血症时，髓袢升支粗段上皮细胞的 Na⁺-K⁺-ATP 酶失活，引起钾重吸收障碍和钾丢失。

3)经皮肤失钾：大量出汗可引起低钾。

(3)钾向细胞内转移：碱中毒时，H⁺从细胞内转移至细胞外，K⁺进入细胞内，使血钾降低；此时，肾小管 Na⁺-H⁺ 交换减弱而 Na⁺-K⁺ 增强，故肾排钾也增加。

2. 临床表现　低钾血症引起的临床表现严重程度与血钾降低的速度、幅度及持续时间有关。一般当血清钾低于 3.0mmol/L 时,临床表现更为明显。

(1)对神经肌肉的影响:低钾血症在骨骼肌和平滑肌系统表现为兴奋性降低。低钾血症最突出的表现是骨骼肌松弛无力。一般当血清钾低于 3.0mmol/L 时,可出现四肢无力的症状,常首先累及下肢,以后可影响上肢及躯干的肌群。当血清钾低于 2.5mmol/L 时可出现软瘫,腱反射迟钝或消失。严重者可因呼吸肌受累而出现呼吸困难甚至死亡。

在消化系统平滑肌无力表现为胃肠蠕动减弱,患者出现恶心、食欲缺乏、腹胀等表现,肠鸣音减少或消失,严重者甚至发生麻痹性肠梗阻。

低钾血症在神经系统的表现为精神萎靡、反应迟钝、定向障碍、神志淡漠、嗜睡甚至昏迷等。

(2)对心脏的影响:低钾血症对心脏的影响主要是引起心肌兴奋性增高,出现各种快速型心律失常,房室传导阻滞,严重者发生室性心动过速甚至室颤,乃至猝死。这与血钾明显降低引起心肌电生理异常改变有关。

低钾血症时心电图变化:①PR 间期延长,QRS 复合波增宽;②QT 间期延长;③ST 段压低;④T 波低平、增宽、倒置,出现 U 波。其中,ST 段压低和 T 波后明显 U 波是低钾血症较具特征性的改变。

(3)对酸碱平衡的影响:低钾血症可引起代谢性碱中毒,因为低钾时因细胞内、外的 K^+-H^+ 交换,造成细胞内酸中毒,细胞外碱中毒;血钾降低时,肾小管上皮细胞分泌 K^+ 减少,H^+-Na^+ 交换增加,排 H^+ 增加;此外肾小管分泌 NH_3 增加,与 H^+ 结合以 NH_4^+ 的形式随尿排出;缺钾使肾脏远曲小管减少对氯的重吸收,引起机体缺氯,使 HCO_3^- 重吸收增多。低钾血症引起的碱中毒,虽然血液中 pH 升高呈碱性,但由于尿液中排 H^+ 增加,尿呈酸性,故被称为“反常性酸性尿”。

(4)对肾脏的影响:低钾血症会使各段肾小管结构和或功能发生改变,如对 ADH 的反应性降低,髓袢升支粗段对 NaCl 重吸收障碍,使肾的浓缩功能障碍,出现多尿、夜尿,甚至有肾性尿崩症。

3. 治疗　首先应该针对病因进行治疗,例如防止钾的继续丢失。然后应该根据患者临床症状以及实验室检查结果进行补充。补充方式一般有口服与静脉输注两种方式,其中口服补钾相对安全且较方便,不易发生过量,但剂量难以精确把握,起效慢,对患者胃肠道功能有一定要求,所以一般用于预防或轻症处理。口服制剂可用枸橼酸钾、氯化钾液或氯化钾缓释片,每日补充量应将缺失量与日需要量均考虑在内。静脉补钾效果确切,提升血钾迅速,用于重度缺钾或不能通过口服补钾的患者。临床常用制剂为 10% 氯化钾(1g 氯化钾含钾 13.4mmol),一般不推荐将其加入葡萄糖水滴注,因为血糖增高后胰岛素分泌增加会导致血钾下降。补钾注意事项:①严禁 10% 氯化钾直接静脉推注。②见尿补钾:一般要求尿量在 0.5ml/kg 以上时补钾相对安全,但对于合并严重低钾的无尿或少尿患者也可在严密监测下进行补充。③补钾浓度要求:外周静脉补钾浓度不应超过 3‰(即 500ml 载液中加 15ml 10% 氯化钾);若需快速补钾,且不想额外增加患者容量负荷时,或患者外周血管条件不佳时可考虑经中心静脉补钾,此时可直接以 10% 氯化钾泵入。④补钾速度要求:对于严重缺钾患者应该先快后慢,但一般要求速度不超过 20mmol/h;对于有中心静脉通路的患者,以 10% 氯化钾泵入补钾时推荐 5～8ml/h,但若严重缺钾或临床症状明显也可将速度加快到 10～15ml/L,但需特别严密地监测以防突然发生高钾。⑤严重低钾需巩固治疗:在严重低钾血症时往往细胞内外均缺钾,为达到细胞内外钾的平衡,常需很长时间,所以补钾过程不可能一蹴而就。⑥合并酸中毒的低钾患者在用碱性液纠正酸中毒前需先补钾,以免碱性液促使血钾向细胞内转移,加重低钾所致临床症状。⑦监测:长期补钾或短期内大量补钾时若不注意很容易突然转变成高钾,需严密监测,定期复查电解质及心电图。⑧注意纠正低镁血症与代谢性碱中毒等。

（二）高钾血症

高钾血症(hyperkalemia)指血清[K^+]高于5.5mmol/L。

1. 病因

(1)摄入过多:最常见的摄入过多的原因是医源性的,氯化钾静脉滴注过快、浓度过高,或给肾功能不全患者补含钾溶液。口服含钾溶液因为肠道对钾吸收有限,过高浓度钾会引起呕吐、腹泻,故一般不会引起严重高钾血症。但长期口服氯化钾缓释片若监测不及时,可能引起高钾。

(2)排出减少:肾脏是人体排钾的主要途径,在肾脏功能不全时,容易发生高钾血症。肾排钾减少可见于:①急慢性肾功能衰竭时少尿或无尿,各种休克导致的肾脏灌注减少,肾小球滤过率明显降低。无尿的患者,每天血清钾浓度可增高0.7mmol/L。②造成醛固酮分泌减少或肾小管对醛固酮反应性降低的情况,如Addison病、双侧肾上腺切除等。③长期使用保钾利尿剂,如氨苯蝶啶和安体舒通,能拮抗醛固酮的作用。

(3)分布异常:造成K^+由细胞内向细胞外转移的因素有酸中毒;大量溶血或组织损伤、坏死,包括淋巴瘤和白血病放疗或化疗后;各种原因引起的严重组织缺氧,细胞ATP生成不足,膜钠泵功能障碍;肌肉过度运动,如破伤风、癫痫持续状态;糖尿病酮症酸中毒时,除了因酸中毒引起血钾增高外,由于胰岛素不足,K^+进入细胞内减少;高钾血症型家族性周期性麻痹,发作时细胞内K^+转移至细胞外,引起高钾血症;以及某些药物。

2. 临床表现

(1)对神经肌肉兴奋性的影响:轻度高钾血症(5.5～7.0mmol/L)常无特异性表现,临床上可有手足感觉异常,震颤、肌痛或肠绞痛等神经肌肉兴奋性增加的情况;重度高钾血症(＞7.0mmol/L)常使肌细胞出现去极化阻滞状态,临床上有肌肉软弱,弛缓性麻痹等症状。

(2)对心脏的影响:高钾血症对心肌的影响是使兴奋性降低,临床上可能出现心率缓慢、心律不齐等心律失常,严重高钾血症可引起心脏停搏,心脏停搏于舒张期。

高钾血症时的心电图变化:①P波压低、增宽或消失;②PR间期延长,QRS波增宽;③T波高尖,QT间期缩短或正常;④心率减慢(可伴有心律不齐),甚至停搏;⑤发展到严重阶段,心电图波形呈正弦波形。其中高尖的T波是最特征性的改变。

(3)对酸碱平衡的影响:高钾血症因细胞外液K^+浓度增高,K^+向细胞内转移,H^+向细胞外转移;肾小管排K^+增多、排H^+减少,这两方面都可导致代谢性酸中毒。

3. 治疗 高钾血症是临床急症之一,因为患者很易发生致死性心律失常或心脏停搏。处理上首先是针对病因采取措施,然后是促进钾的排出或向细胞内转移,另外还需对抗钾对心肌的毒性作用。分述如下:

(1)治疗原发病,避免诱发因素。

(2)控制钾离子的摄入:事实上控制钾的摄入比较困难,因为食物中大都含有丰富的钾,如有条件应严格控制饮食,使钾代谢处于负平衡状态,能量和蛋白质的供应以静脉为主。

(3)促进钾排出体外:因为肾脏是排钾的主要器官,加强肾脏功能可有效降低血钾。一般情况下,由于脱水、休克等导致的肾功能不全,在采取适当的措施改善肾脏灌注后,肾功能可逐渐恢复,尿量增加,增高的血钾随之排出。而肾功能损害本身导致的高钾血症,可适当使用利尿剂。阳离子交换树脂口服或灌肠可从消化道清除部分血钾,但效率较低,目前临床上不常用。严重高钾血症或严重肾功能不全者应给予透析治疗,其中血液透析较腹膜透析高效易掌控,是目前最常用的紧急处理手段之一。

(4)促进钾进入细胞内:常用 10% ~ 25% 葡萄糖溶液 200 ~ 250ml 加入胰岛素,即通常所说的极化液静脉滴注,根据患者血糖水平决定胰糖比,一般为 1:3 ~ 1:4。葡萄糖在细胞内合成糖原时需 K^+ 参与,使 K^+ 向细胞内转移;胰岛素激活钠泵,进一步促进 K^+ 向细胞内转移。应用碱性溶液碳酸氢钠,一般首先选择 5% 的碳酸氢钠溶液 100 ~ 125ml 静脉推注,大约数分钟起效,然后继续用 100 ~ 200ml 静脉滴注。治疗过程中应密切监测患者基本生命体征、心电图变化、血气分析等。

(5)对抗钾对心肌的毒性作用:Ca^{2+} 可抑制 Na^+ 内流,恢复心肌正常兴奋性,可拮抗高钾血症对心肌细胞的毒性作用。当患者出现心律不齐时,无论血清 Ca^{2+} 浓度是否正常,应立即给予 10% 的葡萄糖酸钙或氯化钙 10 ~ 20ml 静脉注射,一般数分钟起效,可维持 30 ~ 60 分钟,对合并低钙血症的患者效果更好。若效果不好,5 ~ 10 分钟后可重复一次。另外高渗钠盐溶液(如 5% 碳酸氢钠)对治疗高钾血症有效,一方面因为高钾血症使细胞膜上 Na^+ 通道开放数目减少,传导速度减慢,故输入钠盐有一定的效果,特别是合并低钠血症的患者效果更好;另一方面 5% 碳酸氢钠溶液可以纠正酸中毒,促进钾向细胞内转移;此外高渗液体带来的容量扩张可稀释高血钾。

二、钙代谢紊乱

成人体内总钙量约 1 ~ 1.2kg,其中 99% 储存在骨骼和牙齿中,仅 1% 左右分布在细胞外液,即血液和软组织的细胞间液中。Ca^{2+} 具有多种重要生理功能:骨骼和牙齿中的钙是维持其形态与硬度的主要元素;凝血过程中的多个环节需要其参与;对神经肌肉的兴奋性和神经冲动的传导有重要作用;是细胞黏着、细胞膜功能维持的必需物质;对人体内的酶反应有激活作用。成人血钙水平约为 2.2 ~ 2.6mmol/L,主要以三种形式存在:①游离钙(50%),也称离子钙;②蛋白结合钙(40%);③可扩散结合钙(10%)。

(一)低钙血症

当血清白蛋白浓度在正常范围,血钙低于 2.2mmol/L 时称为低钙血症。酸中毒或低蛋白血症时仅有蛋白结合钙降低,此时血钙总量低于正常,但离子钙不低,不发生临床症状;反之,碱中毒或高蛋白血症时,蛋白结合钙增高,但游离钙降低,此时血钙总量正常,但可能会发生低血钙临床症状。所以低蛋白血症时需要计算校正的钙浓度来诊断低钙血症。

1. 病因

(1)甲状旁腺功能减退:包括原发性、继发性及假性甲状旁腺功能减退。其中继发性甲状旁腺功能减退较为常见,多见于甲状腺或甲状旁腺手术及颈部恶性肿瘤术后、放疗后等。

(2)维生素 D 代谢障碍:其中最常见的是维生素 D 缺乏,多见于营养不良,或一些慢性消耗如长期腹泻等;维生素 D 羟化障碍或维生素 D 分解代谢加速亦能导致低钙血症。

(3)肾衰竭:各种原因导致的肾衰竭,1,25-(OH)$_2$-D$_3$ 的生成减少及高磷血症使肠道钙吸收减少;酸中毒时钙从肾脏排泄加速也是原因之一。

(4)药物:用于治疗高钙血症及骨吸收过多的药物或抗惊厥药,如苯巴比妥及钙螯合剂等。

（5）恶性肿瘤：某些种类的肿瘤，如前列腺癌或乳腺癌成骨细胞转移，能加速骨的形成导致低钙血症。另外淋巴瘤、白血病化疗时大量组织破坏，使磷酸盐释放入血，血钙可明显下降，称为肿瘤溶解综合征。

（6）重症急性胰腺炎：脂肪坏死，大量钙沉积形成皂化斑块。

2. 临床表现　低钙血症通常没有明显的临床症状。临床症状的轻重与血钙降低的程度不成正比，而与血钙降低的速度、持续时间有关。血钙的快速下降容易引起明显临床症状。低血钙的临床表现主要和神经肌肉的兴奋性增高有关。

（1）神经肌肉系统：由于 Ca^{2+} 可降低神经肌肉的兴奋性，低钙血症时神经肌肉的兴奋性升高。可出现肌痉挛，早期为指（趾）麻木。轻症患者可采用面神经叩击试验（Chvostek 征）或束臂加压试验（Trousseau 征）诱发典型抽搐。严重的低钙血症能导致喉、腕足、支气管等痉挛，癫痫发作甚至呼吸暂停。还可出现精神症状如烦躁不安、抑郁及认知能力减退等。

（2）心血管系统：可表现为窦性心动过速或心律不齐，以及传导阻滞等心律失常，严重时可出现心室纤颤。心电图典型表现为 QT 间期和 ST 段明显延长。

（3）骨骼与皮肤、软组织：慢性低钙血症在小儿可出现佝偻病、囟门迟闭、骨骼畸形；成人可表现为骨质软化、骨质疏松等，可表现为骨痛、病理性骨折、骨骼畸形等。患者常有皮肤干燥、无弹性、色泽灰暗和瘙痒；还易出现毛发稀疏、指甲易脆、牙齿松脆等现象；低钙血症引起白内障较为常见。

（4）低血钙危象：当血钙低于 0.88mmol/L 时，由于神经肌肉兴奋性明显增高，患者出现发作性阵发性手足搐搦，严重者全身肌肉痉挛、喉头和支气管痉挛、惊厥、癫痫样抽搐，Chvostek 征和 Trousseau 征阳性。

3. 治疗　积极控制原发病，定期体检，增加日晒，恰当营养，防止减肥、慢性腹泻等导致营养不良性低钙血症。有临床症状和体征的低钙血症患者应予治疗，若总钙浓度小于 1.88mmol/L，无论有无症状均应进行治疗。

处理一般采用 10% 葡萄糖酸钙 10ml（含 Ca^{2+} 90mg）稀释后静脉缓慢推注（大于 10 分钟）或静脉滴注，起效时间一般几分钟；必要时可重复使用。使用过程中应密切监测心律，尤其是使用洋地黄类制剂的患者。氯化钙亦可使用，但对静脉刺激大。静脉滴注 Ca^{2+} 浓度应在 200mg/100ml 以下以减轻对血管与周围组织的刺激。同时纠正低镁血症。慢性低钙血症首先要治疗病因；另外可以给予口服钙剂，如葡萄糖酸钙、枸橼酸钙和碳酸钙等，以及维生素 D 制剂，长期服用钙剂和维生素 D 制剂者应大量饮水，定期化验血钙和尿钙水平。非肾衰竭的慢性低钙血症也可在低盐饮食的基础上使用噻嗪类利尿剂以减少尿钙的排出。血钙一般纠正到正常低值即可，太高易导致高尿钙症，发生尿路结石。

严重的低血钙出现低血钙危象时会危及生命，需积极治疗。常用 10% 氯化钙或 10% 葡萄糖酸钙 10～20ml 静脉缓慢推注，1～2 小时内重复一次；若抽搐不止，可以 10% 氯化钙或 10% 葡萄糖酸钙 20～30ml，加入 5% 或 10% 的葡萄糖溶液 1000ml 中，持续静脉滴注。2～3 小时后复查血钙，目标值为 2.22mmol/L 左右。

（二）高钙血症

当成人血钙大于 2.6mmol/L 时即为高钙血症。

1. 病因

（1）维生素 D 过量。

(2)骨钙动员过多:可分为甲状旁腺激素(PTH)参与性及非 PTH 参与性两大类。前者主要见于原发性、继发性甲状旁腺功能亢进;后者主要由内分泌及肿瘤性疾病引起。

(3)噻嗪类利尿药可使体液排出过多引起低血容量,使肾小管内钙再吸收增加,尿钙排出减少,导致高钙血症。

(4)其他:长期卧床可以引起失用性血钙过高,特别见于代谢性骨病;长期应用维生素 D_3 易产生高钙血症。急性坏死性胰腺炎和横纹肌溶解症治疗以后,原来与脂肪结合的钙盐可以再回到血中,加上此时肾功能往往尚未完全恢复,可能造成血钙过高。

2. 临床表现 多数患者没有明显症状,仅在体检或其他疾病验血时偶然发现。高钙对神经肌肉兴奋性有以下影响:

(1)神经肌肉系统:明显高钙,特别是合并甲状旁腺功能亢进,可出现明显抑制性症状,如疲乏无力、精神不易集中、失眠、抑郁、神志不清甚至昏迷。检查可见腱反射迟钝、肌力降低等。

(2)心血管系统:高钙可使心肌兴奋性增加,患者容易出现心律失常及洋地黄中毒。典型心电图表现为 QT 间期缩短。

(3)胃肠系统:恶心、呕吐以及便秘十分常见,主要与胃肠道动力受影响有关。

(4)泌尿系统:肾小球滤过率轻度降低,高钙血症导致尿液浓缩能力下降。合并尿路结石者多以草酸钙及磷酸钙为主,长期高钙血症可引起肾钙化等而导致肾衰竭。

(5)骨骼系统:甲状旁腺功能亢进可有骨痛、畸形以及病理性骨折等。钙盐沉着于皮肤、结膜等可引起瘙痒、结膜炎,在关节可出现类似痛风的症状。

3. 治疗 高钙血症常有明确病因,需对因治疗。急性高钙血症可采用下列治疗方法。

(1)扩容:生理盐水或平衡盐液 1000 ~ 2000ml,促使钙随尿排出。

(2)袢利尿剂:呋塞米 20 ~ 40mg,每 2 ~ 3 小时注射一次,可快速阻断钠重吸收而导致排钙增加。

(3)糖皮质激素:可用泼尼松 10 ~ 30mg/d 口服,对肉芽肿性疾病、骨髓瘤等引起者特别有效。

(4)细胞毒药物,如普卡霉素(光辉霉素):抑制骨细胞 mRNA 合成,从而阻断骨骼重吸收。将 25mg/kg 于 5% 葡萄糖水 500ml 中,静脉滴注,每 3 ~ 7 天重复 1 次。

(5)降钙素:一般采用 4U/kg 或 50U 皮下或肌内注射,每 12 小时 1 次,对肿瘤性病变引起者效果较好。

(6)血液透析:使用低钙透析液进行透析,对于肾功能不全者尤为适用。

(7)钙敏感受体激动剂(西那卡塞):适用于原发和继发性甲状旁腺功能亢进,不仅可以降低 PTH,还可增加尿钙排泄,降低血钙水平。

(8)甲状旁腺切除术:适用于难治型原发或继发性甲状旁腺功能亢进症。

三、镁代谢紊乱

镁在体内的总量在 1000mmol 左右,是除钠、钾、钙外体内居第 4 位的最丰富的阳离子。50% ~ 60% 存在于骨骼中,细胞外液中仅占 1%,血清中 Mg^{2+} 的浓度为 0.75 ~ 0.95mmol/L。镁有许多重要的生理功能,如镁是细胞代谢中许多酶的激活剂,是维持 DNA 螺旋结构和核糖体颗粒结构的完整性所必需的,镁对维持心肌的正常代谢和兴奋性也有重要作用。

（一）低镁血症

当血清中 Mg^{2+} 浓度低于 0.75mmol/L 时称为低镁血症。急性缺镁时血清镁低而肌肉镁含量变化不大；但慢性缺镁时，血清镁可正常而肌肉镁含量减少。

1. 病因

（1）镁摄入不足：营养不良、长期禁食、厌食、长期经静脉营养未注意镁的补充均可导致镁摄入不足，而小量的镁仍继续随尿排出，故可发生低镁血症。

（2）镁排出过多：可经胃肠道或经肾脏排出过多，其中各种利尿药物、高钙血症、严重的甲状旁腺功能减退、醛固酮增多、酒精中毒及某些药物，如洋地黄类药物均可导致镁随尿排出增加。

（3）细胞外液镁转入细胞过多：用胰岛素治疗糖尿病酮症酸中毒时，因糖原合成需要镁，细胞外液中的镁过多向细胞内液转移，引起低镁血症。

2. 临床表现 由于轻度低镁血症常无明显临床症状，症状也无特异性，且常与其他电解质紊乱同时或相伴存在，故临床上难于识别。

（1）神经肌肉症状：与缺钙相似，以兴奋性增高为主。肌肉痉挛、抽搐、肌纤维震颤、眩晕、共济失调和表情冷漠。也可有叩面征和束臂征阳性。此外还可有眼球震颤、吞咽障碍、浅反射亢进、惊厥和昏迷。精神方面可表现为不安、焦躁、易激动、幻觉、神志错乱和定向力丧失等。

（2）心脏：常有快速性心律失常，如频发房性或室性期前收缩、室性心动过速和心室纤颤，后者可导致猝死。缺镁还可诱发心衰发生，心衰患者用洋地黄治疗时易发生洋地黄中毒。心电图上可见 P-R 间期延长、QRS 波增宽、Q-T 间期延长、ST 段下移和 T 波增宽、低平或倒置和 U 波。

（3）代谢方面：缺镁可引起糖耐量异常及动脉粥样硬化。

（4）骨骼：持久缺镁者可发生骨质疏松和骨质软化。

3. 治疗 正常进食患者一般不会出现缺镁，此外控制原发疾病是防止镁盐过多丢失的根本方法。补充镁盐一般按每日 0.25mmol/kg 的剂量给予。严重而肾功能正常者可增至每日 1mmol/kg。可为肌注或静滴。发生低镁抽搐者，可予 10% 硫酸镁 0.5ml/kg 缓慢静滴。补镁需巩固治疗，即症状解除后持续补镁 1～3 周。

（二）高镁血症

当血清中 Mg^{2+} 浓度高于 1.25mmol/L 时称为高镁血症。

1. 病因 以急性或慢性肾衰竭血镁排出障碍多见，也可由于摄入过多导致。由于镁主要存在于细胞内，因此当大量组织破坏时，大量镁离子进入血液，可发生高镁血症。临床上常见于溶血、大面积烧伤、严重创伤或手术损伤、骨骼肌溶解等情况；也见于高分解代谢等情况。此外，甲状腺素可抑制肾小管镁重吸收、促进尿镁排出，故某些甲低黏液性水肿的患者可发生高镁血症。醛固酮也有类似作用，故 Addison 病患者可有高镁血症。

2. 临床表现 高镁血症的临床表现与血清镁升高的幅度及速度均有关。一般早期表现为食欲缺乏、恶心、呕吐、皮肤潮红、头痛、头晕等，因缺乏特异性，容易忽视。当血清镁浓度达 2～4mmoL/L，可出现神经-肌肉及循环系统的明显改变。

（1）对神经-肌肉兴奋性的影响：血清镁离子升高可抑制神经-肌肉接头以及中枢神经乙酰胆碱的释放，故表现为呼吸肌无力和中枢抑制状态。一般情况下血清镁浓度与临床表现有一定关系，即血清镁浓度 >3mmol/L 时，腱反射减弱或消失；>4.8mmol/L 时，发生肌无力、四肢肌肉软瘫,影响呼吸肌时,可发生呼吸衰竭、呼吸停止;>6mmol/L 时,可发生严重的中枢抑制,如昏睡、木僵、昏迷等。

(2)对心血管系统的影响:对心脏的影响主要表现为自律性细胞的抑制作用,表现为窦性心动过缓、传导阻滞等。血管平滑肌舒张,皮肤潮红,血压下降。

(3)对消化系统的影响:腹胀、便秘、恶心、呕吐等。

(4)对呼吸系统的影响:严重高镁呼吸中枢兴奋性降低和呼吸肌麻痹,可导致呼吸停止。

3. 治疗 高镁血症的治疗主要包括治疗基础疾病、严格控制镁的摄取、对症处理和降低血镁浓度等几个方面。

(1)对症处理:由于钙对镁有拮抗作用,静脉注射 10% 葡萄糖酸钙 10~20ml 或 10% 氯化钙 5~10ml 能缓解高镁临床症状,根据需要可采用呼吸支持治疗、升压药治疗、抗心律失常治疗等。应用胆碱酯酶抑制剂如新斯的明可使乙酰胆碱破坏减少,从而减轻高镁血症引起的神经-肌肉接头兴奋性的降低。

(2)降低血镁浓度:肾功能正常患者可适当补充生理盐水或葡萄糖液,在扩容的基础上,使用利尿药增加尿镁排出。但对于明显肾功能不全者来说,此方法无效,此时可选择血液透析。

第四节 酸碱平衡紊乱

一、代谢性酸中毒

代谢性酸中毒是临床上最常见的一类酸碱失衡,以原发性 HCO_3^- 降低(<22mmol/L)和 pH 降低(<7.35)为特征。

1. 病因 根据阴离子间隙是否增加,代谢性酸中毒可分为两大类,其病因各不相同。

AG 增大型代谢性酸中毒的常见病因有:

(1)酸性物质产生过多:如各种原因引起的缺氧时糖酵解过程加强,乳酸生成增加,因氧化过程不足而积累,导致血乳酸水平升高,而发生乳酸酸中毒。另外如糖尿病、饥饿时本体脂肪大量动用的情况下,可发生酮症酸中毒。

(2)急慢性肾衰竭:当肾衰竭主要是肾小球病变,则血浆中未测定阴离子和一些有机酸均可因潴留而增多,导致 AG 增大型代谢性酸中毒。

(3)酸或成酸性药物摄入过多:主要见于过量服用水杨酸制剂如阿司匹林,甲醇中毒时由于甲醇在体内代谢生成甲酸,或乙二醇中毒时会导致 AG 增大型代谢性酸中毒。

AG 正常型代谢性酸中毒,也称为高氯性酸中毒,常见病因为:

(1)稀释性酸中毒:大量输入生理盐水可以稀释体内的 HCO_3^- 并使 Cl^- 增加,因而引起高氯性代谢性酸中毒。

(2)急慢性肾衰竭:当肾小管功能障碍时,或称肾小管酸中毒(RTA),小管上皮细胞产 NH_3 及排 H^+ 减少。此类酸中毒特点是 HCO_3^- 重吸收不足,由另一种阴离子 Cl^- 代替,故而血氯上升,因肾小球滤过功能无大变化,并无酸类的阴离子因滤过障碍而在体内潴留,故为 AG 正常型代谢性酸中毒。另外,使用碳酸酐酶抑制剂如乙酰唑胺利尿时,同样可导致 AG 正常型或高氯性酸中毒。

(3)碱性物质丢失过多:肠液、胰液和胆汁中的 HCO_3^- 均高于血浆中的 HCO_3^- 水平。故当腹泻、肠瘘、肠道持续减压时,可引起 AG 正常型代谢性酸中毒。

(4)摄入含 Cl⁻ 物质:如氯化铵大量摄入。

2. 临床表现　首先是原发病的临床表现。轻症代谢性酸中毒无特异性临床表现,重症患者可出现呼吸深快,有时呼气中带有酮味;面部潮红、心率加快,易发生心律不齐,血压下降,甚至出现休克;肌张力降低,腱反射减退或消失;神志不清,甚至昏迷;患者常伴有严重缺水的症状。

3. 诊断　根据患者病史中的危险因素,结合临床症状中深大呼吸就应考虑到代谢性酸中毒的可能性,血气分析是确诊的可靠依据,代谢性酸中毒血气分析特点是:pH 低于 7.40,HCO_3^- 低于 22mmol/L,BE 低于-3mmol/L,PCO_2 代偿性降低;血清 CO_2CP、Na^+、K^+、Cl^- 的测定有助于协助诊断代谢性酸中毒的类型、程度以及代偿情况。

4. 治疗　积极治疗原发病是根本。轻症代谢性酸中毒往往与组织灌注不足有关,在改善缺氧,纠正脱水,改善肾脏灌注和纠正电解质紊乱后可自行纠正,不必补碱。重症者(pH 低于 7.10,HCO_3^- 低于 10mmol/L)心肌收缩力下降,血管对儿茶酚胺不敏感,休克难以纠正,应及时补碱纠酸。一般多用 $NaHCO_3$ 或乳酸钠。肝功能有损害或乳酸性酸中毒时不宜用乳酸钠,因为乳酸需要在肝脏代谢成 $NaHCO_3$。$NaHCO_3$ 溶液作用迅速、疗效确切、副作用小,临床上常用 5% $NaHCO_3$ 溶液。1g $NaHCO_3$ 含有 11.9mmol 的 HCO_3^-。纠正代谢性酸中毒时补碱量可用下式计算:

补充碱(mmol) = (正常 CO_2CP − 测定 CO_2CP)×体重(kg)×0.2

或 = (正常 SB − 测定 SB)×体重(kg)×0.2

临床上一般先补给计算量的 1/2 ~ 1/3,再结合症状及血气分析结果决定下一步补充计划。

需要注意的是代谢性酸中毒时,血清 K^+ 可能偏高,当纠正酸中毒和缺水后,可出现低血 K^+,出现明显临床症状,应注意补 K^+。严重肾衰竭引起的酸中毒,则需透析方能纠正其水、电解质、酸碱平衡以及代谢产物潴留等紊乱。

二、代谢性碱中毒

代谢性碱中毒的特征是血清内 HCO_3^- 升高(>26mmol/L)和 pH 升高(>7.45)。

1. 病因

(1)氢离子丢失过多:常见于幽门梗阻或高位肠梗阻时的剧烈呕吐,直接丢失胃酸。

(2)肾脏排 H^+ 过多:醛固酮分泌增加促进远曲小管和集合管排出 H^+ 及 K^+,而加强 Na^+ 的重吸收,此时 HCO_3^- 生成增加,与 Na^+ 相伴重吸收也增加,从而引起代谢性碱中毒,同时也伴有低钾血症。醛固酮分泌增加见于原发性醛固酮增多症、库欣综合征等疾病,以及创伤或手术导致的继发性醛固酮增多。

(3)碱性物质摄入过多:消化性溃疡患者服用过量的碳酸氢钠;在纠正酸中毒时,输入碳酸氢钠过量。

(4)低钾血症:各种原因引起的血清钾减少,均可引起血浆 $NaHCO_3$ 增多而发生代谢性碱中毒。

(5)低氯血症:呕吐失去 HCl,就是失 Cl⁻,血浆及尿中 Cl⁻ 下降,当原尿中 Cl⁻ 降低时,肾小管加强 H^+、K^+ 的排出以换回 Na^+、HCO_3^- 的重吸收增加,故能导致代谢性碱中毒。

(6)慢性呼吸性酸中毒纠正过快:常见于 COPD 患者由于长期 CO_2 蓄积,机体代偿性有

HCO_3^- 与 BE 升高,一旦由于机械通气等因素使 CO_2 短期内排出,肾脏代偿功能来不及发挥,则表现为代谢性碱中毒。

2. 临床表现　代谢性碱中毒临床表现常无特异性,往往被原发疾病掩盖。代谢性碱中毒常合并低钾血症,患者可有低钾血症的相应表现。此外患者可出现呼吸浅慢;早期可有躁动、兴奋、谵妄等兴奋表现,严重时嗜睡,甚至昏迷。

3. 诊断　主要根据患者病史中的危险因素,结合临床症状中低钾血症的相应表现,血气分析是确诊的可靠依据,代谢性碱中毒血气分析特点是:$pH > 7.40$,$HCO_3^- > 26mmol/L$,$BE > +3mmol/L$,PCO_2 代偿性升高;血清 CO_2CP、Na^+、K^+、Cl^- 常常有相应改变。

4. 治疗　首先应积极防治引起代谢性碱中毒的原发疾病。轻症的代谢性碱中毒一般通过纠正脱水和电解质紊乱可自行纠正;重症者可予酸性药物,临床上常用精氨酸或氯化铵溶液静脉滴注,但肝功能障碍患者不宜使用 NH_4Cl,因其需经肝代谢。另外还需纠正低钾血症或低氯血症。

计算需补给的酸量可采用下列公式:

需补给的酸量(mmol) = (测得的 SB 或 CO_2CP-正常的 SB 或 CO_2CP) × 体重(kg) × 0.2

三、呼吸性酸中毒

呼吸性酸中毒的特征是血清内 PCO_2 升高($>45mmHg$)和 pH 降低(<7.35)。

1. 病因

(1)呼吸中枢抑制:中枢神经系统的病变如延脑肿瘤、颅脑外伤等,可抑制呼吸中枢活动,使通气量减少而发生 CO_2 蓄积。此外,具有呼吸抑制作用的一些药物如麻醉剂及镇静剂等使用不当亦可引起通气不足。

(2)周围性神经、肌肉功能障碍:见于脊髓灰质炎、重症肌无力、严重低钾血症、高位脊髓损伤等。

(3)胸廓活动受限:胸廓先天畸形,如脊柱后、侧凸;或外伤后连枷胸及手术后胸廓活动受限等。

(4)气道阻塞:是临床上常见的病因,包括异物或痰液阻塞、喉头水肿和误吸等。

(5)肺部疾病:包括慢性阻塞性肺疾病、支气管哮喘、严重间质性肺疾病等。

(6)肺内分流:大面积肺不张或肺栓塞后,肺通气血流比异常,未经气体交换即回到左心的动脉血中 PCO_2 升高。

(7)CO_2 吸入过多:当吸入气中 CO_2 浓度过高,如坑道等空间狭小通风不良之环境中,此时患者并无通气不足。

2. 临床表现　急性呼吸性酸中毒常有通气不足的诱因,若呼吸功能相对正常,患者会有代偿性呼吸加深加快,以及面色潮红、心跳增快、血压升高、胸闷、头痛等表现;但若呼吸性酸中毒是因为药物或其他中枢抑制因素,则无呼吸代偿改变。迅速发生的酸中毒会导致患者出现神志变化,如嗜睡、谵妄,甚至昏迷等。

慢性呼吸性酸中毒患者一般都有慢性肺部疾病基础,经常咳嗽气促、面色发绀,胸廓呈桶状。如遇肺内感染或外科手术,则可能发生急性呼吸性酸中毒。肺性脑病是指 CO_2 积聚后造成的各种神经系统症状,一般发生在慢性呼吸衰竭急性加重过程中。临床表现为头痛、呕吐等颅内压增高的表现;早期为兴奋谵妄等兴奋表现,进展到后期会出现嗜睡、昏迷等抑制表现;患者可能出现如震颤、抽搐等神经系统表现。

3. 诊断 急性呼吸性酸中毒的血气分析特点为 pH 下降,原发因素为 PCO_2 升高,BB 或 BE 以及 HCO_3^- 还未来得及发生代偿性升高,结合呼吸中枢抑制或通气不足的病史即可作出诊断。

慢性呼吸性酸中毒时如果动脉血 PCO_2 在 80mmHg 以内,肾脏可发挥最大限度的代偿功能,使呼吸性酸中毒得到完全代偿,此时血液 pH 可维持在正常范围内。肾脏代偿极限预计公式为:$\triangle[HCO_3^-] = 24 + 0.35 \times \triangle PCO_2 \pm 5.58$。若实测$[HCO_3^-]$小于预估值,可能为慢性呼吸性酸中毒合并代谢性酸中毒,或肾脏代偿尚未达到最大限度;若实测$[HCO_3^-]$大于预估值,则可能为慢性呼吸性酸中毒合并代谢性碱中毒。若动脉血 PCO_2 超过 80mmHg,则即使肾脏发挥最大限度的代偿功能,也不能使血液 pH 回到正常范围。

4. 治疗

(1)积极防治引起呼吸性酸中毒的原发病。

(2)改善肺泡通气:注意镇静麻醉药物的剂量,通畅气道,解痉祛痰,必要时无创呼吸机辅助呼吸或建立人工气道后有创呼吸机辅助呼吸。给氧时氧浓度不能太高,以免抑制呼吸。慢性呼吸性酸中毒在纠正时需逐步进行,因为慢性呼吸性酸中毒时$[HCO_3^-]$呈代偿性继发性升高,如果短时间内通气过度则血 PCO_2 迅速下降,而$[HCO_3^-]$变化滞后,患者表现为代谢性碱中毒。可以引起低钾血症、血浆 Ca^{2+} 下降、中枢神经系统细胞外液碱中毒、昏迷甚至死亡。

(3)严重呼吸性酸中毒 pH 下降非常明显时才考虑暂时给予碱性药物,且必须保证充分的肺泡通气。因为给碳酸氢钠纠正酸中毒时,$NaHCO_3$ 与 H^+ 结合生成 H_2CO_3,并分解生成 H_2O 与 CO_2,如不能充分排出,会使 PCO_2 进一步升高。

四、呼吸性碱中毒

呼吸性碱中毒的特征是血清内 PCO_2 降低(<35mmHg)和 pH 升高(>7.45)。

1. 病因

(1)中枢神经系统疾病:脑炎、脑血管意外及颅脑损伤患者呼吸中枢受到刺激而兴奋,出现过度通气。

(2)缺氧:缺氧时的通气过度是对缺氧的代偿,但同时可以造成 CO_2 排出过多而发生呼吸性碱中毒。常见于高原反应;胸廓及肺病变如肺炎、肺栓塞、气胸等;此外,有些先天性心脏病患者,由于右至左分流增加而导致低氧血症时也能出现过度通气。

(3)精神性过度通气:常见于癔症发作患者,这是呼吸性碱中毒的常见原因。

(4)肝性脑病:升高的 NH_3 对呼吸中枢的刺激可引起过度通气。

(5)代谢异常:甲状腺功能亢进或发热时,通气量明显增加可导致呼吸性碱中毒。

(6)呼吸机参数调节不当。

2. 临床表现 由于 PCO_2 减低,呼吸中枢受抑制,临床表现呼吸快浅、短促,甚至间断叹息样呼吸。由于组织缺氧,患者有头痛、头晕及一些不典型的精神症状。由于血清游离钙降低引起感觉异常,如口周和四肢麻木及针刺感,甚至搐搦、痉挛、Trousseau 征阳性。

3. 诊断 结合病史、临床表现及血气分析结果即可作出诊断。

4. 治疗

(1)积极防治原发病。

(2)改善缺氧。

（3）降低患者的通气量：如精神性通气过度可用镇静剂；中枢病变可在充分镇静甚至肌松条件下采用控制呼吸。

（4）为提高 PCO_2 可采用纸袋罩住口鼻，以增加呼吸道无效腔，减少 CO_2 的呼出。也可吸入含 5% CO_2 的氧气。这种方法作用有限，目前临床已很少使用。

（5）手足搐搦者可静脉适量补给钙剂以增加血 Ca^{2+}。

五、动脉血气分析

酸碱平衡紊乱是临床上常见的病理状态，分析患者的酸碱状态离不开动脉血气分析，正常血气分析参考值见表3-3。

表3-3　常见血气分析参数正常值

项目	缩写	参考值
血液酸碱度	pH	7.35~7.45
动脉血氧分压	PaO_2	10.6~13.3kPa（80~100mmHg）
动脉血二氧化碳分压	$PaCO_2$	4.67~6.0kPa（35~45mmHg）
动脉血氧饱和度	SaO_2	95%~98%
碳酸氢根		
实际碳酸氢根	AB	22~26mmol/L
标准碳酸氢根	SB	22~26mmol/L
全血缓冲碱	BB	45~55mmol/L
二氧化碳结合力	CO_2CP	22~31mmol/L
剩余碱	BE	±3mmol/L

临床上常常多种酸碱失衡同时或相继发生，几乎全是混合型酸碱失衡，只有先掌握了单纯型酸碱失衡才可能正确分析复杂情况。分析血气分析的步骤简单来说分以下几步：

1. pH 的变化方向及数值　一般来说单纯型酸碱失衡 pH 变化方向与原发改变一致。超出正常值范围的 pH 提示未代偿或代偿不完全，或混合型酸碱失衡。

2. 代谢性指标的变化方向　主要指 HCO_3^- 与 BE，升高提示代谢性碱中毒；降低提示代谢性酸中毒。

3. 呼吸性指标的变化方向　主要指 PCO_2，升高提示呼吸性酸中毒；降低提示呼吸性碱中毒。

4. 根据代偿限度公式判断是否在代偿范围。

5. 结合重要电解质，如 Na^+、K^+、Cl^- 的测定帮助进行判断

第五节　内环境紊乱临床诊疗思路

人体内环境的平衡涉及多脏器系统及复杂的神经内分泌等调节机制，危重患者的原发疾病打击以及调节机制受损，使内环境出现紊乱，而且往往各种紊乱相伴发生，互为因果，同时存在，所以给治疗带来相当的困难。对内环境紊乱进行诊断和治疗要求首先对患者的原

发疾病有充分的认识和了解;然后应该努力维持与重建患者自身的器官功能,尤其是肾脏在内环境调节中起主要作用,保持肾脏良好灌注,避免药物及治疗造成肾脏损害加重;血气分析对于电解质紊乱与酸碱失衡是必不可少的诊断手段,及时发现可疑的临床症状与体征,及时行血气分析(具体操作方法见第二十九章),正确解读血气结果,以及定期复查评估治疗结果;掌握其他一些必要的监测手段,如对容量的评估;把握重点,首先处理危及患者生命的严重紊乱,尽量争取早期介入打断恶性循环。

几乎所有的疾病,尤其是重症疾病均会不同程度地扰乱患者的内环境稳定,尤其是一些影响到肾脏或肾上腺功能的疾病,例如急慢性肾衰竭、Addison 病等。不同疾病可能导致的水电解质酸碱紊乱常有一些特点可以在临床上帮助医生作出诊断或治疗决策。比如患者发生急性肾衰竭后,最有可能的水电解质酸碱紊乱为水潴留、高钾血症、代谢性酸中毒等,另外还有低血钠、高血镁、高血磷、低血钙等。

人体自身有强大的维持内环境稳定的能力,当主要脏器功能正常时,轻度的内环境紊乱常不需要特别去纠正,即使是严重的紊乱治疗效果往往也比较好。所以维护及重建患者自身的脏器功能是纠正内环境紊乱的最根本的措施之一。以肾脏功能维持为例:肾脏的地位在维持内环境稳定中尤为重要,肾脏是人体对水分、电解质及各种酸碱物质进行代谢及排泄的主要场所,多种神经内分泌调节轴的最终靶器官也是肾脏。了解肾脏功能损害的常见机制,仔细分析并加以纠正是维护肾脏功能的要点。例如当患者出现尿少时,不要首先给呋塞米等利尿剂,而应首先判断患者是否存在脱水,即有效循环血量不足,或腹腔压力增高导致的肾灌注压下降;评估有无导致肾功能受损的因素,如感染、药物等;评估有无肾后性梗阻的证据。保证肾脏充足的灌注,去除影响肾脏功能的可逆性因素,是保护肾脏功能的关键。

由于检查设备的丰富应用,如今医生对传统查体的重视程度明显下降,但实际上详细严密的查体往往能在很大程度上协助医生对疾病或紊乱状态进行了解与评估,尤其对于检查或监测手段欠缺的基层单位更显得必要。实验室检查是医生对内环境状况进行评估的必要手段,对于检查结果,既不能不及时追踪,听之任之;也不能完全不加分析地遵照调整治疗。进行检查的种类与时间应该经过对患者的病情评估后决定,一般来说,当病情严重且变化迅速时,实验室检查频率应增加;当病情相对稳定,尤其患者器官功能障碍已纠正,已建立自身平衡后,实验室检查频率应减少,以减少费用负担及患者痛苦。其中动脉血气分析,尤其床旁血气分析对于评估患者内环境情况有相当大的参考价值,通过选择不同型号的模块,医生可以在几分钟内得到代谢性及呼吸性酸碱指标,氧合情况,钠、钾、钙等重要电解质水平,乳酸,血红蛋白及血细胞比容等有用指标,对于监测及治疗内环境紊乱意义显著。正确解读检查结果应作为重症医生必备的临床技能之一。

重症病房中患者内环境紊乱的发生率远远高于普通病房,而且治疗难度也更大,经常会需要用到一些特殊的监测手段。以水的平衡——容量监测为例:除了一些常用的无创监测手段,如脉搏、无创血压等以外,重症医生必须掌握一些更精确的监测手段,无创的有超声、无创心排监测等,有创的有 PiCCO、SWAN-GANZ 漂浮导管等,还包括微循环监测手段,如SDF 等。根据患者的病情与自身的技术水平选择合适的监测手段,才能掌握患者病情全貌,制定合理的治疗方案,并随时关注治疗反应以便及时有效地调整方案。

有几种情况临床上较常见,且极易导致恶性循环,造成患者生命受到极大威胁,需特别提出加以重视。

1. 有效循环容量不足　充足的有效循环容量对于维持组织器官的灌注具有决定性意

义,多种临床病理情况可导致血容量下降,继而引发多脏器功能不全,并加重循环紊乱。有效循环容量不足可以是绝对的,即因血液或水分的大量丢失导致,如失血性休克;也可能是相对性的,即因容量血管异常扩张或液体分布异常导致,如感染性休克。纠正有效血容量不足是调整内环境紊乱的首要原则。

2. 严重酸中毒　在严重酸中毒的情况下,血管对内源性或外源性儿茶酚胺的反应明显降低,血管张力不易维持,心肌收缩力下降,大体血压难以维持,微循环淤滞,由此导致的机体组织器官缺血缺氧又会加重酸中毒,形成恶性循环。需要注意的是,代谢性酸中毒与呼吸性酸中毒的治疗原则是不一样的,不能一见 pH 偏酸就予补碱处理。

3. 严重高钾血症　高钾对心肌的抑制作用是确切的,严重高钾是造成心搏骤停的常见原因。但个体患者对高钾的耐受性差异很大,所以作为临床医生必须熟知导致高钾的常见病因,高钾的典型临床表现,尤其是心电图表现。值得注意的是,临床上发生的致命性的高钾血症很多与纠治低钾血症不当有关,所以需要给患者补钾时,一定要注意加强监测。

(邓一芸)

第四章

心电监测和心律失常的识别与处理

第一节 持续心电监测

心电监测是危重病人的重要监护手段,可以随时了解病人的心电活动变化,便于及时发现致命性或者影响病人血流动力学的心律失常和心肌缺血等情况,从而正确评估病人的心脏情况。但是普通的连续床旁心电监测对 ST 段及 T 波变化不敏感,因此当怀疑病人存在心肌缺血梗死时,一定要及时进行 12 导联心电图检查,避免延误诊断及治疗。

心律失常是 ICU 病人比较常见的并发症或者伴发症状,往往造成病人的病情加重,增加死亡率和致残率。心律失常多见于有基础心脏疾病的病人,而且很多因素可以诱发心律失常,包括低氧血症,感染,心肌缺血,酸碱失衡和水、电解质紊乱,儿茶酚胺过多等。这些心律失常有时会严重影响 ICU 病人的血流动力学和脏器功能,需要紧急处理。因此心电监测对 ICU 病人具有十分重要的意义。

对于已经明确诊断的心律失常,普通的心电监护可以了解病人病情的发展变化,心律失常发作的频度、时间以及发作时对循环及呼吸的影响。对于既往无心律失常,突然起病或既往有发作但尚未明确诊断的病人,普通心电监护三导联心电图对于诊断及准确定位则十分有限,因此当重症病人突然发生心律失常,或既往有过心律失常的病人心律失常波形、频率发生改变,都应该积极获取 12 导联心电图,以便明确诊断,正确处理。

ICU 病人病情危重,任何原因造成的血流动力学改变及组织缺血缺氧都会加速病情进展,因此及时发现心律失常、正确诊断并及早干预对于改善病人的预后十分重要。本章将首先讲述 ICU 病人比较常见的心律失常的心电图识别,其次介绍常见心律失常的处理原则,最后讲述常用心律失常药物的作用特点和副作用。

第二节 常见心律失常

一、ICU 病人出现心律失常的常见诱因

ICU 病人病情危重,常合并多系统多脏器的损伤,而且病人往往使用多种监护措施及干预手段,使得病人临床情况更加复杂。ICU 重症病人发生心律失常的常见诱发因素包括创伤、感染、心肌损伤如心肌缺血、心肌炎等,呼吸系统疾病引起的缺氧和二氧化碳潴留,中枢神经系统病变、药物如洋地黄、奎尼丁中毒,以及电解质紊乱,尤其是血钾和血镁对心律的影响较大。

二、ICU 病人常见的心律失常类型

(一)快速型心律失常

ICU 病人比较常见的快速型心律失常主要分为两大类:阵发性室上性心动过速和室性

心动过速,临床表现为心率加快,从而导致有效灌注不足,病人可出现心慌、乏力、头晕等症状,伴随血压下降。窦性心动过速偶尔可见于重症患者,但窦性心动过速往往是缓慢发作,缓慢终止,心率很少超过 200 次/分,多见于各种原因引起的交感刺激,包括低氧、血管活性药物、脱水、疼痛及内分泌因素,及时去除诱因即可纠正心动过速。窦性心动过速发作的时候需慎用 β 受体阻滞剂,因为此时的心动过速可能是机体对低灌注的代偿性反应,β 受体阻滞剂的不适当应用可能会降低心排出量,造成很严重的临床后果。

阵发性室上性心动过速包括房室折返性心动过速、房室结折返性心动过速、房性心动过速、心房扑动、心房颤动。以下分别加以介绍。

1. 房室折返性心动过速和房室结折返性心动过速

(1)房室折返性心动过速占室上性心动过速的 30%,根据其折返环路可分为顺向型和逆向型。心电图表现:顺向型:心率 200 次/分,节律规整,QRS 波形基本正常,Ⅱ、Ⅲ、AVF 导联 P 波倒置,可位于 QRS 波之后;逆向型:心率 150～240 次/分,节律规整,Ⅱ、Ⅲ、AVF 导联 P 波倒置,QRS 宽大畸形(图 4-1)。

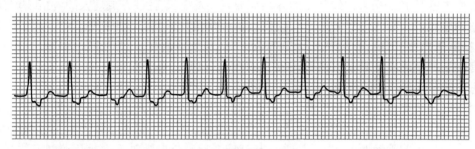

图 4-1　房室折返性心动过速

(2)房室结折返性心动过速占室上性心动过速的 60%,发生机制与房室结双径路有关。心电图表现:心率 150～250 次/分,节律规整;QRS 波形基本正常,Ⅱ、Ⅲ、AVF 导联 P 波倒置,可融合在 QRS 波内或位于 QRS 终末部分;P 波与 QRS 波关系恒定,P-R 间期 <0.12 秒,或 R-P 间期 >P-R 间期/2(图 4-2)。

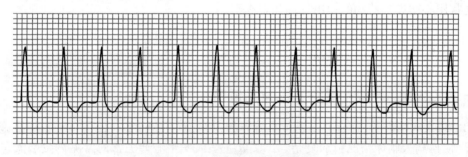

图 4-2　房室结折返性心动过速

2. 房性心动过速　房性心动过速起源于心房某一局灶部位,由起源点向心房其他部位传导,心率通常波动在 100～250 次/分,很少超过 300 次/分,节律规则,通常为 1∶1 房室下传,若伴有房室传导阻滞,需考虑洋地黄过量和低钾血症。心电图表现:P 波与正常 P 波相比,形态有异常,取决于心房起源点(图 4-3)。

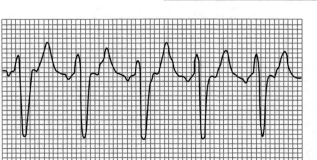

图4-3 房性心动过速

还有一种特殊的房性心动过速:多源性房性心动过速。起源于心房的不同部位,频率多变,节律不规则。心电图示:P波形态及P-R间期多变,易与心房扑动混淆(图4-4)。这种心律失常多因肺部疾病引起,其他常见的原因是代谢紊乱或者电解质紊乱,洋地黄过量,终末期心肌疾病有时也可出现这种心律失常。

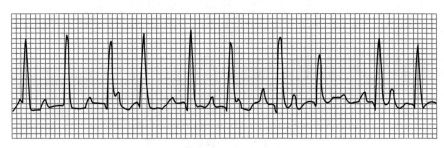

图4-4 多源性房性心动过速

3. 心房扑动 心脏电生理研究表明,心房扑动是由折返引起,分为峡部依赖性心房扑动和非峡部依赖性心房扑动,诊断需要靠心脏电生理检查或消融后才能明确诊断,但因非峡部依赖性心房扑动多数与心房瘢痕形成有关,内科治疗及常规的射频消融效果不好,若病人既往有过先天性心脏病手术史,需提高警惕。其心电图表现为:规律而快速的心房扑动波F波,频率250~350次/分。QRS波基本规律,室率在150次/分(大多数情况下,心房扑动呈2:1房室传导,有时候也可4:1下传,而1:1、3:1下传或者不规则下传则不常见)。如果折返呈逆钟向,则Ⅱ、Ⅲ、AVF导联的F波呈负向波,V₁导联F波呈正向波,移行至V₆则演变为负向波;如果折返呈顺钟向,则Ⅱ、Ⅲ、AVF导联的F波呈正向波,V₁导联F波呈负向波,移行至V₆则演变为正向波(图4-5)。

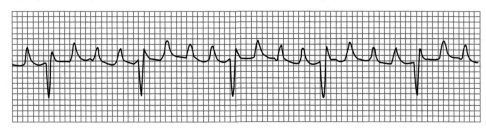

图4-5 心房扑动

4. 心房颤动　心房颤动是临床上最常见的持续性快速心律失常,其主要危害是增加血栓栓塞的风险,使心输出量降低,影响组织灌注。长期心房颤动伴快心室率可引起心动过速性心肌病。根据心房颤动发作次数、持续时间、触发方式、触发因素和对治疗的反应,目前心房颤动分为:初发房颤、阵发性房颤、持续性房颤、永久性房颤。

初发房颤:首次发现的房颤;如病人有两次或以上的发作即称为复发性房颤。

阵发性房颤:持续时间小于 7 天的房颤,多数小于 48 小时,可自限。

持续性房颤:持续时间大于 7 天的房颤,一般不能自行转复,药物转复得成功率低,可能需要直流电复律。

心房颤动的心电图改变为:P 波消失,可见房颤波(f 波),速率在 350～600 次/分,心室律不规整,波动于 100～180 次/分(图 4-6)。

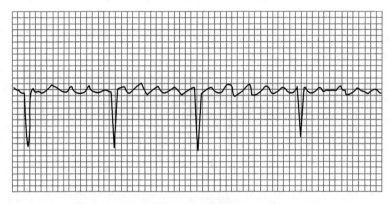

图 4-6　心房颤动

5. 室性心动过速　室性心动过速是多种病因和多种机制引起的一组心律失常,表现形式多样,对病人预后影响多样,包括风险极高的致死性心律失常,也包括一些不具有任何临床意义的特发性室性心动过速。

(1)室性心动过速的分类和命名:方法多种多样,其中根据起源部位命名如右室流出道室速、左室流出道室速和分支性室速,因为命名与其发生机制相关,临床上比较常用;而根据形态命名如单形性室速、多形性室速及尖端扭转性室速则容易通过心电图识别,使用方便,ICU 中比较常用。

(2)发病机制:引起室性心律失常的主要机制包括自律性增高,折返机制和触发机制。在无器质性心脏疾病的特发性室性心律失常的病人中,触发机制引起的右室流出道室速占大多数,而在具有器质性心脏基础疾病的单形性、持续性的室速中,折返机制为主要病因;自律性增高引起的室性心动过速较少见。临床中常见的引发室性心动过速的心脏疾病有冠心病、肥厚型心肌病和扩张型心肌病。

(3)基本的定位诊断原则:室性心动过速的心电图如果表现为左束支传导阻滞,则起源于右心室;如果表现为右束支传导阻滞,则起源于左心室;任何导联出现 QS 波提示激动正离开该导联所在的位点;窄 QS 波群提示起源靠近室间隔;心内膜起源点的室速 QRS 波起始上升较快,而心外膜起源点的室速 QRS 波宽大,上升支宽钝。

(4)特发性室性心动过速:特发性室性心动过速是指排除了持续存在的明显的器质性心脏疾病所发生的室速,主要包括右心室流出道室速、特发性左心室室速和左心室流出道室速。

1）右室流出道室速又称腺苷敏感性室速,心电图表现为电轴右偏,呈左束支传导阻滞图形,Ⅱ、Ⅲ、AVF 导联为 R 型。

2）左心室室速:特发性左心室室速又称为维拉帕米敏感性室速,心电图表现为电轴左偏,呈右束支传导阻滞图形。但因其起源点的特殊性,QRS 波增宽不明显,而且对维拉帕米治疗敏感,容易被误诊为室上性心动过速,而且也可出现在有器质性心脏疾病的病人身上,但对血流动力学影响小。

3）左室流出道室速:发生机制、临床表现和心电图上都与右室流出道室速相似,主要区别就是 V_1 导联 R 波时限超过 QRS 波群时限的 50% ,R/S 振幅比率 >0.3。

这几种室性心动过速都是单形性室性心动过速(图 4-7)

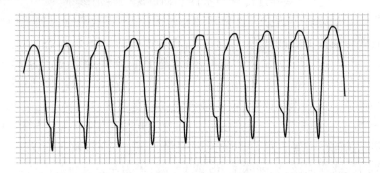

图 4-7　单形性室性心动过速

(5)尖端扭转性室性心律失常:由多种病因导致的多形性室性心律失常,可发展成室颤,具有高潜在致命性。常发生在各种原因导致的 Q-T 间期延长。心电图改变:心电轴每隔一定时间转换方向,QRS 波群的振幅相应发生改变,Q-T 间期延长,有时可见明显的 U 波(图 4-8)。

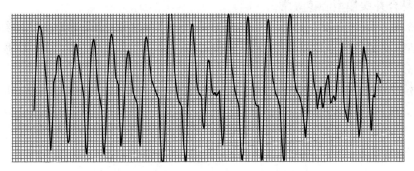

图 4-8　多形性室性心动过速(尖端扭转性)

6. 心室颤动　是指心脏快速而无规则的收缩或者颤动,无有效血液循环,可导致猝死。心电图表现:QRS 波及 T 波完全消失,代之以大小,形态不等的心室颤动波,波幅 <0.2mV,心室率波动于 250～600 次/分(图 4-9)。

7. 快速型心律失常的诊断要点　正确诊断快速型心动过速的起源对于指导用药、判断病人预后至关重要。因为把抗室上性心动过速药物用于室性心动过速患者身上,就会发生很严重的后果,尤其是给室性心动过速病人使用维拉帕米,会导致病人低血压甚至死亡。因此对于难以判断起源的宽 QRS 波的快速型心律失常通常要按照室性心律失常处理,除非有

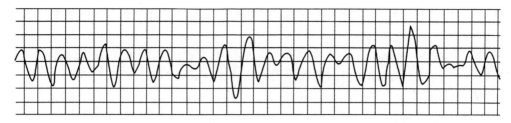

图 4-9　心室颤动

明确的证据证实这种心律失常确实是起源于室上性。

室上性心动过速伴室内差异性传导与室性心动过速的鉴别诊断：

（1）室上性心动过速伴室内差异性传导的心电图改变：每次心动过速均由提前发生的 P 波开始；QRS 波群至逆传 P 波的间期≤0.10 秒；心动过速的 QRS 波形态，与心率大致相等的 QRS 波群的形态相同；P 波与 QRS 波群相关，通常是 1∶1 传导；刺激迷走神经可以减慢或终止心动过速；右束支传导阻滞多见；长短周期序列后常易发生室内差异性传导。

（2）室性心动过速的心电图改变：室性融合波或心室夺获；房室分离，但是心室搏动逆传时可出现不同程度的室房传导；QRS 波超过 0.14 秒，电轴左偏；全部胸导联 QRS 主波方向一致；QRS 波群起始向量与窦性搏动时的起始向量相反；QRS 波群形态为右束支传导阻滞时，V_1 导联呈单向波或双向波，V_6 导联呈 RS 或 QS 波；多为左束支传导阻滞。

（二）缓慢型心律失常

缓慢型心律失常比较常见于老年病人，根据其发生部位可以分为病态窦房结综合征、房室传导阻滞和室内传导阻滞。缓慢性心律失常发病隐匿，进展缓慢，如果没有影响心脏排出量，病人可无临床症状，仅在心电图检查时偶然发现。如果心率严重影响循环，病人可出现头晕、乏力，甚至阿斯综合征等血液灌注不足的表现。ICU 病人年龄大，基础疾病多，用药复杂，因此容易合并缓慢型心律失常。

1. 病态窦房结综合征　是由于窦房结或者周围组织功能障碍导致的窦房结冲动形成或者窦房结到心房的传导功能障碍，包括多种心律失常：窦性心动过缓、窦性停搏、窦房阻滞以及慢快综合征。

2. 房室传导阻滞　是指冲动在经过房室结传导的过程中受到阻滞，阻滞的部分可以为房室结、希氏束和双束支。

（1）一度房室传导阻滞：心电图表现为 P-R 间期延长，大于 0.20 秒，每个 P 波后都有相应的 QRS 波群（图 4-10）。

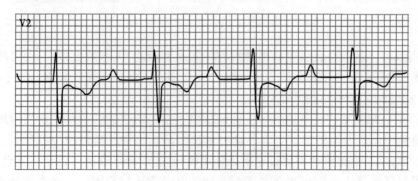

图 4-10　一度房室传导阻滞

（2）二度Ⅰ型房室传导阻滞：心电图表现为 P-R 间期逐渐延长，R-R 间期逐渐缩短，直至 P 波后无 QRS 波出现（图 4-11）。

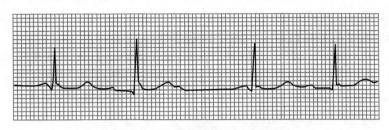

图 4-11 二度Ⅰ型房室传导阻滞

（3）二度Ⅱ型房室传导阻滞：心电图表现为 P-R 间期固定，可以正常或者延长，QRS 波间断性脱漏（图 4-12）。

Ⅰ型房室传导阻滞往往发生在房室结水平，而Ⅱ型传导阻滞通常发生在房室结以下，逸搏心律起源较低，因此发生猝死的可能性大。

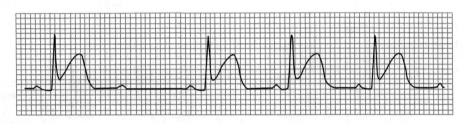

图 4-12 二度Ⅱ型房室传导阻滞

（4）三度房室传导阻滞：完全性房室传导阻滞，即心房的传导完全被阻滞，无法传导到心室。

心电图表现：房室分离，P 波和 QRS 波完全无关，心房速率比心室快，心室律由房室交界区或者心室自主起搏形成，根据波形和速率，可判断其起源点。邻近房室交界区的逸搏心率一般在 40~60 次/分，而起源于束支以下的心率多为 30~50 次/分（图 4-13）。

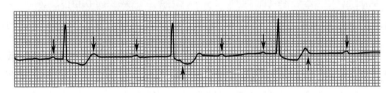

图 4-13 三度房室传导阻滞

3. 室内阻滞 心脏传导系统希氏束分支以下的部位发生传导阻滞，一般分为左束支、右束支传导阻滞及左前分支、左后分支传导阻滞。室内阻滞虽然不引起明显的临床症状，不需要紧急处理纠正传导阻滞，但其发生往往提示预后不良，尤其是对原有心功能不全病人。ICU 病人如果突然出现室内传导阻滞，需警惕急性心肌梗死、急性心功能不全等心血管改变并积极处理。

（1）左束支传导阻滞：左束支传导阻滞通常见于有器质性心脏疾病的病人，包括冠心病、高血压心脏病及扩张型心肌病等。由于左束支是由冠状动脉前降支及右冠状动脉供血，若急性心肌梗死病人突然出现左束支传导阻滞,提示病人梗死范围广,病情严重。心电图表现为:①QRS 波群异常,QRS 时限≥0.12 秒,完全性传导阻滞;QRS <0.12 秒,不完全性传导阻滞。②V₅、V₆导联 R 波增宽,呈 M 型,无 q 波。③V₁导联呈 QS 型,S 波宽大。④I 导联 R 波宽大或有切迹。⑤T 波与 QRS 波主波方向相反(图 4-14)。

(2)右束支传导阻滞:右束支传导阻滞有时可见于健康成人,但是大多数病人具有病理改变。心电图表现:①完全性阻滞时 QRS 间期≥0.12 秒,非完全性阻滞时 QRS 间期 <0.12 秒;②V₁导联呈 rsR′型,r 波狭小,R′波高宽;V₅、V₆导联呈 qRs 或 Rs 型,S 波宽;③I 导联 S 波明显(图 4-15)。

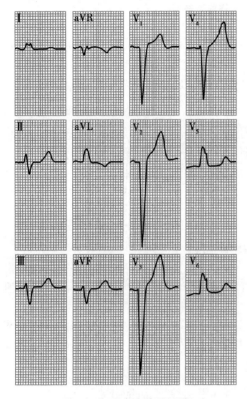

图 4-14　左束支传导阻滞

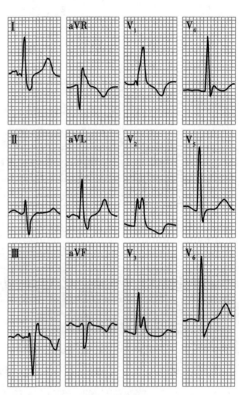

图 4-15　右束支传导阻滞

4. 长 QT 综合征　长 QT 综合征是因为心脏离子通道基因突变引起的心律失常,目前已发现 8 种类型。其心电图的共同表现是:Q-T 间期明显延长,大于 0.47 秒(男性)或 0.48 秒(女性),T 波形态多变,易发生突发性致死性室性心律失常,可表现为尖端扭转性室性心动过速。

第三节　心律失常的治疗

一、快速型心律失常的一般处理原则

1. 首先判断血流动力学是否稳定。无论是室上性还是室性心律失常,只要病人存在血流动力学不稳定的表现,最有效的处理方法就是同步直流电复律。

2. 然后判断心律失常是室上性还是室性。观察 QRS 波的宽度,如果 QRS 波的宽度小于 0.12 秒,多提示室上性心律失常;观察 P 波可帮助判断心律失常的起源;如果 QRS 波的宽度大于 0.12 秒,则首先考虑室性心律失常,但同时需要与某些特殊情况的室上性心律失常相鉴别,如合并束支阻滞或差异传导、合并旁路前传等。如果心电图显示明显的房室分离和心室融合波,胸前导联的 RS 波时限 >100 毫秒和 QRS 波均为负向 QS 型者,就支持室速诊断。同时注意查看病人以前的心电图,可能发现既往存在的束支传导阻滞等异常,便于正确判断心律失常的类型。

3. 根据病人的病史和心电图特点,一旦明确诊断,即可根据病人心律失常的机制和伴随的血流动力学情况,给予相应的紧急处理及后续治疗。对于心电图显示宽 QRS 波但无法明确诊断的病人,治疗上应按照室性心动过速处理。

二、几种常见的心律失常的紧急处理

1. 窄 QRS 波心动过速的紧急处理

(1)迷走神经刺激。

(2)抗心律失常药物:首选腺苷或非二氢吡啶类钙拮抗剂。哮喘病人及预激综合征病人不能使用腺苷。静脉注射钙拮抗剂,β 受体阻滞剂虽然作用时间长久,但起效慢。

(3)食管超速起搏也可终止室上性心动过速。

(4)直流电复律。

2. 宽 QRS 波心动过速的紧急处理

(1)直流电复律。

(2)抗心律失常药物:血流动力学稳定,无器质性心脏病的病人可选用普罗帕酮、索他洛尔和普鲁卡因胺;有左室功能损害和心衰征象的病人首选胺碘酮。

3. 缓慢型心律失常的紧急处理 既往无心律失常的 ICU 病人如果突然出现心率减慢,需警惕各种因素导致的心肌损伤及心脏传导系统的异常,如急性心肌梗死、电解质紊乱等因素,并积极处理,改善病人预后。对于心率慢且出现组织供血不足症状的病人,可以试用阿托品,或异丙肾上腺素等药物提高心率,保证组织供血。经过积极处理后心率无改善需考虑植入心脏起搏器。对于急性心肌梗死、冠心病及陈旧性心肌梗死病人需慎用阿托品及异丙肾上腺素,而应该选择起搏治疗。

阿托品首剂 0.5mg 静脉注射,如心电图无明显改善,10 分钟后给予 1~2mg 注射。注意合并二度 II 型以上的房室传导阻滞时,避免使用阿托品;异丙肾上腺素一般使用静脉泵持续泵入,从 0.5~1.0μg/min 开始,逐渐增加剂量,使心率维持在 50~60 次/分。

三、抗心律失常药物

(一)Ⅰ类药物

膜抑制剂,降低心肌细胞钠离子的通透性,使 0 相除极上升程度和幅度减少,减慢传导;同时延长快反应纤维的有效不应期,降低 4 相除极坡度,降低自律性,分为三个亚类:Ia、Ib 和 Ic 类。

1. 奎尼丁

(1)作用机制:直接作用于细胞膜上,抑制钠离子内流,对钙和钾离子也有一定的抑制作用。还可以间接作用于自主神经,组织胆碱 M 受体。可抑制浦肯野纤维的自律性,对窦房结自律性无明显影响,减慢心房、心室及纤维的传导,并延长旁路的传导速度,消除折返,对心肌有负性肌力作用,扩张血管降低血压。本药可降低心肌应激性,提高室颤阈值。

(2)适应证:本药治疗指数低,可有 1/3 病人发生不良反应,故目前主要用于房扑和房颤电转律后的维持治疗。

(3)用法:期前收缩:0.2g,3~4 次/天;复律:口服 0.2~0.4g,每 2 小时 1 次,共 5 次。静脉用药:0.25g 稀释到 5% 葡萄糖注射液 50ml,缓慢静推。

(4)禁忌证:严重心肌损害、心力衰竭、完全性房室传导阻滞禁用。低血压病人慎用。

(5)不良反应:低血压,抑制心肌收缩,室内传导阻滞,室性心律失常,胃肠道反应。

2. 普鲁卡因胺

(1)作用机制:类似奎尼丁,可减慢传导速度,延长不应期,抑制舒张期复极,降低自律性。对心肌收缩有较弱的抑制作用,小剂量可加速房室传导,大剂量直接抑制房室传导。有间接抗胆碱作用,也可扩张血管。

(2)适应证:因其可引起类红斑性狼疮,故现在仅应用于致命性的室性心律失常,利多卡因治疗无效,且无法电击复律的病人。

(3)用法:静脉注射,每次 100mg,5 分钟后重复给药,总剂量 1.0~1.2g;静滴,5~10mg/min。

(4)禁忌证:系统性红斑狼疮,病窦综合征,二度或三度房室传导阻滞,洋地黄中毒,重症肌无力禁用。肝肾功能障碍及低血压病人慎用。

(5)不良反应:低血压,室内传导阻滞,室性心律失常。

3. 利多卡因

(1)作用机制:抑制钠内流,促进钾外流,缩短动作电位时间,延长不应期,降低心肌兴奋性,减慢传导速度,提高室颤阈值。

(2)适应证:急性心肌梗死引起的室性期前收缩,心脏手术,心脏导管术后,洋地黄过量引起的室性心律失常。

(3)用法:先静推 50~100mg,然后每 5~10 分钟静推 50mg,总剂量 250~300mg,维持量 1~3mg/min 静脉滴注。

(4)禁忌证:药物过敏,严重房室传导阻滞,预激综合征,阿斯综合征,未经控制的癫痫,卟啉病,严重肝肾功能不全。以下情况需慎用:①低血容量休克;②严重心动过缓;③严重心肌损伤;④充血性心力衰竭;⑤肝肾功能不全。

(5)不良反应:窦性停搏,房室传导阻滞,嗜睡,言语障碍,四肢抽动。

4. 美西律

(1)作用机制:钠离子通道抑制剂,可以缩短动作电位时间,相对延长有效不应期。治疗剂量对窦房结、心房及房室结传导无影响,一般不会引起二度或三度房室传导阻滞。对心室除极和复极时间没有影响,可用于长 Q-T 期间的治疗。对心肌无负性作用。

(2)适应证:静脉给药适用于阵发性室性心动过速,口服给药适用于慢性室性心律失常。

(3)用法:静脉推注:起始剂量 100mg,稀释到 5% 葡萄糖注射液 20ml 中,缓慢静推,5~10 分钟后可再次给药 50~100mg,然后以 1.5~2.0mg/min 的速度静滴,3~4 小时后减慢速度 0.75~1mg/min,维持 24~48 小时。口服:200~300mg,3~4 次/天。

(4)禁忌证:二、三度房室传导阻滞,心源性休克禁用。

(5)不良反应:心动过缓,低血压,头晕,恶心,呕吐。

（二）Ⅱ类药物

肾上腺素受体阻断剂，减低或阻断交感神经对心脏的作用，抑制 4 相自动除极速率，延长房室结传导时间。

1. 美托洛尔

（1）作用机制：选择性 β 受体阻滞剂，阻止儿茶酚胺对窦房结、心房和浦肯野纤维的自发除极，降低自律性，抑制钠内流，增加钾外流增加膜的稳定性，减慢房室结和浦肯野纤维的传导。

（2）适应证：快速型室上性心动过速和室性心动过速，尤其是和儿茶酚胺相关的心律失常。

（3）用法：口服 25～50mg，2～3 次/天。

（4）禁忌证：心源性休克，心力衰竭，严重房室传导阻滞，严重低血压，严重周围血管疾病，急性心肌梗死伴有心率慢，P-R 间期延长，收缩压降低，心力衰竭。以下情况慎用：①过敏史；②充血性心力衰竭；③糖尿病；④肺气肿和非过敏性支气管炎；⑤肝肾功能不全；⑥甲状腺功能低下；⑦周围血管疾病；⑧伴代谢性酸中毒的急症。

（5）不良反应：上腹部不适，睡眠异常，眩晕，心动过速。

2. 艾司洛尔

（1）作用机制：极短效的 $β_1$ 受体阻滞剂，对心律的影响主要是通过抑制肾上腺素对窦房结起搏的刺激，减慢房室结传导。其降低血压机制尚未完全明确。

（2）适应证：用于快速型室上性心律失常，也可用于围术期高血压和心动过速。

（3）用法：稀释到 10mg/ml，负荷量 0.5mg/kg，缓慢静推，然后以 0.1mg/（kg·min）维持静脉滴注。

（4）禁忌证：难治性心力衰竭，二度或三度房室传导阻滞，窦性心动过缓，慢性阻塞性肺疾病，哮喘或哮喘病史，心源性休克。以下病人需慎用本药：①充血性心力衰竭；②低血压；③肾功能不全；④糖尿病；⑤周围血管病；⑥甲状腺功能亢进；⑦脑血管功能不全。

（5）不良反应：低血压，心动过缓，多汗，眩晕，头痛，乏力，雷诺综合征，恶心，呕吐，支气管痉挛。

3. 阿替洛尔

（1）作用机制：长效心脏选择性 β 受体阻滞剂，无膜稳定性和内在拟交感活性，对 $β_2$ 受体抑制作用较弱。阻止儿茶酚胺对窦房结、心房和浦肯野纤维的自发除极，降低自律性，抑制钠内流，增加钾外流增加膜的稳定性，减慢房室结和浦肯野纤维的传导。

（2）适应证：室上性和室性心动过速，洋地黄和儿茶酚胺引起的心律失常。

（3）用法：口服 25～50mg，1～2 次/天。

（4）禁忌证：支气管哮喘，严重心力衰竭，心源性休克，二度和三度房室传导阻滞，严重窦性心动过缓。以下情况需慎用：①过敏史；②充血性心力衰竭；③糖尿病；④肺气肿和非过敏性支气管炎；⑤肝肾功能不全；⑥甲状腺功能低下；⑦周围血管疾病。

（5）不良反应：心动过缓，低血压，心力衰竭，哮喘。

（三）Ⅲ类药物

延迟复极时间，延长动作电位间期的有效不应期。

1. 胺碘酮

（1）作用机制：可抑制钠通道、钙通道和钾通道，并有 β 受体阻滞作用，可减慢心率，房室结传导和室内传导,延长心房和心室复极。通过延长心肌组织的动作电位时间,复极时间和不应期,可消除折返,有效治疗各种室上性和室性心律失常,但毒性较大,静脉给药多用于危及生命血流动力学不稳定的心律失常。

(2)适应证:静脉给药用于利多卡因无法纠正的室性心动过速,控制房颤的心室率,口服可治疗阵发性室性心动过速、室上性心动过速、心房扑动、心房颤动。

(3)用法:150mg,稀释在5%葡萄糖注射液中,10分钟以上静脉推注,或者0.5~1mg/min静脉滴注。

(4)禁忌证:碘过敏,二、三度房室传导阻滞,病窦综合征,严重心力衰竭,甲状腺功能不全,弥漫性肺间质纤维化,严重低血压。有以下情况慎用:①窦性心动过缓;②Q-T间期延长;③低血压;④肝、肺功能不全;⑤急性心肌梗死;⑥电解质紊乱。

(5)不良反应:心动过缓,皮肤变色,肺纤维化,严重心律失常,甲状腺功能失调,角膜改变。

2. 索他洛尔

(1)作用机制:兼有Ⅱ类和Ⅲ类抗心律失常作用。

药物作用的非选择性β受体阻滞剂,减慢心率,轻度降低心肌收缩力,延长动作电位时间,延长有效不应期。对动作电位除极相无影响,不影响心房、束支和心室的传导。可改善心肌缺血,降低血压。

(2)适应证:致命性室性心动过速,心脏手术后室上性心动过速的预防,心房扑动、心房颤动转律后的维持,心绞痛,高血压。

(3)用法:口服80~160mg,2次/天,静注:20~60mg,10分钟以上缓慢静推。

(4)禁忌证:未控制的心力衰竭,未安置起搏器的二度或三度房室传导阻滞,窦性心动过缓,慢性阻塞性肺疾病,哮喘或哮喘病史,过敏性鼻炎,心源性休克,低血压,低钾血症。以下病人需慎用本药:①使用洋地黄的心力衰竭;②低血压;③肾功能不全;④糖尿病;⑤周围血管病;⑥甲状腺功能亢进;⑦电解质紊乱。

(5)不良反应:心动过缓,低血压,心力衰竭,哮喘,呼吸困难,胸闷,水肿。

3. 伊布利特

(1)作用机制:钾通道阻滞剂,可激活钠离子内流,延长动作电位时间。

(2)适应证:心房扑动,心房颤动转律。

(3)用法:体重超过60kg,1mg 10分钟以上静脉推注;体重低于60kg,0.01mg/kg,静推10分钟。

(4)禁忌证:心动过缓,长QT综合征,严重肾功能不全。以下情况需慎用:①心动过速;②房室传导阻滞;③电解质紊乱;④肝肾功能不全。

(5)不良反应:Q-T间期延长,严重室性心律失常。

(四)Ⅳ类药物

钙离子通道阻断剂,阻断慢钙通道的开放,抑制慢反应纤维0相后期除极及2相复极速率,减慢传导速度,延长有效不应期。

1. 维拉帕米(异搏定)

(1)作用机制:抑制钙离子内流,降低窦房结和房室结自律性,减慢房室结前向传导和延长不应期,但对房室结的逆向传导以及旁路传导影响很小;抑制钠离子内流,可以消除折返及自律性改变引起的室上性心律失常,也可减少窦房结的自主活动,消除由窦房结折返引起的房性心动过速。

(2)适应证:静脉注射可用于治疗快速性室上性心律失常,可使阵发性室上性心动过速转为窦性,或使心房扑动或者心房颤动的心室率减慢。

(3)用法:起始量为 5~10mg(0.075~0.15mg/kg),无效时可在首剂 15~30 分钟后再给药 5~10mg(0.15mg/kg)。

(4)禁忌证:心源性休克,心衰,严重低血压,急性心肌梗死并发心动过缓,严重心脏传导功能障碍,病窦综合征,预激综合征伴房扑或房颤,洋地黄中毒病人禁用注射,以免发生致命性房室传导阻滞。病人有以下情况需慎用:①轻度心力衰竭;②轻至中度低血压;③肝肾功能损伤;④心动过缓及一度房室传导阻滞;⑤伴有 QRS 波增宽的室性心动过速;⑥颅内压升高;⑦进行性肌营养不良。

(5)不良反应:窦缓,窦性停搏,房室传导阻滞,心衰加重,血压下降,恶心,腹胀等胃肠道症状,头痛,眩晕,精神抑郁,脑血管意外等精神神经症状,过敏反应。

2. 地尔硫䓬

(1)作用机制:抑制钙离子内流,降低窦房结及房室结的自律性和传导性。

(2)适应证:用于治疗快速型室上性心动过速,可控制房颤时的心室率。

(3)用法:控制房颤时的心室率:首次剂量 10mg(0.15~0.25mg/kg),用生理盐水或者葡萄糖注射液稀释到 1% 的浓度,3 分钟内缓慢静脉注射,15 分钟后可重复给药;也可按 5~15μg/kg 速度静脉滴注。室上性心动过速:单次 10mg,稀释到 1%,3 分钟内缓慢静脉注射。

(4)禁忌证:心源性休克,急性心肌梗死伴肺充血,严重心肌病,二度以上房室传导阻滞,病窦综合征,室性心动过速,以免发生致命性血流动力学紊乱和室颤。病人有以下情况需慎用:①充血性心力衰竭;②低血压;③心肌病;④心动过缓及一度房室传导阻滞;⑤急性心肌梗死;⑥肝肾功能不全。

(5)不良反应:窦缓,窦性停搏,重度房室传导阻滞,低血压,头痛,眩晕,面红,失眠,性格改变,烦渴,味觉障碍,贫血,白细胞减少,弱视,视网膜病,有发生剥脱性皮炎的报道。

(五)其他抗心律失常药物:腺苷

(1)作用机制:是人体内源性核苷,可以终止阵发性室上性心动过速。腺苷可产生短暂的负性变力,变传导作用,可降低窦房结和浦肯野纤维的自律性,抑制房室结传导,因此可以终止房室结折返性室上性心动过速。静脉给药产生扩血管作用,正常冠状动脉血管扩张,而病变冠状动脉则无扩张或轻度扩张。

(2)适应证:用于房室结折返性室上性心动过速。

(3)用法:初始剂量 3mg,间隔 1~2 分钟后 6mg,第三次给药 12mg,给药需迅速,2 秒内给入,并用生理盐水冲管。

(4)禁忌证:未安置起搏器的病窦综合征,未安置起搏器的二、三度房室传导阻滞,房扑或房颤伴异常通路,支气管哮喘,心动过缓。以下情况需慎用:①Q-T 间期延长;②高血压或低血压;③心肌梗死;④不稳定型心绞痛;⑤心脏传导阻滞及心脏停搏。

(5)不良反应:面部潮红,恶心,胸闷,呼吸困难,胸部紧缩感。可引起心动过缓及其他心律失常。

四、各种心律失常治疗原则

首先是去除诱因,包括电解质紊乱,尤其是低钾血症和低镁血症;药物引起的心律失常,如洋地黄类制剂以及各种抗心律失常药物;内科疾病如甲状腺功能亢进、酸碱失衡等;低氧血症。

(一)房性期前收缩

既往无器质性心脏病的 ICU 病人,突然出现房性期前收缩(早搏),需注意是否存在影响心脏传导的原因,一般来说只要及时去除诱因,期前收缩很快就会消失,不需要使用抗心律失常药物,尤其是伴有心肌缺血或者心功能不全的病人。

若房性早搏反复发作,且有可能诱发室上性心动过速、心房颤动,则可使用 β 受体阻滞剂、钙离子拮抗剂或者 I 类抗心律失常药物。阿替洛尔:6.25 ~ 25mg,每日 2 次;美托洛尔(倍他乐克):12.5 ~ 25mg,每日 2 次,维拉帕米:40 ~ 120mg,每日 2 次;合心爽:15 ~ 30mg,每 6 小时 1 次;普罗帕酮:100 ~ 200mg,每 6 小时 1 次。

(二)房性心动过速

终止发作或者控制心室率,β 受体阻滞剂:阿替洛尔:6.25 ~ 25mg,每日 2 次;美托洛尔(倍他乐克):12.5 ~ 25mg 每日 2 次;维拉帕米:40 ~ 120mg,每日 2 次;合心爽:15 ~ 30mg,每 6 小时 1 次;普罗帕酮:100 ~ 200mg,每 6 小时 1 次。

(三)心房扑动与心房颤动

1. 转复和控制心室率 使用直流电复律或者使用抗心律失常药物:普罗帕酮 70mg 加入 5% 葡萄糖 20ml 静脉注射;毛花苷丙 0.4 ~ 0.8mg 稀释到 5% 葡萄糖中静脉注射;维拉帕米 5mg 或 0.075mg/kg 静脉注射,然后以 0.005mg/(kg·min)速度静滴;硫氮草酮 0.25mg/kg 缓慢静脉注射,然后以 5 ~ 15mg/h 速度维持静滴;艾司洛尔 0.5mg/kg 静脉注射,然后以 0.25 ~ 0.5mg/(kg·min)速度维持静滴。胺碘酮静脉滴注也可终止房颤发作。

2. 维持窦性心率 胺碘酮、索他洛尔、普罗帕酮等。

3. 控制心室率 β 受体阻滞剂和钙通道拮抗剂。

4. 预防血栓栓塞和抗凝治疗 房颤可增加血栓发生的概率,尤其是缺血性脑卒中。临床试验结果显示:脑卒中发生的危险因素包括年龄、高血压、既往短暂脑缺血发作和脑卒中史以及糖尿病。因此对于有高危因素的房颤病人,需要使用华法林预防血栓栓塞事件。阿司匹林可减少合并高血压或糖尿病病人非心源性栓子引起的脑卒中,但是效果不如华法林。使用华法林时需要主要控制抗凝强度,即合适的 INR 时间,对于非瓣膜性房颤病人,华法林治疗的合适 INR 范围是 1.6 ~ 2.6,而对于既往有脑卒中,或者短暂脑缺血发作病史、糖尿病、高血压、年龄大于 75 岁、心功能不全、冠心病的房颤病人,INR 值应该维持在 2 ~ 3。

目前国内推荐的华法林口服剂量是每天 3mg,每天监测 INR,4 ~ 5 天后 INR 达到治疗范围内后,连续监测两天后可每周监测 2 ~ 3 次。若 INR > 4 时,出血风险增加,INR > 5 时,出血风险显著增加,此时可停用华法林,停用后 4 ~ 5 天 INR 即可降到正常;或者使用维生素 K_1 1 ~ 2.5mg 口服,24 小时内 INR 即可降到 5 以下;若 INR > 10,则需要使用大剂量维生素 K_1。若病人有明显出血倾向,可输注新鲜血浆或者凝血酶原复合物。

(四)阵发性室上性心动过速

普罗帕酮 70mg 加入 5% 葡萄糖 20ml 缓慢静推;维拉帕米 5mg 加入 5% 葡萄糖缓慢静推;腺苷 6 ~ 12mg 静脉推注;胺碘酮 300mg 加入 5% 葡萄糖 100ml 静脉滴注,30 分钟内滴完。

(五)室性心律失常

1. 急性心肌梗死导致的室性期前收缩 器质性心脏病伴有心功能减退的病人首选胺碘酮治疗;无器质性心脏病病人可选用 β 受体阻滞剂、美西律、普罗帕酮、胺碘酮等。

2. 室性心动过速及心室颤动　胺碘酮每天 1.0～1.2g,用药后 7～10 天后改为维持量 0.3～0.4g。若病人心功能正常,可使用普罗帕酮、普鲁卡因胺、索他洛尔或 β 受体阻滞剂。

3. 尖端扭转性室性心动过速　停用洋地黄及Ⅰ类、Ⅲ类抗心律失常药物;静脉补充钾;异丙肾上腺素 0.1mg 加入 5% 葡萄糖,静脉泵入。

五、心脏起搏器和起搏心电图

心脏起搏是指使用低能量电脉冲暂时或长期地刺激心脏,使其兴奋,继而收缩产生跳动,恢复泵血功能。起搏系统包括单心腔(仅起搏心房或心室)和双心腔(顺序起搏心房和心室)两种方式。除治疗严重心动过缓,心脏起搏也可以用于终止或者控制室上性和室性快速心律失常。植入型心律转复除颤器可以在心律失常发生的 20 秒内释放电击除颤,有效预防心源性猝死。

分析起搏器心电图首先是辨识起搏器的刺激信号,并把它与相应的心房反应,即 P 波和下传的 QRS 波或心室反应,即 QRS 波区别开。刺激信号是脉冲发生器释放的脉冲电波,表现为自基线上发生的一个陡直的电位偏转。刺激信号时限短而振幅差别很大,一般时限为 0.5 秒左右。起搏的心房波由刺激信号和其后的心房反应组成,如果是 1:1 房室传导,则每个起搏的 P 波后跟随一个 QRS 波,如果不是 1:1 房室传导,则起搏的 P 波中一部分下传到心室,而另一部分其后无继随的 QRS 波。起搏的心室波是刺激信号后跟随一个 QRS-T 波群,QRS 波宽大(≥0.12 秒),T 波的方向和 QRS 波的主波相反。QRS 波形取决于心室起搏的位置,观察 QRS 波形,有助于了解电极是否发生移位。

(李惠萍)

第五章

循环监测与支持

脏器功能的支持和保护是重症病人救治的核心。各器官、系统均由不同的细胞群构成。细胞是人体基本的结构和功能单位,不同类型的细胞发挥出各自特定的功能,但是它们都是通过从细胞外液中获取氧及葡萄糖、脂肪酸、氨基酸等养分并交换电解质以不断进行新陈代谢来维持功能的正常。只有细胞功能正常才能维持器官、系统的功能正常。所以维持脏器功能正常的核心是保证细胞有足够的氧及养分供应,以及稳定的内环境。充足的组织灌注是保证细胞正常功能的基本条件。所以循环支持的目的是维持组织灌注,同时要避免过多的细胞外液引起细胞或间质水肿。广义的循环包括两个部分:一是血液在血管内移动,称为"大循环";二是液体在血管和细胞间隙之间的移动,称为"微循环"。

第一节　血流动力学基础

维持脏器灌注需要有足够的灌注压。灌注压为平均动脉压与器官内压之差,在器官内压相对不变的情况下主要由平均动脉压决定灌注压的大小,所以重症病人大循环支持的核心环节是维持合适的平均动脉压。平均动脉压是一个心动周期中每一瞬间动脉血压的平均值,由收缩压和舒张压共同决定。血压的高低取决于心输出量及外周血管阻力。而心输出量大小由每搏输出量和心率决定。前负荷、心肌收缩力、后负荷、心率决定每搏输出量的大小。上述因素中一个或者几个出问题就会导致循环系统障碍,进而器官功能障碍。循环监测的目的就是要发现循环系统障碍并找到核心环节进行针对性的治疗。因此应掌握血流动力学基础知识以进行合理的监测及分析。

一、Starling 定律

1914 年,Starling 在动物实验中观察到在一定范围内增加静脉回心血量,心室收缩力随之增强,而当静脉回心血量增大到一定限度时,心室收缩力不再增加而室内压开始下降。因此提出了"心肌收缩产生的能量是心肌纤维初长度的函数",即 Starling 定律,描述的是心肌的收缩力与心肌纤维收缩的初长度呈正相关。也就是说,一定范围内,心肌纤维在收缩之前在心室充盈压力的作用下被拉得越长,心肌产生的收缩力越大。从宏观上讲就是心室舒张末容积越大,心室收缩时所做的功越多,每搏输出量越多。根据 Starling 定律描绘的曲线称为 Starling 曲线,见图 5-1。对于正常心脏,在曲线陡峭上升部分,随着心室舒张末容积(前负荷)的增加,每搏输出量也相应增加,此时通过补充容量增大左室舒张末期容积能有效地增加搏出量。在曲线平坦段,增加心室舒张末容积不能显著地增加搏出量。而当心室舒张末容积进一步增加时,一般不出现曲线的下降,而表现为曲线整体斜率的降低。如心肌收缩力下降时,曲线向右下方移位,心肌收缩力增加时,曲线向左上方移位。

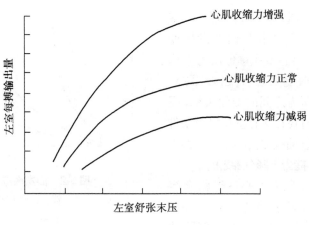

图 5-1 Starling 曲线

二、心室的功能

1. 心室的收缩功能 心室的收缩过程是一个能量转换的过程,心肌收缩产生的能量通过心室做功传递给血液使其具有足够的能量在血管中流动。心肌收缩力(myocardial contractility)常用来描述心室的收缩能力,是指心肌细胞不依赖于前负荷、后负荷等而能改变其力学活动(包括收缩的速度和强度)的内在特性,又称心肌的变力状态(inotropic state)。简单地说,心肌收缩力本身并不取决于心率心脏前后负荷大小。当心肌收缩力增加时,心肌细胞收缩的强度和速度增加,心室收缩期的做功也增加,心功能曲线向左上方移动,前负荷不变的情况下每搏输出量增加。

心脏收缩功能的调节包括等长自身调节和异长自身调节。前者是指在前后负荷不变的条件下,通过改变心肌收缩力而改变每搏功以改变心脏泵血功能,与心肌初长度及横桥连接数目无关,受自主神经活性和多种体液因素的影响。例如交感兴奋或者使用儿茶酚胺类药物时心脏收缩力增强,即使不增加前负荷,每搏输出量也会增加;后者是指改变心肌的收缩的初长度而起的调节作用,以 Starling 定律为基础。例如,通过补液增加前负荷,每搏量增加。心脏收缩功能的等长自身调节和异长自身调节是同时存在的。

由于在活体身上几乎不可能去除心室前后负荷的影响,所以临床上应用一些与心肌收缩力相关的指标来反映心室收缩功能,如每搏输出量、射血分数、心室每搏功指数等。每搏输出量(stroke volume,SV)是指一侧心室一次搏动所射出的血液量,为该侧心室舒张末期容积与收缩末期容积之差。射血分数(ejection fraction,EF)是指搏出量占心室舒张末期容积的百分比。在使用这些指标时要注意分析前负荷及后负荷的影响。例如,在前后负荷不变的情况下,每搏输出量增加,射血分数增加,表明心肌收缩力增加;而在前负荷增加时,每搏量不变,说明射血分数下降,反映出心肌收缩力降低;在后负荷增加时,即使收缩力不变,搏出量也会下降。鉴于此,目前更常用一些速率指标来测定心肌收缩能力,如等容收缩期的心室内压变化速率(dP/dt)、射血期心室容积的变化速率(dV/dt)和心室直径的变化速率(dD/dt)等。因等容收缩期内前负荷和后负荷基本不变,所以 dP/dt 更适合评价心肌收缩能力。临床导致心肌收缩力下降的原因包括急性心肌梗死、低氧血症、严重感染、酸中毒、应用心肌抑制药物等。

2. 心室的舒张功能 心室的舒张功能是指舒张末期心室容积增加的能力。临床常用心室顺应性来反映心室的舒张功能。心室顺应性是指心室壁受外力作用时能发生变形的难易程度,通常用心室在单位压力差作用下所引起的容积改变来表示($\triangle V/\triangle P$)。它描述的是容量和压力之间的变化关系(图5-2),心室顺应性高时在相同心室充盈压条件下能容纳更多的血量(曲线C),心室顺应性下降时其对血液的容纳能力下降(曲线B)。

在一定心室充盈压力下心室舒张末容积减少称为心脏舒张功能障碍。由Starling定律及心脏异长自身调节可知,心脏舒张功

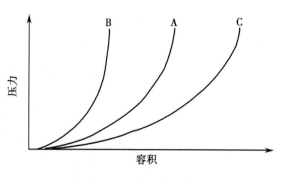

图5-2 心室顺应性曲线
A. 正常心脏;B. 心室顺应性降低;
C. 心室顺应性增加

能障碍会导致前负荷下降,搏出量减少。临床能减少心室顺应性的因素包括心肌缺血、心脏压塞、动脉压力升高、正压通气、正性肌力药物、心室容量负荷增加等;而改善心肌灌注、使用硝酸甘油、硝普钠、钙拮抗剂则可增加心肌顺应性。对于心室顺应性正常的患者,而随着心室容量的逐渐增加,心室顺应性可逐渐降低,即容量负荷改变本身也可改变心室顺应性。

三、心室相互作用

心室相互作用是指一个心室的大小、形态和顺应性可能影响另一个心室的形态和功能。由于左右心室共隔并同处于一个密闭的心包腔中,所以在心室舒张期,一侧心室的容积改变会影响另一侧的舒张末期容积。正常情况下左心室压力高于右心,所以室间隔突向右心,左心室呈椭圆形,右心室呈新月形(图5-3a)。右心室壁薄、压力耐受差,右心后负荷的增高(如急性肺动脉高压)会急剧加重右心压力,导致室间隔两侧压力梯度改变。右心压力升高到一定程度将推挤室间隔向左心移位,导致左心舒张末期容积下降(图5-3b),直接降低左心搏出量。同时因为右心后负荷的增高导致右心的搏出量减少,也会导致左心舒张末期容积减少;室间隔的运动受限亦会影响左心协调一致的收缩,进一步降低左心搏出量。在收缩期,心室相互作用同样明显。在动物实验中证实左室收缩参与了右室收缩的形成并很大程度上影响右室收缩,所以左室收缩能力下降也会导致右室收缩能力进一步降低。所以,左右心在收缩和舒张过程中均相互影响,右心的过负荷或功能障碍影响左心的舒张和收缩,而左心的功能障碍亦会加重右心衰竭。

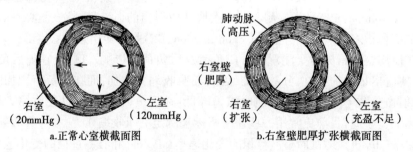

a.正常心室横截面图　　　　b.右室壁肥厚扩张横截面图

图5-3 心室相互作用

四、容量血管与阻力血管

1. **容量血管** 静脉较相应的动脉而言其数量多、口径大、管壁薄,可扩张性较大,在安

静状态下容纳了循环血量的60%～70%,在血管系统中起着血液储存库的作用,因此称为容量血管(capacitance vessel)。主要的储血场所分散于肝脏、脾脏、腹部大静脉、皮下静脉网等。血液对静脉管壁产生的向外膨胀的压力称为静脉压(venous pressure)。随着静脉压的变化,静脉血量可发生相应的变化,称为静脉顺应性。静脉系统顺应性为动脉系统的24倍,所以具有巨大的容纳和储备能力。在失血等紧急情况下,机体可通过兴奋交感神经收缩静脉系统,动员储备血液回心以维持循环稳定,即使在循环血量减少近20%时仍能维持循环系统的基本功能。肝脏能储存300ml可被动员的血液,脾脏则能够储存100ml可被动员的血液,腹部大静脉约300ml,皮下静脉网也可达数百毫升。此外,交感兴奋时肺回心血量可增加100～200ml。静脉系统的这种强大的血容量储备保证了机体在应激、出血等病理生理状况下的短期内的循环稳定。

静脉容量分为非张力容量和张力容量(图5-4)。非张力容量是指能维持静脉基本充盈、静脉跨壁压为零时的静脉内血量,占总静脉容量的70%～75%,不增加血管壁的张力,只起到维持血管形状的作用。它是机体在必要时可动员回流入心脏以维持血流动力学稳定的储备血量。在非张力容量的基础上

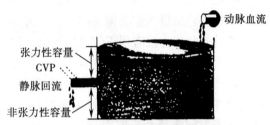

图5-4 张力性容量与非张力性容量

继续增加静脉容量至对血管壁产生向外膨胀作用,使静脉跨壁压大于零时的血量称为张力性容量,占总静脉容量的25%～30%。张力性容量的意义在于它是循环系统平均充盈压的主要决定因素。循环系统平均充盈压(mean circulatory filling pressure,MCFP)是指理论上心脏停止泵血几秒、血流停止流动后循环系统各部分的压力,它驱动外周静脉血回流入心脏。血容量不足时短期快速补液能增大张力性容量进而增加循环系统平均充盈压,同时还能使静脉充盈,回流阻力减小,共同作用是增加静脉回流。容量血管就这样通过静脉回流来实现对心输出量的调节。而非张力性容量更多的是反映血管床容积,当支配静脉的交感神经兴奋或使用药物使静脉血管收缩时血管容积减少,非张力性容量一部分转化为张力性容量来增加回心血量。

2. 阻力血管 阻力血管是一类管腔较细、血流阻力较大的动脉血管,主要指周围小动脉、微动脉和微静脉。此类血管管壁的平滑肌比弹性组织明显增多,当平滑肌收缩或舒张时可显著改变血管口径,从而改变对血流的阻力,调节所在器官组织的血流量。小动脉、微动脉称为毛细血管前阻力血管,循环系统的外周阻力主要是指小动脉和微动脉对血流的阻力。微静脉称毛细血管后阻力血管,其舒缩活动可影响毛细血管前阻力和毛细血管后阻力的比值,从而改变毛细血管血压以及体液在血管内及组织间隙内的分配。

外周阻力的增加可以使心脏舒张期血液流向外周的速度减慢,舒张末期存留在主动脉中的血量增多,故舒张压升高。所以一般情况下舒张压高低反映外周阻力的大小。生理状态下外周阻力的适当增加是为了提高舒张压和平均动脉压,有利于改善组织灌注。阻力血管的另一重要功能就是调节器官的血流量。器官血流量主要取决于动脉压力和血管阻力,阻力血管口径变化范围大,其对血流阻力的改变范围也大,这一特性使其除了通过调节动脉血压来影响器官血流量外也可以通过改变口径即血流阻力来影响器官血流量。阻力血管受神经、体液、内皮及局部代谢等多种因素调节。阻力血管平滑肌由交感缩血管纤维支配,交感神经兴奋使全身阻力血管收缩。

五、心输出量及影响因素

一侧心室在一次心搏中射出的血液量称为每搏输出量,简称搏出量,等于舒张末期容积与收缩末期容积之差。搏出量与心率的乘积即为每分钟输出量,简称心输出量。心输出量是形成动脉血压及维持血流的核心环节之一,也是氧供的重要影响因素。个体之间心输出量存在差异,与机体的新陈代谢水平相适应。

心输出量的决定因素包括前负荷、收缩力、后负荷及心率。心率在一定范围内加快可使心输出量增加。心率增快的负面影响就是心室舒张期的缩短,但是由于回心血量的大部分在快速充盈期进入心室,所以一定程度的心率增加不会导致每搏量的减少。但是当心率超过160~180次/分时,心室充盈时间更短,搏出量明显减少,心输出量也会减少。生理状态下心率是心输出量的主要储备因素。休克病人多数都会存在心率明显增加,以代偿维持循环。但是此时若在没有纠正休克的情况下过度镇静或强行控制心率就会加重低血压及循环障碍。后负荷由大动脉顺应性、外周阻力等组成,其增加将会导致心输出量减少。特别是对于右心而言,右心室室壁薄对后负荷耐受差,所以如果肺循环阻力明显增加将导致右心搏出量减少甚至右心功能衰竭,最终影响左心搏出量。

临床上前负荷及收缩力难以完全分开。前负荷对心输出量的影响可以通过 Starling 曲线分析。由于心肌的异长自身调节,增加前负荷就是需要增加心脏充盈,其主要措施是增加回心血量。单位时间内静脉回心血量受到外周静脉压与中心静脉压之差及静脉阻力的影响。大静脉在膨胀时对静脉回流的阻力接近于0。然而多数大静脉的某些部分都受到其周围组织器官的压迫而产生一定的阻力,但生理情况下这些阻力很小。所以外周静脉压和中心静脉压之差是静脉回流的主要决定因素。增加外周静脉压就是增加体循环平均充盈压。影响静脉回流的措施包括:①血容量:增加血容量后容量血管的张力性容量增加,循环平均充盈压增大,回心血量增加。随着回心血量的增加,右房压升高,但循环平均充盈压也在增加,两者压力梯度并未减小。而当静脉回流超过心脏的泵血能力时,中心静脉压升高明显,循环平均充盈压与中心静脉压的压力梯度减少,静脉回流减少。当右房压上升至循环平均充盈压大小时,静脉回流停止。②心脏收缩力:当心脏收缩力较强时,舒张期心室内压降低,导致右房压降低,循环平均充盈压与中心静脉压之间的压力梯度增大,静脉回流增加。③静脉张力与静脉容积:麻醉、镇静、中枢损害等因素可引起交感神经抑制,血管张力下降、容积增加,体循环平均充盈压降低,静脉回流减少。④大静脉阻塞,大静脉阻塞使回心血液急剧减少。其他包括组织质量减少、重力作用等。如长期卧床或老年病人通常骨骼肌容积减少;回心血量减少。正压通气时胸腔内压升高,增加了右房压,减小了静脉回流的压力梯度,影响到静脉回流。腹内压升高时,内脏血管跨壁压增加,内脏静脉经肝脏及肝静脉回流入下腔静脉量增加,所以在腹内压升高低于下腔静脉内压时,静脉回流增加。而当腹内压升高引起下腔静脉阻力增加或膈肌上移引起胸内压增加同时有 CVP 增加时,回心血量减少。这种情况下 CVP 升高不能反映容量状态。

六、心肺相互作用机制

ICU 多数患者会接受机械通气。当患者为机控呼吸时(正压通气)吸气相胸腔为正压(与自主呼吸相反),呼气相时胸腔压力降低;这种在呼吸周期中胸腔压力周期性的变化会导

致血流动力学周期性变化,即是心肺相互作用。主要有以下机制:

1. 正压吸气时胸腔压力增加,导致右房压和胸膜腔内压升高。前者导致静脉回流压差减少而阻碍静脉回流,后者压迫腔静脉也导致静脉回流减少,综合作用是右心室前负荷降低。

2. 正压吸气时肺泡压(肺毛细血管周围压)也升高,其超过胸膜腔压(肺动脉周围压)的升高幅度,导致跨肺压(上述二者的差值)增加,故右心室后负荷增加,阻碍右心室射血。

上述两个机制的综合作用是在正压吸气时右心室搏出量下降。由于血液通过肺回左心需要一定时间,右心室搏出量下降将在呼气相导致左心室回心血量降低,进而左室搏出量降低。

3. 吸气相肺泡压的升高也会导致肺毛细血管血液被挤出流向左心,使吸气时左心室前负荷增加。

4. 正压吸气时胸膜腔压增加使胸腔内血容积减少,心内压降低,同时由于心外压升高,导致左心室后负荷降低。

上述综合作用导致的结果是,正压通气过程中,吸气时左心前负荷增加,后负荷减少,所以搏出量增加;呼气时,左心前负荷减少,后负荷增加,所以搏出量减少。所以在呼吸周期中,前后负荷呈周期性变化,心输出量亦随之呈周期性变化,吸气相达到峰值,而在呼气相降至最低。根据心功能曲线,在正常心功能情况下,如果患者容量不足,即处在曲线的上升支,那么前负荷的这种周期变化引起的心输出量变化就比血容量正常时更为显著。

心肺相互作用机制对于重症病人有重要意义。例如,对于容量不足的病人,正压通气潮气量若设置太高,将会使心肺相互作用更明显,导致循环障碍加重。同时,利用心肺相互作用机制也可以反映出病人的容量是否足够。

七、微循环

微循环是指微动脉和微静脉之间的血液循环。典型的微循环由微动脉、后微动脉、毛细血管前括约肌、真毛细血管、通血毛细血管(或称直捷通路)和动-静脉吻合支和微静脉等部分组成,其中真毛细血管是血管内血液和血管外组织液物质交换的场所。微循环的血流量取决于微动脉与微静脉的压力差及微循环的血管阻力,微动脉与微静脉压力差越大,微循环血量越大,血管阻力越大,微循环血量越小。血液在流经微循环血管网时血压逐渐降低,在微动脉处落差最大,因此微动脉对血流的阻力最大,微动脉阻力对微循环血流量的控制起主要作用(图5-5)。

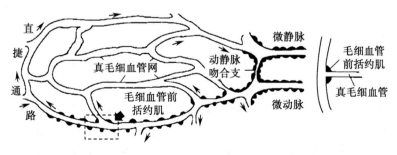

图5-5　微循环

人体血管中除真毛细血管外都有血管平滑肌分布,绝大多数血管平滑肌都有自主神经支配,这些支配血管平滑肌的神经纤维统称为血管运动神经纤维,可分为缩血管神经纤维和舒血管神经纤维两大类。缩血管神经纤维都是交感神经纤维,它支配的血管平滑肌中有 α 和 β_2 两类肾上腺素能受体,去甲肾上腺素结合 α 受体使血管平滑肌收缩,结合 β_2 受体使血管平滑肌舒张,但因为后者结合能力弱,交感缩血管纤维兴奋的综合效应是血管收缩。肾上腺素和去甲肾上腺素是体内另一重要的体液调节系统,它们通过与 α 和(或)β 受体结合行使其生物活性。肾上腺素的作用主要取决于血管平滑肌上的 α 受体与 β 受体分布,在皮肤、肾、胃肠、血管平滑肌上 α 受体占优势,肾上腺素能使其血管收缩。而在骨骼肌和肝血管上 β_2 受体占优势,小剂量肾上腺素主要兴奋 β_2 受体,使阻力血管舒张,大剂量则因与 α 受体结合而使血管收缩,动脉压升高。去甲肾上腺素主要与 α 受体结合,可引起全身血管广泛收缩,动脉压升高。

第二节 循环监测指标

一、静态前负荷与动态前负荷指标

心脏的前负荷是指心肌在舒张末期的长度,亦即心肌收缩的初长度。对于中空、近球形的心室而言,心室心肌初长度决定于心室舒张末期的血液充盈量。后者在很大程度上要取决于患者的全身容量状态。由于心肌的异长调节机制,根据 Starling 定律,随着前负荷的逐渐增加,心室搏出量也相应增加(曲线上升支);直至曲线平台支,增加前负荷不能明显增加心输出量,反而带来肺水肿等的风险。所以监测患者的前负荷状态就能指导对患者容量状态的调整。前负荷低时,反映患者全身容量不足,需要通过输液来增加全身容量以增加心脏输出。前负荷过高时,全身容量过负荷,需要通过限液甚至利尿来减少风险(表 5-1)。

表 5-1 前负荷指标

静态指标		
	压力相关静态指标	中心静脉压(CVP)
		肺动脉嵌顿压(PAWP)
	容量相关静态指标	左室舒张末期容积(LVEDV)
		全心舒张末期容积(GEDV)
		胸腔内血容积(ITBV)
动态指标		
	机械通气导致心脏输出量及相关指标的周期性变化	每搏输出量变异(SVV)
		脉搏压变异(PPV)
		主动脉峰流速变异(ΔVpeak)
	机械通气导致非心脏输出量及相关指标的周期性变化	上腔静脉塌陷指数(CSVC)
		下腔静脉扩张指数(dIVC)
	前负荷重分布手法相关的动态指标	被动抬腿试验心输出量变化(ΔCO)

1. 静态前负荷指标 由于心室舒张末期的血液充盈量决定心室心肌初长度,所以以心室舒张末期容积相当于心室的前负荷。能够反映心室舒张末期容积的指标称为容积相关前负荷指标;由于心室舒张末期容积与心室舒张末期压力在一定范围内有良好相关性,故测定心室舒张末期压力一样可以反映前负荷,称为压力相关前负荷指标。容积相关前负荷指标和压力相关前负荷指标都属于静态前负荷指标。前者包括使用心脏超声测定的心室舒张末期容积、心室舒张末期面积,使用 PiCCO 系统测定的全心舒张末期容积、胸腔内血容积等;后者包括肺动脉嵌顿压、左房压、中心静脉压等。静态前负荷指标判断容量状态的准确性和价值相对较低。以 CVP 为例,患者的中心静脉压受腹腔内压、胸内压、心室顺应性、心脏瓣膜功能等多种因素影响,使用其绝对值来判断容量状态容易出现误判。但是中心静脉压在临床上仍广泛使用,是因其简便易得,且其动态变化仍有一定提示意义。应根据临床情况使用 CVP,对于干扰因素小的 CVP 其数值高低能一定程度上反映容量状态,可谨慎使用;对于干扰因素多者,可根据其动态变化来反映补液治疗的风险。

2. 动态前负荷指标 当用一个可控、可逆的方法来改变前负荷时,心脏及大血管对前负荷的变化表现出相应的反应得到的指标称为动态前负荷指标。相对静态前负荷指标而言,动态前负荷指标能更好地反映患者的容量状态,并能帮助判断患者是否能够对扩容有反应。

动态前负荷指标分为两类:一类是以心肺相互作用为基础。如前所述,患者在正压通气情况下,由于心肺相互作用机制,前负荷随呼气与吸气呈周期性变化,从而导致心输出量呈周期性变化;而与心脏输出相关的指标如主动脉根部峰流速、血压(收缩压、舒张压、平均动脉压)等亦呈周期性变化。根据心功能曲线,容量不足的病人这种变化更加明显,也就是说变异越大,越反映前负荷不足。所以基于心肺相互作用的每搏量变异(stroke volume variation,SVV)及与心输出量变异相关的指标如脉压变异(pulse pressure variation,PPV)、主动脉根部峰流速变异(△Vpeak)等均是这一类动态前负荷指标。使用这一类指标时需要注意心律是否整齐、潮气量是否足够、有无自主呼吸等影响因素。研究证明只有潮气量在 8～12ml 以上、窦性心律、无自主呼吸的条件下这类指标才相对可靠(心肺相互作用更明显)。

在正压通气下,回心血量随呼吸周期性变化亦会导致下腔及上腔静脉周期性充盈和塌陷。如在正压吸气时回心血量减少,下腔静脉充盈,正压呼气时回心血量增加,下腔静脉塌陷。下腔静脉直径随呼吸周期变化而发生的变异率称为下腔静脉膨胀指数(dIVC)。计算时需用 B 超测定呼吸周期中下腔静脉最大直径(dmax)及最小直径(dmin),然后通过计算得出。公式为 dIVC =(dmax − dmin)/dmin×100%。其阈值为 18%,高于此值反映容量不足。另一种计算方法以最大血管直径和最小血管直径的平均数(dmean)作为分母,即 dIVC =(dmax − dmin)/dmean×100%,其阈值为 12%。上腔静脉亦有相应的变异指标,但需用经食管超声测量,临床实用性较差。此类指标仍以心肺相互作用为基础,故也只能适用于正压通气病人。由于不受搏出量影响,该类指标可以适用于心律失常患者。

另一类动态前负荷指标是以前负荷重分布方法为基础。最常用的是被动抬腿试验(passive leg raising,PLR),具体操作方法是首先使患者体位处于半卧位,下肢水平,上半身呈45°斜坡位,由于重力作用患者的容量血管中的血液更多地集中在下肢。然后改变患者体位使躯干水平,抬高下肢至45°,在重力作用下回心血量增加,1～2分钟达高峰,此时回心血量可增加 150～750ml,起到快速扩容的作用。测量抬腿前后的心输出量,计算出变化率就能反映患者的容量状况及对扩容的反应。而且这样的"扩容"是可逆的,所以被动抬腿试验不仅简便易行,最重要的是安全性好,临床可广泛应用于判断容量状态有困难的无搬动禁忌证的患者。

二、容量反应性

容量反应性和容量状态是两个不同的概念。容量反应性反映扩容后的效果,即前负荷的储备,是前负荷与心功能状况的综合反映。如图5-6所示。对于正常心功能的病人,前负荷不足时(曲线上升支)扩容增加前负荷(a)将会使搏出量明显增加(b);而前负荷充足时(曲线平台支)扩容增加同样程度的前负荷(a′)则搏出量增加不明显(b′);对于心功能不全时,扩容增加前负荷也不能明显增加搏出量(c)。由于补液的直接目的是增加心输出量,所以容量反应性良好是液体复苏的基本前提。判断容量反应性的金标准就是扩容治疗后心输出量(CO)或每搏输出量(SV)较前增加的程度,增加≥10%～15%提示有容量反应性。

测量容量反应性临床上常用补液试验。做补液试验时扩容的要求一般为半小时内输入300～500ml胶体或500～1000ml晶体。如果临床上不能测量心输出量或每搏输出量,亦可以选用一些生理指标代替,如心率、收缩压、平均动脉压等,但可靠性欠佳。CVP亦可作为评价容量反应性的指标。如果扩容前后CVP增加大于5,提示容量反应性差,应停止补液;如果扩容前后CVP增加小于2,提示容量反应性好,可尝试继续补液。

需要注意的是,容量反应性好并不代表患者一定能从液体复苏中获益。因为补液的最终目的是改善组织灌注,而容量反应性仅仅反映患者对容量的耐受情况。例如健康人口的心脏前负荷储备良好,容量反应性是好的,但并不需要容量治疗;反之容量反应性差也并非代表患者不需要液体复苏治疗。因为容量反应性受心功能的影响。对于心功能差者,即使存在容量不足,容量反应性也不好,若能适当强心,改善心肌顺应性,调整和改善心功能,可增加心脏对容量的耐受性。此时加上匀速缓慢补液、应用血管活性药物适当收缩血管提高灌注压等一系列的综合治疗措施可改善组织灌注,避免单纯依靠大量扩容维持循环。

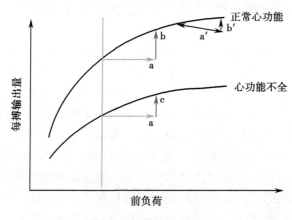

图5-6　容量反应性示例

三、心输出量及心脏功能

监测心输出量是循环监测的重要环节。临床上有多种监测心输出量的方法。最经典的方法是热稀释法。通过Swan-Ganz导管测出的心输出量被公认为金标准。PiCCO系统测得的心输出量与"金标准"具有很好的一致性。其他方法包括经食管多普勒、经食管超声、胸腔阻抗法等。具体内容将在第三节中详细介绍。

由于左右心腔的不同特点及相互作用，心脏功能可细分为左心功能、右心功能、收缩功能、舒张功能。由于心脏的整体性，在活体上难以将左右心、收缩与舒张功能完全分开，常需要结合患者的每搏输出量等综合考虑。床旁心脏超声是监测心脏功能的经典工具。左心收缩功能监测是心脏功能监测的重要内容，左室射血分数（LVEF）是反映左心收缩功能的经典指标。但是尽管 LVEF 的测量方法众多，却各自存在缺陷。目前临床上常用"视觉评估"来监测收缩功能，即观察收缩时心脏的收缩力度、面积改变大小等。舒张功能监测也非常重要，使用心脏超声可以测量二尖瓣前向血流峰值（E 峰、A 峰）及其他指标，以此反映舒张功能情况。

四、外周阻力

外周阻力（systemic vascular resistance，SVR）监测方法较少。由欧姆定律 SVR = 80（MAP-CVP）/CO，测定 MAP 及 CO 可以计算出 SVR。目前通过 PiCCO 系统能比较准确地测定 SVR，它也是临床的常用指标。SVR 降低提示分布性休克的可能，建议使用缩血管药物。另一种粗略评估外周阻力的方法为，在患者 CO 足够的情况下若 MAP 仍不足，可认为 SVR 降低而尝试使用缩血管药物。外周阻力是重要的预后指标，有统计表明持续外周血管阻力降低 >24 小时强烈预示高死亡率，SVR 每减少 $50dynes \times s/cm^5$，死亡率增加 20%。经治疗后 SVR 改善不明显也提示预后极差。脓毒症休克是外周血管阻力降低的主要疾病，其他疾病包括胰腺炎、失代偿性肝硬化、肾上腺皮质功能不全、颅脑创伤等。

第三节　循环监测技术

一、有创动脉血压监测

有创血压监测即动脉内血压监测，是重症患者血流动力学监测的基础和主要手段。通过穿刺动脉连续测量有创血压并作相关分析，可以得出反映容量、心脏收缩力、灌注压等的多方面指标。常使用的动脉是桡动脉，也可选用足背动脉、股动脉，一般不选用肱动脉。

有创性动脉测压的具体操作步骤、适应证与禁忌证以及并发症等见第二十八章相应内容。

有创性动脉测压的临床应用：

1. 提供准确、可靠和连续的动脉血压数据并计算出平均动脉压。

2. 波形。正常动脉压波形可分为收缩相和舒张相。动脉压波迅速上升至顶峰为收缩相，峰值血压即为收缩压。波形下降至基线为舒张相，最低点即为舒张压。波形下降支出现的切迹称重搏切迹（dicrotic notch）。不同部位的动脉压波形有所不同，越是远端的动脉，压力脉冲到达越迟，上升支越陡，舒张压越低，重搏切迹不明显。

异常动脉压波形：

（1）圆钝波：波幅中等度降低，上升及下降缓慢，顶峰圆钝，重搏切迹不明显，见于心肌收缩功能低下或容量不足。

（2）不规则波：波幅大小不等，早搏波的压力低平，见于心律失常患者。

（3）高尖波：波幅高耸，上升支陡，重搏切迹不明显，舒张压低，脉压大，见于高血压及主动脉瓣关闭不全。

（4）低平波：波幅低平，上升和下降支缓慢，血压明显下降，见于休克和低心排综合征。

3. 压力上升速率（dp/dt）可粗略反映心肌收缩力，通过动脉压波形测量和计算可动态获得 dp/dt_{max}。心功能正常者为 1200mmHg/s 左右。

二、中心静脉压监测

经皮穿刺中心静脉（主要经颈内静脉和锁骨下静脉）将导管插入到上腔静脉，导管顶端位于上腔静脉与右心房交界处可测量中心静脉压。虽受多种因素影响，但若合理使用也能很好地为临床提供帮助，如用于评估血容量、前负荷及右心功能、评估容量反应性、控制补液风险等。

1. CVP 的测量及意义　CVP 的参考值为 5～10mmHg，但绝对值的参考价值较小。CVP 反映右房内压力，其高低取决于心脏的射血能力和静脉回心血量之间的相互关系。若心脏射血能力较强，能及时将回流入心脏的血液射入动脉中则中心静脉压低，如果心脏射血能力较弱则中心静脉压升高，所以心脏收缩功能下降时中心静脉压升高。任何增加外周静脉回流的因素如血容量增加、外周静脉压增加、微动脉扩张等也会引起中心静脉压升高。在严重心衰、短期大量输血和静脉回流急剧增加等情况下可迅速上升达 20～30mmHg。在心泵功能异常增加或血容量重度降低等情况下，右房压下降至低限，为 −3～−5mmHg，约等于胸腔内压。

其他因素也会影响 CVP，用于容量判断时导致临床误判：肺梗死、支气管痉挛、纵隔压迫、张力性气胸及血胸、慢性肺部疾患、心脏压塞、缩窄性心包炎、腹内压增高的各种疾病及先天性和后天性心脏病、控制呼吸时胸膜腔内压增加、腹腔手术和压迫等导致 CVP 升高；麻醉过深或椎管内麻醉、降低交感神经兴奋时血管扩张，CPV 降低。

2. CVP 波形分析

（1）正常波形：有 3 个正向波 a、c、v 和两个负向波 x、y。a 波由心房收缩产生；c 波代表三尖瓣关闭；v 波由右房主动充盈和右室收缩时三尖瓣向右房突出形成；x 波反映右心房舒张时容量减少；y 波表示三尖瓣开放，右心房排空。

（2）异常波形：①a 波抬高和扩大：见于右心室衰竭、三尖瓣狭窄和反流，心脏压塞、缩窄性心包炎、肺动脉高压及慢性左心衰竭，容量负荷过多；②v 波抬高和扩大：见于三尖瓣反流，心脏压塞时舒张期充盈压升高，a 波与 v 波均抬高，右房压力波形明显，x 波突出，而 y 波缩短或消失。但缩窄性心包炎的 x 波和 y 波均明显；③呼吸时 CVP 波形：自主呼吸在吸气时，压力波幅降低，呼气时增高，机械通气时随呼吸变化而变化。

中心静脉穿刺的具体操作步骤、适应证与禁忌证以及并发症等见第二十八章相应内容。

三、肺动脉漂浮导管监测

肺动脉漂浮导管是一种顶端带气囊、血流导向的导管，由 Jeremy Swan 与 Wiiliam Ganz 合作研制，又称为 Swan-Ganz 导管。肺动脉漂浮导管的出现在血流动力学的发展史上具有里程碑式的意义，它不仅使肺动脉压（PAP）、肺动脉嵌压（PAWP）和中心静脉压（CVP）、右房压（RAP）、右室压（RVP）的测量成为可能，而且可以应用热稀释方法测量心输出量和抽取混合静脉血标本。通过更客观准确、系统化的指标指导治疗并获得反馈，使得血流动力学支持更加优化。

1. 肺动脉漂浮导管种类

（1）标准 Swan-Ganz 导管：成年人最常用 7F 四腔漂浮导管，长 110cm，从导管顶端开始，每隔 10cm 有一黑色环形标志，作为插管深度的指示（图 5-7）。导管的顶端有一个气囊，可充入 1.5ml 气体。导管的近端为 3 个腔的连接端和一根热敏电极的连接导线。3 个腔分别为：①肺动脉压力腔，开口于导管顶端，用于测量肺动脉压和采取混合静脉血标本；②右心房压力腔，开口于距顶端 30cm 的导管侧壁，用于测量右房压和测量心排出量时注射指示剂液体；③充盈导管顶端气囊的气阀端，气囊充盈后基本与导管的顶端平齐，但不阻挡导管顶端的开口，有利于导管随血流向前推进，并减轻导管顶端对心腔壁的刺激。热敏电极终止于导管顶端近侧 3.5~4cm 处，可以快速测量局部温度的变化，并通过导线与测量心输出量的热敏仪相连。儿童患者可选用 5F 的肺动脉漂浮导管。

（2）其他类型的 Swan-Ganz 导管

1）右心室容量导管：在标准 Swan-Ganz 导管的基础上增添了两个心室内电极，可以快速探测心电活动和心室内的温度变化，可以测量右心室射血分数。通过向右心房内注射一定温度和容量的液体后，利用热稀释法的原理，计算机可算出射血分数、心输出量和每搏输出量，并通过射血分数和每搏输出量计算出右心室的舒张末容积和收缩末容积。

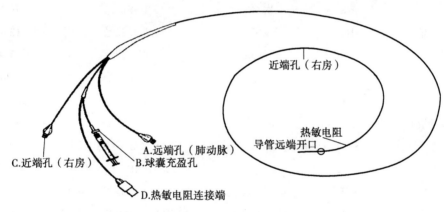

图 5-7　肺动脉漂浮导管

2）可以持续测量心输出量的 Swan-Ganz 导管：也用热稀释方法原理，其前部增加了可产热的电阻丝，从而可使局部的血液加温，血液流向肺动脉的过程中温度降低，计算出心输出量。

3）可以持续测量混合静脉血氧饱和度的 Swan-Ganz 导管。

4）可以进行临时起搏的 Swan-Ganz 导管。

2. 肺动脉漂浮导管参数　通过 Swan-Ganz 导管可获得的血流动力学参数主要包括三个方面：压力参数（包括右房压、肺动脉嵌压、肺动脉压）、流量参数（主要为心输出量）和氧代谢方面的参数（混合静脉血标本）。以这些参数为基础，结合临床常规检查，通过计算可以获得更多的相关参数。通过 Swan-Ganz 导管测量可获得的常用的血流动力学参数及参考正常范围见表 5-2。

（1）压力参数：压力测量装置包括压力监测仪、压力传感器、冲洗装置和三通开关。在使用压力传感器之前，应校正压力监测系统的零点水平，应尽可能选用较短的延伸管及减少三通开关的使用，并排除管路中的大小气泡。导管正确放置之后，近侧开口正好位于右心房内,经此开口测得的压力即为右心房压(RAP)。而导管的顶端位于肺动脉内,气囊未充气时经远端开口测得的压力即为肺动脉压(PAP),可分别以收缩压、舒张压和平均压来表示。

肺动脉嵌压(PAWP)是将气囊充气后,Swan-Ganz 导管的远端嵌顿在肺动脉分支时测量的气囊远端的压力。由于肺循环是一个相对低压力的系统,并且没有血管瓣膜,在管路通畅、气囊嵌顿确实并压力平衡时间足够的情况下,理论上 PAWP∝PVP∝LAP∝LVEDP。因此 PAWP 常用来反映左心前负荷。在使用压力指标来反映容量负荷的时候应注意心室顺应性及心脏、大血管外的压力变化对这类指标的影响。正压机械通气时也可对循环系统的压力产生影响,尤其是在应用 PEEP 时。呼吸对胸腔内压影响的最小时限是在呼气末期。所以,测量 PAWP 时应选择在呼气末期进行。

表 5-2 Swan-Ganz 导管测量可获得的常用血流动力学参数

参数	略语	单位	计算方法	正常参考值
平均动脉压	MAP	mmHg	直接测量	82~102
中心静脉压	CVP	mmHg	直接测量	5~10
肺动脉嵌压	PAWP	mmHg	直接测量	6~12
平均肺动脉压	MPAP	mmHg	直接测量	11~16
心率	HR	次/分	直接测量	60~100
血红蛋白含量	Hb	g/dl	直接测量	12~16
心输出量	CO	L/min	直接测量	5~6
每搏输出量	SV	ml	CO/HR	60~90
心脏指数	CI	L/(min·m²)	CO/BSA	2.8~3.6
每搏输出量指数	SVI	ml/m²	SV/BSA	30~50
体循环阻力指数	SVRI	dyne·s/(cm⁵·m²)	79.92(MAP − CVP)/CI	1760~2600
肺循环阻力指数	PVRI	dyne·s/(cm⁵·m²)	79.92(MPAP − PAWP)/CI	45~225
右心室做功指数	PVSWI	g/(m·m²)	SVI(MPAP − CVP).0.0143	4~8
左心室做功指数	LVSWI	g/(m·m²)	SVI(MAP − PAWP).0.0143	44~68
氧输送指数	DO_2I	ml/(min·m²)	$CI.CaO_2.10$	520~720
氧耗量指数	VO_2I	ml/(min·m²)	$CI(CaO_2-CvO_2).10$	100~180
氧摄取率	O_2ext	%	$(CaO_2-CvO_2)/CaO_2$	22~30

(2)流量参数:Swan-Ganz 导管测量心输出量的原理是热稀释方法。将冰水由 Swan-Ganz 导管的近端孔注入右心房,这些冰水立即与血液混合。这部分血液流入右心室并被泵入肺动脉,其温度也较前逐渐升高。在 Swan-Ganz 导管远端的温度感受器便可感知这种温度的变化,并将这种变化输送到心输出量计算仪。心输出量的计算是根据 Stewart-Hamilton 公式进行的:

$$Q = V_1(T_B - T_1)K_1K_2/T_B(t)dt$$

公式中,Q 代表心输出量;V_1 代表注射冰水量;T_B 代表血液温度;T_1 代表注射冰水温度;K_1 代表密度系数;K_2 代表计算常数;$T_B(t)dt$ 代表有效时间内血液温度的变化,反映了热稀释曲线下面积。为确保测量的准确性,注入冰水的量一定要准确。通常注入 10ml 冰水。注射时应尽可能快速、均匀,选择在呼吸周期的同一时限(呼气末)连续测量三次,取其平均值。注射应在 4 秒钟内完成。在整个操作过程中要注意导管系统的密闭性。

(3)混合静脉血标本:混合静脉血是指从全身各部分组织回流并经过均匀混合后的静脉血。从肺动脉内取得的静脉血是最为理想的混合静脉血标本。抽取混合静脉血标本时应首先确定 Swan-Ganz 导管的顶端在肺动脉内,压力波形显示典型的肺动脉压力波形。在气囊嵌顿状态下所抽取的血标本不是混合静脉血标本,所以气囊应予排空。抽取标本的速度要缓慢,先将管腔中的肝素盐水抽出,再抽取标本,然后用肝素盐水冲洗管腔。

肺动脉漂浮导管放置的具体操作步骤、适应证与禁忌证以及并发症等见第二十八章相应内容。

四、脉搏指示剂连续心输出量测定

脉搏指示剂连续心输出量(pulse indicator continous cadiac output,PiCCO)是一项微创、简便、精确、连续监测心输出量(CO)技术,结合了经肺温度稀释技术和动脉脉搏波型曲线下面积分析技术。PiCCO 技术在热稀释测量的同时,分析动脉脉搏轮廓并计算出主动脉顺应性。根据校正动脉脉搏轮廓公式,计算个体化的每搏量(SV)、心输出量(CO)和每搏量变异(SVV),以达到多数据联合应用监测血流动力学变化的目的。

1. PiCCO 原理和方法

(1)脉搏轮廓心输出量法(pulse contour method for cardiac output,COpc):脉搏轮廓心输出量法认为心搏量同主动脉压力曲线的收缩面积成正比,以动脉压力波形计算心搏量。对于压力依赖于顺应性及其系统阻力,通过对压力、心率、年龄等影响因素校正完成测量(图 5-8)。

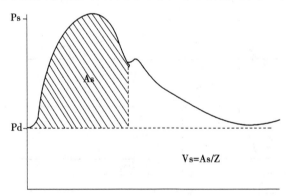

图 5-8　动脉压力波形与时间的关系图

Ps 代表收缩压,Pd 代表舒张压(As 是压力-时间曲线的收缩部分下的曲线面积,右上角为 Vs 同 As 和血管阻力(Z)相关公式)

PiCCO 采用连续三次热稀释法测量的心输出量(COa)平均值作为 COref 来校正主动脉阻力 Zao,其中也包含了 Zao(个人)值,在监视器上所显示的 COpc 值是前 30 秒逐次每搏量的平均值。全身血管阻力(SVR)是通过采集 ABP、CVP 计算得到的。

CCO 法为了做到心输出量的连续校正,需要用热稀释心输出量来确定一个校正系数(cal),还要计算心率(HR)以及压力曲线收缩部分下的面积[P(t)/SVR]与主动脉顺应性 C(p)和压力曲线波形[以压力变化速率(dp/dt)]来表示的积分值。动脉压力波要求无阻尼与干扰以便 COpc 正确计算。其校正公式示意图见图 5-9。

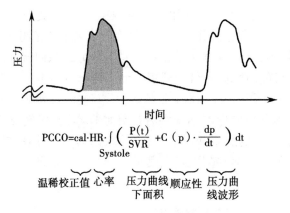

$$PCCO = cal \cdot HR \cdot \int_{Systole} \left(\frac{P(t)}{SVR} + C(p) \cdot \frac{dp}{dt} \right) dt$$

温稀校正值　心率　压力曲线下面积　顺应性　压力曲线波形

图 5-9　脉搏轮廓心排血量的校正公式

(2)单一温度稀释心输出量法:PiCCO 中单一温度稀释心输出量技术由温度-染料双指示剂稀释心输出量测定技术发展而来。1966 年 Peaarse 等在肺实质容量测定中,介绍从中心静脉同时注入温度和染料两种指示剂,在股动脉测定心输出量,还可计算出不透过血管壁的染料(血管内)和透过血管壁的温度容量(血管外腔隙)。

单一温度稀释心输出量法是从指示剂稀释曲线,测定出特定传输时间乘以心输出量(COTDa),就可计算出特有的容量,见图 5-10。

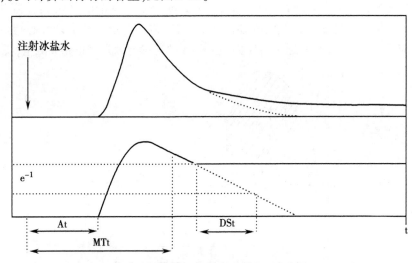

图 5-10　指示剂稀释曲线和时间取值图

At 为显现时间;DSt 为指数曲线下斜时间;MTt 为平均传输时间

2. PICCO 监测的操作步骤　首先需要在患者的体表大动脉(例如股动脉)放置一条 PiCCO 专用监测管。测量开始,从中心静脉注入一定量(一般 15ml)的冰水(0~8℃),冰水流经上腔静脉→右心房→右心室→肺动脉→血管外肺水→肺静脉→左心房→左心室→升主动脉→腹主动脉→股动脉→PiCCO 导管接收端;计算机可以将整个热稀释过程画出热稀释曲线,并自动对该曲线波形进行分析,得出基本参数;然后结合 PiCCO 导管测得的股动脉压力波形,得出一系列具有特定意义的重要临床参数。

经大量实验与临床研究证实 PiCCO 所显示的数据,与 Fick 法、肺动脉漂浮导管测量以及超声多普勒法相比较,其准确度、精确度、重复性、敏感度、临床应用的有效性方面,均显示高度相关。

3. 参数

（1）心输出量/心脏指数（CO/CI）：通过温度稀释法可以准确测量出心输出量和每搏输出量，并作为定标，利用脉搏轮廓分析动态监测心输出量。一般需每6~8小时进行校正，其变异度低。

（2）反映前负荷的指标包括：静态前负荷指标：①胸腔内总血容量（ITBV）、心脏舒张末总容积量（global and diastolic volume，GEDV）；②动态前负荷指标：每搏输出量变异率（SVV）。

ITBV是利用热稀释法测定左右心腔舒张末期容量和肺血容量组成，即注入点到探测点之间胸部心肺血管腔内的血容量。GEDV是理论上四个心腔舒张期的总血容积，也是由热稀释法测得，约占ITBV的2/3~3/4。一般来说，ITBV和GEDV在静态前负荷指标中可靠性较高，能较好地反映心脏前负荷，并可以不受呼吸和心脏功能的影响。

但由于胸腔内血容积（ITBV）和全心舒张末期容积（GEDV）等参数测定依赖单一温度稀释技术获得，其准确性易受外源性液体、指示剂注射不当、心内分流、温度额外丢失、体温变差过大、非规范的注射部位、主动脉瓣关闭不全、心脏压塞等因素的不同程度的影响。在给左心室功能减退伴有中度容量不足的患者补充液体时，发现ITBV和GEDV不如PAOP、CVP敏感，其机制可能与左心室功能减退患者心腔多有扩大和顺应性降低、腔径变化不如压力变化明显有关，因此仍应注重使用充盈压监测。

SVV指的是在机械通气期间，测定时点前30秒中最大的每搏量（SV_{max}）与最小的每搏量（SV_{min}）之差值与每搏量平均值（SV_{mean}n）的比率，计算公式为$SVV = (SV_{max} - SV_{min})/SV_{mean} \times 100\%$，其中$SV_{mean} = (SV_{max} + SV_{min})/2$。与其他动态前负荷指标一样，SVV对容量的判断比静态前负荷指标更可靠，并在一定程度上能反映容量反应性。此外，收缩压力变异（systolic pressure variation，SPV）和脉搏压力变异（pulse pressure variation，PPV）等指标也具有与SVV相似的意义。

SVV的局限性在于：①SVV不能用于自主呼吸及心律失常的患者；②为保证测量的可靠，机械通气的潮气量应大于8ml/kg时，所以针对ARDS患者价值有限；③若是患者有肺源性心脏病，尚不能解释SVV的意义；④不同的监测系统进行动脉搏形计算方法不同，得出的SVV也不同。

（3）血管外肺水（EVLW）：总的肺水量是由肺血的含水量和血管外肺水量组成的，EVLW指的是分布于肺血管外的液体，是目前监测肺水肿较好的量化指标。任何原因引起的肺毛细血管滤出过多或液体排出受阻都会使EVLW增加，提示肺水肿。超过正常2倍的EVLW就会影响气体弥散和肺的功能，出现肺水肿的症状与体征。研究表明EVLW增加与预后不良密切相关。

（4）反映心脏功能的指标：全心射血分数/心功能指数（GEF/CFI）、dP_{mx}。全心射血分数（GEF）来源于每搏输出量与舒张末期四个心腔容积及全心舒张末期容积（GEDV）的比率。心功能指数（CFI）：代表心输出量与全心舒张末期容积的比率。使用它们判断心功能需要结合容量状态及后负荷综合分析。dP_{mx}是$\triangle P/\triangle t_{max}$的缩写。这个参数表明在收缩期左心室压力上升的速度。它是左心室收缩力的近似值，受容量的影响相对较小，所以dP_{mx}也可以用于指导正性肌力和血管活性药物的临床应用。各指标的参考值见表5-3。

PiCCO放置的具体操作步骤、适应证与禁忌证以及并发症等见第二十八章相应内容。

表 5-3　PiCCO 血流动力学正常参考范围值

参数	正常范围	单位
热稀释测量		
心脏指数（CI）	3.5～5.0	L/（min·m²）
胸腔内血容积指数（ITBVI）	850～1000	ml/m²
全心舒张末期容积指数（GEDVI）	680～800	ml/m²
全心射血分数（GEF）	25～35	%
肺血管通透性指数（PVPI）	1.0～3.0	—
血管外肺水指数（EVLWI）	3.0～7.0	ml/kg
脉搏轮廓显示		
脉搏指示心脏指数（PCCI）	3.5～5.0	L/（min·m²）
心率（HR）	60～90	L/min
每搏输出量指数（SVI）	40～60	ml/m²
每搏输出量变异率（SVV）	≤10	%
脉压变异率（PPV）	≤10	%
动脉收缩压（APsys）	90～130	mmHg
动脉舒张压（APdia）	60～90	mmHg
平均动脉压（MAP）	70～90	mmHg
最大压力增加速度（dPmax）	1200～2000	mmHg/s
全身血管阻力指数（SVRI）	1200～2000	（dyn·s）/（cm²·m²）

五、微循环监测技术

1. 一般临床指标　休克状态下机体会首先收缩皮肤和胃肠道的小血管,使血液重分布到心、脑、肾等重要脏器以保证其灌注。此时末梢微循环灌注受影响,可能出现皮温降低、皮肤花斑、毛细血管再充盈时间(capillary refill time,CRT)延长[末梢血管床(如甲床)在压迫变白后恢复原有色泽所需时间超过 4.5 秒]、中心-外周温度梯度增加等表现。通过检查这些表现可以在一定程度上了解微循环情况。这些指标简单且容易获得,但缺乏良好的特异性及敏感性。如皮温容易受周围环境温度以及患者本身发热或动静脉血栓性疾病等的影响;皮肤花斑对于深色皮肤的人种评价困难;CRT 对于有末梢血管疾患如雷诺病、干燥综合征等的患者,则无法进行微循环灌注的判断等。

2. 实验室指标

(1)胃黏膜 pH(pHi):胃肠道在休克早期就受到影响而容易出现低灌注而使组织内 pH 值下降,所以 pHi 值可更早反映全身的灌注情况。检测方法是直接将微电极刺入胃黏膜进行测定,但因属于有创性检查,目前较少采用。pHi 也可以通过张力计测定法间接测定。向带套囊的胃管套囊里注射生理盐水或者气体,让组织和套囊内的 CO_2 充分弥散平衡后抽出生理盐水或气体,测定其中的 CO_2 分压,其值可替代胃黏膜组织中 CO_2 分压,从而计算得出 pHi。因其测定受胃肠营养、张力计放置位置、抑酸剂等的影响,难以在临床上推广。

(2)$PtcO_2/PtcCO_2$:皮肤是休克发生时循环改变最早的器官,器官功能障碍发生最早。在皮肤表面放置 Clark 电极,通过电极直接测量留存在皮肤组织内的 O_2 及 CO_2($PtcO_2/PtcCO_2$),可以部分地反映局部组织的灌注情况,研究显示出较好的临床前景,但目前尚未在临床上使用。

(3)混合静脉氧饱和度(SvO_2)和中心静脉氧饱和度($ScvO_2$):SvO_2 指肺动脉血氧饱和度,需用肺动脉导管测量;$ScvO_2$ 是指上腔静脉的血氧饱和度,可以通过中心静脉测量。二者在一定程度上反映了组织氧供与氧耗的平衡,是对组织氧供需平衡的总体评价。但是其受心脏输出量及组织氧摄取等的影响,并不一定能反映微循环情况。如低血容量休克时心输出量下降,氧供可能减少而摄取增加,SvO_2 及 $ScvO_2$ 降低;而脓毒症休克时氧供可能增加,即使在组织灌注不足的情况下也可因微循环分流变异及氧摄取障碍而表现为 SvO_2 及 $ScvO_2$ 升高。

(4)乳酸及乳酸清除率:乳酸是机体的代谢产物,是目前临床常用的评估微循环的指标之一。当组织缺氧、灌注不足时细胞发生无氧酵解产生乳酸导致血乳酸升高。但是临床上引起乳酸升高的因素较多,如应激与糖的有氧代谢过快,肝肾功能障碍、糖尿病乳酸酸中毒等均可引起其升高。所以临床常用乳酸清除率来反映微循环灌注的变化及治疗方案是否合适。乳酸清除率是指单位时间内减少的乳酸值占初始乳酸值的比例。一般认为 >20% 提示微循环灌注改善,治疗方案有效。

3. 光学指标　光学指标包括外周灌注指数(peripheral perfusion index,PPI)、近红外线光谱学(near-infrared spectroscopy,NIRS)、激光多普勒(laser doppler)、侧流暗视野成像技术(side stream dark field,SDF)等。SDF 是利用血细胞对偏振入射绿光产生消偏振散射和对正偏振光的成像特征,通过正交偏正光谱的成像在皮下能产生高清晰度和高分辨率的图像,能够在器官(脑、舌下、皮肤、甲床、结膜等器官)表面直接观察到微循环的情况。通过 SDF 软件对采集的图像进行分析,可半自动地检测血管并生成关于所分析图像中血管的长度/面积-直径分布及血液流速等参数。凡是存在或可能存在微循环障碍的患者,使用 SDF 可以在术中或床旁对脑、舌下、皮肤、甲床、结膜等器官的微循环血流进行观察和监测,从而用于指导患者的治疗。主要指标包括 TVD(总血管密度)、PVD(灌注血管密度)、PPV(灌注血管百分比)、MFI(微循环血流指数)、FHI[血流变异指数 =(最高流速 − 最低流速)/平均流速]、DBS 多巴赫血管密度、MFV(平均血流速率)等。临床试验中常以 SDF 作为微循环监测的金标准。

光学微循环监测虽然有较好的临床前景,但目前临床应用价值有限。临床上常以血浆乳酸水平及乳酸清除率等指标来反映微循环状况,但是也不应忽视一般指标的价值。

第四节　循 环 支 持

一、液体治疗

有效循环血量减少是休克的核心病理生理过程,恢复有效循环血量是治疗休克的首要任务。所以液体治疗非常重要,其根本目的是逆转组织器官低灌注及继发的器官功能障碍。

但无论是在感染、手术及创伤的打击下毛细血管通透性均明显增加，补充液体在恢复有效循环血量改善器官灌注的同时，也可能导致组织水肿。如果发生在一些重要部位会带来极其不利的影响，如肺水增加会降低氧合、增加肺不张或实变及肺部感染发生率、延长呼吸机带机时间。而切口、吻合口及胃肠道的水肿则有增加切口感染、吻合口漏、胃肠道功能及肠黏膜屏障功能障碍，细菌移位风险。因此液体治疗是一把双刃剑。临床医生在液体治疗中应遵循的原则是尽早维持有效循环血量并在改善组织灌注的同时减少过多的液体负荷，力求在两者之间寻找平衡，这就是合理的液体治疗。合理液体治疗的前提是判断患者的容量状态，即前负荷状态。对于容量不足的患者给予适当的液体，容量过负荷的患者限液利尿，避免液体不合理使用。

休克不同时期的病理生理特征不同，液体治疗的策略也可能不同。休克早期炎症反应激活，机体容量状态处于退潮期，有效循环血量减少，组织灌注严重不足；液体渗漏增加，组织水肿明显。此时需要充分液体复苏恢复有效循环血量，保证脏器灌注。如果病情能够好转，机体代偿性抗炎反应与炎症反应处于相对平衡状态，血管张力相对恢复，组织灌注恢复正常，机体容量状态处于涨潮期，此时需要设法将组织间蓄积的液体置换到血管内，并合用利尿措施以排出过多的容量，减轻第三间隙水肿。所以休克患者应使用早期充分液体复苏策略及晚期限制性液体复苏策略，即休克早期应需评估患者的容量状态和容量反应性，实施充分的液体复苏，改善有效循环血量不足和提高组织灌注，在液体复苏的过程中必须密切监测患者的组织灌注状况及对容量的耐受情况。在组织灌注改善后应控制液体摄入，促进超负荷容量的排出，改善患者氧合和肺损伤，缩短 ICU 住院时间。

用于液体治疗的液体分为晶体液和胶体液。常用等渗晶体液为：①平衡盐液，其电解质浓度、酸碱度、渗透压及缓冲碱均与细胞外液相近，是液体治疗时首选的等渗液。②生理盐水，大量输注会导致高钠血症和高氯性酸中毒等。晶体液扩容效应有限，扩容时间短，更易渗漏。

胶体溶液理论上有扩容效能强、扩容时间久、所需液体量少、肺和脑组织水肿轻等特点，但具有肾脏损害及凝血功能影响，并有过敏的风险。胶体分为天然胶体和人工胶体。天然胶体包括白蛋白、血浆、红细胞悬液、血小板、冷沉淀等。常用的天然胶体白蛋白具有扩容、提高血清白蛋白浓度和胶体渗透压、血液稀释及清除氧自由基等作用等；新鲜血浆主要用于补充失血或大量输血后引起的凝血因子缺乏和严重消耗性凝血因子障碍所导致的出血。常用人工胶体液为：①右旋糖酐，因其副作用显著，肾脏损害重，增加出血风险，现已少用。右旋糖酐根据分子量不同可分为高分子、中分子及低分子右旋糖酐。分子量越小，副作用越小，扩容效力也越小。临床上目前在使用低分子右旋糖酐，利用其影响凝血功能的特点改善血液黏滞度高的情况。②羟乙基淀粉，目前临床常用羟乙基淀粉（HES 130/0.4），半衰期较长，扩容效应显著，持续时间长。但是，大剂量输入可直接或间接损伤凝血功能，并可能对肾功能有一定影响，其用药剂量限制为 $50ml/(kg \cdot d)$。③琥珀酰明胶，因其分子量相对较小，对肾功及凝血的影响比羟乙基淀粉小，但其扩容效应及维持时间皆不如羟乙基淀粉，无每日用药剂量限制。

各种人工胶体的比较：①清除能力：琥珀酰明胶＞HES 130/0.4＞低分子右旋糖酐。②对肾功能的损害：低分子右旋糖酐＞HES 130/0.4＞琥珀酰明胶。③凝血功能影响：低分子右旋糖酐＞HES 130/0.4＞琥珀酰明胶。

二、血管活性药物应用

除了液体,血管活性药物也是循环治疗的重要组成部分。血管活性药物分为正性肌力药物、血管加压药物。前者以增加心肌收缩力及一定程度上增加心率来增加心脏输出作为主要作用;后者以收缩外周血管增加外周阻力为主要作用。临床医生面临很多可用的血管活性药物选择,但是不同的血管活性药物具有各自不同的特性,适用于不同的临床情况。如心脏输出量不足时,若前负荷充足,则需要使用正性肌力药物来增加心脏输出。如心脏输出足够的情况下血压仍低,特别是外周阻力下降的情况下需使用血管加压药物来提高血压。常用的血管活性药物将在第十二章"休克"中详细介绍。

三、循环监测与支持的策略

血流动力学治疗的根本目的是改善组织灌注和细胞缺氧。除了调整患者的血容量,还需使用血管活性药物保证心脏的输出和足够的灌注压力,同时还需提高微循环的灌流量。血管活性药物的使用应遵循一定的原则。对于存在容量不足的病人,补充容量是第一步。容量足够的前提下,需要判断是否存在心输出量不足。如果存在心功能障碍,则需使用正性肌力药物提高心输出量;如果心输出量达标,还需了解外周阻力是否有下降,应使用缩血管药物提高外周阻力以维持足够的灌注压。有了足够的血容量和灌注压以后大循环已经达标,还需关注微循环是否改善,否则应适当使用舒血管药物改善微循环状态,以最终改善组织灌注和细胞缺氧。上述措施都应该在客观指标的指导下进行,所以精确的循环监测尤为重要。任何监测指标都有其应用范围及缺陷。在使用中应认识到这一点。例如对前负荷的判断,应尽量使用动态指标来代替静态指标,且需用多个指标来核实某一判断。容量不足的病人并不是都能从补液中获益,所以当判断存在容量不足后下一步要做的就是容量反应性的判断,明确病人能在补液中获益才能开展补液。

选择监测手段应遵循分级监测的原则,并不是某一种设备比另一种好,而是各有其适用范围和优势。首先选择无创或微创的监测,由简单可靠到复杂精确。对于病情相对稳定或循环状况易于判断的病人,应尽量使用简单的监测手段,若病情加重或不能判断循环状况,则升级到更加可靠、精确甚至有创的监测。监测的第一目的是指导改善大循环,当大循环改善时,更需要微循环的指标来验证治疗方案的效果,并作出调整。

使用监测指标时也应注意其应用范围、意义和局限,并与其他指标协同并结合临床分析。以肺动脉漂浮导管的参数为例:PAWP 的参考值为 $6 \sim 12\text{mmHg}$,在正常范围之间,提示心室功能良好;若 PAWP$\leqslant 8\text{mmHg}$,并有低心输出量或有循环障碍征象时,提示有相对性血容量不足;当其增高达 20mmHg 以上时,提示左心功能异常,肺水肿风险增加。中心静脉压CVP 是反映右心室舒张末压力的指标,当两侧心腔状态一致(即正常心脏或慢性左右心衰)时,CVP 大致能反映 PAWP;但当肺栓塞或慢性阻塞性肺部疾病等情况导致右心室功能受损时,CVP 较 PAWP 为高,CVP 不能准确地反映心室充盈压的变化;相反,在左室功能不全时(如急性心肌梗死)PAWP 将比 CVP 更高。此时,CVP 在正常情况下,却可发生肺水肿。当补充容量后,PAWP 回升,心脏指数亦随之明显增高,说明心脏功能正常,而其心输出量的减低系由于有效血容量降低所致。若 PAWP 虽增高至 $15 \sim 18\text{mmHg}$,而心脏指数仍无明显增加或反而更减低时,则提示由于心脏本身的改变及(或)后负荷增高所致。此时,若 PAWP再增高,则会加重心衰或甚而引起肺水肿,故应暂停或减慢输液。

所以,监测只是手段,是为了弄清病人到底出现了什么样的血流动力学及微循环改变,通过结合临床分析而形成支持方案。在推进治疗的过程中,也要通过监测来评价目前方案的正确性及效果,同时监控治疗的风险,如补液导致的肺水肿、心衰等。同时,通过监测来控制治疗的力度,避免"过犹不及",加重液体蓄积而影响预后。

(尹万红)

第六章

呼吸功能监测

第一节 气体交换功能监测

气体交换也称为呼吸,是指人和高等动物的机体同外界环境进行气体(主要为氧和二氧化碳)交换的整个过程。气体交换功能监测主要检测通气指标和换气指标。

一、通气指标

1. 潮气量 平静呼吸时,每次吸入或呼出的气体量为潮气量。正常成年人为 400 ~ 600ml,一般以 500ml 计算。

2. 残气量 补呼气后尚存留于肺内不能再呼出的气体量为残气量。正常成年人残气量为 1000 ~ 1500ml。

3. 功能残气量 平静呼气末尚存留于肺内的气体量,称为功能残气量(functional residual capacity,FRC)。FRC = RV + ERV。

4. 肺活量(vital capacity) 用尽力吸气后,从肺内所能呼出的最大气体量为肺活量。V_C = TV + IRV + ERV。正常成年男性平均约 3500ml,女性约 2500ml。

5. 用力肺活量(FVC) 是指一次最大吸气后,尽力尽快呼气所能呼出的最大气体量。

6. 肺总量 肺所能容纳的最大气体量为肺总量(total lung capacity,TLC)。成年男性平均为 5000ml,女性约为 3500ml。

7. 静息通气量 平静呼吸时每分钟吸入或呼出的气量称为 V_E。V_E 正常为 3 ~ 10L,<3L 为通气不足,>10L 为过度通气。V_E 的增加或减少与基础代谢有密切关系,且受肺功能的影响。

8. 解剖无效腔 每次吸入的气体,一部分将留在鼻或口与终末细支气管之间的呼吸道内,这部分气体不参与肺泡与血液的气体交换,因此将这部分呼吸道的容积称为解剖无效腔。

9. 肺泡无效腔 进入肺泡的气体也可因血流在肺内分布不均而有一部分未能与血液进行气体交换,称为肺泡无效腔。

10. 生理无效腔 肺泡无效腔和解剖无效腔一起称为生理无效腔。V_D/V_T 反映通气效率高低。正常值为 0.3。比值越高,无效腔效应越大,肺通气效率越低。

11. 肺泡通气量 指安静状态下,每分钟吸入肺泡参与气体交换的有效通气量。V_A = $(V_T - VD) \times RR$ 或 $V_A = V_E \times (1 - V_D/V_T)$

二、换气指标

O_2 与 CO_2 在肺泡与肺毛细血管血液间进行气体交换的过程即肺的换气功能,包括肺泡内气体的弥散(气相)、气体通过肺泡毛细血管膜的弥散(膜相)及气体与血红蛋白的结合

(血相)等过程。反映换气的指标包括肺弥散量、通气血流比值等。

1. 肺弥散量(D_LCO) D_LCO(实测值/预测值)<80%提示有弥散功能障碍，D_LCO与弥散膜厚度、肺弥散面积、V/Q、气体分布及血红蛋白等因素有关。弥散膜厚度与气体弥散速度呈反比，膜增厚造成弥散距离增加，弥散量下降。肺弥散面积为50～100m^2，由于肺有很强大的储备功能，只有当肺组织遭受相当广泛损害时，才会引起弥散量下降。此外，气体分布不均、血红蛋白浓度减少也可造成弥散量下降。贫血时血红蛋白每下降1g，D_LCO下降7%。弥散量随年龄的增加而减少，相同年龄组，男性弥散量>女性。弥散量与身高呈正相关，卧位>坐位>立位。运动时弥散量增加。胸腔压力，主要见于正压通气时，静脉回流受阻，肺血流量减少，肺弥散量降低。居住高原者较平原同龄人高。

2. 通气血流比值 每分钟进入肺泡的新鲜空气量(通气量)与肺毛细血管血流量之比。正常肺泡通气量为4L/min，肺血流量为5L/min，故通气/血流比值为0.8。V/Q>0.8时，肺血流量减少，肺泡死腔增大，造成无效腔效应，常见于肺气肿、肺血管栓塞患者；V/Q<0.8时，发生功能性动-静脉短路，引起分流样效应，常见于肺不张、肺水肿、ARDS、肺实变等。V/Q失调轻，说明肺组织损伤程度较轻，范围较小，一般低浓度氧疗即可；V/Q失调重，说明损伤程度较重，范围较大，需高浓度氧疗，甚至机械通气治疗。

3. 弥散功能障碍极少单独存在，常同时伴随通气血流比例失调。

三、血气分析

血气分析是指测定血液中存在的进行气体交换的O_2和CO_2，以及测定与酸碱平衡指标有关的参数，并通过分析了解判断机体的通气和换气功能，以及机体酸碱平衡的情况。血气分析常用指标：血氧分压(PO_2)、血氧饱和度(SO_2)、血CO_2分压(PCO_2)、碳酸氢盐、血液酸碱度(pH)、阴离子隙(AG)

1. 血氧分压 PO_2是指血液中物理溶解的氧分子所产生的分压力。动脉血氧分压(PaO_2)正常值是10.6～13.3kPa(80～100mmHg)。PaO_2是反映外呼吸状况的指标，它反映了肺毛细血管血的摄氧情况，PaO_2<60mmHg为呼吸衰竭的诊断标准。

氧合指数=PaO_2(mmHg)/FiO_2

正常人为400～500，ARDS患者<300

2. 血氧饱和度(SO_2)：SO_2=Hb氧含量/氧容量=HbO_2/总Hb，动脉血氧饱和度(SaO_2)正常值为95%～98%。PaO_2为100mmHg，$SaO_2$98%，PaO_2为60mmHg，$SaO_2$90%，PaO_2为40mmHg，$SaO_2$75%。

3. 血CO_2分压(PCO_2) PCO_2是指血液中物理溶解的CO_2分子所产生的分压力，动脉血CO_2分压($PaCO_2$)是反映肺泡通气的重要指标。$PaCO_2$的正常值为35～45mmHg，降低为呼吸性碱中毒(以下简称呼碱)或代谢性酸中毒(以下简称代酸)的代偿反应，增高为呼酸或代碱的代偿反应。II型呼吸衰竭时，$PaCO_2$高于50mmHg。肺性脑病时常超过70mmHg。

4. 碳酸氢盐 实际碳酸氢盐(AB，HCO_3^-)是人体血浆中HCO_3^-的实际含量，正常值为22～27mmol/L。HCO_3^-增高为代谢性碱中毒(以下简称代碱)或呼吸性酸中毒(以下简称呼酸)的代偿反应，降低为代酸或呼碱的代偿反应。

5. 血液酸碱度(pH) pH为血液内氢离子浓度的负对数。正常值是7.35～7.45，平均7.40。pH取决于血液中碳酸氢盐缓冲对(HCO_3^-/H_2CO_3)，其中HCO_3^-由肾脏调节，H_2CO_3由肺调节。

pH < 7.35 为失代偿性酸中毒, pH > 7.45 为失代偿性碱中毒。

6. 阴离子隙(AG)　　AG 是指血清中可测定的阳离子与阴离子总量之差, $AG = Na^+ - (Cl^- + HCO_3^-)$ 可测定的阴离子为 Cl^- 和 HCO_3^- 未测定阴离子(UA)为 OA、Pr、HPO_4^{2-}、SO_4^{2-}。可测定的阳离子为 Na^+, 未测定阳离子(UC)为 K^+、Ca^{2+}、Mg^{2+}。

$$Na^+ + UC = (Cl^- + HCO_3^-) + UA$$

$$Na^+ - (Cl^- + HCO_3^-) = UA - UC = AG$$

AG 增高主要表明有机酸等未测定阴离子的增加, 即表明代酸的存在。AG 正常值为 (14 ± 4)mmol/L, 当 AG > 18mmol/L 时提示高 AG 代酸的可能。

四、血气测定结果的分析与判断

(一) 对呼吸功能障碍的判定

1. 通气功能障碍

$$\triangle PaCO_2 \uparrow \approx \triangle PaO_2 \downarrow (\pm 5mmHg)$$

$$\triangle PaCO_2 \uparrow (mmHg) = PaCO_2 - 40$$

$$\triangle PaO_2 \downarrow (mmHg) = 90 - PaO_2$$

2. 换气功能障碍　PaO_2 降低, $PaCO_2$ 正常或降低。

3. 通气与换气功能障碍并存

$$\triangle PaO_2 \downarrow > \triangle PaCO_2 \uparrow (+5mmHg)$$

(二) 呼吸衰竭类型的判定

1. Ⅰ型呼吸衰竭　$PaO_2 < 8kPa$, $PaCO_2$ 降低或正常。

2. Ⅱ型呼吸衰竭　$PaO_2 < 8kPa$, $PaCO_2 > 6.67kPa$。

氧疗后的Ⅱ型呼衰: $PaO_2 > 8kPa$, $PaCO_2 > 6.67kPa$。

(三) 判定氧离曲线有无偏移

应用 SaO_2 偏移度判断氧离曲线的左移和右移。

(四) 酸碱失衡的判定

1. 呼吸性酸中毒　由于肺泡通气不足, 导致体内 CO_2 潴留, 使 $PaCO_2$ 原发性升高者称为呼酸。

(1) 慢性呼酸预计代偿公式

$$HCO_3^- = 24 + 0.35 \times [PaCO_2(mmHg) - 40] \pm 5.58$$

$$= 2.63 \times PaCO_2(kPa) + 10 \pm 5.58$$

达到最大代偿所需时间为 3~5 天, 代偿极限为　HCO_3^- 42~45mmol/L。

(2) 血气分析的特点

1) $PaCO_2$ 原发性升高, > 6.0kPa。

2) HCO_3^- 代偿性升高, > 24mmol/L, 其升高范围见代偿公式, 而不超过 45mmol/L(急性呼衰的代偿极限为 HCO_3^- 30mmol/L)。

3) pH < 7.40。

(3) 血电解质: Cl^- 降低, K^+ 正常或升高。

(4) 治疗: 改善通气, 排出过多的 CO_2。严重呼酸致 pH < 7.20 时, 可补给少量 5% 碳酸氢钠, 每次 40~80ml 静滴。

2. 呼吸性碱中毒　由于肺泡通气过度,排出 CO_2 过多,使 $PaCO_2$ 原发性降低者称为呼碱。

(1)急性呼碱预计代偿公式

$$HCO_3^- = 24 - 0.2 \times [40 - PaCO_2(mmHg)] \pm 2.8$$
$$= 1.5 \times PaCO_2(kPa) + 16 \pm 2.5$$

代偿极限为 HCO_3^- 18mmol/L。

(2)慢性呼碱预计代偿公式

$$HCO_3^- = 24 - 0.5 \times [4 - PaCO_2(mmHg)] \pm 2.5$$
$$= 3.75 \times PaCO_2(kPa) + 4 \pm 2.5$$

达到最大代偿所需的时间为 3~5 天,代偿极限为 HCO_3^- 12~15mmol/L。

(3)血气分析的特点

1)$PaCO_2$ 原发性降低,<4.67kPa。

2)HCO_3^- 代偿性降低,<24mmol/L,其降低范围见代偿公式,慢性呼碱不低于 12mmol/L,急性呼碱不低于 18mmol/L。

3)pH >7.40。

(4)血电解质改变:K^+、Ca^{2+} 降低。

(5)治疗:针对引起通气过度的病因治疗,病情严重者可使用含5% CO_2 的氧气吸入。

3. 代谢性酸中毒　由于非挥发性酸产生过多,酸排出障碍,体内失碱过多,使血浆 HCO_3^- 原发性减少者称为代酸。

(1)分型:高 AG 代酸的特点为 AG 升高,HCO_3^- 降低,CL^- 正常,且 $\triangle AG \uparrow = \triangle HCO_3^- \downarrow$;高氯型代酸的特点为 Cl^- 升高,HCO_3^- 降低,AG 正常,且 $\triangle Cl^- \uparrow = \triangle HCO_3^- \downarrow$。

(2)代酸预计代偿公式

$$PaCO_2(mmHg) = 1.5 \times HCO_3^- + 8 \pm 2$$
$$PaCO_2(kPa) = 0.2 \times HCO_3^- + 1.07 \pm 0.27$$

(3)血气分析的特点

1)HCO_3^- 原发性降低,<22mmol/L。

2)$PaCO_2$ 代偿性降低,<5.33kPa,其降低范围见代偿公式,而不低于 1.33kPa。

3)pH <7.40。

4)AG >18mmol/L(Cl^- 正常)或正常(Cl^- 升高)。

(4)血电解质改变:K^+ 常增高,Cl^- 正常或增高。

(5)治疗:碳酸氢钠可直接提供 HCO_3^-,$HCO_3^- + H + \rightarrow H_2CO_3 \rightarrow H_2O + CO_2$,$CO_2$ 由肺排出。由于大部分 HCO_3^- 在细胞外液(占体重的 20%),并已知5% 碳酸氢钠 1.66ml = 1mmol。因此补碱量计算公式为

$$5\% NaHCO_3(ml) = (24 - 实测 HCO_3^-) \times 体重(kg) \times 0.2 \times 1.66$$

4. 代谢性碱中毒　由于体液 H^+ 丢失过多或 HCO_3^- 含量增加,引起血浆 HCO_3^- 原发性升高称为代碱。

(1)代碱预计公式

$$PaCO_2(mmHg) = 40 + 0.9 \times (HCO_3^- - 24) \pm 5$$
$$PaCO_2(kPa) = 0.12 \times HCO_3^- + 2.45 \pm 0.67$$

达到最大代偿所需的时间为 2 ~ 24 小时,代偿极限为 $PaCO_2 = 7.33kPa(55mmHg)$。

(2)血气分析的特点

1)HCO_3^- 原发性升高,>27mmol/L。

2)$PaCO_2$ 代偿性升高,>5.33kPa,其升高范围见代偿公式,但不超过 7.33kPa。

3)pH >7.40。

(3)血电解质改变:K^+、Cl^-、Ca^{2+} 均降低。

(4)治疗:用氯化钾可纠正低钾、低氯和代碱,补 K^+ 使尿 K^+ 排出增加,同时 H^+ 排出减少;补 Cl^- 使肾脏排出 HCO_3^- 增加。由于大部分 K^+ 在细胞内液(占体重的 40%),并已知 1g 氯化钾含 K^+ 13.3mmol,因此补给量为:

$$KCl(g) = (4.5 - 实测血 K^+) \times 体重(kg) \times 0.4/13.3$$

除补充 K^+ 缺乏量外,尚应补充每日生理需要量(氯化钾约 3g)。除静脉补充氯化钾外,还可口服氯化钾每日 3 ~ 6g。对碱中毒合并低钙血症者可给予氯化钙,每日 2 ~ 3g。合并低钠血症者可用 3% ~ 5% 氯化钠,每次 100 ~ 200ml 静脉滴注。盐酸精氨酸一般用于严重代谢性碱中毒,每一克可补充 H^+ 及 Cl^- 各 4.8mmol,能有效地纠正代酸,补给量为:

$$盐酸精氨酸(克) = (实测 HCO_3^- - 24) \times 体重(kg) \times 0.2/4.8$$

5. 呼酸合并代碱

(1)呼酸 + 代碱(以呼酸为主):呼酸复合不适当升高的 HCO_3^-,或代碱复合不适当升高的 $PaCO_2$,均为呼酸合并代碱。

血气分析特点为:

1)$PaCO_2$ >6.0kPa,提示呼酸。

2)$HCO_3^- > 2.63 \times PaCO_2(kPa) + 10 + 5.58$(呼酸代偿上限);或 $HCO_3^- > 45mmol/L$,提示代碱。

3)pH <7.40。

(2)代碱 + 呼酸(以代碱为主)

血气分析特点为:

1)$HCO_3^- > 27mmol/L$,提示代碱。

2)$PaCO_2(kPa) > 0.12 \times HCO_3^- + 2.45 + 0.67$(代碱代偿上限),或 $PaCO_2 > 7.33kPa$,提示呼酸。

3)pH >7.40。

6. 呼酸合并代酸　呼酸复合 HCO_3^- 降低,或代酸复合 $PaCO_2$ 升高,均为呼酸合并代酸。

(1)呼酸 + 代酸(以呼酸为主)

血气分析特点为:

1)$PaCO_2$ >6kPa,提示呼酸。

2)$HCO_3^- < 2.63 \times PaCO_2(kPa) + 10 - 5.58$(代酸代偿下限),或 $HCO_3^- < 24mmol/L$,提示代酸。

3)pH 明显降低,常在 7.20 左右。

(2)代酸 + 呼酸(以代酸为主)

血气分析特点为:

1)$HCO_3^- < 22mmol/L$,提示代酸。

2)$PaCO_2(kPa) > 0.2 \times HCO_3^- + 1.07 + 0.27$(代酸代偿上限),或 $PaCO_2 > 5.33kPa$,提示

呼酸。

3）pH 明显降低,常在 7.20 左右。

此外,若血气分析显示为 pH < 7.35,$PaCO_2$ > 5.33kPa,HCO_3^- < 24mmol/L,亦为呼酸合并代酸。

7. 呼碱合并代碱　呼碱复合 HCO_3^- 增高,或代碱复合 $PaCO_2$ 降低,均为呼碱合并代碱。

（1）呼碱 + 代碱（以呼碱为主）

血气分析特点为:

1）$PaCO_2$ < 4.67kPa,提示呼碱。

2）HCO_3^- > 3.75 × $PaCO_2$(kPa) + 4 + 2.5(代碱代偿上限),或 HCO_3^- > 24mmol/L,提示代碱。

3）pH 明显增高。

（2）代碱 + 呼碱（以代碱为主）

血气分析特点为:

1）HCO_3^- > 27mmol/L,提示代碱。

2）$PaCO_2$(kPa) < 0.12 × HCO_3^- + 2.45 − 0.67(代碱代偿下限),或 $PaCO_2$ < 5.33kPa,提示呼碱。

3）pH 明显增高。

8. 代酸合并代碱

血气分析特点为:

（1）AG > 18mmol/L,提示高 AG 代酸。

（2）潜在 HCO_3^-（等于实测 HCO_3^- + △AG）> 27mmol/L,提示代碱。

（3）$PaCO_2$ 和 pH 可正常、降低,或升高。

第二节　肺和胸廓机械动力学监测

一、呼吸运动相关的压力指标

呼吸运动必须克服呼吸系统的阻力,在呼吸运动过程中胸膜腔、肺泡及呼吸道的压力发生周期性变化,从肺泡到气道、口腔、鼻腔等处存在压力差(△P),△P 成为肺通气的驱动力。各种压力指标的特定部位如图 6-1 所示。

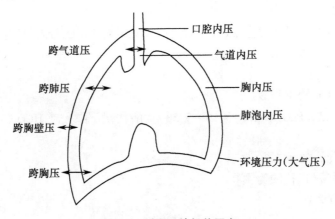

图 6-1　呼吸系统相关压力

1. 胸内压 即胸膜腔内压。平静呼吸时,胸膜腔内的压力始终为负值,吸气末为 $-10 \sim -5mmHg$,呼气末为 $-5 \sim -3mmHg$。胸内压直接受呼吸肌活动的影响,吸气时负压增加,呼气时减少。胸内负压使壁薄的腔静脉和胸导管被动扩张,有助于静脉血和淋巴的回流。胸内压常用测定食管内压的方法来测得。

2. 肺泡内压 肺泡内压取决于胸膜腔内压与肺的弹性回缩压之差。呼吸过程中,气体之所以能进出肺泡,是因为肺泡内压与大气压存在一定的差值,气流从压力高处流向压力低处。吸气初,胸膜腔负压增加,超过肺的弹性回缩压,肺泡内压低于大气压,气体进入肺内,吸气末肺泡压等于大气压,气流停止。呼气初,胸膜腔负压减少而低于肺的弹性回缩压,产生呼气,呼气末肺泡内压等于大气压,呼气气流停止。

3. 气道内压 即在呼吸过程中气道内的压力,气道内任意两点间的压力差,取决于其间气道阻力的大小、气流速度及其型态(层流或湍流)。在吸气或呼气末,气流停止时,从肺泡到各级气道、口鼻腔等处压力相等。吸气时,从口、鼻腔到肺泡的压力递减,呼气时则递增。

4. 跨肺压(P_L) 是肺泡内外的压力之差,等于肺泡内压与胸膜腔内压之间的差值,是肺扩张或回缩的压力。跨肺压的大小主要与肺顺应性和肺容积有关。通常采用食管囊管法检测食管内压力来反映胸膜腔内压,即跨肺压 = 肺泡内压 − 食管压。静态下 P_L 反映肺的弹性回缩力,动态时还包括气道阻力(R_{AW})。所以检测肺的弹性回缩力时,应该在气流停止时测定 P_L。

5. 跨胸壁压(P_W) 是指胸膜腔内压(P_{pl})与大气压力(P_b)的差值,即 $P_W = P_{pl} - P_b$,是胸廓扩张或收缩的驱动压力,其大小取决于胸廓的顺应性和胸廓容量。以 P_b 为参照零点,$P_W = P_{pl}$。由于呼吸肌肉直接附着并作用于胸壁,呼吸肌活动会直接导致胸廓的运动,从而影响 PW 的测定。因此,只有在呼吸肌肉完全放松和气道阻断的条件下,P_{pl} 才能反映 P_W。

6. 跨胸压(P_{rs}) 是肺泡内压力与胸廓外大气压力之差值,是胸廓和肺的扩张或回缩的驱动总压力,在呼吸运动过程中,是克服胸肺阻力所需的压力,为跨肺压(P_L)和跨胸壁压(PW)的总和:$P_{rs} = P_L + P_W$。

7. 跨气道压 气道壁内、外压力之差,静息状态下,肺间质负压与胸腔负压相同,胸腔内气道的跨气道压等于胸膜腔内压与气道内压之差,是小气道陷闭的关键影响因素。机械通气时,可通过增加呼气末压力的方法来增加呼气时的气道内压,减少跨气道压,防止气道陷闭。

二、机械通气时的气道压力监测

机械通气时的气道压(P_{aw})是指在机械通气正压通气过程中,呼吸机压力感受器在呼吸回路近病人端或呼出端监测呼吸过程的压力动态变化,主要包括气道峰压(P_{peak})、平台压(P_{plat})、平均气道压(P_{mean})、呼气末正压(PEEP)和内源性呼气末正压($PEEP_i$)等指标来描述 Paw 的特征。

1. 气道峰压(P_{peak}) 呼吸周期中压力传感器检测的最大气道压力。用于克服胸肺黏滞阻力和弹性阻力。主要受气道阻力、肺顺应性、吸气流速、潮气量和 PEEP 的影响,是临床设置高压报警的依据,一般将报警限设置在实际气道峰压之上的 $5 \sim 10cmH_2O$,上限不超过 $40cmH_2O$ 为宜。气道峰压过高的潜在危害取决于其升高的原因,因此气道峰压过高时,应该努力去分析这些原因。多数意见认为,气道阻力增加的危害性低于顺应性降低的危害,因为与气道阻力有关的压力不能直接作用于肺泡。因此气道峰压与气压伤有关,但不是最密切。

2. 平台压(P_{plat}) 吸气末,气流停止和肺泡内气体均匀分布后的肺泡内压力,用于克服胸肺弹性阻力,其大小主要受潮气量、胸肺顺应性和 PEEP 的影响。机械通气时吸气屏气末,压力传感器监测的气道压力可能大于肺泡内的压力,如果屏气时间足够长,吸入气体在肺内有足够的平衡时间,可近似代表肺泡内压力的大小,因而平台压与肺损伤的关系较气道峰压更为密切。当平台压达到 $35cmH_2O$ 时,肺容量相当于正常肺总量(TCL)的位置,此时再增加肺内压或潮气量,将大大增加发生气压伤的风险,所以存在自主呼吸的机械通气患者,平台压力一般不超过 $30cmH_2O$,没有自主呼吸或自主呼吸很微弱的患者,须限制平台压不超过 $35cmH_2O$。

3. 平均气道压(P_{mean}) 整个呼吸周期气道压力的平均值。P_{mean} 的大小决定了正压通气对心血管系统的影响。通常认为平均气道压在 $7cmH_2O$ 以上即可引起血流动力学变化。患者的肺顺应性越高,则对循环系统的影响就越大。对存在血容量不足和(或)心室功能不全的患者,机械通气对循环功能的抑制作用更为明显。

4. 内源性呼气末正压($PEEP_i$) 正常肺呼气末肺组织恢复至正常功能残气量(FRC),肺的弹性回缩力和胸廓的弹性扩张力处于平衡状态,呼气气流降为零,肺泡内压等于大气压。如果呼气末肺组织不能恢复至正常功能残气量(FRC)时,肺组织的弹性回缩力将大于胸廓的弹性扩张力,呼气末仍可能存在呼气气流,肺泡内压力高于大气压,这与 MV 时施加的外源性呼气末正压(PEEP)导致的肺泡内压升高不同,称为内源性 PEEP(PEEPi)。内源性 PEEP 主要由气道阻塞、气道陷闭、呼气时间太短、胸肺弹性降低、呼气用力、等压点上移和呼出气流受限等因素引起。

三、呼吸系统的阻力

呼吸系统的阻力按存在部位不同分为气道阻力、肺阻力及胸廓阻力(肺及胸廓的阻力通过顺应性的检测来反应),三者之和为呼吸阻力。按阻力的物理特性不同,可分为弹性阻力、黏性阻力和惯性阻力。

(一)弹性阻力和顺应性

1. 定义 顺应性(compliance,C)是弹性阻(elastance,E)的倒数。呼吸系统顺应性是指呼吸系统中不同区域的弹性属性,是单位压力改变($\triangle P$)时所产生的肺容积变化($\triangle V$),由胸廓和肺组织弹性组成,是表示胸廓和肺扩张程度的一个指标,反映潮气量和吸气压力的关系($\triangle V/\triangle P$),通常包括肺顺应性、胸壁顺应性和胸肺总顺应性。根据其检测方法的不同,顺应性又分为动态顺应性和静态顺应性,胸肺静态顺应性与动态顺应性是机械通气时最常用于检测肺容积-压力关系的两个参数。

2. 呼吸系统顺应性相关指标

(1)肺顺应性(C_{CL}):肺顺应性(C_{CL})=肺容积改变($\triangle V$)/跨肺压($\triangle PL$)。机械通气时,肺顺应性(C_{CL})是指在潮气容积呼吸时肺泡内压与胸膜腔内压差值的变化,平台压代表肺泡压,食管压代表胸膜腔内压,即 $C_{lung} = V_T/(P_{plateau} - P_{eso})$。患者存在自主呼吸或自主呼吸消失时均可测定肺顺应性,但由于需测定食管压,所以临床应用受到限制。

(2)胸壁顺应性(C_{cw}):是指在潮气容积呼吸情况下胸内压的变化,公式为胸壁顺应性(C_{cw})=肺容积改变($\triangle V$)/经胸壁压($\triangle PW$)。影响胸壁顺应性的因素有:胸壁呼吸肌张力、胸壁稳定性和胸壁弹性情况。C_{cw} 的正常值为 $200ml/cmH_2O$ 或 4% VC/cmH_2O。机械通气时通常测定胸壁顺应性(C_{cw})是需测定食管压(Pesc)来估计胸内压,是指在潮气容积呼吸情况下胸内压的变化,公式为 $C_{cw} = V_T/P_{eso}$。

机械通气时为了准确计算 C_{cw},患者应处于呼吸肌完全放松的状态,对有自主呼吸者必须使用镇静剂或肌肉松弛剂,故有一定的危险性;而食管压的测定是有创性操作,因此在机械通气情况下测定 C_{cw} 比较困难。

(3)呼吸系统顺应性(C_{rs}):呼吸系统顺应性(C_{rs}) =肺容积变化 $\triangle V$/跨胸压,呼吸系统顺应性是胸壁顺应性和肺顺应性的总和,呼吸系统的弹性回缩力是肺弹性回缩力和胸廓弹性回缩力的总和,跨胸压 = 跨肺压 + 跨胸壁压。

(4)呼吸系统静态顺应性(C_{stat}):C_{stat} 是指在呼吸周期中,气道阻断,气流量为零时单位压力变化时肺容积的变化,反映胸肺弹性阻力的变化。

(5)呼吸系统动态顺应性(C_{dyn}):C_{dyn} 是指在呼吸周期中,不阻断气道气流的条件下,单位压力变化时肺容积的变化,即通过在吸气末和呼气末的压力和容量变化而测得的顺应性。不仅受胸肺弹性阻力的影响,也受气道阻力变化的影响。

3. 呼吸系统顺应性监测方法

(1)大注射器法:需在镇静或麻醉、使呼吸肌肉完全放松的状态下进行。首先,通过几次呼吸机的大潮气量达到吸气极限,充分开放肺单位和提供足够的肺泡内氧储备。然后脱离呼吸机,在呼气末用大注射器(1.5 ~2.0L)连接气管导管。每次注气 50 ~200ml,间隔 2 ~3 秒使气道压力平衡后,再重复注气,总注气量为 1.7L 或接近肺总量位或气道压力达到 40 ~50cmH$_2$O。然后以同样的方法抽气,直到气道压力为大气压。这个过程大约为 60 ~90 秒,重复三次,取平均值。同时记录每次注气的 P_{aw}、P_{pl} 和注气量,将每次注气累计总量(y 轴)分别与相应的气道压、经肺压和经胸壁压(x 轴)作图,计算其斜率就是呼吸系统、肺和胸壁的静态顺应性。

(2)机械通气时呼吸系统顺应性监测方法:机械通气时一般测定呼吸系统的总顺应性,分为静态顺应性(C_s)和动态顺应性(C_{dyn})两种。前者是气流消失后单位压力变化时潮气量的变化,反映胸肺弹性阻力的变化;后者是在气道气流存在时,单位压力变化时潮气量的变化,不仅受胸肺弹性阻力的影响,也受气道阻力变化的影响。一般采用容量控制模式(VCV)、方型流量波,完全抑制自主呼吸或控制通气,缓慢的机械呼吸频率(RR≤4 ~6 次/分)条件下测定,需保障吸气屏气时间至少为 0.5 秒,按下吸气暂停键,即可测定,其压力-时间曲线如图 6-2 所示。

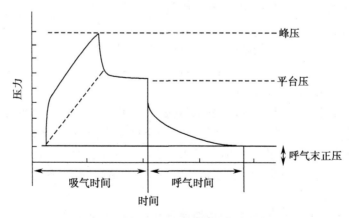

图 6-2　VCV 和恒定流速时的压力-时间曲线

(3)呼吸系统静态顺应性(C_{st})公式为：$C_{st} = V_T/(P_{plateau} - PEEP_{total})$

(4)呼吸系统动态顺应性(C_{dyn})公式为：$C_{dyn} = V_T/(PIP - PEEP_{total})$

计算呼吸系统顺应性时，呼气末肺泡内压力必须是呼气末肺泡内的真实压力，是 PEEP 和 $PEEP_i$ 的综合反应，即 $PEEP_{total}$，可通过呼气末阻塞呼气口的方法测定。由于 $PEEP_i$ 的广泛存在和 PEEP 的应用，$PEEP_{total}$ 常高于 PEEP 或 $PEEP_i$。C_{st} 正常值一般为 $60 \sim 100ml/cmH_2O$，通常在送气流速为（$50 \sim 80L/min$）情况下，C_{dyn} 较 C_{st} 低 10% ~ 20%。

大部分呼吸机监测呼吸系统顺应性时，潮气量一般采用实际监测（或设定）的潮气量或呼出潮气量，呼气末肺泡内压采用 PEEP，这是粗略计算顺应性，与真实数据有一定差距，但可监测动态变化。机械通气时 C_{dyn} 可连续监测，但其动态趋势更有助于了解黏性阻力和弹性阻力的变化。C_{st} 与 C_{dyn} 的差值反映了呼吸系统流速阻力的关系。

4. 顺应性监测临床的意义

(1)协助判断病理生理的变化：呼吸系统静态顺应性的降低可以反映肺实质和胸膜腔病变，以及腹腔压力和胸廓顺应性的变化；动态顺应性/静态顺应性比值的降低提示气道阻塞性病变或吸气流量过大。

(2)指导合理应用 PEEP 和潮气量：ARDS 患者的静态压力-容积曲线通常呈 S 形。在低肺容量位，小气道和肺泡倾向于陷闭，打开陷闭气道和肺泡所需的压力高，顺应性低。曲线的中段，陷闭肺泡开放，肺的顺应性增加。高肺容量位，肺泡倾向于过度膨胀，顺应性下降。S 形的曲线特点形成上下两个拐点。按照一般原则，建议将 PEEP 水平设定在稍高于低位拐点，而吸气末肺容量低于高位拐点。

(3)判断病情严重程度和治疗效果：顺应性的变化是判断病情严重程度和治疗效果判断的重要指标之一。

(4)小气道阻塞的早期诊断：如果频率依赖性顺应性(C_{dyn}/C_{stat})低于 0.8 提示小气道阻力的增加，是反映早期气道阻塞的敏感指标。

(二)非弹性阻力

1. 定义　在多数情况下，气道阻力是呼吸系统非弹性阻力的最主要的组成部分，从物理性质来看，特指呼吸系统的黏性阻力。气道阻力是指呼吸时气流在气道内流动时产生的黏性阻力，气流经呼吸道与气道内壁之间发生摩擦造成的。呼吸过程中，只有层流时，根据泊啸叶流体力学定律：$R = 8\eta L/\pi r^4$，其中 η 为黏滞系数，L 为管道长度，r 为管道的半径，R 为阻力；只有湍流时，根据范宁方程：$R = 8\eta L/\pi^2 r^5$。

2. 气道阻力指标

(1)气道阻力(R_{aw})：R_{aw} 是指呼吸时气流在气道内流动时所产生的阻力，单位流速所需消耗的压力差。即 $Resistance = \triangle Pressure/Flow = (P_{ao} - P_{alv})/Flow$。$P_{ao}$ 为气道开口压，P_{alv} 为肺泡内压，R_{aw} 的标准单位为 $cmH_2O/(ml \cdot s)$。

(2)机械通气的总阻力(R_{tot})：在机械通气过程中，机械通气时的总阻力(R_{tot})等于气管插管的阻力(R_{tube})与呼吸系统的气道阻力(R_{aw})之和，即 $R_{tot} = R_{aw} + R_{tube}$。

3. 呼吸阻力监测方法　由于检测气道开口压(P_{ao})和流速（F）较容易，测定肺泡内压(P_{alv})是气道阻力(R_{aw})检测的关键。测定的方法有：气道阻断法、食管压监测法，机械通气时气道阻力监测方法。

(1)气道阻断法：在呼吸过程中，应用快速开闭的阀门，使气道突然关闭和开放。当气道阻断的瞬间，流量为零时，肺泡压与气道开口压达到平衡，可以检测 P_{ao} 来代表 P_{alv}。测定关闭时瞬间(0.1秒)的压力(反映P_{alv})与关闭前或刚开放瞬间(0.1秒)的流量的比值计算出R_{aw}。此检查方法虽然简便,但要求阻断阀门的反应足够快,阻断后的瞬间受试者的呼吸形式没有改变,否则结果会有明显的偏差。由于实际检查过程中难以保证阻断前后患者呼吸形式和呼吸肌肉用力程度保持一致,结果的重复性和可靠性较差。

(2)食管压监测法:通过食管囊管法测定胸膜腔压(P_{eso}),驱动压力:$P = P_{ao} - P_{eso}$。

当有呼吸气流时,P包含肺的弹性回缩力和气道阻力;当气流为零时,P反映肺的弹性回缩力;通过P_L的检测,减去反映弹性回缩力部分,可以计算出用于克服气道阻力的压力消耗。自主呼吸时,P_{ao}为大气压,驱动压P等于P_{eso}的绝对值,同步检测流量、容量和食管压,在P_{eso}与时间或肺容量的曲线上寻找吸气开始和吸气末气流为零的两个时间点作连线。这一连线反映克服肺弹性阻力的压力,而这一连线与实际曲线的压力差值反映克服气道阻力所消耗的压力($P_{ao} - P_{alv}$)。此法可以在自主呼吸,不需要在阻断气道的条件下检测气道阻力,但由于需要放置食管囊管,限制了临床的普及应用。

(3)机械通气时气道阻力监测方法:在机械正压通气时,通常采用吸气阻断试验测定,即在容量控制呼吸和恒定流量的条件下,吸气屏气时间足够长,在吸气末阻断气流时间至少为0.5秒,按下吸气暂停键,即可测定,其压力-时间曲线如前述图6-2所示。

吸气末屏气,气流立即降为零,气道压力(P_{peak})迅速下降,形成P_1,其后在3~5秒内缓慢下降,最后形成平台(P_{plat})。气道峰压(P_{peak})在下降过程中,初始部分陡直,反映气道阻力,弯曲部分反映肺组织黏性阻力的变化,健康人自然呼吸时,肺的黏性阻力仅有总阻力的10%~20%,也可忽略。两部分交点为P_1。P_{plat}与PEEP之差则反映肺组织弹性阻力。

吸气阻力:$R_I = (P_{peak} - P_{plat})/Flow$,正常值一般为2~3$cmH_2O/(L \cdot S)$,MV时一般为5~10$cmH_2O/(L \cdot S)$。呼气阻力$R_E = (P_{plat} - PEEP_{tot})/$呼气峰流速。

4. 气道阻力监测临床意义 气道阻力大小主要受气道管径及长度、流量、气流形态、肺容积、气体的黏滞性及密度的影响。协助诊断气道病变,指导呼吸机参数的调节,通过监测治疗前后的气道阻力,可判断治疗效果。

第三节 呼吸功和呼吸形态监测

一、呼吸功的定义

克服通气阻力(主要是气道阻力和胸肺组织弹性阻力)所做的功称为呼吸功。因为吸气主动、呼气被动(或被动为主),故呼吸功一般是指吸气功。一般用胸腔压力变化与容积变化的乘积,或P-V曲线的面积表示,单位焦耳。但存在较高通气阻力,尤其是存在$PEEP_i$和较高气道阻力的情况下,呼吸肌收缩和气流的产生存在一定时间差,即吸气初期存在呼吸肌做功("无用功"),但无容量的变化,用上述公式易低估实际做功量,此时常用压力-时间乘积表示。呼吸功也可用氧耗量表示,正常人呼吸氧耗量占总氧耗量的1%~3%。剧烈运动时,呼吸氧耗量显著增加,但占总氧耗量的比值基本不变。各种情况的呼吸阻力增加皆可导致呼吸功显著增大,如COPD和ARDS可达1/3~1/2或更高。无自主呼吸的MV患者,机械呼吸功=平均经肺压×VT。MV时最好能将呼吸机功和呼吸肌功分别测定。

二、呼吸做功指标

1. 呼吸做功(W_{OB}) W_{OB}是指呼吸运动过程中,用以克服气道的阻力、肺和胸壁的弹性阻力等所消耗的能量。其动力来源有呼吸肌(自主呼吸时)和(或)呼吸机(机械通气时)。物理学上,做功 = 作用力 × 移动的距离。而对于呼吸运动,W_{OB} = 压力 × 容量的改变。由于压力和容量的变化呈非线性,所以 W_{OB} 的计算需要用压力和容量变化的积分,即 $W_{OB} = \int PxdV$。

W_{OB} 通常用焦耳/每升通气量($W_i J/L$)来表示。正常人平静呼吸的做功约为 0.3~0.5J/L,在呼吸衰竭的病人中可以成倍地增加。

2. 吸气做功(W_i)和呼气做功(W_{ex}) 呼吸做功分为吸气做功(W_i)和呼气做功(W_{ex}),在平静呼吸时,呼吸功全由吸气肌完成。吸气肌所做的功中,大约50%用于克服气道阻力转换为热量而散发,另50%储存于肺组织和胸壁中,用于呼气做功。但通气要求增加或呼气阻力增加时,呼气肌需参与呼气做功。

3. 呼吸机做功 机械通气时,呼吸机参与呼吸做功。当控制通气时,呼吸机完成所有的呼吸做功;当辅助通气时,呼吸肌和呼吸机共同完成呼吸做功。

三、呼吸功的监测

吸气时影响肺膨胀的两个主要因素是胸肺弹性阻力(胸肺顺应性)和非弹性阻力(气道阻力和组织黏性)。呼吸肌收缩所产生的力,由变化的压力反映,用于克服上述两种阻力,使肺泡容量增加。呼吸功(W_{OB})即为变化的压力(P)和变化的容量(dV)的积分,即 $W_{OB} = \int PdV$。压力容量环反映呼吸做功,其面积就可计算呼吸功。正常情况下,自主呼吸时压力-容量环的描绘方向为顺时针方向移动,呼气是被动的,不做功(图6-3A)。

现在临床上计算呼吸功的方法是用百康(Bicore)监测装置(Riverside CA),首先测定病人的胸壁顺应性,然后再根据潮气量和食管压力变化,用 Campbell Diagram 软件计算呼吸功。

(一)监测内容

因呼吸功能减退需要给予机械通气支持时,病人通过呼吸机自主呼吸所做的功,包括两部分:

1. 生理功 生理功(physiologic work,W_{OBp})包括病人自主呼吸时,为克服弹性阻力所做的弹性功和克服气道阻力所做的阻力功。正常约 0.5J/L(0.3~0.6J/L)。

2. 附加功 附加功(imposed work,W_{OBi})是病人自主呼吸时,为克服呼吸设备(气管内导管、呼吸机回路、按需气流等)的气流阻力所做的阻力功。这是强加于生理功上的额外负荷。在某些情况下,附加功可以等于甚至大于生理功。

(二)呼吸功异常

当胸肺顺应性下降时,弹性功增大。虽然潮气量已经减少,但所需要的经肺压仍需增加。当气流阻力(病人的气道阻力或呼吸设备的附加阻力)增加时,阻力功增大。病人在吸气时要用较大的负压去克服气流阻力,因而胸内压下降幅度增大,使吸气时阻力功(左面的半圆形阴影区)增大(图6-3B),同时在呼气时,一部分的气体需用力呼出(腹肌收缩),呼气由被动变为主动而参与做功。此时病人呼吸时所做的阻力功明显大于正常值。

四、呼吸功监测的意义

(一)评价呼吸肌功能状态

呼吸功是反映呼吸肌负荷的综合性指标。通过对呼吸做功和呼吸肌的功能储备进行检

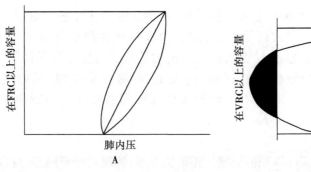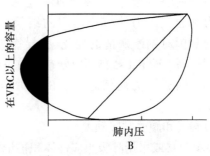

图6-3　压力-容量环显示呼吸功的变化

A. 正常呼吸功；B. 阻力增加，顺应性下降时的呼吸功

测，可以判断呼吸肌负荷与储备能力的失衡，预测呼吸肌疲劳，指导呼吸衰竭防治。

（二）帮助选择最佳通气方式和呼吸参数

指导呼吸支持治疗，最大限度地减少呼吸后负荷，避免呼吸肌疲劳。呼吸功实际上是对呼吸肌后负荷的一种评估。

1. 用 PSV 给病人部分呼吸支持时，可通过测定 W_{OB} 了解病人的最佳 PSV 压力水平。使病人承担正常的生理呼吸功，促进呼吸肌的自身调节。若 PSV 压力过小，呼吸支持不充分将加重呼吸肌负荷，过大则不利于呼吸肌的锻炼和恢复。

2. 慢性呼衰病人，若呼吸肌已经出现疲劳，应选用全部呼吸支持，即采用高的 PSV 压力（ > 20cmH_2O ）。W_{OB} 全部由呼吸机完成，即 $W_{OBp} = 0$。使呼吸肌完全处于休息状态，避免肌肉缺血，以利于其早日恢复。若 PSV 的压力过大，或全部呼吸支持的时间过长，可引起呼吸肌萎缩，反而使机械通气的时间延长，造成撤机困难。

（三）判断呼吸功增加的原因

呼吸功增加的原因是由于弹性功和阻力功增加，以及呼吸机的附加功（ W_{OBi} ）增加。W_{OBi} 有时可等于或大于生理功。W_{OBi} 增加时（如病人通过高阻力的呼吸机呼吸）将加重病人呼吸肌后负荷，使其疲劳。

（四）监测病人呼吸功能恢复程度，指导呼吸机撤离

监测 W_{OB} 可以给撤离呼吸机提供客观可靠的标准。

（五）了解各种通气模式和呼吸设备对呼吸功的影响

附加功的监测可以准确反映呼吸机的设备和通气模式对病人呼吸肌负荷的影响。

（六）指导新型呼吸机和通气方式设计

对今后设计更趋合理的机械通气设备，以及更符合人体生理、病理需要的通气模式提供了一个客观的可衡量的尺度。

五、呼吸形态的监测

（一）呼吸深度和频率

原则上气道阻塞性疾病应采用深慢呼吸和较长的 I∶E，肺外限制性病变（如神经-肌肉病变）和慢性肺组织疾病采用浅快呼吸和较短 I∶E，急性肺组织疾病常表现为深快呼吸（以快为主）和较短的 I∶E，中枢性病变可以是各种呼吸形式，且常出现呼吸不规则。采用自主通气或辅助通气模式时，RR 是反映自主呼吸能力强弱、VT（包括吸气流速）或通气压

力是否适合的综合指标,与基础疾病也有直接关系,特别是在自主性通气时,VT 为自主呼吸能力和通气压力的综合作用的结果,与气道阻力和顺应性的变化有一定的关系。两者综合分析对判断病情的变化,指导撤机也有一定的价值。自主通气条件下,气道阻塞性疾病患者,若 RR < 25 次/分、VT 在 10ml/kg 以上、呼吸变深变慢,说明通气量适合,病情好转;否则为病情恶化。RR 和 VT 对肺实质或肺间质疾病的判断和指导价值相对较小。

(二)胸式和腹式呼吸动度

可简单观察或采用呼吸感应性体积描记仪。正常情况下,胸腹式呼吸同步,且以腹式呼吸为主。在 COPD 或其他肺部疾病中,呼吸肌疲劳或胸廓结构的变化导致胸腹式呼吸幅度的变化,进而导致胸腹矛盾运动。MV 后胸腹呼吸运动同步,说明模式和参数适当;而撤机观察中仍保持同步,说明自主呼吸能力足够,有助于预测撤机。

(三)辅助呼吸肌运动、张口呼吸和三凹征

它们是呼吸阻力显著增加、通气量不能满足需求或呼吸肌疲劳的标志,也有助于观察通气是否合适和预测撤机。若辅助呼吸肌活动和三凹征消失,呼吸运动同步,说明通气压力、流速或 VT 合适;否则必须调节。

(四)呼吸节律

对判断呼吸中枢兴奋性有一定的价值,但应注意 33% 的老年人和 12% 的青年人可出现类似切-斯呼吸的潮式呼吸;而中重度高碳酸血症患者,切-斯呼吸的发生率更高,焦虑患者常有不规则呼吸。

(五)吸气时间分数(吸气时间/呼吸周期时间,T_i/T_{tot})

指自主呼吸时间的变化,呼吸肌在吸气时起作用,而呼气则由肺和胸廓的被动回缩完成,正常成人 I∶E 为 1∶2,即 T_i/T_{tot} 约 0.3,一般不超过 0.35,若延长至 0.4 ~ 0.5,则可能出现呼吸肌疲劳。

第四节　呼吸驱动监测

呼吸中枢驱动是指吸气时呼吸中枢发出的激发吸气肌收缩的可以量化的神经冲动。目前应用最多的反映呼吸中枢驱动的指标是口腔阻断压($P_{0.1}$)和跨膈压。

一、呼吸中枢兴奋性的指标

1. 平均吸气流速(V_t/T_i)　是较好地反映呼吸驱动的指标,反映单位时间内吸气神经冲动所完成的吸入气量,但受肺机械特征影响较大,限制了其应用。

2. 分钟通气量(V_E)　曾一度被广泛用作呼吸中枢输出的指标,而 V_E 尚受呼吸系统阻力、顺应性等因素的影响。有研究显示,阻力负荷下 $P_{0.1}$ 对 CO_2 的反应性明显增强,而 V_E 与 CO_2 的反应性则降低,说明在呼吸系统阻力增加的情况下,$P_{0.1}$ 较 V_E 更能反映呼吸中枢的输出水平。

3. 口腔闭合压力($P_{0.1}$)　为气道阻断吸气 0.1 秒时的口腔压力或胸腔内压力,由于意识对气道阻断的反应至少有 0.15 秒的延迟,故 $P_{0.1}$ 不受意识的影响。在 FRC 位阻断吸气,此时呼吸肌处于等长收缩,吸气流量为零,且无容量变化,不受气道阻力和胸肺顺应性的影响,因此 $P_{0.1}$ 被认为是反映呼吸中枢吸气驱动的良好指标。

测胸腔内压力较气道压力更为准确,它不受气道阻力等机械因素的影响,但受呼吸肌肉的收缩功能影响,$P_{0.1}$与膈神经及膈肌电图的改变呈线性相关,是反映呼吸中枢的兴奋性和呼吸驱动力常用手段。$P_{0.1}$已成为评估呼吸中枢功能的常用方法,并且也是评估撤离呼吸机的重要指标,其正常值为 $0.2 \sim 0.4kPa(2 \sim 4cmH_2O)$,小于 $0.6kPa(6cmH_2O)$ 方可停用呼吸机。

$P_{0.1}$大于 $0.6kPa(6cmH_2O)$不能撤机。其原因可能为:

(1)当时呼吸肌负荷过重,呼吸中枢代偿性功能增强。

(2)呼吸功能未完全恢复,收缩效率低,产生一定的收缩力需要更大的驱动力。$P_{0.1}$过高者呼吸机辅助呼吸时,病人触发呼吸机送气时需要增加呼吸做功。此外也可能提示心肺功能有异常。

$P_{0.1}$过低提示呼吸驱动减退。对于撤机失败者,通气后常出现严重的肺泡低通气,出现呼吸性酸中毒,呼吸中枢驱动能力降低。许多因素常常损害呼吸中枢功能,包括神经结构损害、睡眠紊乱、半饥饿、镇静剂和代谢性碱中毒;此外,机械通气本身尚能通过许多机制影响呼吸中枢功能,如 $PaCO_2$ 降低、对化学感受器刺激作用的减低、肺牵张感受器的激活及胸壁上连接受体的激活。

二、$P_{0.1}$测定

呼吸系统分为两个部分即肺(气体交换的器官)和进行肺通气的呼吸泵。"呼吸泵"由中枢呼吸系统、中枢和周围神经、骨性胸廓和呼吸肌组成。泵由呼吸中枢激活。呼吸冲动通过脊髓和周围神经传到吸气肌。肺平面肌肉的收缩产生低于大气的压力(胸膜压),这个压力传到呼吸和肺泡系统,引起气体流入。不同肺疾病类型,其泵机制可能被破坏,例如肌肉收缩减弱,或肌肉收缩形成肺泡压力或肺泡压力形成通气等环节受损。

$P_{0.1}$测定原理是通过测定口腔的阻断压力来评估呼吸肌肌力(P_{imax})和呼吸驱动($P_{0.1}$)。

病人只需通过一个与流量传感器相连的咬嘴进行呼吸则可在病人平静和平稳呼吸时,通过阻断阀短暂阻断病人的吸气气流。在 100 毫秒后,也就是对应于吸气肌产生胸膜压时测定口腔压,此压力为潮气呼吸时呼吸驱动的一种指标。

1. 口腔阻断压之最大 $P_{0.1}(P_{0.1max})$　与 $P_{0.1}$在潮气呼吸时进行测定的情况相反,最大 $P_{0.1}$指标是在用力吸气和呼气过程中测定的。

2. 呼吸肌力之最大吸气压(P_{imax})　从潮气呼吸开始,病人尽可能深地缓慢呼气。在呼气过程中,手动控制开始测定。一旦病人开始吸气,阻断阀就会被关闭。现在要求病人尽可能快和尽可能有力地对抗阻断阀进行吸气。在 $0.5 \sim 1$ 秒后,可达到最大吸气压。阻断阀自动打开。

3. 呼吸肌力之最大呼气压(P_{emax})　除了最大吸气压(P_{imax})外,还可测定最大呼气压(P_{emax})。从潮气呼吸开始,病人尽可能深地缓慢呼吸。阻断阀在开始呼气后关闭,现在要求病人尽可能快和尽可能有力地对抗阻断阀进行呼气。阻断阀将自动打开。

第五节　呼吸肌力和耐力检测

一、呼吸肌力

呼吸肌是产生呼吸运动的原动力,在某些疾病情况下会出现呼吸肌疲劳,而呼吸肌疲劳或麻痹可引起或加重呼吸功能不全。因此开展对呼吸肌功能的测定和研究,对某些疾病(特别是慢性阻塞性肺疾病、神经肌肉疾病)所引起的呼吸衰竭的发病机制的探讨、膈肌疲劳的防治及人工通气时脱离呼吸机指针的探讨具有重要意义。

人的呼吸肌由膈肌、肋间肌和腹肌三部分组成。另外还有辅助呼吸肌包括胸锁乳突肌及颈部、背部与肩带肌肉(斜角肌、斜方肌等)。按照其功能分类,呼吸肌可分为吸气肌(膈肌、肋间外肌、胸锁乳突肌等)和呼气肌(肋间内肌、腹肌等)。呼吸肌的主要功能是完成呼吸运动,其次参与咳嗽、排痰、呕吐等过程。其中膈肌最为重要,约承担整个呼吸功的30%~90%。膈位于胸腔底部,呈穹隆状向上隆起,肌纤维从顶部中央的中心腱向四周呈辐射状排列,静止时向上隆起。当膈肌收缩时,穹隆部下降,从而使胸腔上下径增大,肺也随之扩张,产生吸气。据估计,平静呼吸时因膈肌收缩而增大的胸腔容积约400ml,相当于总通气量的70%~80%,所以膈肌的舒缩在肺通气中起主要作用。肋间肌在肌间斜行。肋间外肌收缩时,使肋骨上抬,胸骨向前上方移动,胸廓扩大。肋间内肌在肋骨后外侧斜行排列,收缩时肋骨下移,胸廓缩小。当分钟通气量增大或存在膈肌疲劳时辅助呼吸肌参与收缩。在平静呼吸时呼气肌不参与收缩,但在呼吸功增大时,肋间内肌和腹肌等呼气肌收缩,将膈肌向胸腔内挤压。

呼吸肌功能不全是指由于呼吸肌负荷过重、膈肌位置和形态改变、营养不良、代谢障碍或神经肌肉病变等原因所致的呼吸肌力、耐力减退或呼吸肌储备功能降低。当呼吸肌功能不全发展到不能继续产生维持足够肺泡通气所需的驱动压时,或临床上出现胸腹运动不同步、胸腹矛盾呼吸、腹式反常呼吸等体征时,应称之为呼吸肌衰竭。

最常引起呼吸肌功能不全的疾病是慢性阻塞性肺病(COPD)。此外,间质性肺病、神经肌肉疾病、营养不良、酸中毒、电解质紊乱、缺氧、CO_2潴留等情况均可导致呼吸肌力降低。

1. 呼吸中枢驱动不足 中枢神经系统疾病、昏迷、脊髓前角病变等可引起呼吸肌肉无力。呼吸肌功能不全时又可反射性抑制中枢驱动,减少呼吸肌做功。

2. 神经肌肉疾病 膈神经损伤、重症肌无力所致神经肌肉接头传导障碍,肌肉本身病变如多发性肌炎、肌营养不良等,均可引起呼吸肌无力。

3. 膈肌位置和形态的改变 由于肌纤维收缩前的初长度与其收缩力成正比,而在残气容积(RV)位吸气肌处于最佳初长状态,因此所产生的吸气力量最大。吸气过程中,由RV位到TLC位膈肌缩短约40%。在肺总量(TLC)位呼气肌又处于最佳初长状态,所产生的呼气力量最大。肺气肿患者膈肌低平,处于较短的初长状态,收缩力下降;低平的膈肌半径较大,由Laplace定律$P=2T/R$(T为张力,R为半径)可知,不利于跨膈压的产生;COPD患者因缺氧和营养不良所致膈肌萎缩,也是导致呼吸肌无力的重要原因。

4. 呼吸肌负荷增加 COPD患者呼吸频率增快,气道阻力增加,以及肺间质纤维化使肺顺应性降低。这些因素均使呼吸肌负荷和做功增加,耗能亦明显增加。

5. 营养不良 由于能量与蛋白质的供给不足,可导致呼吸肌萎缩和功能降低。据报道184例COPD患者尸解发现其膈肌重量明显降低,并与体重下降显著相关。当膈肌厚度减少25%时,跨膈压可降低66%。即使没有肺部疾病的营养不良患者,呼吸肌力、最大通气量、肺活量等均低于正常人。此外,磷、钾、镁、钙的不足亦可引起呼吸肌无力。呼吸衰竭伴低磷血症时,膈肌功能受到明显损害。低磷致呼吸肌力降低的机制可能是由于细胞内储存的ATP减少所致,有学者报道使用KH_2PO_4静滴使血磷提高后,膈肌功能改善,跨膈压亦升高。

6. 缺氧和 CO_2 潴留 低氧血症减少了肌纤维的能量产生,呼吸肌的 ATP 和磷酸肌酸明显降低,并伴有乳酸增加。肌肉内乳酸蓄积可降低肌力。CO_2 潴留所致呼吸性酸中毒时,膈肌收缩力亦降低。

呼吸肌功能不全的治疗原则是:减轻呼吸肌负荷;改善呼吸肌的营养和代谢,提高其收缩功能,包括补充营养、纠正电解质异常、纠正低氧血症和高碳酸血症以及改善心输出量等;给予增强呼吸肌肌力的药物,以改善通气功能;必要时采用人工通气,使呼吸肌得以休息;康复期进行适当的功能锻炼。

二、呼吸肌力监测

(一)用力吸气容积-时间曲线(FIV-t 曲线)

由残气容积位用力快速吸气至肺总量位时,由肺量计所记录的用力吸气容积与时间相关的曲线称为 FIV-t 曲线。有研究报道由该曲线所测定的最大吸气中段流量(MMIF)和用力吸气容积(FIV)主要受吸气肌用力的影响,MMIF、FIV 均与最大吸气口腔压呈显著相关。在排除了上气道阻塞的情况下,MM IF 和 FIV 降低,表明吸气肌力减弱。该研究测定了 50 岁年龄组正常人 MMIF 为(4.56 ± 1.13)L/S,FIV 为(3.39 + 0.68)L,COPD 组以上两项参数均明显降低。由于 FIV-t 曲线是在更接近于生理状况下的一种检测方法,故可作为反映吸气肌功能的一项临床实用指标。

(二)深吸气量(IC)、补呼气容积(ERV)

由功能残气位作最大用力吸气时所能吸入的气体量为深吸气量(IC)。补呼气容积(ERV)为功能残气位作最大用力呼气时所能呼出的气体量。有研究发现吸气肌力减弱可引起深吸气量降低,而呼气肌力减弱使补呼气容积降低,两者可间接反映呼吸肌强度。

最大吸气口腔压(MIP)与最大呼气口腔压(MEP)能更直接地反映呼吸肌力。测定 MIP 和 MEP 的方法是使用膜盒式压力表,测定时取坐位,受检者通过连接压力计的呼吸活瓣呼吸,夹鼻后分别在残气容积位(或功能残气量位)与肺总量位做最大吸气和呼气动作,以测定口腔内压。正常人 MIP 和 MEP 的预计值为:

MIP 男性 13.83 − 0.05 × 年龄(-kPa)

女性 10.06 − 0.05 × 年龄(-kPa)

MEP 男性 25.9 − 0.1 × 年龄(kPa)

女性 16.44 − 0.05 × 年龄(kPa)

MIP 的测定可用于:对神经肌肉疾病时吸气肌的功能作评价,为疾病的诊断和严重程度的判断提供参考,当 MIP < 正常预计值的 30% 时,易出现呼吸衰竭;评价肺部疾病(COPD)、胸廓畸形及药物中毒时患者的呼吸肌功能;用于预测撤机。一般认为 MIP < − 30cmH$_2$O 时撤机成功率高,当 MIP > − 20cmH$_2$O 时撤机的成功率低。MEP 用于评价呼气肌功能,由于 MEP 是有效咳嗽的重要因素,因此可用于评价病人的咳嗽和排痰能力,通常 MEP 超过 9.8kPa 即表示能有效咳痰。

(三)跨膈压(P_{di})与最大跨膈压(P_{dimax})

P_{di} 是指膈肌收缩时膈肌上下的压力差,代表膈肌的收缩能力。最大跨膈压(P_{dimax})是指在功能残气位(或残气位),气道阻断情况下,以最大努力吸气时产生的 P_{di} 最大值。P_{dimax} 反映了膈肌做最大收缩时所产生的压力,是评价呼吸肌肌力的可靠指标。测定时经鼻插入带气囊的导管,气囊分别置于食管中下 1/3 处和胃内,经传感器连续测定食管压(P_{es},用以代表胸内压)和胃内压(P_{ga},用以代表腹内压)。平静吸气末所测胃、食管压力之差($P_{ga} - P_{es}$)即为 P_{di}。当受检者对着密闭的呼吸管道,由功能残气位作最大用力吸气时所产生的 P_{di} 最大值称为 P_{dimax}。据上海中山医院报道 10 例 52~64 岁正常男性 P_{dimax} 为(11.27 ± 3.04)kPa($115 \pm 31cmH_2O$),膈肌疲劳者 P_{dimax} 明显降低。P_{id}/P_{idmax} 的比值在正常人约为 0.1,当此比值大于0.4 时易发生膈肌疲劳。COPD 患者 P_{di}/P_{dimax} 常接近于 0.4,当发生呼吸道感染时,气道阻力增大,膈肌负荷亦增加,P_{di} 可代偿性增大,而 P_{dimax} 则降低,致 P_{di}/P_{dimax} 增大,从而易发生膈肌疲劳。

(四)肌电活动(EMG)

EMG 可用于检测膈肌、肋间肌及腹部肌肉的电生理活动。但在危重病患者实施机械通气期间进行肌电生理检查难以常规开展,且检查时干扰因素多,可重复性及准确性都较差。EMG 由不同的频率组成,高频成分是由肌肉内代谢毒性物质堆积造成的,恢复期短(数分钟),而低频成分是由肌肉结构改变引起的,恢复需 24 小时以上。动态观察 EMG 可早期发现呼吸肌疲劳的存在。临床上,在机械通气的撤离过程中,如低频成分增加,提示至少需要1~2 天才能使疲劳呼吸肌的功能得到恢复。

(五)呼吸耐力

1. 最大通气量(MVV)和最大持续通气量(MSV)　最大通气量是指 12 秒时间内最大努力呼吸能达到的通气量。当持续时间延长时,能维持的通气量下降。能维持 15 分钟或更长时间的通气量称作最大持续通气量。用平均每分钟能吸入或呼出的气体量表示。正常人MSV 占 MVV 的 70% 左右,在病人中 MSV 变化较大,在 COPD 中平均占 MVV 的 80%。MVV和 MSV 测定可作为自然呼吸状态下呼吸肌耐力的测定。是简单易行的间接测定呼吸肌功能的方法。

2. 浅快呼吸指数(f/V_T)　是呼吸频率与潮气量的比值,是反映撤机失败时常见的浅快呼吸征象的良好指标,具有测定方法简单、结果可靠、重复性好、无创性、与呼吸做功相关性好等优点。Meade 等对 65 篇关于撤机预测指标文献进行回顾,发现 RVR 是 2 个最佳预测指标之一。Yang 等用此指标指导脱机,推荐以 $f/V_T \leq 105$ 次/(min·L)做临界值,具有较高的灵敏度(88%~100%)和较好的特异度(63%~67%)。$f/V_T \leq 105$ 次/(min·L)为撤机标准指导撤机明显优于 MIP 和 MV。f/V_T 是衡量患者呼吸机力量和呼吸系统负荷之间关系的指标,能较好地预测撤机后果。

第六节　患者-呼吸机系统监测

在危重症患者中,病人行机械通气时应该把患者和呼吸机作为一个整体来看待,只有患者与呼吸机协调,才能达到呼吸支持的目的,才能为患者的有效治疗赢得时间。协调,即是指呼吸同步,是指患者自主呼吸动作的产生、维持和终止与呼吸机送气的气流的产生、维持和终止同时发生。在患者呼吸周期的 4 个环节即呼气触发、吸气过程、吸呼气转换和呼气过程中,任何一个环节因为患者、呼吸机或者操作者等方面的因素导致患者与呼吸机不同步甚至发生人机对抗即人机不协调。呼吸机与自主呼吸不同步或不协调,将经患者带来很大的危害,甚至危及患者生命。所以,如何使呼吸机与自主呼吸同步或协调,是临床工作中必须密切关注的问题。

呼吸机与患者的自主呼吸不同步的原因有很多,但主要从患者、呼吸机和操作者三方面来考虑。

一、患者方面的因素

1. 缺氧未纠正　机体缺氧刺激颈动脉体和主动脉体的化学感受器使呼吸加深加快,以便增加潮气量或分钟通气量,保证机体的氧供需求,当超过呼吸机设定的限制时则易造成人机不协调。

2. 烦躁、疼痛、呛咳、体位改变　皆可导致患者感觉不适,呼吸节律不规则,还会导致气道阻力增加,呼吸暂停者呼吸浅块,也可致导管滑到一侧支气管,形成单肺通气,对侧肺不张;亦可致气管导管意外滑出,导致通气不足,患者缺氧,人机对抗更明显。

3. 气道阻塞、肺不张、支气管痉挛　由于患者气道内分泌物增多且未及时排出,或气道处于高反应状态,皆可导致患者气道阻力显著增加,兴奋本体感受器或肺牵张反射,使呼吸频率增加;同时还会产生 $PEEP_i$,使患者吸气触发困难,延迟呼吸机送气,在吸气阶段由于呼吸频率增快,降低了吸气时间,使潮气量减少,不能满足机体需要,反过来又使患者呼吸做功增加;此外也可以由于气道内分泌物而引起呼吸机误触发,更加增加了患者与呼吸机的不协调。

4. 肺部感染或感染加重 COPD、ARDS、VAP 或肺间质纤维化引起的感染均较严重,增加患者的氧耗,使氧供需求明显增加,同时低氧刺激呼吸中枢,使呼吸加深加快;此外分泌物增加,影响气道的通畅,气道阻力增加,肺容积减小,肺顺应性降低,延迟吸气触发,使呼吸做功增加,形成人机不协调。

5. 高热、抽搐、肌肉痉挛　这些症状皆会引起机体的代谢增高,氧耗量增加,从而导致患者呼吸频率增快,潮气量减少,呼吸做功增加,人机不协调频繁发生。

6. 代谢性酸中毒　机体通过增加呼吸频率和呼吸幅度使体内 CO_2 呼出增加来代偿代谢性酸中毒,呼吸机的支持力度不当易引起人机不协调。

7. 急性左心衰或肺水肿　各种原因导致肺静脉和毛细血管压力显著增加,形成肺间质水肿,严重者可发生肺泡水肿。这些改变使通气血流比例失调,形成分流或者发生肺泡陷闭,出现严重的低氧血症,兴奋呼吸中枢,呼吸频率及呼吸幅度增加,呼吸困难加重,出现人机不协调。

8. 呼吸中枢的改变　呼吸中枢分布在大脑皮质、间脑、脑桥、延髓和脊髓等各级部位,当这些部位发生病变时,如脊髓横断、延髓占位等,自主节律性呼吸发生改变,出现潮式呼吸、叹息样呼吸等,自主呼吸频率也增快或减慢甚至出现呼吸暂停。这种不规则的呼吸形式难以使呼吸机特别是在指令性通气时很好地配合,极易出现明显的人机不协调。

9. 精神或心理因素　对于刚行气管插管机械通气治疗早期或者手术后患者皆神智清楚,由于不太明白呼吸机治疗的目的,导致患者精神紧张或焦虑,呼吸频率增快且不规则或不呼吸,形成人机对抗。

二、呼吸机与管路方面的因素

1. 呼吸机的同步性能　呼吸机的反应时间是指呼吸机感应患者有吸气动作、吸气触发、吸气时间和吸气力度以及吸呼气转换、呼气时间和呼气力度等的灵敏度,与触发灵敏度有区别。反应时间越短呼吸机的同步性越好。老式呼吸机由于硬件和软件系统相对较差,反应时间相对较长,更易引起人机不协调。

2. 机械故障　主机无法启动或者黑屏,呼吸机送气异常,空氧混合器或者空气压缩机不工作,呼吸机报警设置异常工作等皆可造成严重的人机不协调。

3. 内置雾化器　雾化时易导致气道高压报警或者高潮气量报警,长期雾化也容易导致呼吸机漏气或者反应敏感性下降,造成误触发或延迟触发。

4. 呼吸机与人工气道的连接方式　根据泊肃叶定律我们知道,气管插管的导管阻力与其内径的 4 次方(层流)成反比,所以导管的内径越小产生的气流阻力就越大。为了操作方便,医务人员常在呼吸机与患者导管之间增加许多不同的接头,如延长管或称呼吸回路,封闭式吸痰管或连接接头不配套的额外增加接头,这些皆可导致管径变得更小,气流也容易由层流变成湍流,增加气道阻力,人机不协调更严重。

5. 此外,管路积水、打折、漏气、断开皆可造成人机不协调。

三、操作者方面的因素

1. 初始机械通气　对于呼吸衰竭的患者刚开始行机械通气,患者神志清醒,自主呼吸强,呼吸节律不规则,呼吸机送气很难与之匹配,造成人机不协调。

2. 触发灵敏度的设置　原则上以患者最容易触发且基本不发生误触发为最佳值。触发灵敏度设置不当或存在敏感性问题容易导致以下几种触发,造成人机不协调。

(1)无效触发:也称触发失败,由于触发灵敏度设置过高或患者呼吸中枢驱动力下降甚至肌无力,无法触发呼吸机送气。可以通过流速-时间和压力-时间的图形来监测。通常见于在呼气阶段气道内压力和流速突然下降。有时也见于吸气阶段,如 PSV 时吸气流速突然急剧上升,VC-CMV 时气道压力短暂的急剧下降。结果:导致 $PEEP_i$,减少呼吸驱动,呼吸肌疲劳。

(2)双触发:也称重复触发,发生在呼吸驱动过高,呼吸频率增快,呼吸机支持力度不适当,如潮气量或者吸气流速过低,患者吸气时间长于呼吸机设定的吸气时间等。

(3)误触发:也称假触发或自身触发,通常发生在触发灵敏度设置过于敏感,呼吸回路中存在漏气或冷凝水,患者气道内分泌物过多,也见于心脏搏动有力的患者,特别是年轻患者。

(4)延迟触发　常见于气道阻力显著升高,肺过度充气或存在 PEEPi 的患者,如 COPD和哮喘。

3. 通气模式的选择　若患者自主呼吸很强,操作者选择指令性通气 CMV 或间歇指令性通气 IMV 则容易出现呼吸机送气的过程与患者吸气和呼气不同步;或者自主呼吸很弱的患者选择自主性通气模式,二者皆可导致人机不协调。

处理:选择合适的通气模式,对于呼吸频率过快的患者必要时可适当给予镇痛或镇静剂。

4. 通气参数的设置　通气参数除了保证基本的呼吸频率和潮气量或压力外,还应注重吸气时间、吸气流速的大小及形态、吸呼气时间比等。呼吸频率设置过高会抑制患者的自主呼吸,对于自主呼吸很强的患者则很难达到人机协调;呼吸频率设置过低会导致自主呼吸很弱的患者通气不足,造成缺氧,引起呼吸窘迫。潮气量或通气压力过高,导致气道峰压过高,造成患者不适;过低导致通气不足。对于吸气时间,若患者呼吸频率很快而设置的吸气时间过长,则患者转换为呼气相时呼吸机还处于送气阶段;若患者处于深慢呼吸而设置的吸气时间过短,则患者还在吸气相时呼吸机已经停止送气,导致患者补吸气,二者皆可造成人机不协调,导致矛盾呼吸。容量控制型通气模式时,呼吸机送气形式一般分为方波和递减波,吸气流速过高导致气道压力上升,过低导致患者吸气不足,造成人机不协调。吸呼气时间比设置过短甚至反比通气导致呼气时间不足,肺内 CO_2 潴留,呼吸性酸中毒;过长则导致呼吸性碱中毒。

(许照敏　周永方　汪建文　商　易　张婷夏　程小琼)

第七章

呼吸支持技术

第一节 氧 疗

氧气是维持人体生命所必需的物质,但人体的氧储备极少,健康成人体内存氧量仅1.0~1.5L,仅够3~4分钟消耗。成人在静息状态下每分钟的耗氧量约为250ml,运动时可增加10倍以上,因此必须不断地供应氧,才能维持正常的生命活动。正常人通过肺通气和气体交换将氧气摄入体内;通过血液循环则可将氧气输送到全身;通过代谢活动,组织耗氧,产生能量,以维持正常生命活动。其中任何一个环节发生障碍均可导致缺氧。缺氧可导致体内的代谢异常和生理紊乱,严重者可致使重要脏器组织损害和功能障碍,甚至细胞死亡危及生命。

一、低氧血症和缺氧的概念

低氧血症和缺氧是两个既相互关联,又有所不同的概念。低氧血症系指动脉血氧分压(PaO_2)低于正常。PaO_2的正常范围:$13.3 - (0.04 \times 年龄) \pm 0.67kPa$ 或 $100 - 0.3 \times 年龄 \pm 5mmHg$,$PaO_2$低于同龄人正常下限即为低氧血症。

缺氧则系指氧的供给不能满足机体需要,或组织由于氧化过程障碍不能正常地利用氧,使机体发生代谢、功能和形态结构的变化,严重时甚至危及生命。

通过测定 PaO_2 可判断低氧血症是否存在。而组织缺氧却不能直接测定,只能从临床症状、体征并结合实验室资料来推断。临床上组织缺氧往往与低氧血症同时存在,但低氧血症可能没有组织缺氧,只有较严重的低氧血症($PaO_2 < 6.67kPa$)时才导致组织缺氧。组织缺氧也可以在没有低氧血症的情况下发生,如循环型缺氧、细胞型缺氧、需氧型和血红蛋白型缺氧。

一般情况下,氧疗用于低氧血症导致的缺氧。氧疗的最终目的是纠正缺氧,同时避免其可能的副作用,而不仅仅是提高动脉血氧分压。

二、低氧血症的原因

低氧血症产生的原因主要从以下五个方面来阐述。

1. 吸氧浓度或氧分压不足 如高原、通气不良的环境等。

2. 通气障碍 包括阻塞性通气障碍和限制性通气障碍,它们均引起肺泡通气量下降,从而引起 PaO_2 的下降,同时伴随高碳酸血症。很多疾病可引起通气障碍,主要有慢性阻塞性肺疾病、支气管哮喘、膈肌运动障碍、神经-肌肉病变、呼吸中枢抑制或受损、麻醉药或安眠药中毒等疾病。

3. 气体弥散障碍 氧气从气道进入肺泡后,必须先通过呼吸膜,才能与血红蛋白结合。但呼吸膜面积减少,或呼吸膜增厚时,氧的弥散便受到影响,弥散量减少。由于人体的双肺呼吸膜巨大，弥散的总面积在正常成人有 $50 \sim 100m^2$；而气体交换时间非常短，大约只占血流时间的 1/2，故只有当呼吸膜面积大量减少或厚度显著增加时，才会引起低氧血症，故单纯弥散膜增厚导致的低氧血症并不常见。引起呼吸膜面积减少或呼吸膜增厚的疾病有阻塞性肺气肿、肺不张、肺水肿、肺实变、肺间质纤维化等。

4. V/Q 失调　肺泡与血液间的气体交换的效率，不仅取决于呼吸膜的面积和厚度，更取决于肺泡通气量和肺血流量之间的恰当比例。在静息状态下，正常成人的 V/Q 为 0.8。这样的比例使气体交换的效率更适宜。若 V/Q 失调将导致低氧血症。V/Q > 0.8 时通气相对正常而肺毛细血管血流量相对减少，进入肺泡的气体与血液不能充分接触，得不到充分的气体交换，造成肺泡无效腔通气，可导致低氧血症。V/Q < 0.8 时肺血流量相对正常，而通气量相对减少，静脉血经肺泡时得不到充分的气体交换，出现了功能性的动静脉分流，导致低氧血症和高碳酸血症。正常人肺通气与肺血流存在着自身调节，当某一部分肺泡通气减少时，由于 O_2 降低，CO_2 升高，可导致该部分肺血管收缩，从而减少血流量；反之，某部分血流量不足，CO_2 下降，而使该部分支气管收缩，从而减少通气量，从而使通气与血流匹配得更好，趋于稳定，但上述代偿皆有一定的限度，超过限度将导致低氧血症。临床引起 V/Q 失调的疾病有阻塞性肺气肿、支气管哮喘、肺间质纤维化、细支气管炎、肺不张、肺炎、肺血栓栓塞等。V/Q 失调是低氧血症的最常见原因。

5. 静-动脉分流　静脉血未经氧合即流入体循环动脉血中，称之为静-动脉分流，这种分流可发生在生理情况下，则称为生理分流。正常人的心脏和肺也存在这样的分流，但分流仅占心输出量的 2% ~3%，不会引起低氧血症。但在某些先天性心脏病、休克等病理状态下，分流量增加，从而导致低氧血症。呼吸系统疾病方面，临床上常因肺实变、肺水肿、肺不张、ARDS 等疾病而导致肺内分流，从而导致顽固性低氧血症。详见表 7-1。

表 7-1　低氧血症的原因、举例及对氧疗的反应

原因	临床举例	对氧疗的反应
摄氧减少或氧分压不足	高原居住、乘坐飞机	PaO_2 迅速增加
肺泡通气不足	COPD	初始 PaO_2 增加，后期不肯定，取决于氧疗后是否抑制呼吸
通气/血流比例失调	阻塞性气道疾病，大多数间质性肺疾病	PaO_2 中度迅速增加，有时欠满意
动-静脉分流	心房间隔缺损、肺动-静脉瘘	取决于分流量的大小
弥散障碍	间质性肺炎	PaO_2 中度迅速增加

三、缺氧的临床表现及实验室检查

1. 临床表现　缺氧的临床表现是非特异的，取决于基础疾病的轻重、发生缺氧的缓急、患者的活动水平和代谢状况以及对缺氧的适应性和代偿能力，其具体症状体征见表 7-2。

2. 实验室检查　临床上一般根据 PaO_2 和 SaO_2 来划分低氧血症的严重程度，见表 7-3。

临床上发生中度以上的低氧血症时，PaO_2 已显著降低。急性患者当 $PaO_2 < 6.67kPa$（50mmHg），即常推断已有组织缺氧的存在。但这不适用于慢性患者，因为慢性低氧血症患者已有代偿能力，如红细胞增多、氧合血红蛋白解离曲线右移或组织摄氧能力增高，虽然 $PaO_2 < 6.67kPa$，也不一定发生组织缺氧。此外，临床上的循环型、血红蛋白型或细胞型缺氧

虽有严重组织缺氧存在,PaO_2也可能正常或轻度异常。

表 7-2　急性缺氧的症状和体征

系统	症状和体征
呼吸	呼吸困难、急促、肺水肿倾向、发绀
心血管	心排出量增加、心悸、心动过速、心律失常、低血压、心绞痛、血管扩张、出汗和休克
中枢神经	欣快感、头痛、倦怠、判断力下降、迟钝、烦躁不安、视乳头水肿、视网膜出血、抽搐、感觉迟钝和昏迷
肌肉神经	软弱无力、震颤、扑翼样震颤、反射亢进、共济失调
代谢	水钠潴留、乳酸酸中毒

表 7-3　低氧血症的程度

程度	发绀	PaO_2(kPa)	SaO_2(%)
轻度	无	>6.67	>80
中度	有	4.00 ~ 6.67	60 ~ 80
重度	显著	<4.00	<60

四、氧疗概念

氧疗是指通过各种可能增加吸入气体氧浓度(FiO_2)的措施(包括常压下简单的氧疗器具、机械通气以及高压氧舱等),提高肺泡氧分压(P_AO_2),增加呼吸膜两侧氧分压差,促进氧的弥散,提高动脉血氧分压(PaO_2)和血氧饱和度(SaO_2),增加组织供氧,改善乃至纠正组织缺氧的一种方法。

组织供氧量涉及三个系统:心血管系统决定心排出量(CO)和血流的分布;血液系统决定血红蛋白浓度(Hb)和血红蛋白与氧的亲和力;呼吸系统决定动脉氧分压,其中任何一个系统发生改变均可使组织供氧量下降导致缺氧。因此,仅采用氧疗不可能纠正所有的缺氧,因为氧疗只能影响 P_AO_2。

五、氧疗适应证

(一)低氧血症

理论上,凡是低氧血症都是氧疗的适应证。但由于机体有一定的代偿和适应机制,因此氧疗应限于中等程度以上的缺氧和有临床表现的患者。目前较公认的氧疗的标准是 $PaO_2 <$ 60mmHg。因为从氧合血红蛋白解离曲线分析,当 $PaO_2 = 60$mmHg 时,一般正处于"S"形氧离曲线的转折部,PaO_2 为 60mmHg 时,SaO_2 约达 90%,而 $PaO_2 < 60$mmHg 以下,曲线则呈陡直形状,PaO_2 稍有降低就可引起 SaO_2 较大幅度的下降。

临床上一般将呼吸衰竭分为 I 型(如急性肺损伤、ARDS 早期)和 II 型(如 COPD、肺心病)。前者仅有 PaO_2 下降(<60mmHg),后者除有低氧血症外还伴有高碳酸血症($PaCO_2 >$ 50mmHg)。

1. I 型呼吸衰竭可给予较高浓度的氧,而不必担心 CO_2 潴留的发生。氧疗一开始就可

调节 FiO_2 接近 0.4，以后根据动脉血气分析调整 FiO_2。理想的 FiO_2 应促使患者 PaO_2 迅速提高以保证适当的组织氧合而又没有引起氧中毒。当患者在可允许的最高 FiO_2 范围内仍不能使 PaO_2 升高到安全水平时，应采用气管插管和机械通气。此时，大多数患者可在 $FiO_2 < 0.5$ 的情况下达到 PaO_2 的理想水平。Ⅰ型呼吸衰竭患者 PaO_2 的理想水平为 60~80mmHg。

2. Ⅱ型呼吸衰竭应采取控制性氧疗，其氧疗原则应为低浓度(<35%)、持续给氧。其方法为：①吸氧初期 FiO_2 为 24%~26%，以后可达到 28%~30%；②应 24 小时持续给氧，不宜间断；③疗程偏长，一般不少于 3~4 周，以后根据病情，可采用长程氧疗。Ⅱ型呼吸衰竭患者吸氧后 PaO_2 达到 50~60mmHg；$PaCO_2$ 的上升 <20mmHg 即可达到氧疗的基本要求。

大多数Ⅱ型呼吸衰竭患者对控制性氧疗的反应是 PaO_2 升高，临床状况改善，$PaCO_2$ 虽有升高但并没有抑制呼吸，也没有加重意识障碍。然而也有部分患者 $PaCO_2$ 和酸中毒进行性加重，PaO_2 也未达到安全水平，患者意识模糊、感觉迟钝，甚至昏迷。这些患者需建立人工气道，并给予机械通气治疗。

(二)血氧正常的缺氧

能发生组织缺氧而没有明显低氧血症的情况有：心排出量降低、急性心肌梗死、贫血、CO 中毒、氰化物中毒、严重创伤和麻醉后的恢复。在这些情况下，PaO_2 对判断是否需要氧疗及氧疗后缺氧是否改善并不是恰当的指标。对这些疾病，临床上通常认为不管 PaO_2 是否处于需要氧疗的水平，一般均给予氧疗。

氧疗是治疗缺氧的一种重要手段，正确合理地使用氧疗可使许多患者因缺氧引起的一些生理紊乱得到改善或缓解，防止并发症并改善生活质量。但应该指出的是氧疗仅对低氧血症导致的缺氧有效，而非低氧血症导致的缺氧则大多无效或效果有限，当然特殊氧疗除外。

某些患者在静息状态下，PaO_2 可能在适当的范围，但运动后出现低氧血症，对这部分患者是否氧疗有较大的争议，我们的观点是不特别强求，有条件者可在运动时吸氧。

六、氧疗方法

(一)鼻导管或鼻塞

鼻导管和鼻塞氧疗是临床上最常用的方法，它具有简单、价廉、方便、舒适等特点，不影响咳嗽、进食和谈话，多数患者易接受。其吸氧浓度(FiO_2)与吸入氧流量大致呈如下关系：

$$FiO_2 = 21 + 4 \times 吸入氧流量(L/min)$$

实际上 FiO_2 还受潮气量和呼吸频率的影响，患者通气量越大，FiO_2 越低。应用鼻导管或鼻塞的缺点是：除了 FiO_2 不恒定，受患者呼吸的影响外，还有导管易于堵塞，对局部有刺激性。

(二)简单面罩

简单面罩一般用塑料或橡胶制成，重量较轻，面罩需紧贴口鼻周围，用绑带固定于头面部。简单面罩一般耗氧量较大(氧流量 5~6L/min 以上)，吸入氧浓度较高(FiO_2 可达 40%~50%)，能提供较好的湿化，适用于缺氧严重而无 CO_2 潴留的患者。缺点：影响咳痰和吃饭，睡眠时体位变化面罩易移位或脱落。

(三)附储袋的面罩

在简单面罩上装配一个乳胶或橡胶制的储气袋，以便为没有气管插管或气管切开的患者输送高浓度的氧。如果面罩和储袋间没有单向活瓣称为部分重复呼吸面罩，如果设有单向活瓣,即为无重复呼吸面罩。此时患者只能从贮袋吸入气体,呼气时气体从出气孔逸出,而不能再进入贮袋。这种面罩比简单面罩的耗氧量小,能以较低流量氧来提供高的 FiO_2。

(四) Venturi 面罩

根据 Venturi 原理,利用氧流量通过狭小孔径管道时产生负压,吸入空气以稀释氧,调节空气进量,控制 FiO_2 在 25% ~ 50% 范围内,面罩内氧浓度较稳定,耗氧量较少,基本上无重复呼吸。Venturi 面罩已广泛用于临床,尤其是在需严格控制的持续性低浓度氧疗时,因而在治疗 II 型呼吸衰竭患者时尤为有益。

(五) 头罩及氧帐

头罩及氧帐多用于婴儿。将患儿的头部置于有机玻璃或塑料罩内进行氧疗。氧帐的作用类似于头罩,只不过是将全身或上半身置于氧帐内供氧。氧浓度、气体的湿度、温度均可控制并根据需要调整,患者用之较舒适,吸氧浓度较恒定,但耗氧量大,有的设备较复杂。

(六) 经气管给氧

经气管给氧主要用于慢性阻塞性肺疾病长期慢性缺氧患者。做环甲膜穿刺,经皮插入内径为 1 ~ 2mm 组织相容性好、强度高的导管,将氧送至隆突上 2cm 处的气管内。优点:效益高、舒适,可提高患者的活动范围以及氧疗的依从性。氧需要量要比经鼻导管给氧减少35% ~ 50%,一些患者在氧流量降到 0.25L/min,仍可达到充分的氧含量。供氧不随呼吸方式而改变。缺点:易发生干燥的分泌物阻塞导管末端,需每日用生理盐水冲洗 2 ~ 3 次。偶有局部皮下气肿、局部皮肤感染、出血及肺部感染等并发症。

(七) 贮氧导管 (reservoir cannula)

贮氧导管装置是鼻导管和贮氧容器相结合的产物,可提高经鼻腔给氧的效益。贮氧容器容积为 20ml,是一个潜在的空腔,与鼻导管连接,在呼气时空腔张开充满纯氧,贮氧容器内的氧在吸氧的极早期被吸入,氧用量可减少 30% ~ 50%。此容器可安放在鼻下方或置于喉平面的环状妆饰物内或下垂安置于前胸壁。在应用便携式氧源活动时,使用此装置可延长使用时间。贮氧导管简便、实用、价廉、应用范围广,更适合于我国国情。

(八) 按需脉冲阀 (pulsed demand valve)

脉冲给氧是按需给氧的一种方法。其特点是仅在吸气相开始时输送氧气,可通过鼻导管由自主呼吸触发。阀门由吸气早期的负压开启。可节约氧用量约 50% ~ 60%,对一些需户外活动的吸氧患者是极为有利的。脉冲给氧时,氧气不经湿化,但进入气道的气体是经鼻腔相对较高湿度的周围空气,从而解决了气道的干燥问题。脉冲给氧在患者呼气时不给氧,不会妨碍呼气,患者自觉舒适。

七、氧疗的注意事项

1. 正确选择氧浓度　合适的 FiO_2 可以成功地改善低氧血症,又能避免引起 CO_2 潴留和氧中毒等不良作用。总体上以 $PaO_2 \geq 60mmHg$ 或 $SaO_2 \geq 90\%$ 为原则,在此基础上尽量降低 FiO_2。如前述慢性高碳酸血症性呼吸衰竭的 FiO_2 一般不超过 30%,急性高碳酸血症可稍高,但也不需要超过 40%,否则需机械通气治疗;单纯低氧血症患者宜选择中等浓度氧疗,应避免长时间高浓度氧疗。

2. 湿化　温化氧气的湿化有助于保护气管与支气管黏膜,使之不损伤气道黏膜,防止分泌物的干结,因此在氧疗时应注意氧的充分湿化。目前常用的湿化方式是将氧气先经过湿化瓶,然后再吸入,但是湿化效果有限。在室温下,即使达到 100% 的湿化,到达呼吸道时其相对湿度也降低至50%,而达不到充分湿化的目的,为充分湿化,常需同时将吸入气进行适当温化。临床上常利用电热器将湿化罐内的水加温并产生水蒸气,使吸入氧气温化湿化。需要指出的是加温后吸入的氧气到达呼吸道时的温度不能超过40℃,否则将严重影响到纤毛的活动,同时亦可能造成呼吸道的烫伤。

3. 氧疗的监护

(1)动脉血气监测:血气分析仪具有用血量少、测定准确、质量自动控制、结果迅速打印和设置方便等优点。血气分析通常需动脉穿刺采血。常用的穿刺部位是桡动脉、足背动脉或股动脉。桡动脉比较表浅,穿刺较安全方便。穿刺时所用空针应用肝素溶液(12 500U/ml)旋洗,将多余的推出,采血时应避免气泡进入(气泡进入可使PO_2升高),采血后应密封尽快送检。动脉血气监测能准确地反映血中氧与二氧化碳的值,为我们决定是否采用氧疗、氧疗过程中的控制调节以及何时撤除氧疗提供了重要依据。

(2)脉血氧计(pulse oximeter):一种无创伤性监测方法,能连续地经皮监测动脉血氧饱和度。其原理为流动的血红蛋白所传送的光与血液的氧饱和度直接成比例。光传感器安放在耳垂或手指尖端,在测出氧合血红蛋白含量的同时可测出脉搏。一般来说,SaO_2在65%~100%的范围时,耳血氧计测值与SaO_2呈高度直线正相关。探测反应时间仅需5~6秒。可连续观察数天,尤其适用于呼吸衰竭时严重缺氧患者的氧疗监测。

(3)经皮氧分压测定(transcuganeous PO_2,$TcPO_2$):$TcPO_2$的测定是基于Gerlack的观察,即人体表面有一定量的氧从皮肤逸出。经皮氧分压测定可大致反映PaO_2的变化,但其测定结果明显受皮肤性质的影响,新生儿或婴幼儿的测定结果较准确,而成人的测定结果变异较大。此外,各种影响皮肤性质及微循环的因素,均可影响其测值。

(4)其他观察指标:氧疗期间,还应观察患者的神志、精神状态、发绀、呼吸、心率和血压,随时调整氧流量与FiO_2,以达到最佳氧疗效果,同时又避免氧疗的不良反应。

除此之外,要注意给氧装置,包括鼻导管或鼻塞、面罩、水封瓶等在使用前必须严格消毒,定时更换,防止交叉感染。使用鼻导管给氧时要经常检查导管是否被分泌物堵塞,并及时更换。

4. 停止吸氧的指标 氧疗的目的在于提高PaO_2,纠正低氧血症,保证组织细胞得到适度的氧气以恢复和维持其功能。从氧的解离曲线可知,一般PaO_2只要达到并稳定在60mmHg,SaO_2就能达到≥90%以上,就能满足机体的生理需要,因此呼吸空气时PaO_2大于60mmHg即可停止吸氧。

停止吸氧后,必须密切观察患者的神志、发绀、心率、呼吸及血压变化,并进行动脉血气分析监测,如有变化可恢复吸氧。

5. 氧中毒

(1)氧对细胞的生物学效应具有双重作用,组织细胞有氧代谢产生足够的能量才能维持正常功能,氧分压降低至一定程度必然影响细胞的有氧代谢,并可能损害细胞的代谢和功能,相反,过高的氧分压同样会损伤细胞,主要以氧自由基学说来解释。一般来说,健康人在常压下对小于40%的氧浓度可长期耐受而不致出现肺的损伤,中等浓度的氧疗可能会出现肺损伤,高浓度氧疗则容易出现肺损伤,吸入60%的氧1~2日便可出现肺损伤,如吸入纯氧,则可能在6小时后即可出现肺的损伤。

(2)氧中毒的防治:氧中毒无特殊的治疗方法,以预防为主,一旦发生,首先要降低FiO_2。为此应该注意:①最重要的是正确选择并控制FiO_2,FiO_2的高低以解除组织缺氧,保

持机体最低需要的 PaO_2(55～60mmHg 以上)为目标。②需要高 FiO_2者一定要注意控制吸氧时间。③在氧疗过程中,特别是高 FiO_2时应密切观察,并进行动脉血气监测,一旦出现病情恶化,应注意鉴别是原发病情变化还是氧中毒的表现。④需要高 FiO_2的患者应尽早行机械通气,一方面改善换气,降低对高 FiO_2的需求,另一方面加用适当 PEEP 有保护肺组织、减轻氧中毒的作用。⑤一旦确诊为氧中毒,应立即降低 FiO_2,并采取对症治疗措施。若氧中毒持续时间较长则很可能造成不可逆的病理变化,治疗成功的希望就比较渺茫了。

6. 家庭氧疗 临床上常见到一些患者因 COPD 或肺心病而住院,但由于有慢性呼吸功能不全,这类患者需要继续进行长期氧疗,为节省费用,避免院内感染,只能在家中进行,故称之为家庭氧疗。家庭氧疗目的在于进一步改善低氧血症,避免病情恶化,提高活动能力和生活质量,延长存活期,改善睡眠状态,避免夜间低氧血症的发生等。通常以鼻导管或鼻塞吸入低浓度氧,每日吸氧不少于 15 小时,夜间睡眠时持续吸入则最佳。

八、高压氧疗

在超过 1 个大气压的高气压环境中吸纯氧称为高压氧,应用高压氧治疗多种病症的方法就是高压氧疗法。常用压力为 2～3 个标准大气压。

1. 作用机制 高压氧治疗的主要机制是能显著提高机体氧含量及提高氧疗效果。

(1)提高血氧分压,增加血氧含量:血液携带氧有两种方式,①氧与血红蛋白结合,形成结合氧,在常压空气下,正常成人血液中结合氧约为 8.79mmol/L(19.7ml/100ml)。②氧溶解在血液中形成物理溶解氧,约 0.13mmol/L(0.3ml/100ml)。常压空气下正常人 PaO_2为 90～100mmHg,血氧含量约为 8.92mmol/L(19.7ml/100ml + 0.3ml/100ml = 20ml/100ml)。吸入高压氧时 PaO_2呈比例增加,但当 PaO_2达 200mmHg 时,Hb 完全饱和,结合氧不再增加,而溶解氧却随血 PaO_2的提高而成正比地增加。如在 2～3 标准大气压吸纯氧,PaO_2可达 1770～2140mmHg,血液溶解氧增至 2.36～2.85mmol/L(5.3～6.4ml/100ml),这比常压下吸空气时提高 17～20 倍,相当于常压静息状态下动静脉氧含量之差[2.5mmol/L(5.6ml/100ml)]。换言之,此时若无 Hb 携氧,仅靠血浆溶解氧就可满足机体所需氧供。

(2)增加组织氧含量和氧储量:高压氧状态下,由于血氧含量增加,氧从毛细血管向组织的弥散也增加,故组织氧含量和氧储量也随之增加。如在 3 个标准大气压下,每千克组织氧储存量从 13ml 增至 53ml,这对纠正组织缺氧的耐受性均有重要意义。

(3)提高血氧弥散率和增加氧的有效弥散距离:气体总是从高压向低压方向弥散,压力梯度越大,单位时间内气体弥散量越多,弥散的距离也相应延伸。如给予 3 个标准大气压的氧气,组织氧分压增加 10 倍,组织氧含量增加 4ml/kg,氧从毛细血管向组织弥散的有效距离从 30μm 延至 100μm,这对治疗微循环障碍疾病十分有利。

(4)收缩血管:减轻外围组织水肿;减轻脑水肿(减轻颅内和硬膜内压);减少大脑血循环。

(5)对微生物具有抑制和杀菌(厌氧菌)的功能;可抑制毒素形成(如梭状芽胞杆菌);使毒素失活;与抗生素有协同作用(氨基糖苷类和两性霉素类)。

(6)减少血中气泡生成。

(7)血管新生(属延迟作用),在毛细血管水平上的增生;对骨骼、溃疡、皮肤移植物和再植组织的生长有益;能抑制慢性感染,减轻瘢痕形成,治疗骨折愈合不良;提高宿主的免疫功能,增强抗生素和宿主防御因子向病变部位转移。

(8)新骨痂的生成作用(属延迟效应),对骨连接不良和骨愈合有益。

2. 高压氧治疗的适应证 高压氧作为一种特殊的氧疗,按其治疗机制可用于各种原因所导致的低氧血症,但实际上仅主要用于非低氧血症性缺氧。

(1)急性病症:①减压病和空气栓塞;②CO中毒、氰化物中毒;③急性缺血性创伤(室间隔综合征、挤压综合征);④梭状芽胞杆菌坏疽;⑤坏死性软组织感染;⑥缺血性皮肤移植皮片及皮瓣;⑦烧伤创面;⑧特殊的失血(贫血)。

(2)慢性病症:①难愈合的伤口;②难治性骨髓炎;③放射性骨坏死。

(3)急性CO中毒使用高压氧治疗指征:①昏迷的病史;②神经精神异常的表现;③有不稳定的心脏病或心肌缺血;④碳氧血红蛋白>25%(儿童及孕妇该指标更低)。

3. 高压氧治疗的禁忌证及相对禁忌证

(1)高压氧治疗的禁忌证:①未经处理的气胸;②早产儿。

(2)高压氧的相对禁忌证:①有自发性气胸病史或胸部手术史者;②低氧血症伴高碳酸血症者;③癫痫病史者;④高热患者;⑤其他如遗传性球形红细胞增多症、幽闭症、鼻窦炎等。

(倪 忠 王 波)

第二节 气 道 管 理

气道管理是ICU医生管理危重病人必备的一项重要技能,ICU医生需要掌握从简单的手法开放气道、口咽通气道、鼻咽通气道、面罩辅助通气至复杂的气管插管、困难气道处理、气管切开等一系列技能。

气道梗阻是ICU常见的急症,气道梗阻最常见的原因之一是舌后坠,另一常见原因是上呼吸道异物,其他原因尚包括急性炎症、感染、肿瘤、外伤等。根据阻塞程度气道梗阻可分为完全梗阻和部分梗阻。气道完全梗阻如不立即处理,数分钟后即可引起心跳骤停。部分梗阻应立即查明阻塞部位和原因,及时纠正,避免导致缺氧进而引起心跳呼吸骤停。病人如在吸气时表现为"三凹征"而无胸廓扩张,且肺部听诊无呼吸音,可判定呼吸道完全阻塞。部分梗阻主要表现为吸气性呼吸困难,表现为吸气相高调呼吸音,如"猪喘"、"鸡鸣"以及"三凹征"。

确诊气道梗阻及其原因后,应立即对症处理,去除可能的原因,临床最常用的手法开放气道有两种方法:仰头拉颌法和仰头举颏法。①仰头拉颌法:要求操作者站在患者头侧,双手置于患者双侧下颌角下方使颈部过伸、头部后仰,然后双手指上抬下颌,使舌根上升远离会厌开口,最后双手拇指或示指轻推下唇,打开口腔。②仰头举颏法:操作者站于患者一侧,一手掌根放于患者前额处,用力下压使头部后仰,另一手示指与中指并拢置于下颏处,向上抬起下颏,注意手指不要压迫颈前软组织,以免压迫气管。上述两种方法均不适用于可疑颈椎骨折患者。

一、口/鼻咽通气道

口咽通气道和鼻咽通气道也是非常重要的维持气道开放的辅助用具,它们主要解除舌后缀所致气道梗阻。口咽通气道主要用于有自主呼吸的昏迷患者,面罩通气时亦可使用便于通气。如患者咳嗽、呕吐等保护性反射存在,应禁忌放置口咽通气道(图7-1)。鼻咽通气道主要用于轻度至中度气道阻塞的患者,清醒或有呕吐反射的患者能较好地耐受鼻咽通气道。

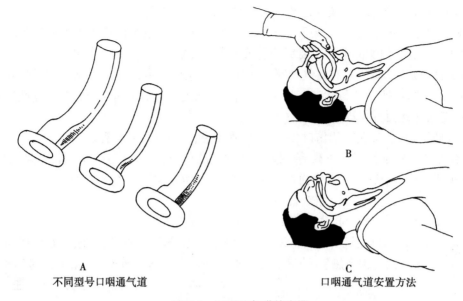

A

不同型号口咽通气道

B

C

口咽通气道安置方法

图 7-1 口咽通气道的安置

二、球囊面罩通气

球囊面罩通气主要用于需要短期通气的急救现场,其适应证包括:呼吸停止、自主通气不足,气管插管前预氧合(给氧去氮),辅助患者减少自主呼吸做功,暂时通气不足时短期给氧。因为需要开放气道并放置面罩于面部进行通气,所以除手法开放气道的禁忌证外,面部创伤、饱腹及存在误吸风险的患者也是面罩通气的禁忌。成功的面罩通气要求:保持气道开放,保证面罩与患者脸部的紧密贴合,以及维持恰当的分钟通气量。

三、气管插管

气管插管是 ICU 最常见和最重要的操作技能之一,所有 ICU 医生都必须掌握。由于 ICU 患者有限的生理储备功能及并存多种疾病,操作前难以实施彻底的气道评估,ICU 中紧急气管插管的并发症发生率要远远高于择期手术的气管插管。而且择期手术中用于诱导插管的药物对危重病人可能是禁忌,进一步限制了插管的选择。因此,ICU 气管插管有其自身的特点。

1. 气管插管的适应证

(1)上呼吸道梗阻:前述上呼吸道梗阻经处理如短时间内不能纠正,则需气管插管。

(2)气道保护性机制受损:正常情况下,生理性的吞咽、呕吐、咳嗽反射可以保护呼吸道,如意识改变或支配这些反射的脑神经(主要是迷走神经)受损及麻醉时,气道保护性机制受损,此刻必须建立人工气道防止反流误吸。

(3)气道分泌物潴留:咳嗽反射受损易致气道分泌物潴留,导致肺部感染和下呼吸道梗阻,此刻必须进行气管插管清除气道分泌物。

(4)急性通气:呼吸衰竭需行有创通气的患者,气管插管为患者和呼吸机提供连接通路。

2. 插管前评估 在决定插管后,应迅速评估气道,评估患者是否存在面罩通气困难或插管困难,尽可能避免未预见的困难气道,尽管在某些危重病人某些时候可能难以实现,我们仍应争取花最短的时间来评估。

通常评估的内容包括患者疾病对气道解剖及其毗邻结构的影响,常规的评估应该包括:颌面部骨与组织有无畸形;张口度测量;甲颏距测量;Mallampati 分级(包括静止时及发声时),见图 7-2;上唇咬合试验;头颈屈伸度测量。还需评估患者有无颏退缩(小颏症)、门齿突起、短颈(肌肉颈)、病态肥胖等,并询问有无打鼾、既往有无麻醉史及困难气道病史。其他情况还包括外科瘢痕和纤维化,喉部创伤与水肿,先天畸形,气道肿瘤与脓肿,颈椎不稳定、不能活动及急性损伤(血肿、椎旁肿胀),牙齿和下颌结构异常(颞下颌关节综合征、下颌骨骨折、牙齿增大或缺失、义齿)。拟行鼻腔插管的患者应进行行鼻腔检查,了解双侧鼻腔通畅度,并检查有无鼻中隔偏曲及鼻息肉,同时了解咽喉部有无炎性肿块。

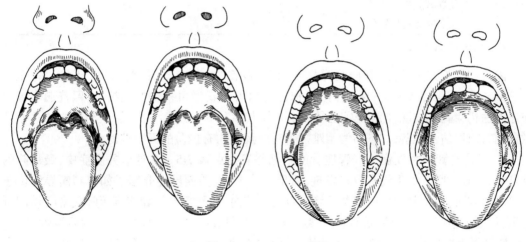

图 7-2　Mallampati 分级

3. 插管前准备　在危重病人建立气道时,插管前准备是重要的内容。它包括人员、患者体位和灯光及插管必需的设备。床应调整到正确的高度,检查喉镜等各种设备是否工作正常。除插管所用设备的准备外,还需准备插管药物。

弯镜片与直镜片放置的位置区别见图 7-3。

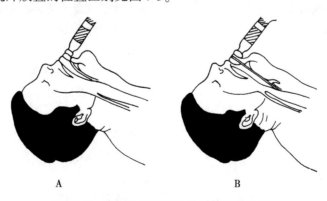

A　　　　　　　　　　　　B

图 7-3　弯镜片与直镜片放置的位置区别

4. 气管插管　气管插管分为经口气管插管、经鼻气管插管,困难气道患者还可经纤维支气管镜插管等(具体技术参见第二十八章)。经口插管与经鼻插管优缺点见表 7-4。

表7-4 经口插管与经鼻插管优缺点比较

	经口插管	经鼻插管
优点	所需设备更少(仅需一个喉镜)	导管易于固定且相对固定
	创伤及出血少	无咬闭导管风险
	鼻窦炎及VAP发生率更低	可在卧位或坐位下实施
	成功率高(不依赖患者自主呼吸努力)	导管刺激小,耐受性好,自我拔管风险更低
缺点	喉镜及导管刺激,自我拔管风险	发生出血、鼻窦炎及VAP的风险
	牙齿及颈椎损伤风险	导管直径更小,气道阻力增加
	固定导管困难	容易损伤鼻中隔、黏膜、鼻甲
	口腔清洁困难	
	咬闭导管风险	
	体位必须保持仰卧位	

VAP:呼吸机相关性肺炎

除上述插管方法外,还有硅胶弹性导引条、改良喉镜、光仗、插管喉镜、环状软骨压迫(Sellicks手法)等许多方法,且近年来迅速涌现出大量新型可视化喉镜技术,但普通喉镜及前述方法仍为基本技能,ICU医师必须熟练掌握其中某一种或几种方法,最为重要的是必须做好插管前评估及准备,如判断为困难插管时应及时向有经验的医师求助。

5. 气管插管的并发症 气管插管的常见并发症见表7-5。在这些并发症中,最危险的就是导管插入食管,如果没有及时发现,后果十分严重,前面已经介绍了如何判断导管位于气道内的方法,我们基本可以判断导管是否在气管内,在严重支气管痉挛等呼吸音听诊困难的患者,如果不能判断导管是否位于气管内,应立即拔除导管并面罩通气然后再次尝试。ICU插管误吸发生率也非常高,预防误吸常用的方法是快速顺序插管时施行环状软骨压迫或选择清醒插管建立人工气道。

表7-5 气管插管常见并发症

1. 插管期间的并发症	肉芽形成
气管导管误入食管	气管黏膜损伤
口鼻软组织、牙齿损伤	气管食管瘘、气管无名动脉瘘
高血压及心动过速	3. 拔管时的并发症
心律失常	喉痉挛
胃内容物误吸	喉水肿或声门下水肿
颅内压升高	杓状软骨脱位
2. 导管留置期间并发症	异物阻塞声门
气管导管阻塞	拔管后气管塌陷窒息
意外拔管	拔管后并发症
气管导管误入单侧主支气管	4. 气管软化
支气管痉挛	声带粘连或麻痹
肺部感染	气管狭窄
中耳炎及鼻窦炎	喉狭窄
黏膜溃疡、鼻唇坏死	

导管留置期间最严重的并发症为导管阻塞及意外拔管。气管内病变、分泌物、气管导管套囊等均可导致导管阻塞,一旦发生,应立即进行处理。首先可用吸痰管判断导管是否通畅,并可吸引分泌物,并检查人工气道深度是否变化。如为体位改变或套囊充气等诱因引起,应立即去除诱因。可使用纤维支气管镜直视下检查导管阻塞原因,如原因不能解除,应立即拔除气管导管,面罩辅助呼吸,同时迅速做好再次插管准备。意外拔管则重在预防,首先是要将导管固定牢固,每天检查导管深度是否变化,做好充分的镇痛镇静,必要时可采取一定的束缚措施。一旦意外拔管,在面罩辅助呼吸的同时迅速做好再次插管准备,并评估是否可以无创通气还是必须再次插管机械通气。其他并发症也关键在于严密监测和预防,一旦原发疾病得到控制,尽早拔管。

四、困难气道管理策略

美国麻醉师协会规定如果一名经过常规训练的麻醉师遇到困难面罩通气或困难气管插管或两者皆有时,即为困难气道。困难面罩通气是指麻醉前 SpO_2 高于90%,而麻醉后面罩正压通气吸入纯氧仍不能维持 SpO_2 高于90%,且事件不能预测和逆转。困难气管插管是指一名接受正规训练的麻醉医生使用常规试插三次或耗时10分钟仍不能成功插入气管导管。困难气道在 ICU 和急诊室比在手术室更为常见。

如果初次尝试气管插管失败,必须提供后备措施保证患者通气,并最终安全建立气道。我们要始终记住:"没有病人因为不能插管死亡,只有因为不能通气而死亡"。危重患者的生理储备功能差,遇到未预期的困难气道时耐受呼吸暂停的时间明显缩短。目前为危重患者提供通气的人工气道共三类:无创通气面罩,声门上气道(喉罩和气管-食管联合导管),和气管内导管(气管插管及气管切开)。除实施无创通气患者外,其他需建立气道的患者插管前均要求进行全面的气道评估,无困难气道的患者及评估有困难气道的但是清醒的有足够生理储备的患者处理措施需遵循重症患者困难气道的处理原则(图 7-4),清醒患者可以使用局麻下直接喉镜插管、纤维支气管镜插管、经鼻盲插及外科方式建立人工气道。ICU 特有的需要处理的困难气道是那些评估有困难气道的但是又没有足够的生理储备甚至已经发生呼吸停止的患者,这类患者通常采用喉罩或气管-食管联合导管立即恢复通气,作为插管的过渡,为后续处理赢得时间。

五、气管切开

由于处理困难气道的设备及方法都在不断得到改进,ICU 中实施紧急气管切开的情况越来越少,随着导管设计的改进及插管后监测技术的不断完善,插管所致创伤越来越小,普通气管内导管可以安全使用数周,而疾病治疗技术的进步也使患者机械通气时间不断缩短,择期气管切开术在 ICU 中使用逐渐减少。气管切开技术的进步也使气管切开在床旁进行变得安全可行。气管切开与气管插管比较,它可以改善口腔清洁和口腔卫生、经口进食、减轻患者的不适,减少镇静镇痛剂用量,减少无效腔量,降低气道阻力,减少呼吸做功,缩短带机时机,提高停机成功率,因此在恰当时机进行气管切开对机械通气患者也是有益的。

气管切开术的适应证包括:①上气道梗阻,尤其是长期或永久性的梗阻,如双侧声带麻痹、颈部手术史等;②预期需要较长时间机械通气治疗;③下呼吸道分泌物多,长期自主清除能力差的患者,或者吞咽反射障碍、喉反射受抑制者,为保证患者安全,防止分泌物及食物误

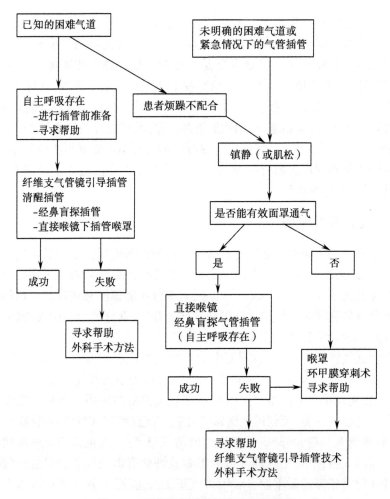

图7-4 重症患者困难气道的处理原则

吸入气管,可行气管切开;④减少通气无效腔,便于停机;⑤因咽喉部疾病致狭窄或阻塞无法气管插管的患者;⑥头颈部大手术或严重创伤、烧伤需要行预防性气管切开,以保证呼吸道通畅。对于预期需要较长时期机械通气的患者可在 7~10 天进行气管切开,而对于中枢神经系统疾病致昏迷的患者,因其短期内难以恢复分泌物自主清除能力,可以在更早时间,甚至是 24 小时内即进行气管切开。

经皮气管切开是一项近年出现的通过特殊器具采用 Seldinger 技术实施气管切开的一种技术,与外科气管切开相比,创伤更小,操作更加简便,在已有研究中也证明与外科气管切开有相同的成功率和安全性,且经皮气切围术期出血、窦道感染更少。经皮气管切开主要用在择期气管切开的患者,在急诊气管切开中的应用经验仍十分有限,不推荐用于急诊气道管理及年龄<18 岁的患者,已知或预期的困难气道也不应施行经皮气切,相对禁忌证包括重度凝血疾病、重度呼吸功能不全、颈部解剖困难以及病态肥胖。

气管切开围术期的并发症主要有出血、皮下气肿、纵隔气肿、气胸,套管留置期间常见的并发症为套管脱出、肺部感染、套管堵塞、气管食管瘘、气管无名动脉瘘、气管软化及气管狭窄等。其中气管切开 48 小时内气管切开套管意外脱出的患者,因为气管切开窦道尚未形成,脱出后窦口将关闭,很难将套管重新插入,且重新插入多会引起出血,由此可引起呼吸道梗阻及严重缺氧,后果非常严重。因此切开患者应床旁备气管切开包,气管切开管一旦脱出,立即面罩呼吸囊通气,给氧,通知耳鼻咽喉科医师紧急重新打开关闭的窦口,在直视下插入气管切开管。其他并发症处理同气管插管。

六、人工气道的管理

建立人工气道后,管理人工气道的原则是维持导管通畅,防止意外拔管,减少人工气道的并发症,尽早拔管。

1. 气囊管理 目前临床采用的多是高容低压气囊,由于囊内压力是决定气管黏膜损伤的重要因素,调整气囊压力就特别重要。由于气道黏膜动脉灌注压为 30mmHg,毛细血管静脉端压力为 12mmHg,因此气囊压力高于 30mmHg 时,将引起气管黏膜缺血,压力高于 18mmHg 时,将引起气管黏膜淤血。因此调整气囊压力时,需要避免压力过高导致黏膜损伤,也要避免压力过低导致导管周围漏气。理想的气囊压力为有效封闭气囊与气管间歇的最小压力,称为最小封闭压力。正压通气时,吸气末气管内压力最高,内径最大,吸气末封闭气道的最小压力就是最小封闭压,相应的容积即最小封闭容积。操作时,先充气至气囊周围完全不漏气,再逐渐从气囊抽气,每次 0.25 ~ 0.5ml,直至吸气末有少量漏气为止,然后再注入 0.25 ~ 0.5ml 气体,此时即最小封闭压力及最小封闭容积。如果出现漏气、肺部疾病致吸气峰压或 PEEP 水平改变时,需要重新确认。一般不需要定期放气-充气。

2. 气道加温湿化 空气通过正常人体的上呼吸道的加温和湿化作用,促使吸入气道变暖,相对湿度达到 100%。人体呼吸道用于湿化的不显性失水每天达 250ml。建立人工气道后,重症患者完全丧失了上呼吸道的加温湿化作用,容易导致气管黏膜干燥、黏膜纤毛运动受损,分泌物黏稠,小气的形成痰栓至肺不张,大气道痰痂形成至气道阻塞。因此,人工气道管理中必须强调吸入气体的充分加温湿化。临床常用的加温湿化装置包括加温湿化器、雾化器、加温湿化管道、人工鼻等,机械通气患者多使用加温湿化器,必要时可以加用加温湿化管道,但比较昂贵,脱机后仍需要使用人工气道的患者可以使用人工鼻,但需要注意痰液堵塞、时间过长至试纸积水等。如果紧急情况,没有上述设备时,可以通过气管内注入或滴入生理盐水应急处理,但应尽快改用加温湿化器等装置。

(王 波)

第三节 机 械 通 气

一、概述

机械通气(mechanical ventilation)是在患者自然通气和(或)氧合功能出现障碍时运用呼吸机,使患者恢复有效通气并改善氧合的方法。机械通气为临床医学中不可缺少的生命支持手段,为治疗原发病提供了时间,极大地提高了对呼吸衰竭的治疗水平,并主要通过提高氧输送、肺脏保护、改善内环境等途径成为治疗多器官功能不全综合征的重要治疗手段。呼吸机具有的不同的呼吸模式,使临床医师可以根据患者病理生理状况对通气采取众多的选择,不同的疾病对机械通气提出了具有特异性的通气策略,医学理论的发展及循证医学证据的增加使呼吸机的临床应用更加趋于有明确的针对性和规范性。对机械通气基础理论与实践的研究促进了其临床应用水平的提高,临床医师必须充分了解呼吸机及模式的作用原理,认识机械通气治疗的复杂性,临床效果及其局限性;关注机械通气的发展趋势,妥善运用机械通气,最大限度地减小机械通气的负面影响,提高抢救的成功率。

二、机械通气对生理学影响

(一) 对呼吸功能的影响

1. 对呼吸肌的影响　机械通气一方面全部或部分替代呼吸肌做功,使呼吸肌得以放松、休息;另一方面通过纠正低氧和 CO_2 潴留,使呼吸肌做功环境得以改善。但长期应用机械通气会使呼吸肌出现失用性萎缩,功能降低。甚至产生呼吸机依赖。为了避免这种情况的发生,临床上可根据病情的好转程度,给予适当的呼吸负荷。

2. 对呼吸中枢的影响　机械通气使肺扩张,改善缺氧和 CO_2 潴留,使肺牵张感受器和化学感受器传入呼吸中枢的冲动减少,自主呼吸受到抑制。胸廓和膈肌机械感受器传入冲动的改变,也可反射性地使自主呼吸抑制。

3. 对呼吸动力学的影响　正压机械通气可使气道扩张,内径增大,改善通气换气,缓解缺氧与 CO_2 潴留,支气管平滑肌痉挛得到松弛,从而使气道阻力降低。此外,正压通气还可使肺泡内压升高,萎陷的肺泡复张,抑制毛细血管渗漏,减轻肺间质充血水肿,从而提高肺的顺应性。机械通气可部分或全部代替呼吸肌做功,使呼吸肌得到休息,减少呼吸功、能量消耗及氧耗。

4. 对肺气容积的影响　机械通气通过改善顺应性、降低气道阻力和对气道、肺泡的机械性扩张作用使肺气容积增加,而 PEEP 的应用则使呼气末肺容积增加尤为明显。

5. 对气体分布的影响　机械通气时气体吸入的分布取决于吸气时间、气道内压、气道阻力和肺顺应性大小等因素。

6. 对肺血流和通气/血流比(V/Q)的影响　有效的正压通气改善了通气不足的肺泡的通气,使该处的通气/血流比值得到恢复,减少静-动脉分流。改善低氧和 CO_2 潴留,缓解肺血管痉挛,降低死腔通气,改善 V/Q。肺泡压过高,肺血管受压,肺血流减少;通气较差区域的血流增多等情况,使得分流增加;胸内压增加使回心血量减少,心输出量降低,进一步增加V/Q,无效腔通气增加。当自主呼吸参与正压通气时,由于自主呼吸时胸腔内压为负压,有利于血流回流及血流分布的改善,从而改善 V/Q。

7. 对弥散功能的影响　弥散功能和膜弥散能力与肺血管床容积以及气体与血红蛋白的结合速率有关。正压通气能增加气道及肺泡内压力,减轻肺水肿,增加功能残气量从而使弥散距离缩短,同时增加了有效的弥散面积及膜弥散能力,肺泡内压升高后,因肺泡-毛细血管氧分压差增大从而有利于氧气在血液中弥散。

(二) 对循环系统的影响

正压机械通气通过对肺容积、胸内压和呼吸功耗的影响从而影响循环系统的功能。继发于缺氧和 CO_2 潴留的心血管功能不全,应用机械通气治疗后,随着缺氧和呼吸性酸中毒的纠正,心脏功能可得到改善。然而,正压通气可引起胸腔内压增高,又可对循环功能产生不良的影响。

1. 肺容积变化对循环系统的影响　肺扩张反射性地引起副交感兴奋,心率和血压下降。肺容积的增加一方面使肺泡周围肺泡血管受压,阻力增加;另一方面,受间质压力影响的肺泡外血管在肺容积增加时,由于弹性回缩力增加,间质压降低,其阻力下降。但肺容积增加总的净效应是使肺血管阻力增加。肺容积降低时,由于肺弹性回缩力下降,肺泡外血管阻力增加,同时使终末气道趋于陷闭,产生低氧性肺血管收缩,肺血管阻力进一步增加。机械通气对心包的挤压类似心脏压塞,使回心血量减少,心输出量降低。严重时使冠脉受压,心肌供血减少,心功能受损。最后,正压通气时,由于右心室顺应性的变化较左心室大,当心包腔压力增加时,右心室容积缩小较左心室显著,但这种变化对心输出量的影响如何,取决于左右心室的收缩能力。

2. 胸内压的变化对循环系统的影响 自主呼吸使胸内压负压增加,血液回流增加,引起 RV 前负荷增加,从而心输出量增加;同时,心脏的收缩受阻使 LV 后负荷增加,心输出量降低。后一种效应在正常情况下对血流动力学影响不明显,但在胸内压显著降低时(如急性气道阻塞),后负荷和前负荷的增加可诱发急性肺水肿。正压通气使胸内压增加,对循环系统的影响与自主呼吸相反。对于健康心脏,心输出量主要与前负荷有关,对后负荷的变化相对不敏感,在正压通气时心输出量下降。在心功能不全者,对前负荷相对不敏感,主要与后负荷有关,故正压通气可在一定程度上使心输出量增加。

3. 呼吸功耗 自主呼吸的呼吸功耗越大,心脏负担越大。在危重病患者,由于缺血、感染等的影响,心功能常受损,在心输出量不足以代偿呼吸功耗的增加时,往往会发生呼吸肌疲劳和呼吸衰竭。正压通气可完全或部分替代自主呼吸,使呼吸功耗降低,从而减轻心脏的负担。

(三) 对其他脏器功能的影响

1. 消化系统 正压通气时胃肠道血液灌注和回流受阻,pH 降低,上皮细胞受损,加之正压通气本身也可作为一种应激性刺激使胃肠道功能受损,故机械通气患者易并发上消化道出血。正压通气时肝脏血液灌注和回流受阻,肝功能受损,胆汁分泌亦受到一定影响。但是缺氧无疑会对肝细胞产生严重的损伤,酸中毒亦会增加肝细胞对代谢的负担。机械通气由于纠正了缺氧和酸中毒,从而可增强或恢复肝细胞的代谢功能。

2. 肾脏 由于正压通气时回心血量和心输出量减少,使肾脏灌注不良,并激活肾素-血管紧张素-醛固酮系统,同时抗利尿激素分泌增加,从而导致水钠潴留,甚至肾衰竭。但是应用机械通气后,随着缺氧和高碳酸血症的改善,肾功能亦随之好转,有利于肾功能的恢复。

3. 中枢神经系统 脑血流量的灌注与 $PaCO_2$ 密切相关。$PaCO_2$ 上升,脑血流量增加,反之则减少。机械通气调节不当常可引起 CO_2 排出过多过快,$PaCO_2$ 降低,此时脑血管收缩,脑循环阻力增加,脑血流便减少,颅内压随之降低。此外,正压机械通气使颅内静脉血回流障碍,颅内压升高。

总之,正压机械通气对机体的影响是把双刃剑,在实施正压通气时,既要权衡利弊,把握住矛盾的主要方面,又要着眼全身,注意对各脏器功能进行监测,以随时调整通气模式和有关参数。

三、机械通气常用模式

(一) 各种通气模式的定义及优缺点比较(表 7-6)

此外,还有适应性支持通气(adaptive support ventilation,ASV)、指令分钟通气(mandatory minute ventilation,MMV)、反比通气(inverse ratio ventilation,IRV)、容积支持通气(volume support ventilation,VSV)等模式。

表7-6　机械通气常用模式特点及应用

通气模式	特点	优点	缺点	运用
机械控制通气（controlled mechanical ventilation, CMV）	潮气量、吸气时间及呼吸频率完全由呼吸机产生并控制，与患者的自主呼吸无关	可完全替代患者的自主呼吸，最大限度减少患者的自主呼吸负荷	使用不当可出现失用性呼吸肌萎缩。有自主呼吸时易发生人机对抗	没有自主呼吸者、呼吸中枢抑制者、神经肌肉疾患者、呼吸肌疲劳者及麻醉过程中等
机械辅助通气（assisted mechanical ventilation, AMV）	呼吸机对患者的自主吸气动作产生反应并施予同步性通气支持，潮气量由呼吸机控制，呼吸频率由患者控制	与CMV相比不易发生人机对抗及失用性肌萎缩，利于患者呼吸功能恢复	使用不当易发生通气过度（如自主呼吸频率增快、自主潮气量增加时）或不足（自主呼吸减弱或停止时）	有自主呼吸且自主呼吸可触发呼吸机送气的患者
辅助-控制通气（assist-control ventilation A/CV）	结合AMV和CMV的特点，通气靠病人触发，并以CMV的预设频率作为备用	当吸气不能触发，或触发通气频率低于备用频率时，通气机以备用频率取代，可保证每次通气的容量（或压力）。若触发敏感度和流量设置恰当，可降低病人呼吸功	如辅助频率过快，可致通气过度和产生auto-PEEP，久用易致呼吸肌萎缩	A/C模式是目前临床上最常用的通气模式之一
同步间歇指令通气（synchronized intermittent mandatory ventilation, SIMV）	在自主呼吸的时候，呼吸机根据预设的参数给予患者间歇性通气支持	保证患者通气量；降低气道平均压力，减少气压伤；锻炼呼吸肌肌力，减少呼吸肌负荷；使通气/血流比更合适；促进脱机	使用不当或患者病情突然发生变化（自主呼吸减弱或停止），可出现通气不足、缺氧、二氧化碳潴留及呼吸肌疲劳	主要应用于撤离机械通气的过程中
压力支持通气（pressure support ventilation, PSV）	在自主呼吸时，患者吸气一开始，呼吸机即予一恒定压力帮助患者吸气，以克服气道阻力及扩张肺	减少患者吸气做功，利于呼吸肌疲劳的恢复及呼吸功能锻炼	支持压力调节不当或胸肺顺应性发生改变等，可出现通气过度或通气不足	主要应用于撤离机械通气的过程中
持续气道正压（continuous positive airway pressure, CPAP）	在自主呼吸时，呼吸机为患者提供一个持续的高速正压气流，流速超过患者吸气流速，可使吸气相、呼气相气道内保持一定的正压	增加功能残气量，改善通气/血流比，改善肺顺应性，防止肺泡闭陷	增加气道峰压及平均压，若使用不当可出现气压伤及心血管抑制	ARDS、肺水肿患者

通气模式	特点	优点	缺点	运用
压力调节容量控制通气(pressure regulated volume control,PRVC)	在确保预设潮气量的基础上,呼吸机自动连续测定胸廓/肺顺应性和容积/压力关系,反馈调节下一次通气的吸气压力水平	保证较恒定的潮气量,吸气流速波型为减速型,有利于降低气道峰压,减少吸气阻力,以减少气压伤	预设压力切换水平不能太低,否则达不到预设潮气量	无自主呼吸;肺脏各部分时间常数明显不同;气道阻力增高;吸入潮气量接近肺活量;PEEP > 15cmH$_2$O;需应用 PCV 且又需潮气量恒定时
双水平正压通气(bilevel ventilation,BiLevel)	使患者有可能在两个不同水平的 PEEP 上进行自主呼吸,是正压通气的一种增强模式,允许患者在通气周期的任何时刻都能进行不受限制的自主呼气	患者能在机械通气时保留自主呼吸,使患者的自主呼吸能成为总的通气量的一部分,因而能减少对机械通气的依赖程度	患者需有较稳定的自主呼吸,提供的机械辅助功较低	可应用于经过选择的肺损伤与 COPD 患者

(二) 适应证与禁忌证

机械通气适应证见表 7-7,机械通气指征见表 7-8。机械通气无绝对禁忌证,相对禁忌证主要包括:气胸及纵隔气肿未行引流者;肺大疱和肺囊肿;低血容量性休克未补充血容量者;严重肺出血;气管-食管瘘。

表 7-7 常规机械通气的适应证

中枢神经系统疾病	外伤、出血、感染、水肿、镇痛药或安定药物中毒,特发性中枢性肺泡通气不足
神经肌肉疾病	多发性肌炎,吉兰-巴雷综合征,重症肌无力,肌肉弛缓症,有机磷中毒
骨骼肌肉疾病	胸部外伤(连枷胸),脊柱侧弯后凸,肌营养不良,皮肌炎,严重营养不良
肺部疾病	包括各种肺实质或气道的病变,如 ARDS、限制性肺疾病、阻塞性疾病、肺栓塞、肺炎,弥漫性肺间质纤维化、COPD、肺心病、重症哮喘
围术期	各种外科手术的常规麻醉和术后管理的需要,心胸腹部和神经外科手术,手术时间延长或需特殊体位,体弱或患有心、肺疾病需要手术治疗

表 7-8 机械通气时的生理学参数指标

呼吸频率 >35 ~ 40 次/分或 <6 ~ 8 次/分	最大吸气压力 <2.45kPa
VC <10 ~ 15ml/kg(体重)	PaO$_2$ <50mmHg,尤其是充分氧疗后仍 <50mmHg
PC$_{(A-a)}$O$_2$ >6.67kPa(FiO$_2$ = 0.21)	生理无效腔/潮气量 >60%
PC$_{(A-a)}$O$_2$ >40kPa(FiO$_2$ = 1.0)	肺内分流(Q$_s$/Q$_T$) >15%

但在出现致命性通气和氧合障碍时,应在积极处理原发病(如尽快行胸腔闭式引流、积极补充血容量等)的同时,不失时机地应用机械通气,以避免患者因为严重 CO_2 潴留和低氧血症而死亡。因此,机械通气无绝对禁忌证。

四、机械通气参数设置

(一)初始参数设置

1. 潮气量　目标潮气量为 $5 \sim 12ml/kg$,容量预置型通气模式可直接设置 V_t,压力预置型通气模式需通过设置吸气压力水平调节 V_t。设置潮气量应结合患者一般情况、罹患疾病的病理生理特点、呼吸机管路的压缩容量丢失以及如何避免发生呼吸机相关性肺损伤等。原则上只要 V_t 保持在压力-容积曲线的陡直段,气道平台压不超过 $30cmH_2O$,一般可避免由于肺泡过度膨胀而导致的呼吸机相关性肺损伤。此外,应明确有效肺泡通气量才是真正参与肺泡气体交换的,而患者的解剖无效腔、生理无效腔、呼吸机回路中的机械无效腔及可压缩容量丢失的动态无效腔则不参与气体交换。其中,因为呼吸机回路内的气体压缩和呼吸机管道的顺应性,高达 $3 \sim 5ml/cmH_2O$ 的气体可在每次送气时滞留在呼吸机回路中而不送入患者肺内,如果气道峰压高达 $40cmH_2O$,可有 $120 \sim 200ml$ 的气体没有输送给患者,当使用小潮气量进行通气时,它可以严重影响肺泡通气。部分呼吸机具有自动补偿无效腔气量的功能,设置 V_t 时应考虑到这一点。

2. 呼吸频率　呼吸频率与潮气量共同决定分钟通气量,因此设置呼吸频率时,必同时考虑潮气量及肺泡有效通气量。设置通气频率与通气模式有关,此外还需考虑机体代谢率、$PaCO_2$ 的目标水平和自主呼吸水平。控制通气时成人频率一般为 $12 \sim 20$ 次/分,限制性肺疾病患者可能需要设置较高的频率,而阻塞性肺疾病患者则需要较慢的呼吸频率。一般来说,潮气量与吸气流速决定吸气时间,而呼吸频率则与呼气时间有关,呼气频率越快,呼气时间越短,反之亦然。为了获得较低的平均气道压,避免气体陷闭和内源性 PEEP,尤其是在阻塞性肺疾病的患者,给予足够的呼气时间是必要的。

3. 吸气时间或吸/呼比　设置吸气时间或吸/呼比应该考虑通气对血流动力学的影响、氧合状态和自主呼吸水平。正常成人自主呼吸时吸/呼比一般为 $1:1.5 \sim 1:2$,吸气时间一般为 $0.8 \sim 1.2$ 秒;小儿肺容量较小,呼吸频率较快,吸/呼比常小于 $1:2$。压力预置型通气模式需要设置吸气时间,它与呼吸频率共同决定吸/呼比,容量预置型通气模式则由吸气流速与呼吸频率共同决定吸/呼比。自主呼吸存在时,患者触发,呼吸机辅助呼吸,此时呼吸机送气应与患者吸气保持同步,吸气时间一般设置为 $0.8 \sim 1.2$ 秒,吸/呼比为 $1:1.5 \sim 1:2$,控制通气时,为增加平均气道压和改善氧合,可延长吸气时间或增加吸/呼比,延长吸气时间后患者多不能耐受,常需加用镇静剂及肌松剂。同时延长吸气时间可产生内源性 PEEP,且由于平均气道压增加及内源性 PEEP 的产生,可引起血流动力学不稳定,应用时需注意监测。延长吸气时间的同时,可减少呼吸频率来避免内源性 PEEP 产生。大多数呼吸机均有"吸气暂停"功能,其功能为改善气体在肺内的分布及吸入气体在肺内充分交换,计算吸/呼比时应将"吸气暂停"时间计入吸气时间,选择容量预置型通气模式时,需专门设置吸气暂停时间,一般为整个呼吸周期的 $5\% \sim 10\%$,一般不超过 15%,否则会引起患者强烈的屏气感及人机不协调。控制性通气可直接设定或根据呼吸频率与吸气时间间接设置,辅助性通气模式在比例转换直接设定,在时间转换应根据实际频率而不是设置频率计算,自主通气模式时,由自主呼吸能力决定。

4. 吸气流速 一般只有容量预置通气模式才需要设置吸气流速,压力预置型通气模式不需设置吸气流速,其吸气流速由预设压力、呼吸阻力和患者用力程度三者共同决定,其波形一般呈指数递减的形式,以便迅速达到设置压力并维持整个吸气相压力恒定。吸气流速的选择需要根据患者吸气用力水平,其设置是否得当会直接影响患者所做的呼吸功及人机协调性。当应用辅助型通气模式时,理想的吸气流速应与患者的最大吸气流速相匹配,根据病人的吸气力量大小和分钟通气量,一般将吸气流速设置在 40 ~ 100L/min,应用控制型通气模式时,预设吸气流速可低于40L/min。

5. 流速波形 设置流速的同时需要选择流速波形,现各种呼吸机提供的流速波形共有四种:正弦波、方波、递减波及递增波,其中临床上最常用的为方波和递减波。方波在吸气初始吸气流速达到设定值,并按该流速持续送气至吸气期结束。递减波则是在吸气初始流速达到设定最大值,选择流速波形取决于临床情况,以及此种流速波形对产生最佳气体分布的效应和对吸气压力的影响。总体来讲,相同流速时方波较递减波产生的气道峰压更高,使用递减波时气道平均压较方波更高,递减波形更接近患者的生理波形,气体分布更佳,人机协调性也更好。

6. 触发灵敏度 触发灵敏度分为吸气触发灵敏度和呼气触发灵敏度,吸气触发灵敏度又分为压力触发和流量触发。吸气触发的设定原则是避免呼吸机自动切换,使患者触发呼吸机送气所需的呼吸功最小。压力触发灵敏度一般设置在 $-0.5 ~ -2cmH_2O$,流量触发灵敏度一般设置在 1 ~ 3L/min。应用 PEEP 时,一般呼吸机会相应自动上调触发压力水平,有的呼吸机的触发灵敏度需要作相应调整,实际灵敏度为"PEEP-压力触发灵敏度"。流量触发系统一般由呼吸机在呼吸回路中提供一持续气流,称为基础气流,一般为 5 ~ 10L/min,当呼气管路内流量减少值达到设定值时,触发呼吸机送气。流量触发的触发延迟时间(从病人吸气用力到呼吸机送气的时间)较压力触发要短,其敏感性及同步性均较压力触发要好,且患者所作呼吸功更少。

呼气触发灵敏度主要用于 PSV 模式时及吸气流速降至某一水平时,呼吸机停止送气并切换为呼气。一般初始设定为峰流速的 25% 或实际吸气流速降至 5L/min 时,亦可根据病情自由调整。对呼吸浅快而呼气无问题的患者如 ARDS,降低呼气触发灵敏度可延长吸气时间,增加潮气量,而对呼气受限者如 COPD,适当提高呼气触发灵敏度以延长呼气时间,减少气体陷闭,降低内源性 PEEP。

7. 吸入氧浓度 原则上,在 $SaO_2 > 90\%$ 的情况下,应尽量降低氧浓度。初始阶段,可给予较高的 FiO_2 以迅速纠正严重缺氧,以后逐渐降低 FiO_2 至 0.50 以下。由于长时间吸入高浓度氧可产生氧中毒,若 $FiO_2 0.50$ 仍不能维持 $SaO_2 > 90\%$,则可合理应用 PEEP,延长吸气时间,适当增加潮气量或应用镇静剂、肌松剂改善人机协调,降低氧耗量。

8. PEEP 主要用于纠正低氧血症和对抗 PEEPi。当用于 ARDS 的时候,常通过 P-V 曲线来优化 PEEP 设置,在 P-V 曲线上可以观察到在低肺容量时可见吸气斜率突然改变,此点即"低拐点",是指原有闭合肺泡大量开放,机械通气时加用"低拐点" $+2cmH_2O$ 压力水平的 PEEP,可显著减少分流而不影响血流动力学。一般低拐点的压力为 $8 ~ 12cmH_2O$,PEEP 高于 $15cmH_2O$ 虽可进一步减少 V/Q 分流,但其对血流动力学有损害及会引起呼吸机相关性肺损伤。其他方法还包括最佳氧合法、最佳氧输送法等。临床上比较简单易行的办法是使用 PEEP-FiO_2 表来调节 PEEP 及 FiO_2(表7-9)。

表 7-9　美国 ARDS NetWork 推荐使用的 FiO_2-PEEP 对应值表

FiO_2	0.3	0.4	0.5	0.6	0.7	0.8	0.9	1.0
PEEP	5~14	5~16	8~18	10~20	12~20	14~22	16~22	18~24

PEEP 亦可用于 COPD 及支气管哮喘患者对抗 $PEEP_i$、改善吸气触发和人机同步。由于 COPD 气道陷闭、$PEEP_i$ 和肺过度充气为其主要病理生理改变,应用 PEEP 可扩张陷闭气道,显著降低气道阻力。设置的外源性 PEEP 不应超过初始的 $PEEP_i$,否则将进一步加重肺过度充气,一般设置外源性 PEEP 为 $PEEP_i$ 的 85% 以下,可以避免增加总 PEEP 水平。而支气管哮喘以气道阻塞、$PEEP_i$ 和肺过度充气为主要病理生理改变,哮喘患者的 PEEP 选择应根据患者气道痉挛程度及其 PEEPi 水平,以达到开放气道,不增加呼气末肺泡内压和肺过度充气,维持通气的目的。

9. 报警设置　报警设置对机械通气患者有十分重要的安全保障作用。呼吸机的电源、气源脱落呼吸机电子、气动故障等报警在出厂时即由厂商设定,我们在设置通气参数时需要设置的报警参数包括吸气压力高压报警、低压报警、PEEP 过低报警、频率报警、容量(潮气量、分钟通气量)过高或过低报警、FiO_2 报警、温度报警、窒息报警等。成人报警参数设置见表 7-10。

表 7-10　成人机械通气报警参数设置方法

低压报警	较吸气峰压低 5~10cmH_2O
低 PEEP/CPAP 报警	较设定 PEEP/CPAP 低 3~5cmH_2O
高压限制	较吸气峰压高 10~20cmH_2O,一般不超过 40cmH_2O
低潮气量	较设置潮气量低 10%~15%
低分钟通气量	较设置分钟通气量低 10%~15%
高分钟通气量	较设置分钟通气量高 10%~15%
FiO_2	较设置的氧浓度高或低 5%
温度	较设置温度高或低 2℃,高温不超过 37℃
窒息触发时间	呼吸暂停 20 秒
窒息参数	按照完全支持通气设置:潮气量,10~12ml/kg,呼吸频率 10~12 次/分,$FiO_2$100%

(二)通气参数的调整

实施机械通气后,应严密观察患者的病情变化,根据临床表现及血气分析等监测数据来调整通气参数。参数调整的主要目的是维持适当的氧合和二氧化碳水平、恰当的人机同步性、尽可能减少机械通气对机体的不良影响和维持适当的呼吸肌做功。

1. 提高 PaO_2 的方法　机械通气的氧合目标为:急性呼吸衰竭,在 FiO_2 低于 0.6 的情况下,$PaO_2>60mmHg$,$SaO_2>90\%$;慢性呼吸衰竭,$PaO_2>50mmHg$,$SaO_2>85\%$。提高 PaO_2 的方法有:增加 FiO_2,尽快纠正严重缺氧,再逐步纠正导致缺氧的原因,并逐渐降低 FiO_2;加用适当的 PEEP;延长吸气时间,甚至反比通气,但也可能产生 $PEEP_i$ 和动态过度充气的潜在危险,从而影响血流动力学;适当增加潮气量,但同时也增加 VILI 的风险,因此需防止气道平台压超过 30cmH_2O;适当应用镇静剂和肌松剂,降低机体氧耗;纠正贫血、心衰、休克等,增加氧输送。

2. 维持 $PaCO_2$ 及适当的 pH 水平　Ⅰ型呼吸衰竭多无 CO_2 潴留,Ⅱ型呼吸衰竭一般只要 $PaCO_2$ 能降至 60mmHg 以下,pH≥7.30 即可。PCO_2 排出下降过快反而可能导致慢性储存的碳酸氢盐来不及排出,发生代谢性碱中毒,或呼吸性碱中毒。调节 $PaCO_2$ 和 pH 最直接的方法即调节通气量,可改变潮气量或呼吸频率。其他一些降低 $PaCO_2$ 的方法有延长呼气时间、改用定压型通气模式、降低 PEEP 等。

3. 改善人机同步性　实施机械通气时,如果患者的自主呼吸努力与呼吸机送气不同步甚至对抗,可增加病人呼吸肌做功,增高气道压,减少通气量,并给患者的血流动力学带来不良影响。引发人机不同步的原因一般分为患者因素及呼吸机因素。从通气参数调整的角度说,发生人机不同步的原因主要有:触发灵敏度设置不当,吸气流速过低或过高,潮气量过大或过小,吸/呼比不当及通气频率不匹配,其调整也必须针对原因对因处理,必要时可酌情使用镇静剂和肌松剂。

五、机械通气监测

呼吸机能否正常工作或运转,对病人的抢救成功与否至关重要。因此,呼吸机的监测系统越来越受到研制者和临床应用者的重视。呼吸机监测系统的作用有两个方面,一是监测病人的呼吸状况,二是监测呼吸机的功能状况,两者对增加呼吸机应用的安全性,均具有相当重要的作用。呼吸机的监测系统包括压力、流量、吸入氧浓度、呼气末 CO_2 分压、经皮 O_2 分压、CO_2 分压、血氧饱和度等。

1. 压力监测　主要有平均气道压(P_{aw})、吸气峰压(P_{peak})、吸气平台压(P_{plat})和 PEEP 上下限压力报警等,还有低压报警。低压报警主要作为通气量不足、管道脱落时压力下降时的报警,有些呼吸机用通过低分钟通气量报警来代替,呼吸机一般均设置这两种功能。高压报警是防止气道压力过高所致的气压伤。高压报警有超过所设定压力后报警,兼切换吸气至呼气的功能;也有只报警而不切换呼、吸气状态的;使用时应注意。上述压力数据与流量数据结合,可得到吸气阻力、呼气阻力及病人的胸肺的顺应性测定数据。

2. 容积及通气监测

(1)呼出气潮气量:可监测病人实际得到的潮气量。在呼吸通路泄漏的定容通气,特别是定压通气中有一定的价值。有的呼吸机甚至用此数据反馈控制吸气压力,还可提供给微电脑计算其顺应性。

(2)呼出气分钟通气量:可通过流量的滤波(即把呼气流量平均,可得到呼出气的分钟通气量)或由潮气量、呼吸时间来计算。前者反应慢,后者反应快;前者可有分立元件实现,后者必须采用微电脑计算。由于每次呼出气的潮气量与呼吸时间均可能有变化,每次计算出的数据变化较大,一般是将 3～6 次呼吸平均后作为呼出气的分钟通气量。该数据可作为控制分钟的指令通气的关键数据,也可作过度通气与通气不足报警,还可作管道导管接头脱落或窒息等报警监测。流量传感器可以安装在病人的 Y 形接管处,缺点是增加了一定量的无效腔量,优点是可用一个传感器同时监测吸入与呼出气的流量。

3. FiO_2 监测　监测呼吸机输出的氧浓度,以保证吸入所需浓度的新鲜空-氧混合气体。监测氧浓度的传感器有两种,一是氧电极,二为氧电池。

六、机械通气的并发症

毫无疑问,机械通气已经成为最重要的生命支持手段之一,但它也不可避免地引起了各种各样的并发症。并发症的发生不仅影响通气治疗的效果,有些并发症还可能加重病情,甚至危及生命。因此,严密监测、及早识别并正确处理相关并发症是十分重要的。

机械通气并发症包括人工气道的并发症和机械通气相关的并发症。人工气道并发症已在本章第二节叙述,此处主要叙述机械通气相关并发症及处理措施。机械通气相关并发症包括呼吸机相关性肺损伤、呼吸机相关性肺炎等。

(一)呼吸机相关性肺损伤(ventilator-associated lung injury,VALI)

很早以前,人们就认识到了机械通气导致的损伤,亦即经典的气压伤。当时,人们注意到这种损伤是由过高的吸气压力所致,随后的研究进一步证实,过高容量导致的肺泡过度扩张在 VILI 中起着十分重要的作用,即"容积伤"。动物实验已经证实,肺泡破口位于肺泡基底部与支气管血管鞘连接的部分,气体经过破口沿鞘管至肺间质、纵隔直至皮下、胸腔、腹壁等部位。VILI 的严重性与通气压力、潮气量及通气时间呈正相关。不仅肺过度扩张可以引起肺损伤,低肺容量通气也可以造成肺损伤。在低肺容量通气时,肺泡反复开放和关闭,这一动作可沿支气管肺泡壁产生剪切力,剪切力破坏肺泡表面活性物质并损伤损伤上皮结构,导致肺泡-毛细血管屏障功能丧失,最终引起支气管肺泡损伤,肺顺应性下降,透明膜形成,这被称为"剪切伤"。近来的研究还发现,机械通气期间由肺牵张引起的机械转导可激活一系列细胞,包括中性粒细胞、巨噬细胞、表皮和上皮细胞、细胞外基质的信号通路,释放炎性介质,引起"生物伤",甚至还可以通过局部炎性介质转移及细菌入血引发肺外器官受损,最终造成多器官功能不全。

呼吸机相关性肺损伤主要包括气胸、纵隔气肿、心包积气、皮下气肿、肺实质气肿等气压伤,肺水肿以及系统性气体栓塞。气压伤患者的临床表现很难与原发病区别开来,确诊需要影像学检查。普通的床旁 X 线胸片难以反映出来,如患者病情允许,可行 CT 检查来明确诊断。剪切伤损伤肺泡-毛细血管屏障,其通透性增加,引发肺水肿,一般表现为并存的非心源性肺水肿加重,与原发疾病导致的急性肺损伤难于鉴别。而系统性气体栓塞是指气体通过损伤的肺泡壁进入疏松的支气管血管鞘以后,通过损伤的血管进入肺静脉到达全身多个组织器官导致广泛的气体栓塞,临床上多表现为不明原因的多个器官的功能损害或衰竭,难于与其他疾病导致的多器官损害鉴别。

由于呼吸机相关性肺损伤是肺损伤严重及治疗效果差的一个危险信号,往往预示患者预后凶险,其为原发病及肺部损害恶化的预警信号。呼吸机相关性肺损伤重在预防,一旦发生,必然加重原发肺损伤。为避免呼吸机相关性肺损伤的发生,机械通气的治疗目标已从维持正常通气和氧合调整为维持血气在一个"合理"的水平。

预防呼吸机相关性肺损伤的主要措施包括:

1. 维 $SaO_2 > 90\%$ 或 $PaO_2 > 60mmHg$,确保足够的氧输送。

2. 防止肺泡过度扩张,实施小潮气量通气,维持潮气量在 5~7ml/kg,并限制气道平台压维持在 $30cmH_2O$ 水平,调整呼吸机参数应以此压力为上限,以 P-V 曲线为标准,吸气末气道压力不应超过 P-V 曲线上拐点。

3. 维持肺泡复张,保持肺泡在整个呼吸周期中处于膨胀状态,减少肺泡反复开闭导致的剪切伤,通过调整 PEEP 设置水平,达到最大程度地减少肺泡塌陷、最多肺单位开放为目标,同时防止肺过度膨胀,寻找达到上述目标的最佳 PEEP。可以通过 P-V 曲线设置 PEEP 位于高于"低位转折点"压力水平 $2cmH_2O$ 处,同时根据氧合的改善,PEEP 对血流动力学及氧输送的影响,综合判断,设置最佳 PEEP。

4. 使用压力预置型通气模式,可以有效控制气道峰压和平均气道压,更有利于保护肺免受损伤。

5. 实施允许性高碳酸血症:如果不能达到气道平台压在 $30cmH_2O$ 以内,可进一步降低潮气量,允许 $PaCO_2$ 高于正常,保持 pH > 7.2,并通过镇静肌松等手段减少 CO_2 的产生。由于该措施可导致脑血管扩张、颅内压升高及外周血管扩张、血压下降等不良反应,因此禁用于颅内高压及严重心功能不全的患者。

除上述预防措施外,机械通气患者还必须加强呼吸机相关性肺损伤的监测,如疑诊患者,应尽早进行影像学检查,明确诊断,一旦发生气胸,应尽早放置胸腔闭式引流,以免发展为张力性气胸。弥漫性肺损伤患者与 ARDS 表现相似,治疗亦基本相同。

(二) 呼吸机相关性肺炎

呼吸机相关性肺炎尚缺乏一个统一的定义,根据院内获得性感染定义的时限,目前较为一致的看法是在开始气管插管机械通气 48 小时后发生的肺炎。气管插管机械通气的病人发生肺炎的风险比普通病房的患者要高出 3 ~ 10 倍,为 9% ~ 27%,随着机械通气时间增加,VAP 的发生率逐渐增加。其死亡率较普通病房发生的院内感染(1% ~ 4%)高数十倍,从 24% ~ 50%,部分特殊场所或病原体更高达 76%。国内尚无准确的 VAP 发生率及病死率的流行病学资料,现有的国外资料中显示,ICU 患者医院获得性肺炎发生率约为 8% ~ 20%,而机械通气患者较普通患者甚至高达 10 ~ 21 倍,其发生率为 5% ~ 67%。

VAP 的危险因素有烧伤、创伤、中枢神经系统疾病、呼吸系统疾病、心脏疾病、机械通气时间大于 24 小时、误吸、肌松药等。发生 VAP 的前提条件是宿主的防御功能与微生物的定植和侵入两者间的平衡遭受破坏,病原体侵入下呼吸道。口咽部病原体吸入或气管导管气囊周围细菌渗漏是细菌进入气管最重要的途径,其他途径尚包括直接吸入含有细菌的微粒、远处感染灶的血行播散、胃肠道细菌移位、多项治疗干预因素(包括使用 H_2 受体阻滞剂或制酸剂、抗生素等药物、频繁更换呼吸机管路、纤维支气管镜、鼻胃管)等。

诊断 VAP 必须具备三要素:感染的全身及局部症状、胸部 X 线片出现新的渗出病变或原有的加重以及肺实质感染的细菌学证据。由于许多 ICU 患者上呼吸道都有潜在肺部病原体定植,气管内吸引物(ETA)显微镜检和非定量培养阳性诊断肺炎特异性极差,ETA、保护性毛刷(PSB)或支气管肺泡灌洗(BAL)定量培养可以提高 VAP 诊断的特异性。PSB 与 BAL 均可直接看到气道,可以在胸片上显示浸润影区域直接取样,有较好的敏感性和特异性。疑诊 VAP 患者使用抗生素后进行肺部分泌物培养会引起大量假阴性结果,因此采样必须在使用抗生素前进行。

目前,VAP 的治疗仍是一个十分困难的问题。初始的经验性抗生素治疗见抗生素合理应用章节。由于 VAP 导致 ICU 患病率、死亡率、机械通气时间、ICU 滞留时间、治疗费用增加等多种不利,预防 VAP 已经成为重症医学面临的一大挑战,首先需要强调的仍然是传统的感染控制措施。与机械通气相关的特异性预防措施则包括:保持患者半卧位,使用振荡翻身床,声门下吸引气管导管气囊上分泌物,不需要频繁更换呼吸机管路,最后使用空肠喂养,避免使用不必要的抑制胃酸分泌的药物,可使用选择性消化道脱污染。

七、呼吸机的撤离和拔管

(一) 呼吸机的撤离

呼吸机的撤离简称撤机,是指由完全支持通气转向自主呼吸的全过程。当导致呼吸衰竭的病因好转后,应尽快开始撤机。临床上常有部分机械通气病人首次撤机失败。延迟撤机将增加医疗费用和机械通气的并发症;过早撤机又可导致撤机失败,增加再插管率、带机时间、住院日和病死率。

根据现有的查体和实验室检查结果如何选择恰当的脱机时机成功脱机是当前面临的一大挑战。撤机应在导致需要机械通气的原发疾病好转或控制,血流动力学稳定,酸碱失衡和电解质紊乱得到纠正,容量过负荷得到纠正,精神状态稳定,呼吸肌功能恢复情况下进行。评估患者能否撤机的传统标准包括潮气量、分钟通气量、最大分钟通气量、呼吸频率、最大吸气压、氧合指数、$P_{0.1}$、浅快呼吸指数(f/V_T)等。但是这些参数对预测成功停机的敏感性和特异性都较差,目前仍没有一个理想的参数可以成功预测停机。一般来讲,对于带机时间小于72小时的患者,这些常规的停机参数及有经验的医生的床旁评估还是有较高的预测价值,但对于那些长期通气的病人,则需要更加细致的评估。

1. 呼吸机撤离指征　呼吸衰竭的原发病因是否解除或正在解除中,患者呼吸衰竭缓解,自发呼吸逐渐恢复,并能够维持足够的通气量及血氧分压,循环系统稳定,则要考虑逐渐停呼吸机。详见表7-11。

表7-11　撤机常用的筛查标准

标准	说明
客观的测量结果	足够的氧合(如:$PaO_2 \geqslant 60mmHg$ 且 $FiO_2 \leqslant 0.4$;$PEEP \leqslant 5 \sim 10cmH_2O$;$PaO_2/FiO_2 \geqslant 150 \sim 300$)
	稳定的心血管系统(如:$HR \leqslant 140$;血压稳定;不需(或最小限度的)血管活性药
	没有高热
	没有明显的呼吸性酸中毒
	血红蛋白$\geqslant 8 \sim 10g/dl$
	足够的精神活动(如:可以唤醒,$GCS \geqslant 13$,没有连续的镇静剂输注)
	稳定的代谢状态(如:可接受的电解质水平)
主观的临床评估	疾病的恢复期;医师认为可以脱机;充分的咳嗽

2. 撤机方法的选择　病情较轻,机械通气时间较短的患者,可经过1小时左右试验停机,观察患者的反应并作血气分析,如无明显异常可直接撤机,不经过过渡阶段。但较长时间进行机械通气,或有呼吸肌萎缩、疲劳发生时,多需采取特殊技术。

(1)自主呼吸试验(spontaneous breathing trial,SBT):目前循证医学证据表明,在严密监护 SBT 状态下所做的撤机评价对指导撤机具有最重要价值。T 管、无气道正压或低水平(如 $5cmH_2O$)的持续气道正压以及低水平(如 $5 \sim 8cmH_2O$)的压力支持通气(PSV)是最常用的 SBT 方法,也可直接断开呼吸机,仅给予吸氧。目前关于这些技术对于 SBT 实验优劣性的评价,尚缺乏足够的大规模的多中心随机对照研究。

(2)同步间歇指令通气(SIMV):该种通气模式的特点是在机械通气中间允许自主呼吸,随着自主呼吸能力的增强,逐渐减少每分机械通气次数,以至最后停机。

（3）压力支持通气（PSV）：具有接近自主呼吸、减少呼吸功消耗等优点，已广泛应用于撤机过程中。

（4）无创正压通气撤机：近年来，无创正压通气成功地用于撤机。无创正压通气以"肺部感染控制窗"的出现为标志，是序贯无创治疗的切入点，其对慢性阻塞性肺疾病有创机械通气疗效明确，使撤机成功率增加。

总结起来，患者的撤机过程可参照图7-5。

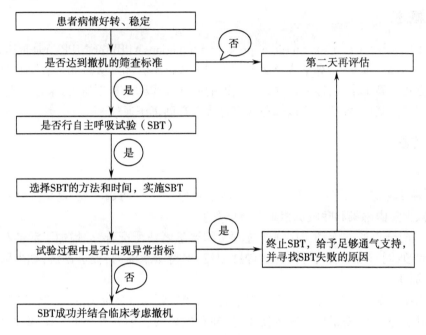

图7-5 撤机流程图

（二）拔管

由于气管导管具有提供机械通气的连接途径和清除气道分泌物两大功能，拔除气管导管前，我们还需要评估成功拔管的可能性。首先应该评估拔管后是否会出现上气道阻塞，包括最初因为上气道梗阻等原因插管的病人，以及创伤及反复损伤性插管。气道通畅程度可以通过气囊漏气试验评价：机械通气时，将气管插管的气囊放气以检查有无气体泄漏来评估上气道的开放程度，已有研究证实，如果能够在给气囊放气进行呼吸时，或者使用容量切换通气模式时，漏气量超过110ml时，可以降低拔管失败的可能性，但气囊漏气试验失败也不能绝对预测拔管失败。如果患者漏气量较低，也可在拔管前24小时使用糖皮质激素和（或）肾上腺素减轻上气道水肿。还应注意，漏气量变低可能是由于分泌物在气管插管周围结痂形成外皮所致，而非上气道水肿狭窄。当漏气量低的患者拔管时，应当做好再紧急建立人工气道（包括气管切开）的准备。拔管后由于上气道水肿出现喘鸣的患者相当常见，此时可以雾化吸入糖皮质激素等。对于那些不需要立即再插管的病人，也可试用吸入氦氧混合气或面罩CPAP治疗。现有的研究证明，无创通气并不能降低再插管率及病死率。气道保护能力的评价包括患者的精神状态，气道保护性反射，咳嗽能力，分泌物的多少。有研究指出，咳嗽峰流速小于60L/分的患者拔管失败的可能性是超过60L/min患者的5倍，如果其气管内吸引的频率超过每两小时一次则增加其拔管失败的风险，在神经肌肉病变和脊髓损伤的患者中,有较好的咳嗽能力时预示可以拔管。总的来说,当患者肺内分泌物过多且黏稠而又难以自己廓清时,即使通过了 SBT,可能也不能拔管。

(梁国鹏 王 波)

第四节 无创正压通气

一、概述

无创正压通气(noninvasive positive pressure ventilation,NPPV or NIPPV)是正压通气的一种,它是通过鼻塞、鼻罩、口鼻罩或全面罩等无创方式将患者和呼吸机相连,从而实施正压通气的一种方式。简单来说,需要建立人工气道的通气方式称为有创通气,未建立人工气道则为无创通气。在某些情况下,可以部分或完全代替有创正压通气。

二、优缺点

(一)优点

1. 不需要建立人工气道 保留了上呼吸道正常的生理防御功能,避免上呼吸道损伤,同时有效减少院内感染和呼吸机相关性肺炎发生。

2. 人机配合更好 无创正压通气过程常需要患者清醒配合,故增加了活动和交流,减少了心理问题;同时自主吸气可以促进静脉回流;保持咳嗽能力,促进排痰,减少肺不张,改善通气/血流比。

3. 痛苦少 患者可以正常吞咽、说话和进食,较有创通气更易耐受;感觉更舒适。

4. 使用方便 无创正压通气的使用、护理和撤离较有创通气都更方便,经过简单的培训就能掌握要领。

(二)缺点

1. 需要病人清醒配合 意识不清的患者不具备完整的上气道保护能力,容易出现分泌物引流不畅、反流误吸等并发症。故昏迷患者使用无创正压通气应谨慎,通气过程使用镇痛镇静药物也应谨慎,必须在严密监护下小剂量应用。

2. 不利于气道分泌物的引流 ①气道分泌物的排除在很大程度上依赖于患者上气道保护能力,故当患者咳嗽无力时,容易出现分泌物清除不畅;②正压通气更容易使分泌物向远端支气管分布;③无创正压通气时气流量往往非常大(可达 60L/min),若湿化不佳容易导致分泌物干结,更不利于引流。

3. 不能完全替代有创正压通气,通气效果不确切 无创正压通气的通气效能取决于呼吸机、患者、参数等多方面因素。当人-机配合不良时,所设置的参数并不能发挥应有的作用,无创通气的效果也就不确切。目前,无创正压通气仍然用于轻中度呼吸衰竭患者,对于重度呼吸衰竭和病情进展者仍需积极插管行有创通气,确保有效性和安全。

(三)合理选择

无创正压通气的优缺点是相对于有创正压通气而言的(表7-12)。应根据患者病情选择合适的通气方式。当患者病情较轻时使用无创正压通气,加重时选择有创正压通气。无创正压通气和有创正压通气是相互补充、相互合作的关系。

表 7-12 无创正压通气和有创正压通气的比较

	无创正压通气	有创正压通气
连接方法	鼻罩或面罩或全面罩	气管插管或气管切开
密封紧闭性	差	好
同步触发	要求较高	要求稍低
吸气相压力	需降低	可较高
辅助通气的保证	较低	较高
镇静药物的使用	谨慎使用	可以
清除分泌物	困难	容易
病人气道保护能力	要求高	要求低
呼吸机相关性肺炎	无	有

三、适应证和禁忌证

(一)适应证

无创正压通气最早用于阻塞性睡眠呼吸暂停综合征,后逐步用于各种急性和慢性疾病。

1. 急性疾病　总体来说,无创正压通气用于轻中度呼吸衰竭患者,在有创通气与单纯吸氧之间起到了"过渡"的作用。无创通气的使用使机械通气的应用时机大大提前,并在一定程度上减少了建立人工气道的需求。当我们在是否建立人工气道上犹豫不决,或者拔除人工气道后需要低支持时,可作为"桥梁"或"降低支持"的一种方式。

目前最有证据使用无创正压通气的疾病有:①COPD 急性发作;②急性心源性肺水肿;③免疫抑制呼吸衰竭;④COPD 患者撤机。

(1)COPD 急性发作:是目前无创正压通气效果最确切的适应证之一。大量的研究证实,NPPV 有利于降低 AECOPD 患者的插管率、住院时间和死亡率。AECOPD 应用 NPPV 的指针主要参照血气分析的 pH,pH 在 7.25~7.35 的 AECOPD 患者是使用无创正压通气的最佳指针。

(2)急性心源性肺水肿:CPAP 可以改善急性心源性肺水肿引起的呼吸衰竭,避免插管。当使用 CPAP 仍无法缓解症状,或出现二氧化碳潴留时,应使用 S/T 模式。

(3)免疫抑制患者:免疫抑制患者出现呼吸衰竭时,气管插管有创通气并不能改善患者的预后,还会增加 VAP 的风险,增加患者痛苦和费用。故此类患者应尽量避免插管,选择无创正压通气,以避免有创通气带来的问题。但无论哪种通气方式,该疾病病死率都较高。

(4)COPD 患者撤机:"有创-无创序贯通气"是 COPD 撤机的重要手段之一。目前的研究结果显示,序贯通气可以缩短有创通气时间,减少呼吸机相关性肺炎的发生,减少住 ICU时间和病死率。

2. 慢性疾病　①慢性阻塞性肺疾病(COPD);②限制性胸腔疾病;③夜间低通气综合征;④睡眠呼吸暂停综合征;⑤肥胖低通气综合征;⑥疾病的康复治疗;⑦神经肌肉疾病;⑧呼吸疲劳伴高碳酸血症患者。

(二)禁忌证

参考多个文献和指南,我们将无创正压通气的禁忌证归纳如表 7-13 所示。

表7-13 无创正压通气的禁忌证

绝对禁忌证	相对禁忌证
心跳呼吸停止	气道分泌物多或排痰障碍
自主呼吸微弱、昏迷 误吸可能性高	严重低氧血症($PaO_2 < 45mmHg$)或严重酸中毒 ($pH \leqslant 7.20$)
自主气道保护能力差	严重感染
合并其他器官功能衰竭(血流动力学不稳定,胃肠道 大出血/穿孔等)	近期上腹部手术后(尤其是需要严格胃肠减压者) 上气道机械性梗阻
严重脑部疾病	
面部创伤、烧伤、术后、畸形	
极度不合作或紧张	

四、使用方法

1. 人-机界面的选择 无创人-机界面包括鼻罩、口鼻罩、全脸面罩、鼻塞等,其中鼻罩和口鼻罩在成人应用最多,两者各具特点(表7-14)。无创器材的大小是否合适是保证通气效果的关键。现在每种面罩均有多种尺寸可供选择。鼻塞、鼻罩和面罩固定于相应的位置,松紧适中才能够较好地防止漏气和压疮。

表7-14 鼻罩和口鼻罩的特点比较

	优点	缺点
鼻罩	吸入性危险较低 易清除分泌物 较低幽闭恐惧症 容易说话 容易固定 较小无效腔	容易经口漏气 经鼻道阻力较高 鼻阻塞者,效能低 刺激鼻子 口干
口鼻罩	经口漏气少 对呼吸困难病患提供较好的通气	增加无效腔 较难维持密闭 增加脸部压疮危险 幽闭恐惧症较高 增加吸入性危险 不易说话与进食 较难固定

2. 模式和参数的设置和调整 所有的呼吸机都可以用于 NPPV,包括专业无创呼吸机、重症监护呼吸机和便携式家用呼吸机。无创正压通气最常用的模式有 CPAP 模式、S/T 模式。重症监护呼吸机上的 PSV 模式、PAV 模式、PCV 模式、VCV 模式等都可用于无创正压通气。但由于无创正压通气时存在漏气,故使用控制压力的模式较控制容量的模式好。

(1)CPAP 模式:即持续气道正压。在呼吸时给予一个基线压力,在病人吸气时不增加压力来减轻呼吸功。设置参数包括持续气道正压(CPAP)、氧浓度(F_iO_2)。当患者有吸气阻力明显增高或存在二氧化碳潴留时,无法协助排除 CO_2。一般用于急性心源性肺水肿、睡眠呼吸暂停的患者。

(2)S/T 模式:即自主/时间模式。在呼气相给予呼气正压 EPAP,用于扩张陷闭的肺泡和防止重吸收 CO_2。吸气相给予吸气正压 IPAP,有利于减少患者吸气做功和降低二氧化碳分压。IPAP 与 EPAP 的差值称为 PS。当患者存在自主呼吸时,患者在 IPAP、EPAP 和 F_iO_2 的帮助下进行自主呼吸,患者决定吸气状态。当患者在规定时间内无自主呼吸时,背景频率启动,患者的吸气过程由呼吸机设置的吸气时间、IPAP、EPAP、压力上升时间、F_iO_2 等参数共同决定。S/T 模式保证了通气,可用于所有无创通气患者。

(3)参数设定:无创呼吸机送气的流速非常快,可以达到 60L/min 以上,患者开始使用时往往不能耐受,故使用前要先与患者交流。使用时应从低压力开始,当患者逐步适应无创呼吸机后,再逐步调整参数,达到目标压力。无创正压通气主要目的是改善氧合和通气,当患者的氧合或通气不佳时,可通过调整参数来改善。

五、监测和评估

1. 监测

(1)生命体征监测:监测使用 NPPV 前后的心率、血压、呼吸、氧合等指标,关注无创使用时患者的呼吸状态有无改善。

(2)无创呼吸机监测:关注无创呼吸机工作情况,患者的潮气量、气道压力、呼吸波形等指标,判断无创呼吸机是否与患者的呼吸状态一致。

(3)漏气:漏气监测是无创呼吸机监测的重要部分。无创呼吸机允许漏气,但过多的漏气往往提示无创通气效果不佳和人-机配合不良。一般无创呼吸机允许 60L/min 以下的漏气量,如漏气过多,需要调整无创界面或选择更合适的尺寸。当患者配合不好,应指导患者尽量适应无创通气,如使用鼻罩时应尽量采用鼻子呼吸,以减少漏气。

(4)人-机配合:人-机配合不良可以由多种原因引起。患者病情过重、呼吸机选择不当、人-机界面不适合、漏气过多、$PEEP_i$、参数设置不当等均可引起人-机配合不良。此时患者可出现烦躁、生命体征无改善或更糟、呼吸状态差等表现。呼吸机也会显示漏气明显、波形异常等。

(5)血气分析:血气分析指标是监测的重要手段,是判断 NPPV 效果的重要参考指标。

(6)湿化:湿化不良将导致气道分泌物干结,增加气道阻力,影响通气效果。湿化可以改善通气效果和患者的舒适性。除通过呼吸机给予湿化外,清醒患者还可以喝水来加强湿化。此外,静脉或雾化一些药物也是必要的,如沐舒坦、碳酸氢钠、α糜蛋白酶等。

(7)其他:患者不良反应的监测,如有无压伤、反流误吸、胃胀气等,详见"不良反应"部分。

2. 评估　通过检测和评估,可以预估 NPPV 的效果(表 7-15)。有许多研究表明,患者初始使用 NPPV 时的情况与 NPPV 最终是否成功有明显的相关性,而患者使用 NPPV 后 1~2 个小时指标是否改善与 NPPV 成功率之间相关性更强。当使用 NPPV1~2 小时后,患者的情况仍无较好改善或继续恶化时,往往说明 NPPV 效果不佳。在早期评估中反应良好的患者也不一定都能成功,主要受到分泌物量、咳嗽能力、意识等因素的影响。此外睡眠也是影响无创通气成败的指标之一。

表 7-15　预测急性疾病使用 NPPV 效果的指标

患者呼吸与呼吸机同步	GCS > 11
牙齿完整	COPD,心源性肺水肿
漏气量少	无肺炎,ARDS
分泌物少	1 ~ 2 小时评估 NPPV 的反应
耐受性好	呼吸频率降低
呼吸频率 < 30 次/分	pH 改善
APACHE Ⅱ < 20	氧合改善
pH > 7.30	$PaCO_2$ 降低

3. 不良反应　无创正压通气的不良反应包括人-机界面相关不良反应和正压通气相关不良反应。人-机界面相关不良反应主要包括:面/鼻罩周围漏气,局部压迫皮肤损伤,吞气症,引起胃肠胀气并可引起呕吐、误吸,排痰障碍,鼻腔、口咽部、眼部干燥刺激,以及恐惧(幽闭恐怖症)。正压通气相关不良反应主要有:呼吸机相关性肺损伤(VILI)以及静脉回流障碍、影响心输出量正压通气引起的肺损伤和循环系统影响较有创通气少。

六、无创正压通气的撤离

无创正压通气的撤离一般采用逐步停机的方式,随着患者病情好转,逐步降低支持力度,再间断停机,最后达到完全停机。

建议的停机指标:①IPAP ≤12cmH₂O,EPAP ≤5cmH₂O;②pH > 7.35;③呼吸状态稳定;④原发疾病得到控制或改善;⑤SaO₂ > 90%;⑥F_iO_2 ≤40%;⑦$PaCO_2$ 稳定;⑧血流动力学稳定。

(刘婷婷)

第五节　其他通气技术

一、高频振荡通气

高频振荡通气是利用活塞泵或其他机械性装置以较快的频率(成人 180 ~ 600 次/分)往返活动,产生较低的潮气量(等于或略低于解剖无效腔量)和较高的平均气道压,从而扩张肺泡,改善氧合。

(一)高频振荡通气的特点

1. HFOV 的通气回路是高速持续气流(通过侧支气流完成)基础上的 CPAP 系统,在此基础上应用电驱动隔膜振荡波叠加于持续气流上,通过活塞泵或扬声器隔膜振荡产生振荡容量,通过调节振荡压力幅度或振荡功率来调节振荡容量。持续不断的加热湿化的侧支气流不仅维持系统的平均气道压,而且完成 O_2 提供和 CO_2 的排出。

2. 吸吐气均是主动的,从而避免了其他类型高频通气常出现的气体滞留、过度充气和 CO_2 蓄积。

3. 由于气体振荡本身特点及受气管插管、气道阻力等因素影响,振荡功率在向肺泡传递过程中会逐级衰减,因而肺泡振荡压低,从而使肺泡峰压和扩张压比传统机械通气低。

(二)高频振荡通气的气体转运机制

1. 直接肺泡通气　吸气时,新鲜气体由大气道向肺泡移动,呼气时,肺泡内气体向外界移动。

2. 非对称的吸气和呼气流速剖面　高频振荡通气时,新鲜气体从气道中心流入,呼出气从气道周边排出,从而产生气体交换。

3. 摆动性对流搅拌作用　是发生在不同时间常数肺泡之间的气体交换,即高频通气时肺段内及肺段间可通过此种方式进行气体交换。

4. 心源性混合　心脏的收缩与舒张致周围肺泡发生的气体流动。

5. Talor 扩散　又称增强扩散,是指团块运动与分子弥散相互影响,从而加强气体交换。

6. 邻近肺泡之间的旁路通气　相邻肺泡之间经非气道的旁路结构来实现气体交换。

7. 分子扩散　气体通过肺泡-毛细血管膜来实现气体交换的过程。

(三)高频振荡通气的适应证

1. ARDS 患者,常频通气下,平台压(P_{plat}) > 30cmH_2O 时不能满足基本的通气和氧合需求。

2. 肺气压伤伴有肺漏气(有影像学证据表明有纵隔气肿、气胸、心包积气、气腹或者间质性肺气肿)。

3. 气管食管瘘、支气管胸膜瘘。

4. 膈疝等。

(四)高频振荡通气的禁忌证

与常规正压通气相似,高频振荡通气无绝对禁忌证,其相对禁忌证有:

1. 气道阻力大。

2. 痰滞留或气道黏膜损伤。

3. ICP(颅内压)增高。

4. 难以纠正的低血压(使用血管活性药物的情况下 MAP < 55mmHg)。

5. 肺血流被动依赖(如单心室畸形)。

(五)参数设置

1. 吸入气氧浓度　可调范围为 0.21 ~ 1.0。初始设置时氧浓度设定应从纯氧开始,逐渐下调,以维持基本氧合为原则。

2. 平均气道压(mP_{aw})　其设置直接影响氧合,在固定的 △P 和 FiO_2 下,mP_{aw} 的上升增加了肺容量,扩大了肺泡交换面积,以此改善氧合。初始设置为:①成人,肺泡病变时,高于常频通气平均气道压5 ~ 8cmH_2O;②小儿,肺泡病变时,高于常频通气2 ~ 4cmH_2O;③肺漏气时,与常频通气平均气道压一致。以后根据氧合和胸部 X 线片的肺膨胀程度来进行调节,以胸片示肺下界位于第9后肋及对血流动力学影响较小为宜。

3. 通气频率　体重越小,频率越快。初始设置详见表7-16,以后根据血气分析再进行调节。

表 7-16　高频通气频率初始设置

体重(kg)	< 2	2 ~ 12	13 ~ 20	21 ~ 30	> 30
频率(Hz)	15	10	8	7	6

4. 振幅（△P）　通过"Power"来调节。调节旋钮改变电流大小,由此控制与活塞和振荡膜相连的线性马达的驱动力。它是决定通气的主要因素。初始的△P设置应该以达到良好的胸壁振动为目标,一般从4.0开始上调。

5. 吸气时间百分比（%Ti）　一般固定设置为33%,若$PaCO_2$高可调至50%。

6. 偏流　体重较小的婴幼儿一般设置为18~25lpm;体重较大的儿童和成人设置为20~40lpm。

（六）并发症及预防

包括气压伤,循环功能抑制等,可能与较高平均气道压的使用有关,故临床应用高频振荡通气须谨慎调节通气参数。

（七）现状及前景

目前,HFOV已广泛应用于新生儿、婴幼儿,主要是ARDS和肺漏气,疗效肯定。成人ARDS患者应用HFOV也逐渐增多,尤其是伴有气压伤的患者。大量研究已证明,HFOV是成人ARDS患者常频通气失败后的抢救措施,死亡率降低,治疗失败率降低,并发症未增加。2010年ARDS治疗"六步法"的提出,明确了HFOV的使用指征,证明了HFOV的安全性和有效性。2013年新英格兰杂志发表的两篇文章,均是HFOV治疗ARDS患者的随机对照实验,未得出HFOV降低ARDS患者死亡率的结论。目前,HFOV的操作相对复杂,且监测、报警系统不够完善,需要专业人员密切关注,且在ARDS患者的治疗中的安全性及有效性不明确,发展前景在一定程度上受到了限制。

二、一氧化氮吸入疗法

一氧化氮（NO）吸入治疗可选择性扩张肺血管而对体循环无影响,主要用于治疗原发性及新生儿持续性肺动脉高压（PPHN）、ARDS及先天性心脏病等,取得了一定的疗效。其主要的生理学效应有调节肺血管张力、调节肺内免疫及炎症反应和维持气道平滑肌张力。

（一）一氧化氮吸入疗法的作用机制

NO可选择性地进入通气较好的肺泡弥散到肺血管而使肺血管扩张,降低肺血管阻力和肺动脉压,增加有通气肺区的血流,相应病变区血流量减少,从而改善肺内通气/血流比例,减少血流量,改善氧合。

（二）吸入一氧化氮的不良反应

吸入NO的不良反应主要与它的各种代谢产物有关。对机体的影响主要有:

1. 高浓度NO与高浓度氧结合可生成大量的NO_2,其反应速度与NO浓度的平方及氧浓度呈正比,NO_2可以损伤气道黏膜和肺泡细胞。

2. OONO-分解成高度活性的OH可破坏细胞膜的质膜、蛋白质和核酸。

3. 吸入高浓度NO（$8×10^{-5}$mol/L、$2×10^{-5}$mol/L）可明显抑制肺内PS降低表面张力活性和聚集磷脂的功能。

4. NO与血红蛋白结合形成高铁血红蛋白（MetHb）,MetHb在血中含量过高,可影响血红蛋白的携氧,还可能导致肺水肿。

5. 可抑制血小板的黏附功能等。

所以,应用NO时,应采用尽可能低的NO和氧浓度,并严格监测吸入气体中NO/NO_2和血液中MetHb的浓度,使$NO_2<3×10^{-6}$,MetHb<3%,尽可能降低NO的不良反应。

(三) 吸入一氧化氮的装置

主供气装置、NO_2 清除装置、质量流量控制器、NO/NO_2 监测仪和排出气 NO/NO_2 处理装置等。

(四) 临床应用

吸入 NO 的推荐治疗浓度一般为 20ppm，一般不超过 80ppm，以改善氧合或应用达到 14 天为目标。

1. ARDS　2010 年 ARDS 治疗"六步法"明确提出：当 ARDS 患者应用肺复张和高 PEEP 或者俯卧位通气或高频振荡通气不能维持氧合和通气时，可考虑给予吸入 NO 治疗。NO 气体可选择性地通过通气尚好的肺泡弥散到肺血管而使肺血管扩张，降低 PVR 和肺动脉压，从而改善通气/血流比例，改善 ARDS 患者氧合。另外，它具有抗炎作用，有利于减轻 ARDS 患者的肺内炎症反应。在治疗 ARDS 时，NO 的剂量应强调个体化原则，以改善氧合为目的，不强求肺动脉压力的降低。

2. 新生儿持续肺动脉高压　胎粪吸入综合征、败血症、肺炎、早产儿呼吸窘迫综合征、先天性膈疝、右向左分流的先天性心脏病和先天性心脏病术后等继发的 PPHN 是 NO 吸入治疗的适应证。临床中使用常规治疗方法很难取得理想的效果，吸入 NO 可显著降低肺血管阻力，改善氧合。

3. 急性血管舒张试验(AVT)　肺动脉高压患者应用 20~80ppm NO 吸入 5~10 分钟，判断是否可长期口服大剂量钙通道拮抗剂作为初始治疗，有助于评价心脏或者心肺联合移植患者术后内科治疗或外科干预的预后。

4. 其他　心脏病患者围术期，右心衰竭患者植入左心室辅助装置后，右室心肌梗死所致的心源性休克，肺缺血-再灌注损伤。

(五) 吸入一氧化氮的撤离

为避免 NO 的不良反应，在严格控制吸入 NO 和 O_2 浓度的基础上，病情稳定后，应尽早撤离 NO。建议每 2 小时递减 50% 至 1ppm，若减量太快，易出现反跳现象，加重病情。对于肺动脉高压患者，在 NO 撤离过程中，可适当增加氧浓度，尽量避免肺动脉高压的复发。

(六) 吸入一氧化氮的现状及前景

目前，吸入 NO 治疗过程中的监测仍不完善，未制定规范化治疗流程，所以临床效果无法得到保证，且容易出现并发症。总体来说，这种治疗方法对肺动脉高压疗效较好，但作用时间短暂，需持续用药；可应用于新生儿持续性肺动脉高压或其他原因的顽固性肺动脉高压，对单纯缺氧性肺动脉高压实际价值有限。在 ALI/ARDS 患者，NO 常需联合其他治疗策略，迄今为止，尚未发现吸入 NO 可单独作为某一特殊疾病的标准治疗策略。但是，吸入 NO 降低肺动脉压力，改善通气/血流比例的作用确切，若能规范化吸入 NO 的临床治疗过程，定能取得良好效果。

三、俯卧位通气

三十多年前，俯卧位通气已被报道用于呼吸衰竭的人和动物，主要是 ARDS，可改善氧合。它可以改变胸腔内压的压力梯度，减少被心脏压迫的肺容积，改善通气/血流比例，从而扩张陷闭的肺泡，减少气压伤的发生，是一种肺保护策略。

(一) 俯卧位通气的治疗机制

1. 改善氧合　仰卧位时，从非重力依赖区(腹侧)到重力依赖区(背侧)胸腔负压逐渐减小,重力依赖区的肺组织的跨肺压明显低于非重力依赖区,所以重力依赖区的肺泡容易出现陷闭甚至实变。当体位逆转后,胸腔内压力梯度也逆转,陷闭的肺泡重新开放,肺内气体重新分布,而血流量无明显变化,最终使分流量减少,通气/血流比例改善。体位改变还可促进分泌物引流,并改善患者的氧合。

2. 减少呼吸机相关性肺损伤 俯卧位通气增加陷闭肺泡的通气,而不增加正常肺泡的扩张度,从而避免正常肺泡的过度充气并降低切变力,减少肺损伤。

(二)俯卧位通气的实施

一般不作为常规治疗单独使用,而是与机械通气同时使用,还可联合肺复张、高频振荡通气、NO吸入治疗等。

1. 适应证 中重度ARDS患者平台压(P_{plat})>30cmH$_2$O时,可考虑实施俯卧位通气。

2. 禁忌证

(1)绝对禁忌证:脊髓损伤和没有固定。

(2)相对禁忌证:血流动力学不稳定、心律失常、胸腹部手术等。

3. 维持时间与频度 目前对于俯卧位通气的最佳维持时间和频度尚不清楚,一般8~12小时更换一次体位,或者每天1~2次,主要根据患者的耐受程度及氧合改善的情况来决定。多数患者在改变体位后30分钟即可观察到氧合的改善,但部分患者可延迟至数小时才出现氧合上升。

(三)并发症及预防

并发症多为因体位变化所致管道脱落、循环不稳定、氧合下降等情况。所以,在操作前可适当采取预防措施,尽量避免造成血流动力学不稳定等情况。操作中严密观察,仔细评估,若患者病情明显加重,生命体征恶化,应及早终止操作。

(四)研究现状及前景

2010年,ARDS治疗"六步法"明确指出顽固性低氧血症的ARDS患者可以考虑应用俯卧位通气来改善氧合。2013年新英格兰杂志发表的关于俯卧位通气治疗ARDS患者的随机对照研究已证明早期应用俯卧位通气可显著降低重症ARDS患者的28天及90天死亡率,且并发症的发生率未增加,特别是与其他治疗策略联合应用,可以起到协同作用。2014年最新的一篇荟萃分析结论也指出俯卧位通气能够降低重症ARDS患者和高PEEP机械通气患者的死亡率,同时长时间应用可改善ARDS患者的生存率。但是,目前的研究仍有一些局限性,需要更多的大规模临床研究来证实它的有效性及安全性。

(邓 妮)

第六节 体外膜肺氧合技术

体外膜肺氧合(extracorporeal membrane oxygenation,ECMO)是指使用机械设备临时但较持久地支持心/肺功能受损的患者,延长其生命的一种技术。ECMO源于开胸体外循环技术,最早于1972年用于治疗ARDS,并于1976年成功救治第1例新生儿。20世纪80年代出现了强调CO$_2$清除的体外CO$_2$清除技术(ECCO$_2$-R),后又发展出PECOR及ECLA等技术。现在ECMO已经发展到一个涵盖体外血氧合和CO$_2$清除以及心脏支持等多项功能的技术。

一、概述

ECMO按体外回路不同分为静脉-静脉(V-V ECMO)、静脉-动脉(V-A ECMO)和动脉-静脉(A-V ECMO)ECMO。目前最常用于严重呼吸衰竭治疗的是低流量 V-V ECMO,当同时存在心功能不全或衰竭时,可改行 V-A ECMO,兼顾心脏支持,A-V ECMO 仅能进行部分 CO_2 清除,所以应用非常少。本节主要介绍用于治疗严重呼吸衰竭的静脉-静脉 ECMO。

二、体外生命支持的适应证

由于 ECMO 是一项有创而且昂贵的技术,它主要用于严重的但潜在可逆转的心肺疾病。ECMO 应在早期应用而不是作为一种"复苏"(rescue)措施,这样可以避免高通气条件导致的呼吸机相关性肺损伤、氧中毒等医源性损害。ECMO 用于新生儿的适应证及使用指征见表 7-17。

表 7-17 新生儿适应证及使用指征

新生儿适应证	新生儿使用指征
胎粪吸入综合征	胎龄 >34 周
先天性膈疝	体重 >2.0kg
持续性肺动脉高压	机械通气时间小于 10~14 天
心脏畸形	PaO_2/FiO_2 >35~60mmHg 5~6 小时
NRDS	$AaDO_2$ >605~620mmHg 4~12 小时
新生儿透明膜肺病	PaO_2 <35~60mmHg 持续时间 2~12 小时

ECMO 在儿童及成人中的适应证主要为重症急性呼吸衰竭及严重心功能衰竭的患者,包括肺炎、ARDS、哮喘持续状态、误吸、肺栓塞、心脏术后心功能衰竭、急性心肌炎等。其使用指征也与新生儿存在较大差别。新生儿实施 ECMO 的禁忌证主要为颅内出血及凝血系统疾病、不可逆的中枢神经系统损害;严重的遗传性畸形为相对禁忌证。儿童及成人的绝对禁忌证包括不可治疾病(包括癌症等)、活动性出血、严重的意识障碍;相对禁忌证有高龄及高水平正压通气时间大于 7 天(表 7-18)。

表 7-18 儿童及成人应用 ECMO 的适应证与禁忌证

适应证	禁忌证
气体交换差	成人高通气设置 >7 天
PaO_2/FiO_2 <100mmHg	儿童高通气设置 >14 天
顺应性 <0.5ml/($cmH_2O \cdot kg$)	不可治愈性疾病
Qs/Qt >30%	年龄 >70 岁
	肺动脉压超过体循环血压的 2/3
	活动性出血或未控制的外科情况
	神经系统状态差

三、体外膜肺氧合的实施

目前用于治疗呼吸衰竭的最常见的 ECMO 为低流量静脉-静脉旁路系统。经右颈内静脉及股静脉置管,一般成人使用的插管口径为股静脉 26~28F,颈内静脉 18~20F,采用

Seldinger 技术经皮置管。血液经股静脉引流至体外,经离心泵驱动流至膜氧合器,血液在膜肺经氧合及去除二氧化碳后再经颈内静脉输回体内,达到体外氧合的目的。目前使用的"膜肺"为硅胶膜氧合器和中空纤维氧合器,氧和二氧化碳的交换共同取决于膜的面积,膜两侧气体的压力梯度,膜本身对气体的通透性,同时氧的交换还取决于流经膜肺的血流量,而二氧化碳的交换则与血流量相对无关,而与流经膜肺的气体流量有关。因此,在实施 $ECCO_2$-R 时,需要调节吹入膜肺的氧气流量来调节 $PaCO_2$。除上述环节外,体外膜肺氧合转流的病人血液在体外与大量非生理的异物表面接触,管路需要全身肝素化以避免血液凝固和血栓形成,要求 ACT 延长至 160 ~ 220 秒。ECMO 刚开始时,应每 15 分钟测一次 ACT,待达到目标 ACT 后可以逐渐延长至每小时一次。现在已经研制出了更先进的肝素化管路(肝素涂层技术),其所有体外管路的内表面都被与其共价结合的肝素覆盖,这样就大大减少了全身肝素的用量,减少了出血并发症的发生,也使原来的 ECMO 禁忌证——出凝血疾病变成了相对禁忌证。体外转流开始后,一般初始流量为 50 ~ 60ml/(kg·min),此时 ECMO 提供了主要呼吸支持,而呼吸机设置尽可能降低至较低水平以避免 VALI。通常使用的是呼吸机设置为呼吸频率 10 ~ 15 次/分,气道峰压不高于 25cmH$_2$O,呼气末正压 10 ~ 15cmH$_2$O,FiO$_2$ 设定 30% ~ 50%,间断应用肺复张。

鉴于 ECMO 的复杂性,实施 ECMO 时需要全面监测患者的生命体征、血气、呼吸机参数设置、血流量、膜肺出入口压力、动静脉血氧饱和度、呼气末 CO$_2$ 等,并根据监测结果及患者情况随时调整各项参数,使其尽可能维持在理想范围。同时也需要他们紧急处理任何机器故障、氧合器失灵、导管破裂等问题。这些都需要一名专业技术人员随时在场。

四、体外膜肺氧合的并发症及处理

1. 出血　出血是 ECMO 最主要的并发症,其发生率高达 15% ~ 20%,使用肝素是出血最可能的原因。出血可能发生在任何器官,如中枢神经系统、胃肠道、皮下组织、穿刺部位、手术部位、肾脏等,早产儿容易发生颅内出血,成人更易发生消化道出血。其中颅内出血后果最为严重,出血原因是多因素的,如肝素化、右颈总动脉结扎破坏正常的灌注方式、右颈内静脉置入粗大的插管影响脑静脉回流等都可能是造成颅内出血的原因。已经存在颅内出血为 ECMO 的禁忌证,患儿作 ECMO 时,应每天进行颅内超声检查监测颅内情况,一旦发现颅内出血,应中止 ECMO 治疗。为减少出血的发生,应每小时监测 ACT,存在活动性出血时,应调整 ACT 至 160 ~ 180 秒,如血小板降低至 60 × 10^9/L 以下,应输注血小板。由于血小板较易黏附在膜肺中,输入部位一般在 ECMO 管路中膜肺的下游,一般小儿每次输 3 ~ 4U,成人输 6U。由于输注血小板会加快肝素消耗,输注前应加大肝素滴速至原来的 1.5 倍,血小板输注结束后应冲洗管路,必要时还需输注新鲜冷冻血浆及冷沉淀的血液制品。

2. 栓塞　血凝块、空气或固体颗粒等均可引起血管栓塞,尤其是到达升主动脉,就有引起脑或冠状动脉栓塞的危险。管路中加装血液滤器可减少栓塞的发生,同时需严密监测并调整 ACT,使其达到目标值。

3. 感染　包括插管部位感染、导管源性感染及肺部感染等,重在预防。必须在置管及实施 ECMO 中严格无菌操作,可预防性应用抗生素,发生感染后引及时更换敏感抗生素,必要时需停止 ECMO 治疗,拔除导管。

4. 其他　包括 DIC 及心力衰竭等。

五、停止体外膜肺氧合的时机

当患者的心肺功能改善后,可以逐渐降低 ECMO 的流量,使自体心肺承担呼吸循环功能;当 ECMO 流量降到初始的 20% ~30%,自体肺承担 70% ~80% 的气体交换量时,可以试停 ECMO,但此时通气参数应调整在中度支持水平。停止 ECMO 后,严密观察患者的生命体征、动脉和血氧饱和度。如果患者能耐受停止 ECMO 试验,5 ~10 分钟后作一次动脉血气分析,如果血气指标良好,可将通气参数逐渐下调。如果患者不能耐受停机,应立即恢复 EC-MO。ECMO 停机 15 分钟后,肝素输注速度减半,监测 ACT 并维持在 180 ~200 秒;为防止插管在体内保留阶段可能发生血管内血栓,每 15 分钟左右可经 ECMO 泵灌入少量血液。试停 ECMO 成功,且机械通气维持在较低水平,病人情况良好,即可拔除 ECMO 插管。

六、预后

在 ECMO 刚刚起步的 20 世纪 70 年代,即 1974 年美国就进行了一项大型临床试验比较 ECMO 与传统机械通气治疗 ARDS 的疗效,结果发现 ECMO 组的存活率仅为 10%,与机械通气组相似。随着对 ARDS 病理生理学改变的了解及技术的进步,ARDS 的存活率不断提高。2003 年,ECMO 组织公布了 27 219 例实施了 ECMO 治疗的注册病人,其成功拔管率为 77%,出院存活率为 67%。最近一项在英国进行的随机对照研究发现,ECMO 治疗重度呼吸衰竭较传统机械通气可以明显降低 6 个月严重残疾率,甚至提高接近 10% 的存活率(63.3% vs. 54.0%)。最近也有 ECMO 用于 SARS 等疾病的报道,部分重症医学专家甚至推荐 ECMO 作为 ARDS 等严重低氧血症的一线治疗。

(赖　巍)

第七节　呼吸功能的康复训练

一、肺康复

随着我国人口老龄化以及慢性呼吸系统疾病的增加,呼吸功能恶化、患者恐惧焦虑抑郁心理、不活动以及适应能力下降相互之间形成一个恶性的循环圈,最终导致患者的全身衰竭。因此,对于此类呼吸功能受损的慢性病患者,除了在以药物等手段有效地缓解其急性期的病变以外,改善其呼吸功能和心理健康就显得尤其重要。基于此,呼吸功能的康复训练,即肺康复就应运而生了。简言之,肺康复在于帮助患者发挥最大潜能,以取得尽可能好的医疗效果、重建尽可能好的体能及精神状态。但是在以前一段时间里,人们认为呼吸器官具有很大的代偿功能,而一旦出现呼吸衰竭就意味着代偿潜力彻底耗竭,肺功能已无恢复余地,基于这种错误认识,呼吸功能的康复训练处于被忽视和停滞不前的状态。现代肺康复,主要利用呼吸治疗学中胸部物理治疗的各种方法训练患者掌握和利用有效的气道廓清技术以促进痰液排出和消除呼吸道分泌物的滞积,训练患者掌握和利用有效的呼吸技术以缓解呼吸困难和减少呼吸功以及帮助患者通过运动锻炼改善活动与呼吸运动的协调,从而提高其活动耐量,改善生活质量。

(一)概念

呼吸功能的康复训练是指利用呼吸治疗学中的各种物理治疗方法,如气道廓清技术、肺扩张疗法以及呼吸锻炼等,辅以药物、心理、精神、营养等支持治疗,从而稳定或逆转肺疾病的病理生理和病理心理改变,争取在患者情况许可的条件下发挥最大呼吸功能潜力的治疗技术。呼吸功能的康复训练需在一个团队的共同努力下才能得到最大的效能,这个团队主要包括患者本人及其家属,以及一个完整的康复队伍(主要包括有经验的呼吸科医师、护师、呼吸治疗师、心肺功能测定师、理疗师、精神病医师、心理学家、营养师等)。这里我们重点讨论呼吸功能康复训练的呼吸治疗技术,主要包括气道廓清技术、肺扩张疗法、呼吸锻炼技术等。

(二)呼吸功能康复训练的分类

1. 气道廓清技术 气道廓清技术是指呼吸治疗师运用有创或无创式气道清洁技巧,来促进气道分泌物移动、排出,从而改善呼吸功能的治疗方法。有创式方法主要包括经纤维支气管镜下直接抽吸气道分泌物、经人工气道(气管插管或气管切开、导管)气道抽吸以及经鼻或口腔的气道抽吸;无创式方法,即支气管卫生疗法,主要包括体位引流治疗、辅助咳嗽及其相关的排痰技术、气道正压附属物、高频压缩/振荡排痰技术以及下床活动等。

2. 肺扩张疗法 对于接受胸腔或腹部手术的患者,肺不张是最容易发生的并发症,而且大部分慢性呼吸系统疾病患者长期卧床或静止不动时气道自身廓清能力下降,长此以往便会导致肺不张,加重患者的呼吸困难从而进入一个恶性循环中,因此针对肺不张的肺扩张疗法也是呼吸功能康复训练的重要组成部分。所有肺扩张疗法的机制都是利用增加跨肺压(即肺泡压与胸膜腔压力的差值)来增加肺容积,因此所有治疗手段都是通过增加肺泡内压和(或)增加胸膜腔负压来实现肺扩张。肺扩张疗法主要包括诱发肺量计(IS)、间歇性正压呼吸(IPPB)、持续气道正压(CPAP)等。

3. 呼吸肌锻炼技术 呼吸肌和辅助呼吸肌的运动产生肺通气的动力,慢性肺疾病,尤其是COPD患者可引起许多这方面的病理生理改变,因此以恢复膈肌至较正常的位置和功能、控制呼吸频率和呼吸方式以减少气体陷闭、减少呼吸功、增加呼吸肌的工作效率、减轻患者呼吸困难和焦虑为目的的呼吸锻炼亦是呼吸功能康复训练的重要组成部分。

呼吸锻炼的方式主要包括:运动与体位、缩唇呼吸、控制性深慢呼吸、腹式呼吸锻炼、膈肌起搏/电刺激呼吸等。

(三)呼吸功能的康复训练的意义

呼吸功能的康复训练是一项成本低、收益高,对患者及家庭和对社会都有益的综合治疗方案。呼吸功能的康复训练的好处包括:减少慢性患者对住院的需要,改善患者生活质量、减少患者的呼吸系统症状、减少患者的心理症状、增加患者的独立性、增加患者日常生活自理能力、增加患者的能力与耐力、增加患者对疾病的认识并延长生存时间、缩短重症患者的带机时间及降低重症患者的住院时间等。

二、雾化吸入疗法

(一)概述

早在一千多年前,我国就有以吸入药物的方法来治疗疾病的记载,如吸入硫和砷的蒸汽或吸入至今中医仍使用的曼陀罗属植物来治疗疾病等。

雾化吸入疗法是指使用专门的雾化装置将药物溶液雾化成悬浮于空气中微小的固体或液体颗粒,通过吸入的方法进入呼吸道及肺内并沉积,从而达到治疗疾病或者缓解症状的治疗作用。

雾化吸入疗法较其他给药途径有许多显著的优势,雾化微粒有利于药物迅速弥散至直接靶器官,并且微粒进入气道后有广泛的接触面积(成人肺泡面积约 $60\sim100\mathrm{m}^2$),从而能够以较小的药物剂量很好很快地起到疗效,且避免了全身给药的副作用。

临床常用的雾化装置主要包括定量吸入器(MDI)、干粉吸入器和雾化器等。

(二)雾化吸入的临床应用

随着雾化治疗的优势得到越来越多人的认识以及雾化设备的改良,雾化吸入疗法在临床上的应用越来越广泛,尤其是在治疗哮喘和阻塞性肺疾病方面取得了显著疗效。近年来在治疗其他疾病方面的应用也正在迅速增长,如吸入局部作用的皮质激素治疗肺结节病、吸入麦角胺治疗血管性偏头痛以及吸入肝素全身抗凝等。

对于机械通气患者的雾化吸入治疗,影响其治疗疗效的因素较多,常与呼吸机通气水平、呼吸机管道、雾化装置、雾化药物本身特性以及病人自身的呼吸和疾病状态相关。目前常用小容积喷射雾化器以及 MDI 对机械通气患者进行雾化治疗。

(三)雾化吸入治疗的注意事项

1. 使用喷射雾化器应定期消毒,严格无菌操作,防止污染,避免交叉感染。

2. 雾化吸入支气管扩张剂特别是 β_2 受体激动剂时,防止过量使用。

3. 少数患者雾化吸入支气管扩张剂后诱发或加重支气管哮喘,即为"治疗矛盾现象",其可能原因是:吸入药物低渗;MDI 中的助推剂或表面物质过敏;气溶胶温度过低等。应尽量避免。

4. 雾化吸入抗生素之前应做相应的皮试。

5. 雾化吸入糖皮质激素后应立即漱口,防治口腔菌群失调和霉菌感染。

6. 长期雾化抗生素应监测细菌耐药情况。

7. 对呼吸道刺激性强的药物应避免雾化吸入,油性制剂不宜雾化,否则可导致脂质性肺炎。

(王 鹏)

第八章

凝血功能障碍与输血

第一节　重症患者的凝血功能障碍

凝血功能障碍(coagulation disorders)是指凝血因子缺乏或功能异常所致的出血性疾病。重症患者出现凝血功能障碍是非常普遍的。相对遗传性凝血功能障碍而言,重症患者的凝血功能障碍常继发于一些严重的基础疾病,如感染、创伤、血栓性疾病等,所以又称作"获得性凝血功能障碍"或"获得性凝血病"。患者的临床表现轻重不一,有的仅有实验室指标的轻度异常,如血小板减少、凝血时间延长等,有的则表现为严重的出血倾向、休克甚至多器官功能衰竭。这跟重症患者凝血功能障碍发生的机制与病理生理有非常密切的关系。早期识别和分析凝血功能障碍的病因、发病机制以及严重程度对选择合理的治疗或支持手段至关重要。

一、流行病学

血小板减少($<150 \times 10^9/L$)在内科重症患者的发生率为 35% ~ 44%,其中 20% ~ 25% 的患者血小板计数 $<100 \times 10^9/L$,而 12% ~ 15% 的患者为 $<50 \times 10^9/L$ 。在外科或创伤患者的发生率则更高,血小板计数 $<100 \times 10^9/L$ 的患者大约有 35% ~ 41%。血小板减少与出血风险增高是密切相关的,严重血小板减少的患者($<50 \times 10^9/L$)出血风险增高 4 ~ 5 倍。颅内出血在重症患者的发生率是很低的(0.3% ~ 0.5%),约 88% 的颅内出血患者伴有血小板减少($<100 \times 10^9/L$)。多个研究表明,无论何种原因导致的血小板减少均是预测 ICU 患者死亡的独立危险因素。甚至有研究认为把血小板减少作为预测 ICU 患者死亡的因子比 A-PACHE Ⅱ评分更准确。如果 ICU 患者血小板减少持续 4 天以上或者下降幅度超过 50%,则死亡风险会比其他患者增高 4 ~ 6 倍。

凝血酶原时间(PT)或激活的部分凝血活酶时间(APTT)在 ICU 患者的发生率为 14% ~ 28%,创伤患者的发生率更高。有研究表明,PT 或 APTT 延长是预测创伤患者死亡的独立预测因子。

其他的一些凝血功能指标异常在 ICU 患者也是很常见的,如纤维蛋白裂解产物增高以及抗凝物质减少。纤维蛋白裂解产物增高在 ICU 患者的发生率为 42%,创伤患者和脓毒症患者的发生率则更高,分别可达 80% 和 99%。40% ~ 60% 的创伤患者和 90% 的脓毒症患者会出现抗凝血酶和蛋白 C 等抗凝物质减少。

二、正常凝血机制

凝血,是指血液由流动状态变为凝胶状态的过程,是机体止血功能的重要组成部分,也称作"止血"。凝血过程可以分为两个步骤:当血管受损伤后,首先通过血管收缩和血小板聚集,形成松软的血小板凝块,起到"初步凝血"作用。接着,瀑布式的凝血因子活化反应使邻近血浆中的纤维蛋白原转化为纤维蛋白,相互交织的纤维蛋白把血小板凝块与血细胞牢牢地锁住并最终形成坚固的血栓,这称作"继发凝血"。纤维蛋白溶解过程在于清除纤维蛋白,恢复正常血流。因此机体要维持正常的凝血功能,需要有完整的血管壁结构和功能,有效的血小板质量和数量,以及正常的血浆凝血因子活性。

1. 血管壁的止血功能 血管损伤时可以通过神经反射和释放缩血管物质如儿茶酚胺、血管紧张素、内皮素-1 等,使血管收缩;血管内皮细胞下胶原暴露使血小板发生黏附和聚集;同时,胶原暴露可迅速激活各种凝血因子,启动内源性和外源性凝血途径。

2. 血小板的止血功能 血小板膜上的糖蛋白(GPⅠb/Ⅸ)可以作为血管内皮细胞血管性血友病因子(vvWF)的受体,和内皮下胶原相结合,这称为血小板的"黏附功能";血小板膜上的糖蛋白(GPⅡb/Ⅲa)可作为纤维蛋白原的受体,在 Ca^{2+}、vvWF、纤维连接蛋白(Fn)等多种因子参与下使血小板与血小板之间相互黏附,即"聚集功能";同时,血小板还可以激活凝血因子,参与凝血的过程;血小板还有收缩血凝块,使其缩小并得以加固;除此之外,血小板能充填受损血管内皮细胞脱落所造成的空隙,参与血管内皮细胞的再生和修复过程,故能增强血管壁的抗力,减低血管壁的通透性和脆性。

3. 凝血机制 凝血反应是指一系列凝血因子通过酶促反应相继激活,以瀑布效应形成纤维蛋白的过程。目前被国际上公认的凝血因子共有 12 个,统一采用罗马数字编号。除 FⅣ是 Ca^{2+} 外,其余均为蛋白质。经典的凝血理论将凝血途径大致分为内源性和外源性凝血途径,其主要区别在于启动方式及参加的凝血因子不同,最终激活 FX 进入共同凝血途径。值得一提的是,两条凝血途径并非各自独立,而是相互联系,真实的凝血途径的复杂程度远不止如此。目前认为体内的凝血过程几乎都是由外源性凝血途径所启动的,内源性凝血途径则主要在放大效应中发挥主要作用。

(1)内源性凝血途径:因启动凝血过程的因素只有凝血因子而没有外来成分参加而得名。是指从 FⅫ被激活到形成 FXa 的过程。FⅫ接触到受损血管内皮时被激活形成 FⅫa;继而激活 FⅪ、FⅨ分别形成 FⅪa 和 FⅨa;FⅪa 再与 FⅧa 因子结合为复合物而激活 FX 成为 FXa;FXa 再激活 FⅡ(凝血酶原),FⅡa 将纤维蛋白原水解为单体的纤维蛋白。Ca^{2+}、前激肽释放酶(PK)、高分子量激肽原(HMWK)在这一过程中发挥辅助作用。

(2)外源性凝血途径:血管内皮细胞受损或组织损伤均能将组织因子(TF)释放入血。因此从由 TF 的释放入血启动的凝血过程被称为"外源性凝血途径"。引起 FⅦ的活化,并与之构成复合物,进而激活 FX、FⅡ,最终形成纤维蛋白。

(3)共同凝血途径:形成 FXa 以后到纤维蛋白形成的过程,为内、外源凝血系统所共有。包括凝血活酶的生成、凝血酶的生成及纤维蛋白的形成三个阶段。

4. 抗凝机制 凝血系统启动的同时抗凝系统也随之启动。抗凝物质主要包括抗凝血酶(AT)、蛋白 C(PC)和组织因子途径抑制物(tissue factor pathway inhibitor,TFPI)。

(1)抗凝血酶(AT):AT 是丝氨酸蛋白酶抑制剂,是凝血酶和 FXa 生成的主要抑制剂。在全身炎症反应(SIRS)时,AT 会因为迅速消耗(大量凝血酶生成)而降低,同时由于血管内皮细胞受炎症因子的影响,可导致 AT 的活性降低。肝素与 AT 结合,可迅速提高其抗凝血酶的活性。

(2)蛋白 C(PC):当凝血酶与内皮细胞上的血栓调节蛋白结合时可以激活 PC 生成活化的 PC(APC),参与灭活凝血因子(FV 和 FⅧa)、抑制 FXa 与血小板结合、促进纤维蛋白溶解等过程。

(3)组织因子途径抑制物(TFPI):TFPI是血管内皮细胞产生的一种糖蛋白,可与FXa结合形成复合物,使FXa失去活性,同时该复合物可抑制TF-FⅦa的活性。

5. **纤维蛋白溶解系统** 纤维蛋白溶解系统(简称纤溶系统)包括纤溶酶原、纤溶酶、纤溶酶原激活物和纤溶酶原抑制物。纤溶酶原激活物通过激活纤溶酶原生成纤溶酶,起到降解纤维蛋白的作用;而纤溶酶原抑制物则起到拮抗纤溶的作用,两者相互制衡。在正常情况下,血液中的纤溶酶原激活物的水平明显高于纤溶酶原抑制物,因而纤溶酶原不易被激活。当血管内皮细胞受损,体内凝血过程被启动时,可同时大量激活纤溶酶原生成纤溶酶,而发生纤维蛋白溶解。根据纤溶酶原激活的途径不同也可将其分为内源性途径和外源性途径。前者指的启动因子为"内源性"的活化的凝血因子(如FⅫa),而后者的启动因子为来自组织或血管内皮细胞等"外源性"产生的纤溶酶原激活物,如组织性纤溶酶原激活物(tPA)和尿激酶(uTP)等。

三、重症患者凝血功能障碍的常见病因与发病机制

(一)血小板减少的常见病因及发病机制

重症患者出现血小板的常见病因包括破坏或消耗增加、合成减少、稀释、隔离。以上四种病因可同时存在并相互影响。

1. **血小板破坏或消耗增加** 这是血小板减少症最常见的病因,通过免疫或非免疫介导的机制产生。

(1)非免疫介导的机制常见于一些恶性肿瘤、脓毒症、创伤、产科急症、体外循环所致血小板的物理性的破坏或者消耗。常见的血栓性微血管病,如弥散性血管内凝血(DIC)、血栓性血小板减少性紫癜(TTP)、溶血尿毒综合征(HUS)等,均由于微血管内弥散性血栓形成使血小板消耗过多,而导致血小板减少。而体外循环、人工心脏瓣膜、血液透析等情况下,当血液流经这些体外管道时可导致血小板的机械破坏,也可导致血小板减少。

(2)免疫介导的机制:某些药物可作为半抗原与血浆蛋白或血小板结合产生全抗原,产生相应抗体,药物抗体复合物激活补体,损伤血小板。常见的药物包括抗生素(头孢菌素、哌拉西林、利奈唑胺、磺胺、万古霉素、更昔洛韦等)、肝素、苯二氮䓬类、非甾体类抗炎药等;一些特殊的病毒或细菌感染(如流感、艾滋病、肝炎等)也可生成抗原抗体复合物或血中PAIgG水平升高引起血小板的破坏。输血相关的血小板减少也与输血后产生血小板特异抗原而致血小板的破坏有关。

2. **血小板生成减少** 感染(如流感、水痘、HIV病毒感染)、恶性肿瘤、物理因素(如辐射)、化学因素(如药物)均可直接抑制骨髓中巨核细胞,使血小板的生成减少。营养不良,如维生素 B_{12}、叶酸缺乏,同样可导致血小板生成减少。

3. **稀释性血小板减少** 常见于大量失血时,多伴有凝血时间的异常。一方面血小板随着失血大量丢失;另一方面在后续的输血补液等治疗过程中,常常会忽略血小板的替代治疗。与此同时,大量失血导致的低体温、酸中毒均可不同程度地影响血小板的激活、黏附和聚集等功能。

4. **血小板分布异常** 各种原因的脾大,包括脾肿瘤、脾浸润、黑热病及原发性脾大等,肿大的脾脏可以扣留全血中85%的血小板,而引起外周血中的血小板减少。

(二)凝血时间延长的常见病因与发病机制

常规的凝血试验,如PT、APTT并不能真实地反映体内的止血功能。但这些指标易于获

得,且可以反映体内凝血因子的状况。然而由于检测方法各异,这些指标的正常参考值以及敏感性是不同的。目前,有使用国际标准化比值(INR)来替代上述指标的趋势。

对绝大多数重症患者而言,凝血因子缺乏是由于合成功能受损、大量丢失或者过度消耗所致。除此之外,凝血因子抑制抗体的产生也是需要考虑的。通常,如果使用50%正常血浆与50%患者的血浆进行混合,凝血时间延长仍得不到纠正,就要考虑是凝血因子抑制抗体的原因。

1. 合成功能受损 多见于肝功能不全,其中以F Ⅱ、F Ⅶ、F Ⅸ、F Ⅹ缺乏最常见,缺乏的程度与肝脏疾病的严重程度相一致。

2. 维生素 K 缺乏 如长期禁食、吸收不良或长期使用抗生素致肠道菌群失调,细菌合成维生素 K 减少,使依赖维生素 K 的凝血因子合成减少。使用维生素 K 拮抗剂,如双香豆素、鼠药等,可导致干扰肝脏对维生素 K 的利用。

3. 凝血因子大量丢失 多见于创伤、手术所致大量失血的患者,尤其是失血后,迅速给予人工晶体或胶体补充血容量而未及时补充凝血因子时。凝血因子过度消耗则见于 DIC。

四、临床表现

患者有原发病的表现或发病前有某种致病因素的接触史,如大量液体复苏而没有补充足够的凝血因子,合并休克、低温、严重酸中毒的患者,需考虑稀释性凝血功能障碍;而在产科急症、脓毒症等病例则需警惕消耗性凝血病的发生。轻型患者仅表现为实验室检查异常,如血小板下降或凝血时间延长,而无明显的出血倾向;重型患者则可表现为皮肤瘀斑、瘀点,口、鼻出血、胃肠道出血或外伤、手术部位渗血,甚至颅内出血。

五、实验室检查

凝血功能的检查十分复杂,包括血小板计数、骨髓涂片、血小板生成素、网织血小板计数以及反映凝血启动、反映凝血物质变化、反映纤溶酶的作用、纤溶酶成分等。每一种方法都涉及多个试验,其庞大的数量和复杂性为其他系统难以企及。不过,绝大多数试验用于血液病的诊断或研究,对于获得性凝血病,一般只需使用简单常用的几项检查便能对多数凝血病作出可靠的诊断。

1. 毛细血管及血小板相关指标

(1)所有导致血小板合成减少、破坏或消耗、稀释等原因均可导致血小板计数减少。血小板功能障碍性疾病也可表现为血小板计数正常,需根据血小板黏附、聚集、释放功能等特殊实验室方法协助诊断。免疫性血小板减少可有血小板抗体。骨髓涂片中巨核细胞减少提示血小板生成减少;正常或增多,见于血小板破坏、消耗过多或分布异常等疾病。血小板生成素(TPO)检测和网织血小板计数,对鉴别血小板生成减少还是破坏有重要意义。前者血清TPO 浓度升高,网织血小板计数正常或减少;而后者血清 TPO 正常,网织血小板计数增加。

(2)出血时间(BT):指在一定条件下,人为刺破皮肤后,血液从自然流出到自然停止所需的时间。这是反映毛细血管壁和血小板止血功能的常用测定试验。血小板减少或功能异常,凝血因子消耗均可导致出血时间延长。BT 缩短多见于高凝早期,如妊娠高血压综合征、心肌梗死、脑血管病变及 DIC 高凝期。

2. 凝血障碍相关指标

(1)活化凝血时间(ACT):是内源性凝血系统较敏感的筛选试验之一。延长见于凝血因子减少及抗凝物质(如肝素、双香豆素或纤溶产物)增加,也是监护体外循环肝素用量的较好指标。

(2)激活的部分凝血活酶时间(APTT):是目前最常用的敏感的检查内源凝血系统是否正常的筛选试验。主要反映因子V、Ⅷ、Ⅸ、Ⅹ、Ⅺ的变化。结果延长见于上述凝血因子缺乏、血中抗凝血物如凝血因子抑制物或肝素水平增高;结果缩短则见于高凝早期或血栓栓塞性疾病。

(3)凝血酶原时间(PT):主要反映外源性凝血是否正常。主要反映因子V、Ⅶ、Ⅹ的变化。PT延长见于上述凝血酶因子缺乏、严重肝病、维生素K缺乏等及使用肝素,血循环中存在因子Ⅶ抗体和使用抗凝剂等。PT缩短见于高凝早期或血栓栓塞性疾病。

(4)国际标准化比值(INR):是从凝血酶原时间(PT)和测定试剂的国际敏感指数(ISI)推算出来的,INR=(病人PT/正常对照PT)ISI,采用INR使不同实验室和不同试剂测定的PT具有可比性,便于统一标准。

(5)凝血酶时间(TT):是测定凝血酶将纤维蛋白原转化为纤维蛋白的时间。TT延长表明纤维蛋白原减少或血浆存在抗凝物质。

3. 纤维蛋白溶解亢进相关指标

(1)纤维蛋白(原)降解产物(FDP):是纤维蛋白(原)在纤溶酶作用下生成的碎片,含量增高反映纤溶系统的激活。但该指标的特异性相对较差,假阳性较为常见。

(2)D-二聚体:是交联纤维蛋白的降解产物,其表明纤维蛋白的形成及溶解的发生,理论上可用于原发性纤溶和继发纤溶亢进的鉴别,原发性纤溶一般不增高。

(3)血浆鱼精蛋白副凝固试验(3P试验):是临床上常用的可溶性纤维蛋白单体复合物(SFMC)定性试验,综合反映凝血和纤溶两个病理过程的状态。SFMC是由纤维蛋白单体与FDP中的碎片X组成的复合物,鱼精蛋白可使此复合物解离。当患者血浆内有较多SFMC,加入硫酸鱼精蛋白后可游离出的纤维蛋白单体可交联形成大分子蛋白质聚合物,实验中可见血浆自动凝固,这一试验称为3P试验。根据血浆絮状沉淀多少,可记做3P试验"+-++++",反映继发性纤溶的亢进程度。DIC早期由于纤溶尚未启动,3P试验阴性;而晚期,当纤溶活性过强,血浆中纤维蛋白降解成分如X片段被完全分解为小分子片段时,SFMC也明显减少,3P试验也可呈阴性。

六、治疗

对于ICU获得性凝血功能障碍的患者的治疗根据不同的病因其治疗方法也是不同的。

1. 对于血小板生成减少性的疾病,可使用促进血小板生成的药物,如血小板生成素(TPO),可刺激骨髓巨核细胞发育成熟及血小板生成,酚磺乙胺(止血敏)也有促进血小板由骨髓释放的作用;而对于血小板功能异常的患者,使用巴曲亭,可促进血小板活化,并诱导血小板聚集;对于免疫介导所致血小板减少,使用肾上腺皮质激素、免疫球蛋白等有效。而对于消耗或破坏增加所致的血小板减少,一般不主张常规输注血小板,通常低于$20 \times 10^9/L$可考虑,若伴有严重的出血倾向,该指征可适当放宽。

2. 对于凝血因子合成障碍及稀释性凝血病,可考虑输注血浆及凝血因子制品(参见本章第二节输血)。而对于病理性循环抗凝物质的治疗包括:硫酸鱼精蛋白(适用于肝素过量、重症肝病)、肾上腺素皮质激素和免疫抑制剂的应用,补充凝血因子以中和抗体以及血浆置换。

3. 对于纤维蛋白溶解活性增强的患者,氨基己酸(EACA)可竞争性抑制纤溶酶原与纤维蛋白的结合,使纤溶酶原不被其激活剂激活,其适应证为全身纤溶亢进(如肝病、肿瘤、手术)或局部纤溶亢进(如蛛网膜下腔出血、前列腺术后)。

七、重症监护常见凝血功能障碍性疾病

(一)弥散性血管内凝血

弥散性血管内凝血(disseminated or diffuse intravascular coagulation,DIC)是由于不同的病因启动全身血管内凝血机制,导致全身微血管血栓形成,同时伴有全身炎症反应,最终导致微循环衰竭而引起多器官功能障碍的一个综合征。

感染、产科急症、恶性肿瘤、创伤为引起 DIC 最常见的病因,其他如严重肝脏疾病、溶血性输血反应、蛇咬伤等多种病因均可引起 DIC。无论何种病因,凝血酶和纤溶酶的过度生成为其共同特征。由于血小板和凝血因子的不断消耗,这类患者出血的风险随之增加。凝血酶的形成包括组织因子/Ⅶa 因子凝血途径的激活,以及抗凝机制的抑制(包括凝血酶Ⅲ、蛋白 C 等的抑制)。同时,纤维蛋白降解的机制也受到破坏,导致微血管内纤维蛋白不断沉积。所以 DIC 患者通常表现为血小板迅速下降,凝血时间延长,凝血因子以及抗凝物质下降,纤维蛋白形成或降解标记物增高,如 D-二聚体或 FDP 增高。

根据发病机制及临床表现常将典型的 DIC 分为三期:高凝期、消耗性低凝期和继发性纤溶功能亢进期。①高凝期:指发病早期,机体的凝血活性增高,凝血过程已经开始启动但尚无广泛的微血栓形成,纤溶系统尚未或刚刚启动,血小板、凝血因子的消耗不明显。处于此期的患者可无明显临床症状,尤其在急性 DIC 该期极短,不易发现。实验室检查可见凝血时间缩短或血小板黏附功能增加。②消耗性低凝期:该期患者已有严重程度不等的出血症状,也可能有休克或某脏器功能障碍的临床表现。机体的凝血功能障碍主要由于大量凝血因子的消耗和血小板减少引起,也可与继发性纤溶功能增强有关。实验室检查可见血小板明显减少,血浆纤维蛋白原含量明显减少,凝血时间明显延长。③继发性纤溶功能亢进期:该期患者往往有严重的出血、休克及多器官功能受损的表现。除有前一期实验室指标变化的特征外,继发性纤溶功能亢进相关指标的变化十分明显,如凝血酶时间(TT)延长、D-二聚体增高等。

由于单个指标对 DIC 的诊断价值有限,目前 DIC 的诊断通常依靠多个凝血指标的结合。2001 年国际血栓与止血协会(ISTH)提出的 DIC 诊断评分系统能够对实验室指标进行量化,易于操作,是目前诊断 DIC 较常用的标准。对于存在 DIC 危险因素的患者,需要检查患者的血小板计数、凝血酶原时间、纤维蛋白原、可溶性纤维蛋白单体或纤维蛋白降解产物。然后对出现凝血试验结果进行评分:①血小板计数: $> 100 \times 10^9/L$,0 分; $< 100 \times 10^9/L$,1 分; $< 50 \times 10^9/L$,2 分。②纤维蛋白相关标志物(如可溶性纤维蛋白单体或纤维蛋白降解产物)升高:无升高,0 分;中度升高,2 分;严重升高,3 分。③凝血酶原时间延长: < 3 秒,0 分;3～6 秒,1 分; > 6 秒,2 分。④纤维蛋白原水平: $> 1.0g/L$,0 分; $< 1.0g/L$,1 分。累积上述评分,如积分≥5 分,符合 DIC,每天重复评分;若评分 < 5 分,提示目前不能明确是否存在 DIC,1～2 日后重复检查后再评估。该评分系统诊断 DIC 的敏感性为 91%,特异性为 97%。但在肝脏疾病和白血病并发 DIC 等特殊类型 DIC 中的诊断价值尚不确定。

DIC 的治疗主要包括治疗原发病、抗凝治疗、补充凝血因子以及抑制纤溶活性等几个方面。①治疗原发病:这是 DIC 的首要治疗措施,它常常可以减轻血管内凝血的进展,甚至可

迅速终止这一进程。如感染性休克患者,有效的抗生素和液体复苏是首要措施,也许经过上述治疗,DIC 有可能得到纠正,而此时单凭抗凝治疗可能是无效的;而在产科常见的急重症,如死胎留滞、胎盘早剥等情况,终止妊娠,处理原发病便可能终止 DIC,不一定需要抗凝治疗。但对于有的患者,要做到纠正原发病往往是很困难的,比如恶性肿瘤患者或不明原因的感染等。②抗凝治疗:抗凝治疗的目的在于阻断血管内凝血的病理过程,肝素仍是抗凝药物的首选。对 DIC 是否使用肝素一直存在争议,但大多数学者认为 DIC 高凝期伴明显血栓形成或 DIC 病因不能迅速去除时应予以肝素治疗。由于肝素的抗凝机制是通过增强 AT-Ⅲ 的抗凝活性,故肝素发挥作用的先决条件是血浆中有足够的 AT-Ⅲ。因此,肝素治疗必须结合血浆凝血成分的补充。肝素的剂量需根据患者 DIC 的临床类型、病程以及凝血功能的变化进行调整。如急性、重型 DIC 早期肝素用量应适当增加;抗凝治疗后 FDP 和 D-二聚体水平下降、纤维蛋白原水平升高,延长的 APTT 缩短,说明抗凝有效,反之说明抗凝效果不佳,需增加肝素的用量;对于有肝肾功能障碍的患者用量宜小。有效的肝素需持续到患者诱发 DIC 的因素已经去除、临床症状明显改善或凝血功能明显改善时。抗凝治疗也可选择低分子肝素,由于其抗凝机制主要与抗因子 Xa 活性有关,当疑有治疗相关的出血时除监测 APTT,可监测抗 Xa 的活性(延长至正常 4~5 倍为最佳剂量)。其他的抗凝药物包括 AT-Ⅲ、重组活化蛋白 C 等非常规使用药物。③补充凝血因子及血小板:理论上,似乎会加重进展中的 DIC,但事实并非如此。适当补充新鲜冷冻血浆、凝血酶原复合物、纤维蛋白原等可补充凝血消耗的凝血因子(参见本章第二节输血),纠正出血倾向。④抗纤维蛋白溶解药物:包括 6-氨基己酸、对羧基苄胺、凝血酶、抑肽酶等。仅适用于纤溶亢进期,此时微血栓形成基本停止,继发纤溶亢进是主要矛盾,可在应用肝素抗凝的基础上,使用该类药物。对于出血倾向为 DIC 所致的患者,不宜将此类药物作为首选止血药物,以免加重 DIC。⑤抗血小板聚集:临床常用药物包括双嘧达莫、阿司匹林、噻氯匹啶等。适用于慢性 DIC,对于急性 DIC,尤其是 DIC 晚期血小板大量消耗,不宜使用。⑥其他治疗:如肾上腺皮质激素的使用等,效果尚不确切。

(二) 创伤性凝血病

对创伤性凝血病的认识在过去 5 年有着巨大的变化,传统的观念认为创伤性凝血病的主要原因是凝血因子的丢失、稀释以及功能障碍。丢失主要是由于出血,而稀释是由于液体复苏,创伤后的低体温和酸中毒会则影响凝血因子的功能。然而创伤性凝血病的病理机制远远比上述因素复杂,组织的损伤、休克、血液稀释、低体温、酸中毒以及全身炎症反应及其相互作用都是导致创伤性凝血病的原因。严重创伤引起的全身炎症反应会激活细胞和体液的各种炎性介质,在受伤初期即会引起血管内皮细胞的损伤和组织低灌注,直接激活全身的抗凝血系统及纤溶系统。活化蛋白 C 的激活会引起全身抗凝血系统的激活,而组织纤维蛋白溶酶原激活剂(tPA)的释放会引起纤溶亢进,这两个途径在创伤性凝血病发病过程中起着非常重要的作用。

目前仍常用 PT、APTT 的异常来诊断创伤性凝血病。这些指标的检测时间至少需要 20~60 分钟,并不能及时反映活动性出血患者的真实状况。此外,这些指标通常只反映凝血初级阶段的功能,并不能反映血小板的功能、血栓强度、纤溶活性等信息。血栓弹力图(thrombelastograph,TEG)可以反映全血的凝血和纤溶水平,其可行性和稳定性逐渐得到临床医生的认可,有望用 TEG 来指导凝血功能紊乱相关的出血的治疗,减少病人的病死率。尤其在一些以纤溶亢进为主要特征的疾病,比如产科出血、复杂心血管手术,严重创伤等,TEG

可能会对止血复苏提供很重要的信息。

大出血所致的低体温、酸中毒和凝血功能紊乱被称作"致死三联征"。积极快速地纠正此三联征在损伤控制复苏中极为重要,而在这三者之中,凝血功能紊乱的纠正又是重中之重,因为它是改善患者预后的中心环节。止血复苏的内容主要包括:使用新鲜冷冻血浆和血小板;使用重组人凝血因子Ⅶa(recombinant factor Ⅶa);使用冷沉淀和氨甲环酸;钙替代治疗(参见第二十三章严重创伤的重症监护救治及本章第二节输血)。损伤控制手术的目的在于快速止血和尽量减少受伤部位的污染。

如何使用血栓弹力图指导伤员个体化复苏方案,其他辅助治疗药物如重组人凝血因子Ⅶa、抗纤溶药物的止血作用和使用时机等都是有待进一步深入研究的问题。

(三)药物导致凝血功能异常

1. 药物相关血小板减少及血小板功能的抑制在ICU非常常见,多与药物引起的免疫系统或造血系统的抑制以及影响血小板的黏附功能有关。常见的可能引起血小板减少及血小板功能抑制的药物包括肝素、抗生素(如头孢菌素、磺胺、利奈唑胺、更昔洛韦等)、苯二氮䓬类、抗心律失常药物(如普鲁卡因胺、奎尼丁等)、组胺H_2受体拮抗剂药、非甾体抗炎药、三环类抗抑郁药等。由于ICU患者可能导致血小板减少的因素众多,所以药物相关血小板的诊断相对困难。通常我们根据患者在使用了新的药物后出现血小板减少,排除其他因素且在停药以后血小板计数恢复正常可以诊断。对于药物导致的血小板减少或功能异常的处理首先是停止使用可疑药物,对于停药后症状仍重(如严重出血)的患者,可考虑输注血小板和使用抗纤溶药物等对症处理。

2. 肝素过量　临床上肝素广泛应用于防治血栓栓塞性疾病、弥散性血管内凝血的早期治疗及体外抗凝。肝素的主要不良反应是易引起自发性出血,表现为各种黏膜出血、关节腔积血和伤口出血等,通常与药物过量或使用不当有关。所以在使用肝素时应严格掌握适应证,在颅脑手术、脑出血、活动性溃疡、肝肾功能不全、血小板减少以及有出血倾向的患者慎用;使用期间需严格监测血小板数量及凝血功能,根据结果调整剂量;尽可能不与阿司匹林等药物合用;尽量选择静脉持续给药。一旦出现肝素过量,可根据估算的患者循环中残留的肝素使用硫酸鱼精蛋白进行对抗(1mg硫酸鱼精蛋白可中和150U肝素)。低分子肝素由于较少与血浆蛋白结合,且主要经肾脏排泄,故肾功能不全患者需减量使用,若过量亦不能完全被硫酸鱼精蛋白中和。

3. 香豆素类抗凝药物过量　香豆素类是维生素K拮抗剂,在肝脏抑制维生素K由环氧化物向氢醌型转化,从而阻止维生素K的反复利用,影响含有谷氨酸残基的凝血因子Ⅱ、Ⅶ、Ⅸ、Ⅹ的羧化作用,使这些因子停留于无凝血活性的前体阶段,从而影响凝血过程。对于需要使用该类药物(如华法林)治疗的患者,需监测INR值来评估其抗凝效果,一般维持在2.0~3.0为宜。若华法林过量可导致患者出血风险的增加。对于轻度出血的患者可暂时停药直到INR值恢复到目标范围,而对于严重出血的患者,除停药外,需使用凝血酶原复合物、新鲜冷冻血浆、维生素K等治疗。部分灭鼠药的主要成分也是香豆素类药物(如溴敌隆、大隆),其结构与华法林类似,但其脂溶性更好,与肝组织的亲和力高、体内排泄时间更长。其中溴敌隆有"超级华法林"之称,其强度为华法林的100倍,除抑制合成维生素K依赖凝血因子外,还直接损伤毛细血管壁、增加血管壁的通透性和脆性。出血常发生于食后3~7天,内脏出血的比例较高。维生素K_1是治疗该类鼠药中毒的特效药物,常常需要使用较大剂量(40~800mg/d),疗程取决于出血何时终止和停用维生素K后病情是否反复,个别患者用药时间可至数月。

(四)维生素 K 缺乏

部分重症患者需要长期禁食可导致维生素 K 摄入减少而致凝血功能异常;肠道梗阻、肠瘘、广泛小肠切除、慢性腹泻等吸收不良疾病均可导致维生素 K 吸收障碍而影响凝血功能;除此之外,某些抗生素如第三代头孢菌素会清除肠道菌群,同时会影响维生素 K 的吸收。维生素 K 缺乏的实验室检查特征为 PT 延长。PT 延长两倍以上,患者会出现黏膜出血、血尿、黑便等表现。静脉注射维生素 K_1、凝血酶原复合物以及新鲜冷冻血浆等治疗可快速纠正维生素 K 缺乏所致的出血。对于上述存在维生素 K 缺乏高危因素的患者应常规补充维生素 K,一般可每周给予 $5\sim10mg$ 静脉注射。

第二节　输　血

一、输血种类的选择及指征

1. **成分输血**　直接从人体采集血液到含有保存液的血袋中,不做任何形式的加工和处理的血液称为全血。由于其保存液是针对红细胞设计的,只对红细胞有保存作用,其他成分如血小板、白细胞、凝血因子等则在保存过程中会遭到损害(保存损害),这些失活的成分可能加重人体的代谢负担,并会引起各种免疫反应,导致输血疗效降低,不良反应常见。因此,自 20 世纪 70 年代开始采用成分输血,通过将供者血液的不同成分应用科学方法分开,制备成高纯度或高浓度的成分血或血液制品,根据患者的不同需要,选择性地输给患者,提高了输血的疗效,节省了血源,同时又减轻了输血相关的副作用。因此,成分输血已成为目前临床输血的主要形式。

2. **红细胞输注指征**　红细胞输注在危重患者救治中很常见,它不仅能纠正贫血还能改善组织的氧输送。通常输注红细胞的指征是由血红蛋白的水平决定的,但这个水平根据患者的病情不同可能是不一样的。普通危重患者也许可以耐受低至 7g/dl 的血红蛋白水平,但对于合并冠状动脉缺血、脑缺血性疾病或呼吸系统疾病的患者可能不能耐受这个水平。因此,应尽量避免仅仅根据 Hb 水平决定是否输血,要根据患者的血容量、休克的严重程度、贫血持续的时间和程度以及心肺功能(心功能状态、氧合状态、机体消耗或应激强度、贫血持续的时间和程度以及耐受贫血的能力)综合考虑。以下是重症患者红细胞输注的常见指征:①急性出血或手术失血患者;②血容量正常的慢性贫血患者,如再生障碍性贫血、慢性肾衰、恶性肿瘤、严重营养不良患者;③氧输送不足的患者,如感染性休克患者,组织低灌注纠正的情况下,若 Hb < 7g/dl,可考虑输注红细胞。

3. **血浆输注指征**　①先天性凝血因子缺乏的补充;②伴有出血和凝血异常的急性 DIC;③严重肝脏疾病导致的凝血功能异常、存在出血或需进行手术时;④大量输血在补充红细胞时,需同时补充血浆以及血小板等血液制品;⑤药物相关的凝血功能障碍,如肝素过量、香豆素类药物使用过量等;⑥其他原因导致的凝血功能异常。就临床应用而言,一般认为 PT、APTT 超过正常值 1.5 倍需考虑血浆的输注。

4. **血小板输注指征**　①各种原因所致的严重血小板减少,血小板 $< 20 \times 10^9/L$;②大量输血,出现稀释性凝血因子和血小板减少的患者;③血小板计数在 $20 \times 10^9/L$ 以上,但伴有血小板功能缺陷、凝血功能障碍以及出血倾向等表现可适当放宽血小板输注的指征。

5. 粒细胞输注指征　主要用于严重粒细胞减少症(<0.5×10⁹/L)的患者。由于粒细胞输注存在明显副作用,同时粒细胞生长因子的使用使严重粒细胞减少持续时间缩短,粒细胞输注只限于极少数难治性的患者。

6. 血浆蛋白制品　包括人血白蛋白、免疫球蛋白、冷沉淀物、纤维蛋白原、凝血酶原复合物等。

(1)人血白蛋白:可用于扩容、纠正低蛋白血症、血浆置换等。

(2)免疫球蛋白:用于原发性或获得性免疫缺陷的患者以及用于特异性的被动免疫(如抗破伤风、抗狂犬病免疫球蛋白等)。

(3)冷沉淀物:是将新鲜冷冻血浆置4℃条件下融化,待其融化至尚剩少量冰渣时取出,重离心移出上层血浆,剩下不易融解的白色沉淀物即为冷沉淀。可治疗缺乏Ⅷ因子及纤维蛋白原而出血不止的患者或血友病患者。

(4)纤维蛋白原:适用于先天性或获得性纤维蛋白原减少或缺乏症,如严重肝脏损伤、肝硬化、弥散性血管内凝血、大出血等引起的纤维蛋白原缺乏而造成的凝血障碍。

(5)凝血酶原复合物:含凝血因子Ⅱ、Ⅶ、Ⅸ、Ⅹ及少量其他血浆蛋白。主要用于治疗因凝血因子Ⅱ、Ⅶ、Ⅸ及Ⅹ缺乏导致的出血,如乙型血友病、严重肝病及弥散性血管内凝血等。

二、输血常见并发症

输血是救治重症患者的重要手段之一,但任何形式的血液制品都可能存在输血相关的风险。因此在输血之前一定要严格把握输血的指征,输注过程需密切观察患者的反应,对于有输血相关并发症的患者及时识别,尽早处理,最大限度地减少输血对患者造成的损害。

1. 过敏反应　发生机制多为血浆蛋白和受血者体内已存在的相应的 IgE 抗体反应所致。轻度过敏反应主要表现为荨麻疹、出汗、皮肤潮红,严重时出现呼吸困难、休克等表现。轻型患者在停止输血或输注血制品后给予抗组胺药以及糖皮质激素多可缓解。对于重症患者除上述处理之外,需积极抗休克、保持气道通畅、人工辅助呼吸及使用肾上腺素。

2. 细菌污染反应　是由于污染细菌的血液输入患者体内引起的输血反应。污染血液的细菌主要有两个来源:一是采血穿刺时皮肤消毒后仍残留细菌的皮肤碎片随血流进入血袋;另一个来源是献血时献血者处于菌血状态,血液中本来就带有少量细菌。带细菌的血液在体外保存期间在条件适宜时血液中细菌大量繁殖导致细菌性输血反应。临床症状大部分发生在输血期间,但血小板制品引起的反应有相当部分发生在输血后 1~3 小时内,少数可为延迟反应。临床症状和体征为发冷、发热、恶心、呕吐、呼吸困难、腹泻、低血压、休克、DIC,可导致患者迅速死亡。治疗用抗生素抗感染,可并用激素、抗休克治疗及其他对症治疗。预防措施包括挑选献血者时应排除可能处于菌血状态的人献血。采血时应严格按规定进行皮肤消毒,采血和血液成分分离时应严格实施无菌操作。应加强血库管理,保持适当的库存量。

3. 溶血性输血反应　是指输血后红细胞受到破坏引起的一系列反应,可以分为急性溶血性输血反应和迟发性溶血性输血反应两类。

(1)急性溶血性输血反应最常见的原因是 ABO 血型以及亚型不合和 Rh 血型不合。溶血反应的严重程度不一,轻者只有轻度发热,重者可迅速死亡,与血液不相容的程度、输血量、输血速度、肝肾功能相关。发病急骤,通常在输血 1 小时内发生,患者可有呼吸困难、发热、心悸、面部潮红、腰背部疼痛、少尿、休克等表现。在血浆和尿中出现游离血红蛋白,结合珠蛋白的浓度相应降低或消失。血清胆红素增多并出现黄疸。溶血反应也可在全身麻醉的情况下发生,手术切开部位难以控制的出血可能是唯一的征象。

(2)迟发性溶血性反应多为 Rh 血型不合所致,常发生在有输血史者或经产妇输血后 1 天或数天后,表现为发热、贫血、黄疸、网织红细胞增加、血红蛋白尿等。

治疗应立即停止输血,补液、抗休克、预防肾衰竭以及纠正 DIC 等综合治疗。必要时可考虑血浆置换以去除循环内不相合的红细胞以及抗原抗体复合物。溶血性输血反应重在预防,必须严格实施输血前配型检查以及查对制度。

4. 传染病 输血或血液制品都有传播疾病的危险。常见的有:乙型和丙型肝炎病毒、艾滋病、巨细胞病毒、梅毒、疟疾、EB 病毒等,黑热病、回归热、丝虫病和弓形虫病等也可通过输血传播。当机体被感染后,产生抗体需要一定时间,这一段时期血液中测不出病毒抗体,从病毒感染到抗体转阳这段时间称为窗口期,此期由于不能检出病毒,但同样会传染病毒,因此输血安全不能得到保证。

5. 输血相关急性肺损伤(transfusion related acute lung injury,TRALI)是指输血 6 小时以内出现的呼吸困难、严重低氧血症,排除心源性肺水肿、误吸、容量负荷过重等其他导致的肺损伤。其发病机制并不是很清楚,可能与人类白细胞抗原(HLA)抗体产生的免疫反应有关。多产妇因为怀孕接触到胎儿的血产生白细胞抗体,之后所捐出的血即具有形成 TRALI 的危险。曾接受输血或移植的捐血者也有类似致敏机制。治疗除停止输血之外,加强呼吸支持可能是最为重要的治疗措施。糖皮质激素可能对减轻炎症反应有一定的作用,但其疗效尚缺乏充分的临床证据。使用去白细胞的血液制品是预防 TRALI 的有效方法。

6. 输血相关性紫癜 输血后血小板减少性紫癜,是较少见的综合征,主要表现为输注含血小板的血液制品后 7～10 天发生的急性、暂时性的血小板减少和出血症状(皮肤瘀点、瘀斑、口腔、鼻腔出血,舌黏膜出现血疱,重者可以有血尿、消化道出血或阴道出血),可伴有畏寒、寒战、高热、荨麻疹,重者有头痛、胸痛呼吸困难甚至休克等症状。实验室检查常表现为血小板严重减少,常低于 $10\times10^9/L$,出血时间延长;大多数患者可以检测到抗 HPA-1a 抗体,此抗体为 IgG 型,可持续 12～15 个月。本病输血小板无效,肾上腺皮质激素、静脉注射免疫球蛋白以及血浆置换为主要治疗方法。

综上所述,由于输血存在以上严重的不良反应或并发症,严格把握输血指征、尽可能减少不必要的输血显得十分重要。

(廖雪莲 帅 晓)

第九章

重症感染与抗菌药物应用

第一节 概　述

感染是 ICU 中的常见难题,约 50% 的 ICU 住院患者有感染。一方面,感染是入住 ICU 的重要原因;另一方面,ICU 是危重症患者聚集病区。随着医学的进展,越来越多的以前不能救治的患者存活,然而这些患者往往处于免疫受抑状态或留置有人工设备,成为医院感染的高危人群。ICU 中的感染常由多重耐药菌导致,治疗困难,加之被感染者往往合并严重的基础疾病,预后差。ICU 中感染危害严重,常导致住院时间延长甚至死亡,ICU 患者中有感染患者的死亡率是没有感染者的死亡率的两倍。

一、重症感染与感染类型

重症感染是指威胁患者生命的严重感染。ICU 是重症感染集中的病区,ICU 医师所面临的感染主要有两大类:①因为重症感染需要生命支持,从急诊直接收入 ICU 或从其他病房转入 ICU;如重症肺炎、感染性休克、脑膜炎、复杂性腹腔感染等。②在 ICU 住院的患者发生医院感染,常见的包括医院获得性肺炎(包括呼吸机相关性肺炎)、腹腔感染、导管相关性血流感染、导管相关性尿路感染、外科手术部位感染和抗菌药物相关性腹泻等。

二、重症感染的病原学

ICU 中感染的病原谱复杂多样,可以由细菌、真菌、病毒、寄生虫等各种微生物所致,病原体类型主要取决于感染部位和患者的免疫状态。总体上,ICU 感染病原体以革兰阴性菌最为常见,以非发酵菌(铜绿假单胞菌、不动杆菌、嗜麦芽窄食单胞菌等)和肠杆菌科细菌(大肠埃希菌、肺炎克雷伯菌、产酸克雷伯菌、粘质沙雷菌和变形杆菌等)为主。尤其是近年来在我国 ICU 中鲍曼不动杆菌已经成为 ICU 临床标本(主要是痰)中最常分离到的细菌。革兰阴性菌常导致医院获得性肺炎、腹腔感染、尿路感染等。

革兰阳性球菌病原体中以金黄色葡萄球菌(常导致医院获得性肺炎、伤口感染、败血症等)最为常见,其次为肠球菌(常导致腹腔感染和败血症)、肺炎链球菌(常导致社区获得性肺炎和脑膜炎)、凝固酶阴性葡萄球菌(常导致导管相关性血流感染)等。

非典型病原菌中军团菌也是 ICU 中重症肺炎的重要病原体。重症的结核分枝杆菌感染好发于接受免疫移植治疗者或艾滋病患者。其他一些少见的细菌病原体,如奴卡菌、放线菌、非典型分枝杆菌也可导致免疫受限患者的重症感染。厌氧菌中难辨梭状芽胞杆菌常导致抗菌药物相关性腹泻。

重症感染的真菌病原体中以念珠菌(常导致导管相关性血流感染、复杂腹腔感染和导尿管相关尿路感染)和曲霉菌(主要导致肺炎)最为常见。此外,卡氏肺孢子菌可导致艾滋病患者和其他免疫受限患者的重症肺炎。毛霉、毛孢子菌、奥莫柯达菌等也可导致 ICU 中的重症感染。

病毒中流感、SARS 冠状病毒、腺病毒和柯萨奇病毒和巨细胞病毒等可导致重症肺炎。

三、重症感染的诊断

多数患者的感染依据临床表现、相应的辅助检查(如血白细胞总数和中性粒细胞百分比、X 线、体液常规、微生物检查)等能够得以诊断。不同重症感染类型的诊断见各节。然而,部分患者的全身炎性反应(SIRS)由非感染因素导致,与感染有时难以鉴别;此外,部分患者有重症感染却缺乏感染的特征性临床表现,可能造成诊断延迟或漏诊。对于诊断困难者,需要密切监测其临床表现和辅助检查结果的动态变化以及对治疗的反应。生物标志物中降钙素原(PCT)可用于协助确定感染的诊断、判断感染的严重性以及指导抗菌药物使用,但不能作为诊断或排除感染的唯一标准。

诊断思路流程:

1. 是否有感染?

2. 如果有,是医院感染还是社区获得性感染?

3. 感染的定位(哪个器官或部位的感染)。

4. 感染的定性(可能的病原体)。

发热为重症感染常见的表现,但发热不一定是由感染导致,可能有其他多种原因。其中可导致高热的非感染性疾病包括药物热、恶性高热、肾上腺功能不全、颅内大出血、中枢性高热、系统性红斑狼疮、血管炎和血液系统肿瘤(尤其是淋巴瘤)。

重症感染的病原学诊断极为重要,但不应因为病原学检查阴性就否定感染的诊断。应尽可能在使用抗菌药物前送检微生物标本,尤其应强调采集无菌部位标本(如血、腹水、胸腔积液、脑脊液)送检。所有的微生物检验均为辅助检查,其培养结果与感染并无必然关系,必须结合临床表现和治疗反应进行解读,以做到被微生物检验结果引导而非误导。特别注意的是,痰仍是目前临床最常见的微生物培养标本类型,但对其结果的解读需要格外谨慎。痰培养报告的细菌和真菌可能为污染、定植或感染。且同一患者送检的多次痰培养可能报告不同的细菌和真菌,并非每次新出现的细菌和真菌都是导致感染的致病菌,而都需要诊断新发的医院感染。纤维支气管镜抽吸物、保护性毛刷采样和支气管灌洗液等下呼吸道标本质量要优于痰,然而所培养出的细菌和真菌仍可能为定植而非致病菌。伤口分泌物培养所报告细菌也很可能是邻近皮肤的定植菌而非真正的致病菌。

四、重症感染的治疗

(一)抗感染治疗原则

抗感染治疗可分为病原体未明时的经验性治疗和病原体确定时的目标治疗。重症感染的经验性治疗强调个性化和合理,目前主要的治疗原则仍是早期、恰当,充分覆盖和目标性治疗。

1. 治疗时机　尽早开始治疗对取得较好的预后至关重要。每延迟 1 小时治疗,患者存活率就将降低约 7.6%。因此,应争取在重症感染患者诊断 1 小时以内应用首剂抗生素。

2. 经验性治疗　经验性选择抗菌药物时需要综合考虑患者状况、可能的病原体和可选择的抗菌药物这三方面信息。首先需要结合患者临床表现和辅助检查判别患者感染的部位(感染的定位),再结合患者入院时间长短、患者基础疾病与免疫状况、感染部位等因素判断患者感染可能的病原体(感染的定性),然后依据当地的药物敏感性监测资料、患者近期抗菌药物使用史和医院内可用抗菌药物的药理学特点等选择适宜的药物进行治疗。经验性治疗有效后,可对抗菌药物进行降阶梯选择。有鉴于细菌耐药性仍在不断恶化,而很少有新的抗菌药物用于临床,以及 ICU 住院患者的病情严重度高,对抗菌药物的选择需要格外谨慎。除了及时予以初始经验性治疗外,还需持续地对抗菌药物使用进行评价以便尽早降阶梯治疗,并需要注意抗菌药物的剂量优化、药物间相互作用、副作用和疗程。监测降钙素原的变化,有助于指导抗菌药物的使用。关于经验性治疗应注意:

(1)开始抗菌药物系统治疗前应尽可能送检微生物标本,其中血培养应严格在使用前采集,采集后尽快使用抗菌药物。而其他标本:尿、分泌物、呼吸道标本等可能需要更长时间,不应因为需要等待标本采集而延误抗菌药物治疗。可在抗菌药物使用后尽快采集。

(2)关键的第 3 天评价:重症感染的抗菌药物经验性治疗 48 小时后应依据患者临床变化、辅助检查结果对患者感染的整体情况作出评价,包括感染的诊断是否需要修正、现有治疗是否有效、病原体是否已经明确、病原体对抗菌药物敏感性情况等,然后对经验性使用的抗菌药物方案作出继续使用、换药(包括降阶梯)或停药等决定。

3. 目标治疗　当获得微生物检查阳性结果后,应结合患者的临床表现变化以及其他辅助检查判断所获微生物检查结果的临床意义,即污染、定植还是致病。

如果微生物敏试结果与临床不符(培养所获病原体对现用抗菌药物耐药,但患者临床表现在持续好转),不需要依据敏试结果更换抗菌药物。如果判断检出的微生物为感染的致病菌时,则应依据治疗反应和敏试结果作出抗菌药物使用的决定,包括简化(从联合到单用、从广谱到窄谱、从强效降阶梯、从静脉到口服等)、不变或升级等。

(二)处理病灶和感染来源

对病灶和感染来源的处理至关重要,常对患者预后起着决定性作用。常包括:①导管及其他医疗器械相关性感染,绝大部分情况下都需要及早去除这些有创性设备和植入物;②对感染病灶(如脓肿、腹膜炎等)进行引流和手术处理;③对于抗菌药物相关性腹泻应停止使用导致腹泻的抗菌药物。

(三)其他治疗

1. 去除诱因　如停止抗菌药物的不合理使用、糖尿病患者的血糖控制、接受免疫抑制剂患者调整用法用量等。

2. 糖皮质激素　有抗炎作用,曾被广泛用于各类重症感染,然而目前发现其使用在很多情况下并未改善重症感染患者的预后。糖皮质激素在重症感染中较为肯定应用主要局限于感染性休克,进行早期和短程治疗。

3. 对症支持治疗。

4. 重要器官的功能支持和维护等。

第二节　常用抗菌药物分类、特点和抗菌药物应用原则

一、抗菌药物定义

抗菌药物(antibacterial agents)是指对细菌或真菌具有抑制或杀灭作用的一类药物。以下所称的抗菌药物是指治疗细菌(包括支原体、衣原体、立克次体、螺旋体)和真菌等病原微

生物所致感染性疾病的药物,不包括治疗结核病、寄生虫病和各种病毒所致感染性疾病的药物以及具有抗菌作用的中药制剂。

二、抗菌药物分类

(一)抗菌药物按其来源分抗生素、半合成抗生素、化学合成的抗菌药物三类

1. 抗生素 是微生物(细菌和真菌)的代谢产物,能杀灭或抑制其他病原微生物。如青霉素 G、红霉素、四环素、庆大霉素,两性霉素 B 等。

2. 半合成抗生素 以微生物产生的抗生素为基础,对其结构改造获得的新合成物。如氨苄西林、头孢唑林、二甲氨四环素等。

3. 化学合成的抗菌药物 完全由人工合成,如磺胺类、喹诺酮类、伊曲康唑、伏立康唑等。

(二)抗菌药物按化学结构和作用分类

1. 抗细菌药物

(1)β-内酰胺类:青霉素类、头孢菌素类、碳青霉烯类、青霉烯类、头霉素类、氧头孢烯类、单环类等。

(2)氨基苷类:庆大霉素、阿米卡星等。

(3)大环内酯类:红霉素、克拉霉素、阿奇霉素等。

(4)酮内酯类:泰利霉素。

(5)多肽类:①糖肽类:万古霉素、去甲万古霉素、替考拉宁;②脂糖肽类:特拉万星;③(环)脂肽类:达托霉素。

(6)噁唑烷酮:利奈唑胺。

(7)喹诺酮类:环丙沙星、左氧氟沙星等。

(8)四环素类:四环素、土霉素等。

(9)甘氨酰环素:替加环素。

(10)链阳菌素。

(11)林可霉素和克林霉素。

(12)磺胺类:磺胺嘧啶、磺胺甲噁唑等。

(13)硝基咪唑类:甲硝唑、替硝唑、奥硝唑等。

(14)多粘菌素类:粘菌素、多粘菌素 B。

2. 抗真菌药物

(1)吡咯类:氟康唑、伊曲康唑、伏立康唑等。

(2)多烯类:两性霉素 B 及其含脂制剂。

(3)棘白菌素:卡泊芬净、米卡芬净等。

(4)其他:特比萘芬等。

(三)按药动学和药效学(PK/PD)和抗菌药物后效应(PAE)的分类

抗菌药物后效应(post antibiotic effect,PAE):当药物消除后或低于最低抑菌浓度(MIC)时,在一定时间内仍存在持续抑制细菌生长的效应。

1. 时间依赖性,短 PAE 短 PAE 的时间依赖性抗菌药物如 β-内酰胺类,其药物浓度在一定范围内与杀菌活性有关,通常在药物浓度达到对 MIC 的 4～5 倍时杀菌速率达饱和状态,药物浓度继续增高时,其杀菌活性及速率并无明显改变;但杀菌活性与药物浓度超过

MIC 的时间(T＞MIC)长短有关。因此,其优化给药策略是增加给药频次分散剂量保持药物有效浓度的时间,而非增加药物的绝对浓度。

2. 时间依赖性,长 PAE 长 PAE 的时间依赖性抗菌药物如万古霉素、利奈唑胺、四环素类等,这类药物在超过 MIC 以上时与细菌持续接触的时间也很重要,但由于有持续效应(PAE),因此允许药物浓度在剂量间隔的相当部分时间内低于 MIC。

3. 浓度依赖性抗菌药物 药物浓度越高,杀菌活性越强。此类药物通常具有较长 PAE,如喹诺酮类、氨基苷类。

(四)优化抗感染治疗策略

抗菌药物疗效的评价主要有两方面:①临床疗效:临床治愈率/有效率。②病原菌清除:病原菌从病灶或血液中的清除。这两方面均与抗菌药物的 PK/PD 和遵循 PK/PD 的给药方案有关。优化抗感染治疗策略包括:①抗菌治疗策略:降阶梯治疗、短程治疗、转换治疗(序贯治疗、降级治疗)、联合治疗。②抗菌药物管理策略:指南、限制处方、抗菌药物循环、抗菌药物替换/干预策略。所有策略的基础和目标:尽可能高的疗效,尽可能低的耐药。

而联合应用抗生素的指征有以下四点:①严重感染;②混合感染;③病因未明的感染;④特殊部位感染等。为了防止二重感染,延迟耐药性的产生,一般用二联即可,最多不超过三联。

(五)重症感染中常使用抗菌药物的特点

1. β-内酰胺类 β-内酰胺类系指化学结构式中具有 β-内酰胺环的一大类抗生素,包括青霉素类、头孢菌素类、单环类和碳青霉烯类等。β-内酰胺类与细菌细胞膜上的青霉素结合蛋白(PBP)结合而妨碍细菌细胞壁黏肽的合成,使之不能交联而造成细胞壁的缺损,致使细菌细胞破裂而死亡。这一过程发生在细菌细胞的繁殖期,因此本类药物为繁殖期杀菌药。β-内酰胺类对军团菌、衣原体、支原体、立克次体等非典型病原体无效。

(1)青霉素类

1)青霉素 G:青霉素 G 在重症感染中已较少使用,主要应用于自然瓣膜心内膜炎、急性脑膜炎和气性坏疽。绝大多数金黄色葡萄球菌对青霉素耐药。

2)苯唑西林(新青霉素 2):为耐酶青霉素,主要针对甲氧西林敏感的金黄色葡萄球菌(MSSA),在重症感染中主要用于 MSSA 所导致血流感染和肺炎等。

3)氨苄西林:为氨基青霉素,具有抗革兰阴性菌活性,然而临床常见的肠杆菌科细菌和非发酵菌绝大多数对其耐药。在重症感染中主要用于产单核细胞增多性李斯特菌导致的血流感染和脑膜炎(常见于接受免疫抑制治疗者)、部分万古霉素耐药肠球菌(VRE)感染和肺放线菌病(见于免疫受抑患者)。常与克拉维酸作为复方制剂联合使用。

(2)头孢菌素类:根据药物抗菌谱和抗菌活性以及对 β-内酰胺酶的稳定性的不同,目前将头孢菌素分为五代。所有头孢菌素类对 MRSA(国内尚未上市的抗 MRSA 头孢菌素除外)和肠球菌属(头孢硫脒和头孢哌酮除外)无抗菌活性。

1)头孢唑林:第一代头孢菌素,类似于苯唑西林,但对部分革兰阴性菌有效。在重症感染中主要用于 MSSA 所导致血流感染、肺炎等。需注意其肾毒性。由于本品对血脑屏障穿透性差,因此不宜用于中枢神经系统感染。

2)头孢曲松:第三代头孢菌素,对肠杆菌科细菌和链球菌有较强的抗菌活性,然而由于现对其耐药的肠杆菌科细菌常见,已较少作为除脑膜炎之外的其他重症感染的初始经验性治疗,而可用于降阶梯治疗。头孢曲松能较好地透过炎性脑膜,可用于治疗急性脑膜炎,但免疫缺陷患者脑膜炎中重要病原体——产单核细胞增多性李斯特菌对其天然耐药。细菌对三代头孢菌素主要的耐药机制是菌株产超广谱 β-内酰胺酶(ESBL;主要见于大肠埃希菌、肺炎克雷伯菌)或 Amp C 型头孢菌素酶(主要见于肠杆菌属细菌、柠檬酸菌和铜绿假单胞菌等)。

3)头孢他啶:第三代头孢菌素,除肠杆菌科细菌外,对铜绿假单胞菌有较强的抗菌活性。在重症感染中常用于治疗对其敏感的铜绿假单胞菌感染。脑膜有炎症时,脑脊液中可达有效浓度。

4)头孢吡肟:第四代头孢菌素,与第三代头孢菌素相比的主要特点在于(a)对革兰阳性球菌抗菌作用增强;以及(b)对染色体介导的可诱导性 Amp C 头孢菌素酶的亲和力比较弱,不容易被这些酶所水解,所以对产此类酶的部分革兰阴性菌(肠杆菌属、柠檬酸菌和铜绿假单胞菌等)有效。在重症感染中常用于治疗肺炎、复杂性腹腔感染等。但由于重症感染中常见的病原体大肠埃希菌和肺炎克雷伯菌主要是产 ESBL 而非 Amp C 酶,与第三代头孢菌素相比,头孢吡肟的优势有限。

(3)碳青霉烯类:为强效、广谱抗菌药物,能覆盖大多数革兰阳性菌、革兰阴性菌和厌氧菌,而且对革兰阴性菌所产的 ESBL 和 Amp C 型头孢菌素酶高度稳定,是治疗多重耐药革兰阴性菌所致重症感染的常用底线药物。然而嗜麦芽窄食单胞菌对碳青霉烯天然耐药,且近年来铜绿假单胞菌、不动杆菌属细菌对碳青霉烯耐药率迅速上升,尤其是 2010 年 CHINET 耐药监测数据提示我国 55% 的鲍曼不动杆菌临床分离株对碳青霉烯耐药。此外,大肠埃希菌、肺炎克雷伯菌、黏质沙雷菌、弗劳地柠檬酸杆菌等肠杆菌科细菌中亦出现了对碳青霉烯类耐药的菌株。使用碳青霉烯也是耐碳青霉烯不动杆菌定植/感染的独立危险因素。碳青霉烯主要用于治疗多重耐药的革兰阴性菌感染、需氧菌与厌氧菌混合重症感染、病原未查明的严重感染、免疫缺陷者感染,一般不宜用于治疗社区获得性感染,更不用作预防用药。由于碳青霉烯能覆盖绝大多数厌氧菌,治疗需氧菌与厌氧菌混合感染时不需要加用甲硝唑等抗厌氧菌的药物。

1)亚胺培南-西司他丁钠:亚胺培南在人或其他动物近端肾小管刷状缘可被肾去氢肽酶Ⅰ灭活。西司他丁是脱氢肽酶抑制剂,可阻碍脱氢肽酶Ⅰ对亚胺培南的水解及其所形成代谢产物所致的肾毒性。亚胺培南-西司他丁由于本品可能导致惊厥等严重中枢神经系统不良反应,不宜用于中枢神经系统感染。

2)美罗培南:本品与亚胺培南抗菌作用及药动学特性相仿。由于本品引致癫痫等严重中枢神经系统不良反应发生率较亚胺培南低,可适用于细菌性脑膜炎。本品对肾小管二肽酶的稳定性比亚胺培南高 4 倍,不需要加用脱氢肽酶抑制剂。

3)帕尼培南-倍他米隆:抗菌谱和抗菌活性与亚胺培南和美罗培南大体一致。帕尼培南对脱氢肽酶Ⅰ稳定性优于亚胺培南,但逊于美罗培南。倍他米隆无抗菌活性,亦非 β-内酰胺酶和肾去氢肽酶抑制剂,其通过抑制帕尼培南向皮质转移而减少在肾组织中蓄积,从而降低帕尼培南的肾毒性。本品严重中枢神经系统症状少于亚胺培南,可用于中枢神经系统感染。

需注意:临床检验中常报告亚胺培南的敏感性结果,并以此推导对美罗培南和帕尼培南的敏感性,但部分临床菌株对这三种碳青霉烯的敏感性却并非相同。

(4)含 β-内酰胺酶抑制剂的复方制剂:β-内酰胺酶是细菌产生的以 β-内酰胺类为底物的降解酶,有多种不同类型。在革兰阴性菌中,产 β-内酰胺酶是对 β-内酰胺类耐药的最主要机制。β-内酰胺酶抑制剂可以抑制部分 β-内酰胺酶,与 β-内酰胺类组成复方制剂可以恢复对部分产 β-内酰胺酶细菌的抗菌活性。目前临床上应用的 β-内酰胺酶抑制剂有克拉维酸、舒巴坦、他唑巴坦三种。这三种抑制剂中他唑巴坦和舒巴坦的抑酶谱比克拉维酸广;对酶的抑制强度依次为他唑巴坦 > 克拉维酸 > 舒巴坦;诱导细菌产生 β-内酰胺酶的作用依次为克拉维酸 > 舒巴坦 > 他唑巴坦。这三种 β-内酰胺酶抑制剂本身也是 β-内酰胺类,却对绝大部分临床菌株没有抗菌活性(但舒巴坦对于不动杆菌和奈瑟菌有较强抗菌活性),需要与其他 β-内酰胺类联用。含 β-内酰胺酶抑制剂的复方制剂适用于重症感染中复杂腹腔感染、医院获得性肺炎、中性粒细胞缺乏合并发热等的经验治疗和降阶梯治疗。

1)头孢哌酮/舒巴坦:头孢哌酮为第三代头孢菌素,除肠杆菌科细菌外,还对铜绿假单胞菌和肠球菌有一定的抗菌活性。头孢哌酮对 β-内酰胺酶不稳定,联合舒巴坦后可以恢复头孢哌酮对部分产 β-内酰胺酶菌株的活性,且舒巴坦对不动杆菌有较强的抗菌活性,因而可用于治疗多重耐药不动杆菌感染(舒巴坦剂量宜 6 ~ 9g/d)。头孢哌酮/舒巴坦对多数厌氧菌具有抗菌活性。头孢哌酮在胆汁中头孢哌酮和舒巴坦均能很好地分布到各种组织和体液中,包括胆汁、皮肤、阑尾、子宫等。需注意头孢哌酮可致凝血酶原时间延长,导致出血倾向;且当与肝素、华法林等抗凝血药以及阿司匹林等非甾体类抗炎镇痛药合用,可抑制血小板功能,增加出血的危险。

2)哌拉西林/他唑巴坦:哌拉西林是具有抗假单胞菌活性的酰脲类青霉素。他唑巴坦与哌拉西林配伍可保护后者不被部分 β-内酰胺酶水解,使后者抗菌谱增宽、对部分菌株的抗菌活性恢复。哌拉西林/他唑巴坦对大多数革兰阴性菌具有很强的抗菌活性,也能覆盖绝大多数临床相关的厌氧菌。

2. 氨基糖苷类　氨基糖苷类对葡萄球菌属、需氧革兰阴性杆菌均具有良好的抗菌活性;细菌对不同品种之间有部分或完全性交叉耐药;具有不同程度的肾毒性和耳毒性(包括前庭功能损害或听力减退),并可有神经-肌肉接头的阻滞作用。

在重症感染中主要用于与 β-内酰胺类联合使用作为病原体未明重症感染的经验治疗和多重耐药菌的目标性治疗。氨基糖苷类属于浓度依赖性抗生素,减少给药次数适当加大单次给药量的一日 1 次的给药方案,可能避免耐药突变的产生、避免细菌对于氨基糖苷类特有的适应性耐药、可减低耳肾毒性。

一日 1 次的给药方案可安全地用于肾功能正常的成人、儿童、中性粒细胞减低等患者。但不宜用于新生儿、孕妇、感染性心内膜炎、革兰阴性杆菌脑膜炎、骨髓炎、肾功能减退、大面积烧伤及肺囊性纤维化等患者。

(1)庆大霉素:适用于敏感铜绿假单胞菌和肠杆菌科细菌等所致的严重感染;本品与青霉素 G(或氨苄西林)联合可用于治疗草绿色链球菌性心内膜炎或肠球菌属感染。用于铜绿假单胞菌或葡萄球菌属所致严重中枢神经系统感染(如脑膜炎)时,可同时用本品鞘内注射作为辅助治疗。不适用于单纯性尿路感染初治。本品对链球菌属中的多数菌种(包括肺炎链球菌)和厌氧菌(如拟杆菌属或梭状芽胞杆菌属)无效。

(2)阿米卡星:适用于敏感的假单胞菌属和肠杆菌科细菌以及部分不动杆菌等所致的严重感染,如细菌性心内膜炎、血流感染(包括新生儿脓毒血症、导管相关血流感染)、下呼吸道感染、反复发作性尿路感染等。临床应用时本品大多与 β-内酰胺类或其他抗感染药物联合应用。氨苄西林或者青霉素联合阿米卡星治疗对氨苄西林敏感的肠球菌感染。阿米卡星对大部分氨基糖苷类钝化酶稳定,故尤适用于治疗革兰阴性杆菌对庆大霉素或妥布霉素耐药菌株所致感染。

3. 氟喹诺酮类　该类药物作用机制主要是抑制细菌 DNA 合成,起快速杀菌作用。口服吸收良好,绝大多数药物的口服生物利用度大于50%,部分药物可达100%。可广泛分布于各种组织中,在白细胞和巨噬细胞内也可达到较高浓度。

在重症感染领域相对常用的氟喹诺酮类主要有环丙沙星、莫西沙星和左氧沙星,其中对革兰阴性杆菌的体外抗菌活性以环丙沙星最高,左氧沙星和莫西沙星与之相仿或略低。然而 ICU 中常见的革兰阴性菌有很高比例对氟喹诺酮类耐药,因此该类药物不宜作为大多数重症感染的初始经验性选择。在重症感染中的主要应用包括:①在治疗下呼吸道感染时覆盖军团菌等非典型病原体;②与β-内酰胺类联合治疗铜绿假单胞菌感染;③针对部分敏感菌的目标性治疗,如嗜麦芽窄食单胞菌的部分菌株;④降阶梯治疗的选择。

氟喹诺酮类药物不用于病原尚未明确的化脓性脑膜炎的初始经验治疗。目前常用的氟喹诺酮类药物中也未获准用于细菌性脑膜炎,且由于该类药物可致抽搐等中枢神经系统不良反应,并不宜用于上述细菌性脑膜炎。

4. 糖肽类　糖肽类阻断细菌细胞壁的高分子肽聚糖合成,导致细胞壁缺损而杀灭细菌。此外,该类也可能改变细菌细胞膜的渗透性,并选择性地抑制 RNA 的合成。对金黄色葡萄球菌和表皮葡萄球菌(尤其对甲氧西林耐药的菌株)、化脓性链球菌、肺炎链球菌(包括对青霉素耐药的菌株)等有较强的抗菌活性。对多数革兰阴性杆菌、分枝杆菌、立克次体、衣原体和支原体无效。需注意糖肽类是慢效杀菌剂,在治疗 MSSA 等对β-内酰胺类敏感的革兰阳性菌时疗效不如头孢唑林等β-内酰胺类。

(1)万古霉素:适用于考虑有对β-内酰胺类耐药革兰阳性菌(如 MRSA)的经验性治疗和目标性治疗,特别是 MRSA 所致的血流感染(包括中心静脉导管相关的血流感染)、心内膜炎、骨髓炎、肺炎等;肠球菌所致严重感染(如心内膜炎);由青霉素耐药肺炎链球菌所致的脑膜炎;高度怀疑为革兰阳性菌感染的中性粒细胞缺乏症患者的经验治疗。亦用于对β-内酰胺类过敏者的上述严重感染。除胆汁外,本药在血清、心包、胸膜腹水和滑膜液中均可达有效抗菌浓度。在脑膜炎症时可渗入脑脊液并达到有效抗菌浓度。早期制剂有较多杂质,耳、肾毒性及皮疹发生率较高,目前制剂较纯,不良反应尤其是肾毒性明显减少。快速大剂量静脉给药时,可出现红人综合征。在我国,粪肠球菌和屎肠球菌中耐万古霉素菌株分别占 0.7%和3.4%,但耐万古霉素肠球菌(VRE)在 ICU 中更为常见,应了解本 ICU 的 VRE 分离比例。

(2)去甲万古霉素:与万古霉素相仿。

(3)替考拉宁:抗菌谱和抗菌活性与万古霉素相似,但有部分溶血葡萄球菌对其耐药。替考拉宁对部分 VRE 有效。

5. 四环素类　四环素类包括四环素、土霉素、金霉素以及半合成四环素。在 ICU 中相对常用的四环类主要是米诺环素和多西环素,均为快速抑菌剂。由于常见病原菌对该类药物的耐药性普遍升高(包括葡萄球菌和肠球菌等革兰阳性菌)及其不良反应,目前四环素类临床适应证较少,在 ICU 中目前相对常用的情况包括:①与其他药物(如含舒巴坦制剂或碳青霉烯类)联合治疗多重耐药的不动杆菌;②治疗下呼吸道感染时覆盖军团菌等非典型病原体。多重耐药鲍曼不动杆菌对米诺环素仍具有较高的敏感性,但其对不动杆菌的确切临床疗效不明。

6. 噁唑烷酮类——利奈唑胺　本药对革兰阳性菌(包括对其他抗菌药物耐药的细菌)有效,革兰阴性菌通常对本药耐药。适用于 VRE 感染,包括血流感染;用于由肺炎链球菌(多重耐药株)或 MRSA 引起的医院获得性肺炎。由青霉素敏感肺炎链球菌或 MSSA 所致者,仍首选青霉素或阿莫西林、第一及二代头孢菌素或耐酶青霉素类。不使用利奈唑胺用于疑似和确诊的非 VRE 败血症病例,也不建议用于中心静脉导管相关的血流感染。应注意该药与疗程相关的血小板减少。本品不用于高血压未控制的患者,使用本品期间使用肾上腺素、去甲肾上腺素、多巴胺、多巴酚丁胺,应注意监测血压。

7. 甘氨酰环素——替加环素　本药为抑菌药,临床研究表明,替加环素对多种细菌具有强大的抗菌活性。除铜绿假单胞菌对替加环素天然耐药外,革兰阳性菌(但粪肠球菌仅限于万古霉素敏感菌株)、革兰阴性菌、厌氧菌,包括临床上重要的多重耐药菌(如 MRSA、对碳青霉烯耐药的肠杆菌科细菌)等均对替加环素敏感。替加环素在我国批准的适应证为复杂性腹腔感染,包括弥漫性或局限性化脓性腹膜炎、阑尾穿孔或阑尾周围脓肿、胃十二指肠穿孔、非外伤性小肠及结肠穿孔、腹腔及腹膜后脓肿和腹部手术后腹腔内感染,通常仅依靠手术不能治愈,须辅以恰当的抗菌药物治疗。尽管国内外有尝试将替加环素用于治疗多重耐药的不动杆菌,但由于没有高质量的临床试验支撑,其治疗不动杆菌的安全性和有效性尚不完全清楚。

8. 抗真菌药　深部真菌病的病情大多严重,常危及生命。近年来随着免疫抑制药、肾上腺皮质激素、广谱抗菌药物等的应用增多,深部真菌病的发病率较以前增高。

(1)多烯类

1)两性霉素 B(AmB):对几乎所有真菌均有抗菌活性,包括念珠菌、隐球菌、组织胞浆菌、多数曲霉、双相真菌。对于部分接合菌和镰刀菌也有一定效果。但土曲霉和赛多孢霉对其天然耐药。临床用于敏感真菌的深部感染:如侵袭性曲霉病、念珠菌血症、隐球菌脑膜炎、毛霉病等。其不良反应显著:即刻反应(发热、静脉炎)及肝、肾、血液、心脏毒性及低钾等。可以在密切监测药物不良反应的情况下使用两性霉素 B 治疗真菌性败血症。两性霉素 B 是隐球菌性脑膜炎首选药,两性霉素 B 与氟康唑或 5-氟胞嘧啶联用,可减少两性霉素 B 用量从而降低其毒性作用。

2)两性霉素 B 含脂制剂:为减少 AmB 的毒副作用,研制了三种以脂质为运载工具的 AmB,抗菌谱与抗菌作用与常规制剂相同,剂量需达常规制剂的 3~5 倍,多分布于单核-吞噬细胞系统,减少了在肾组织中的分布,降低了肾毒性,在一定程度上减轻发热等急性反应。用于不能耐受常规制剂引起的毒性反应或出现与静脉用药相关的严重毒性反应。

(2)氟胞嘧啶:氟胞嘧啶对隐球菌属、念珠菌属(包括光滑念珠菌)有效,对暗色真菌、曲菌等有一定作用。口服吸收迅速完全,可进入脑脊液,炎症时达血浓度的 50%~90%,与两性霉素 B 联用有协同作用,因本品单独应用易致真菌发生耐药性,因此治疗播散性真菌病时通常与两性霉素 B 联合应用。

(3)吡咯类

1)氟康唑:对新生隐球菌、多数念珠菌有效,但克柔念珠菌对其耐药和光滑念珠菌常对其不敏感。对曲霉菌和毛霉无效。主要用于治疗念珠菌深部感染和隐球菌脑膜炎。脑膜有炎症时,脑脊液中药物浓度可达同期血药浓度的 54%~85%。

2)伊曲康唑:对于念珠菌、隐球菌等酵母菌有效,对曲霉、皮肤癣菌等丝状菌也有效。口服胶囊吸收差(约 37%),口服混悬液生物利用度为 55%。肌酐清除率 <30mg/min 的患者不可使用伊曲康唑注射液(其内所含有的赋形剂羟丙基-β-环糊精有肾毒性),但可用口服制剂。本品在脑脊液中浓度甚低;本品偶可致严重肝毒性衰竭和死亡。

3)伏立康唑:对念珠菌(包括氟康唑耐药的念珠菌)、新生隐球菌、毛孢子菌有良好的抑制活性。对霉菌如曲霉、尖端赛多孢、镰刀菌和双相真菌等均有抑制作用,对于接合菌无抑制活性。口服吸收迅速,生物利用度高(96%),体内分布广泛,能穿透脑膜。用于侵袭性曲霉菌病(是首选药物)、对氟康唑耐药的侵袭性念珠菌感染(如真菌败血症)、赛多孢霉和镰刀菌感染;治疗免疫缺陷患者进行性可能威胁生命的感染。肾功能减退者不宜用注射剂(注射剂所含有赋形剂 β-环糊精有肾毒性)。

(4)棘白菌素类:国内上市的有卡泊芬净和米卡芬净,两者抗菌谱、抗菌作用和不良反应大致相同。对于念珠菌、曲霉、双相真菌以及肺孢子菌均有较好的效果。对氟康唑、两性霉素 B 或氟胞嘧啶耐药念珠菌有作用。新型隐球菌和毛霉对本品天然耐药。无显著肾毒性、肝毒性也小。主要用于治疗念珠菌深部感染,以及用于深部曲霉病的挽救治疗。

第三节　重症社区获得性肺炎

社区获得性肺炎(community-acquired pneumonia,CAP)是指在社区(医院外)罹患的感染性肺实质炎症。肺炎死亡人数位居感染性疾病的第 1 位,所有疾病的第 5 ~ 7 位。而严重社区获得性肺炎(severe CAP,SCAP)合并呼吸衰竭为导致死亡的主要原因,其中需要机械通气的比例高达 58% ~ 87%,病死率 22% ~ 54%。加强对 SCAP 诊治的认识,提高治愈率,降低病死率,有助于改善肺炎对人类健康的影响。

一、社区获得性肺炎的诊断

胸部 X 线检查是诊断肺炎的金标准。SCAP 的诊断中,应明确是否患有 CAP、CAP 重症性和存在的危险因素。对所有怀疑 CAP 的患者均应进行胸部 X 线正侧位胸片,怀疑左下肺或纵隔旁感染者应行胸部 CT 检查。值得注意的是,在感染的早期,处于脱水状态和白细胞减少症的 CAP 患者,胸部 X 线片可表现为相对正常。慢性阻塞性肺疾病和肺大疱的患者常无肺炎的典型表现。合并肺纤维化、心力衰竭及 ARDS 的患者,肺炎很难与基础疾病的肺部阴影鉴别。因此,影像学异常应结合临床表现和其他辅助检查结果综合判断,以明确是否患有 CAP。一些化验检查,如血常规、血电解质、血糖、肝肾功能、动脉血气分析或经皮血氧饱和度测定,以及病原学检查对评价 CAP 病情的严重性和病原学诊断至关重要。血 C 反应蛋白和降钙素原的测定对判断病情的严重性和预后有一定帮助,C 反应蛋白和降钙素原水平越高,病情越严重,病死率越高。

诊断 SCAP 的标准一般指需要入住危重症监护治疗病房(intensive care unit,ICU)的患者。在所有 CAP 住院患者中,约 10% 需入住 ICU。Ewig 等认为判断 CAP 严重程度有 3 项次要标准:入院时收缩压 <90mmHg、多个肺叶受累、氧合指数(氧分压/吸入气体氧浓度,PaO_2/FiO_2) <250mmHg 和 2 项主要标准:病变发展过程中需要机械通气、发生感染性休克。具备 2 项次要标准或 1 项主要标准即可诊断为重症社区获得性肺炎。IDSA/ATS 2007 年关于成人社区获得性肺炎诊断治疗指南中提出重症社区获得性肺炎的标准:主要标准:有创机械通气;需使用血管活性药物治疗的感染性休克。次要标准:①呼吸频率≥30 次/分;②PaO_2/FiO_2≤250;③多肺叶/段浸润;④意识模糊/定向障碍;⑤尿毒血症(BUN≥20mg/dl);⑥白细胞减少(白细胞计数 <4×10^9/L);⑦血小板减少(血小板计数 <100×10^9/L);⑧低体温(深部体温 <36℃);⑨低血压(低血容量性休克),须进行积极的液体复苏。符合 1 项主要标准或次要标准 3 项以上即诊断为重症社区获得性肺炎。

在我国,根据中华医学会呼吸病学分会 2006 年的 CAP 诊治指南,SCAP 界定为具有下列 1 项以上者:意识障碍;呼吸频率超过 30 次/分;PaO$_2$<60mmHg;PaO$_2$/FiO$_2$ 比值<300,需行机械通气治疗;血压<90/60mmHg;X 线胸片显示双侧或多肺叶受累,或入院 48 小时内病变扩大超过 50%;少尿,尿量<20ml/h,或出现急性肾衰竭需要透析治疗。

SCAP 的病死率较普通 CAP 明显增加,死亡原因主要为顽固性低氧血症、难治性休克和肺炎有关的并发症,如多器官功能障碍综合征(MODS)、弥散性血管内凝血(DIC)等。SCAP 一旦诊断,应收住入院或 RICU 积极救治。此外,CAP 的病死率不仅与病情的严重性密切相关,其他一些危险因素也可增加 CAP 的病死率。这些危险因素包括:年龄>65 岁,居住于慢性病医院(nursing home),存在严重的基础疾病,过去 1 年内 CAP 住院史,神志改变,体温>40℃,存在误吸或易致误吸的危险因素,菌血症,肺外迁徙病灶,低蛋白血症,代谢性酸中毒和先期使用抗菌药物等。临床医生面对 CAP 患者,应首先评价其严重性及存在的危险因素,决定治疗的地点(门诊、住院或 ICU)及强度,有助于提高治愈率,减少 CAP 的医疗费用。

二、社区获得性肺炎的病原学

了解 SCAP 常见的病原菌对初始经验性选择抗菌药物十分重要。最近完成的我国城市 665 例成人住院 CAP 病原学多中心前瞻性调查发现肺炎支原体是最常见的病原体,阳性率为 20.7%,其后依次为肺炎链球菌 10.3%、流感嗜血杆菌 9.2%、肺炎衣原体 6.6%、肺炎克雷伯杆菌 6.1%、嗜肺军团菌 5.1%、金黄色葡萄球菌 3.8%、大肠埃希菌 1.6%、卡他莫拉菌 1.3%、铜绿假单胞菌 1.0%。在 195 例细菌培养阳性患者中,共有 10.2%(62 例)合并非典型病原体感染。这项研究是否真实地反映了我国 CAP 致病原的构成状况尚需观察。值得一提的是,该研究确定肺炎链球菌感染阳性是依据培养,鉴于肺炎链球菌是苛养菌,存在一定的假阴性率,可能会导致实际的构成比例下降,相应导致肺炎支原体等其他致病原比例上升。我国台湾地区 2001—2002 年 168 例成人住院 CAP 病原学多中心、基于培养、血清和尿抗原检测的前瞻性调查发现,肺炎链球菌仍然是最常见的致病原,占 23.8%,其次为肺炎支原体 14.3%,其他包括肺炎衣原体 7.1%、流感嗜血杆菌 4.8%、肺炎克雷伯杆菌 4.8%、甲型流感病毒 6.5%,其中 12.5% 为混合感染。一般来讲,肺炎链球菌是 SCAP 最常见的病原菌,约占 30%。其中,男性、非吸入性肺炎、出现感染性休克和入院前没有应用抗菌药物的患者肺炎链球菌感染的可能性更大。流感嗜血杆菌位居第二,约占 SCAP 的 6%~15%。有关嗜肺军团菌感染发病率的报道差异很大,最高者可达 40%,可能与发病季节和检查方法有关。其他常见病原菌包括肺炎克雷伯杆菌、铜绿假单胞菌属、金黄色葡萄球菌、卡他莫拉菌,以及厌氧菌、真菌等。此外,肺炎支原体和肺炎衣原体和某些病毒,如流感病毒、禽流感病毒等亦可引起 SCAP。病原菌不明者的比例可高达 1/3~1/2。

SCAP 的病原菌分布与基础疾病及一些危险因素有关。如肺囊性纤维化、支气管扩张和其他结构性肺病患者多为铜绿假单胞菌属和金黄色葡萄球菌;慢性阻塞性肺疾病、吸烟和慢性支气管炎患者常见肺炎链球菌、流感嗜血杆菌、革兰阴性杆菌(GNR)和铜绿假单胞菌;慢性误吸引起的 SCAP 多为混合感染、厌氧菌和 GNR 感染;流感继发的 SCAP 多为金黄色葡萄球菌、肺炎链球菌和流感嗜血杆菌感染;静脉注射吸毒者常见菌为金黄色葡萄球菌、MRSA、肺炎链球菌、厌氧菌和结核分枝杆菌;长期使用类固醇激素者应警惕曲霉感染;金黄色葡萄球菌和厌氧菌多见于酗酒患者;口腔卫生差或牙周感染者多见厌氧菌;HIV 感染早期 CD4 正常者多为肺炎链球菌、流感嗜血杆菌和结核分枝杆菌,而晚期 CD4 减少者除上述病原菌外,卡氏肺孢子菌、新型隐球菌、组织胞浆菌和球孢子菌亦常见;皮肤感染者的肺炎常见耐甲氧西林金黄色葡萄球菌;合并其他严重基础疾病,如肾衰竭、神经系统疾病、营养不良和肝脏疾病者多见肺炎链球菌、流感嗜血杆菌、GNR 和非典型病原体(肺炎支原体、肺炎衣原体和军团菌)。

引起 SCAP 的病原菌种类繁多,明确病原菌的诊断较为困难。临床医生应仔细了解每例 SCAP 患者的病史和临床表现,及时发现基础疾病及存在危险因素,推断可能的病原菌,并及时给予合理的经验性抗菌药物治疗。

门诊治疗的轻、中度 CAP 不需要进行痰病原学检查,可根据当地病原学特点经验性选用抗菌药物。而对于 SCAP、初始经验性治疗失败者,以及病原菌可能为耐药菌或少见菌时,应积极采集 CAP 患者的痰液、经纤维支气管镜保护性毛刷或灌洗下呼吸道采样标本及血液、胸腔积液或肺组织活检标本,进行涂片革兰染色或其他特殊染色镜检、培养及病理学检查,有助于明确 CAP 的病原学。血清学检查对诊断非典型病原体、病毒及某些真菌感染有一定的帮助。

痰液是呼吸道感染方便、易得、可用于病原学诊断的标本,但也存在着阳性率不高,易受口咽部定植菌污染,不易区别致病菌和定植菌的缺点。因此,掌握正确的留痰方法,及时送检和接种,规范实验室操作方法,对提高细菌培养的阳性率和准确性至关重要。

SCAP 患者还应积极进行血培养,有胸腔积液者进行胸腔积液培养。对痰、血液、胸腔积液检查不能明确病原学诊断,且经验性治疗效果不佳,或怀疑有少见病原体感染时,应采用有创性性方法,如经纤维支气管镜保护性毛刷和灌洗采样、肺穿刺活检等,尽量明确感染的病原菌。

标本的采集应尽量在使用抗菌药物前进行。留取痰标本前嘱患者先行漱口或先行口腔护理,并指导或辅助患者深咳嗽,留取脓性痰送检。无痰患者检查分枝杆菌和卡氏肺孢子菌可用高渗盐水雾化吸入诱导痰。真菌和分枝杆菌检查应留取 3 次清晨痰标本。其他标本,如经纤维支气管镜保护性毛刷或灌洗下呼吸道采样、血液、胸腔积液或肺组织活检标本,应严格按有关操作常规留取。所有标本应尽快在 2 小时内送检。延迟送检标本或待处理标本应置于 4℃保存(怀疑肺炎链球菌感染的标本不在此列),保存标本应在 24 小时内处理。痰标本挑取脓性部分涂片革兰染色,镜检筛选合格标本(鳞状上皮细胞 <10/低倍视野,白细胞 >20/低倍视野,或两者比例 <1:2.5)。其他标本按操作常规进行。以合格标本接种于血琼脂平板和巧克力平板两种培养基,必要时加用选择性培养基和其他培养基。用标准 4 区划线法接种做半定量培养。涂片油镜检查见到典型形态的肺炎链球菌和流感嗜血杆菌有诊断价值。

必须指出的是:细菌学检查诊断意义的判断必须结合临床。例如,在经验性治疗有效的情况下,尽管培养出的病原菌超出所选抗菌药物的抗菌谱或耐药,也不应改变治疗药物。而在经验性治疗无效的情况下,尽管培养出的病原菌对所用抗菌药物敏感,也不能肯定是真正的致病菌。

三、对社区获得性肺炎进行病情评估和危险分层

对 SCAP 进行病情评估和危险分层的目的是全面评估 SCAP 病情,确定适宜的治疗方案,明确患者预后与入院时病情严重程度的相关性,合理应用医疗资源。有研究提出患者在 Fine 危险分层 Ⅰ～Ⅴ级重症肺炎患病率和病死率呈逐级增加趋势,说明这一危险分层能够区分我国 CAP 患者的不同风险,同样适用于我国人群。目前用于评价 CAP 严重程度的评分方法常用 CURB-65(意识障碍、尿素水平、呼吸频率、血压、年龄)和肺炎严重指数(PSI),以 CURB-65 的评分和患者的 30 天病死率的相关性为基础,按照危险度分层将 CAP 分成 3 组:

低危组(0~1分)病死率1.5%；中危组(2分)病死率9.2%；高危组(≥3分)病死率22%。CURB-65已表明是定义患者死亡危险性的较好指标,亦方便用于急诊患者的病情评估。日本学者曾提出CURB-70较适合日本实际情况。国人尚无相关研究是CURB-65与CURB-70何者更适合,抑或CURB-60为佳。

四、社区获得性肺炎的治疗

(一) 可选用的抗菌药物

1. 青霉素类　青霉素类是一类化学结构中含有β-内酰胺结构的抗菌药物,这类抗菌药物的同特点是干扰细菌细胞壁的合成,对人体的毒性很低,治疗剂量的青霉素对人体细胞几无影响。青霉素是发明最早的抗菌药物,目前通常将青霉素类按其抗菌谱分为四类:①天然青霉素如青霉素G,抗菌谱广,可作用于多数革兰阳性菌、革兰阴性球菌以及部分革兰阴性杆菌如嗜血杆菌属等。②氨基青霉素类如氨苄西林、阿莫西林等,主要用于对青霉素敏感的革兰阳性菌以及部分革兰阴性杆菌,对大肠埃希菌、奇异变形杆菌、沙门菌属、志贺菌属和流感杆菌等常有效。③抗葡萄球菌青霉素类如苯唑西林、氟氯西林、甲氧西林、萘夫西林等,对产β-内酰胺酶葡萄球菌属具有抗菌作用。④抗假单胞菌青霉素类如美洛西林、哌拉西林等,对包括铜绿假单胞菌在内的革兰阴性杆菌有较强的抗菌活性。

2. 头孢菌素类　头孢类是继青霉素类之后发明的一类广谱半合成抗菌药物,化学结构中亦含有β-内酰胺结构。头孢类目前已发展到第四代,抗菌范围和抗菌活性也不断扩大和增强。第二代头孢菌素的抗菌谱比第一代头孢菌素广,对革兰阳性菌的作用与第一代头孢菌素大致相当,而对革兰阴性菌的抗菌范围比第一代头孢菌素广,抗菌作用也强,对肝肾的毒性较小。可用于病原菌不太明确,不能肯定是革兰阳性菌感染或革兰阴性菌感染以及混合感染情况。第三代头孢菌素主要是对革兰阴性菌有很强的杀菌作用。部分头孢菌素对铜绿假单胞菌等抵抗力很强的细菌也有强大的杀菌力,但对革兰阳性菌的作用却不如第一代和第二代头孢菌素。与第三代头孢菌素相比,第四代头孢菌素抗菌谱更广,抗菌活性更强,对细菌产生的β-内酰胺酶更稳定。

3. 喹诺酮类　喹诺酮类是一类合成抗菌药物,是指含有4-喹诺酮类母核的合成抗菌药物,属于静止期杀菌剂,以细菌的DNA为靶点,作用于细菌的DNA回旋酶。喹诺酮类的特点是抗菌谱广、抗菌力强、组织浓度高、口服吸收较好、与其他常用抗菌药无交叉耐药性。按问世先后可分为四代:第一代如萘啶酸等;第二代如吡哌酸等;第三代主要为氟喹诺酮类如诺氟沙星、环丙沙星、氧氟沙星、左氧氟沙星、洛美沙星、氟罗沙星、司帕沙星等;第四代如莫西沙星(moxifloxacin)、吉米沙星(gemifloxacin)、加替沙星(gatifloxacin)等。目前第一代喹诺酮类因吸收差、毒性大、抗菌作用差,已被淘汰。第二代喹诺酮类主要用于革兰阴性菌引起的泌尿道和消化道感染。第三代、第四代喹诺酮类是目前临床上用于治疗社区获得性肺炎的常用药物。第三代喹诺酮类对大肠埃希菌、铜绿假单胞菌、金黄色葡萄球菌、肺炎链球菌等具有很强的抗菌作用,对衣原体、支原体、军团菌及结核杆菌亦有效。第四代喹诺酮的抗菌谱进一步扩大,对部分厌氧菌、革兰阳性菌和铜绿假单胞菌的抗菌活性明显提高,并具有明显抗菌后效应。

4. 大环内酯类　大环内酯类抗菌药物是一类具有12~16碳内酯环共同化学结构的抗菌药物,多为碱性亲脂性化合物。这一类药物包括红霉素、麦迪霉素、乙酰螺旋霉素、柱晶白霉素等。以及新型大环内酯类阿奇霉素、克拉霉素、罗红霉素等。以往的大环内酯用于治疗诸如呼吸道感染及软组织感染等细菌感染,其抗菌范围较青霉素稍广,但是对骨骼及牙齿个影响较大。新型大环内酯类抗菌药物对革兰阳性菌抑制活性较高,对流感嗜血杆菌、肺炎支原体、分枝杆菌、部分立克次体或肺炎衣原体等的抗菌活性增强。

5. 氨基糖苷类　氨基糖苷类抗菌药物是结构中含有氨基糖分子和非糖部分的苷元的一类抗菌药物,其共同特点是水溶性好,性质稳定。常用的氨基糖苷类抗菌药物有链霉素、庆大霉素、卡那霉素、妥布霉、阿米卡星、奈替米星等。抗菌作用机制是阻碍细菌蛋白质的合成。这一类抗菌药物对静止期细菌的杀灭作用较强,是静止期杀菌剂。其抗菌谱主要是革兰阴性杆菌,对大埃希杆菌、克雷伯菌属、肠杆菌属、变形杆菌属、沙雷菌属、柠檬酸杆菌属等有较强的抗菌作用,有的品种如庆大霉素、阿米卡星、妥布霉素敏感,其中以妥布霉素为最强。链霉素、卡那霉素、阿米卡星和庆大霉等对结核杆菌等也有抗菌作用,但一般对奈瑟菌属、链球菌属和厌氧菌常无效。

6. 碳青霉烯类　碳青霉烯类抗菌药物是抗菌谱最广、抗菌活性最强的β-内酰胺类抗菌药物,对β-内酰胺酶稳定且毒性较低,已经成为治疗严重细菌感染最主要的抗菌药物之一。碳青霉烯类抗菌药物作用方式都是抑制细菌的细胞壁粘肽合成酶。目前已上市的碳青霉烯类有亚胺培南、美罗培南、比阿培南、厄他培南、法罗培南、帕尼培南等。亚胺培南抗菌谱极广,对临床上绝大多数革兰阴性和阳性菌、需氧菌和厌氧菌均有良好抗菌活性。帕尼培南对革兰阳性菌的抗菌活性与亚胺培南相仿。美洛培南对葡萄球菌和肠球菌的作用较亚胺培南弱2~4倍,而对耐甲氧西林葡萄球菌、屎肠球菌同样耐药,对肠杆菌科细菌的抗菌活性是亚胺培南的2~16倍,对铜绿假单胞菌的抗菌活性是亚胺培南的2~4倍。比阿培南的抗菌活性与亚胺培南和美罗培南相似,但对肠道杆菌科的活性强于亚胺培南,对铜绿假单胞菌的抗菌活性比亚胺培南强2倍。与亚胺培南和美罗培南相比,厄他培南侧重于治疗社区获得性感染。法罗培南口服生物利用度高,是唯一口服给药的碳青霉烯类药物。

7. 其他抗菌药物　其他抗菌药物如糖肽类抗菌药物及噁唑酮类抗菌药物主要用于革兰阳性细菌感染,特别是对其他抗菌药物疗效欠佳的社区获得性肺炎。糖肽类抗菌药物在结构上具有高度修饰的七肽骨架,与β-内酰胺类抗菌药物相同,都是通过干扰细菌细胞壁肽聚糖的交联,从而使细菌细胞发生溶解。目前临床上应用的糖肽类有万古霉素、去甲万古霉素和20世纪80年代后期上市的替考拉宁。替考拉宁在抗菌活性、药代特性及安全性方面均优于前两者。所有的糖肽类抗菌药物都对革兰阳性细菌有活性,包括耐药葡萄球菌[耐甲氧西林金黄色葡萄球菌(methicillin resistant staphylococcus aureus,MRSA),耐甲氧西林表皮葡萄球菌(methicillin-resistant staphylococcus epidermidis,MRSE)等]、JK棒状杆菌、肠球菌、李斯特菌、耐药链球菌、梭状芽胞杆菌等致病菌。噁唑酮类抗菌药物是20世纪80年代逐步发展起来的一类新型的全合成抗菌药物,目前临床上应用的有利奈唑胺。对革兰阳性球菌,特别是多重耐药的革兰阳性球菌,具有较强的抗菌活性,与其他药物不存在交叉耐药现象。

(二)制定抗菌药物方案的思路

1. 感的病原菌分析　从循证医学的角度上讲,病原体培养和药物敏感试验应当成为临床选择抗菌药物用药的准确依据。由于时间差以及体外培养与体内作用效应的不一致性,使得病原菌培养和药物敏感试验只能成为制定抗菌药物治疗方案的参考依据,经验性用药即临床诊断仍然是选择抗菌药物的根据。选用抗菌药物时应根据临床经验初步判断可能的病原菌,一般可以从临床症状、白细胞反应、痰的特性等初步分析可能的感染菌;患病人群对分析感染细菌也有参考意义,如球菌感染在青壮年患者中较常见,革兰阴性杆菌多见于年老体弱患者,支气管扩张症并发肺炎,铜绿假单胞菌是常见病原体,经验性用药应兼顾铜绿假单胞菌感染。

2. 病情评估　疾病的严重程度和危险因素是影响治疗效应和影响患者预后的重要因素。一般来说,年龄 >65 岁,存在基础疾病及相关因素,存在明显的异常体征,以及实验室和影像学异常者均应建议住院治疗。存在下列情形之一者:意识障碍者,呼吸频率 >30 次/分,PaO_2 <60mmHg、PaO_2/FiO_2 <300,需行机械通气治疗;血压 <90/60mmHg,胸片显示双侧或多肺叶受累或入院 48 小时内病变扩大 ≥50%,尿量 <20ml/h,或 <80ml/4h,或急性肾衰竭需要透析治疗,常提示重症肺炎,死亡率高,需密切观察,积极救治。

3. 区分不同人群　区分不同感染人群的重要意义在于:不同人群 CAP 的感染菌不一样,而且对治疗的反应也不相同。青壮年、无基础疾病患者的常见病原体多为肺炎链球菌、肺炎支原体、肺炎衣原体、流感嗜血杆菌。老年人或有基础疾病患者常见病原体为肺炎链球菌、流感嗜血杆菌、需氧革兰阴性杆菌、金黄色葡萄球菌、卡他莫拉菌等。重症患者的常见病原菌常为肺炎链球菌、需氧革兰阴性杆菌、嗜肺军团菌、肺炎支原体、呼吸道病毒、流感嗜血杆菌等。年龄 >65 岁的老年患者以及存在基础疾病及相关因素者,常易致严重感染和混合感染。

4. 选择单一或联合用药方案　临床上大多数 CAP 患者的治疗,可以选用单一抗菌药物治疗就能得有效控制,但如果估计存在一种抗菌药物难以控制的情况时,初始治疗就应考虑联合用药。这些情况包括:①单一抗菌药物不能控制的混合感染;②单一抗菌药物不能控制的严重感染;③联合用药以获得协同效应,例如肾功能不全患者,为了减轻抗菌药物的肾毒性,可以采用较低剂量的两种药物联用;④特殊致病菌感染为了防止细菌耐药,如鲍曼不动杆菌感染等。

5. 抗菌药物的不良反应　很多情况下,可选用的抗菌药物往往不是唯一的,各类的抗菌药物的抗菌谱及不良反应有不同的部分,也有相互重叠的部分。在抗菌作用相近的情况下,选用抗菌药物宜充分考虑抗菌药物的不良反应,尤其是在一些特殊人群中。如有青霉素或头孢类过敏史者宜首选其他类抗菌药物,肾功能不全者慎用氨基糖苷类,老年患者、难以鉴别肺炎与肺结核患者,以及有精神症状病史患者慎用氟喹诺酮类抗菌药物等。

6. 疗效评价　初始治疗后 48～72 小时应对病情和诊断进行评价。凡症状改善,不一定考虑痰病原学检查结果如何,仍维持原有治疗。如果症状改善显著,可改用同类、或抗菌谱相近、或病原体明确并经药敏试验证明敏感的口服制剂口服给药序贯治疗。初始治疗 72 小时后症状无改善或一度改善恢复后又恶化,视为治疗无效,提示可能是:①诊断错误;②宿主免疫缺陷;③对所用抗菌药物耐药或无效的病原体所致感染;④吸入性肺炎;⑤多肺叶或双肺病变。因此,应重新核实诊断(尤其是是否为非感染性疾病)、评估宿主免疫状态(有无 HIV/AIDS 或其他免疫受抑情况),并结合流行病学史、既往病史和检查结果等评估是否可能为所用抗菌药物无效的病原体(如军团菌、分枝杆菌、奴卡菌、真菌、肺孢子菌或病毒等)或对所用抗菌药物耐药的菌株(如青霉素不敏感肺炎链球菌、产 β-内酰胺酶的流感嗜血杆菌、耐甲氧西林金黄色葡萄球菌等)。

(三)降阶梯治疗策略

SCAP 治疗需要采用抗菌药物降阶梯(de-escalation therapy)治疗策略,结合 SCAP 的诊断标准和 MDR 病原菌感染危险因素等方面个体化选药,适时实现初始经验治疗(empiric therapy)向后续靶向性治疗(target therapy)的转换。不适当的起始经验性治疗是严重感染患者病死率增加的重要因素,故对于 SCAP 需要从一开始就作出正确的选择,即强调需要在诊断后尽早接受能够覆盖可能致病菌(包括耐药菌)的最广谱抗菌药物治疗,以有效地治疗患者,降低病死率,又应该在后续治疗中有针对性地"降级",换用较窄谱的抗菌药物,以减少耐药性的发生,并优化成本效益比。通常抗菌药物的经验性治疗一般疗程为1周,进一步抗感染应根据病原菌培养结果采用针对性治疗。

(四)注意营养支持治疗,提高免疫力,保持内环境稳定

加强全身支持治疗,尽可能采用经口摄食,鼻饲饮食,只有完全无法进食的患者,才考虑全胃肠道外营养。SCAP患者的血红蛋白<70g/L需要输入浓缩红细胞。个别患者可能需要输注浓缩血小板。对于慢性病和长期卧床患者,给予胸腺素治疗可能有促进机体免疫力的作用。大剂量静脉注射丙种球蛋白后能迅速提高患者血液中的IgG水平,能有效提高抗感染效果。对合并感染性休克的SCAP患者,可考虑在入院24小时内给予重组活化蛋白C,但需要进一步评估其疗效。SCAP常合并低钠血症、低钾血症、肝肾功能不全,在治疗时应引起重视,需要积极治疗以保持内环境稳定。

(五)维持全身器官的功能,防止多器官功能障碍

低氧血症或呼吸困难患者,可试用无创通气,即使是痰液较多的患者,也可以间断使用无创通气。在无创通气治疗1~2小时后应评价其疗效。如果出现严重的低氧血症(氧合指数$PaO_2/FiO_2 < 150mmHg$)或双侧肺泡浸润,则需要气管插管机械通气。急性呼吸窘迫综合征(ARDS)患者辅助通气时,需要采用保护性肺通气策略。对于合并肾衰竭的重症肺炎患者,宜连续性肾脏替代治疗(CRRT)。

(六)糖皮质激素的应用

对液体复苏后仍呈低血压的SCAP患者应予以氢化可的松治疗,在此期间应注意控制血糖、注意消化道出血以及真菌感染等并发症。一般推荐感染性休克患者每天氢化可的松不超过300mg,分3~4次或持续静脉给药,疗程5~7天。

(七)并发症治疗和SCAP的预防

SCAP比较常见的并发症是脓胸,患者一旦出现胸腔积液,应立即行胸腔穿刺,明确是漏出液还是脓胸,脓胸宜尽早引流。对具有SCAP高危因素患者,如年龄>65岁,存在基础疾病或相关因素:慢性阻塞性肺疾病、糖尿病、心力衰竭、慢性肾衰竭、脾切除术后状态、长期酗酒及营养不良等,应注射肺炎球菌疫苗可减少SCAP的发生。

五、病情评估及疗效评价标准

临床病情稳定的标准:体温≤38.0℃,心率≤100次/分,收缩压≥90mmHg,呼吸频率≤24次/分,PaO_2≥60mmHg或动脉血氧饱和度≥90%,能够自行进食,神志正常。

疗效评价:治疗48小时后感染病情恶化或72小时后无改善的患者,应当考虑方案是否正确。可能的原因:药物未覆盖病原菌或细菌耐药;或药物使用不当,如剂量不足、用药途径或间隔时间等不正确;特殊病原体的感染;非感染性疾病误诊为肺炎;存在多种并发症或其他影响疗效的宿主因素。

第四节　重症血流感染

一、定义

败血症是病原菌侵入血流生长繁殖并产生大量毒素和代谢产物引起严重毒血症的全身

性感染综合征,是造成低血压和器官功能不全的细菌或真菌血流感染。细菌栓子随血流可出现迁徙性炎症,如全身多处脓肿形成则称为脓毒血症。

无论是感染因素还是非感染因素,有众多的原因可以诱导机体发生应激反应。当机体出现以下应激反应中的两条或者两条以上的情况时,称为全身炎症反应综合征(SIRS):体温大于38℃或者低于36℃,心率超过90次/分,呼吸频率超过20次/分或者二氧化碳分压小于32mmHg,白细胞超过$12 \times 10^9/L$或者低于$4 \times 10^9/L$,白细胞核左移 > 10%。当SIRS是由感染所致时,即全身感染(sepsis,也译为脓毒症或感染综合征)。如果脓毒症是由细菌或真菌导致,则为败血症。在ICU,鉴别真正的败血症和表现相似的非感染性疾病非常重要。

二、临床表现

除了老年人、免疫受抑患者和尿毒症患者,发热是败血症最主要的症状。败血症常需要与其他类似疾病相鉴别,要点是辨别发热的同时是否伴有系统症状如消化道或泌尿生殖道症状。绝大多数情况下,败血症患者的体温 > 39℃。除了药物热和肾上腺皮质功能不全以外,那些表现类似败血症但不是败血症的患者体温通常 < 39℃。超过41℃的超高热常不是败血症。低体温也是细菌性败血症的重要线索,尤其是在伴有肾功能不全的时候。如果宿主没有免疫受抑,体温 < 39℃和体温 > 41℃的发热都不首先考虑败血症。

除了发热以外,患者可以表现出毒血症状,比如全身不适、头痛、肌肉及关节疼痛、软弱无力、脉搏和呼吸加快,可有恶心、呕吐、腹胀、腹痛、腹泻等胃肠道症状。患者还可表现为瘀点样皮疹、关节损害、肝脾大。除了原发病灶的表现外,患者还可以有转移到远处的迁徙性病灶的表现。

败血症常出现血流动力学指标改变(通常是高排低阻和呼吸性碱中毒)、白细胞升高和核左移或白细胞减少、乳酸增加、血清白蛋白降低、纤维蛋白原降低、降钙素原升高。需要注意的是,以上表现也可能出现在非感染性疾病,不应作为确诊败血症的标准。

三、常见病原体

成人败血症的病原菌以革兰阴性菌(包括大肠埃希菌、阴沟肠杆菌、肺炎克雷伯菌、鲍曼不动杆菌、铜绿假单胞菌)最常见,革兰阳性菌(主要是金黄色葡萄球菌和凝固酶阴性的葡萄球菌,粪肠球菌和屎肠球菌也较为常见)其次,但真菌(主要是念珠菌)也不少见。我国研究结果显示细菌败血症中最常见的病原菌依次为大肠埃希菌、金黄色葡萄球菌和肺炎克雷伯菌。

败血症的病原体类型主要取决于败血症发生的场所(社区或医院)、感染来源(导管、腹腔、尿路或呼吸道等)和患者基础疾病及免疫状况。例如,ICU收治的社区获得性血流感染常继发于尿路感染或肺炎,病原体主要是大肠埃希菌、肺炎链球菌和金黄色葡萄球菌。而在医院内发生的败血症中导管相关血流感染的发病率较高,主要病原菌是凝固酶阴性葡萄球菌、金黄色葡萄球菌、肠球菌和念珠菌等。

四、治疗

除了纠正感染性休克(参见第十二章休克)等血流动力学紊乱以外,败血症最重要的治疗就是抗菌药物治疗。

1. 经验性治疗　在得到准确的血培养结果并进行有针对性的目标治疗之前,针对常见的病原体进行经验性治疗尤为关键。抗菌药物选择首先应判断可能的病原体,这需要准确定位原发病灶,比如腹部和盆腔、泌尿生殖道、中心静脉。经验性选择抗菌药物见表9-1。

表9-1 经验性治疗的抗菌药物选择

原发病灶	常见病原体	经验性治疗	备注
下消化道/盆腔	大肠埃希菌和脆弱拟杆菌	碳青霉烯 哌拉西林/他唑巴坦 莫西沙星	可选氨曲南 + 甲硝唑
泌尿生殖道	大肠埃希菌最常见,其次为变形杆菌、铜绿假单胞菌、肺炎克雷伯菌、肠球菌、念珠菌	碳青霉烯 哌拉西林/他唑巴坦	
中心静脉导管相关的血流感染	凝固酶阴性葡萄球菌最常见,其次为金黄色葡萄球菌、肠球菌、革兰阴性菌和念珠菌	万古霉素	①中性粒细胞缺乏患者应覆盖革兰阴性菌 ②股静脉置管者,应覆盖念珠菌和革兰阴性菌 ③全胃肠外营养、长期使用广谱抗菌药物、恶性血液病、骨髓移植或器官移植受者,或多部位念珠菌定植的患者,应覆盖念珠菌 ④覆盖革兰阴性菌:碳青霉烯、哌拉西林钠/他唑巴坦 ⑤覆盖念珠菌:棘白菌素类(首选)或氟康唑(次选)
医院获得性肺炎/呼吸机相关性肺炎	革兰阴性菌最常见,其次为金黄色葡萄球菌	碳青霉烯 头孢吡肟 头孢哌酮 左氧氟沙星	可选碳青霉烯或者头孢吡肟联合左氧氟沙星或阿米卡星
来源未明		碳青霉烯 哌拉西林/他唑巴坦	

一旦诊断败血症,应该尽快使用强效、耐药率低的抗菌药物进行经验治疗。一旦病原体确定后,应该尽快予以针对性的目标性治疗。是否使用皮质类固醇和抗细胞毒因子治疗还有争议。如果败血症与穿孔、梗阻和脓肿相关,则需要立即外科处理。

在 MRSA 高发医疗机构,经验性治疗建议应用万古霉素。不使用利奈唑胺用于疑似和确诊的病例。中性粒细胞缺乏患者/(重症患者)伴发脓毒症,或多重耐药菌(MDR)定植患者疑为 CRBSI 时,经验性治疗应联合用药以覆盖 MDR 革兰阴性菌,如不动杆菌、铜绿假单胞菌。股静脉留置导管的重症患者,经验性治疗除覆盖革兰阳性菌外,尚需覆盖革兰阴性杆菌和念珠菌。全胃肠外营养、长期使用广谱抗菌药物、恶性血液病、骨髓移植或器官移植受者、股静脉导管或多部位念珠菌定植的患者,经验性治疗应覆盖念珠菌。疑似导管相关念珠菌血症患者,经验性治疗选用棘白菌素类。部分患者如果过去 3 个月内无吡咯类药物应用史,且克柔念珠菌或光滑念珠菌感染危险性较低时,也可选用氟康唑。

2. 目标治疗

(1)葡萄球菌:葡萄球菌是导管相关血流感染最常见的致病菌,其入侵途径多通过皮肤。对于甲氧西林敏感的葡萄球菌,首选苯唑西林,也可以选用第一、第二代头孢菌素或者含 β-内酰胺酶抑制剂的复合制剂,严重感染时可联合使用氨基糖苷类如阿米卡星。对于甲氧西林耐药的金黄色葡萄球菌血流感染首选万古霉素或者去甲万古霉素,可联合磷霉素或利福平。对于葡萄球菌性心内膜炎或脑膜炎可同时合用利福平至体温下降。替考拉宁对于部分对万古霉素敏感性下降(如异质性中介)的金黄色葡萄球菌有效。

(2)肠球菌:肠球菌所致血流感染中粪肠球菌较屎肠球菌常见,常继发于尿路感染、腹腔及盆腔感染。肠球菌对绝大多数头孢菌素天然耐药。粪肠球菌对氨苄西林等抗菌药物敏感性较高,而我国屎肠球菌约有 3.8% 对万古霉素耐药。对氨苄西林敏感的肠球菌,首选氨苄西林或者青霉素联合氨基糖苷类(如阿米卡星),对氨苄西林耐药或者对青霉素过敏者选用万古霉素。对于万古霉素耐药的肠球菌可选用利奈唑胺。

(3)链球菌:链球菌属包括肺炎链球菌、草绿色链球菌及化脓性链球菌。免疫缺陷者链球菌属血流感染较多见。草绿色链球菌等链球菌属多对青霉素敏感,所致血流感染首选青霉素 G 联合氨基糖苷类如阿米卡星,对于青霉素过敏者,可以选用头孢菌素。对青霉素中度敏感或者耐药者,可用第三代头孢菌素或者万古霉素。

(4)大肠埃希菌:大肠埃希菌血流感染多来自尿路、腹腔、胆道及肠道感染灶。我国目前临床分离的大肠埃希菌约有 56.2% 产 ESBL 而对头孢菌素耐药,对喹诺酮的耐药率更高达 59.5%。危重症感染者应选用碳青霉烯类(如亚胺培南和美罗培南),其余患者还可选用哌拉西林/他唑巴坦、头孢哌酮/舒巴坦等。严重感染者还可以联合氨基糖苷类。如果药敏结果显示敏感,也可以使用左氧氟沙星等喹诺酮类药物。

(5)肺炎克雷伯菌:肺炎克雷伯菌多来自肺部、肝胆系统等。肺炎克雷伯菌产 ESBL 率也较高,其抗菌治疗与大肠埃希菌类似。需要注意的是,我国现约有 8.8% 的菌株对亚胺培南等碳青霉烯耐药。

(6)铜绿假单胞菌:铜绿假单胞菌血流感染在 ICU 很常见,通常需要联合用药。可以使用有抗假单胞菌活性的 β-内酰胺类抗菌药物(如头孢他啶、头孢吡肟、哌拉西林/他唑巴坦、头孢哌酮/舒巴坦、亚胺培南、美罗培南、帕尼培南)联合氨基苷类(如阿米卡星)或者环丙沙星。

(7)不动杆菌:由于呼吸机相关性肺炎增多,ICU 中不动杆菌血流感染率较高。不动杆菌的耐药形势严峻,临床选药极为困难。可以根据药敏选用碳青霉烯、含舒巴坦的制剂(舒巴坦剂量宜 6~9g/d),也可联合米诺环素或氨基苷类(如阿米卡星)或利福平。

(8)厌氧菌:厌氧菌常常是复数菌血流感染的病原体之一,多数会混合需氧菌形成血流感染。硝基咪唑类、含 β-内酰胺酶抑制剂的复合制剂、碳青霉烯、林可酰胺类及头霉素类对脆弱拟杆菌均有良好的抗菌作用,消化链球菌对青霉素也大多敏感。脆弱拟杆菌等厌氧菌常与肠杆菌科细菌混合感染,多见于以腹腔、盆腔感染为原发灶者,应用甲硝唑、克林霉素等药物时常需与广谱青霉素类、第三代头孢菌素类或氨基苷类等联合应用。也可单用能同时覆盖革兰阴性菌的碳青霉类、含 β-内酰胺酶抑制剂的复合制剂或者头霉素类。

(9)真菌:最常见为念珠菌。真菌败血症常继发于严重的原发病,预后差。根据患者真菌培养结果的药敏和患者的肝肾功能等选择以下药物：①氟康唑，首日 800mg，以后每日 400mg；②伏立康唑，首剂 400mg，以后每日 2 次每次 200mg；卡泊芬净，首日 70mg，以后每日 50mg；米卡芬净每日 100mg；阿尼芬净，首日 200mg，以后每日 100mg。两性霉素 B 每日 0.5～1.0mg/kg 或者两性霉素 B 脂质复合体每日 3～5mg/kg，也可以在密切监测药物不良反应的情况下使用。

3. 原发灶的处理　原发灶处理至关重要。对于短程导管（如 CVC、CRRT 置管）的 CRB-SI 应尽可能去除导管。而长程导管（如 PICC）的 CRBSI，有下列情况之一时必须去除导管：严重脓毒症、化脓性血栓性静脉炎、心内膜炎、抗菌药物治疗＞72 小时但血流感染持续，或为金黄色葡萄球菌、铜绿假单胞菌、真菌、分枝杆菌感染。当不能去除导管时，则在使用抗菌药物全身治疗的同时可在导管内放置抗菌药物或者抗菌药物封管以补救导管。

对于呼吸道、消化道、腹盆腔的原发病灶，如果有脓肿形成或者穿孔、梗阻时，需要外科积极处理原发病灶，如切除、引流等。

对于继发于导管相关尿路感染、呼吸机相关肺炎或人工植入物（如人工关节、起搏器等）相关感染的败血症，应尽可能去除导管和人工设备。

第五节　复杂性腹腔感染

腹腔感染是 ICU 中常见的一类疾病，而其中复杂性腹腔感染对于患者的生命威胁更大，常导致患者多器官功能不全，死亡率可高达 23%。

一、概念

腹腔感染类型按经典分类方法分为原发性、继发性和第三腹膜炎。原发性腹膜炎是指没有空腔脏器破损而发生在腹膜腔内的感染；继发性腹膜炎是指由多种原因所致空腔脏器损伤，其内细菌易位至腹膜而发生感染；第三型腹膜炎是指原发性或继发性腹膜炎经过外科处理和抗菌药物治疗 72 小时以上，腹腔感染症状仍然存在或反复发作的腹膜炎。另外，腹膜炎从不同角度还可分为局限性腹膜炎和弥漫性腹膜炎，社区获得性腹膜炎和医院获得性腹膜炎，以及单纯性腹腔感染和复杂性腹腔感染。

复杂性腹腔内感染（complicated intra-abdominal infection，cIAI）是指因空腔脏器穿孔破裂，感染扩散至腹膜腔内，伴有腹膜炎或脓肿形成的疾病。与之相对，单纯性腹腔感染是指常仅累及一个器官，没有解剖结构破坏，病灶通常可完全切除，仅需预防性使用抗菌药物即可控制感染发生。复杂腹腔感染对抗感染药物治疗有更高的要求，并非单纯手术就能解决。

复杂性腹腔感染包括继发性腹腔感染和第三型腹膜炎。其中继发性腹腔感染常为社区获得性，而第三型腹膜炎为医院获得性，也是 ICU 中很常见的难题。

常见的复杂性腹腔感染包括：弥漫性或局限性化脓性腹膜炎、阑尾穿孔或阑尾周围脓肿、胃十二指肠穿孔（24 小时内未手术者）、外伤性小肠结肠穿孔（12 小时内未手术者）、非外伤性小肠结肠穿孔、腹腔脓肿、腹部手术后腹腔内感染以及胰腺炎相关感染并发症等。

二、发病机制

继发性腹膜炎通常是由于消化道或泌尿生殖系统的黏膜屏障完整性受损，腔内微生物溢出，进入腹膜腔所致。腹腔炎症超出腹部的两个象限时，称为弥漫性腹膜炎，局限于两个象限之内为局限性腹膜炎,当已有明确的腹腔内脓肿形成并有明显的界限时,临床上称为腹腔脓肿。

多数腹膜炎经抗菌药物及适当的手术治疗后,炎症能够逐渐局限,治愈。然而有部分病例虽经积极治疗,腹腔感染却持续存在,不能局限,发展为持续性弥漫性腹膜炎,伴有低热、心血管系统高动能状态、高代谢等症状。营养不良(特别是低蛋白血症)、高 APACHE II 评分、病原菌出现耐药性、器官功能衰竭与继发性腹膜炎治疗失败密切相关,是发生第三型腹膜炎的主要危险因素。

三、病原学

继发性腹膜炎多于胃肠穿孔后发生,胃或十二指肠空腹时穿孔初期表现为化学性腹膜炎,继而细菌大量繁殖,出现细菌性腹膜炎。饱食时穿孔,一开始便可表现为细菌性腹膜炎。结盲肠穿孔时,正常存留于肠道的数百种菌落大量进入腹膜腔,但绝大多数细菌只能在肠道的特定环境中生存,进入腹腔后不能存活。脆弱拟杆菌是结肠穿孔后最常被分离出的专性厌氧菌,而大肠埃希菌则是最常被分离出的需氧菌。与其他厌氧菌相比,专性厌氧菌对氧的耐受性以及对机体的毒性都更强。阑尾坏疽或穿孔时,从临床标本中平均可分离出多达 10 多种细菌,其中 75% 是厌氧菌。

另外厌氧菌能分泌抑制中性多核细胞杀菌能力的物质,而需氧菌消耗局部组织中的氧,造成适合于厌氧菌生长的缺氧环境,因此,需氧菌与厌氧菌在造成脓肿及感染方面起到相互加强的作用。

在严重疾病状态下,低位肠道的菌群结构也会发生改变。长期大剂量应用抗菌药物的患者,多重耐药菌(如多重耐药的铜绿假单胞菌)可能繁殖起来,当结肠穿孔时这些细菌可迅速促成腹腔感染。此外,伴有严重防御功能损害的急性腹膜炎患者,可以发生念珠菌、肠球菌、凝固酶阴性葡萄球菌等的感染。

第三型腹膜炎的腹腔液培养阳性率很低,甚至无菌生长。培养出的也多是表皮葡萄球菌、假单胞菌属、念珠菌等条件致病菌,而继发性腹膜炎时常见的是大肠埃希菌和脆弱拟杆菌。这些病原菌的来源尚不清楚,可以是肠穿孔造成细菌直接侵入,也可能是手术时带入腹腔。新近的动物实验显示肠菌移位是主要来源。多种因素可促使肠道细菌移位,比如内毒素血症、休克等使肠黏膜的机械屏障受损;急性继发性腹膜炎时,肠麻痹,肠道细菌量增加;以及全身免疫力低下,肠黏膜的免疫屏障被破坏。

四、临床表现

复杂性腹腔感染临床症状、体征表现有以下几点:

1. 腹痛 是腹膜炎最常见也是最主要的症状,其特点是:①持续性痛,较剧烈;②起始部位和原发病病变部位一致,迅速弥散,但原发病灶处腹痛最剧烈;③咳嗽、活动身体时痛加重,故病人不敢深呼吸或翻身。

2. 恶心呕吐 早期反射性呕吐胃内容物,晚期呕吐频繁,量多,含胆汁或粪便。

3. 中毒症状 表现为高热、大汗、口渴、脉快等,重症可出现感染性休克。

4. 强迫体位 继发性腹膜炎为严重急腹症,病人表现呈急性病容,常有呻吟,为避免腹痛加剧,静卧不敢活动,且喜屈曲下肢。

5. 明显腹胀、腹式呼吸减弱或消失 腹胀加重是病情恶化的一项重要标志。腹部压痛、腹肌紧张和反跳病是腹膜炎的标志性体征,尤以原发病灶所在部位最为明显,严重者可呈现"板状腹"。

6. 肝浊音界可缩小或消失,肠鸣音减弱或消失。

7. 体温上升、脉率变快等中毒症状,少尿等脱水症状也是常见的表现。

除腹膜炎共有的全身症状和腹部体征外,第三型腹膜炎的病理生理改变更加明显,主要表现为低灌注、感染性休克、高代谢状态、多器官功能衰竭。多数病人可有发热,但白细胞计数通常不高,甚至缺少明显的感染表现。

五、诊断

根据腹痛病史,结合典型体征、血白细胞计数异常(常为升高,部分严重感染者也可降低)、影像学检查,复杂性腹腔感染诊断一般不难。但在发病的早期(4~6小时内)进行动态观察。在复杂性腹腔感染急性过程中明确引起腹膜炎的原发病是诊断中的重要环节,对于手术以及药物的选择有重要的参考价值。

对于病史、体征不典型,病人诉说不清而使诊断遇到困难时,诊断性腹腔穿刺有极重要的作用,穿刺可选侧下腹部叩诊浊音的部位进行。根据穿刺所得液体的颜色、混浊度、气味、涂片显微镜检查、生化检查、细菌真菌培养等来判断病因,必要时可在腹腔不同部位用细针无麻醉下进行穿刺,抽到的液体更能反映腹腔内的情况。

影像检查常用于确定弥漫性腹膜炎的腹内原发病灶,早期诊断腹腔内脓肿。CT和B超是目前诊断腹腔内脓肿最常用的手段,准确率在90%以上。

另外,直肠指检及阴道后穹隆穿刺也可协助诊断。如腹痛以中下腹部为主,应进行直肠指检,如指套染血性物则提示肠套叠、肠扭转、炎症性肠病或肿瘤性病变。直肠子宫或直肠膀胱陷窝有触痛、饱满感,提示有炎症或积脓。女性病人必要时可行阴道后穹隆穿刺协助检查。

六、治疗

近年来,尽管对复杂性腹腔感染的治疗有了新的认识,但最基本的处理原则仍包括:①消除原发病灶;②积极纠正低血容量及组织器官低灌注状态;③禁食,持续胃肠减压;④纠正酸中毒;⑤器官功能支持;⑥营养支持;⑦合理使用广谱抗菌药物;⑧手术或穿刺引流。

1. 外科治疗　虽然抗菌药物治疗是不可缺少的重要措施,但外科干预仍是治疗腹腔感染的关键手段。手术治疗应包括以下几方面:①关闭创伤性穿孔,切除病灶和穿孔脏器,以终止对腹腔的持续污染;②肠减压,如在穿孔、憩室、肿瘤等部位近端造瘘;③脓液引流,减少细菌接种,去除过高的炎性细胞因子水平,清除粪便、食物残渣、积血、胆汁、钡剂等;④当局限性腹膜炎脓肿形成时,可以在超声或CT引导下行穿刺引流,如果需要再行局部手术引流。

2. 早期目标指导的液体复苏　对于感染性休克的患者,应立即给予充分的液体复苏,快速恢复患者血容量,确保微循环灌注。怀疑腹腔感染即使没有明确证据表明血容量不足,也应开始液体治疗,发热、呕吐、肠梗阻等可导致容量不足,心血管事件对腹腔感染预后有较大影响。感染性休克开始6小时目标指导的液体复苏能减少病死率,复苏目标要求中心静脉压 $8 \sim 12 mmH_2O$,平均动脉压 $\geq 65 mmHg$。对于感染性休克或器官功能衰竭患者来说,强有力的液体治疗能保护或改善脏器功能。主要的建议包括在休克确诊后的第一个6小时内进行液体靶向复苏治疗,给予晶体和胶体类液体复苏,促进尽快恢复平均动脉压,当液体治疗并不能使血压达标,应采用血管活性药,例如去甲肾上腺素或多巴胺,维持平均动脉压≥65mmHg,经上述治疗心排出量仍处于较低水平时给予多巴酚丁胺治疗;对血管活性药和液体复苏反应较差时可给予糖皮质激素治疗。

3. 抗感染治疗 所有类型的复杂性腹腔感染均需恰当的抗感染治疗。

(1)使用抗感染药物的时机:一旦怀疑存在腹腔感染,应尽快开始抗感染治疗。治疗的目的是清除病原菌、降低复发率和缩短感染相关症状体征消退的时间。如果手术切口被病原菌严重污染,则应在任何操作前使用抗菌药物,这样可以避免以后的手术部位感染。应在开始液体复苏之后使用抗菌药物,此时脏器灌注可以得到有效的恢复,抗菌药物才能达到更好的体内分布。尤其在应用氨基糖苷类抗菌药物时,在肾脏灌注不足的情况下其肾毒性加重。

(2)抗菌药物选择

1)社区获得性复杂腹腔感染(表9-2):所选择的药物应覆盖常见革兰阴性杆菌和链球菌。对于远端小肠、阑尾和结肠来源的感染或者合并有肠梗阻的肠穿孔,应覆盖厌氧菌。轻中度感染不需要常规覆盖肠球菌,但高风险或重度感染则需要覆盖肠球菌。高风险是指具备以下至少一条:初始治疗延迟了24小时以上;APACHE Ⅱ评分≥15;高龄;器官功能不全;低白蛋白血症;营养不良;不能进行足够的清创和引流;合并恶性肿瘤。社区获得性感染不需要常规覆盖念珠菌。

表9-2 社区获得性复杂腹腔内感染初始抗菌药物经验治疗选择*

治疗方案类型	轻中度感染(阑尾炎穿孔或阑尾脓肿形成及其他轻中度感染)	高危或重症感染(严重生理紊乱、高龄或免疫抑制状态)
单药治疗	头孢西丁、厄他培南、莫西沙星、替加环素或替卡西林/克拉维酸	亚胺培南/西司他丁、美罗培南、多利培南或哌拉西林/他唑巴坦
联合治疗	头孢唑林、头孢呋辛、头孢曲松、头孢噻肟、环丙沙星、左氧氟沙星均需要与甲硝唑联用	头孢他啶、头孢吡肟、环丙沙星、左氧氟沙星,均需要与甲硝唑联用

* 来源于2010年美国感染病学会指南

2)医院获得性复杂腹腔感染:主要应该依据当地的病原谱和细菌耐药性监测资料。通常需要覆盖革兰阴性菌、厌氧菌和肠球菌,如亚胺培南-西司他丁、美罗培南、哌拉西林-他唑巴坦单药治疗,病情危重者可联合万古霉素。头孢他啶和头孢吡肟因没有抗肠球菌和脆弱拟杆菌活性,且对产ESBL的肠杆菌科细菌(我国常见)无效,作为经验性治疗应极为慎重。广谱抗菌药物应依据其后的培养结果对抗菌药物进行降阶梯选择。

3)关于是否需要覆盖念珠菌:除了新生儿感染,不主张常规经验覆盖。但如果腹腔标本培养出念珠菌,则应覆盖。如果分离到白色念珠菌,首选氟康唑;如果分离到对氟康唑耐药的念珠菌,则应选用棘白菌素类(卡泊芬净或米卡芬净)。两性霉素B不推荐作为念珠菌的初始治疗。

4)关于是否需要覆盖耐万古霉素肠球菌(VRE):不推荐常规覆盖VRE,除非患者为肝移植患者且腹腔感染源于肝胆系统,或者患者为VRE定植者(如肛拭子或大便里检出VRE)。

5)关于是否需要覆盖MRSA:社区获得性感染不需要覆盖。对于医院获得性感染,如果患者为MRSA定植者(如鼻拭子或皮肤标本分离出MRSA)或者患者因为前期使用多种抗菌药物治疗无效时,应覆盖 MRSA。MRSA 的首选药物仍为万古霉素。

(3)停药时机:一旦获得细菌培养和药敏结果,再酌情进行必要的调整,选择降阶梯治疗策略,减少用药品种,适当调低用药档次,还可以用口服药替代静脉用药进行序贯治疗。当感染症状体征得到有效控制但尚未完全消除时,不能过早停药。明确感染的抗菌药物治疗应该持续到感染的临床征象缓解时,包括体温正常、白细胞计数正常以及胃肠道功能恢复。对于应用抗菌药物治疗 5~7 天后仍然有持续或反复腹腔感染临床表现的患者,应该进行必要的检查,包括 CT 或超声检查。对于持续或反复腹腔感染的患者,还需要考虑进行介入或手术治疗以控制原发感染灶。

第六节　重症中枢神经系统感染

中枢神经系统感染是指各种生物性病原体侵犯中枢神经系统实质、被膜及血管等部位引起的急性或慢性炎症性疾病。中枢神经系统感染根据感染的部位可分为:①脑膜炎、脊髓膜炎、脑脊髓膜炎:主要侵犯脑和(或)软膜;②脑炎、脊髓炎、脑脊髓炎:主要侵犯脑和(或)脊髓实质;③脑膜脑炎:脑实质与脑膜均受累。根据感染病原体可分为细菌性、病毒性、结核性、真菌性和寄生虫性感染。中枢神经系统感染常见途径有:①血行感染;②直接感染(如鼻窦或颅骨破坏病原体侵入颅内);③神经干逆行感染。根据发病情况可分为急性、亚急性和慢性感染。

中枢神经系统感染大多起病急,病情进展快,起病 1~2 天后症状明显,主要临床表现包括发热、毒血症症状及脑膜刺激征和(或)脑实质损害表现。典型脑膜刺激征表现为剧烈头痛、喷射性呕吐、颈强直及凯尔尼格征、布鲁津斯基征阳性;典型脑实质损害表现为神志障碍、剧烈头痛、病理反射阳性;脑膜脑炎则可两种表现同时存在。中枢神经系统感染急性期一般存在颅内压升高及脑水肿,常表现为神志障碍进行性加重、抽搐、呼吸衰竭、血压升高、心率缓慢,部分患者可有眼球震颤、瞳孔大小形态变化、视乳头水肿等眼征;严重者可出现脑疝,最常见为枕骨大孔疝(或称小脑扁桃疝),也可为天幕裂孔疝(或称海马钩回疝),表现为昏迷加深、瞳孔散大、肌张力升高、呼吸循环衰竭,危及生命。

任何病原体所致中枢神经系统感染一旦出现呼吸衰竭和(或)其他脏器功能衰竭,应尽早转入重症监护室进行器官功能支持治疗。需要收治入重症监护室的神经系统感染常见类型有:病毒性脑膜脑炎、结核性脑膜脑炎、重症化脓性脑膜脑炎、流行性脑脊髓膜炎、术后脑膜炎、隐球菌性脑膜炎等。

一、常见类型

1. 病毒性脑膜脑炎　由多种病毒引起的中枢神经系统感染性疾病,又称无菌性脑膜脑炎或浆液性脑膜脑炎。肠道病毒所致脑炎病情较轻,病死率低,一般不留后遗症;流行性乙型脑炎、疱疹病毒性脑炎病情凶险,病死率高,易致后遗症。

2. 细菌性脑膜炎　由各种细菌所致,又称化脓性脑膜炎,常见病原体为肺炎链球菌和流感嗜血杆菌。流行性脑脊髓膜炎是由脑膜炎奈瑟菌引起的化脓性脑膜炎,多见于冬春季,儿童发病率高。颅脑外伤、术后可继发细菌性脑膜炎,病原体与当地医院感染病原谱密切相关,病原体多样。术后脑膜炎常见病原体为凝固酶阴性葡萄球菌、金黄色葡萄球菌、肠球菌、肠杆菌科菌(大肠埃希菌、肺炎克雷伯菌、阴沟肠杆菌等)和非发酵菌(不动杆菌和铜绿假单胞菌)。细菌性脑膜炎可于颅内局限、包裹形成脓肿,通过占位效应导致压迫部位功能障碍,形成严重临床后果。

3. 结核性脑膜脑炎 由结核分枝杆菌感染所致。结核菌经血液播散后在脑膜和软脑膜下种植形成结核结节,破溃后大量进入蛛网膜下腔而导致发病。疾病早期脑膜、脉络丛和室管膜炎性反应明显,脑脊液生成增多,形成交通性脑积水;晚期蛛网膜和脉络丛粘连导致完全或不完全梗阻性脑积水,颅内压明显升高,表现为头痛、呕吐和视乳头水肿,严重时出现去脑强直或去皮质状态。病程 4~8 周常出现脑实质损害症状,脑神经损害以动眼、外展、面和视神经最易受累,表现为视力减退、复视和面神经麻痹等。根据结核病病史或接触史,出现头痛、呕吐等症状,有脑膜刺激征及脑脊液特征性改变,典型病例诊断不难。

4. 隐球菌性脑膜炎 由新型隐球菌感染脑膜和(或)脑实质所致。病原体多由呼吸道进入人体,另有约 1/3 患者经皮肤黏膜、消化道感染。本病多见于免疫低下人群,如长期大剂量适用免疫抑制剂、器官移植术后、血液及实体肿瘤、糖尿病、结核、系统性红斑狼疮患者。首发症状常为发热、头痛、恶心、呕吐,严重者出现不同程度的意识障碍。半数以上患者出现脑神经损害,以视神经最常见,其次为第Ⅷ、Ⅶ、Ⅵ脑神经,可表现为偏瘫、抽搐、失语等局灶性脑实质损害症状。确诊需在脑脊液中找到新型隐球菌。

二、脑脊液检查

如临床考虑颅内感染存在,应尽快进行腰椎穿刺检查。若出现脑疝风险大的患者,需进行头部影像学检查如 CT 或 MRI 后再进行腰椎穿刺。

1. 病毒性脑膜脑炎 脑脊液检查压力正常或轻度升高,重症者可明显升高;外观清亮;有核细胞数可正常或轻度升高,早期以多个核细胞为主,8~48 小时后以淋巴细胞为主;蛋白呈轻、中度升高,糖、氯化物正常,乳酸水平 <3mmol/L。

2. 细菌性脑膜炎 脑脊液检查压力明显升高;可见典型化脓性改变,外观可为浑浊或米汤样;有核细胞明显升高,多数 >1000×10⁶/L,以多个核细胞为主;蛋白定性试验多为强阳性,定量 >1g/L,糖明显降低,乳酸水平中度升高(4~6mmol/L);脑脊液离心沉淀后涂片染色,如查见病原菌对早期抗菌药物选择有指导意义。

3. 结核性脑膜脑炎 脑脊液检查压力增高;脑脊液外观呈黄色,典型病例可呈草黄色,静置后可有薄膜形成;有核细胞数增多,一般不超过 500×10⁶/L,早期以多个核细胞为主,后期以淋巴细胞为主;蛋白中度升高,通常为 1~2g/L,糖正常或下降,乳酸水平可出现升高。抗酸染色及结核菌培养阳性率低。脑脊液结核抗体、结核 DNA-PCR 检测在临床上亦有开展,但存在假阳性和假阴性。

4. 隐球菌性脑膜炎 脑脊液检查压力升高,外观微浑或呈淡黄色,有核细胞增多,多在 100×10⁶/L 左右,以淋巴细胞为主;蛋白轻到中度升高,糖及氯化物多有降低。脑脊液涂片墨汁染色或真菌培养发现隐球菌可确诊,但阳性率较低,需反复进行。乳胶凝集试验可检测感染早期血清或脑脊液中隐球菌多糖荚膜抗原成分,阳性率可达 99%,若抗原阳性滴度 >1:8,即可确诊为活动期隐球菌性脑膜炎,且滴度与感染严重程度多呈正比。

三、治疗

1. 全身支持治疗
(1)给予足够肠内或肠外营养供给,维持内环境及水、电解质平衡,保持呼吸道通畅。

（2）加强护理,勤翻身,预防压疮及呼吸道感染等并发症。

（3）必要时给予大剂量注射用人免疫球蛋白,200～300mg/kg,连用2～3天。

（4）如有器官功能损害或衰竭,应及时给予器官功能支持治疗。保持呼吸道通畅,定时吸痰、翻身拍背,必要时考虑纤维支气管镜吸痰。病情危重者可行气管插管或气管切开建立人工气道,必要时呼吸机辅助呼吸。对于循环衰竭患者应根据病情补充血容量,应用升压药物、强心剂、利尿剂等。

2. 对症治疗

（1）对于高热患者进行物理降温,必要时给予药物降温,防止用药过量致大量出汗而引起循环衰竭。持续高热伴反复抽搐患者可采用亚冬眠疗法,氯丙嗪和异丙嗪每次各0.5～1mg/kg肌内注射,每4～6小时1次,疗程3～5天,但有抑制呼吸中枢的可能。

（2）对于抽搐患者应尽快去除病因并给予镇静治疗。因高热所致者,以降温为主;因脑水肿所致者,应加强脱水治疗,20%甘露醇1～2g/kg静脉快速滴注或推注（30分钟内）,每4～6小时1次,可根据脑脊液压力及临床表现酌情加用50%葡萄糖、呋塞米;因脑实质病变所致者,可使用镇静剂,常用地西泮10～20mg肌内注射或静脉缓推,也可用亚冬眠疗法。

（3）严重脑水肿患者应早期、大量、短程给予肾上腺皮质类固醇。

3. 手术治疗 对于颅内高压突出或形成交通性脑积水患者,可进行腰大池持续引流术或脑室-心房（VA）分流术、脑室-腹腔（VP）分流术;对于出现颅内脓肿或占位性病变患者,应于感染有效控制下尽早进行手术切除。

4. 病因治疗 结合临床表现、既往病史及脑脊液检查,对于颅内感染性质应有早期经验性判断,从而针对性给予病因治疗。

（1）病毒性脑膜脑炎:首选阿昔洛韦,常用剂量为15～30mg/（kg·d）,分3次静脉滴注,或500mg静脉滴注每8小时1次,连用14～21天。若病情较重,可延长治疗时间或再治疗一个疗程。对阿昔洛韦耐药病毒株,可用膦甲酸钠14天。

（2）细菌性脑膜炎:根据脑脊液涂片或培养结果选取敏感抗菌药物静脉滴注治疗,选择药物时应注意兼顾药物对血脑屏障的通透性。颅内感染的抗菌药物应以静脉用药为主。至今为主,尚未有任何一种抗菌药物被美国FDA批准于脑室内应用。具体用药见表9-3。

表9-3 细菌性脑膜炎经验性治疗抗菌药物选择

年龄、危险因素	常见致病菌	抗菌药物治疗
<1个月	无乳链球菌、大肠埃希菌、产单核细胞增多性李斯特菌、克雷伯菌	氨苄西林 2g iv q4h + 头孢噻肟 3g iv q6h×2周 或氨苄西林 2g iv q4h + 氨基苷类×2周
1～23个月	肺炎链球菌、脑膜炎奈瑟菌、无乳链球菌、大肠埃希菌、流感嗜血杆菌	万古霉素 1g iv q12h + 头孢曲松 2g iv q12h 或 + 头孢噻肟 3g iv q6h×2周
2～50年	脑膜炎奈瑟菌、肺炎链球菌	万古霉素 1g iv q12h + 头孢曲松 2g iv q12h 或万古霉素 1g iv q12h + 头孢噻肟 3g iv q6h×2周

年龄、危险因素	常见致病菌	抗菌药物治疗
>50 年或合并肿瘤	产单核细胞增多性李斯特菌、脑膜炎奈瑟菌、流感嗜血杆菌、肺炎链球菌	万古霉素 1g iv q12h + 氨苄西林 2g iv q4h + 头孢曲松 2g iv q12h 或万古霉素 1g iv q12h + 氨苄西林 2g iv q4h + 头孢噻肟 3g iv q6h×2 周
颅脑损伤		
颅底骨折	肺炎链球菌、流感嗜血杆菌、A 组 β-溶血性链球菌	万古霉素 1g iv q12h + 头孢曲松 2g iv q12h 或万古霉素 1g iv q12h + 头孢噻肟 3g iv q6h ×2 周
颅脑开放伤	金黄色葡萄球菌、凝固酶阴性葡萄球菌（尤其表皮葡萄球菌）、革兰阴性需氧菌（包括铜绿假单胞菌）、	万古霉素 1g iv q12h + 头孢吡肟 2g iv q8h 或万古霉素 1g iv q12h + 头孢他啶 2g iv q8h 或万古霉素 1g iv q12h + 美罗培南 2g iv q8h
神经外科术后	革兰阴性需氧菌（包括铜绿假单胞菌）、金黄色葡萄球菌、凝固酶阴性葡萄球菌（尤其表皮葡萄球菌）	万古霉素 1g iv q12h + 头孢吡肟 2g iv q8h 或万古霉素 1g iv q12h + 头孢他啶 2g iv q8h 或万古霉素 1g iv q12h + 美罗培南 2g iv q8h
脑积水分流术后		
脑室-心房（VA）分流	金黄色葡萄球菌、凝固酶阴性葡萄球菌（尤其表皮葡萄球菌）	mssa/msse:头孢噻肟 3g iv q6h 或头孢唑肟 3g iv q6h 或利奈唑胺 600mg iv q12h,也可美罗培南 2g iv q8h 或头孢吡肟 2g iv q8h（疗程至拔管后 1 周）mrsa/mrse:利奈唑胺 600mg iv q12h 或万古霉素 1g iv q12h（疗程至拔管后 1 周）
脑室-腹腔（VP）分流	大肠埃希菌、肺炎克雷伯菌、肠杆菌属、鲍曼不动杆菌	头孢曲松 2g iv q12h 或头孢噻肟 3g iv q6h 或头孢唑肟 3g iv q6h 或美罗培南 2g iv q8h,也可美罗培南 2g iv q8h 或复方新诺明 5mg/kg iv q6h 或氨苄西林/舒巴坦 4.5g iv q6h（疗程至拔管后 2 周）

（3）结核性脑膜脑炎：目前认为异烟肼、利福平、吡嗪酰胺或乙胺丁醇、链霉素是治疗结核性脑膜脑炎最有效的联合用药方案。儿童患者尽量不选用乙胺丁醇（视神经毒性作用）、孕妇尽量不选用链霉素（听神经损害）。中国人对异烟肼为快速代谢型，成人每日剂量应增至 600~1200mg,但应注意预防肝功损害。利福喷丁不能透过血脑屏障，不宜选用。详见表 9-4。

病情严重、颅内压增高或已有脑疝形成、椎管阻塞、合并结核瘤及抗结核治疗后病情加重患者,均应加用糖皮质激素治疗。成人每日剂量为泼尼松 1mg/kg 或地塞米松 10~20mg,

儿童每日剂量为泼尼松 1~4mg/kg 或地塞米松 8mg(0.3~0.6mg/kg),维持 3~6 周,减量 2~3 周后停药。重症患者采用全身用药同时可给予地塞米松 5~10mg、α 糜蛋白酶 4000u、透明质酸酶 1500U 鞘内注射,每 2~3 天 1 次;鞘内注射速度应缓慢,颅内高压患者慎用。

表9-4 结核性脑膜脑炎的一线药物

抗结核药物	儿童日用量	成人日常用量/用法	用药途径
异烟肼	10~20mg/kg	600mg qd	静脉、口服
利福平	10~20mg/kg	600mg qd	静脉、口服
吡嗪酰胺	20~30mg/kg	1500mg bid	口服
乙胺丁醇	15~20mg/kg	750mg qd	口服
链霉素	20~30mg/kg	750mg qd	肌注

(4)隐球菌性脑膜炎:两性霉素 B 是目前公认的首选药,用法为每日 0.5~1mg/kg 配于 5% 葡萄糖溶液 500ml 中,避光、缓慢(4~6 小时以上)静脉滴注,总剂量为 2~3g。常见副作用有畏寒寒战、低钾血症、贫血、皮疹、心肌及肝、肾功损害等,应在给药前半小时给予解热镇痛药口服或在静脉滴注同时加用地塞米松 2~5mg,定期复查电解质、肝肾功能、血常规和心电图检查。两性霉素 B 脂质体相对于两性霉素 B 毒性更低。详见表9-5。

表9-5 隐球菌性脑膜炎治疗方案

患者情况	首选方案	备选方案	序贯治疗
非 AIDS 患者	两性霉素 B 0.5~0.8mg/(kg·d) iv + 氟胞嘧啶 37.5mg/kg po q6h,直至患者热退、培养阴性(6 周以上)	氟康唑 400mg po qd × 6~8 周(不太严重患者)	氟康唑 200mg po qd
AIDS 患者	两性霉素 B 0.7mg/(kg·d)iv + 氟胞嘧啶 25mg/kg po q6h,治疗 2 周或更长,直至脑脊液培养阴性	两性霉素 b 或两性霉素 b 脂质体 iv + 氟康唑 400mg/d po 或 iv qd;或两性霉素 b0.7mg/(kg·d),或两性霉素 b 脂质体 4mg/kg iv qd;或氟康唑 ≥ 800mg/d(最好 1200mg/d)po 或 iv qd 联合氟胞嘧啶 25mg/kg po q6h,治疗 4~6 周	氟康唑 400~800mg/d po qd × 10 周巩固治疗,再予氟康唑 200mg/d po qd

目前主张两性霉素 B 与氟康唑或氟胞嘧啶联用。氟康唑易透过血脑屏障,是艾滋病合并隐球菌性脑膜炎患者的首选药,副作用轻,主要为恶心、呕吐及肝功损害。氟胞嘧啶易透过血脑屏障,但单用易产生耐药性,与两性霉素 B 联用有协同作用,可减少两性霉素 B 用量从而降低其毒性作用。

(宗志勇 梁宗安 管 梅 王晓辉 刘炎斌 刘真真)

第十章

重症患者的镇痛与镇静

第一节　重症患者镇痛镇静的意义

重症患者的安全与舒适是 ICU 治疗的重要目标,除了努力寻找患者不适的原因并加以解决之外,镇痛镇静治疗必不可少。对重症患者而言,其所处的治疗环境充斥着各种监护与支持仪器的报警声、昼夜不熄的灯光以及紧张忙碌的医务人员。在这个陌生的环境之中,对自身疾病的担忧与恐惧、种类繁多的医疗、护理操作、体内置留的各种管道及肢体制动等因素,使疼痛、焦虑、烦躁、睡眠不足甚至谵妄如影随形,给患者带来极大的困扰。恰当的镇痛镇静方案可有效减轻疼痛的不良影响,缓解上述精神症状,减少氧耗,降低应激并可达到有益的遗忘。然而,过度的镇痛镇静治疗因其药物的副作用也可能抵消给患者带来的上述益处,甚至增加患者死亡的风险。因此,准确、客观、定时地评估患者的疼痛与焦虑,结合患者本身病情制定合理的镇痛镇静方案,精确地滴定镇痛镇静药物的用量,使之发挥最佳效能,才能体现镇痛镇静的临床价值。

第二节　重症患者疼痛的评估与镇痛治疗

疼痛是源于损伤、炎症刺激,或情感痛苦而产生的一种不适的感觉。重症患者疼痛的诱因包括原发疾病、手术、各种监测治疗措施以及长期卧床等。在 ICU 各种操作也是导致疼痛的因素,在进行某些可能导致疼痛的有创操作前应予以适当镇痛预处理。疼痛导致机体应激反应增高、睡眠不足和代谢改变,进而出现疲劳和定向力障碍,同时伴有组织耗氧增加、心动过速、凝血功能异常、免疫功能抑制等。疼痛还可刺激疼痛区域周围肌肉的保护性反应,引起全身肌肉僵直或痉挛等,限制了胸壁和膈肌运动,进而造成呼吸功能障碍。镇痛是为减轻或消除机体对痛刺激的应激及病理生理损伤所采取的治疗措施。由于疼痛往往是患者焦虑与躁动的原因,因此在实施镇静治疗之前,应首先评估并给予充分的镇痛治疗。

一、疼痛的评估

(一)疼痛评估的必要性

疼痛是一种主观感受,因此具有很大的个体差异。并非所有的患者都有疼痛的经历。Puntillo 观察了 171 例在 ICU 接受治疗的重症患者,只有 40% 有疼痛的感受。这提示对所有的 ICU 患者进行盲目的镇痛,势必增加不必要的镇痛药物的使用甚至滥用。因此,在镇痛之前需要对患者的疼痛进行评估。这需要与患者直接进行沟通,根据患者的主观感受来评估。对于部分难于直接交流的重症患者(如机械通气的患者),可以根据患者疼痛相关的行为(运动、面部表情和姿势)和生理指标(心率、血压和呼吸频率)来间接地评判。

(二)评价镇痛的常用工具

常用的疼痛评分方法包括:

1. 语言评分法　以 0 分(不痛)至 10 分(疼痛难忍)来代表不同的疼痛程度,由患者自己选择不同分值来量化疼痛程度。

2. 视觉模拟法(VAS)　用一条 100mm 的水平直线,两端分别设定为不痛和最痛,由测试者在最接近自己疼痛程度的地方画垂线标记,以此来量化其疼痛强度(图 10-1)。

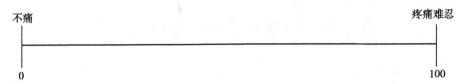

图 10-1　视觉模拟法

3. 数字评分法(NRS)　采用一条从 0 至 10 刻度的标尺,0 代表不痛,10 代表疼痛难忍,由患者从上面选一个数字进行疼痛描述(图 10-2)。

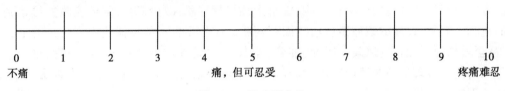

图 10-2　数字评分法

4. 面部表情评分法(FPS)　由 6 种面部表情及 0~5 分构成,程度由不痛到疼痛难忍。由患者选择图像或数字来反映最接近其疼痛的程度(图 10-3)。

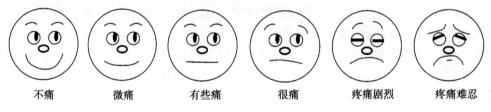

图 10-3　面部表情评分

5. 术后疼痛评分法(Prince-Henry 评分法)　该方法主要用于胸腹部手术后疼痛的测量,从 0 至 4 分共分为 5 级(表 10-1)。若术前与患者充分约定,术后用五个手指即可表示疼痛程度。

表 10-1　术后疼痛评估法

分值	描述
0	咳嗽时无疼痛
1	咳嗽时有疼痛
2	安静时无疼痛,深呼吸时有疼痛
3	安静状态下有较轻疼痛,可以忍受
4	安静状态下有剧烈疼痛,难以忍受

6. 非语言疼痛评分(nonverbal pain scale) 根据患者的运动或体征来判断疼痛的程度,适用于不能进行交流的患者(表10-2)。

表10-2 非语言疼痛评分

	分 级		
	0	1	2
表情	无表情或微笑	偶有痛苦或皱眉表情	频繁痛苦或皱眉表情
活动	安静平卧、体态自如	小心谨慎或缓慢地移动	烦躁不安,活动过多或制动
姿势	安静平卧、手自然放置	夹板状体位、紧张	僵硬或强直
体征Ⅰ	4小时内生命体征稳定,无明显变化	4小时内出现以下任意一点:收缩压>20mmHg,心率>20次/分,呼吸频率>10次/分	4小时内出现以下任意一点:收缩压>30mmHg,心率>25次/分,呼吸频率>20次/分
体征Ⅱ	皮肤温暖、干燥	瞳孔变大、出汗、面色潮红	大汗、面色苍白

疼痛评估应包括疼痛的强度、部位、特点、加重及减轻因素,最可靠的评估是患者的自我描述。前五种评分方法的有效性和可靠性已为多个研究证实,相互间的一致性和重复性也较好,但这几种方法均需要患者能够进行交流。对于接受机械通气或有意识障碍的患者则可选择非语言疼痛评分,根据其与疼痛相关的行为和生理指标来评价患者的疼痛程度,但应尽量避免不同观察者的主观影响。疼痛评估的要点在于根据患者的具体情况选择适当的方法,定时评估并记录,依据其动态变化来评价镇痛的效果并指导调整镇痛方案。

二、镇痛治疗

常用的镇痛方法

1. 非药物治疗 疼痛既包括生理因素,又包括心理因素。在实施镇痛药物治疗之前,应首先考虑非药物治疗手段,尽可能去除或减轻可能导致患者疼痛或躁动的原因,如尿潴留、气管插管位置不当、环境干扰及体位不适等因素。给予心理安慰、物理治疗及改善环境等非药物治疗措施,减轻患者疼痛。

2. 药物镇痛 ICU常用镇痛药物包括:阿片类镇痛药(吗啡、芬太尼、瑞芬太尼及舒芬太尼等);非阿片类中枢性镇痛药(曲马多);非甾体类抗炎药(对乙酰氨基酚等)。需要根据患者的疾病和个体特点,结合镇痛药物的药理学性质来选择适宜的药物。常用ICU镇痛药物用法见表10-3。

(1)阿片类镇痛药:所有阿片受体激动药的镇痛作用机制类似,通过与阿片受体的结合来抑制中枢的疼痛反应。但不同药物在组织释放、用药后峰值效应时间以及作用持续时间等方面存在较大的差异。阿片类药物的主要不良反应包括呼吸抑制、血压下降、胃肠蠕动减弱和精神错乱等。此类药物多通过肝脏代谢、肾脏清除,在老年或合并肝、肾功能不全患者应用中需要注意其相关的副作用。

1)吗啡:强效镇痛药,适用于严重创伤、烧伤、晚期癌症等所致的疼痛。ICU患者常推荐静脉给药,可迅速达到血浆有效血药浓度。治疗剂量的吗啡对血容量正常患者的心血管系统一般无明显影响。对于心肌梗死而血压尚正常的患者,有镇静、减轻心脏负担的作用,可有效缓解心源性哮喘所致的肺水肿。吗啡有呼吸抑制、增加平滑肌张力、颅内压升高等副作用,对于呼吸功能受损、颅内压增高、支气管哮喘、排尿困难、休克及肠梗阻等患者应慎用或禁用。

表 10-3 ICU 常用镇痛药物用法

药物种类	间断用药剂量	持续输注剂量
吗啡	2 ~ 4mg IV q1 ~ 2h	2 ~ 30mg/h
芬太尼	0. 35 ~ 0. 5μg/kg IV q0. 5 ~ 1h	0. 7 ~ 10μg/(kg·h)
瑞芬太尼	不可用	负荷剂量: 1. 5μg/kg IV 持续剂量 0. 5 ~ 15μg/(kg·h) IV
哌替啶	25 ~ 50mg IV 或 IM	

2)芬太尼:镇痛效价是吗啡的 100 ~ 180 倍,由于其亲脂的特点,静脉注射后起效快,作用时间短,但重复用药后可导致明显的蓄积和延时效应。对心血管功能影响小,能抑制气管插管时的应激反应,不释放组胺。快速静脉注射芬太尼可引起胸壁、腹壁肌肉僵硬而影响通气。慎用或禁用于无人工气道、支气管哮喘、高敏和重症肌无力患者。

3)瑞芬太尼:新型的短效 μ 受体激动剂,可被组织和血浆中非特异性脂酶迅速水解,其代谢基本不受肝、肾功能影响,可用于短时镇痛的 ICU 患者,多采用连续输注。和其他的阿片类药物一样,瑞芬太尼也存在机体耐受,随使用时间增加,镇痛剂量亦不断增加。同时也存在恶心、呕吐、呼吸抑制、心动过缓、低血压和肌肉强直等副作用,但上述不良反应在停药后几分钟内即可消失。此外,在停用瑞芬太尼后可能出现疼痛过敏现象。

4)舒芬太尼:镇痛作用约为芬太尼的 5 ~ 10 倍,作用持续时间为 2 倍。与瑞芬太尼比较,舒芬太尼在持续输注过程中随时间剂量减少,但唤醒时间延长。

5)哌替啶:镇痛效价为吗啡的 1/10,大剂量应用时可出现神经兴奋症状,如欣快、谵妄、震颤、抽搐等,肾功能不全患者易出现药物蓄积。呼吸抑制的作用较弱,但成瘾性较强。多用于床旁短小手术、清创换药等短期使用。不宜作为 ICU 持续镇痛的选择。

(2)非阿片类镇痛药:曲马多属于非阿片类中枢性镇痛药,具有双重作用机制,除作用于 μ 受体外,还抑制神经元突触对去甲肾上腺素和 5-羟色胺的再摄取,并增加神经元外 5-羟色胺的浓度,从而调控单胺下行性抑制通路,影响痛觉传递而产生镇痛作用。其镇痛强度约为吗啡的 1/10。治疗剂量不抑制呼吸,大剂量则可使呼吸频率减慢,但程度较吗啡轻,对心血管系统基本无影响。适用于术后轻度和中度的急性疼痛治疗和老年人镇痛。

(3)非甾体类抗炎药(NSAIDs):通过非选择性、竞争性抑制前列腺素合成过程中的关键酶——环氧化酶(COX),从而达到镇痛效果。代表药物如对乙酰氨基酚等。对乙酰氨基酚可用于治疗轻度至中度疼痛,它和阿片类联合使用时有协同作用,可减少阿片类药物的用量。主要不良反应包括消化道出血和肝肾功能不全。在低血容量、高龄和既往有肾功能不全的患者,尤其要警惕。由于其镇痛作用起效慢、效果不确切、不良反应较多等原因,在 ICU 镇痛中较少使用,常用于缓解长期卧床患者的轻度疼痛和不适。

(4)局麻药:局麻药主要用于术后硬膜外镇痛,其优点是用药剂量小、镇痛时间长、镇痛效果好。目前常用药物为布比卡因和罗哌卡因。布比卡因的镇痛时间比利多卡因长 2～3 倍,比丁卡因长 25%,但高浓度会导致肌肉无力、麻痹,从而延迟运动恢复,降低其浓度可大大降低这些并发症的发生率。罗哌卡因对心脏和神经系统的安全性高于布比卡因,小剂量时对痛觉神经纤维具有选择性,对痛觉神经纤维的阻断优于运动神经纤维。局麻药加阿片类药物用于硬膜外镇痛,不但可降低局麻药的浓度及剂量,镇痛效果也得到增强,镇痛时间延长。但吗啡和芬太尼在脑脊液中的长时间停留可能导致延迟性呼吸抑制。此外,硬膜外镇痛还可发生恶心、呕吐、皮肤瘙痒、血压下降及神经相关并发症。

3. 患者自控镇痛(patient controlled analgesia,PCA)　对预估术后伴有疼痛的清醒患者,可经静脉、硬膜外或皮下预留 PCA 泵给药,可做到及时、迅速、自主的个体化用药,镇痛效果好且呼吸抑制发生率低。

4. 神经干镇痛　对术后患者或创伤患者,可根据其创伤或术野部位,选择相应的蛛网膜下间隙或硬膜外间隙给予局麻药或阿片类药物进行局部镇痛。这些技术特别适用于血管外科、胸外科、腹部手术及矫形手术后。

5. 外周神经阻滞　外周神经阻滞作为外科和创伤后镇痛的特有方式,可单次注射,也可连续应用。它包括:①肋间神经阻滞:对胸、腹手术切口及肋骨骨折非常有效。其优点是起效快,胸部或上腹部镇痛作用好,可减轻肌肉痉挛,不影响患者深呼吸和有效咳嗽,降低术后肺功能不全的程度。缺点是需反复多次注射给药,不能消除内脏或腹膜深部疼痛且穿刺有一定技术难度及风险。②臂丛神经阻滞:主要用于上肢手术后镇痛。③下肢外周神经阻滞:适用于下肢手术镇痛。外周神经阻滞法对危重患者呼吸、循环功能影响小,当神经干阻滞和胃肠道外给药有禁忌或不适时,可选用该方法。

第三节　重症患者镇静的评价与治疗

当给予充分镇痛及去除导致患者不适的因素后,仍有部分患者存在不能用言语安慰等非药物方法所控制的躁动,此时就需要使用镇静药物来消除患者的焦虑与烦躁,增加患者的舒适感,改善个体体验,降低损伤风险,保障操作性治疗的顺利实施。镇静过程中仍然需要定时评估患者的镇静深度,确定个体化的镇静目标,合理选择药物、适时调整剂量、加强监测,避免过度镇静带来的相关副作用,才能做到最恰当的镇静。

一、镇静的评价

定时评估镇静程度有利于调整镇静药物及其剂量以达到预期目标。理想的镇静评分系统应使各参数易于计算和记录,有助于镇静程度的准确判断并能指导治疗。目前临床常用的镇静评分系统有 Riker 镇静躁动评分(SAS)、Richmond 躁动-镇静评分(RASS)、Ramsay 评分、肌肉活动评分法(MAAS)等主观性镇静评分以及脑电双频指数(BIS)等客观性镇静评估方法。其中,SAS 和 RASS 是目前较为推荐的评分系统。

镇静和躁动的评估

1. 镇静评分

(1)Riker 镇静躁动评分(sedation-agitation scale,SAS):根据患者 7 项不同的行为对其意识和躁动程度进行评分(表 10-4)。一般来说,对于机械通气需要镇静的患者,将 SAS 评分维持在 3～4 分是较为适宜的。超过 4 分提示躁动,而低于 3 分则提示过度镇静。

表 10-4 Riker SAS 评分

分值	定义	描述
7	危险躁动	拉拽气管内插管,试图拔除各种导管,翻越床栏,攻击医护人员,在床上辗转挣扎
6	非常躁动	需要保护性束缚并反复语言提示劝阻,咬气管插管
5	躁动	焦虑或身体躁动,经言语劝阻可安静
4	安静合作	安静,容易唤醒,服从指令
3	镇静	嗜睡,语言刺激或轻轻摇动可唤醒并能服从简单指令,但又迅即入睡
2	非常镇静	对躯体刺激有反应,不能交流及服从指令,有自主运动
1	不能唤醒	对恶性刺激无或仅有轻微反应,不能交流及服从指令

(2)RASS 评分(the richmond agitation-sedation scale,RASS):通过言语及身体刺激来评估患者镇静水平(表 10-5)。通常需将患者的镇静水平维持在 −2 ~ 0 分是较为适宜的。超过 0 分则提示躁动的风险增加,而低于 −2 分,则提示镇静过深。

表 10-5 RASS 评分

分值	程度	描述
+4	有攻击性	有明显的攻击和暴力倾向,甚至对医务人员造成伤害
+3	非常躁动	试图拔出身上的管道或对医务人员很粗鲁
+2	躁动	频繁无目的地移动身体,人机配合不良
+1	不安	焦虑或忧虑,但体动不剧烈
0	清醒平静	清醒的自然状态
−1	昏昏欲睡	未完全清醒,呼之可睁眼,可以保持清醒超过 10 秒钟
−2	轻度镇静	呼之可睁眼,但保持清醒的时间少于 10 秒钟
−3	中度镇静	声音刺激反应但不能睁眼
−4	深度镇静	对声音刺激无反应,对身体的刺激有反应
−5	昏迷	对声音和身体刺激均无反应

(3)Ramsay 评分:由于该评分简单易行,目前仍是临床上广泛使用的镇静评分。分为 0 ~ 6 分,分别反映 3 个层次的清醒和睡眠状态(表 10-6)。Ramsay 评分简单易用,但缺乏特征性的指标区分不同的镇静水平。

表 10-6 Ramsay 评分

分值	描述
1	患者焦虑、躁动不安
2	患者配合,有定向力、安静
3	患者对指令有反应
4	患者嗜睡,对轻叩眉间或大声听觉刺激反应敏捷
5	患者嗜睡,对轻叩眉间或大声听觉刺激反应迟钝
6	患者嗜睡,对刺激无任何反应

（4）肌肉活动评分法（motor activity assessment scale,MAAS）：与 SAS 评分类似,通过 7 项指标来描述患者对刺激的行为反应（表 10-7）,也有较好的可靠性和安全性。

表 10-7　肌肉运动评分法

分值	定义	描述
6	危险躁动	无外界刺激就有活动,不配合,拉扯气管插管及各种导管,在床上翻来覆去,攻击医务人员,试图翻越床栏,不能按要求安静下来
5	躁动	无外界刺激就有活动,试图坐起或将肢体伸出床沿。不能始终服从指令（如能按要求躺下,但很快又坐起来或将肢体伸出床沿）
4	烦躁但能配合	无外界刺激就有活动,摆弄床单或插管,不能盖好被子,能服从指令
3	安静、配合	无外界刺激就有活动,有目的地整理床单或衣服,能服从指令
2	触摸、叫姓名有反应	可睁眼,抬眉,向刺激方向转头,触摸或大声叫名字时有肢体运动
1	仅对恶性刺激有反应	可睁眼,抬眉,向刺激方向转头,恶性刺激时有肢体运动
0	无反应	恶性刺激时无运动

（5）脑电双频指数（bispectral index,BIS）：BIS 是一种可以定量评估患者意识状态的客观监测手段,它通过测定脑电图线性成分（频率和功率）、分析成分波之间的非线性关系（位相和谐波）,将代表不同镇静水平的各种脑电信号进行标准化和数字化处理,转化为可量化指标。BIS 值 100 代表清醒状态,0 代表完全无脑电活动状态（大脑皮质抑制）,85～100 为正常状态,65～85 为镇静状态,40～65 为麻醉状态,低于 40 可能呈现暴发抑制。

理想的镇静水平是既能保证患者安静入睡又易被唤醒。应在镇静治疗开始时就明确所需的镇静水平,定时、系统地进行评估和记录,随时调整镇静用药以达到并维持所需的镇静水平。

二、镇静治疗

（一）常用的镇静药物

适度的镇静可以降低患者的紧张、焦虑及躁动,减轻机体的应激反应,提高其对机械通气等各种 ICU 诊疗措施的依从性和耐受能力,同时改善睡眠质量。达到一定剂量的镇静药物还可以带来"顺行遗忘",消除和（或）减少大脑对 ICU 治疗过程中不良体验的记忆,这对保护重症患者的心理健康至关重要。镇静治疗可以说是 ICU 繁多综合治疗的基础。理想的镇静药物应具备以下特点：起效快、"剂量-效应"可预测,半衰期短、无蓄积,对呼吸循环功能抑制小,代谢方式不依赖肝肾,具有抗焦虑与遗忘作用,停药后能迅速恢复,价格低廉等。目前尚无能符合以上所有要求的药物。苯二氮䓬类和丙泊酚（propofol）是目前 ICU 最常用的镇静药物,右旋美托嘧啶由于其兼有镇痛作用、起效迅速、呼吸抑制弱等优点,是有潜力的临床镇静新药。

1. 苯二氮䓬　通过与中枢神经系统内 GABA 受体的相互作用,产生剂量相关的催眠、抗焦虑、镇静、抗癫痫和顺行性遗忘作用,是较理想的镇静、催眠药物。该类药物本身无镇痛作用,与阿片类镇痛药有协同作用,使用时可明显减少阿片类药物的用量。苯二氮䓬类药物存在较大的个体差异,高龄、肝肾功能受损患者的药物清除减慢,肝酶抑制剂也会影响其代谢,用药上须按个体化原则进行调整。

ICU 常用的苯二氮䓬类药物为咪达唑仑(midazolam)和劳拉西泮,两者皆为亲脂性药物,容易在脂肪组织中蓄积。咪达唑仑可快速通过血脑屏障而快速起效(≤1 分钟),起效时间比劳拉西泮快,药物经肝脏代谢,肝功能受损患者药物作用时间明显延长。咪达唑仑的代谢产物也具有药理活性,肾功能不全的患者更容易发生蓄积。持续输注咪达唑仑可导致患者苏醒延迟,高剂量、长时间输注还会导致谵妄的发生、药物耐受以及戒断症状等副作用。劳拉西泮的亲脂性不如咪唑安定强,起效时间亦慢一些,代谢产物无药理活性,较适用于肾功能不全的患者。长期使用劳拉西泮可因其溶剂丙二醇导致急性肾小管坏死、代谢性酸中毒及高渗状态。呼吸抑制是苯二氮䓬类药物共同的副作用,可导致呼吸频率减慢、潮气量减少。西咪替丁、红霉素和其他细胞色素 P450 酶抑制剂可明显减慢上述药物的代谢率。

氟马西尼是苯二氮䓬类药物的竞争性拮抗剂,可逆转其中枢镇静作用,但应慎重使用。

2. 丙泊酚　丙泊酚因其起效快、作用时间短、撤药后迅速清醒,镇静深度呈剂量依赖性,容易控制的特点,成为临床广泛使用的镇静药物。丙泊酚可引起暂时性呼吸抑制和血压下降、心动过缓,对血压的影响与剂量相关,低血容量和心功能不全者易受影响。由于其作用时间短暂,临床镇静时多采用注射泵持续缓慢静脉输注方式,肝肾功能不全对丙泊酚的药代动力学参数影响不明显,长时间使用亦可出现药物耐受。

丙泊酚的溶剂为乳化脂肪,长时间持续应用可导致高甘油三酯血症,对此类患者进行营养支持时,需考虑这部分能量的供给。因乳化脂肪易被污染,故配制和输注时应注意无菌操作,单次药物输注时间不宜超过 12 小时。丙泊酚输注综合征(PRIS)是一组罕见但致命的临床综合征,最初发生于小儿,成人也有报道,目前无统一的定义,多指长时间(>48 小时)、大剂量 >5mg/(kg · h)输注丙泊酚后出现的以高脂血症、横纹肌溶解、严重代谢性酸中毒、肾衰竭和严重心力衰竭等为主要表现的临床综合征,可导致心搏骤停。

丙泊酚具有减少脑血流、降低颅内压(ICP)、降低脑氧代谢率的作用。用于颅脑损伤患者的镇静可减轻 ICP 的升高,因其半衰期短,停药后快速清醒,有利于神经系统评估。

3. 右旋美托咪啶　右旋美托咪啶(dexmedetomidine)是一种高效、高选择性的 α_2 肾上腺素能受体激动剂,兼具镇静镇痛和抗交感活性。右旋美托咪啶的镇静作用部位在脑干的蓝斑,可产生类似自然睡眠状态的镇静效果,易唤醒。因能保持良好的定向力,故谵妄发生率低,镇痛效应产生于脊髓水平。右旋美托咪啶无呼吸抑制作用,呼吸机撤离前不需停药。对心血管系统具有双向调节功能,负荷剂量时产生血管收缩作用,维持剂量因对中枢抗交感神经的抑制作用产生血管扩张,持续输注时对血流动力学影响小,可有低血压和心动过缓,停药后恢复,不会产生心血管系统的反弹效应。

目前的临床研究表明,与咪达唑仑相比较,达到同等程度的镇静目标时,右旋美托咪啶引起的谵妄发生率、机械通气时间明显减少。其主要的副作用是心动过缓和低血压,但发生率相对较低,避免负荷剂量过大,同时以小剂量开始输注,可有效减少上述副作用。长期输注仍然有戒断症状的表现,如躁动、心动过速、低血压等。

(二)神经肌肉阻滞剂

在部分严重急性呼吸衰竭的患者,为了提高呼吸系统的顺应性,降低"人-机对抗"及患者的氧耗,在充分镇痛镇静的基础上可考虑肌松药的使用。由于肌松药有可能造成患者神经肌肉功能的损害甚至长期肌肉麻痹等副作用,导致延迟脱机,故仅在严重低氧血症、严重癫痫持续状态等患者,在充分镇痛镇静的情况下考虑短期使用。顺阿曲库铵由于其特殊的

Hoffmann 清除方式,不依赖于肝肾功能,无组胺释放等的特点,是针对 ICU 患者推荐使用的肌松药,推荐的起始输注速度为 3mg/(kg·min)[0.18mg/(kg·h)],一旦达到稳定状态后,大部分患者只需要以 1~2mg/(kg·min)[0.06~0.12mg/(kg·h)]的速度连续输注,即可维持阻滞作用。

(三)镇静药物的使用方法

1. 给药方式　ICU 镇静药的给药方式应以持续静脉泵注为主,首先应给予负荷剂量以尽快达到设定的镇静目标,然后给予维持量持续泵入。间断静脉注射一般用于负荷剂量的给予,以及短时间镇静且不需要频繁用药的患者。经消化道及肌注给药多用于辅助镇静效果。短期镇静中丙泊酚与咪达唑仑临床效果相似,长期(>3 天)镇静中丙泊酚较咪达唑仑苏醒更快、拔管更早。给予负荷剂量时,两药物均可引起呼吸抑制、血压下降等副作用,应注意缓慢、分次给药,同时密切观察、评估患者的意识和神志状况。镇静维持中亦需要密切监测,根据患者的情况及时调整药量。

2. 镇静目标　重症患者镇静的理想目标是使患者处于"安全与舒适"的状态。镇静治疗既要让患者处在恰当的镇静水平,满足患者舒适和临床监测与治疗要求,又要尽可能减少镇静药物相关的副作用。因此,应根据患者的个体情况预先设定镇静目标,与整个医疗、护理人员充分告知与沟通,共同根据此目标及时调整镇静药物剂量,尽量避免因目标不同而导致镇静不足或镇静过度。需定时评估镇静状态,超过三天的持续镇静,为避免药物蓄积和镇静过度,可在定时评估的基础上实施每日唤醒计划或进行目标导向的镇静方案。恰当的"每日唤醒"方案可减少镇静药用量、缩短机械通气时间和 ICU 滞留时间,降低并发症发生率。唤醒期间需严密监护,一旦"唤醒"即应重新镇静至镇静目标,以避免镇静状态波动导致患者躁动加剧、氧耗增加甚至自行拔除气管插管等风险。在进行中断镇静前应进行评估患者是否存在中断镇静的风险,对一些有严重低氧、急性心功能衰竭、颅内高压、哮喘持续状态等特殊疾病患者应避免实施"每日唤醒"。

持续镇静治疗一周以上,即可产生药物依赖性和停药时的戒断症状。若停药时患者表现出躁动、焦虑、震颤、恶心、呕吐、出汗、流涕、声光敏感性增加、谵妄和抽搐等发作时即要考虑为戒断症状。此时不应快速中断镇静药物,而应有计划地逐渐减量。

第四节　重症患者谵妄的评价与治疗

谵妄是重症患者常见的并发症,是指短期内(通常数小时或数天内)出现的意识状态的改变,通常表现为注意力不集中,伴认知和感知功能的障碍。可发生于任何年龄患者,老年人更常见。常见诱因有:①严重的躯体疾病;②低氧血症;③水电解质酸碱失衡;④疼痛;⑤低血糖;⑥药物和酒精戒断;⑦某些药物可诱发,如阿片类、氯胺酮、巴比妥类药物。

一、谵妄的诊断

谵妄的发生率高,且缺乏客观检查手段和特异性表现。因此应对 ICU 成人患者常规开展谵妄的筛查,目前推荐使用 ICU 意识状态评估法(CAM-ICU)或者重症谵妄筛查量表(intensive care delirium screening checklist,ICDSC)来对谵妄进行诊断(表 10-8、表 10-9)。由于谵妄的发生可导致患者的其他并发症的发生率大大增加,延长患者 ICU 留滞时间,甚至导致患者死亡风险增加,因此应积极预防谵妄的发生,一旦发生需早期识别并处理。

1. ICU 意识状态评估法(CAM-ICU)

表 10-8　ICU 谵妄诊断的意识状态评估

临床特征	评价指标
(1)精神状态突然改变或起伏不定	患者是否出现精神状态的突然改变?过去 24 小时是否有反常行为,如时有时无或者时而加重时而减轻?过去 24 小时镇静评分(SAS 或 MAAS)或 GCS 是否有波动?
(2)注意力散漫	患者是否有注意力集中困难?患者是否有保持或转移注意力的能力下降?患者注意力筛查(ASE)得分多少?（如 ASE 的视觉测试是对 10 个画面的回忆准确度;ASE 的听觉测试是测试患者对一连串随机字母读音"A"时点头或捏手示意)
(3)思维无序	若患者已撤机拔管,需要判断其是否存在思维无序或不连贯。常表现为对话散漫离题、思维逻辑不清或主题变化无常。若患者在带呼吸机状态下,检查其能否正确回答以下类似的问题: ①石头会浮在水面上吗? ②海里有鱼吗? ③一磅比两磅重吗? ④你能用锤子砸烂一颗钉子吗? 在整个评估过程中,患者能否跟得上回答问题和执行指令: ①你是否有一些不太清楚的想法? ②举这几个手指头(检查者在患者面前举两个手指头) ③现在换只手做同样的动作(检查者不用再重复动作)
(4)意识程度变化(指清醒以外的任何意识状态,如警醒、嗜睡木僵或昏迷)	清醒:正常、自主地感知周围环境,反应适度 警醒:过于兴奋 嗜睡:瞌睡但易于唤醒,对某些事物没意识,不能自主、适当地交谈,给予轻微刺激就能完全觉醒并应答适当 昏睡:难以唤醒,对外界部分或完全无感知,对交谈无自主、适当的应答;当予强烈刺激时,有不完全清醒和不适当的应答,强刺激一旦停止,又重新进入无反应状态 昏迷:不可唤醒,对外界完全无意识,给予强烈刺激也无法进行交流

注:若患者有特征(1)和(2),或特征(3),或特征(4),就可诊断为谵妄

表 10-9　ICU 谵妄筛查量表(ICDSC)

(1)意识变化水平(如果为A 或者 B,暂时停止评价)	A. 无反应	0 分
	B. 对于加强的或重复的刺激有反应	0 分
	C. 对轻度或中度的刺激有反应	1 分
	D. 正常清醒	0 分
	E. 对正常刺激产生夸大的反应	1 分
(2)注意力不集中	评分 1 分或者 0 分	
(3)定向力障碍	评分 1 分或者 0 分	
(4)幻觉	评分 1 分或者 0 分	
(5)精神运动型躁动	评分 1 分或者 0 分	
(6)不正常的语言或情绪	评分 1 分或者 0 分	
(7)睡眠-觉醒周期失调	评分 1 分或者 0 分	
(8)症状波动	评分 1 分或者 0 分	

2. 重症谵妄筛查量表(ICDSC)总分 4 分及以上则可诊断谵妄,1 ~ 3 分可考虑为亚临床谵妄。

二、谵妄的治疗与预防

截至目前,对于谵妄的治疗尚无确切疗效的药物。氟哌定醇曾经是治疗谵妄的一线药物,但现有的临床研究并未显示其可减少谵妄持续的时间。该药物可间断肌注或静注,由于该药起效时间长,对急性发作者需先给予负荷剂量。氟哌定醇的不良反应为锥体外系症状,如肌张力障碍、静坐不能等表现,还可引起剂量相关的 Q-T 间期延长,增加室性心律失常的危险,使用过程中须监测心电图,既往有心脏病史的患者更应警惕。相比较而言,非典型的抗精神病药物,如奎硫平、奥氮平似乎较氟哌啶醇能更快地缓解谵妄的症状。早期识别谵妄,而不应盲目地给予镇静药物。同时积极寻找引起谵妄的原因,针对病因进行治疗可能更为重要。

因此,对于谵妄而言,预防重于治疗。包括避免过度镇静、促使患者早期活动、促进认知功能的恢复、减少噪声、改善睡眠等。目前不主张使用药物进行预防。

第五节　镇痛镇静药物对器官功能的影响

镇痛镇静是重症患者重要的治疗措施之一,除了应掌握和熟悉常用的镇静镇痛药物的基本作用与副作用外,还应关注重症患者全身情况及器官功能状态对镇痛镇静药物药效及药代的影响。动态地评估患者的镇痛、镇静程度和器官功能状况,保证镇痛镇静方案的安全实施。

一、呼吸功能

常用的镇痛镇静药物都有不同程度的呼吸抑制作用。没有人工气道的患者在进行镇痛镇静时,需密切观察呼吸频率、节律、幅度、呼吸周期比和呼吸形式,监测脉搏氧饱和度和动脉血气分析等指标。一旦出现呼吸抑制的情况,需立刻停止上述药物的使用,并予相应的处理。伴有氧饱和度下降者应维持气道通畅、给予面罩辅助通气或无创通气,若仍无缓解,必要时需气管插管呼吸机辅助呼吸。对接受机械通气的患者,则需密切监测,维持镇静的目标。镇静不足时患者可能出现呼吸频率增快、人-机对抗等表现,镇静过度则表现为触发消失、控制通气,两种状态均不利于患者的呼吸治疗。持续镇静还因降低了患者自主咳嗽、排痰等气道廓清能力,可能增加呼吸道感染的机会。对于持续镇静的患者,实施"每日唤醒"、床头抬高、增加肢体运动、主动和辅助排痰,定时翻身、拍背结合背部叩击、震荡治疗等胸部物理疗法,促进呼吸道分泌物排出。必要时可应用纤维支气管镜协助治疗。

二、循环功能

常用的阿片类镇痛药、苯二氮䓬类药物及丙泊酚均有影响循环的副作用,一般发生在负荷剂量期间,尤其在容量不足、营养不良和老年患者中更易发生。

α_2 受体激动剂具有抗交感神经作用,可导致心动过缓和(或)低血压。氟哌定醇可引起剂量相关的 Q-T 间期延长,增加室性心律失常的危险,有心脏病史的患者更易出现。硬膜外镇痛引起的低血压与交感神经阻滞有关,液体治疗或适量的血管活性药可迅速纠正低血压。

镇痛镇静期间应严密监测血压、心率的变化,尤其在给予负荷剂量时,应注意缓慢、分次给药,根据血流动力学变化调整给药速度和补液速度,必要时给予血管活性药物。镇痛镇静程度不足时,患者可高应激表现为血压升高、心率增快等,此时不能盲目给予药物降压或控制心率,应结合临床综合评估,在排除诱发因素、充分镇痛镇静下进行针对性处理。使用氟哌定醇的患者需要密切关注心电变化,定期复查标准导联心电图。

三、神经肌肉功能

镇痛和镇静药物对患者的意识状态、器官功能指标有较大的影响,病情观察时应尽可能排除药物的干扰。哌替啶使用剂量较大时可引起神经兴奋症状(如欣快、谵妄、震颤、抽搐等),芬太尼静脉注射过快可引起胸、腹壁肌肉强直,影响呼吸状态。苯二氮䓬类镇静剂常引起躁动甚至谵妄等反常兴奋反应。氟哌定醇可引起锥体外系反应,但可被苯二氮䓬类药物有效控制症状。丙泊酚可减少脑血流,降低颅内压(ICP),降低脑氧代谢率(CMROZ),对颅内压升高患者可能有利,但对脑缺血患者需加强监测,慎重应用。

持续镇痛镇静可影响神经功能的观察和评估,不恰当的镇静程度还会增加创伤后应激障碍(PTSD)的发生,"每日唤醒"在维持镇静目标、降低 PTSD 发生上有明显作用。

重症患者肌无力与镇痛镇静之间也有一定的关系。神经肌肉阻滞效应的延长与神经肌肉阻滞剂或其代谢产物的蓄积相关,停药后神经肌肉功能恢复时间可延长 50% ~ 100%。镇静相关的急性四肢软瘫性肌病综合征(AQMS)则表现为急性轻瘫、肌肉坏死致磷酸肌酸激酶升高和肌电图异常三联症。初始表现为神经功能障碍,数天或数周后发展为肌肉萎缩和坏死。AQMS 的发生与长时间神经肌肉阻滞有关,可每日停药观察,密切的肌松监测可有效降低其发生率。长时间制动使患者关节和肌肉活动减少,增加了深静脉血栓(DVT)形成的危险,镇静方案制定中应制定相应的物理治疗措施,预防 DVT 并保护关节和肌肉的运动功能。

四、消化功能

阿片类镇痛药可抑制肠道蠕动导致便秘,并引起恶心、呕吐、肠绞痛等症状,酌情应用胃肠动力药可减轻上述症状。肝功能损害可降低苯二氮䓬类药物及其活性代谢产物的清除,肝酶抑制剂也会改变大多数苯二氮䓬类药物代谢,对肝功能障碍或使用肝酶抑制剂的患者应及时调节剂量。非甾体类抗炎药易导致胃肠黏膜损伤,表现为腹胀、消化不良、恶心、呕吐、腹泻和消化道溃疡,严重者可致出血或穿孔。此类药物还具有可逆性肝损害作用,特别是对肝功能衰竭或营养不良的患者易产生肝毒性。若必须使用该类药物,需选择副作用相对小的种类,同时加用胃黏膜保护剂并密切监测相应的消化道功能变化。

五、肾功能

肾功能损伤的患者可降低镇静药物的排泄速度,导致苏醒延迟。某些镇静药物本身亦有加重肾脏损害的副作用。劳拉西泮的溶剂丙二醇就具有一定的肾毒性作用,大剂量长时间输注时可能引起急性肾小管坏死、乳酸酸中毒及高渗状态。非甾体类抗炎药在低血容量、高龄或既往有肾功能障碍的患者均可能加重肾损害。

六、其他

丙泊酚以脂肪乳剂为载体,长时间或大剂量应用时应监测血甘油三酯水平,并根据丙泊酚用量相应减少营养支持中的脂肪乳剂供给量。非甾体类抗炎药有可能影响血小板聚集功能,导致出血时间延长。长期使用阿片样物质或阿片样物质依赖成瘾的患者,可能并存免疫功能低下等。

第六节　ICU 镇痛镇静流程

在给患者实施镇痛镇静的过程中,需首先判断患者是否有需要镇静的指征,如果患者处于癫痫持续状态、颅内压增高、严重的呼吸衰竭(机械通气)时,则需在镇痛充分的情况下实施镇静(图 10-4);如果患者没有明显的需要镇静的指征时,则需首先评估患者的疼痛情况,在充分镇痛的基础上,进行谵妄的评估,在排除谵妄或谵妄控制的情况下方可实施镇静。镇静的实施需在密切的监测与评估下进行,主张较浅的镇静,声音刺激患者能有反应,即维持 RASS 评分在 -2 ~ 0 分(图 10-4)。

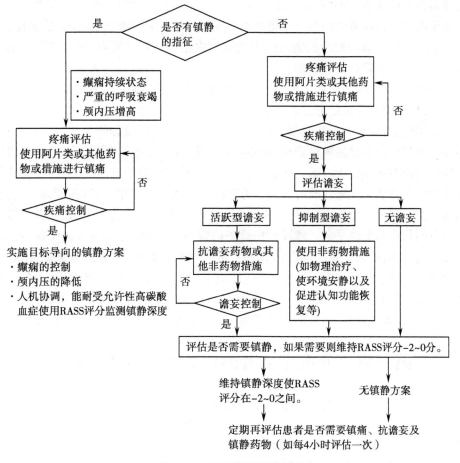

图 10-4　ICU 镇痛镇静流程

（康　焰　廖雪莲）

第十一章

危重患者的营养支持

临床营养与抗生素的发展、麻醉学的进步、重症监护和器官移植同被列为 20 世纪医学重大进展，在经过几十年的研究与实践，无论在理论上还是在应用方面均已得到了较好的发展，在营养支持的方式与途径、合理的能量补充、营养支持相关合并症的处理，以及某些免疫营养对疾病进程影响的研究等方面都有了深入的认识，并逐渐应用于临床各学科的治疗中，在一些疾病或疾病的某一阶段，成为治疗的辅助乃至主要的治疗手段之一。特别是在危重症患者的营养支持方面，得到了更深入的发展。循证医学研究表明，代谢与营养状态是直接影响危重症转归的重要因素，其目的亦由"供给细胞代谢所需要的能量与营养底物，维持组织器官结构与功能"拓展到调控应激状态下的炎症、免疫与内分泌状态，影响病理生理变化。某些特殊营养素已作为一种"药物"，能够影响疾病的发展与转归。所以当今营养支持已成为危重症患者综合治疗策略中的一个重要组成部分，而非单纯的补充营养，故又称为"营养治疗"。但是，由于严重应激后发生的代谢紊乱与内稳态失衡的特点，使重症患者营养治疗有效实施的难度与风险亦明显增加。

营养状态、胃肠结构及功能与感染、器官功能障碍和危重症的生存密切相关，临床研究证实，营养支持能够对危重症患者的并发症及病死率产生有益的影响，但是也表明不恰当的营养供给，同样会对危重症患者的预后产生不良的影响。这涉及如何采取理想的治疗策略，同时还要考虑到可能带来的不良影响及其防治。只有这样，才可保证你面对的患者能够从你所提供的治疗方法中最大获益，这也是每一个从事重症医学的医生应该选择的原则。

随着对危重症病人代谢状况的深入研究和临床实践经验积累，得以不断改进与完善，从重视热量和营养素的充分补充、追求恢复"正氮平衡"，逐渐转向营养供给的同时，兼顾恢复危重状态下的代谢与免疫平衡。然而临床调查研究表明，仍有近 30% ~ 50% 住院病人存在不同程度的营养不良，而危重症病人营养不良的问题更为突出，可导致骨骼肌体积与力量、胃肠道功能完整性、免疫功能和抗应激反应能力不同程度地下降；获得性感染增加、伤口愈合不良，机械通气和重症监护病房(ICU)停留时间延长以及病死率增加。因此，对于重症病人营养支持时机、途径选择，适宜的营养供给以及营养素的选择还有待进一步探索和研究。

第一节　危重症患者的代谢和营养改变特点

重症患者在经历创伤、烧伤、感染以及大手术等严重打击后，会发生一系列病理生理反应和代谢改变，可能表现为体温升高、呼吸及心率增快、心排量增加、氧输送与氧耗增加、血管通透性增加、外周血白细胞升高等，同时机体代谢状态也会发生迅速变化，在神经内分泌及炎症介质的作用下，特别是反调节激素(如儿茶酚胺、胰高糖素、皮质激素等)的分泌会增加，破坏生理状态下的内稳态平衡，呈现出以分解代谢为突出的应激代谢特点，即能量消耗迅速增加，糖异生增加，血糖升高，脂肪动员加速，蛋白质迅速分解，导致净氮丢失增加及负氮平衡。此时机体对能量及营养素的需要增加,如若营养素供应不足将导致分解代谢期延长,蛋白质消耗、营养不良、免疫功能受损、细胞代谢障碍,影响器官功能和疾病转归。

根据危重症状态下的激素与代谢变化的研究,将其反应分为3个经典的阶段:早期低潮期(24小时内)、流动期(持续较长时间,以分解代谢为突出的代谢改变特点)及恢复期。但是不同疾病和不同的损伤形式、不同的程度及过程其代谢改变亦不同。

能量消耗与需求增加是应激反应发生时能量代谢改变的特点。择期手术患者的静息能量消耗(resting energy expenditure,REE)可能增加0~10%;外科严重创伤、感染患者REE可增高30%左右;创伤、感染患者REE可增高20~50%。全身性感染的不同时期,能量消耗的变化也不同。烧伤患者尤其是大面积烧伤患者,能量消耗的增加较为明显,与烧伤面积相关。不同年龄、不同创面深度与其愈合状况以及在疾病的不同阶段,机体能量消耗及需求亦有不同。即使烧伤面积、深度相似,不同个体之间的能量消耗变化也可达30%~40%。有条件时,可通过代谢车(间接能量测定法,indirect calorimetry)测定实际REE,但无论何种能量消耗/需要判断公式都可能与真实值存在一定的偏差,需要进行个体化评估和调整。

能量消耗增加与许多因素相关。在相同的应激程度下,年龄越大,能量消耗增加越少。随着多脏器功能衰退,老年人的基础代谢率也随之降低。影响危重患者能量消耗的相关因素除年龄外,还与身高、体重、疾病的病程、体温、镇静和(或)肌松药物的使用以及机械通气支持等因素相关。

总能量消耗(total energy expenditure,TEE)指在REE基础上,加上食物特殊动力作用和活动时的能量消耗。重症患者往往不能经口进食或经肠道喂养,不能处于真正的静息状态,其REE相当于代谢能量消耗(metabolic energy expenditure,MEE),与TEE比较接近。代谢车测定的结果显示,重症患者的实际能量需要(即TEE)仅较REE增高10%左右,TEE = REE × 1.03 ± 0.071。

严重创伤、感染等应激后,机体发生的一系列主要生理与代谢改变包括:①能量消耗增加;②葡萄糖需要量增加,氧化利用障碍,血糖升高;③蛋白质分解增加,体细胞减少;④净氮丢失增加,出现负氮平衡;⑤内脏蛋白与肌肉蛋白合成下降;⑥脂肪动员与氧化加速;⑦免疫功能下降;⑧胃肠功能损害。

葡萄糖是体内主要的碳水化合物。发生应激机体处于能量消耗增加的同时,对葡萄糖的需要量也随之增加。机体通过脂肪动员产生甘油三酯,同时肌肉和内脏蛋白质分解,释放大量氨基酸,通过肝脏的糖异生途径产生葡萄糖,使血糖升高。应激时重症患者糖代谢紊乱的特点是发生高血糖。此时若摄入过量葡萄糖,势必会加重糖代谢紊乱以及器官功能负担,例如二氧化碳生成增加,呼吸商升高,呼吸负担加重,糖原储存增加。当超过能量消耗和糖原贮存所需要的糖量,葡萄糖会转化成脂肪酸,从而进一步影响脂肪代谢,使脂肪氧化转向脂肪合成,导致脂肪在肝脏的堆积。

应激状态下机体的蛋白质分解代谢高于合成代谢,出现负氮平衡。机体发生应激时,在细胞因子与神经内分泌的作用下常导致广泛的蛋白质分解和快速严重的氮耗竭,机体通过分解自体组织从而获取能量,称为"自食现象"。机体蛋白质的分解增加会进一步影响机体器官组织的结构和功能,导致骨骼肌萎缩、呼吸驱动力下降、肠黏膜屏障功能受损、免疫力下降以及血浆蛋白降低。在严重的分解代谢状态下,肌肉与血浆中的谷氨酰胺浓度均会明显降低,且减少程度和持续时间与应激的严重程度相关,骨骼肌内蛋白质被大量分解,芳香族氨基酸和支链氨基酸均明显增加,但血浆内支链氨基酸的变化则相反。

在应激状态下,体内儿茶酚胺水平升高,促使体内脂肪动员与氧化加速,可达正常速度的200%。脂肪分解生成甘油三酯、游离脂肪酸和甘油,成为主要的供能物质。胰岛素水平下降也刺激游离脂肪酸的释放,导致血浆甘油三酯和游离脂肪酸浓度增加。

危重患者微量元素的摄取减少与排泄异常,加之异常释放与重新分布,使微量元素血浆浓度变化。细胞因子会参与应激状态下对微量元素的代谢调节。白细胞介素-1可引起微量元素结合蛋白由细胞内向细胞外释放,导致其向血管外间隙的转移,使体内血清铁、锌、硒的含量降低,而血铜常升高。微量元素水平的变化可影响碳水化合物、脂肪、蛋白质的代谢、肠道形态学以及免疫功能。

重症状态下的代谢变化与导致应激的因素和程度以及个体的基础状态及反应力密切相关,在严重创伤、严重感染、烧伤及颅脑损伤等危重症患者更为突出。与饥饿代谢不同的是应激代谢并不能简单地通过补充外源性营养底物获得改变,而有效的营养支持可以降低体内储存的能量、蛋白质和瘦体组织(lean body mass,LBM)的丧失。但需要指出的是,不适当的营养支持可能会增加感染相关并发症、器官功能衰竭的发生率,延长机械通气时间、住ICU时间和总住院时间,并最终增加病死率与医疗费用。因此,营养支持已成为危重症患者综合治疗措施的一个重要组成部分,受到越来越多医师的重视。

第二节　危重患者的营养评估以及营养素

一、营养不良的临床表现与营养不良类型

在重症监护室,危重患者普遍存在营养状况迅速下降及营养不良的临床现象。临床调查显示,住院患者营养不良的发生率为15%～60%,这在年龄高于75岁的患者尤其明显,其营养不良的发生率可高达65%。尽管目前尚无评估危重患者营养状态的方法和大样本有关重症患者营养不良的调查结果,但目前认同危重患者其营养不良的发生率在40%左右甚至更高。

明确营养风险的程度能帮助我们确定究竟哪部分患者能够进食,哪些可能需要长期的营养支持。营养风险增加的危重患者常见于以下状况:存在营养不良的临床证据;慢性疾病;脓毒症、创伤或急诊手术;高龄;需住ICU的时间超过5天者。

营养不良可导致患者免疫功能受损、延长机械通气时间和住院时间以及增加病死率;营养不良可对机体组织的形态、功能产生不良反应,进而导致临床结局的改变:胃肠道功能完整性、免疫功能、骨骼肌力量和抗应激反应的能力均不同程度地下降,导致并发症发生率的升高,如延长机械通气和住ICU时间,增加住院患者病死率以及医疗费用支出等。

1. 蛋白质营养不良(protein malnutrition)　又称水肿型或恶性营养不良,为蛋白质缺乏型。危重患者在经历创伤、烧伤、感染等严重应激反应后会出现分解代谢与营养摄取不足,内脏蛋白消耗,易被临床医生所忽视。此型主要表现为内脏蛋白,如血清白蛋白、转铁蛋白、前白蛋白含量下降和组织水肿;免疫指标异常,如淋巴细胞计数等下降,但人体测量指标值基本正常。通过血清蛋白及免疫功能的测定有助于此型营养不良的诊断。

2. 蛋白质-能量营养不良(protein-energy malnutrition)　为能量缺乏型。多由于蛋白质和能量摄入不足而导致肌肉组织与储存的脂肪逐渐消耗引起的营养缺乏病,内脏蛋白可维持正常。表现为人体测量值下降,例如体重、三头肌皮肤皱褶厚度与上臂中点肌围等肌肉重

量减少,血浆蛋白有所下降,但可基本正常,在临床上较易诊断。常见于慢性消耗的恶性肿瘤患者。

3. 混合型营养不良(mixed malnutrition)　混合型营养不良兼有上述两种类型的特征,属蛋白质-能量缺乏型,是一种严重的营养不良。表现为内脏蛋白合成下降,肌肉组织及皮下脂肪消耗,免疫应答能力与伤口愈合能力下降,感染性并发症与脏器功能障碍的发生率增高。此型营养不良易发生于慢性疾病以及处于高代谢应激状态的患者,预后较差。

二、营养状态评估

目前所有传统的营养评定指标对危重患者均无特异性,但很多参数确实能在临床上为我们提供一些有用的预测信息。临床上常用的营养状态评估方法包括人体测量、实验室检测及生理功能方面的评价。

1. 人体测量　人体测量是营养评价中最常用的方法之一,是评价患者营养状况的重要组成部分,主要包括对体重、三头肌皮褶厚度等指标的测定,能客观反映机体的情况。人体测量作为了解营养状况的措施有许多优点,但也有局限性,因为此法灵敏度较低,在短时间内不能发现营养状态的失调,也不能肯定或确定属于哪一种营养素缺乏。非营养性因素,如疾病、遗传、昼夜等的差别可干扰测量的灵敏度。

(1)体重(body weight,BW)与体质指数(body mass index,BMI):BMI的计算公式为:

$$BMI = \frac{体重(kg)}{[身高(m)]^2}$$

体重是常用以反映营养和健康状况的形态指标。影响体重的因素较多,如进食、疾病等,1天之内体重也可能随二便和出汗等情况而变化。对于危重症患者而言,体重变化可能更大,往往会因为体内水钠潴留、体腔大量积液以及应激反应的结果等因素在短期内发生较大的变化,因而常不能准确地反映患者的实际体重,测量危重患者体重时应考虑到快速的液体平衡改变对其的影响,应用时可参考理想体重(表11-1)。

表11-1　BMI与营养状态

BMI	营养状况
<18	营养不良
18~20	潜在营养不良
20~25	正常
25~30	超重
>30	肥胖

研究表明,大多数个体的BMI与脂肪的百分含量有明显的相关性,能较好地反映机体的肥胖程度。BMI是国际上判断肥胖和过度肥胖的标准,与某些疾病的发病率密切相关。在具体应用时仍有局限性,如对肌肉很发达的运动员或有水肿的患者,测得的值可能高估其肥胖程度;老年人的肌肉组织与其脂肪组织相比,肌肉组织减少较多,则测得的值可能低估其肥胖程度。

(2)肱三头肌皮肤折褶厚度(triceps skinfold,TSF):是最常用的评价脂肪贮备及消耗良好指标,可应用卡尺或千分卡尺测量。测量部位选择在左上臂背侧中点,即肩峰至尺骨鹰嘴处的中点上约 2cm 处,左右臂均可。测量者立于被测者后方,被测者上肢自然放松下垂,测量者用拇指和示指捏起皮肤和皮下组织,然后从拇指下测量 1cm 左右处皮褶厚度,以卡尺进行测量。如患者为卧床,则将右前臂舒适地横置于胸前。正常参考值男性为 8.3mm,女性为 15.3mm。测量值达到正常值的 90% 以上为正常,80% ～ 90% 为轻度降低,60% ～ 80% 中度降低,<60% 为重度降低,若 <5mm 表示无脂肪可测,体脂肪消耗殆尽。对于存在水肿的危重患者而言,其体内脂肪贮存量的判断则非常困难。

(3)上臂中点肌肉周径(arm muscle circumference,AMC):指肩峰和尺骨鹰嘴中点的臂围,测量简单,能反映骨骼肌储存的情况。与 TSF 结合可对机体肌肉和脂肪的比例进行初步分析。可根据上臂围和三头肌皮褶厚度计算,其计算公式如下:

$$AMC = 上臂中点周径 AC(cm) - 0.34TSF(cm)$$

正常参考值男性为 24.8cm,女性为 21.0cm,测量值 > 标准值 90% 以上为正常,80% ～ 90% 为轻度降低,60% ～ 80% 中度降低,<60% 为重度降低。以上测量均应测量 3 次,取其平均值以减少测量误差。

该指标与血清清蛋白含量相关,当血清清蛋白 <28g/L 时,87% 患者的 AMC 缩小,故能反映体内蛋白质贮存情况,也可作为患者营养状况好转或恶化的指标。

(4)肌酐身高指数(creatinine height index,CHI):肌酐是磷酸肌酸的最终分解代谢产物,后者由肝脏合成后作为高能磷酸化合物储存于肌肉中,正常情况下是恒定的。肌酐在肌肉中形成后经尿排出,研究表明成人 24 小时尿肌酐排出量大致与 LBM 含量成正比。通过收集 24 小时尿液可测定尿液中肌酐值,再除以身高相应的理想肌酐值而得出 CHI,大于理想的 90% 为正常,80% ～ 90% 为 LBM 轻度缺乏,60% ～ 80% 为 LBM 中度缺乏,<60% 为 LBM 重度缺乏。

CHI 不受水钠潴留的影响,而受尿肌酐排泄的影响,如肾功能状态、肉食摄入量、运动、发热、感染、创伤等。

综上所述,人体测量指标能反映人体组成和器官功能的慢性变化,最好将其用于测量在较长一段时间内人体总能量贮存和非脂肪体重的变化情况。但是对于急性重症患者而言,该方法并不是评价机体功能或者代谢状况的良好指标。

2. 实验室检测　严重营养不良较易诊断。但较轻的或亚临床的营养不良,只靠膳食调查或体检是很难作出诊断的,必须进行有关的实验室检测才能发现。各种营养素实验室检查的指标很多,很多尚无统一的评价标准。常用的人体营养水平诊断参考指标及数值常受民族、体质、环境等多因素影响,因而是相对的。

(1)内脏蛋白测定反映体内的蛋白质状况,是重要的营养状态及营养支持观察指标。其随着急性感染、炎症、肝功能异常、蛋白质丢失以及营养支持治疗而发生改变,并且也受到体内液体分布、急性炎症反应以及输注外源性血制品的影响。常用者见表 11-2。

表 11-2　内脏蛋白测定

蛋白质	正常	轻度营养不良	中度营养不良	重度营养不良
白蛋白(g/L)	35 ～ 50	28 ～ 35	21 ～ 27	<21
转铁蛋白(g/L)	2 ～ 4	1.5 ～ 2	1 ～ 1.5	<1
前白蛋白(mg/L)	100 ～ 400	50 ～ 100	50 ～ 100	<50

（2）氮平衡测定是判断危重症患者蛋白质代谢的一个常用重要指标，也反映营养补充的充足与否。

$$氮平衡 = 24\ 小时总入氮量 - 总出氮量[尿氮 + (3\sim4)]$$

3. 功能测量

（1）握力与机体营养状况相关，反映肌肉体积与功能（肌力）的有效且实用指标，也反映疾病的状态。

（2）肌电刺激检测：客观评价肌肉功能。

（3）呼吸功能测定：通过呼吸肌功能的指标反映患者肌肉功能状态。

（4）免疫功能测定：淋巴细胞计数（$<1.5\times10^9/L$）、外周血 T 淋巴细胞计数、HLA-DR 等。

三、能量消耗与供给

人体能量代谢的最佳状态是达到能量消耗与供给的平衡、适当的能量补充以减少蛋白质-能量的负平衡及缩短其持续的时间，降低 LBM 的消耗。已了解到危重患者在经历严重应激后分解代谢明显高于合成代谢，出现负氮平衡、脂肪动员以及应激性高糖血症。鉴于对应激后代谢改变认识的深入及通过能量消耗实际测定的研究结果，改变了早期在危重症患者的能量供给上的传统观念，修正了在"高代谢期间提供较高的能量"的能量供给策略，从"需求与承受"两方面考虑，使危重症患者的能量与营养的供给更为合理。

恰当的能量供给是实现危重患者有效营养支持的保障，因为不论是营养不足还是过度喂养均可能会对危重症患者的病情及预后造成不利的影响。了解重症患者能量消耗更重要的意义在于确定能量供给的上限，以免造成过度喂养及加重对机体代谢及器官功能的不良影响，而并非以此作为能量供给目标。早期供给 $84\sim105kJ/(kg\cdot d)[20\sim25kcal/(kg\cdot d)]$ 的能量，蛋白质 $1.2\sim1.5g/(kg\cdot d)[氨基酸\ 0.2\sim0.25g/(kg\cdot d)]$，是多数重症患者能够接受的营养供给目标。即早期"允许性低热卡"的能量供给原则，目的是在提供维持机体细胞代谢所需的同时，避免超负荷能量供给加重应激早期出现的代谢紊乱及对受损器官功能产生不良影响，避免营养支持相关的并发症，如高血糖、高血脂、高碳酸血症及肝肾功能损害等。但随着应激状态的改善，稳定后的热量补充需要逐渐增加，达 $125\sim146kJ/(kg\cdot d)[30\sim35kcal/(kg\cdot d)]$。否则，长时间的低热卡营养很难纠正患者的低蛋白血症与营养不良。

危重症患者的体重判断容易产生偏差，临床中应考虑影响实际体重的因素，可采用理想体重计算或预测体重计算方法。

预测体重（predicted body weight，PBW）：

M：$50 + 0.91(H\sim152.4)$

F：$45.5 + 0.91(H\sim152.4)$

根据 Harris-Benedict 方程，计算得出基础代谢率，在此基础上根据病情加上一定的应激系数：

M：$BEE(kcal/24h) = 66.5 + 13.8\times W + 5\times H - 6.8\times A$

F：$BEE(kcal/24h) = 65.5 + 9.6\times W + 1.9\times H - 4.7\times A$

其中，W 是以 kg 为单位的体重，H 是以 cm 为单位的身高，A 是患者的年龄（岁）。

实际能量消耗测定指导能量的供给能够更接近不同状态及个体的实际需要，但目前尚不能达到临床上的普遍应用。因此更多的情况下是根据体重和（或）预算公式来确定患者的能量补充量。为使其更为合理,临床中需要动态评价病情与营养治疗的反应,不断调整,避免过度喂养,也要防治营养不足。

四、免疫营养在重症患者的应用

20 世纪 80 年代起,免疫营养开始有了很大的发展和进步,随着临床营养支持广泛的应用,人们逐渐认识到营养支持不仅能为机体提供热量,还能直接参与机体的代谢和免疫反应。免疫机制是机体的基本生理功能,参与到机体的每一项活动变化,可以说,免疫反应无时无刻不存在于机体,如细胞防御功能、黏膜屏障功能、全身炎症反应等。参与免疫机制的细胞因子等物质都是以基础营养素(氨基酸、脂肪等)为基质的,因此在研究营养时必将联系到免疫功能。近年来,由于药理剂量的营养配方的发展和营养支持理念的更新,营养支持已经不仅仅是提供机体所需的营养素,营养干预也进入了疾病预防和治疗的领域,起到调理代谢紊乱和免疫功能失衡的作用,从而影响疾病的发展与转归。严重应激状态下体内某些营养素的代谢会发生改变,其结果与危重症不良预后密切相关,这类营养素应视为在特殊时期具有治疗作用的药物。这些营养素能增加免疫调节成分,以刺激机体免疫应答,促进创伤愈合,并最终降低危重症的发病率和病死率。这类营养元素被称为"药理营养素或免疫营养素"。在标准的营养配方基础上,通过添加这类特殊的营养物质,可以达到治疗和调节机体代谢与免疫功能的目的。

20 世纪 90 年代,有学者首次考虑到营养与免疫机制的问题,研究烧伤患者的免疫营养治疗,随后出现有关应用精氨酸进行免疫营养治疗的研究。1999 年有荟萃分析结果发现,经肠内进行免疫营养治疗能缩短外科病人住院时间和降低感染率。然而,经过大量临床应用后,其结果并不尽如人意。之后大量的研究结果对免疫营养提出了质疑,例如安全性、剂量、途径、疗程、最佳组合和价格等问题。

有关危重患者进行免疫营养治疗的研究也有不少,目前这方面研究较多的主要有谷氨酰胺(Glutamine,Gln)、精氨酸(Arginine,Arg)、ω-3 多不饱和脂肪酸(ω-3PUFA)、膳食纤维以及富含乳酸杆菌、双歧杆菌的生态免疫营养等。

1. 谷氨酰胺　Gln 是血清中最丰富的氨基酸,为条件必需氨基酸,在体内含量较多,占游离氨基酸池的 60%。它是肠黏膜、肾脏及免疫细胞等的重要能源物质,具有促进蛋白质合成、维护肠黏膜屏障防御功能以及改善细胞免疫功能的正性作用。肺和骨骼肌将 Gln 释放入血。人体很多主要的系统都会利用 Gln。肠、肾和免疫细胞对 Gln 的利用度最高。Gln 以多种方式参与免疫调节,作为免疫细胞和肠黏膜细胞的主要原料,通过肠内营养补充 Gln 可在小肠较好地吸收,促进肠黏膜细胞的生长、维护肠屏障完整、防止细菌易位;并通过增加小肠对葡萄糖的吸收和肝细胞对葡萄糖的摄取来调节血糖水平。它还是谷胱甘肽的前体,与抗氧化剂有关。

有不少研究通过肠内和(或)肠外途径将不同剂量的 Gln 应用于危重患者,观察 Gln 对危重患者感染率、细胞因子、病死率、住院日等预后的影响,但研究结果没有一个得出统一的定论。目前来说,虽然 Gln 作为免疫营养制剂具有一定的应用前景,但对补充 Gln 能否改善危重患者的预后仍不明确。

2. 精氨酸　Arg 是主要的带正电荷的氨基酸,为半必需氨基酸,具有独特的免疫调节作用。Arg 是一氧化氮(NO)的前体,有利于微循环的改善。它能够维持氮平衡、改善 T 细胞、巨噬细胞、自然杀伤细胞的功能,并且也是抗氧化剂。

将 Arg 应用于脓毒症患者是基于脓毒症相关的血管扩张可能通过 NO 途径而被 Arg 所加强这一理论基础,由 Arg 诱导的细胞水平的改变可能引起血流灌注的改善。Arg 在降低血流动力学稳定的脓毒症患者后续感染方面也有良好的前景。但何时应用 Arg,用多大剂量目前都尚无定论。

3. ω-3PUFA ω-3PUFA 能起到炎症反应调控的作用,因此被列入免疫营养剂的范畴。ω-3PUFA 可影响并改变免疫反应中前列腺素的合成。因此,理论上补充 ω-3PUFA 可通过影响炎症介质、细胞因子的产生,抑制炎症反应,并且免疫抑制作用较轻,有助于下调过度的炎症反应,促进巨噬细胞的吞噬功能,改善免疫技能,由此调控免疫代偿和减轻严重创伤、感染时的全身炎症反应。

20 世纪 90 年代,ω-3PUFA 作为免疫营养剂应用于危重患者或脓毒症患者。在经过十余年的临床应用,临床研究结果也不尽相同,即便是权威学术机构的指南推荐意见也有不同的观点。

总之,营养与免疫密切相关,随着营养支持的广泛应用和深入研究,必将涉及免疫调控。由于危重患者的代谢、免疫反应的机制极为复杂,并没有一个统一的免疫营养模式。并且随着越来越多的营养补充的应用,患者的营养状况和免疫功能甚至都在发生变化。有关何种患者应该使用何种免疫营养素、剂量如何、何时补充的研究仍在继续。

第三节 营养支持的方法

一、营养支持途径及其选择原则

临床上采用的营养支持途径包括肠内营养(enteral nutrition,EN)与肠外营养(parenteral nutrition,PN)。肠内营养和肠外营养均有其特定的有益和有害作用。对于危重症患者营养支持方式的选择原则应是:只要胃肠道功能存在或者部分存在,即使不能经口正常摄食的危重症患者,也应优先、尽早考虑给予肠内营养支持,只有肠内营养不可实施时才考虑肠外营养。

肠外营养是指经静脉为无法经胃肠道摄取营养物或摄取的营养物不能满足自身代谢需要的患者提供包括氨基酸、脂肪、碳水化合物、维生素及矿物质在内的营养素,以抑制分解代谢,促进合成代谢并维持结构蛋白的功能。在过去的 40 年中,肠外营养得到了长足的进步和发展,使许多合并有肠功能障碍患者的生命得以维持。肠外营养的应用可能对肠功能、肝功能与免疫功能等方面产生不利影响,此外,花费也高于肠内营养。有研究表明,接受肠外营养的患者感染风险较肠内营养高。但并非所有重症患者均能获得同样效果,在比较肠内营养与肠外营养对改善预后、降低住院时间与机械通气时间等方面,尚缺乏有力证据。

肠内营养是指经消化道给予较全面的营养素的方式。肠内营养更符合生理、更能够全面提供营养物。肠道作为机体代谢活跃器官,在应激状态下,由于肠缺血再灌注损伤以及黏膜上皮细胞营养物质的迅速消耗与缺乏,肠黏膜结构与功能会严重受损,甚至出现更严重的肠功能衰竭,并进一步引发肠源性感染(全身性感染)及远隔的器官功能损害。所以,肠道被视为机体的一道重要防线和"中心器官",而肠道结构与功能的维护在危重症患者的整体治疗中则具有更为重要的意义。肠内营养在支持和维护肠道屏障功能、保护肠黏膜的完整性、增加肠道与门脉血流、防治肠道细菌移位、降低肠源性感染和支持肠道免疫系统方面具有独特作用。在各指南中,均推荐危重症患者应首选肠内营养支持的方式。

当然,对于营养支持方式的选择主要还是依赖于具体的病情和疾病状态。危重症患者常存在肠内营养不耐受的发生,特别是在严重创伤的早期或是腹部创伤、腹腔存在严重感染时。这时肠外营养就成为了主要的营养供给途径,以保证患者能获得足够的液体、能量与各种营养物质的补充。但只要胃肠功能恢复,就应及早由肠外营养过渡到肠内营养。由此可见,肠外营养与肠内营养起着互补作用,需合理选择。

二、营养支持时机

机体在遭受严重打击及应激反应后,原有的内稳态失衡会被破坏,机体的代谢状态迅速出现变化,表现出以高代谢为特征的代谢变化,总的代谢特点为分解代谢大于合成代谢,迅速出现不同程度的营养不良。这时为了维持细胞的代谢与器官的功能,防止进一步的营养耗损,应及早开始营养支持,这一原则已达到国际上危重症学界的共识。有关危重症患者营养支持时机的掌握仍然不尽相同,原则上应在经过治疗,血流动力学稳定,水、电解质与酸碱失衡得到初步纠正后,一般在复苏与初期治疗 24 ~ 48 小时后,及早开始营养的供给,并视此为早期营养支持。

鉴于危重症患者常合并重要器官功能障碍,因此应用营养支持前需对患者的代谢状态、脏器功能进行评估,了解这次病前有关营养状态的病史,如有无肝病、心力衰竭、肾衰竭、肿瘤以及糖尿病、高脂血症等。

中华医学会肠外肠内营养分会关于危重症患者肠外肠内营养支持开始时机的流程如图 11-1 所示。

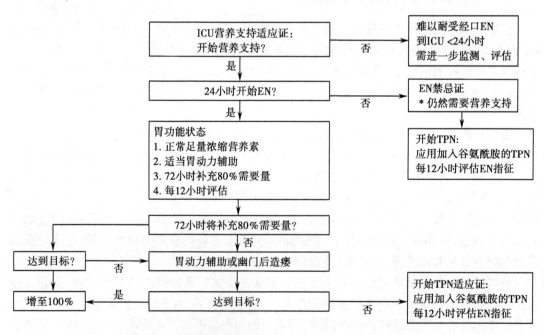

图 11-1　危重症患者肠外肠内营养支持开始时机流程图

三、肠内营养在危重症患者的应用

1. EN 的适应证与禁忌证　胃肠道功能存在或部分存在,但不能经口正常进食的危重患者,应该优先考虑 EN,只有 EN 不可实施时才考虑 PN。因此只要条件允许,危重患者应尽早使用 EN。通常早期 EN 是指"进入 ICU24 小时或者 48 小时内",并且血流动力学稳定、无 EN 禁忌证的情况下开始 EN。

危重患者 EN 的禁忌证有以下几种情况:

(1)当危重患者出现肠梗阻、肠道缺血时,EN 往往造成肠管过度扩张,肠道血运恶化,甚至肠坏死、肠穿孔。

(2)严重腹胀或腹腔间室综合征时,EN 增加腹腔内压力,高腹压将增加反流或吸入性肺炎的发生率,并使呼吸循环等功能进一步恶化。

(3)对于严重腹胀、腹泻,经一般处理无改善的患者,建议暂时停用 EN。

2. 肠内营养制剂的选择　肠内营养制剂不同于通常的经口摄入的食品,易消化吸收或不需消化即能吸收,其临床应用在我国已有 30 余年的历史,按氮源分为三大类:氨基酸型、短肽型和整蛋白型。上述三类又各分为平衡型和疾病适用型。

(1)氨基酸型肠内营养制剂:以氨基酸为蛋白质来源的要素营养,直接吸收,适用于短肠及消化功能障碍患者。

(2)短肽型肠内营养制剂:简单消化即可吸收,适用于胃肠道有部分消化功能者。

(3)平衡型整蛋白肠内营养制剂:营养完全、可口、价廉,适用于胃肠道消化功能正常者。

(4)疾病特殊配方:适用于某种疾病,如合并糖尿病、肾功能障碍、呼吸功能障碍及肝功能不全等。

3. EN 的途径　大多数危重症患者是需要通过管饲供给营养的。肠内营养管饲途径类型包括鼻胃管、鼻肠管、胃造瘘和空肠造瘘。在选择原则上包括以下几方面:满足肠内营养需要;置管方式尽量简单、方便;尽量减少对患者的损害;患者舒适和有利于长期戴管。

(1)经鼻胃管途径:常用于胃肠功能正常,非昏迷以及经短时间管饲即可过渡到口服饮食的患者。优点是简单易行。缺点是反流、误吸、鼻窦炎、上呼吸道感染的发生率增加。

(2)经鼻空肠置管喂养:其优点在于由于导管通过幽门进入十二指肠或空肠,使反流与误吸的发生率降低,患者对 EN 的耐受性增加。但要求在喂养的开始阶段,营养液的渗透压不宜过高。

(3)经皮内镜引导下胃造瘘术(percutaneous endoscopic gastrostomy,PEG):PEG 是指在纤维胃镜引导下行经皮胃造瘘,将营养管置入胃腔。优点是去除了鼻管,减少了鼻咽与上呼吸道的感染并发症,可长期留置营养管。适用于昏迷、食管梗阻等长时间不能进食,但胃排空良好的危重患者。

(4)经皮内镜引导下空肠造瘘术(percutaneous endoscopic jejunostomy,PEJ/PEGJ):PEJ 是指在内镜引导下行经皮胃造瘘,并在内镜引导下,将营养管置入空肠上段,可以在空肠营养的同时行胃腔减压,可长期留置。其优点除减少了鼻咽与上呼吸道的感染并发症外,也减少了反流与误吸风险,并在喂养的同时可行胃十二指肠减压。尤其适合于有误吸风险、胃动力障碍、十二指肠淤滞等需要胃十二指肠减压的危重患者。

危重患者往往存在胃肠动力障碍,EN 时容易导致胃潴留、呕吐和误吸。与经胃喂养相比,经空肠喂养能减少上述情况与肺炎的发生、提高危重患者热卡和蛋白的摄取量,同时缩短达到目标 EN 量的时间,但留置小肠营养管需要一定的设备和手术条件。因此,在有条件的单位,建议对不耐受经胃营养或有反流和误吸高风险的危重患者选择经空肠营养。这些情况包括:胃潴留、连续镇静或肌松弛、肠道麻痹、急性重症胰腺炎患者或需要鼻胃引流的患者。

4. EN 的喂养方式 在营养支持中,对营养液输注速度的控制是一个非常重要的问题。输液速度过快或过慢,一方面可引起患者血糖水平的明显波动,不利于营养物质的吸收和利用,另一方面还可能造成或加重患者的胃肠道不适。因此保证一定的输液速度很重要。肠内营养输注泵控制下可满意地解决速度问题,相对间断分次注射方式而言,是更为安全和容易耐受的肠内营养方式。推荐起始速度 20~50ml/h,每 4~24 小时增加 10~25ml。

5. 优化肠内营养应用措施 虽然早期肠内营养近年来得到了越来越多的重视,但危重症患者的 EN 支持较一般患者的营养面临着更大的风险与挑战,肠道的功能和对于肠道喂养的耐受性直接影响其支持的效果。许多危重症患者往往存在胃肠动力和功能的障碍,容易出现腹胀、胃潴留、误吸和吸入性肺炎,并直接影响营养支持的效果。

(1)EN 时宜采用持续泵入的方式,营养液输注速度根据具体患者的耐受程度确定,输注速度逐渐递增。

(2)EN 开始营养液浓度应由低到高。

(3)对于反流、误吸高风险的重症患者,宜选择经小肠喂养的方式,应用胃肠促动力药物;胃内喂养与空肠内喂养对 EN 并发症及肠道耐受性的影响研究显示,经空肠 EN 与经胃 EN 相比,前者仅在胃肠道不耐受以及较早达到目标喂养方面优于经胃喂养。

(4)肠内营养输注期间保持床头抬高≥30°。

(5)监测胃腔残留量。为避免误吸的危险,通常需要每隔 6 小时抽吸一次胃腔残留量,如果潴留量≤200ml,可维持原来的输注速度,如果潴留量≤100ml,可增加输注速度 20ml/h,如果潴留量≥200ml,应暂时停止输注或降低输注速度。

(6)EN 期间注意处理高血糖。

(7)由于危重症患者对 EN 的耐受性降低,故常影响 EN 时的能量与营养供给。而能量和营养补充量又直接与营养支持效果对预后的改善相关,过低的肠内营养量不能获得肠屏障功能的维护与改善的作用。对于单纯经肠道喂养不能满足需要的危重症患者,应以 PN 补充之(PN + EN 联合形式)。

四、肠外营养在危重症患者的应用

1. PN 的适应证与禁忌证

(1)PN 的适应证:不能耐受 EN 和有 EN 禁忌的重症患者,主要指:

1)胃肠道功能障碍的重症患者。

2)由于手术或解剖问题胃肠道禁止使用的重症患者。

3)存在尚未控制的腹部情况,如腹腔感染、肠梗阻、肠瘘等。

4)EN 供给不足。

(2)PN 的禁忌证

1)早期复苏阶段、血流动力学尚未稳定或存在严重水电解质与酸碱失衡。

2)严重肝衰竭、肝性脑病。

3)急性肾衰竭存在严重氮质血症。

4)严重高血糖尚未控制。

总之危重患者 PN 选择原则是只要胃肠道解剖与功能允许,并能安全使用,应积极采用 EN;任何原因导致胃肠道不能使用或应用不足时应考虑 PN,或联合应用 EN。

2. 肠外营养制剂的成分

(1)碳水化合物类:葡萄糖是 PN 中应用最普遍的能量来源,也是最重要的碳水化合物,它是脑、肾髓质、白细胞和红细胞的氧化燃料。其他还有山梨醇、果糖、木糖醇等。每克葡萄糖供能 4kcal。

碳水化合物是非蛋白质热量(non-protein calorie,NPC)的主要来源之一,占 NPC 的 50% ~60%,每日需要的外源性碳水化合物最低量为 100 ~150g,以保证葡萄糖氧化供能的细胞所需,应根据糖代谢状态进行调整。人体一般每分钟每公斤体重能代谢 3 ~5mg 葡萄糖,因此葡萄糖的输注速率早期限制在 2.5 ~4mg/(kg·min),建议不超过 4 ~5mg/(kg·min),根据血糖水平调整输注速度。当患者总能量或碳水化合物摄入不足时,脂肪和肌肉组织就会被利用来作为燃料。蛋白质的分解代谢不但会导致骨骼肌被分解,还会导致内脏机体蛋白、机体结构蛋白和代谢活性蛋白减少,最终导致机体免疫反应下降以及整个机体衰竭。碳水化合物摄入过多可导致高碳酸血症、高血糖以及肝脏脂肪浸润。危重患者应激后糖代谢紊乱的表现为糖的利用下降、内源性糖异生增加、胰岛素抵抗,由此导致血糖升高。高血糖可能是发生感染的独立危险因素。因此,葡萄糖的供给需参考机体糖代谢状态与肝、肺等脏器功能。

此外,高血糖、低血糖以及血糖波动都是危重患者死亡的危险因素。危重患者的血糖控制目标和方法在持续不断地探索中进行。2001 年有学者提出强化胰岛素治疗,后来有研究发现该种方案低血糖发生率高。目前对于危重患者的血糖控制措施推荐采用行之有效的和保证安全的胰岛素输注方式,同时密切监测血糖,当血糖持续 >10mmol/L 时开始胰岛素治疗,维持在 7.8 ~10.0mmol/L,尽量避免低血糖的发生。

(2)脂肪乳剂:脂肪乳剂是 PN 中另一重要营养物质和 NPC 来源,单位体积可供给较高的热量(9kcal/g)。脂肪乳及提供必需脂肪酸(亚油酸、亚麻酸、花生四烯酸),在细胞膜结构,在体表、关节和黏膜作为润滑剂,在细胞信号成分中,都起着重要的作用。当储存的碳水化合物耗尽时,脂肪就作为主要的燃料来源。糖脂双能源供能有助于减轻葡萄糖的代谢负荷和营养支持中血糖升高的程度。外源性脂肪的补充需考虑到机体对脂肪的利用和清除能力,可提供总热量的 15% ~30%,或占 NPC 的 30% ~50%,补充量在 0.8 ~1.5g/(kg·h)是安全的,应用时需要监测血脂水平以及肝肾功能。使用脂肪乳剂的禁忌证包括过敏和高甘油三酯血症。

根据脂肪酸中甘油三酯碳链的长短,临床上常用的脂肪乳剂有长链甘油三酯(18 ~24碳)脂肪乳剂(long chain triglyceride,LCT)和中/长链甘油三酯脂肪乳剂[MCT/LCT,含中链甘油三酯(6 ~12 碳)(medium chain triglyceride,MCT)]。LCT 中含有必需脂肪酸。代谢过程中,不同的脂肪酸对肉毒碱的依赖程度不同。LCT 氧化需要肉毒碱参与,在严重感染等应激状态以及肝功能障碍时肝脏肉毒碱合成减少或排泄增加,这样就会影响 LCT 的氧化代谢,从而造成脂肪超负荷和廓清障碍。MCT 进入线粒体代谢时对肉毒碱依赖性小,有较高氧化利用率,有助于改善应激与感染状态下的蛋白质合成。含结构甘油三酯的脂肪乳剂有望取代以往物理混合的剂型,与 MCT/LCT 相比具有更小的毒性、改善脂肪酸的氧化与氮的利用,并且不影响单核-巨噬细胞系统的功能,应用效果和安全性均优于传统物理混合剂型。

(3)氨基酸:氨基酸溶液作为肠外营养液中的氮源,是蛋白质合成的底物来源。可用的标准氨基酸溶液是为符合一般成人的蛋白需要而设计的,其浓度为 3.5% ~15%,含有或不含有电解质。平衡型氨基酸是临床常选择的剂型,既含有各种必需氨基酸(essential amino acid,EAA)又含有非必需氨基酸,比例适当,具有较好的蛋白质合成效应。目前推荐危重症患者为维持氮平衡的蛋白质供给量一般从 $1.2\sim1.5g/(kg\cdot d)$ 开始,约相当于氮 $0.2\sim0.25g/(kg\cdot d)$,但取决于肝脏功能、肾脏清除率、肾替代治疗的类型以及其他氮源的丢失;提供一个较为合适的热氮被认为比单纯强调蛋白质的补充量更为重要,危重症患者应降低热氮比,可 $100\sim150kcal:1gN(1gN=6.25g$ 氨基酸),因为危重症患者处于增强的分解代谢状态而需要更多的蛋白质。支链氨基酸(branched~chain amino acid,BCAA)是一种改良的氨基酸溶液,在肝外进行代谢,应用于肝功能障碍患者,有助于减轻肝脏代谢负担,但在改善蛋白质代谢(节氮效应)及影响预后方面并未显示更明显的优势。

(4)电解质:对于 PN 的患者,电解质是最具挑战性的问题之一。(日需要量)每日常规补充的电解质主要有钾、钠、氯、钙、镁、磷。每日体重监测、液体出入量计算以及查体检查是否存在脱水、水肿,是营养支持时容量管理的参考。还应监测血清电解质浓度,以为确定电解质的补充量提供依据。接受全肠外营养的危重症患者,除补充生理剂量电解质,还应注意补充额外丢失的量。

(5)微量营养素:微量营养素包括维生素和微量元素。维生素一般无法在体内合成,是多种酶的辅因子。微量元素是以微量存在的金属,可作为酶的辅因子或酶结构的一部分。微量元素以及维生素对于稳定或催化人体内环境稳定反应是必需的。近年来,维生素 C、维生素 E、β 胡萝卜素与微量元素硒、锌、铜等的抗氧化特性日益受到重视,因此危重症患者应适当补充。但对于危重症患者维持健康或替代治疗所需要的微量营养素的正确配方现尚未确定。应强调对患者进行因人而异的个性化治疗,这取决于患者的年龄、营养状况、疾病严重程度以及应激水平。

(6)应强调指出:进行 PN 时各种营养素应同时进入体内,否则将影响其有效的利用。应在无菌条件下配制全静脉营养混合液,然后持续匀速输注。为确保输入的混合营养液的稳定性,不应在全合一营养液中添加抗生素、胰岛素等其他药物。

3. PN 途径　可选择经中心静脉和经外周静脉。如需对危重患者提供完整充分的营养供给,多选择经中心静脉途径,营养液容量、浓度均不高和接受部分 PN 支持的危重患者可选择经外周静脉途径。

经中心静脉途径包括经锁骨下静脉、经颈内静脉、经股静脉和经外周中心静脉导管(PICC)途径。锁骨下静脉感染及血栓性并发症均低于颈内静脉和股静脉途径,且机械性并发症也并不比股静脉高,因此经中心静脉实施 PN 时首选锁骨下静脉置管途径。

4. PN 相关并发症

(1)机械性并发症:绝大多数机械性并发症与中心静脉导管置入有关,可非常严重。最常见的包括以下几种情况:气胸、气体栓塞、导管栓塞、静脉栓塞、导管闭塞、不恰当的尖端位置和静脉炎。

(2)感染性并发症:感染性并发症是对接受 PN 治疗患者病死率影响很大的一个因素。PN 时许多感染都与中心静脉导管有关。PN 时非导管相关性感染的发生率也在增加,这与过度喂养、高糖血症、缺少某些营养物质等因素相关。

(3)代谢性并发症:PN 相关常见代谢性并发症包括血容量过多、血容量过少、高钾血症、低钾血症、高钠血症、低钠血症、高血糖症、低血糖症、高甘油三酯血症、高钙血症、高镁血症、低镁血症、高磷血症、低磷血症、肾前性氮血症、过度喂养以及必需脂肪酸缺乏。

第四节　特殊危重疾病营养支持的要点

一、重症急性胰腺炎的营养支持

重症急性胰腺炎(severe acute pancreatitis,SAP)患者早期以高分解代谢为突出表现,能量消耗明显增加,迅速出现严重的负氮平衡和低白蛋白血症。由于应激反应严重及胰腺的坏死,糖代谢紊乱更为突出,患者往往出现严重的高血糖。高脂血症也是早期常见的现象,机体脂肪分解增加成为重要的能量来源。此外,患者早期常合并低钙、低镁、低钾等电解质的紊乱。

由于腹腔及腹膜后的炎性渗出与感染,SAP患者常合并腹间隔室综合征、腹腔及腹膜后感染,由此可导致长时间、严重的胃肠功能障碍,并直接影响肠内营养的实施。

目前对于急性胰腺炎是否采取营养支持,何时采用何种营养支持及其量,以及营养支持的利弊作用等仍存争议。

不刺激胰腺外分泌增加,通过某些药物减少甚至抑制胰腺分泌是SAP治疗的主要措施。在所谓的"胰腺休息"期间如何合理地提供患者营养并达到减少并发症是一个非常实际而有意义的问题。目前对于肠外营养期间胰腺外分泌是否真正休息仍存争议,因为禁食及应激代谢会使患者的营养状态受到严重干扰,迅速导致营养不良及肠功能损害,因此早期给予恰当的营养支持是非常重要的。SAP患者的PN治疗应强调阶段性,在疾病初期不需要积极地给予高热量,降低非蛋白热量和葡萄糖符合疾病的代谢特征,还可适当增加脂肪的供给和氮量以适应机体的需要。之后根据需要逐渐增加热氮供应。除三大营养物质外,还应注意补充电解质(特别是钙)、微量元素和维生素。PN应从小剂量开始,初始为总量的 $1/3 \sim 1/2$,并监测血糖血脂的变化,根据监测结果调整输入量,直至过渡到全量。SAP患者需要适当补充Gln,这样会加速病人的恢复。

EN常常由于胰腺病变、腹腔高压及腹腔渗出、感染受到限制,这些因素增加了营养供给方式与时机选择的困难。另外妨碍医生对SAP患者应用EN的或许是长期占据人们头脑的"让胰腺休息"的传统观念。现已证实经空肠喂养是安全有效的营养供给途径,但要求空肠营养管顶端位置达到屈氏韧带以下 $30 \sim 60cm$ 以远。因此,EN仍应作为SAP患者首选的营养支持方式。EN营养需求量及实施方案应根据患者的年龄、体重等一般状况及代谢状态作相应调整。肠内营养液早期选择氨基酸或短肽的预消化制剂较为适宜。肠内营养液的浓度应由低向高过渡,在增加浓度的同时增加容量。同时要注意营养液的温度和输注速度。

二、合并急性呼吸衰竭重症患者营养支持

ARDS往往存在着明显的全身炎症反应,并伴随各种应急激素及多种细胞因子和炎症介质的释放,还会出现一定程度的胰岛素耐受现象。其早期严重的高分解代谢,REE可达预计值的 $1.5 \sim 2$ 倍。各种结构与功能蛋白被迅速消耗,出现负氮平衡,血清白蛋白下降,脂肪动员加速,谷氨酰胺明显减少,血中氨基酸比例的失调。ARDS患者还可能出现小肠黏膜数量减少,肠道营养不足。

急性呼吸衰竭患者应尽早给予营养支持,在预防反流和误吸的前提下充分地补充营养底物。有人提出ARDS患者应实行"允许性低热卡摄入"以避免过度喂养,理由是过多的碳

水化合物补充将增加 CO_2 的产生,增加呼吸商,加重呼吸负荷。可适当增加 NPC 中脂肪的比例,建议脂糖比为 1/4 ~ 3/7。营养支持途径应首选 EN,若消化系统不耐受者可为部分甚至全肠外营养,但最终目标还是全肠内营养。

因此,合并 ARDS 患者营养支持的原则是:尽早开始营养支持治疗,首选 EN;适当降低 NPC 中碳水化合物的比例以降低呼吸商;添加含鱼油与抗氧化剂的营养配方。

三、急性肾衰竭患者的营养支持

急性肾衰竭(ARF)时不仅会发生水电解质紊乱、代谢性酸中毒,还会出现高分解代谢,出现负氮平衡。肾脏替代治疗可造成氨基酸、微量元素、矿物质及维生素等营养成分的丢失。

1. ARF 的代谢变化　ARF 典型的临床过程一般都经过少尿期、多尿期和恢复期三个阶段,每个阶段都可能出现水电解质紊乱。ARF 患者往往表现为蛋白分解增加、合成下降。过度营养支持可能加重氮质血症。

2. CRRT 导致的营养物质丢失　血液滤过或血液透析会造成葡萄糖、氨基酸和蛋白质的丢失,增加单位时间氨基酸补充量可使接受肾替代治疗的患者获得正氮平衡。钙、镁、硒经 CRRT 丢失较多,故需增加摄入或通过 TPN 加以补充。

3. ARF 患者的营养素供给　ARF 患者能量需要取决于基础疾病和患者当前状态。ARF 期间常伴有糖耐量下降和胰岛素抵抗,应注意血糖的控制,并考虑肾替代治疗过程中给予含糖透析液。ARF 时脂蛋白酯酶活性下降,导致脂肪降解过程及脂肪颗粒的清除受到抑制。非机械通气的 ARF 患者适当限制碳水化合物的摄入有益。氮和能量的合理补充可减少蛋白质的分解。应根据患者分解代谢的程度、ARF 的不同阶段以及是否进行肾脏替代治疗来调整蛋白质/氨基酸的摄入量。ARF 期,体内微营养素也发生明显的改变。电解质紊乱是临床常见的并发症,主要包括钾、磷酸盐、钙和镁等浓度改变。ARF 期间维生素代谢同样也会发生变化。维生素的补充应慎重。除了维生素 K 以外,脂溶性维生素常缺乏,维生素 D 因肾脏羟化作用下降而更为明显。在进行肾替代治疗过程中亦需要适当补充铜、硒和锌等微量元素。

四、急性肝衰竭患者的营养支持

由于肝细胞功能的大量丧失,急性肝衰竭患者会出现严重而复杂的代谢功能紊乱和并发多器官功能衰竭。根据黄疸和肝性脑病的初发时间间隔的不同,可将急性肝衰竭分为超急性(<8 天)、急性(<29 天)和亚急性(29 ~ 72 天)三类。超急性肝衰竭的预后好于其他两类肝衰竭。

稳定代谢系统和重要器官功能以及处理脑水肿是急性肝衰竭患者所有治疗措施中最重要的措施。只有通过恰当的营养支持治疗才能实现急性肝衰竭患者整体代谢水平和血流动力学的稳定,大幅度提高肝再生的条件,减少并发症的出现。与其他危重病人一样,急性肝衰竭患者的营养支持治疗也有具体的注意事项。

就能量消耗而言,急性肝衰竭患者的静息能量消耗较健康人群升高了 1.2 ~ 1.3 倍,与其他危重患者无明显差异。在临床中应尽可能地使用间接测热法测量个体能量需求。

由于缺乏肝糖原异生能力和糖原,并且合并有高胰岛素血症,急性肝衰竭患者出现低血糖的风险大大增加,维持正常的血糖水平有助于提高不同病因危重患者的生存率,可通过静脉内输注葡萄糖来预防低血糖的发生,为预防和治疗低血糖症每日应供给 2 ~ 3g/kg 足够量的葡萄糖。此外,要避免大容量输低渗液导致的低钠血症和脑水肿。

肝细胞主要的能量产生过程是脂肪酸氧化和生酮作用,因此在肝脏组织供养充足的情况下提供足够的脂肪是有益的。每日 0.8 ~ 1.2g/kg 的脂肪可与葡萄糖同时给予。

急性肝衰竭患者血浆氨基酸水平升高了 3 ~ 4 倍,体内氨基酸类型的特征是支链氨基酸水平下降,色氨酸、芳香族氨基酸和硫基氨基酸含量上升。正氮平衡可以提高肝脏的再生能力,应给予急性肝衰竭和亚急性肝衰竭患氨基酸(每日 0.8 ~ 1.2g/kg,肠外营养)或者蛋白质(每日 0.8 ~ 1.2g/kg,肠道营养)。动脉血氨水平升高是肝衰竭患者预后不良的独立危险因素,可谨慎地根据血氨水平调节氨基酸的输入量。

单独的肠内营养很可能难以满足机体需要,常需同时使用肠外营养。部分急性肝衰竭患者进行营养支持治疗时会有腹泻、电解质异常和高渗透压负荷导致的容量超负荷。对伴有活动性消化道出血或肠梗阻等并发症而不能进行肠内营养支持治疗的患者可进行肠外营养支持治疗。在实施营养支持时应每日监测液体平衡、电解质水平和渗透浓度,还应充分监测其他代谢相关指标以避免因其利用不足导致的营养素输入过量造成底物沉积,包括严格控制血糖水平(目标:5 ~ 8mmol/L)、乳酸水平(目标:< 5.0mmol/L)、甘油三酯水平(目标:< 3.0mmol/L)和血氨水平(目标:< 100μmol/L)。

(刘 畅)

第十二章

休 克

休克(shock)是机体有效循环血容量减少、组织灌注不足,细胞代谢紊乱和功能受损的病理过程,是一个由多种病因引起的综合征。休克是临床各科常见的危重病症,死亡率高,发病机制尚未完全阐明。特别是在 ICU,休克导致器官组织灌注不足、器官功能受损,是重症病人的主要死亡原因之一。

第一节 休克的病理生理改变

按分类方式不同,休克有不同的类别,但是各类休克却有着共同病理生理基础,即有效循环血容量减少及组织灌注不足。现代的观点将休克视为一个序贯性事件,是一个从亚临床阶段的组织灌注不足向多器官功能障碍综合征(MODS)发展的连续过程,也就是说休克的病理生理过程是一个进行性发展的过程,连续而无法绝对分割。在此过程的早期,如果及时发现并给予有效治疗,休克是可逆的,否则休克可进展为不可逆,死亡也不可避免。因此,分析休克不同阶段的病理生理特点有助于更好地认识休克,把握治疗的关键。

以低血容量休克为例,根据微循环的变化,可将休克大致分为休克代偿期、进展期和休克难治期三个阶段。

一、休克代偿期

休克代偿期(compensatory stage of shock)是休克早期阶段,又称为缺血性缺氧期(ischemic anoxia phase)。此时机体处于应激反应早期阶段,由于有效循环血容量显著减少,循环容量降低、动脉血压下降。机体通过神经和体液因素等调节阻力血管,启动一系列代偿机制以维持血压稳定和重要器官的血液灌流。具体包括:交感-肾上腺髓质系统兴奋,儿茶酚胺大量释放入血,去甲肾上腺素与血管壁的 α 受体结合,引起外周血管收缩。儿茶酚胺与 β 受体结合,使心率加快,心肌收缩性加强,心输出量增加;动静脉吻合支开放。同时肾素-血管紧张素-醛固酮系统激活增强;左心房容量感受器对下丘脑合成和释放加压素的反射性抑制减弱,神经垂体加压素的分泌释放增加;血小板产生的血栓素 A_2 生成增多等代偿机制共同参与调节。这一系列代偿调节具有双面意义。积极方面的意义在于:①"自身输血"与"自体输液":调节代偿作用于容量血管,使小静脉和微静脉收缩,肝、脾储血库释放储存血液,迅速起到快速"自身输血"的作用,增加回心血量,称为"第一道防线";微循环方面,毛细血管前阻力血管比静脉对儿茶酚胺更敏感,使毛细血管前阻力大于后阻力,毛细血管流体静压减小,组织液回吸收加强,称为"自体输液",是休克时增加回心血量的"第二道防线"。②血液重新分布,优先满足重要脏器灌注。皮肤、腹腔内脏和肾的小血管的微动脉、后微动脉和毛细血管前扩约肌等阻力血管的 α 受体占优势,在去甲肾上腺素的影响下血流量减少。重要脏器如心脏、脑等此期仍然是自身调节为主,在局部代谢产物作用下冠脉及脑阻力血管仍维持一定的口径以满足代谢需要。这一调节的结果导致皮肤、腹腔内脏及肾血液向心、脑等重要脏器转移,使减少了的有效循环血量重新分布,保障了重要器官的血流。③外周阻力的增加在一定程度上稳定了平均动脉压,维持重要脏器的灌注压;儿茶酚胺的作用也会增加心率和心肌收缩力,使心输出量增加。通过以上调节,可使有效循环血量得到补充,同时尽力维持动脉血压、保护重要脏器的灌注。此期代偿的消极意义在于:外周(皮肤、骨骼肌)和内脏(如肝、脾、胃肠)毛细血管前阻力血管的收缩使一定量的微循环关闭,微循环"只出不进",血量减少;同时由于动静脉吻合支开放,血液通过直捷通路和开放的吻合支回流,微循环非营养性血流增加,营养性血流减少,组织发生严重的缺血缺氧。

若能在此时去除病因积极复苏,及时补充血容量,恢复有效循环血量,休克常较容易得到纠正。若在此时得不到及时纠正,病情可继续进展至休克进展期。

二、休克进展期

休克进展期(progressive stage of shock)为休克的中期阶段,又称为淤血性缺氧期(stagnant hypoxic stage)、休克失代偿期(decompensatory stage of shock),为休克早期病人因微血管持续痉挛、组织长期缺血缺氧未得到有效纠正进展而来。此期的特点为:①组织长期持续严重缺氧使葡萄糖无氧酵解增强,大量乳酸堆积而致酸中毒,使血管平滑肌对儿茶酚胺的反应性降低;同时长期缺血、缺氧、酸中毒使组胺、激肽、乳酸、腺苷等局部舒血管物质增多,后微动脉和毛细血管前括约肌舒张,局部调节取代神经内分泌调节成为阻力血管的主要调节方式,在代谢产物的作用下扩张,大量微循环开放,微循环容量扩大、淤血,血压进一步降低。②毛细血管后括约肌、微静脉和小静脉等对局部调节不敏感,毛细血管后阻力仍高,毛细血管压增加;同时组胺、激肽等物质生成增多使毛细血管通透性增加、血浆外渗,血液浓缩、红细胞、血小板聚集,血液黏稠度增加,循环血流速度减慢甚至血流停止。③多种体液因子参与本期的微循环障碍,如内源性阿片肽抑制心血管中枢和交感神经纤维,使心输出量降低、血管扩张、血压下降;一氧化氮(nitric oxide,NO)舒张血管平滑肌,引起血管扩张和低反应性;肿瘤坏死因子、白介素-1、白三烯(leukotriene,LT)、血小板活化因子等促使白细胞粘附于微静脉,增加毛细血管后阻力,阻碍微循环血液的流出;TXA_2促进血小板聚集和微血栓形成等。

以上机制的综合作用下"自身输液"、"自身输血"停止,有效循环血容量进一步下降;心血管系统功能恶化、微血管反应性降低,丧失参与重要生命器官血流调节的能力,神经调节和体液调节失效,灌注压急剧下降,使心、脑等重要脏器血流需求已不能代偿,灌注进一步降低。微循环广泛扩张,"只进不出",血液浓缩、滞留甚至停止。可见休克由代偿期进入失代偿期后,微循环由缺血转变为淤血。失代偿初期如果治疗正确、有力,休克仍是可逆的。病情继续进展则进入休克难治期。

三、休克难治期

休克难治期(refractory stage of shock)是休克的晚期阶段,又称为不可逆休克期(irreversible stage of shock)。此期阻力血管平滑肌完全麻痹,对各种调节机制均无反应,对血管活性药物失活,微小血管发生麻痹性扩张,毛细血管大量开放,微循环淤滞更加严重。

微循环内有纤维蛋白性血栓形成,使微循环血流停滞,甚至出现毛细血管无复流现象(no-reflow phenomenon),即在输血补液后,虽血压可一度回升,但微循环灌流量无明显改善,毛细血管中的血液仍淤滞停止,不能恢复。细胞缺血缺氧进一步加重。组织得不到氧气和营养物质供应,物质交换不能进行。严重持续的全身器官低灌流、内环境紊乱和体内大量损伤性体液因子生成,特别是溶酶体内多种酸性水解酶溢出,引起细胞自溶并损害周围其他的细胞;同时细胞因子、活性氧和大量炎症介质的产生,造成器官严重的代谢障碍和结构损伤,发生多个重要生命器官功能衰竭。休克治疗已十分困难,甚至不可逆,导致死亡。

DIC 形成也是休克难治的重要原因。由于微循环淤血期不断发展,凝血系统被激活,血流缓慢,血液浓缩,红细胞黏滞性增加,血液处于高凝状态;加之外源性及内源性凝血系统的激活、促凝物质的增多等均促使 DIC 的形成。随后由于凝血因子耗竭,纤溶系统活性亢进,可有明显出血。需要注意的是,由于引起休克的病因和始动环节不同,不是所有类型休克的晚期都会出现 DIC;而且不同原因所引起的休克,DIC 形成的早晚也不相同。

以上关于休克三期的描述是基于低血容量休克典型的病理生理变化而言。然而不同类型休克的进展也不完全遵循循序渐进的发展规律。如失血失液性休克常从缺血缺氧期开始逐渐发展;严重感染性休克,可能从微循环衰竭期开始,很快发生 DIC 和多器官功能衰竭;而严重过敏性休克,微循环障碍可能一开始就从淤血性缺氧期开始。不同原因和不同程度的休克,体内微循环变化并不一致。休克微循环的三期变化,既有区别,又相互联系,其间并无明显的界限。

微循环障碍学说很好地描述了休克的病理生理机制,但是却无法解释休克的全貌。例如随着休克研究的深入发现在血压降低和微循环紊乱之前往往已有细胞功能代谢变化,而细胞代谢、功能的恢复可促进微循环的改善;器官微循环灌流恢复后,器官功能并未随之好转;促进细胞代谢、功能恢复的药物具有很好的抗休克疗效等。可见微循环障碍并不是休克时的细胞和器官功能障碍的唯一原因,休克的原始病因也直接损伤细胞,引起功能障碍。一些学者认为细胞损伤是器官功能障碍的基础,提出了休克细胞(shock cell)的概念和休克发生发展的细胞机制。

细胞机制认为,细胞损伤是各器官功能衰竭的共同基础。休克时细胞的损伤首先发生在生物膜(包括细胞膜、线粒体膜和溶酶体膜等),表现为细胞膜通透性增高、膜磷脂微环境改变,膜流动性下降、细胞膜上相关受体蛋白的功能受损、膜完整性破坏等。其结果是血管平滑肌细胞对儿茶酚胺的反应性降低、内皮细胞肿胀使毛细血管管腔狭窄,红细胞和白细胞变形性减弱,微循环障碍加剧;另外,膜完整性的破坏是细胞不可逆性损伤的开始,继之细胞器发生功能障碍和结构损伤。线粒体是休克时最先发生变化的细胞器。作为细胞进行有氧氧化和氧化磷酸化的场所线粒体是细胞内能量产生的主要部位。休克时酸中毒、内毒素、钙超载及氧自由基等可直接抑制线粒体呼吸酶、干扰线粒体的氧化磷酸化过程,导致线粒体功能、结构障碍,最终线粒体崩解,导致细胞坏死或启动细胞凋亡。休克时缺血缺氧、酸中毒等可损伤溶酶体膜,通透性增高,溶酶体肿胀、空泡形成并释放溶酶体酶,破坏线粒体膜的完整性,引起线粒体功能障碍;也可直接水解蛋白质,引起细胞自溶。并且溶酶体酶进入血液循环后,可收缩微血管,直接损害血管内皮细胞和平滑肌细胞、消化基底膜;激活激肽系统、纤溶系统,促进组胺释放,使毛细血管壁通透性增高,导致血浆外渗、出血和血小板黏附、聚集,促进 DIC 发生。产生心肌抑制因子直接抑制心肌收缩性,引起内脏小血管痉挛,加重循环紊乱。休克原发致病因素也可直接损伤细胞,在以上多种机制作用下最终器官中有较多数量的细胞死亡,器官、系统功能严重障碍。另外,炎症细胞激活及炎症因子的泛滥,加重休克时细胞代谢障碍和损伤。

第二节 休克的分类

临床有多种分类方法,如按病因把休克分为失血性休克、失液性休克、创伤性休克、烧伤性休克、感染性休克、心源性休克、过敏性休克、神经源性休克、心外阻塞性休克等。病因分类有助于理解休克的病因,为临床的病因性治疗提供依据。随着对休克认识和理解的深入、血流动力学理论的应用,按心排出量与外周阻力变化的血流动力学特点,又可以把休克分为低排高阻型休克、高排低阻型休克、低排低阻型休克三类。低排高阻型休克的特点是心排量减少,心指数降低,外周阻力升高,所以也称低动力型休克(hypodynamic shock)。表现为平均动脉压降低不明显,而脉压显著缩小;尿量明显减少;皮肤苍白、温度降低,故又可称为"冷休克"(cold shock)。低血容量性休克、心源性休克、创伤性休克和部分感染性休克(革兰阴性菌感染常见)属于此类型。高排低阻型休克的特点是心输出量增加,心脏指数升高,总外周阻力降低,所以又称为高动力型休克(hyperdynamic shock)。临床表现为血压略低,脉压可增大;动脉血氧差明显缩小;由于皮肤血管扩张或动-静脉短路开放,血流量增多,皮肤潮红、温暖,故又可称为"暖休克"(warm shock)。过敏性休克、神经源性休克和部分感染性休克(革兰阳性菌感染常见)属于此类型。低排低阻型休克的特点是心排出量和总外周阻力都降低,收缩压、舒张压和平均动脉压均明显下降,为休克的失代偿表现,见于各种类型休克的晚期阶段。

随着血流动力学的发展,循环功能支持技术在休克治疗中已显示出越来越重要的作用。治疗手段也在不断更新和增多,粗略的血流动力分类已不能满足临床治疗的需要。而休克的本质是组织灌注不足,氧供给不足和需求增加,良好的心脏功能、正常的血管容积和充足的循环血量是保障微循环灌注的三个基本条件。各种病因一般通过改变这三个条件中的一个或几个使脏器微循环灌流急剧减少,最终引起休克的发生。所以新的休克分类方法把休克分为:低容量性休克、心源性休克、梗阻性休克及分布性休克四类。

一、低血容量性休克

低血容量性休克(hypovolemic shock)的基本机制是循环容量的丢失,包括外源性丢失和内源性丢失。外源性丢失见于失血、烧伤、呕吐、腹泻、脱水、利尿等使血容量丢失至体外;内源性丢失见于过敏、毒素、内分泌紊乱等引起血管通透性增加,循环血量渗入第三间隙和体腔。由于血量减少导致静脉血回流不足,心输出量减少,组织灌注减少。肺循环灌注减少使肺脏气体交换障碍,氧输送下降,加重细胞缺氧。所以血流动力学表现为血压下降、前负荷指标如中心静脉压、肺动脉嵌顿压等降低、心脏搏出量降低及代偿性体循环阻力升高,即"三低一高"。心率也代偿性增快,在早期由于代偿作用可维持心输出量和循环灌注压,但若此时休克不能纠正,组织灌流量进一步减少,组织缺氧不能缓解,休克的血流动力学特点发生变化。

二、心源性休克

心源性休克（cardiogenic shock）的基本机制是泵功能障碍。大面积急性心肌梗死、心肌缺血再灌注损伤、弥漫性心肌炎、严重心律失常等均可引起急性心泵功能衰竭。此类休克氧输送减少的基本原因是心排出量急剧减少。血流动力学表现为血压下降，前负荷指标如中心静脉压、肺动脉嵌顿压等升高、心脏输出量降低及交感神经兴奋、外周小血管收缩导致的体循环阻力代偿性升高。需要注意的是心脏的多种疾病都能导致心输出量下降，所以心源性休克可能出现不同的血流动力学特征，特别是右心功能衰竭导致的心源性休克，其血流动力学改变和治疗要求均与左心衰不同。右室衰竭表现为中心静脉压升高、体循环淤血，但是由于右心输出量减少或肺循环阻力增加、心室相互作用等因素可能使左心前负荷不足。所以在诊断心源性休克时应分别了解右心与左心的功能状况。

三、梗阻性休克

梗阻性休克（obstructive shock）的基本机制为血流的主要通道受阻。如腔静脉梗阻、心包缩窄或压塞、心瓣膜狭窄、心室流出道梗阻、肺动脉栓塞及主动脉夹层动脉瘤等。根据梗阻部位的不同又分为心内梗阻性休克及心外梗阻性休克。不同部位的梗阻性休克的血流动力学特点不同，但大都表现为心输出量减少，微循环灌注减少，组织缺氧。对于此类休克除进行血流动力学监测外明确梗阻部位也十分重要，解除梗阻原因是治疗的关键。若暂时无法解除梗阻，应尽量想办法减少梗阻两端的压力差。心脏超声、CT 等可能对诊断提供帮助。

四、分布性休克

分布性休克（distributive shock）是临床的主要休克类型之一。其机制为血管收缩舒张调节功能异常，体循环阻力表现为两种情况：神经节阻滞、脊髓损伤等神经源性休克及麻醉药物过量等因素导致容量血管扩张，循环血量相对不足，体循环阻力可正常或升高；感染性因素导致血液重分布，体循环阻力降低。

循环容量不足常为分布性休克的早期表现。与低容量性休克不同，分布性休克并不是循环容量的绝对丢失，而是因为容量血管扩张导致的相对容量不足，血管舒缩调节功能异常使容量分布异常。所以单纯的补充容量常不能纠正休克。感染性休克是分布性休克的主要类型。

严重感染下由于毛细血管通透性增加、液体渗漏等因素导致循环血量绝对减少，这与低血容量休克类似，但是血流分布异常才是导致休克的根本原因。感染性休克的血流动力学特点为：①病理性阻力血管扩张，体循环阻力下降：血中儿茶酚胺水平增加，α 受体兴奋性明显下降，血管自身调节功能受损。感染时巨噬细胞、中性粒细胞、库普弗细胞、肝细胞等在内毒素、TNF、IL-1 等的作用下产生大量的、在生理状态下不存在的诱导型一氧化碳合成酶（NOS）而释放出大量的 NO，使血管扩张、体循环阻力下降。同时 TNF、IL-1 等也能直接导致血管扩张。②心输出量增加：通常认为心输出量增加是由于感染性休克时心脏后负荷下降、血儿茶酚胺水平升高、高代谢状态所致。但是心输出量增高不代表心脏功能没有受到损害。感染时 TNF、IL-1、白介素-2 等都可以影响心肌细胞的代谢状态和血管反应性，直接或间接地抑制心肌收缩力，并能降低心脏的摄氧能力，导致氧供需失衡。③肺循环阻力增加：表现为轻度至中度的肺动脉高压,右心后负荷增加。这是因为肺循环在感染性休克时对去甲肾上腺素的反应性不像体循环那样受抑制,增高的血儿茶酚胺水加剧了肺循环收缩。心率在感染性休克时常加快,但也可减慢或出现心律失常。④循环高流量和组织缺氧:可能的原因是阻力血管舒缩调节障碍导致的血流分布异常,一些脏器不能得到足够的血流或同一脏器内部血流的不均匀分布,部分区域组织灌注不足。另外。动静脉短路的开放也可能参与血流重分布,线粒体功能障碍也可造成高灌注下细胞缺氧。

第三节 休克的诊断与病情评估

休克的临床诊断包括休克的病因、血压下降、组织灌注不良及器官功能改变四方面内容。如感染性休克的诊断标准包括:

1. 感染的存在 患者存在确定的感染灶和(或)实验室指标或培养结果。表现有全身炎症反应综合征的存在。出现以下两种或两种以上表现:①体温 $>38℃$ 或 $<36℃$;②心率 >90 次/分;③呼吸 >20 次/分或过度通气,$PaCO_2 <32mmHg$;④血白细胞计数 $>12 \times 10^9/L$ 或 $< 4 \times 10^9/L$(或未成熟粒细胞 $>10\%$)。

2. 出现低血压,表现为收缩压低于 $90mmHg$ 或较原基础值下降幅度超过 $40mmHg$,至少 1 小时,或依赖输液或血管活性药物才能维持血压。

3. 有组织灌注不良表现,如少尿小于 1 小时或急性神志障碍。这样的诊断完整地体现了休克的病理生理过程,且具有很好的临床实用性,但是也有明显的局限性。全身炎症反应的指标过于宽松,特异性差。更重要的是,很多时候在血压下降之前已有组织灌注的不足。如前所述,机体存在一系列代偿调节机制,通过"自体输血"、"自体输液"、血流重分布、增加外周阻力等机制代偿维持血压,其结果是牺牲了一部分脏器如皮肤、胃肠道、肾脏等的灌注,这些器官的微循环已经发生灌注不足、功能障碍。血压发生改变时休克的过程可能已经进行了很长时间。这不但延误了休克治疗的时间,也增加了休克治疗的难度,因为这些被牺牲的器官是之后 MODS 发生的启动因素。

对于临床医师而言,诊断休克的重要性是确定休克过程是否已经开始,了解休克已经发生到哪个阶段及血流动力学类型,以确定如何进行循环支持。如何更早地发现并诊断休克是非常重要的。早期临床表现,如面色苍白、四肢冰冷、出冷汗、心跳加快、脉搏细速、尿量减少等提示存在休克。由于临床表现的特异性差,可靠性较低,需利用一些生物学指标来发现较早出现的组织灌注不足。例如:①混合静脉血氧饱和度(SvO_2)或中心静脉血氧饱和度($ScvO_2$)在氧输送恒定的情况下可以反映组织对氧的摄取量。②动态监测血乳酸,计算乳酸清除率可以反映组织代谢的改变。③黏膜 pH 值或二氧化碳分压可以直接反映组织代谢情况。其他一些反映微循环及代谢的指标也逐渐被认识。通过这些指标和临床判断,把组织灌注列为休克的诊断内容,能弥补以前诊断标准的不足,利于早期发现和治疗休克。所以新的诊断标准应包括:诱发因素、临床表现、生物学指标、血流动力学参数四方面。强调休克的诊断不是套用具体的值,而是应该结合临床综合判断,把握休克的病理生理过程,利用生物学指标早期发现,并结合利用血流动力学参数针对性的治疗。

休克病情的评估也有助于决策治疗方案及判断预后。不同的病理生理时期有不同的临床表现。如休克代偿期表现为面色苍白、四肢冰冷、出冷汗、心跳加快、脉搏细速、尿量减少、烦躁不安,患者血压可略降,也可正常甚至稍高,但脉压明显缩小。此期通过治疗病因,及时液体复苏,休克易于纠正。而休克进展期由于组织有效血液灌流量减少,缺氧加重,患者皮肤颜色由苍白逐渐转变为发绀,口唇和肢端尤为明显;静脉萎陷,充盈缓慢,中心静脉压降低;动脉血压进行性下降,心肌收缩性减弱,心搏无力、心音低钝,表情淡漠或神志不清,器官功能障碍,治疗难度加大。休克难治期则表现为静脉严重萎陷、血压显著降低,给予升压药也难以恢复,甚至出现毛细血管无复流现象、DIC 等,器官功能衰竭。另外,生物学指标似对休克严重程度的评估也有辅助作用。如血浆乳酸水平的明显升高提示预后极差,微循环障碍越重死亡率越高等。相对而言,患者对治疗的反应更能反映患者的预后。如感染性休克病人的乳酸清除率、液体复苏的反应等。

第四节 休克的监测与治疗

一、休克的监测

监测是治疗的基础。对于休克而言,监测的目的在于:①早期发现与诊断休克;②明确休克的直接原因及休克类型,形成针对性治疗方案;③评估治疗的效果;④控制治疗的风险与并发症。所以,监测对于休克患者有非常重要的意义。

对于存在休克危险因素的患者或有可疑休克出现时,需要加强监测以及时发现并抓住治疗时机。如前所述,心率增快、口渴、尿少、意识障碍、四肢冷、花斑等临床表现特异性差,可靠性较低,需要结合混合静脉血氧饱和度(SvO_2)或中心静脉血氧饱和度($ScvO_2$)、血乳酸、乳酸清除率等反映微循环及代谢的指标来更早发现休克,并结合临床指标进行诊断。

循环系统血流动力学监测包括体循环监测和微循环监测。体循环监测的主要内容包括容量状态及容量反应性、心脏泵功能及外周阻力。容量状态可用压力相关的指标和容量相关的指标来反映。前者如中心静脉压(central venous pressure,CVP)、肺毛细血管楔压(PCWP);后者如左室舒张末期容积(LVSDV)、全心舒张末期容积/全心舒张末期容积指数(GEDV/GEDI)、胸腔内血容积(ITBV)等,但应注意它们的局限性。当容量状态不明确或者是已存在低血容量时,还需要做容量反应性评估。如对于机械通气(无自主呼吸)、窦性心律的患者,可以使用每搏输出量变异 SVV、脉搏压变异 PPV 等。Swan-Ganz 导管、PICCO 等监测工具可以得到上述指标。对于自主呼吸或者心律失常患者,则可以通过被动抬腿试验来评估容量反应性。抬腿前后患者心输出量上升超过 15% 提示患者有容量反应性,可以通过补液来改善循环状况。心脏泵功能可以通过心脏收缩力来反映,也可以通过心输出量来评估。心脏超声是评估心脏泵功能的最常用工具。外周阻力可以根据心输出量及平均动脉压、中心静脉压计算得出。了解到上述三方面内容就可以清楚休克类型,并形成治疗方案进行有针对性的治疗。治疗过程中要通过微循环指标如毛细血管再充盈时间、乳酸清除率、$ScvO_2$ 等的变化来反馈治疗方案是否正确。目前也有一些无创、直观、动态影像学手段可以用于监测微循环,如外周灌注指数(peripheral perfusion index,PPI)可以反映外周血管的收缩与舒张,近红外线光谱学(near-infrared spectroscopy,NIRS)和激光多普勒(laserdoppler)则可以分别反映一定体积内所有血管的氧饱和度与血流,而手持式正交偏振光谱(orthogonal polarization spectral,OPS)和侧流暗视野成像技术(sidestream dark field,SDF)更是可以直接观察到微循环内血管的密度、大小、血流速度及其不均一性在治疗过程中,这些方法帮助我们更直观地认识与监测微循环。除了关注各项指标对治疗的反馈之外，还要密切关注有无并发症的出现，如血管外肺水指数(ELWI)上升、氧合下降及心脏功能恶化等。

二、液体复苏治疗

对于存在容量不足的休克病人，早期的液体复苏对预防器官功能障碍至关重要。"早"是关键，在发现可能存在引起休克的高危因素时(如有腹泻、呕吐等液体大量丢失)复苏就应该开始。有容量反应性是液体复苏的前提条件。在复苏过程中要确定复苏目标，维持足够的灌注压并取得组织灌注的改善。一旦复苏成功并控制休克的病因，随即进入限制性的液体管理，减少液体蓄积以促进器官功能恢复。所以液体治疗贯穿休克循环支持治疗的始终。

1. 初始恰当液体复苏　在早期发现患者出现组织灌注不良时，就需要判断患者是否存在容量负荷的不足。一旦确定，液体复苏应当立即开始，且应在尽可能短的时间内恢复心脏前负荷。早期的液体复苏是由目标导向进行的。液体的选择可以是晶体或者人工胶体，低蛋白血症时可使用人血白蛋白。早期复苏的输液速度通常为 30ml/(kg·h)，短时间内补足容量。容量足够的基础上还应判断心泵功能及外周阻力是否足够，必要时使用正性肌力药物或血管活性药物。若前、后负荷及心肌收缩力都满足的情况下，患者循环仍不能维持，可考虑使用皮质类固醇类药物如氢化可的松，改善在疾病应激下肾上腺皮质功能受抑制的状态。液体复苏的过程中，还应注意血液中血红蛋白的含量，必要时可适当补充红细胞，以增加组织的氧供。液体复苏需要给予严密的监测，过多的液体负荷会增加水肿的风险，并带来一些相关的副作用。合适的复苏终点很难确定。通常情况下，心输出量不依赖于前负荷时(也就是Frank-Starling 曲线的平台期)为补液的终点，但临床上难以实施。对于机械通气患者，应用心输出量测定装置直接测量每搏量或者通过随呼吸周期脉压的变异间接判断可以帮助评价患者的容量反应性。但仍有其局限性：患者必须接受较大的潮气量(8~10ml/kg)通气，没有自主呼吸(必要时需家用镇静甚至肌松剂)，并且没有严重的心律失常和左心功能障碍。被动抬腿试验亦可作为选择之一，但因其作用为一过性，需要能够快速反应的测量装置。即使我们采用了以上方法，仍然有部分患者存在灰色地带，难以评价其对液体的反应。容量负荷试验可用于评价患者实际对液体的反应性，但需要注意控制风险，避免不良事件的发生。

2. 后期限制性液体管理　休克不同时期监测和治疗的目标不同，液体的管理也有相应变化。早期患者处于一个比较危险的状态，液体治疗的目的是为了达到一个能够维持患者生命的目标血压和心输出量，在此基础上改善组织灌注和氧和，维持血流动力学稳定。休克后期患者病情较前相对稳定，液体管理的重点则应为减少液体蓄积，促进器官功能恢复。随着患者炎症反应好转，血管通透性改善和收缩舒张功能的恢复，组织间液大量回吸收，循环系统负荷增加，加重肺水肿和其他器官水肿的形成。此时，我们需要使用利尿剂甚至超滤来降低患者循环容量负荷，实现液体的负平衡管理。

三、休克的综合治疗

休克治疗的基本原则是减少进一步的细胞损伤，维持最佳组织灌注，纠正缺氧。临床上针对休克的治疗包括病因治疗和对症支持治疗。病因治疗是纠正休克的根本目的，对症支持治疗则是根据病情不同阶段不同的病理生理情况所采取的相应的治疗，二者并不是截然分开的，而是相互影响、密切相关的。因此，休克的治疗是综合性治疗的过程。

1. 病因治疗　病因治疗是治疗休克的基础，是指去除导致休克发生发展的原因。对于外伤引起的低血容量性休克,需要彻底止血;心源性休克则需针对心脏本身进行治疗,如心肌梗死的治疗、纠正心律失常等;梗阻性休克需要及时解除梗阻因素,如心包填塞时引流、肺栓塞时及时溶栓等,感染性休克需要清除感染灶,给予抗感染治疗,这些都是病因治疗的内容。休克的病因治疗至关重要,如果导致休克的病因不能被去除,单纯的对症支持治疗并不能取得好的效果。

2. 对症支持治疗　如前面所说,病因治疗是纠正休克的根本,然而鉴于休克患者病情危重没有足够的时间等待病因治疗或者无法耐受病因治疗的打击如手术等原因,休克的对症支持治疗显得尤为重要,并逐步成为休克治疗成功与否的关键因素。休克患者对症支持治疗主要包括:血流动力学支持;内环境的维持;治疗 DIC 改善微循环;激素和其他药物的应用。

(1)血流动力学支持:休克血流动力学支持的目的在于改善组织低灌注和细胞缺氧。针对休克患者,首先判断容量是否足够,血容量不足的患者,应该在严密监测下进行液体复苏,补足容量;容量足够的情况下,需要判断心输出量是否足够,对于心泵功能障碍者给予正性肌力药物;如果心脏输出是正常的,还需判断外周阻力是否有下降,若有则可使用缩血管药物增加外周阻力以维持脏器灌注。在体循环达标的情况下,还需关注微循环是否有改善,必要时可使用舒血管药物改善微循环,最终达到改善组织低灌注和细胞缺氧的目的。

(2)其他支持治疗:休克综合治疗中,血流动力学支持以外的治疗措施同样重要。维持稳定的内环境、加强呼吸支持维持足够氧供、防治 DIC 以及保护其他器官功能等均对患者的预后有重要意义。

第五节　血管活性药物的应用

休克血流动力学治疗的根本目的是改善组织灌注和细胞缺氧。除了调整患者的血容量,还需使用血管活性药物保证心脏的输出和足够的灌注压力,同时还需提高微循环的灌流量。血管活性药物的使用都是在血流动力学监测下进行的。对于存在容量不足的病情,补充容量是第一步。容量足够的前提下,需要判断是否存在心输出量不足。如果存在心功能障碍,则需使用正性肌力药物提高心输出量;如果心输出量达标,还需了解外周阻力是否有下降,应使用缩血管药物提高外周阻力以维持足够的灌注压。有了足够的血容量和灌注压以后大循环已经达标,还需关注微循环是否改善,否则应适当使用舒血管药物改善微循环状态,以最终改善组织灌注和细胞缺氧。临床医生面临很多可用的血管活性药物选择,但是对于具体到某种临床情况最适宜用哪种缩血管药至今证据不多。

一、多巴胺

多巴胺是最常用的血管活性药之一,作用于多巴胺 1、β_1、α_1 受体,其药理作用与剂量有关。在小剂量下[$0.5 \sim 2\mu g/(kg \cdot min)$]时主要作用于 DA_1 受体,肾小动脉扩张,但并不能保护肾脏不致衰竭。在中等剂量下[$5 \sim 10\mu g/(kg \cdot min)$],多巴胺的 β_1 作用更加突出,表现为心肌收缩力增加,心率与心输出都相应增加。其结果是心肌氧耗同样增加。在大剂量($10 \sim 20\mu g/(kg \cdot min)$)使用时,$\alpha_1$ 受体拮抗作用最显著,多巴胺增加血管平滑肌张力并提高全身血压。这同时会造成内脏与肾血流下降,类似大剂量去氧肾上腺素的作用。不管什么剂量下,多巴胺多会介导去甲肾上腺素释放,这就可以解释在不同使用剂量时为什么有些患者会出现心率增快。

二、多巴酚丁胺

多巴酚丁胺兴奋心肌 β_1 增强心肌收缩力,其对心肌的正性肌力作用较多巴胺强,能增加 CO,降低 PCWP,改善心泵功能。而其对外周血管 α_1 兴奋导致的缩血管作用被兴奋 β_2 导致的扩血管作用抵消,表现为弱的血管扩张作用。常用量为 $2.5 \sim 10\mu g/(kg \cdot min)$。多巴酚丁胺能增加全身氧输送,改善肠系膜血流灌注。通过兴奋 β 受体增加心排出量和氧输送,改善肠道灌注,也明显降低动脉血乳酸水平。它还是为数不多的可用于降低肺血管阻力并改善右心功能的药物之一。

三、去甲肾上腺素

去甲肾上腺素直接作用于肾上腺素能受体,可作用于 α_1 受体与 β_1 受体。它的作用类似肾上腺素,不过它不具备肾上腺素的 β_2 受体作用,而 α_1 受体作用更强。所以,去甲肾上腺素通过其 α_1 作用增加全身血管阻力来提升血压。其 β_1 作用可增加心肌收缩力以及心输出量。最近人们开始重新关注去甲肾上腺素对感染性休克的治疗作用。其 β_1 作用可能帮助因严重脓毒症以及感染性休克而致的心肌功能不全。不管是亚临床研究或一些有限的临床数据都支持在感染性休克的患者中使用去甲肾上腺素。去甲肾上腺素要求持续输注,通常剂量范围是 $1 \sim 20\mu g/min$。在低剂量下,其 β_1 作用更突出;而在较高剂量时则体现出 α_1 作用。去甲肾上腺素与多巴酚丁胺联合应用是治疗感染性休克最理想的血管活性药物。

四、肾上腺素

肾上腺素是直接的 α_1、β_1、β_2 受体激动剂。在较低剂量下,肾上腺素的主要作用是 β 受体拮抗剂,而在较大剂量时,其 α_1 受体作用愈加明显。心率、心肌活力以及心输出量的增加反映了其 β_1 受体作用。β_2 受体活性包括支气管与血管平滑肌的舒张作用。在更高的剂量下肾上腺素的 α_1 受体作用表现为增加全身血管阻力,降低内脏包括肾脏血流,不过会维持脑及心肌的灌注压。肾上腺素通过阻断肥大细胞与嗜碱性粒细胞释放炎症介质从而具有抗炎作用。肝脏与骨骼肌细胞中 β 受体激活可通过腺苷酸环化酶信号通路导致糖原异生。这些作用都会导致血糖升高。肾上腺素的主要适应证是心跳骤停、严重心源性休克、过敏性及类过敏性反应的治疗。当持续给药时,常用剂量是 $1 \sim 20\mu g/min$。不过在治疗难治性危及生命的休克时,可能肾上腺素的使用剂量会更大。

五、血管加压素

血管加压素是一类强大的缩血管药物,但其作用机制不同于绝大多数血管收缩剂。血管加压素不是作用于肾上腺素系统,而是与外周血管加压素受体结合来产生强大的缩血管作用。血管加压素是儿茶酚胺类药物的有用替代药,因为儿茶酚胺类药物在严重酸中毒时作用很差,而血管加压素则依然保持其缩血管作用。严重脓毒症或感染性休克患者血管加压素分泌相对不足。这类患者对血管加压素作用非常敏感,用药剂量也应相应降低。在感染性休克时,推荐剂量为 $0.04U/min$。如果患者有改善,不再持续用药,但也不应立即停掉。

六、血管扩张药

通过扩张容量血管减轻心脏前负荷、减少心肌耗氧、改善心室功能,对心源性休克的治疗尤为重要。对感染性休克而言,在大循环稳定的前提下给予扩张血管药物,解除小动脉和小静脉的痉挛,对改善微循环的灌流有显著的效果。常用的血管扩张药物包括 α-肾上腺素能受体阻滞药、M-胆碱能受体阻滞药和其他直接作用于血管的血管扩张药。能解除血管痉挛,改善微循环和组织灌注。酚妥拉明即为此类药物的代表。但是,休克微循环的变化是复杂的,发展也不平衡,不能单独强调某一方面的血管活性药物使用。

（尹万红　康　焰）

第十三章

急性呼吸窘迫综合征

第一节　急性呼吸窘迫综合征概述

急性呼吸窘迫综合征(acute respiratory distress syndrome,ARDS)是由多种肺内外多种非心源性病因引起的急性呼吸衰竭综合征,其病理生理特点为低氧血症,非心源性肺水肿和弥漫性肺实质炎性改变,临床表现为进行性低氧血症和呼吸窘迫。虽然对 ARDS 的病理生理机制有了较深入的进展,但对 ARDS 的治疗策略仍以支持治疗为主。

自 1967 年以来对 ARDS 曾有许多不同的命名,如休克肺、弥漫性肺泡损伤、创伤性湿肺、成人呼吸窘迫综合征(adult respiratory distress syndrome,ARDS)。1972 年 Ashbauth 提出成人呼吸窘迫综合征的命名,后来注意到本征亦发生于儿童,故欧美学者协同讨论达成共识,以急性(acute)代替成人(adult),称为急性呼吸窘迫综合征,缩写仍是 ARDS。目前认为"ARDS 是全身炎症反应的肺表现",ARDS 和急性肺损伤(acute lung injure,ALI)都是发生在肺的急性过度炎性反应,ARDS 是其中较为严重的类型,ALI 是这一临床综合征的早期阶段,低氧血症程度较轻,而 ARDS 则是 ALI 较为严重的阶段。根据 1994 年北美-欧洲危重病学会共识会议(AECC)的意见,将 ALI 和 ARDS 都归为同一疾病综合征 ALI/ARDS,ALI 是这一综合征的早期阶段,低氧程度较轻。但最近的 ARDS 柏林新定义取消了 ALI 这一概念。

1994 年第一次欧美联合会议(AECC)提出了 ALI/ARDS 的诊断标准:①急性起病;②氧合指数($PaO_2/FiO_2 \leqslant 200mmHg$[不管呼气末正压(PEEP)水平];③正位胸片显示双肺均有斑片状阴影;④肺动脉嵌顿压$\leqslant 18mmHg$,或无左心房压力增高的临床证据。如 $PaO_2/FiO_2 \leqslant 300mmHg$ 且满足上述其他标准,则诊断为 ALI。上述诊断标准简单明确,可操作性强,但特异性不够,且忽略了可能影响预后的因素,全身炎症反应导致的肺外脏器的损害,或多器官功能障碍综合征(multiple organ dysfunction syndrome,MODS)是 ARDS 患者最常见的死因。

ARDS 柏林新定义:

对于 ARDS 诊断标准的统一定义,极大地促进了 ALI/ARDS 流行病学及临床研究,加深了人们对于这一临床综合征的认识,从而改进了 ARDS 的治疗现状。但是,多年来的研究也显示出 AECC 的诊断标准存在着很多问题(表 13-1)。因此,由欧洲危重病医学会(ESICM)与美国胸科学会(ATS)组成的委员会于 2012 年发表了 ARDS 的柏林定义(表 13-2)。根据柏林定义,ARDS 是一种急性弥漫性肺部炎症,可导致肺血管通透性升高,肺重量增加,参与通气的肺组织减少。其临床特征为低氧血症,双肺透光度降低,肺内分流和生理无效腔增加,肺顺应性降低。ARDS 急性期的病理学特征包括弥漫性肺泡损伤(即水肿、炎症、透明膜或出血)。

流行病学:ALI/ARDS 的发病率呈逐年增加趋势。2005 年的研究显示,ALI/ARDS 发病率分别在每年 79/10 万和 59/10 万。提示 ALI/ARDS 发病率显著增高,明显增加了社会和经济负担。虽经数十年的努力,病死率仍然居高不下,国外流行病学研究报道 ARDS 病死率在 40% ~50% 左右,国内的报道病死率大概在 68.5% 。

表 13-1　AECC 定义存在的局限性以及柏林定义的解决方案

	AECC 定义	AECC 局限性	柏林定义的解决方案
时机	急性起病	没有针对急性的定义	说明了急性起病的时间窗
ALI	所有患者 PaO_2/FiO_2 ≤ 300mmHg	PaO_2/FiO_2 201 ~ 300mmHg 的患者可以导致 ALI/ARDS 分类错误	根据疾病严重程度将 ARDS 分为互不包含的 3 个亚组 取消了 ALI 的概念
氧合	PaO_2/FiO_2 ≤ 300mmHg（无论 PEEP）	不同的 PEEP 和（或）FiO_2 对 PaO_2/FiO_2 比值的影响不一致	各个亚组中加入了有关最小 PEEP 的内容 在重度 ARDS 组,FiO_2 的作用不甚重要
X 线胸片	前后位胸片显示双侧浸润影	不同医生对 X 线胸片的解读一致性很差	明确了 X 线胸片的标准 建立了 X 线胸片的临床实例
PAWP	PAWP ≤ 18mmHg,或没有左房压升高的临床证据	PAWP 高与 ARDS 可以并存 不同医生对于 PAWP 及左房压升高的评估一致性很差	取消了 PAWP 的要求 静水压升高的肺水肿不是呼吸衰竭的主要原因 建立了临床实例以帮助排除静水压升高的肺水肿
危险因素	无	定义中并未涉及	纳入诊断标准 当未能确定危险因素时,需要客观排除静水压升高的肺水肿

AECC,欧美共识会议;ALI,急性肺损伤;ARDS,急性呼吸窘迫综合征;PAWP,肺动脉嵌压;PEEP,呼气末正压

表 13-2　ARDS 的柏林定义与诊断标准

急性呼吸窘迫综合征	
发病时机	在已知诱因后,或新出现或原有呼吸系统症状加重后一周内发病
胸部影像学[a]	双肺透光度减低,且不能完全用胸腔积液、肺叶不张或结节解释
肺水肿来源	无法用心功能衰竭或液体负荷过多解释的呼吸衰竭 如果没有危险因素,则需要客观评估(如心脏超声检查)排除静水压升高的肺水肿
低氧血症[b]	轻度:PEEP/CPAP ≥ 5cmH$_2$O 时 200mmHg < PaO_2/FiO_2 ≤ 300mmHg[c]
	中度:PEEP/CPAP ≥ 5cmH$_2$O 时 100mmHg < PaO_2/FiO_2 ≤ 200mmHg
	重度:PEEP/CPAP ≥ 5cmH$_2$O 时 PaO_2/FiO_2 ≤ 100mmHg

CPAP,持续气道正压;PEEP,呼气末正压

a. X 线胸片或 CT 扫描

b. 如果海拔超过 1000m,应根据如下公式进行校正:[PaO_2/FiO_2 ×(大气压/760)]

c. 轻度 ARDS 患者可能接受无创通气

　　病因:多种危险因素可导致 ALI/ARDS,通常将导致 ARDS 的病因分为直接损伤因素(肺内因素)和间接损伤因素(肺外因素)。主要包括:①直接肺损伤因素:严重肺部感染、胃内容物吸入、肺挫伤、吸入有毒气体、淹溺、氧中毒等;②间接肺损伤因素:严重感染、严重的非胸部创伤、急性重症胰腺炎、大量输血、体外循环、弥散性血管内凝血等。

第二节 急性呼吸窘迫综合征的发病机制与病理生理改变

一、发病机制

ARDS 的发病机制较为复杂,许多问题还不明确,现有研究认为 ARDS 是发生于肺部的急性弥漫性失控性炎症反应,其发病机制可能与多种炎症细胞和细胞因子有关。

1. 炎症反应。中性粒细胞(PMN)和单核巨噬细胞(AM)在肺损伤的发病机制中有重要作用。循环中的 PMN 的活化、在肺组织中的募集并迁移至肺泡腔,同时释放大量炎症介质,被认为是急性肺损伤早期的主要发病机制。血管内皮细胞的活化导致 PMN 与内皮细胞的黏附是肺泡损伤的始动和关键步骤。在 ARDS 病人的肺泡灌洗液(BALF)和肺组织中都可以发现大量中性粒细胞,来源于动物模型的研究发现减少 PMN 在肺组织的募集,可以明显减轻肺损伤。PMN 到达肺泡腔后通过呼吸暴发氧自由基损伤、释放各种蛋白酶、细胞因子等机制导致组织的损伤。在生理状态下肺循环内就有大量 PMN 留滞,在 ALI 发生过程中,CXC 趋化因子受体(CXCR)2 和配体[CXCL]1-8 对 PMN 在肺组织的募集中起到了重要调控作用。黏附分子 2 在调控中性粒细胞的活化、黏附和炎症因子的释放中也有重要作用。急性肺损伤导致肺泡巨噬细胞的活化,肺泡巨噬细胞源性的多种生长因子在 ARDS 后期纤维化过程中起到了重要的调控作用。ALI 的肺部炎症反应与多种炎症因子有关,包括 TNF-a、IL-1、IL-6、和 IL-8。在动物模型和人体研究中都发现在 ALI/ARDS 时 BALF 和肺组织中炎症因子含量明显增加。其中 TNF-α 被认为是导致肺损伤的启动因子,它可通过诱导 NO、内皮素、氧自由基、多肽递质和黏附分子等的产生发挥作用。最近的研究发现,TNF-α 可能通过激活肺泡毛细血管内皮细胞内的肝素酶,导致内皮细胞表面的糖蛋白水解而暴露 PMNS 的结合位点,从而启动肺的炎性损伤过程。

除炎症细胞外,肺泡上皮细胞以及成纤维细胞也能产生多种细胞因子,从而加剧炎症反应过程。炎症因子由炎症细胞释放,并能进一步激活炎症细胞,产生级联放大效应最终导致促炎因子和抗炎因子失衡的失控性炎症。由于参与的炎症因子复杂,作用方式及相互间的关系尚需深入研究,针对单一因子,或寻求"共同通路"的研究到目前为止均未得到理想的结果。

2. 近期的研究发现,细胞凋亡在 ARDS 的肺损伤发展过程中也有重要作用。炎症反应和细胞凋亡程序的启动有密切的关系,PMN 释放的 Fas 及 Fas 配体可以诱导肺泡上皮的凋亡,内毒素及多种细胞因子可抑制 PMN 的凋亡,而细胞凋亡过程中 Fas 及 Fas 配体可以导致肺的炎症损伤,目前认为在 ARDS 的急性发病过程中炎症反应和细胞凋亡存在互相影响的复杂机制。

3. 氧化-抗氧化失衡导致大量氧自由基产生被认为是炎症因子导致组织细胞损伤的基础环节,提高抗氧化能力在动物模型的研究中显示对肺损伤有保护作用。近来的研究发现细胞凋亡的异常在 ALI 中也发挥了作用。

二、病理生理

ARDS 的病理学改变主要表现为弥漫性肺泡损伤,可呈现渗出、增生和纤维化期的连续性病理改变过程。其基本病理生理改变为肺泡上皮和肺毛细血管内皮通透性增加所导致的肺水肿,以肺容积减少,肺顺应性降低,严重的通气血流比例失调为病理生理特征。

ARDS 早期的特征性表现为肺泡上皮和肺毛细血管内皮细胞损伤,内皮细胞与肺泡上皮细胞屏障的通透性增高,肺泡与肺间质内积聚大量的水肿液,其中富含血浆蛋白、中性粒细胞为主的多种炎症细胞、红细胞、血小板和凝血因子,肺泡间隔增宽,在肺泡壁形成透明膜样改变。凝血和纤溶紊乱也参与 ARDS 的病程,组织损伤和凝血瀑布反应可导致肺泡出血和小动脉广泛血栓形成,并发生血管重塑,导致肺血管床堵塞以及微循环结构受损。血管横截面积的缩小,缩血管物质的作用和低氧性肺血管收缩是导致 ARDS 并发肺动脉高压的主要机制。ARDS 发病后的 5 ~ 10 天进入增生期,表现为水肿液逐步吸收,肺泡和间质内出现纤维蛋白、炎症细胞和成纤维细胞沉积。肺泡呈立方形,Ⅱ型肺泡上皮大量增生,血气屏障增厚。部分患者呼吸衰竭持续超过 14 天,病理上常表现为严重的肺纤维化,肺泡结构破坏和重建。

第三节　急性呼吸窘迫综合征的临床表现

一、临床表现

ARDS 的临床表现和其病理生理改变紧密相关,在 ARDS 早期,主要病理改变是间质和肺泡的水肿,透明膜形成,毛细血管闭塞,肺表面活性物质减少导致的肺泡陷闭肺不张,形成生理性右向左分流,通气血流比例($\dot{V}/\dot{Q}$)失调,临床表现为氧疗难以纠正的低氧血症。

1. 早期(6~8 小时)　病人常表现为焦虑、躁动、呼吸困难;由于肺部炎症反应导致的肺顺应性下降,表现为呼吸做功增加、潮气量减小、呼吸频率增快;呼吸困难和呼吸频率增快几乎见于所有的早期 ARDS 患者,是 ARDS 的特征性表现;患者通过增加通气量来代偿低氧血症,因此可维持相对正常的 PaO_2,伴有急性呼吸性碱中毒。此期胸部听诊可无异常,胸部 X 线片常无明显改变。

2. 急性期(6~48 小时)　病人表现为呼吸困难加重,双肺可闻及湿啰音,或呼吸音减低;常规吸氧后低氧血症难以纠正,动脉血氧分压 PaO_2 多为 50 ~ 55mmHg,脉搏氧饱和度常低于 85%。病情进展后,可出现肺内实变,表现为双肺肺野普遍密度增高,透亮度减低,肺纹理增多、增粗,可见散在斑片状密度增高阴影,即弥漫性肺浸润影。

3. 终末期　急性肺损伤发生后 7 ~ 10 天进入增殖期,表现为肺泡Ⅱ型细胞,成纤维细胞,肌纤维细胞增生修复肺组织纤维化,临床表现为无效腔比例增加,分钟通气量的需求增高,肺动脉高压,及肺组织顺应性进一步降低。患者表现为严重的低氧血症、高碳酸血症。

二、辅助检查

1. 胸部影像学　胸部影像学检查是缺氧性呼吸衰竭临床最常使用的辅助检查手段,简单易行,被临床广泛采用。如果临床上有相应病史,影像学表现为双肺浸润影并伴有中到重度的低氧血症(氧和指数≤300mmHg),应高度怀疑 ARDS 的可能。ARDS 的影像学典型的表现为:双肺弥漫性,肺泡渗出,伴肺水肿。值得注意的是,胸部影像学表现不一定和临床低氧症状的严重程度一致。在 ARDS 早期患者的胸片可能只表现出局限性的渗出和不张的改变,但临床低氧症状已很明显。ARDS 的肺部浸润性斑片影与肺部感染的表现不同的是,ARDS 的肺部浸润性斑片影多分布于下垂的肺区域,表现为重力依赖性改变,可通过俯卧位和仰卧位 CT 扫描渗出液分布区域的改变来进行观察。但心源性肺水肿也可表现为重力依赖性改变,较难与 ARDS 区别。一些特征性影像学表现可能提示心源性肺水肿:心影增宽,血管径增粗,上肺野血管影增多重分布,可见隔离线的出现,最常见的是近肺基底部的与侧胸膜面呈直角相接的细线影(Kerley B 线),肺水肿呈肺门分布的"蝴蝶"征。如果没有上述心源性肺水肿的特征性表现,而是表现为双肺外带分布的斑片状浸润影,提示 ARDS 的可能性较大。

2. 超声　心脏超声有助于鉴别心源性疾病导致的急性低氧性呼吸衰竭,也有助于发现并存的潜在心脏疾病,由于是一项无创的检查手段,更易被应用于危重病人的评估。心源性肺水肿的心脏超声常见表现包括:二尖瓣狭窄和(或)反流,左心室扩张或有左心室收缩功能障碍的表现。肺部超声是近年来重症床旁超声技术发展的一个新的应用方向,床旁肺部超声可以对 ARDS 患者的肺部实变、肺水肿情况进行定性甚至是半定量的评估。

3. 实验室检查　ARDS 没有特异性的实验室检查可以诊断,动脉血气分析对确认 ARDS 的诊断非常重要。ARDS 发病之初动脉血气除低氧血症外,还可有急性呼吸性碱中毒的表现,当出现呼吸肌疲劳后则可出现高碳酸血症的表现。在 ARDS 晚期,氧合情况已得到改善,但由于无效腔增大,导致分钟通气量需求增高的表现。心肌酶学、心电图、脑钠肽(BNP)等可有助于判断导致急性呼吸衰竭的其他病因(急性心肌梗死、心源性肺水肿等),及可能存在的严重并发症情况。

4. 有创循环监测　血流动力学监测在 ARDS 的诊断和治疗中都有重要作用,有助于区别心源性肺水肿,并可以指导 ARDS 治疗中的液体管理。虽然在急性肺水肿的危重病人的临床处理中广泛地使用到了右心导管,但现有的研究显示右心导管的使用非但不能改善患者的预后,反而增加了危重病人并发症的风险,有可能增加病死率。因此对于 ARDS 的患者目前不推荐常规使用右心导管来指导临床治疗。

5. 支气管肺泡灌洗(bronchoalveolar lavage,BAL)　对于一些病因不明的 ARDS 的患者,BAL 有助于鉴别诊断一些少见的且需要特殊治疗的疾病,例如嗜酸性细胞性肺炎、弥漫性肺泡出血等。只要方法得当,BAL 可以安全应用于危重患者,包括严重低氧血症的患者。

第四节　急性呼吸窘迫综合征的治疗

一、概述

目前对 ARDS 的治疗以原发病处理和支持治疗为主,尚缺乏针对 ARDS 的特异性治疗措施。因此治疗上首先应明确导致 ARDS 的诱发因素,去除病因,积极控制原发病,并及时处理威胁生命的严重并发症。

ARDS 的治疗目标包括对呼吸系统本身的处理以及对肺外疾病的处理。

1. ARDS 病因的诊断和处理。

2. 维持氧合水平,恰当使用 FiO_2、PEEP,采用小潮气量肺保护通气策略,允许性高碳酸血症,恰当使用镇静镇痛药物。

3. 呼吸功能恢复尽早撤离呼吸机。

4. 对肺外脏器功的监测和支持治疗。

5. 早期恰当营养支持治疗。

二、呼吸支持治疗

1. 维持足够的氧合水平 改善低氧性呼吸衰竭,维持氧合是 ARDS 呼吸支持治疗的主要目的。氧疗是 ARDS 呼吸支持治疗的基本手段,但由于 ARDS 患者的低氧血症的病理机制,常规吸氧常难纠正,机械通气能更有效地改善低氧血症,降低呼吸功,缓解呼吸窘迫,并能够更有效地改善全身缺氧,防止肺外器官功能损害。目前有创机械通气是治疗 ARDS 的主要手段,无创机械通气在 ARDS 中的应用尚缺乏有效的证据支持。无创机械通气虽然在包括 COPD,急性心源性肺水肿的治疗中可以达到与有创机械通气相当的效果,但是在 ARDS 中的应用的研究证据非常有限。在 ARDS 的病人中使用无创通气仍应十分谨慎,其原因是由于 ARDS 作为全身炎症反应的表现之一,常同时伴有肺外脏器功能的损害,因此除了一些特殊的亚组病人如免疫缺陷的病人在发生伴有高碳酸血症的呼吸衰竭的时候,如果患者意识清楚,血流动力学稳定,并有气道保护能力的可以考虑先试用无创机械通气,轻度 ARDS 病人可以使用无创通气支持。

2. 肺保护性通气策略 动物研究和临床试验都已证实,大潮气量机械通气可以导致正常肺的损伤,并加重 ARDS 的肺部炎症反应,并且肺的过度膨胀还可导致炎症因子的大量释放,加重全身炎症反应并致肺外脏器损伤。由于 ARDS 存在:基础肺损伤的不均质性,肺泡表面活性物质缺乏,晚期由于存在肺结构性改变,更易发生呼吸机相关性肺损伤(ventilator induced lung injury VILI)。因此 ARDS 的机械通气应采用肺保护性通气策略,避免常规或大潮气量机械通气导致的 VILI。肺保护性通气策略是指在 ARDS 的患者实施机械通气时应限制气道平台压($\leqslant 30cmH_2O$)。由于 ARDS 患者的肺容积减少,肺顺应性降低,在限制平台压的情况下,需降低潮气量,可能导致分钟通气量不足 CO_2 潴留,发生急性高碳酸血症,研究证实在实施肺保护性通气时一定程度的高碳酸血症是安全的(一般主张保持 pH > 7.20),即所谓的允许性高碳酸血症策略。值得注意的是,允许性高碳酸血症是实施肺保护通气策略的结果,而不是 ARDS 机械通气的治疗目标。

3. 呼气末正压(PEEP)的应用 由于 ARDS 的低氧血症的主要机制是肺泡大量萎陷,通气血流比下降,肺内分流的形成,因此使用 PEEP 是促进肺复张、改善通气血流比、纠正低氧血症的有效手段。机械通气对肺的损伤除肺过度膨胀外,还包括肺泡反复开放和陷闭所致的"剪切"伤,使用比常规机械通气更高的 PEEP 可以避免这种损伤。PEEP 已成为 ARDS 通气治疗的基本参数,但关于最佳 PEEP 的选择仍存在争议,目前多认为应使用能防止肺泡塌陷的最低 PEEP。轻中度 ARDS 患者可使用低到中度 PEEP,中重度 ARDS 建议使用高水平 PEEP,可以采用与相应的吸氧浓度相匹配的 PEEP 水平来设定 PEEP,但最佳 PEEP 的设定应该是通过滴定的方法来进行个体化的设定,有条件的情况下可以根据静态 P-V 曲线低位转折点压力 $+2cmH_2O$ 来确定 PEEP;也可以通过最佳氧合滴定法设定能获得最佳氧合状态而对循环影响最小的 PEEP。

4. ARDS 呼吸支持治疗的其他问题

(1)自主呼吸:保留自主呼吸时,膈肌的运动有利于改善 ARDS 患者肺重力依赖区的通气,改善通气血流比。目前的机械通气模式中能在整个呼吸周期中保留自主呼吸的通气模式包括双水平气道正压通气(biphasic positive airway pressure BIPAP)和气道压力释放通气(airway pressure release ventilation APRV)。保留自主呼吸的通气模式,可以增加病人与呼吸机的同步性,减少人机对抗,减少镇静、肌松剂的应用。但对于重度 ARDS 患者有研究认为保留自主呼吸可能会增加呼吸驱动压及跨肺压加重肺损伤,因此是否保留自主呼吸应根据患者病情的严重程度决定。保留自主呼吸对 ARDS 的临床结局的影响还缺乏研究证据的支持,尚不能作为 ARDS 的呼吸支持治疗的常规方法。

(2)俯卧位通气:俯卧位通气可以改善部分 ARDS 患者的氧合情况,其可能机制包括:①增加功能残气量;②改善局部膈肌运动;③肺血流重分布,改善通气血流比;④促进分泌物引流。实施俯卧位通气可能会增加患者护理的难度,增加气管导管脱出的风险,局部受压可能导致颜面部皮肤坏死,视网膜缺血。目前对俯卧位通气的随机对照研究仅发现俯卧位通气可以改善患者的低氧血症,但未证实可以改善 ARDS 的生存率。俯卧位通气不能作为 ARDS 的常规治疗手段,仅适用于部分常规治疗无效的重度 ARDS 患者。对于有严重低血压、室性心律失常、颜面部创伤及未处理的不稳定性骨折的病人应避免使用俯卧位通气。

(3)肺复张:肺复张是指采用一些肺复张的方法使完全或部分陷闭的肺泡开放,并使用较高的 PEEP 来维持复张肺泡的开放。肺复张手法众多,比较主流的有:控制性肺膨胀(SI)、BIPAP、CPAP 及吸气保持法,PEEP 递增法,压力控制法。肺复张通过复张陷闭肺泡,可以提高肺通气血流比,减少分流,改善低氧血症。肺复张的效果受到多种因素的影响,包括实施的具体方法,如 CPAP 水平、持续时间等;疾病本身也会影响肺复张效果,一般认为肺外源性 ARDS 比肺内源性 ARDS 的复张效果更好,在 ARDS 早期肺复张效果较好。肺复张实施过程中胸内压的升高可能会影响患者的循环状态,在血流动力学不稳定的病人中应慎用。

(4)高频振荡通气(high frequency oscillatory ventilation,HFOV):近年来研究报道 HFOV 用于严重 ARDS 患者的救治,取得了较好的效果。理论上高频振荡通气可以看作是终极的小潮气量机械通气模式,HFOV 产生的震动潮气量(VT0)小于无效腔潮气量,呼吸频率在 150 次/分以上。其作用机制不同于传统的机械通气机制。多数学者认为 HFOV 增加了肺内气体弥散、气流摆动和对流作用。使用 HFOV 时,其平均气道压力(mean airway pressure,MAP)的设定,比传统呼吸机更高,有利于塌陷的肺泡重新开放而改善氧合。在振荡期间,潮气量低于无效腔容积,其优于常频呼吸机的特点是能大幅降低气道压力、维持肺泡开放、改善通气血流比、减少 VILI 的发生,减轻过高的胸内压所造成的对血流动力学的不良影响。在美国 HFOV 已被 FDA 批准用于 ARDS 的治疗。但由于使用 HFOV 时需要使用神经肌肉阻滞剂,可能增加罹患肌病的风险,且其在 ALI/ARDS 中的应用还没有得到随机对照临床研究的证据支持,因此目前多数学者认为 HFOV 不适用于轻、中度的患者,多被用作有严重低氧血症的重度 ARDS 患者的挽救治疗手段。

(5)体外膜氧合技术(ECMO):使用体外膜肺气体交换技术治疗 ARDS 的理论基础是基于:让已发生严重炎症反应的肺得到"休息",可以降低呼吸支持压力和吸氧浓度,减少 VILI 的发生,从而使病变肺能有机会恢复健康的假说。ECMO 治疗的费用昂贵,对实施过程中的监护和支持治疗要求较高,操作有一定困难,目前仅能在少数高级别医疗中心开展。对 EC-MO 在 ARDS 治疗中的应用的临床 RCT 研究也非常少,仅有的研究结果并未证实 ECMO 可以改善严重 ARDS 患者的预后,且有研究还发现使用 ECMO 可能加重 ARDS 患者的全身炎症反应,这可能与体外循环及生物膜的相容性有关。有学者认为随着 ECMO 技术的不断发展,ECMO 有望成为挽救严重 ARDS 患者的一项安全有效的措施,当然这一观点还有待于大规模随机对照临床研究的证据支持。

(6)液体通气:是指在常规机械通气的基础上经气管插管向肺内注入相当于功能潮气量

的全氟碳化合物,以降低肺泡表面张力,促进肺复张的方法。近期的临床研究发现,液体通气患者的肺顺应性改善,但并不能改善患者的预后。液体通气仅用于常规治疗无效的ARDS患者的挽救治疗。

(7)机械通气的体位:ARDS病人在使用有创机械通气支持时,应注意预防呼吸机相关性肺部感染(ventilator associated pneumonia,VAP)的发生,机械通气患者易发生胃肠内容物反流至下呼吸道,发生肺部感染风险增加。前瞻对照研究证实机械通气的患者采用半卧位的体位可以减少VAP的发生率。因此在没有禁忌证的ARDS病人在机械通气时应保持半卧位。

三、急性呼吸窘迫综合征的其他治疗

1. 液体管理 在ARDS,血管通透性增加是导致肺水肿的主要原因,这一基础上静水压升高和血浆胶体渗透压下降可以进一步加重肺水肿,由于合并通透性异常,ARDS的肺水肿持续时间长,治疗更困难。ARDS的诊断需要排除心源性肺水肿,但两者不是截然分开的。一项大型临床研究发现,约有80%的ARDS患者PAWP至少间断地高于18mmHg,而且PAWP的升高与死亡率增高有关。

因此当对ALI的液体的治疗是以减轻肺水肿为目的时,治疗策略应考虑能够降低静水压和增加胶体渗透压。基于对这一病理生理的认识,在较早的研究中已开始考虑对有肺损伤风险的重症病人使用限制输液策略,并提示限制液体可以减少血管外肺水,缩短机械通气时间和ICU住院时间,并有降低病死率的倾向。但是ARDS常合并存在其他的脏器功能损害,ARDS病人最常见的死因是肺外器官的功能衰竭。因此液体治疗应保证足够的心输出量和器官灌注。2006年发表的ARDS临床研究协作网(ARDSnet)的一项多中心大样本随机对照研究,比较了两种不同的液体治疗策略:限制性和自由性液体治疗对ARDS病人的影响,并同时对肺动脉导管和中心静脉压监测在ARDS中的作用进行评价。结果发现对ARDS的病人采用液体限制策略可以改善肺功能,减少机械通气时间和ICU住院时间,而不增加28天肺外脏器功能衰竭及60天病死率,但也没有使病死率下降。这项研究的结果支持在ARDS的病人的液体治疗中采用限制性的治疗策略。对于继发于感染性休克的ARDS,在血流动力学不稳定的早期应采用充分液体复苏,而一旦血流动力学紊乱纠正后应限制液体的输入。

2. 糖皮质激素的应用 多个RCT研究已证实糖皮质激素在ARDS的急性期没有预防和治疗作用,因此在ARDS早期不应常规使用糖皮质激素治疗。在合并脓毒症休克,并有急性肾上腺皮质功能不全的情况下,可以使用糖皮质激素替代治疗。糖皮质激素在ARDS晚期肺纤维化阶段的治疗作用目前还存在争议,研究发现使用激素可以改善肺顺应性,提高氧和,但是却有可能增加患者的病死率,因此在ARDS患者使用糖皮质激素治疗应十分谨慎。目前认为对于重度ARDS的患者,在早期出现威胁生命的难以纠正的低氧血症时可以考虑使用糖皮质激素,糖皮质激素不能与肌松剂联合应用,且在病程超过14天的ARDS患者不宜应用。

3. 一氧化氮(NO)和前列腺素E_1(PGE$_1$) 吸入NO可以选择性扩张肺血管,降低肺循环阻力,改善肺的通气血流比,减少肺内分流,从而改善ARDS的氧合状态。吸入的NO进入血液中很快即失去活性,因此在降低肺循环阻力的同时并不会对体循环发生不利影响。研究发现NO吸入可以使约60%的ARDS患者的氧合得到改善,但并不能改善ARDS患者的

病死率。NO 吸入的治疗效果常在治疗开始之初的 24～48 小时较为明显,在后期可发生耐受情况,且由于需要持续经呼吸机输入,治疗费用也相当昂贵。因此 NO 吸入也只能作为重度 ARDS 的一种挽救治疗手段,而并非 ARDS 患者的常规治疗措施。

PGE$_1$ 具有扩张血管和免疫调节的作用,有研究报道 PGE$_1$ 吸入可以改善 ARDS 患者的氧和状态,但尚缺乏 RCT 研究证据的支持,静脉使用 PGE$_1$ 的 RCT 研究并没有发现其对改善氧和,减少呼吸机使用时间和降低病死率方面的作用。因此 PGE1 在 ALI/ARDS 治疗中的作用还有待深入研究。

4. 肺泡表面活性物质　肺泡表面活性物质活性减少或功能丧失是 ARDS 患者发生肺泡萎陷的重要原因,补充肺泡表面活性物质理论上可以改善肺泡表面张力,防止肺不张的发生。但有关的临床研究发现肺泡表面活性物质可以一过性改善氧合情况,但并不影响病死率和机械通气时间。其作用还有待进一步研究。

5. 其他　包括 β$_1$ 受体兴奋剂、细胞因子单克隆抗体、重组人活化蛋白 c 在内的多种药物通过促进肺水肿的吸收,减轻炎症反应等机制,从理论上都可能会对 ARDS 有改善作用。但目前还缺乏临床研究的证据,尚不能作为常规治疗手段。

6. 镇痛镇静和肌松剂　使用机械通气治疗的 ARDS 患者应考虑给予恰当的镇静镇痛,减轻患者的焦虑,控制疼痛,保障患者安全和舒适的接受治疗措施,减少自主呼吸过强导致的肺的应力和应变增加所致的 VILI,并可降低全身氧耗。在对机械通气患者进行镇静镇痛治疗时应制定治疗方案,确定镇静目标,进行镇静的评估,调整镇静剂使用剂量,即实施程序化的镇痛镇静,可避免过度镇痛镇静或不足,有利于减少镇静剂使用剂量,缩短机械通气时间和 ICU 住院时间。肌松剂的使用应限于重度 ARDS 患者在实施肺保护性通气策略的基础上常规治疗难以纠正的低氧血症时,使用应在 ARDS 发病早期,使用时间不宜超过 48 小时。

7. 营养支持和并发症防治　ARDS 病人机体处于高代谢状态,恢复期的持续时间也往往较长,营养不良使机体免疫防御功能下降,易致感染和影响肺组织的修复,宜尽早加强营养。对继发严重感染、休克、心律失常、DIC、胃肠道出血、肝肾功能损害、气胸等应积极预防,及时发现并给予相应的治疗。

(邓丽静)

第十四章

脓毒症与多器官功能障碍综合征

第一节　脓　毒　症

脓毒症(sepsis)指由可疑或确诊的感染及感染所引起的全身反应共同构成的临床综合征,是机体对感染产生的有害性系统性宿主反应。脓毒症进一步发展,可进展为严重脓毒症(severe sepsis)以及脓毒性休克(septic shock)。严重脓毒症指脓毒症合并由脓毒症导致的器官功能障碍或组织低灌注(收缩压 < 90mmHg 或平均动脉压 < 70mmHg,或收缩压下降超过 40mmHg,或下降超过年龄校正后正常值的 2 个标准差以上),并且除外其他导致低血压的原因。脓毒性休克指在充分液体复苏情况下仍持续存在组织低灌注(包括由感染导致的低血压、乳酸增高或少尿)。

脓毒症及其进展所致的严重脓毒症及脓毒性休克是全球面临的主要健康挑战之一,每年有数百万人罹患严重脓毒症或脓毒性休克,这一数字正在呈上升趋势。30 年前,严重脓毒症及脓毒性休克患者的病死率高达 80%,近年来随着抗感染和器官功能支持技术的飞速发展,这一数字下降至 20% ~ 30%,但仍然是临床上病死率极高的常见重症疾病。

一、相关定义

菌血症(bacteremia):泛指循环血液中存在活菌,不论其数量、繁殖速度、产生毒素、持续时间及所致临床表现如何,血液中的细菌可能被机体免疫系统清除,也可能引起全身炎症反应综合征。

毒血症(toxemia):指循环血液中存在大量毒素,并诱导产生大量炎症介质,从而引起寒战、高热、呼吸急促、心动过速等全身中毒反应,严重时可发生心、肝、肾等实质器官功能衰竭,甚至出现休克。毒素可来自引起各类病原体所致的感染性因素,也可来自坏死组织吸收等非感染性因素。

败血症(septicemia):指菌血症或真菌血症引起的毒血症。

脓毒败血症(septicopyemia):特殊类型的败血症,一般是指化脓性细菌感染或伴有局部化脓性病灶的败血症。

全身炎症反应综合征(systematic inflammatory response syndrome,SIRS):是指感染或非感染性损伤引起的全身系统性过度炎症反应。

脓毒症(sepsis):指各种病原体感染引起的全身炎症反应综合征。

详见图 14-1。

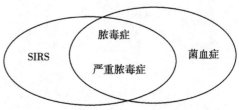

图 14-1　脓毒症、菌血症、SIRS 的关系

二、流行病学

脓毒症的发病率与其定义及诊断标准有密切的关系,在美国统计的住院病人当中,2%的患者被诊断为严重脓毒症,在这当中,一半的患者需要进入重症监护病房(intensive care unit,ICU)接受治疗,占所有 ICU 患者的 10%。美国的一项流行病学调查显示,每年有 75 万人罹患脓毒症,且近年来有不断升高的趋势。我国尚无准确的流行病学数据。

三、病因

所有可能导致机体感染的病原体如细菌、真菌、病毒、寄生虫等都有可能导致脓毒症的发生,临床上最常见的脓毒症病因包括细菌和真菌。

引起脓毒症的常见病原体有:

1. 革兰阳性球菌 常见的引起脓毒症的革兰阳性球菌有:

(1)葡萄球菌:包括金黄色葡萄球菌(staphylococcus aureus)、表皮葡萄球菌(staphylococcus epidermidis)。金黄色葡萄球菌为脓毒症最常见的致病菌之一,近年来,随着有创性操作技术的增加以及抗生素的滥用,该菌在医院获得性脓毒症的病原学中呈不断上升的趋势,而耐甲氧西林的金黄色葡萄球菌(methicillin-resistant staphylococcus,MRSA)等耐药金黄色葡萄球菌的感染率也不断上升。葡萄球菌的感染来源包括伤口、静脉留置导管或针头、腔道插管感染等。

(2)链球菌:临床上常见的链球菌性脓毒症多由肺炎链球菌和乙型溶血性链球菌引起。肺炎链球菌,致病力主要与荚膜中所含的多糖类抗原有关,肺炎球菌脓毒症多继发于该菌所致的肺炎,多发生于老人、婴幼儿和免疫缺陷者。乙型溶血性链球 B 族可在产妇产道中存在,新生儿分娩时获得感染可发生严重脓毒症。

(3)肠球菌:该菌毒力强,对常用抗生素多耐药,易引起难治性脓毒症及严重脓毒症,应引起重视。

(4)其他:炭疽杆菌、利斯特菌、梭状产气荚膜杆菌等也可引起脓毒症。

2. 革兰阴性杆菌 近年来,由于抗生素滥用及医源性介入性操作增加,革兰阴性细菌感染引起的脓毒症发病率不断上升,且耐药菌株多见。常见的革兰阴性菌有:

(1)大肠埃希菌:脓毒症中最常见的革兰阴性致病菌,大肠埃希菌是人类肠道定植菌,一般不致病,但在人体正常消化道屏障受损、抵抗力下降等情况下,可引起脓毒症。

(2)铜绿假单胞菌:为医院内感染的革兰阴性杆菌脓毒症常见的致病菌,铜绿假单胞菌脓毒症多见于全身抵抗力下降或有局部损伤的病人,如行化学治疗的肿瘤病人、任何原因引起的白细胞减少和大面积烧伤的病人。

(3)克雷伯菌属:最为重要的是肺炎克雷伯菌,常引起呼吸、泌尿系统感染,进而引发脓毒症。近年来肺炎克雷伯菌所致的院内感染性脓毒症发生率呈上升趋势,并常对多种抗生素耐药。

(4)其他:一些寄居肠道内的通常不易致病的革兰阴性杆菌包括产碱杆菌、沙雷菌属、摩拉菌属、黄色杆菌属、枸橼酸杆菌属、爱德华菌属、不动杆菌属等,在某些特殊情况下也可引起脓毒症。

3. 厌氧菌 厌氧菌包括革兰阳性的丙酸杆菌属、消化链球菌属,以及革兰阴性的类杆菌属、梭杆菌属、韦荣菌属。近年来随着厌氧菌培养技术的不断进步和广泛应用,厌氧菌感染所致脓毒血症的发现率及报告率明显增多。

4. 真菌　以白色假丝酵母菌、毛霉菌及曲菌等最为常见。发生真菌脓毒血症的患者多有严重基础疾病如恶性肿瘤、血液病、糖尿病、肝及肾衰竭、重度烧伤等,或因长期大量应用广谱抗生素、肾上腺皮质激素或细胞毒性药物等,使正常菌群失调或抵抗力下降而引起二重感染。

5. 其他　如寄生虫等,较少见。

四、发病机制

病原体通过各种途径侵入血液后,其致病物质(如内毒素、外毒素等)引发机体的非特异性及特异性免疫反应,产生大量炎症介质,当机体的免疫系统未能完全消灭掉病原体时,病原体在血液或某些特定部位大量繁殖,不断释放出新的病原体、致病物质,不断放大全身炎症反应,最终导致脓毒症。

1. 病原体侵入途径

(1) 外来病原体:外来病原体可通过黏附于呼吸道(最为常见)、消化道、泌尿生殖道等处的黏膜上皮细胞,进而侵入血液循环(常见如肺炎球菌、脑膜炎奈瑟菌、流感嗜血杆菌等);外伤、动物咬伤等直接将病原体带入血循环中;此外,近年来医源性感染越发受到人们的关注和重视,经静脉置管、安装起搏器等有创操作可直接将病原体带入血液,引发脓毒症。

(2) 机体其他部位感染:机体其他部位感染病原体经局部血循环侵入全身血液循环。

(3) 自然定植部位病原体:因创伤、炎症、恶性肿瘤或机体免疫力下降等原因,定植病原体突破局部屏障侵入血循环。

2. 致病物质　诱发脓毒症的各种病原体进入血循环后,其特有致病物质作用于机体各个系统,诱发 SIRS,最为常见的致病物质包括内毒素和外毒素。

(1) 内毒素:即细菌脂多糖(lipopolysaccharide,LPS),广泛存在于革兰阴性细菌、螺旋体、立克次体等微生物细胞壁中,病原菌死亡崩解后,内毒素释放入血,形成内毒素血症。LPS可刺激单核-吞噬细胞、中性粒细胞、血管内皮细胞,并作用于补体、激肽、凝血、纤溶、交感、肾上腺髓质系统,诱生肿瘤坏死因子-α(tumor necrosis factor-α,TNF-α)、白介素-1(interleukin-1,IL-l)、IL-8 等大量炎性细胞因子和炎症介质,出现发热、微循环障碍、低血压、酸中毒、弥散性血管内凝血(disseminated intravascular coagulation,DIC)、多器官功能障碍综合征(multiple organ dysfunction syndrome,MODS)等脓毒症表现,进一步进展可出现脓毒性休克和多器官衰竭(multiple organ failure,MOF)。

(2) 外毒素:种类较多,一般为活菌体内合成后分泌至菌体外的蛋白质成分。主要由金黄色葡萄球菌、链球菌等革兰阳性菌产生,痢疾志贺菌、肠产毒型大肠埃希菌等少数革兰阴性菌也可产生。临床常见外毒素如金黄色葡萄球菌中毒性休克综合征毒素-1、肠毒素、α-溶血素、杀白细胞素、剥脱性毒素,A 群链球菌致热外毒素等。外毒素经或不经抗原呈递过程,与非特异性及特异性免疫细胞表面受体结合,导致单核-吞噬细胞活化、T 细胞多发性激活,释放大量 IL-l、TNF-α、IL-6、IL-8 等炎性细胞因子,引起 SIRS。

3. 机体免疫反应　机体对于上述致病物质的宿主反应包括两个方面:促炎反应和抗炎反应。而这两种反应共同作用的最终走向、波及范围、持续时间等取决于宿主(包括遗传因素、年龄、合并基础疾病以及医疗环境等)和致病物质(微生物量、毒力等)。病原体致病物质又被称为病原体相关分子模式(pathogen-associated molecular patterns,PAMP)与宿主细胞表达的模式识别受体(pattern-recognition receptors,PRR)相互作用,模式识别受体表达在细胞的多个部位,细胞膜:toll 样受体(toll-like receptor,TLR),C 型凝集素受体(C-type lectin receptors,CLR),胞核内:TLRs,胞浆内:维 A 酸诱导基因-1 样受体(retinoic acid inducible gene 1-like receptors,RLR),核苷酸结核寡聚域样受体(nucleotide-binding oligomerization domain-like receptors,NLR)。PAMP 与受体结合后,激活白细胞以及补体、凝血系统,促进炎症反应的发生;另外,PAMP 与上述受体结合后,通过神经调节途径刺激肾上腺分泌儿茶酚胺类激素,诱导炎性细胞凋亡,抑制促炎基因的表达,最终抑制炎症反应的发生。机体防御免疫功能缺陷是导致脓毒症的最重要的原因。

健康者在病原菌入侵后,一般仅表现为短暂的菌血症,细菌可被人体的免疫免疫系统迅速消灭,不引起明显症状和体征;但各种免疫防御功能缺陷者(包括局部和全身免疫屏障功能的丧失),都易发生脓毒症:①各种原因引起的中性粒细胞缺乏或减少是诱发脓毒症的重要原因,当中性粒细胞降至 $0.5 \times 10^9/L$ 甚至更低时,脓毒症的发生率明显增高,多见于急性白血病、恶性肿瘤患者接受化学治疗后、骨髓移植后,以及再生障碍性贫血等患者。②肾上腺皮质激素、免疫抑制药、广谱抗生素、放射治疗、细胞毒类药物的应用,以及各种大手术及有创操作的开展等都是脓毒症的重要诱因。③静脉导管的留置,动脉内导管、导尿管留置;气管插管、气管切开、机械通气的应用;烧伤创面;各种插管有创检查,如内镜检查、插管造影或内引流管的安置等都可破坏局部屏障防御功能,有利于病原菌的入侵。④严重的原发疾病,如肝硬化、结缔组织病、糖尿病、尿毒症、慢性肺部疾病等。如患者同时存在两种或两种以上诱因时,发生脓毒症的风险将明显增加。在上述各种诱因中,静脉导管留置引起的葡萄球菌脓毒症,在医院内感染脓毒症中占重要地位;留置导尿管则常是大肠埃希菌脓毒症、铜绿假单胞菌脓毒症的重要诱因。

4. 脓毒性休克　脓毒性休克的血流动力学异常十分突出,急性微循环障碍和休克细胞(shock cell)是脓毒性休克发生发展的两大基本机制。

(1)脓毒性休克微循环障碍,通常包括以下三期:

1)脓毒性休克 I 期(休克可逆期,微循环痉挛期,缺血性缺氧期):此期患者血压可不下降或仅轻微下降,但脉压明显缩小,此期积极予以液体复苏、抗感染等治疗,患者预后一般较好。

休克可逆期微循环改变的发生机制主要包括以下几个方面:①肾上腺释放大量儿茶酚胺类激素,并兴奋肾上腺素能 α 受体,使皮肤、四肢、腹部内脏、肾脏等的微动脉及毛细血管前括约肌强烈收缩,而微静脉收缩较弱,导致上述器官或组织微循环灌流减少,这是机体在休克早期的重要代偿机制,在有效循环血容量不足的情况下,皮肤、四肢、腹部内脏、肾脏等器官和组织的微循环灌注减少,保证了心、脑这两个最重要器官的血供。②肾上腺素能 β 受体兴奋,使动-静脉吻合支开放,形成动-静脉短路,导致组织灌注减少。③直捷通路开放,加重组织缺血缺氧;④血管紧张素 II、血栓素 A_2(thromboxane A_2,TXA$_2$)、白三烯等缩血管物质大量释放,促使微血管收缩。⑤内毒素的拟交感作用使血管强烈收缩。

上述病理生理改变一方面造成了器官和组织的灌注减少,另一方面对于机体而言有非常重要的代偿意义:①皮肤四肢和大部分内脏血管收缩,外周血管阻力增加,心肌收缩增强,得以维持血压;②血液的重分配,皮肤四肢及部分内脏微循环灌注减少,保证了心、脑等重要脏器的血供;③真毛细血管流体静压降低,促使组织液回吸收(自身输液);④肝脾等血供丰富器官的小静脉和肌性微静脉收缩,增加回心血量(自身输血)。

2)脓毒性休克Ⅱ期(休克进展期,微循环扩张期,淤血性缺氧期):此期患者血压下降明显,脉压缩小。

此期最主要的病理生理改变是:微血管舒张,微静脉阻力增加,微循环血液淤滞,血浆外渗,有效循环血量进一步减少,心排出量降低,血压明显下降。微血管舒张的机制包括:①经历了休克Ⅰ期的长时间缺血缺氧,机体出现酸中毒,血管平滑肌对儿茶酚胺类激素的反应性降低;②组胺、腺苷、缓激肽、NO 等血管扩张物质生成增多;③细胞损伤时 K^+ 外流增多,Ca^{2+} 内流减少,血管反应性和收缩性降低。微静脉阻力增加的机制:①血容量减少等因素所致的血流缓慢使红细胞容易在微静脉聚集,血液黏滞度增高;②血管通透性增加、血浆外渗使血液黏滞度增高;③微循环灌注压下降使白细胞易于贴壁和黏附。

3)脓毒性休克Ⅲ期(休克难治期,微循环衰竭期):此期患者血压明显下降,此时进行液体复苏等治疗效果往往不佳,此期微血管对血管活性药物失去反应,毛细血管网血液淤滞加重。凝血途径被激活,导致弥散性血管内凝血(DIC),微循环内大量微血栓形成,继之凝血因子耗竭、继发性纤溶亢进,患者多有明显的出血倾向。同时常合并出现多器官功能障碍(MODS)甚至多器官功能衰竭(MOF),休克很难纠正,患者预后不良,死亡率高。

(2)休克细胞:休克时发生损伤的细胞称为休克细胞,可由毒素或炎症介质直接引起,也可继发于微循环障碍。休克细胞是器官功能障碍的病理生理基础。细胞损伤最早发生于细胞膜,Na^+-K^+-ATP 酶功能障碍,细胞出现水肿。线粒体在休克初期仅发生功能损害,后期可发生肿胀及结构毁损。溶酶体可发生肿胀、空泡形成最终破裂,溶酶体酶的释放可引起细胞自溶。休克细胞的死亡以坏死为主。

5. 器官功能障碍 脓毒性休克所致的器官组织微循环障碍,细胞损伤所致的屏障功能减弱,重要细胞器如线粒体损伤,以上三种主要的病理生理改变,最终导致器官组织的氧供和氧利用障碍,进一步导致器官的功能障碍甚至功能衰竭。

五、临床表现

脓毒症的主要临床表现可归纳为以下几个方面:感染相关临床表现、全身炎症反应综合征、脓毒性休克、器官功能障碍。

1. 感染相关临床表现 主要为原发感染部位表现出的症状和体征,因感染病原体及感染部位的不同而不同,常见的如呼吸道感染引起的咳嗽咳痰,肺部湿啰音,消化道感染引起的恶心、呕吐、腹痛、腹泻,泌尿道感染引起的尿急、尿频、尿痛,皮肤感染引起的局部红肿热痛,感染性心内膜炎引起的活动后心累气紧,听诊心前区杂音等。

2. 全身炎症反应综合征(SIRS) 病原体及毒素入血时,患者常表现为寒战、高热,可为弛张热、间歇热、稽留热、不规则热或双峰热,严重时可有体温不升,全身不适,软弱无力,头痛,肌肉酸痛。呼吸、脉搏加快。SIRS 还可表现为皮疹、肝脾大、关节症状等,皮疹以皮肤瘀点最为常见,也可为荨麻疹、脓疱疹等;肝脾多为轻度肿大,如原发感染部位为肝脏或并发中毒性肝炎时,肝脏可明显肿大,并可伴厌油、食欲减退、黄疸等不适;关节表现多为红肿热痛,功能受限。

3. 脓毒性休克

(1)休克早期:面色、皮肤苍白,肢端厥冷。呼吸急促,脉搏细速,心率增快。脉压明显减小,血压正常或稍低于 90mmHg,若并发严重液体或血液丢失,也可导致血压骤降。尿少,烦躁,焦虑,此时因脑心等重要脏器灌流尚可保证,故神志尚清。可有恶心、呕吐。眼底动脉痉挛。

（2）休克中期：皮温进一步降低，甚至出现皮肤黏膜发绀，可呈花斑状。血压进行性下降，收缩压降至 80mmHg 以下，脉压显著减小。出现明显的酸中毒。尿量更少或无尿。此期因心脑血管不能继续从自身调节及血液重分布中获得优先灌注，故出现心脑功能障碍，心率加快，心音低钝，脉搏细速，烦躁不安，嗜睡甚或神志淡漠、昏迷。

（3）休克晚期：此期患者多出现顽固性低血压，皮肤黏膜发绀明显，脉搏细弱、频速，中心静脉压（central venous pressure，CVP）降低，静脉塌陷。大量补充血容量、使用血管活性药物有可能使血压暂时回升，但已不能恢复微循环灌注。常并发 DIC、MODS 直至 MOF，此期患者死亡率较高。

4. 器官功能障碍　脓毒症进一步进展，可导致单器官或多器官功能障碍甚至衰竭，常累及的器官和系统包括肾脏、呼吸系统、心脏等。

（1）肾脏：尿量改变是肾脏功能障碍的最突出表现，严重者可合并血钾增高、肌酐升高等急性肾损伤（acute kidney injury，AKI）表现。

（2）呼吸系统：脓毒症是急性呼吸窘迫综合征（acute respiratory distress syndrome，ARDS）的重要诱因，而呼吸系统感染亦是脓毒症的主要病因。患者多出现呼吸急促甚至呼吸困难，听诊双肺底可闻及散在湿啰音。

（3）心脏：患者可出现血压进行性下降，心率增快或心率明显减慢，心律失常等心功能衰竭的表现。

六、辅助检查

1. 血液常规　大多数细菌感染时，外周血白细胞总数明显增高，中性粒细胞比例增高，明显核左移，细胞内可有中毒颗粒。某些革兰阴性菌感染及炎症反应低下者，白细胞总数可正常或降低，但中性粒细胞比例常增高。某些病毒或特殊细菌（如伤寒）感染时，白细胞计数降低。若血细胞比容和血红蛋白增高，则提示体液丢失、血液浓缩。并发出血或感染病程长时可伴贫血，休克晚期并发 DIC 时，血小板计数进行性减少。

2. 血乳酸检查　血乳酸水平是诊断脓毒症的客观标准之一，当血乳酸水平 >1mmol/L 时具有诊断价值。同时血乳酸水平是早期评估脓毒症患者疾病严重程度及衡量治疗反应的重要指标。

3. 病原学检查

（1）培养及药敏试验：血液和骨髓培养及药敏试验是诊断脓毒症最重要的证据之一，应尽可能在抗感染药物应用前、寒战高热发生时留取血液或骨髓标本。静脉血每次最好能采集至少 2 份进行培养，同时送需氧和厌氧培养。2 次以上血培养或骨髓培养阳性，且为相同病原菌时可确诊菌血症，联合患者 SIRS 表现，可确诊为脓毒症。培养阳性时应进行药敏试验，测定最低抑菌浓度（minimal inhibitory concentration，MIC）和最低杀菌浓度（minimal bactericidal concentration，MBC）以指导抗菌药物的选择。

（2）涂片检查：快速简便，肺结核时痰涂片抗酸染色可查见抗酸杆菌，流脑时取脑脊液涂片及革兰染色后镜检，有可能找到脑膜炎奈瑟菌。疑为隐球菌感染，可采用印度墨汁负染。

（3）免疫学及分子生物学检查：适于检测生长缓慢或不易培养的病原菌。应用免疫学方法可检测病原菌特异性抗原或抗体。采用聚合酶链反应（polymerase chain reaction，PCR）法可检测病原体 DNA 或 RNA。

（4）其他检查:血液 1,3-β-D 葡聚糖试验有助于诊断真菌感染。

4. 炎症相关指标　测定血浆 C 反应蛋白(CRP)、降钙素原(procalcitonin,PCT)、IL-6 等炎性因子的水平有助于判断炎症反应的强度。

5. DIC 检查　DIC 早期凝血机制激活,呈高凝状态。在进展过程中血小板计数进行性降低。后期,凝血因子显著减少,出血时间、凝血时间、凝血酶原时间、凝血活酶时间均延长,纤维蛋白原减少,纤维蛋白降解产物(fibrin degradation product,FDP)增多,血浆鱼精蛋白副凝试验阳性。纤维蛋白降解产物 D-二聚体是判断继发性纤溶亢进的重要指标。

6. 器官功能检查　血尿素氮、肌酐升高,提示肾功能受损。尿中出现蛋白、红细胞、白细胞或管型,尿相对密度(尿比重)<1.015 且固定,提示肾衰竭由功能性转为器质性。血清丙氨酸氨基转移酶(alanine aminotransferase,ALT)、门冬氨酸氨基转移酶(aspartate aminotransferase,AST)及胆红素水平升高提示肝功能受损。肌酸磷酸激酶、乳酸脱氢酶同工酶、脑钠肽(brain natriuretic peptide,BNP)升高提示心肌受损。血气分析有助于判断水电解质酸碱平衡紊乱及缺氧及二氧化碳潴留状况等,应动态监测。

7. 其他辅助检查　必要时可进行 B 超、X 线、计算机体层摄影(CT)、磁共振成像(MRI)及心电图等检查,一方面有助于明确诊断,另一方面帮助病情判断。

七、诊断

患者明确或怀疑有感染(如存在局部感染灶、接受有创操作、合并糖尿病等基础疾病),同时患者出现 SIRS 相关临床表现,应高度怀疑脓毒症的可能性。2 次及以上血培养或骨髓培养发现同种病原体是诊断菌血症的金标准,如同时合并 SIRS 表现,可确诊为脓毒症。脓毒症合并血压下降、尿量减少、器官组织低灌注等休克表现,同时排除其他原因导致的血压下降后,可诊断为脓毒性休克。

需要注意的是:①低血压(<90/60mmHg)是休克的重要表现之一,但休克早期血压下降不明显甚至可能不下降;②相较于动脉血压下降,脉压缩小(≤20mmHg)对早期休克的及时诊断意义更大;③器官组织微循环障碍往往在血压下降之前即已存在;④DIC、MODS 及 MOF 是脓毒性休克晚期的重要并发症,但也可发生于非休克状态,应注意鉴别。

在实际临床操作中,出现 SIRS 相关临床表现的患者中,血培养或骨髓培养等病原学检查的阳性率非常低。因此,国际脓毒症及脓毒性休克诊疗指南提出了以下脓毒症及严重脓毒症诊断标准(表 14-1 和表 14-2)。

表 14-1　脓毒症诊断标准

明确或可疑的感染,加上以下某些指标
一般指标
发热(>38.3℃)
低体温(体内中心温度<36℃)
心率>90 次/分或超过年龄校正后正常值的 2 个标准差以上
呼吸急促
意识改变
严重水肿或液体正平衡(24 小时内液体入量-液体出量>20ml/kg)
高血糖:血糖>7.7mmol/L(>140mg/dl),且无糖尿病
炎症指标

　　白细胞增多:白细胞计数(WBC) > 12×10^9/L

　　白细胞减少:WBC < 4×10^9/L

　　WBC 计数正常但未成熟细胞 > 10%

　　血浆 C 反应蛋白超过正常值 2 个标准差以上

　　血浆降钙素原超过正常值 2 个标准差以上

血流动力学指标

　　低血压:收缩压 < 90mmHg,平均动脉压 < 70mmHg,或收缩压下降超过年龄校正后正常值的 2 个标准差以上

器官功能障碍指标

　　动脉低氧血症:氧合指数(PaO_2/FiO_2 < 300)

　　急性少尿[尽管足量液体复苏,尿量 < 0.5ml/(kg·h),超过 2 小时]

　　肌酐增加 > 44.2μmol/L(0.5mg/dl)

　　凝血功能异常:国际标准化比值(INR) > 1.5 或活化部分凝血活酶时间(APTT) > 60 秒

　　肠梗阻(肠鸣音消失)

　　血小板减少:血小板计数(PLT) < 100×10^9/L

　　高胆红素血症:血浆总胆红素 > 70μmol/L(> 4mg/dl)

组织灌注指标

　　高乳酸血症(血乳酸 > 1mmol/L)

　　毛细血管充盈受损或皮肤花斑

表 14-2　严重脓毒症诊断标准

由感染引起的下列任一情况
脓毒症导致的低血压
乳酸超过实验室正常值上限
在充分的液体复苏前提下,尿量 < 5ml/(kg·h)超过 2 小时
急性肺损伤
感染源来自肺外:氧合指数(PaO_2/FiO_2) < 250
感染源来自肺内:PaO_2/FiO_2 < 200
肌酐 > 176.8umol/L
总胆红素 > 34.2μmol/L
血小板计数(PLT) < 100×10^9/L
凝血异常:国际标准化比值(INR) > 1.5

八、鉴别诊断

　　1. 非感染性疾病(如血液系统疾病、结缔组织病、肿瘤性疾病等)引起的发热、血细胞计数等临床表现与 SIRS 的临床表现非常相似。可以通过血液及骨髓涂片及培养、淋巴结或其他组织活检等进行鉴别。

　　2. 脓毒性休克应注意与低容量性休克、心源性休克、过敏性休克、神经源性休克、创伤

性休克等相鉴别,详细询问病史,积极查找休克原因,排查感染风险及感染灶等是鉴别上述休克的重要手段。尤其应注意感染性休克与其他类型休克合并的情况,患者病情往往比较复杂,应避免感染因素被其他更明显的病因(如低容量)所掩盖。

3. 不同病原体感染的鉴别,熟练掌握各种细菌、病毒、真菌及其他特殊病原体感染的临床表现特点及其相关特异性辅助检查手段是鉴别脓毒症病因的必备条件。

九、治疗

脓毒症的治疗应牢记维护患者生命体征平稳是所有治疗手段的首要目标,国际脓毒症及脓毒性休克诊疗指南提出了脓毒症治疗束,概括了脓毒症早期的治疗和监测手段(表14-3)。

表14-3　脓毒症治疗束

脓毒症治疗束
在 3 小时内完成
测乳酸水平
使用抗菌药物之前获取血培养标本
使用广谱抗菌药物
低血压或乳酸水平≥4mmol/L 时,输注晶体液 30ml/kg
在 6 小时内完成
对早期液体复苏无反应的低血压患者,使用血管升压药物以维持平均动脉压≥65mmHg
液体复苏后仍持续存在低血压或初始乳酸≥4mmol/L 时:
测量中心静脉压
测量中心静脉血氧饱和度
初始乳酸升高者应复查

具体来说,脓毒症的治疗主要包括早期复苏、原发感染灶处理、抗感染、抗炎、器官功能维护、内环境稳态维持及营养支持等其他对症支持治疗。

1. 有效的早期复苏　始终牢记维持患者生命体征平稳是脓毒症治疗的首要目标,患者的早期复苏手段依据病情严重程度不同可部分或联合采用液体疗法、血管升压药、强心治疗以及必要时的血液制品的使用。对脓毒症导致的组织低灌注患者,推荐进行个体化、定量的复苏。一旦确定存在组织低灌注时应立即进行,不应延迟到患者入住重症监护病房(ICU)以后。在早期复苏的最初 6 小时内,对脓毒症导致的低灌注的复苏目标包括:①中心静脉压(CVP)8～12mmHg;②平均动脉压(mean arterial pressure,MAP)≥65mmHg;③尿量≥0.5ml/(kg·h);④中心静脉血氧饱和度(superior vena cava oxygenation saturation,ScvO$_2$)≥70%,或混合静脉血氧饱和度(mixed venous oxygen saturation,SvO$_2$)≥65%;⑤乳酸水平降至正常。

(1)液体复苏:脓毒症低灌注疑有低血容量存在时,推荐初始应用最低 30ml/kg 的晶体液(部分可为等效白蛋白)冲击治疗,部分患者可能需要更快速度和更大量的补液。严重脓毒症及脓毒性休克的初始复苏治疗首选晶体液,当液体复苏需要大量晶体液时,可应用白蛋白。补液过程中需动态检测循环及灌注指标(如动脉血压、脉压、脉率等)。

(2)血管升压药:初始应用血管升压药的目标是使平均动脉压(MAP)达 65mmHg。血管升压药首选去甲肾上腺素,当需要额外增加药物以维持足够血压时,可应用肾上腺素(去甲肾上腺素基础上加用或单独应用)。为将 MAP 提升至目标值或减少去甲肾上腺素的使用剂量,可在去甲肾上腺素基础上加用血管加压素(最大剂量 0.03U/min)。注意一般不单独使用用低剂量血管加压素。当患者存在低心动过速风险和绝对/相对心动过缓时,可选用多巴胺替代去甲肾上腺素。治疗期间,若条件允许,所有应用血管活性药的患者都应尽早放置动脉导管进行有创血压监测。

(3)强心治疗:当患者出现以下情况时,可试验性应用多巴酚丁胺,最大剂量至 $20\mu g/$(kg·min),或在升压药基础上加用多巴酚丁胺:①心脏充盈压增高和低心排血量提示心功能不全;②尽管循环容量充足和 MAP 达标,仍然持续存在低灌注征象。强心治疗不可过分要求心排血指数,一般不超过预期正常值。

(4)血液制品的使用:当组织低灌注得到改善并且无下列情况:如心肌缺血、严重低氧血症、急性出血或缺血性心脏疾病,在血红蛋白 <70g/L 时可输注红细胞悬液使成人血红蛋白浓度达到目标值 70~90g/L。严重脓毒症患者无明显出血时,建议血小板计数(PLT) $<10\times10^9/L$ 时预防性输注血小板。如患者有明显出血风险,建议 PLT $<20\times10^9/L$ 时预防性输注血小板。当有活动性出血、手术、有创性操作计划时建议维持 PLT $\geq50\times10^9/L$,同时可使用新鲜冷冻血浆纠正实验室凝血异常。一般不使用促红细胞生成素作为严重脓毒症相关性贫血的治疗。

2. 治疗原发感染灶 积极控制或去除原发感染灶,包括引流、去除感染导管、清创、组织结构矫正等。原发病灶的治疗是及时有效地控制脓毒症的必要条件。

3. 病原学治疗(抗感染治疗) 病原学治疗是脓毒症治疗成功的根本措施,应根据不同病原体选用敏感抗感染药物,因临床上细菌及真菌感染远多于其他类型的病原体感染,故以下简单介绍细菌及真菌感染时的病原学治疗原则。

(1)因临床上很难及时拿到病原学证据及病原体药敏结果,因此早期经验性抗感染治疗非常重要,早期经验性抗感染方案应结合医院、地区的常见致病菌制定,保证覆盖多种可能的病原菌,即所谓"重拳出击"。

(2)联合用药可能获得相加或协同作用,因此临床常考虑 β 内酰胺类与氨基糖苷类抗生素的经验性联合方案。

(3)单独应用广谱青霉素类、第三或第四代头孢菌素类、碳青霉烯类等广谱和强力杀菌性抗生素也常有效,但不可无原则地作为普遍的经验性治疗方案,特别是对于严重免疫缺陷者。

(4)病原菌培养及药敏试验结果是选择抗感染药物的重要依据,但体外药敏试验与体内药物发挥的药效常存在差异,应将培养及药敏结果同患者临床表现及治疗反应相结合。

(5)抗菌药物必须足量,疗程至少 2 周,或用至体温正常、感染症状及体征消失后 7~10 日;合并感染性心内膜炎时疗程 4~6 周。

(6)若为脓毒性休克,抗菌药物常首剂加倍,多选择 2~3 种药物联用,静脉给药,尽可能在诊断后 1 小时内早期开始使用。

(7)高度怀疑或确诊真菌感染时,应及早应用广谱抗真菌药,其疗程通常为 1~3 个月或更长。

(8)合理应用抗生素,虽然反复强调早期病原学治疗应"重拳出击",但当前抗生素滥用、不合理使用正成为全球尤其是中国医疗界面临的严峻问题。针对脓毒症患者的个体化

抗感染治疗方案或许可以避免这一抗生素不合理应用的现象。对于一些常见的病原体药物选择的原则是:

1)革兰阳性细菌性脓毒症:多为社区获得性感染,病原体多为不产青霉素酶的金黄色葡萄球菌或 A 群溶血性链球菌,可选用普通青霉素、一代头孢等革兰阳性敏感抗生素。对耐甲氧西林金黄色葡萄球菌(methicillin-resistant staphylococcus aureus,MRSA)及耐甲氧西林表葡菌(methicillin-resistant staphylococcus epidermidis,MRSE)等医院感染,可选用万古霉素(vancomycin)、去甲万古霉素(norvancomycin)、替考拉宁(teicoplanin)、利奈唑胺(linezolid)等进行治疗,必要时也可选用链霉杀阳菌素(streptogramin) 类药物,如奎奴普丁/达福普汀(quinupristin/dalfopristin)。屎肠球菌感染可选用氨苄西林/氨基糖苷类、氨苄西林/链霉杀阳菌素或万古霉素/链霉杀阳菌素联合。

2)革兰阴性细菌性脓毒症:目前革兰阴性菌耐药情况严重,同时革兰阴性菌感染易早期并发脓毒性休克和 DIC,因此针对革兰阴性菌感染所致脓毒症,抗菌药物应尽早联合应用。常用联合方案有:β-内酰胺类/氨基糖苷类,β-内酰胺类/酶抑制剂,喹诺酮类/氨基糖苷类。广泛耐药的革兰阴性细菌可使用亚胺培南、多黏菌素等药物。

3)厌氧菌性脓毒症:常用奥硝唑或替硝唑,应注意需氧菌常与兼性厌氧菌混合感染,治疗时应兼顾需氧菌。

4)真菌性脓毒症:可选用氟康唑、伊曲康唑、伏立康唑、两性霉素 B、卡泊芬净等。

4. 激素　激素具有强大的抗炎作用,但同时激素也是一把双刃剑,对于成人脓毒性休克患者,如充分的液体复苏和血管升压药能够恢复血流动力学稳定(具体指标见初始复苏目标),则不需要静脉使用糖皮质激素。如未达初始复苏目标,建议静脉应用氢化可的松 200mg/d。当患者血流动力学稳定,不再需要血管升压药物时,可逐渐停用糖皮质激素。

5. 重要器官功能维护

(1)心脏:脓毒性休克后期易并发心功能不全。救治要点:①适当控制输液量;②给予毛花苷丙等强心苷药物;③酌情使用多巴胺、多巴酚丁胺等血管活性药物。

(2)肺脏:脓毒症易并发急性呼吸窘迫综合征(acute respiratory distress syndrome,ARDS),此时救治要点在于及时有效的通气支持及恰当的液体复苏。具体方法及要求如下:

1)脓毒症引发的 ARDS 患者目标潮气量为 6ml/kg。

2)推荐 ARDS 患者测量平台压,使肺被动充气的初始平台压目标上限为 ≤30cmH$_2$O。

3)使用呼气末正压(positive end expiratory pressure,PEEP)以避免呼气末的肺泡塌陷。

4)对脓毒症引发的中度或重度 ARDS 患者,建议使用高水平 PEEP 而非低水平 PEEP 的通气策略。

5)对有严重难治性低氧血症的脓毒症患者建议使用肺复张手法。

6)建议对由脓毒症引发的 ARDS,氧合指数(PaO$_2$/FiO$_2$)≤100mmHg 时,在有操作经验的医疗机构使用俯卧位通气(2B)。

7)脓毒症患者机械通气时保持床头抬高 30°～45°,可降低误吸风险和预防呼吸机相关肺炎(ventilator-associated pneumonia,VAP)。

8)对小部分脓毒症引发的 ARDS 患者,经详细评估,无创面罩通气(non-invasive ventilation,NIV)的益处超过其风险时,建议使用 NIV。

9)对接受机械通气治疗的严重脓毒症或脓毒症休克患者,需要制定撤机方案。机械通气治疗期间应常规进行自主呼吸试验评估,当满足下列标准时可尝试终止机械通气:①可唤醒;②血流动力学稳定(未使用血管加压药物的情况下);③没有新的潜在的严重病情;④对通气和呼气末压力的需求较低;⑤对吸入氧浓度(FiO_2)的需求较低,患者基础条件能够保证氧气通过面罩或鼻导管安全输送。基于以上条件,如果患者自主呼吸试验成功,应考虑拔管。

10)积极治疗心功能不全。

11)适当使用镇静剂,但要避免使用神经肌肉阻滞剂。

12)对脓毒症引发的 ARDS 患者,没有组织低灌注证据的情况下,不应大量补液,宜采用保守的而不是激进的输液策略。

13)无特殊指征(如支气管痉挛)时,勿使用 β 受体激动剂治疗脓毒症引发的 ARDS。

14)防治呼吸道继发感染。

(3)肾脏:肾脏是休克是最易损伤的重要脏器之一,其典型表现就是尿量减少。脓毒症患者如血容量已补足,血压已基本稳定而尿量仍少,应及时利尿,可快速多次给予适量 20% 甘露醇,和(或)呋塞米 40~200mg 静脉注射。严重脓毒症或脓毒性休克患者必要时予以连续性肾脏替代治疗(continuous renal replacement therapy,CRRT)或间断血液透析(intermittent hemodialysis,IHD),以替代患者肾脏功能,稳定患者内环境。

(4)脑:脓毒性休克时易发生脑水肿、颅内压增高甚至脑疝,此时应密切关注患者液体出入量,酌情考虑用甘露醇、呋塞米、糖皮质激素等。

(5)胃肠道:有出血危险的严重脓毒症或脓毒性休克患者,或既往有消化道溃疡病史者,需常规予以质子泵抑制剂或 H_2 受体阻滞剂预防应激性溃疡的发生,常用药物如奥美拉唑 20mg,每日 2 次。若脓毒症患者已合并应激性溃疡,在加大抑酸药物(如奥美拉唑 40mg,每日 2 次)的同时,可加用铝碳酸镁等胃黏膜保护剂。

6. 维护内环境稳定　对脓毒症患者进行复苏的过程中,应密切关注患者内环境状态,维护患者水、电解质酸碱平衡。

脓毒症患者易并发代谢性酸中毒,适当范围的酸中毒在微循环障碍时对组织细胞具有代偿性保护作用,可诱导能量节约,减轻细胞内钙离子超载引起的不良效应等,因此在 pH ≥ 7.15 时,不推荐过度纠正酸中毒治疗。但在 pH < 7.15 时应积极纠正酸中毒。首选 5% 碳酸氢钠溶液,250~800ml/d,注意治疗期间,血液中的碳酸氢盐缓冲对中和过多的酸性代谢产物后会产生大量的 CO_2,CO_2 最后经呼吸道排出,故在给予患者碳酸氢钠纠酸治疗的同时,必须要保证患者气道通畅,通气功能良好。

关注酸碱平衡的同时,需要关注患者电解质尤其是钾离子的水平,若患者出现高钾血症,需要警惕患者是否合并肾功能受损,此时可通过促钾离子外排、促进钾离子向细胞内转移等方法降低循环中钾离子水平,如可使用排钾利尿剂、高糖溶液 + 胰岛素等。必要时可予以透析治疗。

7. 防治 DIC　DIC 早期,血液处于高凝状态,宜尽早经静脉给予肝素 0.5~1mg/kg,每 4~6 小时 1 次;同时密切监测凝血时间,使之保持在 15~30 分钟或正常的 2~3 倍。也可酌情选用双嘧达莫、小剂量阿司匹林等。DIC 消耗性低凝期,可酌情补充全血、血浆、凝血酶原复合物、纤维蛋白原、血小板等。继发纤溶亢进时,可选用 6-氨基己酸、抗纤溶芳酸等药物。治疗期间,应密切监测患者凝血功能变化。

8. 营养支持　确诊脓毒症/脓毒性休克的最初 48 小时内,在患者可以耐受的情况下,应给予经口饮食或肠内营养,不应当完全禁食或仅给予静脉输注能量物质。在病程第一周应避免给予全热量营养,建议低剂量喂养,如每日最高 2092kJ(500kcal)。在确诊严重脓毒症/脓毒性休克的最初 7 天内,若患者能够耐受肠内营养,应联合使用静脉葡萄糖与肠内营养,而非单独使用全胃肠外营养或肠外营养联合肠内营养。对严重脓毒症患者,不建议使用含特殊免疫调节添加剂的营养制剂。适当补充维生素 B、维生素 C 及微量元素等以改善细胞代谢。

9. 对症支持治疗　高热时宜先予物理降温,必要时酌情使用退热药物。积极维持水、电解质、酸碱及能量平衡。维持血糖不超过 150mg/ml,积极治疗基础疾病。长期卧床和某些慢性基础疾病患者合并脓毒症时易发生深静脉血栓(deep vein thrombosis,DVT),有脱落和突然致死的风险,可应用低分子量肝素等进行防治,但需注意患者是否合并严重凝血功能障碍及活动性出血。

十、预防

1. 积极治疗原发感染性疾病,包括及时治疗各种创伤和各类局部感染。有肝硬化、糖尿病、恶性肿瘤、器官移植、免疫抑制等严重基础疾病者,应特别警惕合并各种感染。

2. 减少医源性感染,合理掌握有创性诊疗操作的适应证,严格无菌操作,避免患者交叉感染。

3. 合理使用抗生素,减少耐药菌株的产生。

十一、预后

脓毒症的预后因患者身体状况、原发病、病原体、并发症、治疗及时性及有效性等因素的不同而有较大差异。年龄过大或过小,有严重基础疾病,耐药菌感染,并发休克或 MODS,医疗条件较差,治疗不及时者预后较差。一般情况好,无严重基础疾病,病原体对抗感染药物敏感,早期治疗及时正确者预后较好。但总体来说,脓毒症进展快,病情重,患者死亡率高,临床上应加强预防,同时应提高危重患者救治水平。

十二、拓展内容

小儿严重脓毒症的治疗:

1. 初始复苏

(1)呼吸窘迫和低氧血症患儿可使用面罩给氧,或者(如果需要且可行)使用高流量鼻导管给氧,或者鼻咽持续气道正压通气(nasopharyngeal continuos positive airway pressure,NPCPAP)。为改善循环,当无中央血管通路时,可通过外周静脉通路或者骨通路进行液体复苏和输注强心药。如果需要机械通气,建议在进行适当的心血管复苏后进行,据此治疗方式插管期间很少出现心血管不稳定。

(2)建议脓毒性休克初始复苏的目标是:毛细血管充盈时间≤2 秒,相应年龄的正常血压、正常脉搏(外周和中心脉搏无差异)、肢端温暖、尿量 >1ml/(kg·h)、意识正常、SevO$_2$≥70%、心脏指数(cardiac index,CI)介于 3.3 和 6.0L/(min·m^2)。

(3)执行美国危重病医学会儿童高级生命支持指南(ACCM-PALS)治疗小儿脓毒性休克。

(4)对顽固性休克患儿要评估和纠正气胸、心脏压塞和内分泌急症。

2. 抗菌药物及感染源控制

(1)诊断严重脓毒症 1 小时内应经验性应用抗菌药物。尽可能在应用抗菌药物之前采集血培养,但不应导致抗菌药物应用延迟。经验药物的选择应根据流行病学及患儿特点进行选择。

(2)合并顽固性低血压的中毒性休克综合征,可应用克林霉素及抗毒素治疗。

(3)早期积极地控制感染源。

(4)如果可以耐受,推荐肠内应用抗菌药物治疗难辨梭状芽胞杆菌肠炎。疾病严重者优先选择口服万古霉素。

3. 液体复苏 在强心药和机械通气的条件下,建议对低血容量休克进行初始液体复苏,采用等张晶体液或白蛋白,5 ~ 10 分钟内弹丸注射最高达 20ml/kg 的晶体液(或等量白蛋白)。应进行滴定治疗以逆转低血压、增加尿量、恢复正常毛细血管再充盈、外周脉搏及意识水平,但不引起肝大或啰音。如出现肝大及啰音,应使用强心药物,而非液体复苏。儿童严重溶血性贫血(严重疟疾或镰状细胞危象)无低血压者,首选输血而非晶体或白蛋白。

4. 强心药、血管加压药、扩血管药

(1)对输液无反应的患儿,可在建立中心静脉通路之前外周输注强心药。

(2)对低心排及全身血管阻力升高而血压正常的患儿在强心药基础上可加用扩血管药。

5. 体外膜肺氧合(extracorporeal membrane oxygenation,ECMO) 建议采用 ECMO 治疗儿童难治性脓毒性休克或脓毒症相关的难治性呼衰。

6. 糖皮质激素 患儿出现输液反应、儿茶酚胺耐药休克及可疑或确诊的绝对(经典)肾上腺功能不全,建议及时应用氢化可的松治疗。

7. 血液制品和血浆治疗

(1)儿童血红蛋白(Hb)目标与成人相似。在对上腔静脉氧饱和度降低的休克(< 70%)患儿进行复苏时,Hb 目标水平为 100g/L。当休克和低氧血症稳定和恢复后,Hb 目标值可降低至 >70g/L。

(2)儿童的血小板输注目标与成人相似。

(3)患儿出现脓毒症导致的血栓性血小板减少性紫癜、进行性 DIC、继发性血栓性微血管病时,建议使用血浆纠正。

8. 机械通气 机械通气过程中需要采取肺保护策略。

9. 镇静/镇痛/药物代谢

(1)对机械通气的重症脓毒症患儿,可按镇静目标给予镇静。

(2)因严重脓毒症时药物代谢率下降,儿童发生药物相关不良反应的风险增加更加明显,需要实验室监测药物毒性。

10. 血糖控制 建议按照与成人相似的目标控制血糖≤10.0mmol/L(180mg/dl)。由于部分合并高血糖的患儿不能产生胰岛素,而另一部分患儿存在胰岛素抵抗,因此对于新生儿和儿童,葡萄糖应与胰岛素联合输注。

11. 利尿剂和肾脏替代治疗 休克缓解后可使用利尿剂逆转液体超负荷,如不成功,可开始持续静-静脉血液滤过或间断血液透析以避免每日液体超负荷 >10% 总体质量。

12. 营养 能够经肠道喂养的儿童应给予肠内营养,不能经肠道喂养的可给予肠外营养。

第二节 多器官功能障碍综合征

多器官功能障碍综合征(multiple organ dysfunction syndrome,MODS)是指机体受到严重感染、创伤、烧伤等打击后,同时或序贯发生两个或两个以上器官功能障碍以致衰竭的临床综合征。进一步发展为多器官功能衰竭(multiple organ failure,MOF)。病理过程具有继发性、序贯性的特点。所谓继发性表现为各受损器官功能损害多继发于同一原发病理过程。序贯性是指多从一个器官开始,随病程的进展,其他器官功能衰竭序贯发生,呈现所谓的"生物学多米诺骨牌效应"。过去曾称为多器官衰竭(MOF)或者多系统衰竭(MSOF),认为是严重感染的后果。现在已认识到 MODS 的发病基础是全身炎症反应综合征(systemic inflammatory response syndrome)。控制原发病、改善氧代谢是 MODS 的重要治疗手段,针对导致炎症反应的不同环节,制定相应的治疗策略以调控炎症反应则是 MODS 治疗的关键。

一、多器官功能障碍综合征区别于其他器官衰竭疾病的主要临床特点

1. MODS 患者发病前大多数器官功能良好,休克和感染是其主要病因,大多经历了 SIRS。

2. 衰竭的器官往往不是原发因素直接损伤的器官。

3. 从最初打击到远隔器官功能障碍,时间上常有几天或数周的间隔。

4. MODS 的功能障碍与病理损害在程度上往往不相一致,病理变化也缺乏特异性,主要发现为广泛的炎症反应,而慢性器官衰竭失代偿时,以组织细胞的坏死、增生为主,伴器官的萎缩和纤维化。

5. MODS 病情发展迅速,一般抗休克、抗感染及支持治疗难以起效,病死率很高;而慢性器官衰竭则可通过适当的治疗而反复缓解。

二、病因

MODS 的病因是复合的,易引起 MODS 的因素称为高危因素,常见的有多发伤、多处骨折、大面积烧伤、全身性感染、长时间低血压、大手术、体内有大量坏死组织、低血容量性休克、延迟复苏、急性胰腺炎、多次输血等,可分为感染性病因和非感染性病因两大类。

1. 感染 严重感染及其引起的脓毒症是 MODS 的主要原因。约70% 的 MODS 系由感染所致。引起感染的病原菌主要是大肠埃希菌和铜绿假单胞菌。如急性梗阻性化脓性胆管炎、严重腹腔感染、继发于创伤后的感染等。当然,不同年龄患者感染原因也存在差异。但在临床上约半数的 MODS 患者并未找到明确的感染灶。另外在某些 MODS 病人中找不到感染灶或血细菌培养呈现阴性,有些 MODS 甚至出现在感染病原菌消灭以后,所以我们称此类 MODS 为非菌血症性的临床全身感染(nonbacteremic clinical sepsis)

2. 非感染性病因

(1)严重的组织创伤尤其是多发伤、多处骨折、多发性创伤、大面积烧伤、挤压综合征、大面积组织损伤等。严重创伤在无感染的情况下也可发生 MODS。

(2)外科大手术:如心血管手术、胸外科手术、颅脑手术、胰十二指肠切除术等。外科手术对机体而言就是一个打击,导致机体的凝血、免疫、补体等发生过度应激或防御反应,启动 SIRS,进展出现器官功能障碍。

（3）各种类型的休克：休克尤其是休克晚期的常见并发症是 MODS，合并 DIC 时 MODS 的发生率更高。严重感染和创伤引起 MODS 也常有休克的参与。

（4）各种原因引起的低氧血症：如吸入性肺炎及急性肺损伤，急性期时可出现 SIRS 和 ARDS，主要表现为肺衰竭，最终出现其他器官的损伤而导致 MODS。

（5）心搏骤停：复苏不完全或复苏延迟。复苏后出现的多器官功能障碍即复苏后 MODS（post resuscitation MODS，PR-MODS/PRM）病变过程为：原发病过程—心肺复苏术后—潜在氧供与氧耗失衡—相对组织低灌流—SIRS—组织缺氧—MODS。

（6）妊娠中毒症：妊娠中毒症累及心脏、肾脏等器官，引起其功能障碍。

（7）其他：如急性出血性坏死性胰腺炎、绞窄性肠梗阻、大量快速输血、输液、某些药物的长期大量使用等。

（8）有的病人可能存在一些潜在的易发因素：如高龄、免疫功能低下、营养不良、慢性疾病及器官储备功能低下等。

三、发病机制

MODS 的发病机制复杂，近年的研究涉及病理生理学、病理学、免疫学、分子生物学及分子流行病学等，认识逐步深刻，提出了"炎症反应学说"、"自由基学说"、"肠道动力学说"、"双相预激学说"和"缺血/再灌注假说"等。这些假说不是孤立的，很多内容相互关联、相互重叠。正常情况下，局部炎症反应对细菌清除和损伤组织修复具有保护性作用。当炎症反应异常放大或失控时，炎症反应对机体的作用从保护性转变为损害性，导致自身组织细胞死亡和器官衰竭。感染、创伤是机体炎症反应的促发因素，而机体炎症反应的失控，最终导致机体自身性破坏，是 MODS 的根本原因。炎症细胞激活和炎症介质的异常释放、组织缺氧和自由基、肠道屏障功能破坏和细菌和（或）毒素移位均是机体炎症反应失控的表现，构成了 MODS 的炎症。

1. 促炎/抗炎平衡失调与 MODS　既往认为是严重感染或创伤直接导致 MOF 或 MODS，积极使用抗生素，寻找隐匿感染灶，甚至经验性治疗或早期剖腹探查，但并未获得预期疗效。大量研究发现，严重感染或创伤患者检测到大量促炎介质，如肿瘤坏死因子（TNF_α）、白介素（IL-1、IL-6）、血小板活化因子（PAF）等；给动物注射内毒素或炎症介质（如 TNF_α 和 IL-1 等）引起严重炎症反应，进一步诱发 MODS；给健康志愿者注射小剂量内毒素和炎症介质也可导致明显的炎症反应；注射单克隆抗体以阻断内毒素或炎症介质的效应，则可防止感染动物发生 MODS，降低病死率。提示 MODS 实质是感染和创伤等所诱发的全身过度的炎症反应及其所引起的组织器官功能受损。

感染创伤是机体炎症反应的促发因素，而机体炎症反应的失控，最终导致机体自身性破坏，是 MODS 的根本原因。如果 SIRS > CARS，即 SIRS 占优势时，可导致细胞死亡和器官功能障碍。如 CARS > SIRS，即 CARS 占优势时，导致免疫功能抑制，增加对感染的易感性。当 SIRS 与 CARS 同时并存又相互加强，则会导致炎症反应和免疫功能更为严重的紊乱，对机体产生更强的损伤，称为 MARS（mixed antagonist response syndrome）。过度炎症反应与免疫抑制贯穿 MODS 发生和发展的始终，恢复 SIRS 和 CARS 的动态平衡是 MODS 治疗的关键。

2. 肠道细菌/毒素移位与 MODS　MODS 时，多种病因可造成肠黏膜机械屏障结构或功能受损，大量细菌和内毒素吸收、迁移至血循环和淋巴系统，导致全身多器官功能损害；大量抗生素使肠腔正常菌群失调，同时存在的机体免疫、防御功能受损，使肠道细菌可通过肠黏膜的机械屏障进入体循环的血液中,引起全身感染和内毒素血症,因此这种肠道细菌透过肠黏膜屏障入血,经血液循环(门静脉循环或体循环)抵达远隔器官的过程称为肠道细菌移位(bacterialtranslocation)。

3. 缺血再灌注、自由基损伤与 MODS 各种损伤导致休克和复苏引起的生命器官微循环缺血和再灌流过程,是 MODS 发生的基本环节。缺血再灌注和自由基损伤主要通过以下机制导致 MODS:①缺血缺氧致氧输送不足导致组织细胞受损和氧利用障碍;②缺血再灌注促发自由基大量释放;③血管内皮细胞与中性粒细胞互相作用,促进免疫炎症反应。缺血-再灌流损伤引起微循环血管内皮细胞的损伤,导致血管内皮细胞及多形核白细胞(PMN)与内皮细胞(EC)在多种黏附分子和炎症介质作用下产生的黏附连锁反应,在内皮细胞水平缺血再灌流假说和炎症失控假说是互相重叠的。

感染、创伤等是 MODS 的促发因素,炎症反应失控、SIRS/CARS 失衡是产生 MODS 的根本机制。组织缺氧、内皮细胞和再灌注损伤、肠道屏障功能破坏和细菌/毒素移位既是机体炎症反应失控的表现和结果;同时又是进一步促进炎性细胞激活、炎症介质释放和炎症反应加剧的重要因素;而组织缺血和内皮细胞损伤则既是肠道毒素细菌易位的基础之一,又是细菌毒素移位后产生损伤的结果。上述机制之间相互作用促进 MODS 病情进展。

4. 基因多态性与 MODS 遗传学机制的差异性是许多疾病发生、发展的内因和基础,基因多态性是决定个体对应激打击的易感性、耐受性、临床表现多样性及对治疗反应差异性的重要因素。新近研究显示,基因多态性表达与炎症反应具有相关性。另外,抗炎介质也具有基因多态性的特征。基因多态性的研究为进一步深入探索 MODS 的发病机制、寻找有效的治疗途径,开辟了新的领域和思路。

5. 二次打击学说与 MODS 创伤、感染、烧伤、休克等早期直接损伤作为第一次打击,激活了机体免疫系统,使炎性细胞处于预激活状态。当病情进展恶化或继发感染、休克等情况,则构成第二次打击。使已处于预激活状态的机体免疫系统暴发性激活,大量炎性细胞活化、炎症介质释放、炎症反应失控,导致组织器官损害。

6. 凋亡学说 MODS 时细胞的凋亡可能与下列因素相关:①各种有害因素直接或间接作用于细胞;②机体清除异常细胞,启动自杀程序,细胞发生凋亡;③机体处于一种过度炎性反应状态,凋亡性死亡可以减少因坏死引发的进一步炎症反应和周围组织的次级损伤。细胞凋亡本是一种正常的对机体有益的防御反应。但在 MODS 时,凋亡发生在不同时间、不同的脏器,凋亡的速度计数量均异常,造成了机体的进一步损伤。

四、临床表现

1. 通气功能衰竭 需要通过人工气道进行通气来维持足够的气体交换,包括改善患者的低氧血症和(或)高碳酸血症。

2. 心血管系统衰竭 主要表现为低血压、心输出量降低或血循环量不足,需要药物或人工循环辅助装置来维持。

3. 肾衰竭 指肾脏调节血容量、维持电解质平衡、清除体内代谢废物的能力丧失。

4. 肝衰竭 目前定义还不确切,主要表现为胆红素、转氨酶升高及晚期肝肿瘤。

5. 凝血系统衰竭 包括弥散性血管内凝血剂广泛的出血。

6. 胃肠道衰竭 指肠道功能丧失,不能吸收营养物质,表现为威胁生命的大出血,急性或应激性溃疡后的肠道穿孔、细菌移位或免疫功能改变等。

7. 代谢和肌肉骨骼系统衰竭　主要是不能合成足够的蛋白质,以预防分解合成代谢的失调,且由于骨骼肌的分解代谢亢进导致通气功能、行走功能等的丧失以及压疮溃疡等。

8. 免疫系统衰竭　体内免疫功能紊乱及无法控制脓毒血症。

9. CNS 衰竭　指知觉减退或丧失及昏迷不醒。

五、器官功能衰竭评分标准

ICU 中常用的有 APACHE Ⅱ 评分和 SOFA 评分及其他评分,但是任何一个 MODS 的诊断标准,均难以反映器官功能衰竭的病理生理内涵。MODS 并不是各个单一器官功能障碍的简单叠加,器官简单叠加的 MODS 诊断标准也难以反映某一器官衰竭或损伤后,对机体炎症反应的刺激和放大效应。

六、治疗

MODS 的病因复杂、涉及的器官和系统多,治疗往往面临很多矛盾,应遵循以下原则:

1. 积极治疗原发病　早期去除诱发 MODS 的病因,如严重感染的患者,积极引流感染灶和应用有效抗生素。创伤患者积极清创,预防感染的发生。休克患者,积极休克复苏,尽可能缩短休克时间。

2. 改善氧代谢,纠正组织缺氧　氧代谢障碍是 MODS 的特征之一,因此纠正组织缺氧是 MODS 的重要治疗目标。包括增加氧输送、降低氧需、改善组织细胞利用氧的能力等。

3. 改善内脏器官血流灌注　MODS 和休克可导致全身血流分布异常,肠道和肾脏等内脏器官缺血,导致急性肾衰竭和肠道功能衰竭,加重 MODS。改善内脏灌注是 MODS 治疗的重要方向。

4. 代谢支持与调理　MODS 时患者处于高度应激状态,机体分解代谢明显高于合成代谢。器官及组织细胞的功能维护和组织修复有赖于细胞得到适当的营养底物,机体高分解代谢和外源性营养利用障碍,可进一步加重器官功能障碍。代谢支持和调理的目标是减轻营养底物不足,防止细胞代谢紊乱,支持器官、组织的结构功能,参与调控免疫功能,减少器官功能障碍的产生。

5. 抗凝治疗　MODS 病程早期表现为促凝活性,伴随高凝的发展,血小板、各种凝血因子和抗凝物质均被严重消耗。

6. 免疫调节治疗　免疫治疗的目光更多集中于减轻严重损伤后的免疫麻痹,调解促/抗炎反应平衡,改善抗原递呈细胞功能,降低实质细胞凋亡率等,而不是简单的免疫分子的补充。但目前并无系统规范的治疗方案指导临床实践,这仍需进一步完善。

七、预防

多器官功能障碍综合征一旦发生不易控制,而且死亡率相当高。因此预防更显得重要。

1. 在处理各种急症时应有整体观念,尽早做到全面的诊断和处理。

2. 特别是中枢、循环和呼吸的改变,尽早发现和处理低血容量、组织低灌流和缺氧,要注意时间性,从现场急救即重视,而且贯穿在整个治疗过程。

3. 防治感染,包括原发病即严重感染的治疗,其中有抗生素的合理使用和必要的手术引流;同时也包括某些严重创伤、大手术的并发感染的防治。

4. 尽可能改善全身情况,如营养状况、水电解质的平衡等。

5. 及早发现和治疗首先发生的器官功能衰竭,阻断其病理的连锁反应,防止多系统器官功能受损。

MODS 因其高死亡率一直是危重病救治过程中的难题,随着人们对其本质的逐步认识,一些新的救治观念逐步得到接受并广泛应用,如免疫增强治疗向免疫调理治疗的转变、营养支持向营养治疗观念的转变、创伤救治时积极的液体复苏向限制性液体复苏的转变、衰竭脏器后支持为主的治疗模式向早期预防性治疗为主的治疗模式的转变,这些变化体现了MODS 治疗上质的飞跃,必将给我们带来新的希望。同时我们更应认识到现有的知识仍需在医疗实践中不断地验证、修改和完善。

(周 琰)

第十五章

急性肾损伤与肾脏替代治疗

第一节　急性肾损伤

急性肾损伤(acute kidney injury,AKI)以短时间内肾脏功能受损为特征,并非一个单一疾病,而是有不同临床表现和严重程度的综合征。它既可表现为仅发生血清肌酐升高而无临床症状,也可出现短期内肾脏功能衰竭,引起体内尿毒症毒素积累、酸碱电解质紊乱、加重体液负荷等,威胁患者生命安全。人群中 AKI 发病率高,约 2.1/1000 人口,与急性心肌梗死相似;在住院患者中患病率更可高达近 20%。尽管医疗水平不断进步,但 AKI 仍然与不良预后有关。尤其在重症监护病房(ICU),重症 AKI 患者非常常见,据研究显示 35% 以上的住院重症患者合并 AKI,其死亡率高达 30%~60%。除此以外,AKI 还与慢性肾脏病的发生和发展关系密切,并增加医疗资源消耗。因此,AKI 已成为当今一个重大公共卫生问题。

一、定义及分级

1951 年,Homer W. Smith 在教科书 *The Kidney-Structure and Function in Health and Disease* 中正式提出"急性肾衰竭"一词,而这一术语被广泛应用至今。然而,急性肾衰竭曾长期缺乏得到公认的临床定义或诊断标准,文献中关于急性肾衰竭的定义多达 35 种。定义的不统一,使得不同研究间急性肾衰竭的发病率及其临床意义差别巨大,且无法进行比较。国内外肾脏病及危重病专家日益认识到统一定义的重要性,为此,急性透析质量倡议工作组(ADQI)在 2002 年提出了第一个急性肾衰竭的临床诊断标准"RIFLE"(risk,injury,failure,loss of kidney function,and end-stage kidney disease),以血清肌酐、肾小球滤过率、尿量改变为基础;在制定定义时注重临床的实用性和可推广性。2005 年,AKI 协作网(AKIN)首次正式提出"急性肾损伤(AKI)"这一术语,指出 AKI 不仅仅是急性肾功能"衰竭",而是包括从肾功能微小变化到需要肾脏替代治疗的整个肾功能损伤不同严重程度的综合征,AKI 的诊断基于血清肌酐和尿量改变。2012 年,改善全球肾脏病预后组织(KDIGO)发布了第一个关于 AKI 的临床实践指南,其中提出了新的 AKI 临床定义和分级标准,仍基于血清肌酐及尿量改变。此外,KDIGO 提出急性肾脏病(acute kidney diseases/disorders)的概念和 AKI 的发生发展模型,AKI 是急性肾脏疾病的组成部分,它的发生可以伴随或不伴随其他急性或慢性的肾脏疾病。KDIGO 的 AKI 诊断标准为:血清肌酐 48 小时内绝对值上升 0.3mg/dl 或 7 天内较基线升高 50%;或尿量低于 0.5ml/(kg·h)持续超过 6 小时(表 15-1)。可以看出,为了强调 AKI 的早期和及时诊断,新的 KDIGO 定义肌酐包含了 48 小时内的绝对值变化和 7 天内的比例变化。2002 年 ADQI 提出了 AKI 的 RIFLE 分级标准,用以反映 AKI 的严重程度及损伤时间,分为危险期(R)、损伤期(I)、衰竭期(F)、丧失期(L)、终末期(E);有助于临床医师早期发现及干预 AKI,目前在临床的应用非常广泛。AKI 进展从"R"期到"F"期,死亡率成倍增加。而在 KDIGO 最新的分期标准中,并未限定固定的时间,而强调分级应考虑到整个 AKI

过程中的肌酐和尿量变化;此外,诊断为 AKI 的患者,只要单次肌酐 4.0mg/dl 则可诊断为 3 期 AKI,不需要满足短期内升高 0.5mg/dl 的标准。

表 15-1　AKI 的 KDIGO 分级标准

分期	血清肌酐	尿量
1	升至基线 1.5~1.9 倍或升高 ≥0.3mg/dl	<0.5ml/(kg·h)持续 6~12 小时
2	升至基线 2.0~2.9 倍	<0.5ml/(kg·h)持续 ≥12 小时
3	升至基线 3.0 倍以上或升高至 ≥4.0mg/dl 或开始肾脏替代治疗或 18 岁以下患者 eGFR 降至 35ml/(min·1.73m²) 以下	<0.3ml/(kg·h)持续 ≥24 小时或无尿持续 ≥12 小时

二、常见病因及危险因素

AKI 的临床病因多种多样,临床上常分为肾前性、肾实质性和肾后性,但也可相继发生。临床常见病因如下:

1. 肾前性 AKI 是由于各种因素引起血管内有效循环血容量减少,肾脏有效循环容量不足,肾小管滤过率降低,肾小管内压下降,肾小管内原尿减少,肾小管重吸收水钠增加引起尿量减少,血尿素氮和肌酐升高,尿钠排出减少,钠排泄分数降低。常见原因是:

(1)有效循环血容量不足:出血、胃肠液的丢失、休克;皮肤丢失如烧伤、出汗;第三间隙积液如腹膜炎、低蛋白血症、腹水;败血症、脓毒血症;利尿;过敏以及血管扩张剂的使用。

(2)心排血量减少:左心衰如心肌病、心肌梗死、慢性心功能不全和严重心律失常,右心衰如肺栓塞、肺心病、心包炎、心脏压塞。

(3)肾血管病或血管动力学改变:肾动脉或肾静脉栓塞及动脉粥样硬化斑块形成;血管紧张素转化酶抑制剂、非甾体类抗炎药及前列腺素抑制剂的使用。

2. 肾性 AKI 是由肾实质疾病或肾前性因素未及时去除所致。

(1)肾小管疾病:急性肾小管坏死(最常见)、肾缺血、肾中毒(药物、造影剂、重金属、毒素及中草药等)、异型输血后的色素肾病、轻链肾病和高钙血症等。

(2)肾小球疾病:见于原发性肾小球疾病,如急性肾小球肾炎、急进性肾小球肾炎。继发性肾小球疾病如狼疮性肾炎、紫癜性肾炎和 ANCA 相关性小血管炎(Wegener 肉芽肿或显微镜下多血管炎)。

(3)肾间质疾病:肾盂肾炎、淋巴瘤白血病或肉瘤浸润、高尿酸血症、高钙血症、重金属、药物过敏和自身免疫性疾病(系统性红斑狼疮或混合性结缔组织病)所致间质受损。

(4)肾血管性病:微血管病如血栓性血小板减少性紫癜、溶血性尿毒症综合征或产后急性肾衰竭(妊娠子痫和胎盘早剥);大血管病如肾动脉闭塞和严重腹主动脉病(动脉瘤)。

(5)慢性肾脏疾病基础上的 AKI:在诱因的作用下使原有慢性肾脏病的病情急剧恶化,肾功能急骤减退引起的 AKI。常见于感染、脱水、容量负荷过重等。

3. 肾后性 AKI　各种原因导致急性尿路梗阻,梗阻以上压力增加,严重者致肾盂积水,肾实质受压引起肾功能急剧下降。常见于泌尿系统结石、前列腺肥大或前列腺癌、宫颈癌、腹膜后纤维化、骨盆肿块;管腔内肿块(血凝块和肿瘤等);神经源性膀胱和尿道狭窄。

值得注意的是,同一致病因素可导致不同类型的 AKI,一些药物(例如非甾体类抗炎药)

既可引起肾前性,也可导致肾实质性的急性过敏性间质性肾炎;利尿剂既可引起间质性肾炎导致 AKI,也可因为过度利尿导致血容量不足从而引起肾前性 AKI;化疗药物既可引起急性肾小管坏死,也可导致肿瘤细胞大量溶解而产生大量尿素引起肾内梗阻。

三、病理生理

目前 AKI 的发病机制有以下一些学说:

1. 细胞损伤学说　急性肾小管坏死发生中,肾小管上皮细胞的损伤及其他代谢障碍由轻变重,最终导致细胞骨架结构破坏和细胞坏死。

2. 反漏和阻塞学说　肾缺血或肾中毒引起肾小管损伤。变性坏死的肾小管上皮细胞落入管腔与管腔内液中的蛋白质形成管型阻塞小管,使肾小管有效滤过压降低引起少尿。

3. 肾血流动力学变化　肾缺血和肾毒素的作用使血管活性物质释放引起肾血流动力学变化,肾血流灌注量减少,肾小球滤过率下降致急性肾衰竭发生。

4. 缺血再灌注性肾损伤　肾缺血后肾血流再通时,反而加重细胞的损伤,细胞内钙超负荷和氧自由基在急性肾衰竭缺血再灌注肾损伤中起了重要作用。

5. 管-球反馈作用　肾小管受损使氢钠的重吸收功能减低,小管内流的钠氢浓度升高,通过肾素血管紧张素的作用使入球小动脉收缩,阻力升高,肾血流减慢,肾小球滤过率降低。

6. 其他因素　血管内皮源性舒张因子作用的肾脏自主调节功能及表皮因子对肾脏的再生与修复作用在急性肾衰竭的发病机制中起一定的作用。

既往的观念认为,ATN 在 AKI 的发生和发展中起关键作用。然而,越来越多的临床观察和动物实验发现,对于细胞坏死水平的检测,并不能推测肾功能的损害,无法准确预测肾功能的恢复,也不能判断患者是否需要进行肾脏替代治疗。此外,脓毒血症、横纹肌溶解等原因造成的 AKI,肾功能恢复慢,进展为 CKD 的风险大,可能与这些原因造成的肾损伤机制不同于单纯的肾小管坏死有关。既往认为,脓毒性休克相关的 AKI,主要由于肾脏低灌注造成的肾组织缺血,因此,其治疗也多局限于通过扩容及增强心输出量以增加肾脏灌注。然而,在小鼠肾组织缺血的模型中,肾小管上皮细胞凋亡已被证实与肾功能的降低显著相关。在急性肾损伤发生的基本过程中,除了传统的坏死和近几年研究较多的凋亡,还有最近提出的程序性坏死,其兼具坏死与凋亡两者的特征,是不依赖半胱氨酸天冬氨酸蛋白酶的细胞死亡。最近研究指出其信号通路可能与凋亡有交叉关联,但其各通路还有待进一步研究,而凋亡的各个通路已经研究得比较清楚了,且凋亡在 AKI 中发挥的作用是很重要的,是得到大家公认的。目前研究认为程序性坏死可通过免疫应答紊乱造成细胞死亡,而 AKI 防治应更注重在早期的初级损伤,凋亡在早期损伤中有关键作用。

四、临床特点

患者一般要经过少尿期、移行期、多尿期及恢复期四个阶段,常见临床表现如下:

1. 尿量减少　通常在发病后数小时或数日出现少尿(尿量 <400ml/d)或无尿(尿量 <100ml/d)。但临床上也可存在非少尿的急性肾衰竭患者,尿量正常甚至偏多。

2. 氮质血症　急性肾衰竭时,摄入蛋白质的代谢产物不能经肾脏排泄而在体内潴留,可产生中毒症状,即尿毒症。血清尿素氮(BUN)水平每天上升 >8.93mmol/L 成为高分解代谢。少尿型的急性肾衰通常存在高分解代谢,BUN 及肌酐(Cr)平均每天增加可达 35mmol/L 和 $200\sim300$μmol/L,表明肾脏组织和功能损害严重。

3. 液体平衡紊乱 由于肾脏排泄障碍常导致患者表现为全身水肿、脑水肿和肺水肿。

4. 电解质紊乱 高钾血症($K^+>5.0\mu mol/L$)是急性肾衰竭最常见也是最严重的临床表现之一,严重高钾血症可导致心律失常、心搏骤停、呼吸机麻痹等致死性并发症。同时也可出现高磷血症、低钙血症、低钠血症及高镁血症等。

5. 代谢性酸中毒 肾脏的泌酸障碍常可导致患者严重代谢性酸中毒,表现为深大呼吸、低血压甚至心脏骤停等,必要时需立即血液透析治疗。

6. 消化系统 常为急性肾衰竭的首发症状,临床多表现为厌食、恶心、呕吐及呃逆,约25%的患者可合并消化道出血,多由胃黏膜糜烂或应激性溃疡所致。

7. 神经系统 患者可表现为昏睡、精神错乱、木僵、激动等精神症状,也可伴发肌阵挛、反射亢进、不宁腿综合征及癫痫发作等。

五、诊断及鉴别诊断

由于 AKI 是一组由多种疾病、通过不同发病机制形成的,以短时间内肾功能的急剧恶化为特点的临床综合征,其治疗各有特点;又由于多种 AKI 如能在早期诊断和治疗可以治愈或使肾功能稳定,明显降低死亡率及慢性肾脏病(CKD)的发生率,因此其早期的诊断显得尤为重要。

AKI 的诊断应该包括三个过程:①鉴别 AKI 或是 CKD;不能忽视 CKD 基础上合并的AKI;②分析 AKI 的主要类型(肾前性、肾实质性或肾后性);③寻找确切的病因。

(一)AKI 及 CKD 的鉴别

鉴别手段主要有:①病程:AKI 的总病程不会超过 3 个月,而 CKD 往往超过半年。②肾脏体积:通过超声、CT 或 MRI 等检查手段提示肾脏增大则倾向于 AKI 的诊断;若肾脏体积缩小或肾脏皮质薄则倾向于 CKD 的诊断。但临床工作中相当一部分 AKI 及 CKD 的患者肾脏体积在正常范围以内。③贫血:几乎所有的 CKD 患者在肾小球滤过率低于 60ml/min 以下时会出现不同程度的贫血,但也有一部分 AKI 的患者合并贫血,因此贫血不能作为排除 AKI 的标准。④肾活检是判断 AKI/CKD 的金标准,但并不作为鉴别的常规手段。肾活检的指针包括:①临床怀疑重症肾小球疾病所致的 AKI;②临床表现符合急性肾小管坏死,但少尿期超过 2 周;③怀疑药物过敏所致的间质性肾炎合并 AKI,但临床证据不充分;④在 CKD 基础上肾功能突然恶化;⑤AKI 原因未明;⑥临床上无法用单一的疾病解释 AKI 的原因。

(二)肾前性与急性肾小管坏死(ATN)的鉴别

肾前性氮质血症少尿指肾功能不全完全是由低灌注引起的,而肾脏血流灌注的恢复则可以使肾功能迅速恢复。多可找到致病原因。肾小管无明显坏死,Scr 多在 $267\mu mol/L$ 以下。急性肾小管坏死导致的 AKI 表现为:①循环障碍和(或)肾毒性物质的应用。②尿检异常提示小管功能障碍。③如果患者度过急性期,几天或几周内肾功能多能明显或完全恢复。一般来说,在失血或大量体液丧失后血清肌酐升高应考虑肾前性氮质血症,在临床上可以发现口渴、眩晕、体位性低血压(舒张压下降 10mmHg)及心动过速(心率增快超过 10 次/分),颈静脉压降低,皮肤弹性下降,黏膜干燥,腋窝出汗减少。应该注意护理记录中的体重和尿量变化,以及是否有曾使用氨基糖苷类抗生素、造影剂、非甾体类抗炎药、环孢素、ACEI、西咪替丁、麻醉药的记录。同时还应注意一切潜在的毒物如败血症、高钙血症、骨骼肌溶解等。肾前性氮质血症若持续不缓解将发展成 ATN,故二者需明确鉴别。主要鉴别方法有:

1. 补液实验 根据中心静脉压决定补液量。如中心静脉压低,补液后尿量增多且血尿素氮下降,提示为肾前性氮质血症;如补液后尿量不增加且中心静脉压正常,可在 20 分钟内静脉滴注 20% 甘露醇 200~250ml,如尿量增加,提示为肾前性氮质血症,可重复一次;如静脉滴注甘露醇后尿量不增加而中心静脉压升高,提示血容量过高,此时应予呋塞米(速尿),每次剂量为 4mg/kg 静注;如尿量不增加则提示 ATN。

2. 尿液分析　在典型的肾前性氮质血症中,往往有水钠的重吸收增加,使尿钠的浓度减少,尿尿素氮和尿肌酐浓度增加,尿渗透压增高。相反,在典型的肾小管坏死/血流动力学相关 AKI 中,尿钠浓度往往增高,尿尿素氮和尿肌酐浓度以及尿渗透压相对较低,这往往提示肾小管功能异常。尿电解质的分析有助于 AKI 的诊断。一般测量血和尿的钠、尿素氮、血肌酐浓度,以及血和尿的渗透压。测得的值可以用于计算下列指标:尿排钠系数(FENa = [尿钠 × 血肌酐 × 100]/[血钠 × 尿肌酐]);"肾衰指数"([尿钠 × 血肌酐]/尿肌酐)。一般肾前性氮质血症的 FENa 小于 1%,而在急性肾小管坏死的患者中,FENa 则大于 3%。尿排钠系数在鉴别中最为敏感,阳性率高达 98%,自由水清除率、尿渗透压及尿钠排出量也高达 90%~95%。各指标均需在应用甘露醇和呋塞米前留尿检测。单纯尿钠、尿尿素氮浓度检查的临床意义极小。

(三)肾后性与 ATN 鉴别

梗阻进展相对缓慢时,肾后性氮质血症可无症状。但常会有如下特点:①有导致尿路梗阻的原发病史(如结石、肿瘤、前列腺肥大等)。②梗阻发生后尿量突然减少,梗阻一旦解除,尿量突然增多,血尿素氮将降至正常。③B 超检查或静脉肾盂造影见双肾增大、有肾盂积液、上尿路扩张等表现。此法诊断阳性率高达 98%。④放射性核素肾图显示梗阻图形。⑤CT、MRI 检查对测量肾脏大小、结构、诊断肾盂积水和发现结石肿瘤均有帮助。

(四)ATN 与肾小球肾炎、间质性肾炎、肾血管疾患及其他少见疾病鉴别

肾小球肾炎和血管炎引起的 AKI,有时临床表现非常明显,如在 SLE 的患者发生 AKI 而又有狼疮活动的证据。但更多的时候临床表现并不明显。

1. 肾小球肾炎所致肾衰竭　常见于新月体肾炎;急性链球菌感染后肾炎;重症的肾病综合征并发 AKI;狼疮性肾炎和紫癜性肾炎等。可根据各种肾小球疾病的病史、临床表现、实验室检查及对药物治疗的反应来判断。尿检大量蛋白尿及红细胞管型有助于肾小球疾病的诊断。

2. 急性间质性肾炎所致 AKI　急性过敏性间质性肾炎多有用药史,青霉素和 NSAID 药物是最常见的原因。常有发热、皮疹、淋巴结肿大及关节酸痛等症状血嗜酸性粒细胞升高、血 IgE 升高、尿中白细胞(嗜酸性粒白细胞)增多等。

3. 肾脏小血管炎所致 AKI　临床表现为急性肾炎综合征,尿蛋白 ++~++++,血尿,管型尿。原发性小血管炎 ANCA 阳性有助诊断,继发性血管炎系全身系统性疾病,故同时有多种脏器受累之证据。

4. 双侧肾动脉或肾静脉血栓栓塞所致 AKI　肾动脉血栓栓塞可以在长期的肾动脉粥样硬化和肾动脉狭窄的基础上发生,随着老年人的增多和动脉粥样硬化发病率的增高,肾血管病变引起的 ARF 越来越多。影像学检查如果发现两侧肾脏一侧正常大小,另一侧缩小为 8~9cm,则非常有诊断意义。虽然在这种情况下的 AKI,也可见肾小管坏死,但更有可能的是单一肾脏的急性血管闭塞、血栓和栓塞形成。这在高血压患者中很多见。其临床表现为腰痛、镜下血尿、少尿或完全无尿,如果有少量尿则尿钠浓度和血钠浓度相似。确诊方法为经肾动脉或肾静脉造影,核素肾扫描或彩色多普勒对肾血管栓塞能助诊。

第二节　急性肾损伤的肾脏替代治疗

据统计,约5%~7%的住院患者罹患急性肾损伤(acute kidney injury,AKI),尽管医疗水平的不断进步,AKI仍然与不良预后有关。尤其在重症监护病房(ICU),重症AKI患者非常常见,据研究显示35%以上的住院重症患者合并AKI,其死亡率高达30%~60%。

急性肾损伤有透析指征的患者可以根据病情的严重程度、能否搬运、是否近期接受腹部手术等具体情况,选用间断血液透析(IHD)、腹膜透析或持续性肾脏替代治疗(CRRT)。重症AKI患者常合并严重电解质紊乱、酸碱代谢失衡、脑和(或)肺水肿、心力衰竭、急性呼吸窘迫综合征(ARDS)及脓毒血症。而目前尚缺乏治疗重症AKI的有效药物,利尿剂的应用并不能改善患者的整体预后,使得持续性肾脏替代治疗(CRRT)技术得以应运而生。

1977年Kramer及其同事率先在ICU提出了CRRT的概念。这一技术的引进是因为人们普遍发现间歇性血液透析(IHD)常常使危重患者的血流动力学恶化,这些患者通常伴有低血压、休克而需要接受升压药物支持。2000年急性透析质量倡议工作组(ADQI)将CRRT定义为一种体外血液净化的治疗方法,其目的是为了替代损伤的肾脏进行长时间的治疗,治疗时间是每天24小时。CRRT目前的应用日益广泛,其治疗机制包括清除毒素,维持水、电解质、酸碱平衡及内环境稳定,保护内皮细胞,调节免疫功能,保持心血管状态稳定,调节体温、保护器官功能及提供生命支持。

一、治疗指征及介入时机

2001年欧洲ICU中心制定的CRRT治疗的指征为:①少尿(<200ml/12h)、无尿(<50ml/12h);②高钾血症(>6.5mmol/L);③严重代谢性酸中毒(pH<7.1);④氮质血症(尿素氮>30mmol/L);⑤明显的组织水肿(尤其是肺);⑥尿毒症性脑病、尿毒症心包炎、尿毒症神经/肌肉损伤;⑦严重高钠血症(>160mmol/L)或低钠血症(<115mmol/L);⑧药物过量和可透析的毒素;⑨难以控制的高热。该指征仍然沿用至今,但CRRT的介入时机目前仍存在较大争议,近些年来肾脏病学者做了多方面的研究探索是否CRRT的早期介入更有利于提高AKI患者的生存率。

CRRT的治疗时机包括何时开始与何时结束两方面的问题。目前关于CRRT最佳介入时机的研究较多,2011年的系统评价指出早期介入能改善重症AKI患者的预后,但目前尚缺乏公认的判断介入时机的标准。国内外的较多研究均发现如将RIFLE分期作为介入时机的标准,在"I"损伤期之前介入能提高患者的生存率。我们建议对于合并容量负荷的AKI患者应在":"期之前给予积极的CRRT治疗。另外,并不是所有的AKI患者均需肾替代治疗,对于非少尿型的AKI患者,并不要急于给予肾替代治疗,早期应积极的纠正诱因,特别对于肾脏灌注不足导致的AKI,早期容量复苏显得尤为关键。除此之外,目前AKI的生物标志物受到广泛的关注,如Cystatin C、NGAL、IL-18等,发现其能更早的预测AKI的发生,但如何应用于CRRT的介入时机是下一步研究的目标。

另外一个临床医师广泛关注的问题是CRRT该何时结束? 这个问题包括两层含义:CRRT何时可转为低强度的肾脏替代模式(如日间CRRT、SLED或者IHD等);肾脏替代治疗何时结束。目前仍缺乏足够的证据来诠释。对于停止肾替代治疗的最佳时机目前主要关注于尿量这个指标。临床上常采用尿量增多(>1500ml/d)合并血肌酐值的下降(<3mg/dl)

作为停止 CRRT 的指征,但由于肌酐可被 CRRT 清除,亦存在一定的缺陷。

在 2012 年 KDIGO 关于肾替代治疗 AKI 的推荐中,并没有具体的指出 CRRT 治疗 AKI 的开始及停止指征,但指出对于进入 2 期的 AKI 就应开始考虑肾脏替代治疗,特别当患者合并威胁生命的容量负荷、电解质紊乱及酸碱失衡时。另外,强调不应盲目使用利尿剂而减少肾脏替代治疗的治疗强度。

二、治疗模式与疗效分析

CRRT 作为主要用于重症 AKI 治疗的肾脏替代方式,其基本原理是通过弥散(diffusion)、对流(convection)及吸附(adsorption)清除血液中某些溶质,通过超滤(ultrafiltration)和渗透(osmosis)清除体内多余的水分,同时补充体内所需物质,纠正电解质及酸碱失衡。根据人体内毒素分子量,可粗略分为小分子、中分子及大分子,弥散主要清除小分子,对流主要清除中大分子,吸附则根据半透膜的性质清除某一类特殊分子。CRRT 的主要治疗模式包括连续性静-静脉血液滤过(CVVH)、连续性静-静脉血液透析滤过(CVVHDF)、连续性静-静脉血液透析(CVVHD)。由于 CRRT 面对的主要是重症 AKI 患者,多采取以对流方式为主的 CVVH 或 CVVHDF 模式,其不影响循环血液的渗透压,有利于大分子的清除,因此更加利于血流动力学的稳定和炎症介质的清除。近期提出的高容量血液滤过(HVHF)、连续性血浆分离吸附(CPFA)、血液灌流(HP)串联 CRRT 等新型技术已在某些领域取得了不错的效果。

相对于 IHD 而言,CRRT 具有血流动力学稳定、精确控制容量平衡、缓慢持续清除毒素、清除炎症介质、调节免疫功能等多项优势,备受青睐。但 CRRT 也同时存在血液及营养物质丢失、药物清除、价格昂贵及潜在的出血风险等不足之处,过度采用显然有失偏颇。目前大量的研究证据均未说明在重症 AKI 的救治中 CRRT 优于 IHD,也间接地说明单一的采用任何一种模式均是不恰当的,个体化的选择更为重要。IHD 也具有迅速纠正酸碱电解质紊乱、治疗时间短、价格低廉等独特的优势,因此可根据患者的具体情况灵活地进行选择,并可序贯使用,力求在不同阶段采用最为合适的治疗方式达到预期的"治疗靶目标"。而近期涌现的"中间模式",例如 SLED、日间 CRRT 等,一定程度上杂合了 CRRT 与 IHD 的优点,更加丰富了临床医师的选择。几种常用的 CRRT 模式的特点,如表 15-2 所示。

表 15-2 几种常用的 CRRT 模式的特点

治疗模式	溶质转运方式	置换液	有效性
连续性静-静脉血液滤过(CVVH)	对流	需要	清除较大分子物质
连续性静-静脉血液透析滤过(CVVHDF)	弥散 + 对流	需要	清除中小分子物质
连续性静-静脉血液透析(CVVHD)	弥散	无	清除小分子物质
高容量血液滤过(HVHF)	对流	需要	清除中大分子物质

三、腹膜透析或持续性肾脏替代治疗剂量

慢性肾衰患者行常规血液透析治疗透析剂量是根据尿素动力学模型(UKM)进行的,常用指标为 Kt/v 及尿素下降百分率(URR),但 AKI 患者病理生理、营养及代谢状态均不同于慢性肾衰患者,所以在 CRRT 模式中,采用单位体重超滤率作为剂量的一种表示方式,目前认为超滤率为 $20 \sim 35ml/(kg \cdot h)$ 为传统剂量,超过 $42.8ml/(kg \cdot h)$ 时可以认为是大剂量。

对于普通 AK 患者清除尿素及肌酐为主要目的,而对于脓毒症及 SIRS 患者,清除炎症因子才是主要目的,提出"肾脏替代治疗剂量"和"脓毒症治疗剂量"两种。Ronco 在其 RCT 研究中发现相比于 20ml/(kg·h),使用 35ml/(kg·h)能提高 AKI 患者的生存率,并指出使用更大剂量 45ml/(kg·h)能使脓毒血症患者受益。而随后的研究继续延续着"大剂量"的热情,使用 50 ~ 100ml/(kg·h)的治疗剂量更加有利于脓毒症患者炎症介质的清除及血流动力学的稳定,但能否改善生存率尚不得而知。还有学者提出"脉冲式"大剂量治疗方式,将短时间的大剂量与维持性的小剂量结合的治疗方式,亦取得不错的效果。目前普遍认为剂量在 0 ~ 20ml/(kg·h)之间生存曲线与剂量是呈正相关,但更大剂量是否带来益处只有期待 IVOIRE 的研究结果。IVOIRE 研究比较了 35ml/(kg·h)与 70ml/(kg·h)不同剂量治疗感染性休克的疗效,在最近中期报告中指出现纳入的 140 例患者中,两组剂量的生存曲线并无显著性差异。但该报告同时强调使用较大的剂量[> 35ml/(kg·h)]可能有助于提高患者的整体生存率。因此,就目前的研究而言,仍然没有寻找到最佳剂量。

四、腹膜透析或持续性肾脏替代治疗的抗凝方式

CRRT 中途被迫暂停最主要的原因就是体外循环凝血,比例高达 74%。因此,只有保持 CRRT 体外循环的顺畅运行,才能最小化地缩小预设治疗剂量和实际完成剂量的差别。CRRT 的抗凝原则为使用最小剂量的抗凝剂,保证 CRRT 得以正常运行,并且不影响膜的生物相容性,避免出血并发症的发生。选用抗凝剂应尽量考虑到以下几个方面:抗凝剂抗血栓作用较强而出血的危险性较小,药物监测简便易行、不良反应小,使用过量有相应的拮抗药,操作简单易行。目前国内外使用的抗凝剂均不能满足上述所有要求。

目前常用的抗凝剂包括普通肝素、低分子肝素、枸橼酸、阿加曲班、前列环素及甲磺酸卡萘司他等。但患者有出血倾向、合并活动性出血或有使用抗凝剂禁忌的时候,可采用无抗凝剂的方式实施 CRRT。

(一)普通肝素

是目前使用最为普遍的抗凝方式,具有价格低廉、使用方便、监测抗凝效果方便、可用鱼精蛋白中和等多方面优势。但由于肝素在 AKI 患者中药代动力学的复杂性和不稳定性,常导致肝素相关性血小板减少症(HIT)及出血风险增加。据研究表明,肝素抗凝的出血事件发生率高达 10% ~ 50%,导致死亡风险增加 10%。有些透析中心采用局部肝素化抗凝。其原理为肝素抗凝活性可被鱼精蛋白迅速中和。用该法抗凝肝素一般在滤器前注入,在滤器后以适当的速率注入鱼精蛋白。但由于其潜在的不良反应和剂量需不断调整,应用并不广泛。

(二)低分子肝素

普通肝素含有相对分子质量从 4000 ~ 50 000U 大小不等的成分,而低分子肝素相对分子质量为 4000 ~ 8000U,其抗凝血酶的作用较低,而对 Xa/Ⅱa 因子的抑制作用增强,表现为抗血栓活性增强。相对于普通肝素而言,低分子肝素与血浆蛋白结合较少,药代动力学相对稳定,因此抗凝效果更加稳定,发生 HIT 的风险也相对较少。但同时其半衰期较长,不能充分被鱼精蛋白中和,其潜在的出血风险亦须重视。使用低分子肝素抗凝的出血风险一般认为较枸橼酸高(2%)。

(三)局部枸橼酸抗凝

通过动脉端输入枸橼酸钠,枸橼酸根与血液中游离钙结合成难以解离的可溶性复合物

枸橼酸钙,使血液中有活性的钙离子明显减少,阻止凝血酶原转化为凝血酶,以及凝血过程的其他诸多环节,而在外周静脉血中补充足够的离子钙,可使体内凝血过程恢复正常,这样即能达到体外循环抗凝,而无全身抗凝作用。因此,局部枸橼酸抗凝尤其适用于出血高危或活动性出血的患者。近年来关于枸橼酸抗凝的临床研究发现其具有出血风险明显降低、滤器寿命长、生物相容性好等多方面优势,几乎所有的试验结果均表明枸橼酸抗凝的有效性和安全性不亚于甚至优于肝素或低分子肝素。目前枸橼酸抗凝均采用无钙透析/置换液。除此之外,临床医师应注意当患者存在肝功能障碍、低氧血症或严重循环衰竭时,枸橼酸根代谢减慢,易蓄积,可能导致患者出现严重酸中毒,应慎用枸橼酸抗凝。

(四)阿加曲班

阿加曲班是一种活性强、高度选择性的凝血酶抑制剂,直接灭活凝血酶(因子Ⅱa)的活性;其起效快,半衰期只有数分钟,停药后在短时间内活化部分凝血激酶时间(APTT)或者活化凝血时间(ACT)即可恢复,容易控制药物抗凝的水平。国内外其实际应用较少,尚处在研究过程中。

以上几种常见抗凝技术的特点及使用方法见表15-3。除上述抗凝模式外,还有无抗凝剂模式、前列环素、丝氨酸蛋白酶抑制剂、水蛭素等。因此,根据不同的AKI患者在不同的时期采用最合适的个体化抗凝模式,是CRRT能够顺利进行的前提条件。

表15-3　CRRT常用抗凝技术

方法	滤器预处理	起始剂量	维持剂量	监测指标	优点	缺点
普通肝素	2L生理盐水+2500~10000U普通肝素	10~20U/kg	5~10U/kg/h	ACT/APTT延长1.5~2.0倍	使用简便,价格便宜	出血风险加大,血栓性血小板减少
局部肝素抗凝	2L生理盐水+2500U普通肝素	10~20U/kg	1000~1500U/h 10~12mg/h	出血风险降低		操作复杂,可能出现低血压、过敏反应、心脏抑制
低分子肝素	2L生理盐水	30~60U/kg	5~10U/kg/h	抗Ⅹa因子浓度250~350U/L	操作简便,出血风险降低	监测指标价格昂贵,临床不常用
局部枸橼酸抗凝	2L生理盐水	无	4%枸橼酸钠150~200ml/h	ACT延长1.5~2.0倍,滤器后游离钙0.25~0.35mmol/L	出血危险降低,不影响患者体内凝血状态	操作复杂,可能出现高钠血症、代谢性碱中毒/酸中毒
阿加曲班	2L生理盐水	0.05~0.1mg/kg	0.02~0.05mg/(kg·h)	APTT延长1.5~2.0倍	出血危险降低	临床经验欠缺

(张　凌　薄　虹)

第十六章

急性胃肠损伤

第一节　概　　述

长久以来在危重病治疗过程中,医生会非常关注循环、呼吸以及其他"重要"脏器,例如肝脏、肾脏等的功能状况,但常常忽略胃肠道,认为这是一个代谢不活跃的脏器,在疾病的发生发展过程中没有太多生理或病理意义。而随着重症医学理念的进步和研究的深入,胃肠道作为一个重要的脏器,其在疾病的启动、进展乃至修复过程的关键作用越来越明了。有多个研究显示,ICU 中发生胃肠道功能障碍的患者比例超过 60% 。所以对处理危重病的 ICU 医生来说,有必要把胃肠道作为一个重要的器官加以重视。

我们都知道胃肠道的功能不仅仅是消化吸收水分及营养物质那么简单,它的屏障功能阻止肠腔内大量微生物及其代谢产物的异常吸收。另外,肠道还是人体最大的内分泌器官,更是机体最大的淋巴器官,在机体天然免疫和获得性免疫过程中均发挥重要作用。有学说认为胃肠道作为"机体应激的中心器官"或"多器官功能障碍的发动机"在炎症反应及多脏器功能障碍综合征的发生发展过程中起关键作用。

病理生理学教材告诉我们,胃肠功能不全(gastrointestinal dysfunction)指各种致病因素通过损害胃肠道结构和调节机制,引起胃肠道的消化、吸收、排泄、屏障及分泌中一种或多种功能异常。这一定义更加强调发生在 ICU 以外的胃肠道症状或疾病诊断,通常是胃肠道本身的损害导致功能障碍。而在重症状态下,常由于危重患者机体反应导致胃肠道功能障碍,其发病机制、病理生理过程乃至临床表现、诊断和治疗流程均与前述不同。鉴于胃肠道功能复杂,各种功能障碍很难找到定量或精确的监测以及诊断标准,相应的治疗也缺乏系统性,所以 2012 年欧洲危重病学会腹部疾病工作组规范了常见胃肠道功能障碍的相关定义以及处理,统一用急性胃肠损伤来概括。本章将重点介绍该指南中的相关内容。

第二节　急性胃肠损伤分级

首先明确急性胃肠损伤的概念,急性胃肠损伤(acute gastrointestinal injury, AGI)是指危重患者由于急性疾病引起的胃肠道功能障碍。若原发疾病在胃肠道本身,称之为原发性 AGI;而当胃肠道功能损害是继发于其他危重情况,如休克的称为继发性 AGI。按照其严重程度不同分为 4 级。

一、AGI Ⅰ级(有发生胃肠功能不全或衰竭的风险)

通常能找到明确病因,表现为暂时性的胃肠道功能部分受损,例如腹部术后早期恶心呕吐及肠鸣音消失,或休克早期肠动力减弱、腹胀等。由于处于该阶段的功能受损常具有自限性,所以处理原则是除了必要的静脉补液之外,通常在全身情况改善时不需要针对胃肠道症状进行特殊治疗。推荐损伤后 24~48 小时即可开始早期肠道喂养,与此同时尽可能减少应用抑制胃肠动力的药物(例如儿茶酚胺和阿片类)。

二、AGI Ⅱ级(胃肠功能不全)

此阶段胃肠道的消化吸收功能明显受损,已不能满足机体对营养物质和水的需求,但还没有达到影响患者全身情况的程度。例如胃轻瘫伴有大量胃潴留或反流;下消化道麻痹、腹泻;Ⅰ级腹腔内高压(intra-abdominal hypertension,IAH),指腹腔内压力(intra-abdominal pressure,IAP)12~15mmHg;胃内容物或粪便中可见出血;食物不耐受[尝试肠内营养途径 72 小时未达到 20kcal/(kg·d)目标]等。处理原则是采取措施对症治疗,预防胃肠功能进一步恶化至衰竭。具体措施主要是优化肠内营养,包括:①使用促动力药物以恢复胃肠道的运动功能,如多潘立酮、莫沙比利或红霉素等;②即使患者存在轻度不耐受,如腹胀、反流等,也不应完全放弃肠内营养;③如果患者存在明显的胃潴留或反流,以及肠道喂养不耐受时,减少剂量,减慢滴速,注意加温,考虑改变配方;④对于胃瘫患者,如果促胃肠动力治疗无效,应考虑采用幽门后营养,放置鼻空肠管或经皮内镜下胃/空肠造瘘(percutaneous endoscopic gastrostomy/ jejunostomy,PEG/PEJ)。另外还有预防应激性溃疡、处理腹腔内高压等。在此阶段患者营养供给常常需要肠内结合肠外途径共同进行。

三、AGI Ⅲ级(胃肠功能衰竭)

在此阶段尽管已给予干预处理,胃肠功能仍不能恢复,患者胃肠功能及全身状况没有改善,往往合并 MODS 的加重。患者多出现持续肠内营养不耐受,表现为大量胃潴留、持续胃肠道麻痹、肠管扩张,IAH 进展至Ⅱ级(IAP 15~20mmHg),伴有腹腔灌注压(abdominal perfusion pressure,APP)下降<60mmHg。处理措施包括:①动态监测腹内压,及时处理 IAH,根据导致腹压增高的原因相应处理,如胃肠减压、适当脱水,必要时导泻、腹腔穿刺放液等,若非手术方式效果不佳,尤其伴随腹腔脏器灌注下降出现功能受损时需及时评估手术指针;②排除其他腹腔疾病,如胆囊炎、腹膜炎、肠道缺血;③尽可能停用或少用导致胃肠道麻痹的药物,如阿托品、镇静肌松剂、氯丙嗪、阿片类药物等;④仍可以在密切监测的基础上尝试性给予少量的肠内营养;⑤一般在住 ICU7 天以内不需要常规给予早期的全肠外营养,以降低院内感染发生率。

四、AGI Ⅳ级(胃肠功能衰竭伴其他脏器功能障碍)

到此阶段,AGI 已经发展至终末期,并伴有多器官功能障碍综合征和休克进行性恶化,患者病情极度危重。比如广泛肠道缺血坏死、胃肠道大出血导致失血性休克、IAH 进展至腹腔间隔室综合征(abdominal compartment syndrome,ACS)等。此阶段保守治疗无效,往往需要紧急剖腹探查或其他紧急干预措施(例如结肠镜给予结肠减压)以挽救生命。

AGI 的这四级并非截然划分,而是一个渐进性发展的过程,所以早期意识到患者存在胃肠损伤的风险,并加以密切关注及时干预才能尽可能阻止患者病情由可逆转向不可逆。

第三节 基本概念及处理原则

由于胃肠损伤本身是一个非常泛泛的概念,临床上会有许多胃肠道功能障碍的表现形式,为了规范临床诊治过程以及科研工作,指南对胃肠功能障碍相关的专业术语给出了较明确的定义,以下分别加以介绍。

一、喂养不耐受综合征

喂养不耐受综合征(feeding intolerance syndrome,FI)是指各种原因(呕吐、胃潴留、腹泻、胃肠道出血、肠外瘘等)导致的肠内营养不耐受。FI 并没有非常精准确切的症状或体征或指标来定义,临床上医生往往通过综合的临床评估来判断。一般来说,20kcal/(kg·d)的能量供给目标在经过 72 小时后仍不能由肠内营养途径实现;或者因任何临床原因不得不停止肠内营养的,需考虑 FI;若是由于管路等技术原因不能继续肠内营养的则不应归于 FI。FI 的发生会延迟患者肠内营养达标时间,增加感染发生率,增加患者经济负担,因此需积极处理。首先需要排除需干预的胃肠道器质性疾病,例如解除完全性机械性肠梗阻、活动性的上消化道大出血等;另外需要采取措施维护以及恢复胃肠功能,包括减少使用抑制胃肠道动力的药物、使用促胃肠动力药物或通便药物;控制腹内高压;即使患者存在 FI,也不应完全放弃肠内营养,应尝试减少喂养量、改善喂养方式或种类等措施。对于较长时间不能耐受目标喂养量的肠内营养的患者,可考虑使用补充性的肠外营养,延迟到 1 周后开始的肠外营养较早期开始更有利于患者康复。

二、腹腔内高压和腹腔间隔室综合征

人体正常腹腔内压力等于或低于大气压,机械通气时腹内正压接近呼气末压。任何引起腹腔内容物体积增加的情况都可能导致腹腔内压力增高,超过 12mmHg 则称为腹腔内高压(IAH)。是指腹腔内压持续(至少测量两次,间隔 1~6 小时)均超过 20mmHg 并伴有新发的器官衰竭时,称为腹腔间隔室综合征(ACS)。因此,IAH 与 ACS 是同一病理过程的不同阶段,IAH 是 ACS 的早期表现,急性 IAH 易导致 ACS。

1. 病因 腹腔内容积增加,包括腹腔内出血、大量腹水、肠道水肿、肠梗阻、肠麻痹等,慢性腹腔内容积增加时,腹壁会代偿性伸展,腹压一般不会急剧变化;腹腔镜或胃镜检查时的气腹也可能造成腹腔压力的急剧升高;腹部的外部挤压也可导致腹腔压增加,包括烧伤焦痂的挤压、加压关闭腹腔等。

2. 病理生理

(1)呼吸系统改变:IAH 时膈肌上抬,会造成肺限制性通气障碍。ACS 最常见的表现是吸气峰值压力升高和呼吸系统顺应性明显降低。肺泡受压表现为肺泡通气量降低,通气无效腔增加和高碳酸血症。易发生肺不张,造成局部通气/血流比失衡,出现低氧血症。ACS 患者通常都需要进行机械通气。为了保持基本的氧合状态往往需要加用呼气末正压(PEEP),但其可导致腹压进一步增高。

(2)血流动力学改变:IAP升高可降低心排出量,其机制为静脉回流减少,血管阻力增加,膈肌升高致心脏位置改变等。全身血管阻力的增加可能与毛细血管床的机械性压迫有关,进而心脏后负荷增加,心室功能下降。

(3)肾脏功能不全:当IAP升高时,腹内静脉直接受压,肾脏血供减少,肾静脉压力增高,导致GFR降低。即使血压和心排出量都正常,也可发生少尿。肾小球滤过率(GFR)下降还与肾实质直接受压有关。此外腹内器官中肾脏血流的减少较其他器官更为明显。

(4)肠道功能不全:当IAP超过15mmHg时肠黏膜就会缺血。组织灌注降低及其继发的黏膜缺血可能导致肠道细菌移位,继而引发脓毒症,乃至MODS。

(5)颅内压(intracranial pressure,ICP)增高:伴有颅脑外伤的患者在IAH时会出现ICP增高以及相应的脑灌注压(cerebral perfusion pressure,CPP)降低。IAP升高后膈肌上抬,胸腔顺应性降低,中心静脉压升高,这些可能是造成ICP升高的主要原因。

3. 临床表现　腹内压程度不同,临床表现不同,一般依据IAP将IAH分为4级:IAP12~15mmHg时为Ⅰ级;IAP16~20mmHg时为Ⅱ级;IAP21~25mmHg时为Ⅲ级;IAP>25mmHg时为Ⅳ级。轻度IAH表现为腹胀、腹肌紧张、呼吸浅快。进展到ACS阶段时则出现难以忍受的剧烈腹胀及腹痛;心率增快、血压降低;呼吸窘迫,机械通气患者气道阻力增加;肾功能障碍,出现少尿或无尿;头痛,甚至意识改变。

4. 诊断　具有发生IAH的病因,结合典型临床表现,不难诊断IAH或ACS。有一些特殊的诊断方法需了解,包括影像学表现与腹内压的测定。IAH时影像学检查可见膈肌上升、腹水征象;CT检查可见下腔静脉压迫、狭窄,圆腹征阳性(腹部前后径/横径比例增高>0.8)等。腹腔压力测量有两类方法,直接测压法有创且风险大,临床上基本不用;更多地采用间接测压法中的膀胱压测量。具体方法是患者仰卧位,将测压管与Foley导尿管相连接,向膀胱内注入50ml生理盐水,以耻骨联合为零点,水柱高度即为膀胱压。目前此技术是临床测量IAP的"金标准"。

5. 治疗

(1)一般治疗:腹腔穿刺抽液;胃肠减压;结直肠灌肠;胃肠动力药物使用;避免床头抬高20°以上;神经肌肉阻滞剂可降低IAP,但是由于不良反应较多,仅对特定的患者才考虑使用。

(2)器官功能维持:循环方面需注意在严密血流动力学监测下适当液体复苏,达到足够的平均动脉压,在保证有效循环血量的基础上尽量减少液体过负荷,以减轻肠道水肿。呼吸方面需保持充足氧合,尽量使血氧饱和度大于92%。当患者行机械通气时,注意PEEP的选择,充分镇静镇痛人机协调。保护其他器官,如肝脏、肾脏功能,避免腹压过高后脏器灌注压下降。

(3)外科治疗:外科剖腹减压是治疗ACS的唯一最有效的手段,在密切监测腹内压的基础上掌握手术时机。ACS一般采用4级治疗方案:IAP 10~15mmHg时保守治疗,维持血容量正常,密切观察;IAP 15~25mmHg时积极对症治疗,必要时液体复苏维持足够平均动脉压;IAP 25mmHg以上时必须评估开腹减压的必要性。除了IAH之外,进行性高碳酸血症及呼吸衰竭是进行急诊剖腹减压的主要适应证。对于存在发生ACS危险因素的患者,在剖腹手术时可以考虑采取预防性减压。对于腹压可能明显升高的患者,如腹主动脉瘤破裂或腹部创伤,手术时可以考虑使用网孔材料关腹以避免发生 ACS。术后应根据病因处理的程度决定是否关腹,若高腹压不能有效解除不能当时关腹需注意保护腹腔内脏器。对术后腹内高压的患者,可采用持续胸段硬膜外镇痛。

(4)预防:首先要提高对高危人群的认识。腹部手术后加压包扎,复苏时大量液体输注导致的肠壁水肿、腹腔内活动性出血、强行闭合腹部手术切口等是导致 ACS 发生的重要因素。

三、常见胃肠道症状

1. 呕吐　呕吐是指发生任何可见的胃内容物反流,不管量的多少。产生呕吐的原因在危重患者有很多:不恰当的喂养、胃动力下降、体位不合适、腹压过高和电解质紊乱等。处理原则在于根据导致呕吐的原因给予相应治疗,例如加用胃肠动力药物,改善肠道菌群比;调整喂养方式,不能耐受胃内营养的及时下鼻肠管或 PEG/PEJ 等;注意肠内营养的种类、浓度、温度、滴速等;尽量床头抬高 30°;纠正内环境紊乱;鼓励患者早期活动。与化疗后呕吐不同,危重患者一般不会有剧烈的恶心呕吐,不需吩噻嗪类、多巴胺拮抗剂、抗组胺药等副作用较大的强效止吐药物,当症状严重时可予甲氧氯普胺(胃复安)、多潘立酮(吗丁啉)等对症处理。当患者发生呕吐时需特别注意气道的保护,以免出现反流误吸,一般需把患者置于侧卧位或头偏向一侧,立即停止喂养,胃肠减压。

2. 胃潴留　正常情况下胃液每日生成量约 1.5～2.5L,但随着胃的持续蠕动,胃内残液量不会超过 100ml。胃潴留的容积定义并不确切,也尚无标准胃内残液量的测量方法,通常来说,当单次胃液回抽超过 200ml 时定义为大量胃潴留。危重患者胃潴留的原因多见于胃排空障碍。处理措施包括静脉注射甲氧氯普胺或红霉素,但不予常规促胃肠动力药;中医针灸可能促进神经外科 ICU 患者胃排空的恢复;尽可能地避免或减少使用阿片类药物和肌松剂;尽可能减少镇静深度;如果单次胃内残液量超过 500ml,应考虑将胃内营养改成肠内营养,但不应所有危重患者常规给予肠内营养。若胃潴留难以纠正,可予胃肠减压,但需注意水电解质及酸碱平衡紊乱。

3. 腹泻　腹泻是指每天 3 次或以上的稀便或水样的大便,总量超过 200～250g/d(或体积超过 250ml/d)。危重患者腹泻的常见病因有:肠道菌群失调(尤抗生素相关性)、肠道感染、肠内营养不耐受、胃肠蠕动过快等。抗生素相关性腹泻详见消化系统重症中的相关章节。其他原因导致的腹泻的处理原则为:不应直接止泻,首先应补充液体和电解质,维持充足有效循环,注意脏器保护;行大便的相关检查明确腹泻的性质及推测可能原因,并予相应治疗,例如肠道菌群失调导致的尽量停广谱抗阴性菌抗生素,口服万古霉素或去甲万古霉素及肠道益生菌制剂,而肠道感染导致的需要用抗生素;肠内营养不耐受导致的腹泻可能需要降低输注速度、注意营养管位置或稀释营养液,优化配方,例如添加膳食纤维以延长食物在胃肠道的通过时间并利于大便成形;胃肠蠕动过快导致的腹泻则应停用促肠动力药物或泻药;非感染性腹泻可使用止泻药物,如阿片类衍生物地芬诺酯(苯乙哌啶)、肠黏膜吸附剂双八面体蒙脱石(思密达)等;此外还需注意保护患者肛周皮肤,必要时甚至安置肛管。

4. 下消化道麻痹　下消化道麻痹即通常所说的便秘,指肠道蠕动功能受损,导致粪便不能排出体外。临床症状包括至少 3 天肛门停止排便,肠鸣音存在或消失,需排除机械性肠梗阻。危重患者下消化道麻痹的常见病因有:胃肠蠕动减弱、药物影响、电解质紊乱、长期被动体位、全身情况不稳定等。处理原则是根据病因相应采取措施,包括改善胃肠道动力,减轻胃肠水肿、淤血,可使用主要作用于上消化道(胃和小肠)的促动力药物如多潘立酮、甲氧氯普胺和红霉素,新斯的明可以促进小肠和结肠蠕动,结合足三里穴位注射效果更佳;避免使用减慢或抑制肠道蠕动的药物,如儿茶酚胺、镇静药、阿片类止痛药物等,尽量采用浅度镇静方案;低钾血症与低钠血症都会造成胃肠平滑肌蠕动减慢,需积极纠正;调整肠内营养配方,膳食纤维具有双向调节作用,可使硬结大便变稀软,利于排出;尽量让患者早期活动,避免长期平卧;纠正患者全身状态,包括稳定呼吸、循环等基本生命体征,维持其他器官功能以及内环境稳定等。通便药物主要分为五类:①刺激性泻药,如大黄、番泻叶;②容积性泻药,如肠道不吸收的吸水性植物纤维;③渗透性泻药,如芒硝、硫酸镁;④润滑性泻药,如开塞露、液状石蜡;⑤表面活性剂,如辛丁酯磺酸钠等。若患者有发生下消化道麻痹的高危因素,可根据不同病因预防性或尽早使用通便药物。

5. 消化道出血　消化道出血可按照部位分为上消化道出血及下消化道出血,具体病因及诊断处理原则详见消化系统重症中相应章节。

6. 肠道扩张　肠道扩张是指结肠直径超过6cm,或盲肠直径超过9cm,或小肠直径超过3cm。通过影像学检查,如腹部平片或者CT不难诊断。肠道扩张的病因可以是机械性的,也可能是非机械性,即动力性或血供障碍性。危重患者出现肠道扩张的常见病因有:既往腹部手术导致肠管粘连;导致下消化道麻痹的因素继续进展则可能成为麻痹性肠梗阻;肠系膜血栓、出血坏死性肠炎等。根据肠道扩张的病因不同,部位不同,程度不同,进展速度不同以及对全身影响不同,处理原则各有差异。一般原则包括积极维持水电解质及酸碱平衡、禁食、胃肠减压、预防感染、充分氧疗等;考虑机械性肠梗阻者应做好手术前准备,若为单纯性不全性肠梗阻可观察24~48小时,若体征进行性加重,生命体征趋于不平稳,呕吐物或大便为血性,腹穿为血性液体等应及时手术,观察期不宜超过4~6小时;麻痹性肠梗阻一般首先采用保守治疗,包括调整内环境,尤其是血钾水平,静脉或足三里注射新斯的明,对于盲肠直径>10cm且经24~48小时保守治疗病情无改善者,可尝试使用结肠镜行非手术减压。结肠镜减压对超过80%的低位肠梗阻患者有效,但可能发生穿孔等并发症。若盲肠直径超过12cm,或保守治疗无效,患者容易发生肠穿孔,一般情况会迅速恶化,因此需积极外科手术干预。肠道缺血坏死会出现局部明显扩张,此类情况保守治疗一般无效,患者病情进展快,迅速发生休克、多器官功能衰竭,一经诊断需立即手术切除病变肠管,根据患者术中情况决定行一期吻合或先造瘘再二期吻合。

四、急性胃肠损伤患者的处理流程

AGI患者的处理流程见图16-1。

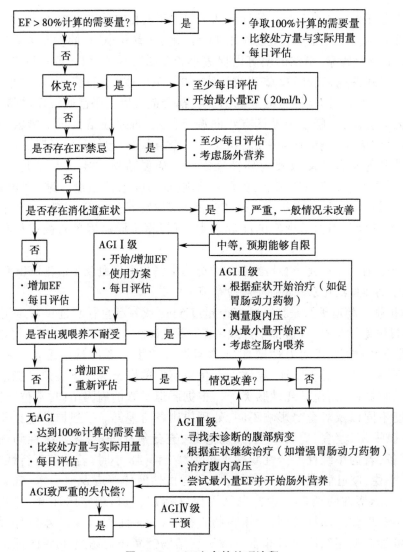

图 16-1 AGI 患者的处理流程

摘自 2012 年欧洲危重病学会腹部疾病工作组关于危重患者胃肠道功能定义及处理指南

(邓一芸 吴 浩)

第十七章

呼吸系统重症

第一节 慢性阻塞性肺疾病急性加重

慢性阻塞性肺疾病急性加重(acute exacerbation of chronic obstructive pulmonary diseases, AECOPD)是慢性阻塞性肺病(chronic obstructive pulmonary diseases, COPD)患者的重要临床病程,频繁发作的急性加重对 COPD 患者的生活质量产生巨大负面影响,加速患者肺功能恶化,也是 COPD 患者住院和死亡的重要原因。

一、定义

2007 年中华医学会呼吸病学分会慢性阻塞性肺疾病学组修订的诊治指南将 AECOPD 概括为:患者出现超越日常状况的持续恶化,并需改变基础的常规用药者,通常在疾病过程中患者短期内咳嗽、咳痰、气短和(或)喘息加重,痰量增多,呈脓性或黏脓性,可伴发热等炎症明显加重的表现。最新的 2011 版 GOLD 指南把 AECOPD 定义为:以呼吸道症状加重为特征的临床事件,其症状变化程度超过日常变异范围,并导致药物治疗方案改变。

二、病因

病因通常包括:①呼吸道感染:最常见,包括病毒性上呼吸道感染和气管支气管感染;②空气污染;③合并肺炎、肺栓塞、心力衰竭、心律失常、气胸和胸腔积液等;④约 1/3 病因不明,表现为急性加重的易感性,每年急性发作≥2 次,称之为"频繁急性发作者",也许是 COPD 的一种亚型。另外,稳定期治疗的中断也是急性加重的原因之一。

三、病理生理

COPD 慢性炎症反应累及全肺:中央气道(内径 >2～4mm)杯状细胞和鳞状细胞化生、黏液腺分泌增加、纤毛功能障碍;外周气道(内径 <2mm)管腔狭窄、气道阻力增大,造成患者呼气不畅、功能残气量增加;肺实质组织(呼吸性细支气管、肺泡、肺毛细血管)广泛破坏,肺弹性回缩力下降,呼出气流的驱动压降低,造成呼气气流缓慢。以上因素导致患者呼气受限,在呼气时间内肺内气体不能完全呼出,形成动态肺过度充气(dynamic pulmonary hyperinflation, DPH)。DPH 时呼气末肺泡内残留的气体过多,呼气末肺泡内呈正压(内源性呼气末正压, intrinsic positive end-expiratory pressure, PEEPi)。患者必须产生足够的吸气压力以克服 PEEPi 才能使肺内压低于大气压而产生吸气气流,增大吸气负荷。另外肺容积增大造成胸廓过度扩张,并压迫膈肌使其处于低平位,造成曲率半径增大,膈肌收缩效率降低,促使辅助呼吸肌参与呼吸,容易发生疲劳,同时增加氧耗量。AECOPD 时以上呼吸力学异常进一步加重,氧耗量和呼吸负荷显著增加,超过呼吸肌自身的代偿能力,不能维持有效的肺泡通气,从而造成缺氧及高碳酸血症,发生呼吸衰竭。

四、临床表现

临床主要表现为原有的慢性咳嗽、咳痰等呼吸道症状在短期内出现急性加重,包括咳嗽加剧、痰量增加、痰液性状改变,如呈脓性或黏液脓性痰,提示合并细菌感染。大部分患者会出现喘息和呼吸困难加重,有些患者会伴有发热、白细胞升高等感染征象。严重者出现意识状态恶化、呼吸衰竭、低血压及右心功能不全等表现。

五、实验室及影像学检查

1. 肺功能测定 对 COPD 的诊断、严重度评价等有重要意义,适用于稳定期患者,对于大多数急性加重期患者,常不能配合完成肺功能检查。

2. 动脉血气分析 AECOPD 患者的重要评价指标,能指导合理氧疗和机械通气,需参考稳定期的水平。大多数患者表现为不同程度的Ⅱ型呼吸衰竭与呼吸性酸中毒,部分患者亦可出现Ⅰ型呼吸衰竭。

3. 胸部影像学 X 线胸片或 CT 有助于发现 AECOPD 的诱因以及与其他具有类似症状疾病的鉴别诊断。

4. 其他检查 血常规红细胞计数及血细胞比容有助于了解有无红细胞增多症或出血,白细胞计数增高及中性粒细胞核左移提示气道感染,部分患者白细胞计数可无明显改变。ECG 对心律失常、心肌缺血及右心室肥厚的诊断有帮助。超声心动图有利于了解是否合并肺动脉高压或右心功能不全。严重 AECOPD 患者出现难治性低氧血症时,应考虑肺栓塞的可能性,血浆 D-二聚体检测在排除 AECOPD 合并肺栓塞时有重要作用,如临床上高度怀疑合并肺栓塞,应进一步行螺旋 CT 肺动脉造影。有脓性痰者,在给予抗生素治疗前应进行痰涂片及培养。

六、诊断与病情评估

AECOPD 的诊断并不难,主要依靠患者急性起病和症状加重的临床表现(呼吸困难、咳嗽、多痰),这些变化超出了正常的日间变异。需注意排除其他具有相似表现的疾病如气胸、胸腔积液、肺水肿、肺栓塞等。

对于 AECOPD 的病情评估需结合患者的病史和临床症状(表 17-1),以及前述的实验室

表 17-1 AECOPD 病情评估

病史	体征
根据气流受限的程度判断 COPD 的严重程度	辅助呼吸肌参与呼吸运动
病情加重或新症状出现的时间	胸壁矛盾运动
既往加重次数	进行性加重或新出现的中心性发绀
合并症	外周水肿
目前稳定期的治疗方案	血流动力学不稳定
既往应用机械通气的资料	精神状态恶化

检查。当出现以下情况时需考虑收入 ICU:①严重的呼吸困难如辅助呼吸肌参与运动、胸壁矛盾运动,且对初始治疗反应不佳;②意识状态恶化,出现精神紊乱、嗜睡、昏迷;③血流动力学不稳定;④经氧疗和无创正压通气(NIPPV)后,低氧血症($PaO_2 < 50mmHg$)仍持续或进行

性恶化,和(或)高碳酸血症(PaCO$_2$ >70mmHg)无缓解甚至恶化,和(或)呼吸性酸中毒(pH < 7.30)无缓解甚至恶化。

七、治疗

AECOPD 的治疗目标是减少当前急性加重的临床表现和预防以后急性加重的发生。

（一）药物治疗

1. 支气管扩张剂　通常在急性加重时优先选择单一吸入短效 β$_2$ 激动剂,或短效 β$_2$ 激动剂和短效抗胆碱能药物联合吸入,以尽快缓解症状。常用的药物有沙丁胺醇、特布他林及异丙托溴铵等,雾化吸入适于较重的患者,可联合雾化吸入皮质激素布地奈德。对于短效支气管扩张剂效果不好的患者,可考虑静脉滴注茶碱类药物,但茶碱类药物血药浓度个体差异较大,治疗窗较窄,监测血清茶碱浓度对于评估疗效和避免不良反应的发生有一定意义。

2. 全身糖皮质激素　对呼吸困难、喘息症状明显者,全身应用糖皮质激素可使症状缓解,病情改善,并能够缩短康复时间,降低早期复发的危险性。推荐口服泼尼松 30 ~ 40mg/d,使用 10 ~ 14 天,或者静脉给予甲泼尼龙 40mg,每天 1 次,3 ~ 5 天后改为口服。延长给药时间或加大激素用量并不能增加疗效,反而会使不良反应增加。

3. 抗生素　由于细菌感染是 COPD 急性加重的常见原因,故当患者出现呼吸困难加重,咳嗽伴有痰量增多及脓性痰,以及病情危重需要机械通气的患者,均应及时加用抗菌药物,对其预后至关重要。抗菌药物类型应根据患者临床情况、痰液性质、当地病原菌流行趋势及细菌耐药情况选用合适的抗菌药物,除非病原菌明确,否则选择药物的抗菌谱不宜太窄。如对初始治疗方案反应欠佳,应及时根据痰培养及药敏试验结果调整抗生素。推荐治疗疗程为 5 ~ 7 天。

（二）呼吸支持治疗

1. 氧疗　氧疗是 AECOPD 患者住院期间的重要治疗,氧疗原则为最低吸氧浓度维持最基本的氧合(PaO$_2$ >60mmHg 或 SaO$_2$ >90%)。吸入氧浓度过高,可能发生潜在的 CO$_2$ 潴留及呼吸性酸中毒。给氧途径包括鼻导管或 Venturi 面罩(高流量装置),其中 Venturi 面罩能更精确地调节吸入氧浓度。氧疗 30 ~ 60 分钟后应复查动脉血气,以确认氧合满意,且未引起 CO$_2$ 潴留和(或)呼吸性酸中毒。

2. 机械通气　可根据病情需要给予无创或有创机械通气,一般首选无创性机械通气(NIPPV)。机械通气,无论是无创或有创都只是一种生命支持方式,在此条件下,通过药物治疗尽快消除 COPD 急性加重的原因,使急性呼吸衰竭得到逆转。

（1）无创正压通气(NIPPV):AECOPD 患者应用 NIPPV 可增加潮气量,改善缺氧,提高 PaO$_2$,降低 PaCO$_2$,降低呼吸频率,减轻呼吸困难,从而减少气管插管和有创机械通气的使用,缩短住院天数,降低患者病死率。

NIPPV 的适应证(至少符合以下一项):①呼吸性酸中毒,即动脉血 pH≤7.35 和(或)PaCO$_2$ >45mmHg,尤其是动脉血 pH 在 7.25 ~ 7.35 之间,没有禁忌证,对于严重呼吸性酸中毒(pH <7.25)可以在严密观察的前提下短时间(1 ~ 2 小时)试用,有改善者继续应用,无改善者及时改为有创通气;②严重呼吸困难合并临床症状,提示呼吸肌疲劳;③呼吸功增加,如应用辅助呼吸肌呼吸,出现胸腹矛盾运动,或者肋间隙肌群收缩。

NIPPV 的禁忌证(符合下列条件之一):①呼吸抑制或停止;②心血管系统功能不稳定,如出现低血压、心律失常、心肌梗死等;③嗜睡、神志障碍及不合作者;④易误吸者(吞咽反射异常,严重上消化道出血);⑤痰液黏稠或有大量气道分泌物,不易自行排出者;⑥近期曾行面部或胃食管手术者;⑦头面部外伤,固有的鼻咽部异常;⑧极度肥胖;⑨严重的胃肠胀气。

AECOPD 患者使用 NIPPV 要注意掌握合理的操作方法,提高患者依从性,避免管路漏气,从低压力开始逐渐增加辅助吸气压和采用有利于降低 $PaCO_2$ 的方法,从而提高 NIPPV 的效果。NIPPV 治疗 AECOPD 临床操作要点有以下几方面:①呼吸机的选择:要求能提供双水平正压通气(BiPAP)模式,提供的吸气相气道压力(IPAP)可达 $20 \sim 30 cmH_2O$,能满足患者吸气需求的高流量气体($>100 L/min$)。②通气模式:BiPAP 和持续气道正压通气(CPAP)是常用的两种通气模式,前者最为常用,后者虽可降低吸气功耗,但改善通气作用有限,当存在高碳酸血症或呼吸困难不缓解时应使用 BiPAP。③参数调节:采取适应性调节方式,吸气相压力(IPAP)、呼气相压力(EPAP)均从较低水平开始,EPAP 从 $2 \sim 4 cmH_2O$ 开始,IPAP 从 $4 \sim 8 cmH_2O$ 开始,患者耐受后再逐渐上调,直至达到满意的通气和氧合水平。一般参数设置 IPAP $10 \sim 25 cmH_2O$;EPAP $3 \sim 5 cmH_2O$;吸气时间 $0.8 \sim 1.2$ 秒;后备控制通气频率(T 模式) $10 \sim 20$ 次/分。④应用过程中要注意观察患者的意识、配合能力、呼吸状态、咳痰能力和血流动力学状态等情况,若出现病情明显恶化应及时改为有创通气;初期应持续监测 SpO_2 以指导调节吸入氧浓度/流量,使 SpO_2 维持在 90% 左右;在 NIPPV $1 \sim 2$ 小时后进行血气分析是判断 NIPPV 疗效比较确切的指标,若血气无明显改善,需进一步调整参数或检查漏气情况,$4 \sim 6$ 小时后再次复查血气,若仍无改善,则须考虑停止 NIPPV 并改用有创通气。

NIPPV 常见不良反应主要有:胃肠胀气、误吸、口鼻咽干燥、鼻面部皮肤压伤、幽闭症及气压伤等,可采取相应的措施进行防治。

(2)有创正压通气(IPPV):在积极药物和 NIPPV 治疗后,患者呼吸衰竭仍进行性恶化,出现危及生命的酸碱失衡和(或)神志改变时宜用 IPPV 治疗。

IPPV 的应用指征:①不能耐受 NIPPV 或 NIPPV 治疗失败(或不适合 NIPPV)。②危及生命的低氧血症($PaO_2 < 50 mmHg$ 或 $PaO_2/FiO_2 < 200$)。③ $PaCO_2$ 重度升高伴严重的呼吸性酸中毒($pH \leq 7.20$)。④呼吸或心脏暂停。⑤严重的意识障碍(如昏睡、昏迷或谵妄)。⑥严重的血流动力学不稳定,对液体疗法和血管活性药物无反应。⑦严重的呼吸窘迫症状(如呼吸频率 >40 次/分、矛盾呼吸等)或呼吸抑制(如呼吸频率 <8 次/分)。⑧气道分泌物多且存在引流障碍,气道保护功能丧失。

IPPV 通气模式选择:常用的三种通气模式为辅助/控制通气(A/C)、同步间歇指令通气(SIMV)与 PSV 联合模式(SIMV + PSV)、压力支持通气(PSV)。在 AECOPD 患者通气早期为了使呼吸肌得到良好的休息,使用控制通气较为合适,但需尽量减少控制通气时间,以避免大量镇静剂的使用和肺不张、通气/血流比例失调及呼吸肌失用性萎缩的发生。一旦患者自主呼吸恢复,宜尽早采用辅助通气模式,保留患者的自主呼吸,使患者的通气能力得到锻炼和恢复,为撤机做好准备。

IPPV 通气参数的调节:①潮气量:定容型呼吸机可直接调节,定压型则通过通气压力间接调节。初始通气时,应给予较小的潮气量(如 $6 \sim 10 ml/kg$)或较低的压力支持(如 $10 \sim 15 cmH_2O$)为宜,呼吸频率可稍快;待患者适应后,随着 DPH 的减轻逐渐改为深慢呼吸。原则上平台压不超过 $30 cmH_2O$,气道峰压不超过 $35 \sim 40 cmH_2O$,以避免气压伤的发生。②呼吸频率:需与潮气量配合保证基本的分钟通气量,但应注意过高的频率可能会加重 DPH,一般 $10 \sim 16$ 次/分。③吸气流速:以保障合适的吸/呼比为原则,一般选择较高的峰流速(如 $40 \sim 60 L/min$),使吸/呼比 $\leq 1:2$,以延长呼气时间。若呼气时间过短,将导致呼气不足和 DPH 加重,流速波形一般选用递减波。④PEEP:因 COPD 患者广泛存在 PEEPi,为减少因 PEEPi 所致吸气功耗增加和人机不协调情况,可常规加用一适度水平的外源性呼气末正压(PEEPe)。PEEPi 可直接测量,PEEPi 的 70% ~80% 常作为 PEEPe 水平的选择标准,也可通过逐渐提高PEEPe 水平,观察机械通气因变量的变化,确定最佳 PEEPe 水平。在定容型模式,增加PEEPe 后气道峰压和平台压不变或略有降低,达一定水平后开始升高,则升高前的 PEEPe 为最佳 PEEPe;在定压型通气,增加 PEEPe 后开始潮气量稳定或略有增加,达一定水平后潮气量开始减小,则减小前的 PEEPe 为最佳 PEEPe。⑤FiO_2:通常情况下,AECOPD 患者只需要低水平的吸氧浓度就能维持基本的氧合。若需要高水平氧浓度维持基本氧合,则提示存在合并症或并发症,如肺炎、肺不张、肺栓塞、心功能不全等。

需要注意的是,动脉血 pH 较 $PaCO_2$ 的绝对水平对于通气量的调节更重要,应根据 pH 是否在正常水平判断通气量是否合适。部分 COPD 患者已存在较长时间的 CO_2 潴留,机体已逐渐适应高碳酸血症状态,并通过肾脏等的调节来维持正常或接近正常的 pH,当使用较大通气量,CO_2 迅速排出,$PaCO_2$ 迅速下降,形成碱中毒,其中脑脊液碱中毒的程度更严重,缓解的速度也更缓慢,对机体造成严重影响。因此,对于呼吸性酸中毒明显代偿或合并碱中毒的患者,应逐渐增加通气量,使 $PaCO_2$ 逐渐下降,pH 维持在正常或略高于正常的水平。另外,通气的最终目标不是使 $PaCO_2$ 正常,而是达到或接近本次发病前的水平,基础 $PaCO_2$ 水平较高者 $PaCO_2$ 不必也不应降到正常生理范围,若通气过程中,强行使 $PaCO_2$ 恢复正常,将导致通气量超过通气需求,从而抑制自主呼吸能力,一旦停机将导致呼吸肌疲劳,$PaCO_2$ 的上升和呼吸性酸中毒;与碱中毒相反,此时脑脊液酸中毒更明显,导致呼吸驱动增强和呼吸困难,最终导致撤机困难和呼吸机依赖。

IPPV 的撤离:当患者满足以下条件时,可考虑进行撤机:①呼吸衰竭的诱发因素得到有效控制。②神志清楚。③自主呼吸能力有所恢复。④通气及氧合功能良好:氧合指数 $PaO_2/FiO_2 > 250mmHg$,$PEEP < 5 ~ 8cmH_2O$,pH > 7.35,$PaCO_2$ 达缓解期水平。⑤血流动力学稳定:无活动性心肌缺血,未使用升压药治疗或升压药剂量较小。当满足上述条件后,可逐渐降低部分通气支持模式的支持力度,直至过渡到完全自主呼吸。通常的部分通气支持模式有 SIMV + PSV 和 PSV 模式。在使用 SIMV + PSV 模式撤机时,可逐渐降低 SIMV 的指令频率,当调至 2 ~ 4 次/分后不再下调,然后降低压力支持水平,直至能克服气管插管阻力的压力水平($5 ~ 7cmH_2O$),稳定 4 ~ 6 小时后可脱机。单独使用 PSV 模式撤机时,压力支持水平的调节可采取类似方法。自主呼吸试验(SBT)是指导撤机的常用方法,但对于部分 SBT 成功的 AECOPD 患者,尤其是长期机械通气患者,在拔管后 48 小时内仍需重新气管插管,故SBT 仅作为 AECOPD 撤机前的参考。

撤机困难:部分 AECOPD 患者存在撤机困难,主要原因是呼吸泵功能和呼吸负荷之间不平衡,表现为撤机过程中呼吸肌肌力下降、中枢驱动增强、PEEPi 和气道阻力增加等,亦可由于营养不良、心功能不全和呼吸机依赖等因素所致,应积极寻找原因进行相应处理。

(3)有创-无创序贯机械通气:接受 IPPV 的急性呼吸衰竭患者在初始阶段,通过建立人工气道,维持稳定的通气和有效的引流,当病情明显改善,尚未满足拔管和撤机的情况下,脱离 IPPV,提前改用 NIPPV,使呼吸道的创伤迅速恢复,减少并发症的发生。国内外多项 RCT证实其能显著提高 AECOPD 患者的撤机成功率,缩短 IPPV 和 ICU 住院时间,降低 VAP 发生率等。其成功实施在于以下几个方面:①对病情的正确评估:首先需具备 NIPPV 的基本条件,另外对于基础肺功能很差又需要较高呼吸支持水平患者不适合。②切换点的把握:

AECOPD多数是由于支气管-肺部感染引起,当患者建立有创人工气道有效引流痰液并合理应用抗生素后,在 IPPV 5~7 天左右支气管肺部感染多可得到控制,临床上表现为痰液减少、性状好转、体温下降、白细胞计数降低等,影像学上感染消退,这一肺部感染控制阶段称为"肺部感染控制窗"(pulmonary infection control window,PIC 窗)。出现 PIC 窗时,患者痰液引流已不是主要问题,而呼吸肌疲劳仍较明显,需要一定水平的通气支持,此时撤离 IPPV,继之 NIPPV,既可缓解呼吸肌疲劳,改善通气,又可有效减少 VAP 的发生,改善预后。③NIP-PV 的规范操作:由于患者提前拔管后常合并较明显的呼吸肌疲劳和呼吸功能不全,往往需要较长时间使用 NIPPV,规范的操作能保证患者获得最佳的呼吸支持。

(三) 其他治疗

在严密监测出入量和血电解质的情况下,适当补充液体和电解质,注意维持液体和电解质平衡;注意补充营养,对不能进食者需经胃肠补充要素饮食或给予静脉高营养;对卧床、红细胞增多症或脱水的患者,无论是否有血栓栓塞性疾病史,均需考虑使用肝素或低分子肝素,预防深静脉血栓形成和肺栓塞;注意痰液引流,采用物理方法排痰和应用化痰的药物,积极排痰治疗;识别并治疗冠心病、糖尿病、高血压等伴随疾病和其他合并症,如休克、弥散性血管内凝血、上消化道出血、胃肠功能不全等。

第二节 重 症 哮 喘

支气管哮喘(bronchial asthma)是常见的慢性呼吸道疾病,由多种细胞与细胞组分参与的气道慢性炎症,与气道高反应性(airway hyperresponsiveness,AHR)有关,引起不同程度及广泛多变的可逆性气道阻塞,临床表现为反复发作的喘息、呼吸困难、胸闷或咳嗽。轻中度发作多数可经治疗缓解或自行恢复,重度或危重发作时,气道阻塞持续或迅速进展至通气衰竭,出现高碳酸血症或危及生命的其他表现,属于重症哮喘(severe asthma)范畴,是 ICU 收治指征,若治疗不及时或抢救不当,易造成死亡。需注意的是,即使病情较轻的患者也面临一定程度的致死性发作的危险,可在数小时甚至数分钟内引起哮喘猝死。

一、诱发因素

1. 外源性过敏原持续存在 是导致哮喘恶化和症状持续的主要因素,包括接触各种过敏原或致敏物质如花粉、尘埃、冷空气、刺激性气体等,以及一些有可能诱发支气管痉挛的药物,如阿司匹林、β_2 受体阻断剂和非甾体类抗炎药等。

2. 呼吸道感染未能控制 呼吸道病毒、真菌、细菌、支原体或衣原体等感染,使支气管黏膜充血、水肿、分泌物增多,加重支气管哮喘的气道阻塞,并可使哮喘患者对 β_2 受体激动剂和茶碱等支气管解痉剂的治疗反应降低。

3. 治疗中断 主要指不坚持用药,或者突然停用糖皮质激素或 β_2 受体激动剂等治疗,长期规律治疗的哮喘患者若突然停止用药,可出现哮喘症状反跳而诱发重症哮喘发作。

4. 情绪波动及变化 支气管哮喘是较为常见的心因性疾病,患者情绪上出现波动或变化可通过大脑皮质和自主神经反射性地加重支气管痉挛,诱发重症哮喘发作。

5. β_2 受体激动剂"失敏" 近年来的研究结果证实,长期或大量应用 β_2 受体激动剂,可使哮喘患者细胞膜上的 β_2 受体内陷至细胞浆,在细胞膜上的数量减少,出现向下调节。在临床上则表现为患者对 β_2 受体激动剂失敏、耐药,气道反应性增高,患者喘憋加重。

6. 其他　还包括药物剂量不足、脱水剂的使用、酸中毒以及并发症的发生等都可导致重症哮喘发作。

二、病理生理

重症哮喘致肺功能异常的病理生理学过程是：支气管平滑肌收缩，支气管黏膜水肿和黏液栓形成，导致气流阻塞、局部通气/血流比例失调和低氧血症的发生。由于呼气气流受阻，一秒用力呼气容积（FEV_1）降低，一秒用力呼气容积/用力肺活量（FEV_1/FVC）降低，严重哮喘患者由于呼气阻力增加，呼吸急促导致呼气时间受限，致使气体陷闭，功能残气量增加，出现动态肺过度充气（dynamic pulmonary hyperinflation，DPH）。过度充气导致呼吸功增加。气道水肿和分泌物阻碍吸气流速，加上肺过度充气，常常使哮喘患者机械通气时的吸气峰压很高。哮喘患者呼吸停止的原因通常是呼吸肌的衰竭和通气的停止。

三、临床表现

1. 症状　严重的喘息、呼吸困难，患者大多呈前弓位端坐呼吸、大汗淋漓，说话时常有停顿或只能说出单个字，随着病情加重则完全不能说话，精神焦躁不安，甚至是嗜睡或意识模糊。

2. 体征　患者呼吸急促，呼吸频率大于 30 次/分，口唇、甲床发绀，有明显的三凹征或胸腹矛盾呼吸；双肺广泛的哮鸣音，但哮鸣音并非是估计气道阻塞严重程度的可靠体征，如"静胸"（silent chest）型哮喘，实际上是一种病情极严重的哮喘，患者疲惫不堪，小气道被黏液严重栓塞，听诊不仅听不到哮鸣音，而且呼吸音也很低；心动过速，心率大于 120 次/分，或伴严重的心律失常；常有奇脉，吸气与呼气时肱动脉收缩压差大于 25mmHg；部分患者出现自发性气胸、纵隔或皮下气肿。

四、实验室及影像学检查

1. 动脉血气分析　有助于病情判断和指导呼吸治疗。重症哮喘发作时，由于气道阻塞和通气/血流比例失调，导致 PaO_2 降低，且通气功能进一步下降，CO_2 潴留加重，$PaCO_2$ 明显增加，$PaCO_2 > 45mmHg$，$pH < 7.30$。

2. 肺功能监测　重症哮喘患者很难完成 FVC 测定的整个动作，因此常测定呼气峰流速（PEF），用于病情评估和指导治疗。重症哮喘患者常规应用支气管舒张剂后喘息症状不缓解，PEF < 100L/min 或小于预计值的 50%；PEF < 60L/min 时，提示气道阻塞的严重程度已足以引起窒息。

3. 胸片　可以正常或出现肺过度充气的表现，应作为常规检查，以便发现气胸、纵隔气肿、肺不张、肺炎等并发症或合并症，另外还有助于鉴别诊断。

五、诊断和鉴别诊断

重症哮喘诊断一般不难，主要根据患者的哮喘病史和临床表现，结合动脉血气分析及肺功能检查结果作出判断。通常有以下特征：①持续性哮喘，病情迅速加重；少数患者表现为突然发作的严重气道阻塞、呈急进性发展；②对 β_2 受体激动剂治疗疗效很差或降低；③出现高碳酸血症性呼吸衰竭；④呼吸肌疲劳的证据。除哮喘外，很多疾病都可以引起喘息，尤其需注意与充血性心力衰竭、上气道阻塞、慢性阻塞性肺疾病急性加重（AECOPD）、自发性气胸、过敏反应、急性肺栓塞和气道异物相鉴别。

六、治疗

（一）一般治疗

1. 氧疗　为尽快改善患者的缺氧状态，立即经鼻导管或鼻塞吸入较高浓度的氧气（4 ~ 6L/min）。但病情危重，已出现二氧化碳潴留的患者则应按照Ⅱ型呼衰的氧疗原则给予持续低流量吸氧，一般不采用面罩供氧。哮喘患者气道反应性增高，因此，吸入的氧气应温暖、湿润，以免加重气道痉挛。

2. 补液　重症哮喘发作时患者张口呼吸，过度通气，呼吸道水分丢失增加，以及出汗、发热及氨茶碱利尿的应用等，机体常有不同程度的脱水，可使呼吸道黏膜干燥，痰液黏稠，甚至形成痰栓堵塞小气道，增加通气障碍，影响呼吸功能。因此，补液对于纠正脱水，改善循环，湿化气道，促进排痰，增加通气有着至关重要的作用。每天摄液量应达 2500 ~ 3000ml。如临床上无明显脱水，则要避免补液过量，以免水负荷过大和肺水肿的发生。

3. 纠正酸碱失衡　监测血气分析，酸中毒时降低 β 肾上腺素受体对儿茶酚胺的敏感性，纠正酸中毒有利于平喘药物药效的发挥，若出现呼吸性酸中毒时以改善通气为主，合并代谢性酸中毒时需考虑补碱。

（二）解痉平喘

1. 糖皮质激素　最有效的抗炎症反应药物，在重症哮喘治疗中占有重要地位，应尽早全身应用糖皮质激素与支气管舒张剂作联合治疗。因为糖皮质激素抗炎作用起效较慢，通常需经 4 ~ 6 小时才显效。因此，两者联合使用可以达到即时舒张支气管平滑肌，继而控制气道炎症的作用。全身治疗建议静脉给药，通常剂量为琥珀酸氢化可的松 400 ~ 1000mg/d 或甲泼尼龙 80 ~ 160mg/d。无糖皮质激素依赖者，可在短期内（3 ~ 5 天）停药；有糖皮质激素依赖倾向者，应延长给药时间，待症状控制后改为口服给药，并逐渐减少用量。地塞米松虽然抗炎作用较强，但由于在血浆和组织中半衰期长，对脑垂体肾上腺轴的抑制时间长，故应尽量避免使用，或短时间使用。雾化吸入激素治疗可作为静脉激素减量的辅助和补充，常用布地奈德混悬液 1 ~ 2 毫升/次，3 ~ 4 次/日雾化吸入。需注意既往有消化道溃疡、高血压、肺结核、糖尿病患者激素剂量不可过大；对于以前较长时间应用糖皮质激素或正在应用糖皮质激素者或同时接受利福平、苯巴比妥、苯英钠等药物（可加速糖皮质激素的代谢，降低其血药浓度）治疗者所需剂量较大；另外尚需警惕激素性肌病的发生。

2. β₂受体激动剂　β₂受体激动剂是最有效的支气管扩张剂，最常用于迅速改善急性哮喘症状的药物，治疗重症哮喘时首选吸入途径给药，但重症哮喘患者气道痉挛，潮气量减少，高吸气频率和高流速，致使吸入药物微粒在作用部位的沉降减少，故需要吸入较大剂量和较频繁的应用。对于气管插管机械通气的患者，雾化吸入的药物微粒有相当一部分会沉降在气管导管和通气管道系统内，为达到相当的疗效，推荐使用非插管患者的加倍剂量。不推荐使用口服或静脉制剂，因其疗效与吸入相当而毒副作用明显增加。需注意 β₂受体激动剂可引起心动过速、心悸、震颤和 Q-T 间期延长，高剂量反复使用可引起低钾血症。

3. 抗胆碱能药物　吸入型抗胆碱药物，如异丙托溴铵，多作为哮喘治疗的辅助用药，其舒张支气管的作用较 β₂受体激动剂弱，起效也较慢，但不良反应很少，且长期应用不易产生耐药，可与 β₂受体激动剂联合吸入治疗，使支气管舒张作用增强并持久。适用于高龄、哮喘病史较长，合并冠心病、严重高血压、心动过速者，不能耐受 β₂受体激动剂者，但患有青光眼或前列腺肥大者慎用。

4. 茶碱类 茶碱类药物是一类非选择性磷酸二酯酶抑制剂,不仅有舒张支气管的作用,还有强心、利尿、扩张冠状动脉、兴奋呼吸中枢和呼吸肌的作用。另外,尚具有弱的免疫调节和抗炎作用,可减轻持续性哮喘症状的严重程度,减少发作频率。静脉给药:氨茶碱加入葡萄糖溶液中,缓慢静脉注射[注射速度不宜超过 0.25mg/(kg·min)]或静脉滴注,适用于哮喘急性发作且近 24 小时内未用过茶碱类药物的患者,负荷剂量为 4～6mg/kg,维持剂量为 0.6～0.8mg/(kg·h)。由于茶碱的"治疗窗"窄,以及茶碱代谢存在较大的个体差异,在有条件的情况下应监测其血药浓度,及时调整浓度和滴速,有效安全的血药浓度为 6～12μg/ml,若 >20μg/ml 则毒性反应明显增加。多索茶碱的作用与氨茶碱相同,但不良反应较轻。

5. 白三烯调节剂 包括半胱氨酰白三烯受体拮抗剂和 5-脂氧化酶抑制剂,前者代表药物是孟鲁司特和扎鲁司特,后者代表药物是齐留通。目前国内应用的主要是半胱氨酰白三烯受体拮抗剂,其作用是减轻患者的哮喘症状,减少急性发作次数,改善肺功能。对于阿司匹林诱导的哮喘,变应原、冷空气、运动所引发的哮喘作为首选预防用药。孟鲁司特成人每次 10mg,每日一次,晚饭时或晚饭后服用;扎鲁司特成人每次 20mg,每日两次,饭前 1 小时或饭后 2 小时服用。该类药物不良反应少,长期使用安全。

6. 抗 IgE 治疗 抗 IgE 单克隆抗体可用于血清 IgE 水平增高的哮喘治疗,主要用于经过吸入糖皮质激素和长效 β_2 受体激动剂联合治疗后症状仍未控制的严重过敏性哮喘患者。

7. 其他抗炎及抗组胺药物 作为哮喘的辅助用药,主要适用于轻度哮喘及夜间哮喘的防治。

(三)抗生素

重症哮喘发作后由于黏液痰栓的阻塞导致痰液引流不畅,同时大剂量应用糖皮质激素导致机体免疫力下降,加之茶碱等药物对中性粒细胞趋化作用的抑制,以及部分患者需要机械通气治疗,患者极易并发感染,需考虑使用抗生素治疗。

(四)机械通气

重症哮喘患者经过上述药物治疗,临床症状和肺功能无改善甚至继续恶化,应及时给予机械通气治疗。虽然机械通气可能挽救重症哮喘患者的生命,但也可能导致严重甚至致命的并发症发生,因此需认真掌握重症哮喘的机械通气适应证,具体见表 17-2。机械通气连接人-机的方式有两种:鼻罩或口鼻面罩的无创通气连接方式和建立人工气道的有创通气连接方式。对于绝对适应证患者应立即气管插管有创通气,相对适应证患者是否进行气管插管及何时行气管插管临床较难判定,需结合患者呼吸状态、血气指标以及对治疗的反应综合考虑。

1. 无创通气 正确地使用无创通气技术,可为不需要马上气管插管或拒绝插管的患者提供一种短期的通气支持,从而减轻呼吸功负荷,缓解呼吸肌疲劳,为平喘药物治疗发挥作用争取时间,使部分患者避免气管插管。一般采用双水平气道正压通气(BiPAP)模式,它具有两种可调节的气道压力水平,在吸气时可使用较高的压力,减少呼吸肌做功;呼气末气道正压可使萎陷的肺泡复张并促进分泌物排出,减轻气道阻力,改善肺泡通气。通常选择自主呼吸/时间控制(S/T)双水平气道正压通气,设定呼吸频率为 12～16 次/分,吸气压力(IPAP)为 14cmH$_2$O ± 6cmH$_2$O,呼气末正压(EPAP)为 4～8cmH$_2$O,吸气时间(TI)为 0.8～1.2 秒,吸氧浓度(FiO$_2$)为 40%～60%,定期监测血气分析来调节有关参数。需注意的是无创通气对于重症哮喘呼吸控制较差,难以实行控制性低通气策略,故应用无创通气有可能比有创通气更易加重 DPH 和内源性 PEEP(PEEPi),而且难以监测,因此若有气管插管有创通气指征应及时实施。

表 17-2　重症哮喘机械通气适应证

绝对适应证

　　心跳呼吸停止

　　意识障碍

　　呼吸节律异常,如呼吸浅慢、不规则或伴呼吸暂停、呼吸中枢受抑制迹象

　　即将发生心跳呼吸停止的迹象

相对适应证

　　经积极治疗,$PaCO_2$ 仍继续增高伴进行性呼吸性酸中毒

　　伴发严重代谢性酸中毒

　　伴发严重呼吸问题(如顽固性低氧血症)

　　心肌严重缺血

　　心律失常

参考指标

　　不能讲话

　　肺部听诊为静胸(silent chest)

　　交替脉,奇脉脉压 >2KPa(15mmHg)

　　呼吸频率 >40 次/分伴大汗淋漓

　　严重呼吸肌疲劳或衰竭

　　既往因哮喘严重发作而行气管插管机械通气者

2. 有创通气　重症哮喘患者建立人工气道时应选择大管径的气管导管,大管径的气管导管便于吸引黏稠的黏液栓,并能降低气道阻力。为了避免 DPH 和 PEEPi 加重而导致相关并发症,通气策略多采用控制性低通气。早期机械通气时通气量的调节原则是低通气、慢频率、长呼气。为便于实施控制性低通气,一般应用容量控制(CV)、同步间歇指令通气模式(SIMV)。设定呼吸频率以 10~12 次/分为宜;潮气量(VT)约 8~10ml/kg 或更小;应用高的吸气流速,可缩短吸气时间,延长呼气时间;几乎所有哮喘患者均没有严重顽固的低氧血症,只要适当增加吸氧浓度就能维持氧合,如果吸氧浓度增加后氧合仍无改善则需考虑是否合并肺炎、肺水肿或肺内分流等情况。对重症哮喘患者是否加用 PEEP 的问题,目前尚缺乏统一认识,大部分学者主张不应该常规加用 PEEP,因为重症哮喘患者多数不存在氧合障碍,而普遍存在 DPH 和 PEEPi,加用 PEEP 后可能会导致气道峰压和平台压增加,肺过度扩张,影响血流动力学和导致通气相关性肺损伤增加。但下列情况可考虑加用 PEEP:①哮喘合并肺炎或其他急性肺损伤,导致严重低氧血症;②血流动力学稳定,自主呼吸伴有显著呼吸困难感觉的患者可适当加用低于 PEEPi 水平的 PEEP,有利于减少自主呼吸功;③常规药物治疗和常规通气治疗后患者哮喘症状仍无明显缓解,若想试用 PEEP 的气道扩张作用的话,即应遵循以下原则:所加 PEEP 小于 PEEPi;加用 PEEP 时应严密监测 DPH 和 PEEPi 是加重还是减轻,呼吸音是否加强,喘鸣音是否减少;加用 PEEP 后观察时间不超过 30 分钟,若无效则应弃用。

当应用控制性低通气时,部分患者可能会出现不同程度的高碳酸血症,只要 $PaCO_2$ 不超

过 90mmHg，大多数患者是较易耐受的，即我们所说的允许性高碳酸血症，但若患者存在颅内病变，因其会增高颅内压，故为禁忌。整个通气过程中均应密切监测患者的肺部体征、气道峰压、平台压、PEEPi、循环及血气指标等情况，以便及时进行相应处理。

（五）镇静剂及肌肉松弛剂

镇静剂可以减轻患者痛苦及气管插管带来的气道高反应，减少呼吸做功，保持人机协调，可根据患者对抗程度选用地西泮（安定）、咪唑安定或丙泊酚，可结合短效和中效镇静剂联合应用，如丙泊酚 0.5 ~ 4.0mg/（kg·h），静脉泵入，咪唑安定 0.01 ~ 0.2mg/（kg·h），每天定期唤醒，评价神志。若使用镇静剂后，患者自主呼吸与机械通气仍不协调，患者气道压力很高，可考虑使用肌肉松弛剂，能增加镇静剂的有益作用。虽然肌松剂并不能松弛气道平滑肌，缓解气道痉挛，但可促进带机顺应性，减少氧耗、二氧化碳产量和乳酸的产生，降低气压伤的危险。但需注意的是，哮喘患者因应用大剂量激素，若同时应用大剂量肌松剂，易引起肌病导致撤机困难。

（六）并发症的治疗

重症哮喘与治疗有关的并发症可分两部分，一部分与机械通气有关，另一部分与所用药物有关。与机械通气有关的并发症有气压伤、低血压、上消化道出血、心律失常、呼吸机相关性肺炎等。与治疗药物有关的并发症有乳酸酸中毒和急性激素性肌病等。

1. 低血压　重症哮喘机械通气时发生低血压是十分常见的，发生原因大多由于动态过度充气、应用镇静剂或气胸，偶尔的是由于心律失常或其他原因。低血容量可加重各种原因引起的低血压，但并非低血压的主要原因。发生低血压的机制也许是胸内压增高妨碍静脉血回流和肺泡过度扩张使肺血管阻力增加。低血压的治疗在开始时就应该以呼吸暂停试验来排除动态过度充气。在呼吸暂停试验时，血压改善，中心静脉压降低，则强烈提示动态过度充气是低血压的原因，应该减慢机械通气的频率，当然补液也是需要的。

2. 气胸　在重症哮喘患者中发生气胸的最常见原因是机械通气引起的过高动态过度充气和中心静脉导管插入时意外穿破。一旦确定，立即行胸腔闭式引流。

3. 消化道出血　发生率为 0 ~ 19%，可能与以下因素有关：①应激性反应；②大剂量肾上腺皮质激素的应用；③外周静脉血回流受阻导致胃肠道淤血；④胃管的机械性损伤。治疗可应用 H_2 受体阻断剂、质子泵抑制剂等。

4. 乳酸酸中毒　重症哮喘引起乳酸酸中毒的原因可能与缺氧、无氧性肌肉活动和应用 β 受体激动剂有关。乳酸产物被认为系 β 受体激动剂直接刺激糖酵解途径，代谢反应主要是在肌肉内的无氧代谢。在重症哮喘患者应密切监测血清碳酸氢盐水平，尤其是在注射各种 β 肾上腺素能活性药物以后。如果血清碳酸氢盐水平≤22mmol/L 或降低≥2mmol/L，则应测定血清乳酸水平。

5. 急性激素性肌病　与大剂量激素的使用、机械通气时肌松剂的应用和酸中毒等多种因素有关，其严重程度可以从无症状的 CK 增高到显著的肌无力，延长住院时间和撤机时间，因此重症哮喘患者应监测 CK 水平，尤其是当 CK > 1000IU/L 时，必须停用肌松剂，并在哮喘控制的同时尽可能减少静脉用皮质激素剂量。

（七）机械通气的撤离

重症哮喘机械通气的患者，其支气管痉挛常在较短时间内即可缓解，气道阻力降低，$PaCO_2$ 恢复正常，因此短时间内撤机拔管是完全可能的。当患者哮喘及其诱发因素已基本控制，生命体征稳定，意识清楚，呼吸中枢和神经-呼吸肌维持适当功能，有一定的残存肺功能，气体交换指标恢复到缓解期水平时,可考虑撤机。常用撤机方法很多,基本是在 PSV 和 SIMV 两种方式下脱机。有相当部分患者在白天可完全达到脱机要求,而夜间则出现中枢性低通气(如老年患者的发生率较高),此时若患者仍存在一定的通气负荷增加(如感染未完全控制,气道黏膜充血、水肿),则容易发生呼吸衰竭和所谓"撤机"失败。为避免"撤机"失败,可应用有创-无创机械通气序贯治疗。

第三节　肺栓塞与深静脉血栓形成

一、基本概念

肺栓塞(pulmonary embolism,PE)是以各种栓子阻塞肺动脉系统为发病原因的一组疾病或临床综合征的总称,包括肺血栓栓塞症(pulmonary thromboembolism,PTE)、脂肪栓塞综合征、羊水栓塞、空气栓塞、细菌栓塞、异物栓塞等。

PTE 是 PE 的最常见类型,是指来自静脉系统或右心的血栓阻塞肺动脉或其分支所致疾病,以肺循环和呼吸功能障碍为主要临床表现和病理生理特征。通常所称 PE 即指 PTE。

引起 PTE 的血栓主要来源于深静脉血栓形成(deep venous thrombosis,DVT),PTE 常为 DVT 的并发症。PTE 与 DVT 同属于静脉血栓栓塞症(venous thromboembolism,VTE),为同一疾病过程在不同部位、不同阶段的两种表现形式。

二、危险因素

PTE 与 DVT 的危险因素同 VTE,包括任何可以导致静脉血液淤滞、静脉系统内皮损伤和血液高凝状态的因素,即 Virchow 三要素。这些因素单独存在或者相互作用,对于 DVT 和 PTE 的发生具有非常重要的意义。易发生 VTE 的危险因素包括原发性和继发性两类。

1. 原发性因素　由遗传变异引起,包括引起凝血-抗凝-纤溶系统紊乱的各种遗传缺陷如 V 因子突变、蛋白 C 缺乏、蛋白 S 缺乏和抗凝血酶缺乏等(表 17-3),这些蛋白的遗传性缺陷称为遗传性易栓症。常以反复静脉血栓栓塞为主要临床表现。如 40 岁以下的年轻患者无明显诱因或反复发生 VTE,或呈家族遗传倾向,应注意做相关遗传学检查。

表 17-3　VTE 的原发危险因素

抗凝血酶缺乏	XII因子缺乏
先天性异常纤维蛋白原血症	V 因子 Leiden 突变(活性蛋白 C 抵抗)
血栓调节因子异常	纤溶酶原缺乏
高同型半胱氨酸血症	纤溶酶原不良血症
抗心磷脂抗体综合征	蛋白 S 缺乏
纤溶酶原激活物抑制因子过量	蛋白 C 缺乏
凝血酶原 20210A 基因变异	

2. 继发性因素　由后天获得的多种病理生理异常引起,包括骨折、创伤、手术、恶性肿瘤和口服避孕药等(表 17-4)。年龄可作为独立的危险因素,随着年龄的增长,VTE 的发病率逐渐增高。

即使积极地应用较完备的技术手段寻找危险因素,临床上仍有相当比例的病例不能明确危险因素,称为特发性 VTE。这些患者可能存在某些潜在的异常病变(如恶性肿瘤)促进血栓栓塞发生,应注意仔细筛查。

上述危险因素可单独存在,也可同时存在,协同作用。危险因素越多,患 VTE 的可能性越大。

表 17-4 VTE 的继发危险因素

创伤/骨折	克罗恩病(Crohn's disease)
髋部骨折	充血性心力衰竭
脊髓损伤	急性心肌梗死
外科手术、疝修补术	恶性肿瘤、肿瘤静脉内化疗
腹部大手术、冠状动脉旁路移植术	肥胖、因各种原因的制动/长期卧床
脑卒中	长途航空或乘车旅行
肾病综合征	口服避孕药
中心静脉插管	狼疮抗凝作用
慢性静脉功能不全	绝经后雌激素替代治疗
吸烟	真性红细胞增多症
妊娠/产褥期	巨球蛋白血症
血液黏滞度增高	植入人工假肢
血小板异常	高龄

三、病理生理

(一)DVT 的病理生理

DVT 的发生由血管内皮损伤、血流淤滞、血液高凝状态等几种病理生理状态共同组成,好发于下肢深静脉,也可发生在上肢静脉及盆腔静脉。

静脉血栓多起源于小腿深静脉的静脉瓣,并可逐渐向上延伸至腘静脉、股静脉、髂静脉,甚至到下腔静脉。各种危险因素导致静脉内皮损伤,引起一系列分子水平改变;血流缓慢致局部缺氧,内膜损伤,白细胞黏附、凝血因子聚集及抗凝因子消耗;凝血机制异常通过内源性和组织因子途径激活一系列酶原,引发凝血过程。DVT 既可单一部位发生,也可多部位发生。DVT 多发生于下肢深静脉,颈内和锁骨下静脉置管以及静脉内化疗使上腔静脉径路的血栓有增多趋势。

(二)PTE 的病理生理

引起 PTE 的血栓可以来源于下腔静脉径路、上腔静脉径路或右心腔,其中大部分来源于下肢深静脉。血栓栓塞既可以是单一部位,也可以是多部位发生。病理检查发现多部位或双侧性血栓栓塞更为常见。一般认为栓塞更易发生于右侧和下肺叶。发生肺血栓栓塞后有可能在栓塞局部继发血栓形成,参与发病过程。

发生急性肺栓塞时,栓子堵塞肺动脉,造成机械性肺毛细血管前动脉高压,加之肺血管内皮受损,释放出大量血管活性物质,导致广泛的肺小动脉收缩,肺循环阻力增加,肺动脉压力上升,右心室后负荷增加,心输出量下降。当右心室负荷严重增加时,可引起右心室扩张、右心衰竭、血压下降。右心扩大致室间隔左移,使左室功能受损,导致心输出量下降,进而可引起体循环低血压或休克。主动脉内低血压和右房压升高,使冠状动脉灌注压下降,心肌血流减少,特别是右心室内膜下心肌处于低灌注状态。

PTE 对心血管系统的影响与栓子的大小和患者基础心肺功能状态有关。既往心肺功能正常的个体可耐受大的栓塞而不出现明显的肺动脉压力变化;当患者栓塞范围很大或存在明显的心肺基础疾病时,肺动脉压力可急剧升高,甚至引起休克或急性肺心病,继而可引起血流动力学的不稳定和心肌的低灌注状态。

肺栓塞部位有通气但无血流灌注,使肺泡不能有效地进行气体交换,肺泡无效腔量增大;肺内血流重新分布,通气血流比例失调;右房压升高可引起未闭合的卵圆孔开放,产生心内右向左分流;神经体液因素引起支气管痉挛,增加气道阻力,引起肺通气不良;栓塞部位肺泡表面活性物质分泌减少,肺泡萎缩,出现肺不张,同时毛细血管通透性增高,大量炎症介质释放,引起局部甚至弥漫性水肿、肺出血;肺泡细胞功能下降又引起表面活性物质合成减少及丢失,引起肺顺应性下降,肺通气弥散功能进一步下降;如累及胸膜可出现胸腔积液。以上因素综合存在,均可导致气体交换障碍,进一步导致低氧血症。

由于肺组织同时接受肺动脉、支气管动脉和肺泡内气体三重氧供,故肺动脉阻塞时较少出现肺梗死。如存在基础心肺疾病或病情严重影响到肺组织的多重氧供,其支配区的肺组织因血流受阻或中断而发生坏死,称为肺梗死。

PTE 所致病情的严重程度取决于以上机制的综合和相互作用。栓子的大小和数量、多个栓子的递次栓塞间隔时间、是否同时存在其他心肺疾病、个体反应的差异及血栓溶解的快慢对发病过程均有重要影响。

四、临床表现

(一)DVT 的临床表现

DVT 的症状和体征差异很大,取决于受累深静脉的部位、发生速度、阻塞程度、侧支循环是否建立和血管壁或血管周围组织的炎症情况。发生在小腿的 DVT 以及血管腔没有完全阻塞的 DVT,常缺乏临床症状而不被察觉;下肢近端 DVT、上肢 DVT 或血管腔完全被阻塞时,常常因为患肢突然肿胀、疼痛或压痛而就诊。疼痛肿胀多在活动后加重,休息后或患肢抬高后减轻,患肢可见轻度发绀及皮下浅静脉扩张。导管相关性血栓因涉及较短的静脉段或未引起血管完全阻塞,DVT 发展缓慢,因此患肢肿胀可不明显,但从导管抽血时可能阻力较大,不易抽出。

(二)PTE 的临床表现

肺栓塞的临床表现变化很大,取决于栓塞的范围和栓塞前患者的心肺功能情况,可以从无症状到血流动力学不稳定,甚至猝死。原先体健的患者,当栓塞范围超过血管床的 50% 才出现症状,但合并心肺疾病的患者,即使小的栓塞也可出现症状,老年人无论有无心肺疾患都较易出现症状,尤其是长期卧床者,少部分患者可发生猝死。呼吸困难及气促是最常见的症状,尤以活动后明显,可伴胸痛,包括胸膜炎性胸痛或心绞痛样疼痛,烦躁不安、惊恐甚至濒死感、咯血、咳嗽、心悸等,部分患者以晕厥为唯一的或首发的症状。需注意的是临床上出现所谓"肺梗死(pulmonary infarction,PI)三联征"(呼吸困难、胸痛及咯血)者不足 30%。

查体可见发绀、低中度发热、呼吸急促、心动过速、血压下降甚至休克、颈静脉怒张、右心扩大、肺动脉第二心音亢进、三尖瓣收缩期反流性杂音、肺部可闻及哮鸣音、局限性细湿啰音以及胸膜炎和胸腔积液的相应体征。由于 PTE 常为 DVT 的并发症,故需注意是否有合并 DVT 的表现,尤其是下肢 DVT,主要表现为患肢肿胀、周径增粗、疼痛或压痛、浅静脉扩张、皮肤色素沉着、行走后患肢易疲劳或肿胀加重。约半数或以上的下肢深静脉血栓患者无自觉临床症状和明显体征。

(三)PTE 的临床分型

为了评价栓塞的严重程度及采取相应的治疗,临床上根据是否引起严重的血流动力学改变为评判标准,将 PTE 分为以下两种类型:

1. 大面积 PTE(massive PTE) 临床上以休克和低血压为主要表现,即体循环收缩压 < 90mmHg,或较基础值下降幅度 ≥ 40mmHg,持续 15 分钟以上,需除外新发的心律失常、低血容量或感染中毒症所致的血压下降。

2. 非大面积 PTE(non-massive PTE) 不符合以上大面积 PTE 标准的患者,临床表现为呼吸困难、胸膜炎样的胸痛、咯血、发热等。此型患者中,一部分人的超声心电图表现有右心室运动功能减弱或临床上出现右心功能不全表现,归为次大面积 PTE(submassive PTE)亚型。大面积 PTE 和次大面积 PTE 属于危重症,临床上一般需要积极采取合理的方案进行治疗。

五、辅助检查

(一)一般检查

1. 血浆 D-二聚体(D-dimer) 若其含量低于 $500\mu g/L$,可基本除外急性 PTE。D-二聚体具有重要的排除诊断价值,能可靠地排除 PTE 的诊断,且不需要影像学检查。酶联免疫吸附法(ELISA)是较为可靠的检测方法,建议临床上常规采用。

2. 血气分析 常见的血气分析结果有低氧血症、低碳酸血症。但是血气结果正常也不能完全排除 PTE。

3. 心电图 大多数表现为非特异性的心电图异常。常见改变是窦性心动过速、$V_1 \sim V_4$ 的 T 波倒置和 ST 段下移,典型者可表现为 $S_1Q_{III}T_{III}$(即 I 导联 S 波加深,III 导联出现 Q/q 波及 T 波倒置)(图 17-1),其他改变还包括完全或不完全右束支传导阻滞、肺型 P 波、电轴右偏、顺钟向转位等。需结合病情进行分析,必要时动态观察心电图的变化。

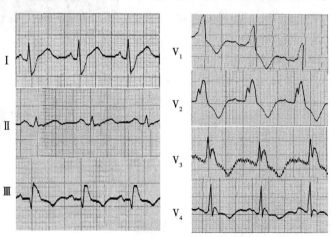

图 17-1 典型 PTE 心电图改变

4. **胸部 X 线平片**　多有异常表现,但缺乏特异性。可表现为:①肺栓塞征象:区域性肺血管纹理变细、稀疏或消失,肺野透光度增加,局部浸润性阴影,肺不张或膨胀不全;②肺动脉高压征象:肺动脉段膨隆,右下肺动脉干增宽,外围纤细呈截断征象,右心房、室增大;③肺梗死征象:尖端指向肺门的楔形阴影,发生于栓塞后 12 小时至数天,初期呈实变不张,其后可发生坏死溶解空洞形成,晚期形成纤维化陈旧灶,同侧膈肌升高;④胸膜改变:可出现少-中量胸腔积液,可发生于肺梗死或右心衰竭。仅凭 X 线胸片不能确诊或排除 PTE,但在提供疑似 PTE 线索和除外其他疾病方面具有重要作用。

5. **血浆肌钙蛋白(cTnI)**　是评价缺血性心肌损伤的指标。在急性 PTE 并发右心功能不全时,血浆 cTnI 显著升高,其原因可能与肺动脉阻塞引起的右室急性扩张、继发冠状动脉痉挛、心肌缺血坏死或心源性休克继发的冠脉低灌注有关,而且其升高程度与心肌损伤程度有关,cTnI 水平越高,提示心肌损伤程度越严重,对血流动力学的影响越大。cTnI 水平的升高只持续在急性 PTE 发生后很短的一段时间窗内,在一定程度上限制了其推广应用。

（二）超声心动图

因大面积 PTE 存在血流动力学改变,很难作出相关的确诊检查,故床旁超声心动图可作为首选检查,可以发现右室壁局部运动幅度降低;右心室和(或)右心房扩大;室间隔左移和运动异常;近端肺动脉扩张;三尖瓣反流速度增快;下腔静脉扩张,吸气时不萎陷。这些征象说明肺动脉高压、右室高负荷和肺源性心脏病,提示或高度怀疑 PTE,但尚不能作为 PTE 的确定诊断标准。若在右房或右室发现血栓,同时患者临床表现符合 PTE,可以作出诊断。超声检查偶可因发现肺动脉近端的血栓而确定诊断。

（三）核素肺通气/灌注扫描

是 PTE 重要的诊断方法。典型征象是呈肺段分布的肺灌注缺损,并与通气显像不匹配。但是由于许多疾病可以同时影响患者的肺通气和血流状况,致使通气/灌注扫描在结果判定上较为复杂,需密切结合临床进行判读。一般可将扫描结果分为三类:①高度可能:其征象为至少一个或更多叶段的局部灌注缺损,而该部位通气良好或 X 线胸片无异常;②正常或接近正常;③非诊断性异常:其征象介于高度可能与正常之间。

（四）螺旋 CT 肺动脉造影（computed tomographic pulmonary arteriography,CTPA）

是非大面积 PTE 的首选检查,有助于发现肺动脉内血栓的直接证据(图 17-2),已成为临床上经常应用的一线确诊手段。PTE 的直接征象为肺动脉内的低密度充盈缺损,部分或完全包围在不透光的血流之间(轨道征),或者呈完全充盈缺损,远端血管不显影;间接征象包括肺野楔形密度增高影、条带状的高密度区或盘状肺不张、中心肺动脉扩张及远端血管分支减少或消失等。CT 扫描还可以同时显示肺及肺外的其他胸部疾患,但对亚段 PTE 的诊断价值有限。

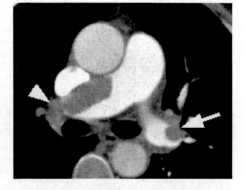

图 17-2　双肺多处肺动脉栓子形成伴继发性肺动脉高压

（五）磁共振成像肺动脉造影

对段以上肺动脉内栓子诊断的敏感性和特异性均较高,避免了注射碘造影剂的缺点,与肺动脉造影相比,患者更易于接受。主要用于碘造影剂过敏的患者。

（六）肺动脉造影

为 PTE 诊断的金标准,其敏感性约为 98%,特异性为 95% ~ 98%。PTE 的直接征象有肺血管内造影剂充盈缺损,伴或不伴轨道征的血流阻断;间接征象有肺动脉造影剂流动缓慢、局部低灌注、静脉回流延迟等。如缺乏 PTE 的直接征象,不能诊断 PTE。肺动脉造影是一种有创性检查,发生致命性或严重并发症的可能性分别为 0.1% 和 1.5%,应严格掌握其适应证。如果其他无创性检查手段能够确诊 PTE,而且临床上拟仅采取内科治疗时,则不必行此项检查。随着无创性检查技术的日臻成熟,多数情况下已可明确诊断,故对肺动脉造影的临床需求已逐渐减少。

（七）DVT 的相关检查

1. 多普勒血管超声检查（DVUS）　作为首选,尤其对有症状的近端 DVT 患者,可通过直接观察血栓、探头压迫观察或挤压远侧肢体试验和多普勒血流探测等技术,发现 95% 以上的近端下肢静脉血栓。静脉不能被压陷或静脉腔内无血流信号为 DVT 的特定征象和诊断依据。

2. MRI　对有症状的急性 DVT 诊断的敏感性和特异性可达 90% ~ 100%,尚可用于检测无症状的下肢 DVT,在检出盆腔和上肢深静脉血栓方面有优势,但对腓静脉血栓其敏感性不如静脉造影。

3. 肢体阻抗容积图（IPG）　可间接提示静脉血栓形成。对有症状的近端 DVT 具有很高的敏感性和特异性,对无症状的下肢静脉血栓敏感性低。

4. 放射性核素静脉显像　无创性检测方法,常与肺灌注扫描联合进行。适用于对造影剂过敏者。

5. 静脉造影　诊断 DVT 的“金标准”,可显示静脉堵塞的部位、范围、程度及侧支循环和静脉功能状态,诊断敏感性和特异性均接近 100%。

六、诊断

结合患者的危险因素、临床症状及以上辅助检查诊断 DVT 一般不难,对 PTE 的诊断分为临床疑似诊断（疑诊）、确定诊断（确诊）和危险因素的诊断（求因）3 个步骤。

1. 疑诊 PTE　当存在危险因素,尤其是多个危险因素并存的患者,出现不明原因的呼吸困难、胸痛、右心功能不全、晕厥或休克,或同时伴有 DVT 的相关症状时,结合心电图、X 线胸片、动脉血气分析、D-二聚体和心脏超声等检查,可以初步疑诊 PTE 或排除其他疾病。需注意的是,D-二聚体检测阴性可作为 PTE 的排除诊断指标。

2. 确诊 PTE　主要依靠以下临床影像学技术:①螺旋 CT 肺动脉造影（CTPA）;②核素肺通气/灌注扫描;③磁共振成像肺血管造影（MRPA）;④肺动脉造影。

3. 寻找 PTE 的成因和危险因素　只要疑诊 PTE,即应同时运用相关检查明确是否并存 DVT。无论患者单独或同时存在 PTE 与 DVT,应针对该例情况进行临床评估并安排相关检查以尽可能地发现其危险因素,并据以采取相应的预防或治疗措施。

大面积 PTE 由于血流动力学不稳定,且随时面临复苏可能,常无法进行影像学诊断,对于这类患者,迄今为止尚没有有效的床旁确诊方法,但可考虑床旁超声心动图检查,可发现右心功能不全的间接证据,甚至还可观察到血栓的直接证据,床旁血管超声检查若发现 DVT 的证据,则增加诊断的可能性。对于高度怀疑 PTE 但因病情较重难以完善确诊检查的病例,在诊断观念上宜“宁信其有,勿信其无”。若能比较充分地排除其他可能的诊断,且无显著出血风险的前提下,可给予抗凝治疗。对于已影响血流动力学且对生命构成威胁的高度疑诊病例,甚至可以进行溶栓治疗,以免延误病情,但需要充分与患者及家属沟通并征得同意后方可进行。肺栓塞诊断流程如图 17-3、图 17-4 所示。

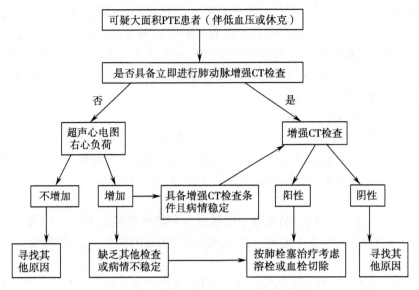

图 17-3　可疑大面积 PTE 患者诊断流程

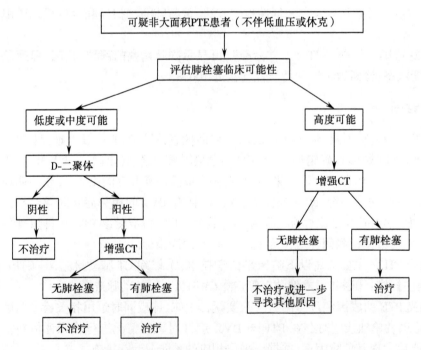

图 17-4　可疑非大面积 PTE 诊断流程

　　即使证实存在肺动脉内血栓栓塞,也不一定是急性 PTE,因其中部分病例(1%～5%)可能为慢性血栓栓塞性肺动脉高压(chronic thromboembolic pulmonary hypertension,CTEPH)或 CTEPH 的急性加重。一般认为 CTEPH 是由于急性 PTE 治疗不及时、不得当及遗留下来的血栓所造成的。此时须注意该患者有无呈进行性发展的慢性肺动脉高压的相关表现,如进行性呼吸困难、双下肢水肿、反复晕厥、胸痛和发绀、低氧血症,并能除外 COPD、原发性肺动脉高压、间质性肺病、结缔组织病、左心功能不全等。此类病例常可发现 DVT 的存在。影像学检查证实肺动脉阻塞并提示慢性肺动脉血栓栓塞的征象:肺动脉内偏心分布、有钙化倾向的团块状物,贴近血管壁;部分叶或段的肺动脉呈截断现象;肺动脉管径不规则。右心导管检查示静息肺动脉平均压 >20mmHg,活动后肺动脉平均压 >30mmHg。心电图示右心室肥厚。超声检查若示右心室壁增厚,符合慢性肺源性心脏病诊断标准,对于明确该病例存在慢性病程有重要意义。

七、鉴别诊断

PTE 的鉴别诊断贯穿于疑诊、确诊和求因 3 个诊断步骤始终。在与不同疾病进行鉴别时应结合临床综合分析,并对不同检查手段的诊断价值作出科学的评价。通常应与以下几种情况相鉴别:

1. 冠心病、心绞痛、急性心肌梗死　两者临床表现可以很相似,有胸痛和(或)休克症状,肺栓塞可以出现类似急性非 Q 波心肌梗死心电图波形。但心肌梗死多在原有冠心病基础上发生,心电图呈持续性动态演变过程,出现异常 Q 波、ST 段抬高、T 波倒置,呼吸困难不一定明显,鉴别困难时可行冠脉造影。

2. AECOPD、慢性肺源性心脏病失代偿期　如患者长期吸烟,既往有 COPD 的病史,出现呼吸困难,双下肢水肿,同时伴右心功能不全的体征,有时会与急性 PTE 或 CTEPH 混淆。另外 COPD 合并 PTE 也不少见,若患者在呼吸道感染无明显变化,同时又无其他严重并发症证据时,出现呼吸困难突然加重,常规治疗措施无效,右心衰竭明显加重,血压降低,双下肢非对称性水肿,低氧血症加重,而二氧化碳潴留反而减轻时,需考虑合并 PTE。

3. 肺炎　PTE 患者可能有咳嗽、咯血,类似肺炎。但肺炎无法解释明显的呼吸困难、双下肢不对称的水肿等。若不明原因的肺部阴影或抗生素治疗无效的肺炎,当存在较明显的呼吸困难症状、典型的动脉血气异常及肺动脉高压的相应影像学改变时,应考虑到 PTE 可能,应考虑进行相关检查,做 CTPA 可以鉴别。

4. 主动脉夹层　PTE 病人剧烈胸痛、上纵隔阴影增宽(上腔静脉扩张引起)伴休克、胸腔积液时要与主动脉夹层鉴别,超声心动图和胸部 CT 有助于鉴别。

5. 急性心脏压塞　快速出现的心包积液可引起急性心脏压塞症状,表现为呼吸困难、面色苍白、烦躁不安、发绀、乏力、心动过速甚至休克症状,与急性肺栓塞症状相似,心脏超声检查可见心包积液可与肺栓塞鉴别。

6. 血管神经性及其他原因晕厥　肺栓塞病人因脑供血不足出现晕厥,容易被误诊为血管神经性或其他原因晕厥。单纯性晕厥多见于体质瘦弱的女性,多有诱因及前期症状,容易在炎热拥挤的环境疲劳状态下发生;排尿性晕厥多见于年轻男性,发生于排尿时或排尿后;咳嗽性晕厥多见于存在慢性肺病的中老年男性;心源性晕厥多有心脏病史,发作时心电图呈心动过缓、心室扑动或心室颤动甚至停搏。对不明原因晕厥同时存在下肢深静脉血栓危险因素的病人,一定要警惕肺栓塞的发生。

7. 其他类型栓子引起的肺栓塞　除血栓栓子外,其他栓子也可以引起肺栓塞,包括脂肪栓塞、空气栓塞、肿瘤栓塞和羊水栓塞等。多数情况下根据致病因素的不同和临床表现的差异较容易进行鉴别诊断。

八、治疗

(一)DVT 的治疗

急性期治疗目的在于预防 PTE,减轻血栓后并发症,缓解症状,主要包括抗凝、溶栓、滤器置入及其他介入治疗,偶尔需手术治疗。

1. 一般治疗　卧床休息,抬高患肢。急性 DVT 需卧床休息 1~2 周,使血栓紧黏附于静脉内膜,在此期间,避免用力排便以防血栓脱落导致 PTE。

2. 抗凝治疗　是最基本的治疗手段,对于已确诊的静脉血栓形成,或临床表现和实验室检查怀疑 VTE,应立即使用肝素抗凝治疗。禁忌证主要有严重出血倾向、严重肝肾功能不全、恶性高血压、两周内曾行大手术尤其是颅内或眼科手术、近 2~3 个月曾发生脑出血等情况。

常用的药物有肝素、低分子量肝素和华法林等。

(1)普通肝素(UFH):静脉注射:先以 80IU/kg 的负荷剂量静脉推注,继以 18IU/(kg·h)的剂量进行维持;6 小时复查 APTT,根据 APTT 调整用量,使 APTT 在正常对照 1.5~2.5 倍范围内;皮下注射:先经静脉以 250IU/kg 给一负荷量,或直接静脉注射 5000IU,然后皮下注射,17 500IU(或 250IU/kg),每 12 小时一次,根据 APTT 调整用量。副作用主要有出血和肝素诱导的血小板减少症。

(2)低分子肝素(LMWH):LMWH 与 UFH 比较,抗因子 Xa 活性更强,不需要实验室监测。皮下注射,每日 1~2 次,按体重给药,不同低分子肝素剂量不同。LMWH 抗凝效果用抗 Xa 水平评估,使其在 0.5~1.5U/ml 之间。极度肥胖(体重 >100kg)、极度消瘦(体重 <40kg)及肾功能不全患者按体重给药的剂量要减少;内生肌酐清除率 <30ml/min 时应慎用。

(3)华法林:应用华法林最初的 4~5 天必须用肝素重叠使用,一般情况下,首次剂量 5mg,以后每日剂量根据国际标准化比率(INR)调节,当连续两天测定的 INR 达到 2.5(2.0~3.0),或 PT 延长至 1.5~2.5 倍时,即可停用肝素,单独口服华法林治疗。应用华法林必须注意与其他药物相互作用以及含维生素 K 食物的摄入,定期监测 INR。

(4)重组水蛭素:较肝素抗凝更为有效,适用于伴有血小板减少症的 VTE 患者。

抗凝治疗的疗程:有症状的小腿 DVT,疗程 6~12 周左右;由于术后或某些内科疾病导致的下肢近端 DVT,在危险因素去除后再继续抗凝 3~6 个月;无明确原因的 DVT,疗程需 6 个月或更长;复发性 DVT 或危险因素持续存在者需终身抗凝。

3. 溶栓治疗　溶栓治疗可使 45% 的血栓明显或完全溶解,但对于髂股静脉的血栓,全身溶栓治疗效果欠佳,而且最危险的并发症是颅内出血,发生率为 1%~2%,尤其是老年人和有潜在出血倾向的患者,故对急性 DVT 的溶栓治疗,尚存在争议。目前国内溶栓方案基本同 PTE。溶栓后改用肝素或华法林继续抗凝治疗。溶栓时应置入临时下腔静脉滤器,以防栓子脱落致 PTE,10~14 天取出。

4. 介入治疗　髂股静脉的血栓,通过导管将溶栓药物送到血栓局部可达到更理想的效果。对侧支循环建立不佳者,可采用静脉放置支架的方法。对急性 DVT,为预防 PTE 的发生,原则上均有放置下腔静脉滤网的指征,特别是反复发作 PTE 的患者。有抗凝或溶栓禁忌者也可考虑介入治疗,但当出血风险消失时,应重新考虑抗凝治疗。

5. 手术治疗　对未超过 48 小时的广泛性髂股静脉血栓形成伴动脉血供障碍且肢体趋于坏疽者,可手术取栓。早期快速摘除急性静脉血栓可防止静脉壁和内膜的损伤,避免发展为栓塞后综合征,术后辅以抗凝治疗。

(二)PTE 的治疗

提高诊断意识,及早诊断后及时有效的治疗是成功抢救急性 PTE 的前提。急性 PTE 的治疗除一般的临床处理和呼吸循环支持外,还包括抗凝治疗、溶栓治疗、介入治疗及外科手术等。

1. 一般治疗 严密监护,监测呼吸、心率、血压、静脉压、心电图及血气的变化,为防止栓子再次脱落,要求绝对卧床,保持大便通畅,避免用力;对于有焦虑和惊恐症状的患者给予安慰并可适当镇静;对于胸痛、发热、咳嗽等症状给予相应的对症处理。

2. 呼吸循环支持治疗 有低氧血症的患者给予氧疗。当合并严重呼吸衰竭时,给予机械通气。应避免做气管切开,以免在抗凝或溶栓过程中局部大量出血。应用机械通气时需注意尽量减少正压通气对循环的不利影响。针对急性循环衰竭的治疗方法主要有扩容、应用正性肌力药和血管活性药物。对于大面积 PTE 所致的急性循环衰竭,是否使用扩容治疗尚有争议,因为过大的液体负荷可能会加重右室扩张并进而影响心排出量,故要根据患者的具体情况分析。对于出现右心功能不全,心排血量下降,但血压尚正常的病例,可予具有一定肺血管扩张作用和正性肌力作用的多巴酚丁胺和多巴胺;若出现血压下降,可增大剂量或使用其他血管活性药物,如去甲肾上腺素、肾上腺素等。急性大面积 PTE 肺动脉高压者吸入一氧化氮具有降低肺动脉压的作用,而不引起体循环低血压或动脉氧合降低。

3. 溶栓治疗 主要适用于大面积 PTE,对于次大面积 PTE,若无禁忌证可以进行溶栓;对于血压和右室运动均正常的病例不推荐进行溶栓。溶栓的时间窗一般定为 14 天以内,应尽可能在 PTE 确诊的前提下慎重进行。对有溶栓指征的病例宜尽早开始溶栓。溶栓治疗的绝对禁忌证有活动性内出血,近期自发性颅内出血,主要并发症为出血。常用的溶栓药物及方案如下:

(1)尿激酶(urokinase,UK):4400IU/kg 静脉注射(负荷量,注射时间 >10 分钟),随后 2200IU/(kg·h)持续静脉滴注 12 小时。

(2)链激酶(streptokinase,SK):250000IU 静脉注射(负荷量,注射时间 >30 分钟),随后 100000IU/h 持续静脉滴注 24 小时;链激酶具有抗原性,故用药前需肌内注射苯海拉明或地塞米松,以防止过敏反应。

(3)重组组织型纤溶酶原激活剂(recombinant tissue-type plasminogen activator,rt-PA):50 ~ 100mg,持续静脉滴注 2 小时。

使用 UK、SK 溶栓期间勿同用肝素,对以 rt-PA 溶栓时是否须停用肝素无特殊要求。溶栓治疗结束后,应每 2 ~ 4 小时测定 1 次凝血酶原时间(PT)或活化部分凝血激酶时间(APTT),当其水平低于正常值的 2 倍,即应重新开始规范的肝素治疗。

4. 抗凝治疗 作为 PTE 的基本治疗方法,可以阻止血栓继续延伸和再次脱落,有效地防止血栓再形成和复发。目前临床上应用的抗凝药物主要有普通肝素(以下简称肝素)、低分子肝素和华法林(warfarin)。治疗前应测定基础 PT、APTT 及血常规;注意是否存在抗凝的禁忌证,如活动性出血、凝血功能障碍、血小板减少、未予控制的严重高血压等。对于确诊病例,大部分禁忌证属相对禁忌证。常用抗凝方案如下:

(1)肝素:予 2000 ~ 5000IU 或按 80IU/kg 静脉注射,继之以 18IU/k(g·h)持续静脉滴注。在开始治疗后的最初 24 小时内每 4 ~ 6h 测定 APTT,根据 APTT 调整剂量,尽快使 APTT 达到并维持于正常值的 1.5 ~ 2.5 倍。达稳定治疗水平后改为每天上午测定 APTT1 次。也可采用皮下注射,一般先予静脉注射负荷量2000～5000IU,然后按250IU/kg剂量每12小时皮下注射。调节注射剂量使注射后6～8小时的APTT达到治疗水平。因肝素可能会引起血小板减少症,治疗过程中应监测血小板计数,必要时需考虑停用。

(2)低分子肝素(LMWH):根据体重给药,不同低分子肝素的剂量不同,需参照其产品使用说明。不需监测APTT和调整剂量,但对过度肥胖者或孕妇宜监测血浆抗Ｘa因子活性,并据以调整剂量。

(3)华法林:在肝素/低分子肝素开始应用后的第1～3天加用,初始剂量为3.0～5.0mg/d。与肝素/低分子肝素需要至少重叠4～5天,当连续2天测定的INR达到2.5(2.0～3.0)时,或PT延长至1.5～2.5倍时,即可停止使用肝素/低分子肝素,单独口服华法林治疗,根据INR或PT调节剂量。

抗凝治疗的疗程:初发肺栓塞患者如果是可逆危险因素至少抗凝3个月;对特发性VTE至少抗凝6个月,而复发性VTE或危险因素持续存在至少抗凝12个月或以上,甚至终生抗凝。

5. 手术与介入治疗　当肺动脉主干或主要分支大面积PTE并存在溶栓和抗凝治疗禁忌或者经溶栓或积极内科治疗无效时,可考虑肺动脉血栓摘除术或经静脉导管碎解和抽吸血栓。为防止下肢深静脉大块血栓再次脱落阻塞肺动脉,可于下腔静脉安装滤器。对于上肢DVT病例还可应用上腔静脉滤器。置入滤器后,如无禁忌证,宜长期口服华法林抗凝。定期复查有无滤器上血栓形成。

6. CTEPH的治疗　对严重的CTEPH病例,若阻塞部位处于手术可及的肺动脉近端,可考虑行肺动脉血栓内膜剥脱术。口服华法林可以防止肺动脉血栓再形成和抑制肺动脉高压进一步发展,常用剂量3.0～5.0mg/d,根据INR调整剂量,维持INR在2.0～3.0。存在反复下肢深静脉血栓脱落者,可放置下腔静脉滤器。可使用血管扩张剂降低肺动脉压力,同时治疗心力衰竭。

九、预防

PTE和DVT是高致残和致死性疾病,但也是可预防和治疗的疾病。对于存在危险因素的患者,在进行健康教育的同时,鼓励早期下床活动,还可采取机械预防措施如加压弹力袜、间歇序贯充气泵和下腔静脉滤器,以及使用低分子肝素等药物预防,需结合患者的具体情况采取相应的预防措施。

第四节　大　咯　血

一、定义

咯血是指喉及喉部以下呼吸道或肺组织出血,经口腔咯出。咯血大多为呼吸和(或)循环系统疾病所致。大咯血是内科急危重症。关于大咯血的定义目前尚无普遍公认的标准,多采用的标准是:一次咯血量>100ml或24小时咯血量>500ml。需注意的是,除咯血量以外,患者清除血液和保持气道开放的能力对预后亦相当重要,若患者支气管纤毛-黏液毯功能削弱、咳嗽反射迟钝和体力虚弱,即使咯血量不多,仍会导致窒息和死亡,因此,紧急的、危及生命的咯血均可称为大咯血。

　　大咯血时大量血液淹溺肺泡,阻塞气道,导致窒息和顽固性低氧血症,是咯血致死的主要原因。凡遇有以下情况容易导致气道阻塞和窒息,应引起注意:①肺部病变广泛,心肺功能不全,咳嗽无力,痰液积聚者;②支气管引流不畅者,又曾用过多镇静止咳剂或沉睡中突然咯血者;③反复喷射性咯血不止者;④咯血过程中患者精神过度紧张或血块刺激,可引起支气管和喉部痉挛。窒息先兆常表现为胸闷、气促,烦躁不安,咯血不畅,血量突然减少或有血块咯出,患者出现发绀、大汗淋漓,严重窒息患者迅速发生昏迷、抽搐。阻塞性肺不张患者则可出现肺不张体征,如患侧胸壁塌陷,叩诊浊音,呼吸音减弱、消失,气管及心浊音移向患侧,均须及时组织抢救。

　　大咯血引起失血性休克而致死的比较少见,因为当大咯血导致低血压时,由于肺循环压力降低,大量咯血常可减轻或中止,但如因主动脉瘤破溃于支气管内或肺结核空洞壁上的假性动脉瘤破溃时,可发生严重的大量咯血而导致失血性休克。

二、病因

　　引起咯血的原因很多,包括呼吸系统疾病、循环系统疾病以及其他系统疾病(表17-5),但最常见的仍是呼吸系统疾病,主要见于肺结核、支气管扩张、肺癌和肺炎等4种疾病。

表17-5　咯血的病因

一、呼吸系统疾病	二、肺血管或其他循环系统疾病
(一)气管、支气管疾病	1. 肺血栓栓塞症
1. 气管、支气管肿瘤	2. 肺动脉高压症
2. 急、慢性支气管炎	3. 肺动静脉瘘
3. 支气管扩张	4. 单侧肺动脉发育不良
4. 支气管内膜结核	5. 肺淤血,如二尖瓣狭窄、急性左心衰竭
5. 支气管结石	6. 高血压病
6. 支气管异物	7. 先天性心脏病
7. 良性支气管瘤	8. 左房黏液瘤
(二)肺部疾病	三、全身性疾病与其他原因
1. 肺结核	1. 流行性出血热
2. 原发性或转移性肺癌	2. 肺出血型钩端螺旋体病
3. 肺炎	3. 血液系统疾病
4. 肺脓肿	4. 白塞病
5. 肺曲菌病	5. 肺出血-肾炎综合征
6. 肺寄生虫病	6. 韦格纳肉芽肿
7. 肺尘埃沉着病(尘肺)	7. 子宫内膜异位
8. 肺隔离症	8. 抗凝剂使用过量

　　(一)肺结核

　　肺结核引起咯血有多种机制,如活动性肺结核、结核继发支气管扩张或空洞、支气管内膜结核等。大部分咯血与活动性肺结核有关,痰涂片常能发现抗酸杆菌,胸片或CT有相应的影像学表现。但咯血不一定表明结核处于活动期,亦可为原先结核感染的后期并发症。咯血量的多少与受损血管部位和血管损伤程度有关,而与病灶大小和多少即肺部原发病变程度不成比例。小咯血多因炎性病灶的毛细血管扩张及损伤所致。而病变侵蚀小血管,管壁破坏时引起中量咯血。如空洞壁肺动脉分支形成的肺动脉瘤破裂则引起大咯血。

(二)支气管扩张

支气管扩张时其相应的支气管动脉床也发生形态改变,包括支气管动脉增生、密集的支气管周围血管和黏膜下血管丛的扩张等,当它们发生慢性炎症或感染时,出血可来自扩大扭曲的支气管血管,也可来自支气管扩张段管壁内丰富的黏膜下血管丛,承受体循环压力的血管发生破裂时可引起大咯血。

(三)肺癌

大部分肺癌患者咯血多为痰中带血或咯少量血块,发生大咯血者较少见。多数是由于肿瘤内血管坏死和炎症,肿瘤直接侵犯血管相对少见。

(四)其他

肺炎、肺部曲菌球、肺脓肿、心血管疾病、肺栓塞、免疫系统疾病等均可导致咯血,另有约8%～15%的病人虽经全面检查仍不能确定咯血原因,称隐源性咯血或特发性咯血,一般预后良好。

三、诊断

(一)确认出血是咯血

因为上气道和胃肠道的出血可以流入气管支气管树,诱发咳嗽和咯血,因此首先需要确认是咯血而非口腔或鼻腔的出血或者呕血,鉴别时须首先检查口腔与鼻咽部,观察局部有无出血灶,咯血与呕血则可根据患者的病史、体征和一些检查方法进行鉴别。

(二)诊断检查

除了血常规、生化、出凝血功能等一些常规实验室检查项目以外,还应注意针对不同疾病的特殊检查项目,尤其是呼吸系统疾病。

1. 痰液检查　痰送微生物检查、涂片查抗酸杆菌,以及脱落细胞检查有助于发现致病菌、结核或肺癌等。

2. 支气管镜检查　为了明确咯血病因及部位,应将支气管镜检查作为常规,且应及早进行,从而确定出血部位,并直接对出血部位进行局部止血,显著提高咯血病因诊断的正确率,为治疗方法的选择和实施提供依据(如外科手术、支气管动脉栓塞术等)。硬质支气管镜虽然管腔大,通气好,便于吸出大的血块,但可视范围小、操作比较困难且需要全身麻醉,故临床上多采用纤维支气管镜,可在床旁操作。一般对于大咯血患者主张先给予气管插管,以便出血速度增加时有可靠的安全气道,同时也便于纤支镜吸引管腔或尖端被血块堵塞时退出和重插。

3. 胸部 CT　作为一种无创性检查措施,即使肺功能较差的患者也能安全进行。在支气管扩张、肺结核、肺癌、肺曲菌球等肺部疾病引起的咯血,CT 检查对明确病因诊断有重要价值,增强扫描有助于发现相关病变。但对于活动性大咯血的患者,误吸入的血液可以模糊肺部的基础病变或在肺部构成团块影,从而影响诊断,故一般作为二线检查项目,且选择在咯血停止后进行。CT 联合纤维支气管镜检查能提高诊断率。

4. 选择性血管造影　血管造影常在纤维支气管镜检查和胸部影像学对出血定位后进

行。当纤维支气管镜不能对出血定位时,选择性血管造影检查可用于寻找易出血血管的征象,在有活动性出血时还可见造影剂外渗。大多数大咯血患者的出血来自支气管动脉系统,选择性支气管动脉造影不仅可以明确出血的部位,同时还能够发现支气管动脉的异常扩张、扭曲变形、动脉瘤形成以及体循环-肺循环交通支的存在,从而为支气管动脉栓塞治疗提供依据。对空洞型肺结核、肺脓肿等疾病所引起的顽固性大咯血,以及怀疑有侵蚀性假性动脉瘤、肺动静脉畸形存在者,应在作选择性支气管动脉造影的同时,加作肺动脉造影。

5. 其他特殊检查 针对一些特殊疾病如心脏疾病、肺栓塞、肺动脉高压、结缔组织疾病或血液系统疾病等所致咯血应进行相关的其他检查方法。

四、治疗

大咯血治疗的首要目标是保持气道通畅和迅速控制出血,其次才是治疗原发病,消除病因。

(一)防治窒息

大咯血的治疗最重要的是防治"咯血窒息",窒息抢救应分秒必争,迅速而准确。一旦发生窒息,应着重保持呼吸道通畅,做好体位引流,同时做好气管插管、人工通气的准备。让患者取头低卧位,面部偏向一侧,或者将患者倒置,躯干与床成45°~90°。鼓励患者将血咯出,并由另一医护人员轻托患者的头部向背部屈曲并拍击背部,帮助将气道内的血块排出。对牙关紧闭者用张口器将牙撬开,舌钳将舌拉出,挖出口咽内积存的血块;或经鼻插管气管内负压吸引,通过咳嗽反射或抽吸作用,排除管腔内的血块。病情危重者,或体位引流失败,应不失时机地在直接喉镜下插入气管导管或支气管镜用吸引器抽吸支气管、气管内的凝血块与血液,必要时做气管切开手术,急速吸出气管支气管内凝血块与血液,同时配合高流速吸氧,以改善缺氧。

(二)一般处理

1. 镇静休息及对症处理 大咯血应绝对卧床休息,保持环境安静,稳定病人情绪,通常可取患侧卧位以减少出血和避免血液吸入到健侧肺部,若不能明确出血部位者,则暂取平卧位,慎用镇静剂和镇咳药。

2. 加强护理,密切观察 应定时测量血压、脉搏和呼吸。宜给予温凉流质饮食,同时为防止患者用力大便而加重咯血,应保持大便通畅。对大咯血伴休克者,应注意保温,对伴有高热者,胸部或头部可置冰袋有利于降温止血。对于短期大量咯血,或持续反复咯血者,全身情况较差、呼吸功能不全以及情绪紧张的患者,及时发现窒息、肺不张或失血性休克等并发症,做好抢救准备。

3. 处理并发症 肺不张及肺部感染血块堵塞气道,依其范围大小,可发生全肺、肺叶或肺段不张。全肺或肺叶广泛不张,可有明显的缺氧和呼吸困难症状。肺段不张如无明显症状,可待咯血停止后,作体位引流,经拍击患者胸背,鼓励其咳嗽,咯出血块,或应用纤维支气管镜将气道内血块吸出。由于气道内长期积聚血块,可诱发支气管和肺的感染。临床表现为发热、畏寒、咳嗽、脓性血痰、肺部湿性啰音增多等。此时应积极抗感染、加强痰液引流等。大咯血并发休克的处理首先是积极止血,输同型血和补充血容量,可以维持有效的血容量,对失血性休克治疗至关重要。输血除补充失血量之外,还可补充凝血因子,尤其对伴有凝血机制障碍的大咯血患者有显效。如经上述处理血压不升,可酌情选用血管活性药物,如多巴胺或去甲肾上腺素,以维持正常血压水平,但不宜将患者血压提升过高,以免再次出血。

(三) 药物止血

主要有以下几类药物:

1. 影响血管舒缩运动的药物　如神经垂体素、普鲁卡因、酚妥拉明等。神经垂体素是目前治疗大咯血最有效的药物,内含催产素与加压素(又称抗利尿激素),后者直接兴奋平滑肌,使小动脉收缩,从而减少肺循环血量,使肺血管收缩而止血。其收缩作用无明显选择性,可收缩胃肠平滑肌、子宫平滑肌、全身小动脉包括脑动脉等,因而冠心病、心力衰竭、高血压和妊娠为禁忌证。常用剂量先静推 5 ~ 10U,继之在 250ml 液体中加入 10 ~ 20U 缓慢静滴维持。副作用可有头痛、面色苍白、心悸、恶心、腹痛、排便感和血压升高。普鲁卡因和酚妥拉明具有扩血管、降低肺循环压力的作用,对神经垂体素有禁忌的患者适用,常用普鲁卡因 50mg 加入 25% 葡萄糖液 20 ~ 40ml 缓慢静注,4 ~ 6 小时 1 次,或酚妥拉明 10 ~ 20mg 加入 5% 葡萄糖液 250ml 静滴,注意观察血压。神经垂体素与酚妥拉明、普鲁卡因等扩血管药物联用可抵消各自的升压和降压作用,减少副作用。

2. 促进血液凝固的药物　如维生素 K、凝血酶、巴曲酶等,常用巴曲酶 1 ~ 2U,静脉或肌内注射,每日 1 ~ 2 次。

3. 抑制纤维蛋白溶解的药物　如止血芳酸 0.1 ~ 0.2g 加入 5% 葡萄糖液 20 ~ 40ml 缓慢静注,每日 2 ~ 3 次,最大剂量为 2g/d;6-氨基己酸 4 ~ 6g 加入 5% 葡萄糖液 250ml 静滴,每日 2 ~ 3 次;氨甲环酸 0.5 ~ 1.0g 加入 5% 葡萄糖液 250ml 静滴,每日 1 ~ 2 次。

4. 降低毛细血管通透性的药物　如卡络磺钠,常用 40 ~ 60mg 加入 5% 葡萄糖液 250ml,每日 1 次静脉滴注。

5. 糖皮质激素　具有非特异性抗炎、抗过敏、降低毛细血管通透性等作用,对过敏性肺炎、结核性咯血及纤维素性支气管炎有效,一般在其他止血药物治疗无效时选用,泼尼松 30mg/d,1 ~ 2 周。需与其他治疗病因的药物如抗结核药或抗感染药等合用。但激素对血管无直接收缩作用,故对支气管扩张和慢性纤维空洞型肺结核病等疗效差。

6. 其他药物　如中药云南白药 0.5g,每日 3 次口服。

一般止血药种类繁多,即刻效果不甚理想,依其功能每类选用一种即可,多采用神经垂体素联合其他 1 ~ 3 种作用机制不同的止血药物治疗,咯血停止 1 周后方可停用静脉止血药,以免复发。

(四) 其他治疗措施

1. 纤维支气管镜探查和治疗　主张应用于药物止血效果不佳,在了解出血部位后,应尽快、尽可能作局部止血。可局部注入肾上腺素、冰盐水等。

2. 支气管动脉栓塞　对反复出血,或大出血及一般止血效果不好、无禁忌证时均可应用。在出血未完全止住前往往可以发现出血灶,呈细雾状喷出,看不清出血病灶者,可将支气管动脉分支栓塞,因为肺为两套血管供血,不会引起肺缺血。对于结核空洞壁动脉瘤出血系来自肺动脉系统者,主张同时做相应的肺动脉栓塞。应用支气管动脉肺栓塞一般 2 ~ 3 天后出血可停止,且并发症少,但应警惕误栓脊髓动脉,术前必须做支气管动脉造影。少数患者术后出现低热、胸痛,对症处理均可恢复。除永久性栓塞物外,1 周后栓塞动脉可再通,恢复灌注。

3. 外科手术治疗　部分大咯血患者经内科积极及时抢救治疗都能止血,但仍有部分患者难以控制出血,对病变部位明确的病人,只要全身健康情况允许,应当积极采用手术治疗。手术原则是以切除最少肺组织,达到根除最大出血病肺为目的。多在同时去除病因时采用,如支气管扩张反复出血、明确空洞性肺结核等局限手术可根除病灶同时止血。

第五节　间质性肺疾病

一、概述

间质性肺疾病(interstitial lung disease,ILD 是以肺泡壁为主并包括肺泡周围组织及其相邻支持结构病变的一组疾病群,病因达 200 多种。由于多数 ILD 病变不仅仅局限于肺泡间质,而可累及肺泡上皮细胞、肺毛细血管内皮细胞和细支气管,并常伴有肺实质受累如肺泡炎、肺泡腔内蛋白渗出等改变,故也称为弥漫性实质性肺疾病(diffuse parenchymal lung disease,DPLD),因此 ILD 与 DPLD 所含的概念相同,是所有弥漫性间质性肺病的总称。本组疾病临床具有许多共同点,主要表现为进行性加重的呼吸困难、影像学上双肺弥漫性间质性浸润,肺功能表现为限制性通气功能障碍伴弥散功能降低和低氧血症,组织学显示不同程度的纤维化和炎性改变。

(一)病因和分类

引起间质性肺疾病的病因很多,既有临床常见病,也有少见病,部分病因尚不明确,目前多采用的是 2002 年美国胸科学会(ATS)和欧洲呼吸学会(ERS)的分类方法,具体见表 17-6。

表 17-6　ILD 临床分类

分类	疾病
已知病因 ILD	职业或家居环境因素相关性 ILD
	药物或治疗相关性 ILD
	结缔组织疾病相关性 ILD 等
特发性间质性肺炎	特发性肺纤维化(IPF)
	非特异性间质性肺炎(NSIP)
	隐源性机化性肺炎(COP)
	急性间质性肺炎(AIP)
	呼吸性细支气管炎伴间质性肺病(RBILD)
	脱屑性间质性肺炎(DIP)
	淋巴细胞性间质性肺炎(LIP)
肉芽肿性 ILD	结节病
	外源性过敏性肺泡炎
	Wegener 肉芽肿等
少见 ILD	肺泡蛋白沉积症
	肺出血-肾炎综合征
	肺淋巴管平滑肌瘤病
	肺朗格汉斯细胞组织细胞增生症
	慢性嗜酸粒细胞性肺炎
	特发性肺含铁血黄素沉着症
	肺淀粉样变等

（二）诊断

1. 病史　任何一种 ILD 的诊断都必须从详细的病史采集开始,详细准确的病史了解对于明确 ILD 的病因具有重要作用。如有无长期使用一些可诱发肺纤维化的药物如胺碘酮、甲氨蝶呤等;患者的工作和生活环境是否接触特殊的粉尘、气体或有机物;有无结缔组织疾病病史;家族中有无相似症状或疾病发生等。

2. 主要临床表现　①进行性呼吸困难:此为 ILD 患者的典型症状,起初为活动后气促,随疾病的进展,逐渐加重至静息状态下气促;②干咳:早期症状不明显,晚期出现刺激性干咳,活动或用力呼吸可诱发,少有咯血;③胸痛:不常见,但 SLE、类风湿关节炎、混合性结缔组织疾病及某些药物诱发的 ILD 可出现胸痛。

3. 体征　多数患者双肺底可闻及 Velcro 啰音,晚期患者可出现口唇发绀、呼吸浅快、心率增快等缺氧表现,以及 P_2 亢进、颈静脉怒张、双下肢水肿等肺动脉高压和肺心病的体征,杵状指(趾)常见于 IPF 患者。另外全面的体格检查和肺外体征有助于结缔组织疾病等系统疾病的诊断。

4. 实验室检查　常规进行全血细胞、尿液、生化及结缔组织疾病相关抗体检查,有助于提示 ILD 的病因或某些可能的伴随疾病。

5. 影像学检查　胸部 X 线检查可作为初步筛查手段,绝大多数显示出弥漫性浸润阴影,但胸片正常也不能除外 ILD。胸部 CT 尤其是胸部高分辨率 CT(HRCT)在显示间质性病变的分布、类型和程度上与大体病理所见一致,是临床诊断 ILD 尤其是 IPF 的重要工具,可使典型的 IPF 避免肺活检。ILD 在 HRCT 上主要表现为:弥漫性结节影、磨玻璃样变、小叶间隔增厚、胸膜下线、肺泡实变、网格状影、牵拉性支气管扩张或蜂窝样改变等。

6. 肺功能　肺功能检测可作为 ILD 诊断及疗效评估的重要手段。ILD 早期肺功能可基本正常,随疾病进展可出现限制性通气障碍和弥散功能障碍,表现为肺活量及肺总量降低,FEV_1 减低,而 FEV_1/FVC 可正常或偏高,肺一氧化碳弥散量(DLco)降低等。某些 ILD 如淋巴管肌瘤病、晚期结节病等还可出现混合性或阻塞性通气障碍。

7. 支气管肺泡灌洗液(BALF)　对于了解肺部弥漫性渗出性病变的性质,鉴别 ILD 具有一定帮助。

(1)细胞成分:中性粒细胞增多见 IPF、脱屑性间质性肺炎等;淋巴细胞增多见于结节病、过敏性肺泡炎、硅沉着病(矽肺)等;嗜酸性粒细胞增多见于嗜酸性粒细胞肺炎、SLE、药物相关性肺间质疾病等。

(2)非细胞成分:间质性肺纤维化时 BALF 中 IgG 增加,过敏性肺泡炎时 IgM 升高。

(3)BALF 可用于评估 ILD 的治疗效果及预后,通常 BALF 中以淋巴细胞为主者,糖皮质激素治疗效果及预后较好;而以中性粒细胞及嗜酸性粒细胞为主者,糖皮质激素治疗效果不如细胞毒性药物,预后相对较差。

8. 肺活检　病理活检不仅有助于 ILD 的诊断,还可为治疗方案的制定及评估 ILD 的预后提供可靠依据。目前可通过经支气管镜肺活检(TBLB)、经胸腔镜肺活检及开胸肺组织活检等方法取得病理学证据。

二、特发性肺纤维化

特发性肺纤维化(idiopathic pulmonary fibrosis,IPF)是一种原因不明、进行性加重、以普通型间质性肺炎(UIP)为病理学特征的慢性炎症性间质性肺疾病,是临床最常见的一种特发性间质性肺炎。近年来 IPF 的发病率逐年增加,目前尚无有效治疗措施,中位生存期约 2～3 年,5 年生存率＜50%,预后与肺癌相同。

(一)病因与发病机制

IPF 的病因不明,危险因素有吸烟、职业或环境暴露(金属粉尘、纺织粉尘、石尘、烟雾等)、感染(巨细胞病毒、EB 病毒等感染)等。目前认为其发生与肺泡上皮反复发生微小损伤后的异常修复有关。

(二)临床表现

多于 50 岁以后发病,起病隐匿,主要表现为进行性加重的呼吸困难,早期咳嗽不明显,随疾病进展可出现刺激性干咳,活动及深呼吸时可诱发,可伴有食欲减退、体重减轻、消瘦、乏力等全身症状。疾病早期可无阳性体征,随疾病进展出现呼吸浅快,可有辅助呼吸肌参与呼吸运动,约半数患者可见杵状指(趾),超过 80% 的患者于双肺底可闻及特征性吸气末 Velcro 啰音,晚期患者可出现口唇发绀、颈静脉怒张、双下肢水肿、P_2 亢进等呼吸衰竭、肺动脉高压及右心衰竭的相应体征。

(三)辅助检查

1. 血液检查　IPF 血液检查缺乏特异性,疾病晚期因缺氧可出现红细胞增高,部分患者血沉增快,少数患者可出现抗核抗体及类风湿因子阳性,但通常滴度较低,如滴度较高应考虑结缔组织疾病可能。

2. 影像学检查　①胸部 X 线表现为双侧弥漫性网格状结节浸润阴影,以双肺基底部及周围肺野显著,极少数患者 X 线可无明显异常。②胸部 HRCT:诊断 IPF 的重要方法,可显示 UIP 的特征性改变(图 17-5),诊断 UIP 阳性预测值可达到 90%～100%,可作为独立的 IPF 诊断手段,替代外科肺活检。IPF 的典型表现为分布于双肺基底部及胸膜下的网状或线状阴影、蜂窝样改变、伴或不伴牵拉性支气管扩张,其中蜂窝样改变为 IPF 区别于其他特发性间质性肺炎的重要特征,磨玻璃阴影在 IPF 中较少见。

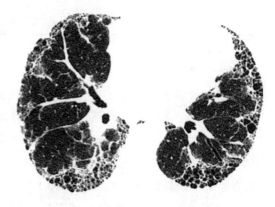

图 17-5　IPF 胸部 HRCT 表现
显示双肺基底部及胸膜下的网状及蜂窝状阴影

3. 肺功能检查　表现为限制性通气功能障碍和弥散功能降低,表现为肺总量(TLC)、功能残气量(FRC)和残气量(RV)下降,FEV_1/FVC 正常或增加,DL_{CO} 降低,肺泡-动脉血氧分压差 $[P_{(A-a)}O_2]$ 增大,血气分析显示 PaO_2 和 $PaCO_2$ 下降。

4. BALF 检查　BALF 主要用于缩小诊断范围,排除其他肺部疾病(如肿瘤、感染、嗜酸性粒细胞肺炎、外源性过敏性肺泡炎、结节病和肺泡蛋白沉积症等),对 IPF 的诊断价值有限,不作为常规检查。

5. 肺组织活检　组织病理学检查是诊断 IPF 的金标准,对 HRCT 呈不典型 UIP 改变、诊断不清楚且没有手术禁忌证的患者可考虑外科(开胸/胸腔镜)肺活检。TBLB 取材太小,不能作出 UIP 的病理诊断。IPF 的组织病理学类型是 UIP,其病理诊断标准为:以胸膜下或间隔旁分布为主的明显纤维化和结构紊乱的证据,伴或不伴蜂窝;肺实质斑片状纤维化改变;出现成纤维细胞灶。

(四)诊断与鉴别诊断

1. IPF 的诊断标准 ①排除其他已知原因的间质性肺疾病(如家庭或职业环境暴露、结缔组织疾病和药物毒性等);②未施行外科肺活检的患者 HRCT 显示为典型 UIP 型;③施行外科肺活检的患者应结合 HRCT 和外科肺活检病理类型。

HRCT 对 UIP 的诊断分为典型 UIP 型和可能 UIP 型两种,但必须无不符合 UIP 型所列的特征,见表 17-7。

2. 鉴别诊断 诊断 IPF 必须排除继发性间质性肺炎以及特发性间质性肺炎的其他类型。对年龄 <50 岁的女性患者需注意排除继发于结缔组织疾病的可能。另外 HRCT 或病理学类型表现为 UIP 者也并不是 IPF 所特有,还可见于结缔组织病相关性间质性肺炎、慢性过敏性肺炎等,所以必须作相关检查予以排除。

(五)治疗

IPF 是一种慢性进展性疾病,治疗目的主要是改善患者生活质量,延长生存时间,但目前尚缺乏有效的治疗措施。对于静息状态下低氧血症患者应长期氧疗,可考虑肺康复训练、积极治疗胃食管反流等并发症,对合适的患者应施行肺移植。目前尚无证实有效治疗 IPF 的药物,且不推荐使用糖皮质激素或免疫抑制剂以及两者的联合应用。N-乙酰半胱氨酸和吡非尼酮可在一定程度上减缓 IPF 患者肺功能下降速度,可能减少急性加重次数,且安全性较好,在目前尚无更好治疗药物的情况下可考虑使用。

表 17-7 UIP 的 HRCT 诊断标准

分型	HRCT 表现
典型 UIP (符合所有 4 个特征)	病灶以胸膜下、基底部为主
	网格状异常改变
	蜂窝肺伴或不伴牵拉性支气管扩张
	无不符合 UIP 型所列的特征
可能 UIP (符合所有 3 个特征)	病灶以胸膜下、基底部为主
	网格状异常改变
	无不符合 UIP 型所列的特征
不符合 UIP 型 (7 个特征中任意一项)	病灶以上、中肺为主
	病灶以支气管血管束周围为主
	广泛的毛玻璃影(范围超过网格影)
	过多的微结节(双侧、上肺为主)
	散在的囊腔(多发、双侧、远离蜂窝区)
	弥漫性马赛克征/气体陷闭(两侧分布,三个或以上肺叶受累)
	支气管肺段/肺叶实变

(六)预后

IPF 的自然病程和结局其个体差异较大,诊断后中位生存期约 2～3 年。绝大多数患者在诊断后数年内呈缓慢进展,另有部分患者出现快速进展和恶化,最终因呼吸衰竭或并发症死亡。影响预后的因素主要有:呼吸困难的严重程度、DL_{CO} <40% 预计值、6 分钟步行试验

中血氧饱和度＜88％、HRCT 蜂窝的分布范围及合并肺动脉高压等。

三、特发性肺纤维化急性加重

以前认为 IPF 呈慢性渐进性病程，逐渐发展至呼吸衰竭，但近年来发现部分 IPF 患者可在相对稳定期内突然出现不可预测的急性加重，甚至以急性发病的形式为首次就诊的临床表现，称之为 IPF 急性加重（acute exacerbation of IPF，AE-IPF），主要是指 IPF 患者出现急剧的、不明原因的临床明显恶化。临床表现为突然出现无法解释的呼吸困难加重和低氧血症加重，胸部影像学检查显示有新的浸润影，但排除肺感染、心力衰竭或肺栓塞等。病理表现为在 UIP 基础上叠加了弥漫性肺损伤（diffuse alveolar damage，DAD），或机化性肺炎，或出现纤维背景下大量的成纤维细胞灶。IPF 急性加重并不少见，病情凶险，进展迅速，病死率高达70％以上，预后极差。

（一）病因与发病机制

AE-IPF 的病因与发病机制目前尚不清楚，可能与以下因素有关：

1. 原有疾病本身病理生理过程加重　　AE-IPF 可发生在病程中任何时期，部分在病情相对稳定甚至是治疗过程中突然发生。研究认为急性加重可能是 IPF 疾病过程中独特的病理生理学表现，因局部区域反复发生肺泡损伤导致 IPF 逐渐进展，当累及范围大且程度重时则发生急性加重。

2. 感染　　尽管 AE-IPF 强调排除感染导致的病情加重，但目前临床上采取的常规检查很难排除所有的感染，尤其是潜在病毒感染引起的急性加重。IPF 患者感染后可能诱发肺内炎症反应加重，导致在原有基础疾病上出现急性加重。

3. 肺部有创性检查　　越来越多的研究表明外科肺活检、TBLB 以及支气管肺泡灌洗等肺部有创性操作均可能诱发 IPF 急性加重，与其直接损伤肺组织有关。

4. 胃食管反流　　研究发现胃食管反流可能与 IPF 的慢性进展和急性加重有关，胃内容物的误吸可能导致肺泡损伤，诱发急性加重。

（二）临床表现

临床主要表现为急性发作的呼吸困难或慢性呼吸困难急性加重，可伴有发热、咳嗽等症状，部分患者以急性加重为首发症状，出现进行性低氧血症，迅速发展至呼吸衰竭。

（三）辅助检查

实验室检查多无特异性，可出现白细胞计数、C 反应蛋白及乳酸脱氢酶等增高。多数患者由于症状严重而不能完成肺功能检查。胸部 HRCT 在 AE-IPF 的诊断和预后判断中具有重要价值，表现为在原有 UIP 病变的基础上，出现新的双侧肺实质弥漫性浸润影，呈磨玻璃样，可伴有实变影，部分患者有少量胸腔积液（图 17-6）。

（四）诊断标准

目前尚无统一的诊断标准，多采用 2011 年 ATS/ERS 提出的 IPF 诊治指南中有关AE-IPF的诊断标准：①过去或现在诊断为 IPF；②1 个月内发生无法解释的呼吸困难加重；③低氧血症加重或气体交换功能严重受损；④新出现的肺泡浸润影；⑤无法用感染、肺栓塞、气胸或心力衰竭等解释。

（五）治疗及预后

AE-IPF 治疗困难，预后极差，目前尚无明确有效的治疗措施，现多采用较大剂量糖皮质激素治疗，但尚无循证医学证据。

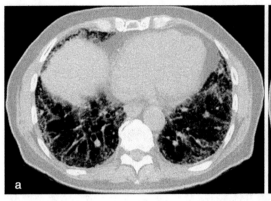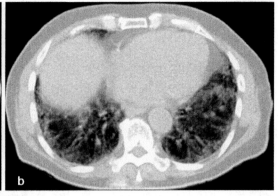

图 17-6　胸部 HRCT

a. IPF 患者病情稳定时的 HRCT；b. 同一患者急性加重时
在原有病变基础上出现新的磨玻璃样影

1. 呼吸支持治疗　几乎所有 AE-IPF 患者均有低氧血症，故氧疗是必须的，且随病情进展，常规氧疗不能维持氧合，通常需接受机械通气治疗。情况允许时可先试用无创通气，若患者氧合无改善，可考虑气管插管有创通气。在机械通气时，需注意肺保护性通气策略，尽量控制气道峰压在 30cmH$_2$O 以下。但机械通气并不能改善患者预后，且一旦 IPF 患者出现急性加重需接受机械通气时，多数患者治疗效果差，住院期间病死率极高。

2. 糖皮质激素　目前多采用大剂量糖皮质激素冲击治疗，甲泼尼龙 500～1000mg，每日一次，连用 3 天后逐渐减量。但糖皮质激素冲击治疗只对部分患者有效，部分患者对激素治疗反应不佳。

3. 免疫抑制剂　糖皮质激素治疗无反应者可考虑联合使用免疫抑制剂环磷酰胺或环孢素，可能有一定效果，但仍有待进一步研究证实。

4. 抗感染治疗　部分 IPF 急性加重可能与感染有关，且患者的肺结构性改变以及在治疗过程中使用激素和机械通气等均可能并发感染，因此有必要考虑给予适当的抗感染治疗。

5. 抗凝治疗　部分研究认为 AE-IPF 患者体内存在凝血和纤溶代谢紊乱，使用抗凝治疗后有可能改善生存率，但尚需大规模临床研究证实，目前不作为常规治疗。

6. 其他　N-乙酰半胱氨酸和吡非尼酮可用于 IPF 治疗，研究认为可在一定程度上减缓肺功能恶化程度，减少急性加重的频率，但对于 IPF 急性加重时的疗效不确定。

（余　荷）

第十八章

消化系统重症疾病

消化系统由消化管和消化腺两部分组成。消化管是一条肌性管道,起自口腔,以下依次为咽、食管、胃、小肠(十二指肠、空肠、回肠)、大肠(盲肠、结肠、直肠),终于肛门。消化腺有小消化腺和大消化腺两种,小消化腺散布于消化管各部的管壁内,大消化腺包括三对唾液腺(腮腺、颌下腺、舌下腺)、肝脏和胰腺,它们均有分泌功能,经导管将分泌物排入消化管内。

在重症病房中经常会收治一部分消化系统重症患者,而各种原因导致的危重状态往往会合并或导致消化系统病变,可能是消化道病变,也可能是消化腺,尤其肝脏和胰腺的病变。以下本章会就 ICU 内常见的几种消化系统重症疾病分别加以阐述。

第一节 重症急性胰腺炎

重症急性胰腺炎(severe acute pancreatitis,SAP)是消化系统良性疾病中死亡率最高的疾病,病死率高达 10% ~20% 。SAP 是 ICU 常见收治病种,由于患者疾病常累及全身多脏器,其诊断及处理原则几乎涉及 ICU 所有脏器支持手段,具有一定的特殊性,所以单列一章详细阐述,具体见第二十二章。

第二节 上消化道出血

人体的消化道以屈式韧带(Treitz 韧带)为界分为上消化道与下消化道,其中上消化道包括口腔、咽部、食管、胃、十二指肠及上段空肠。上消化道出血是 ICU 常见病,患者既有可能因大出血收入 ICU,也可能在 ICU 住院期间发生,所以是 ICU 医生必须认识与掌握的疾病。肝胆系统出血与胰腺出血也属于上消化道范畴。口腔与咽部出血概率较低,通常为局部损伤或全身疾病的局部表现,诊断及治疗上无太多特殊之处,在此不予赘述。

常见的上消化道出血病因包括:①上消化道病变:食管、胃及十二指肠病变,如消化性溃疡、肿瘤及胃十二指肠糜烂等;②门静脉高压导致的相关病变:最常见的为食管胃底曲张静脉破裂出血,此外门脉高压性胃病也可导致出血;③上消化道邻近器官或组织病变:如胆道出血、胰腺疾病,主动脉瘤破入食管、胃或十二指肠,纵隔肿瘤或脓肿破入食管等;④全身性疾病的局部表现:全身的血管性疾病或血液系统疾病均可表现为上消化道出血,此外某些特殊感染,如流行性出血热等也可有此临床表现。其中最常见的出血原因依次为消化性溃疡、食管胃底曲张静脉破裂出血、急性糜烂出血性胃炎、胃部恶性肿瘤。在 ICU 收治患者中发生上消化道大出血的原因以应激性溃疡出血与食管胃底曲张静脉破裂出血占大多数,以下将特别阐述。

一、应激性溃疡

应激性溃疡是指在重大应激,例如严重烧伤、颅脑外伤、神经外科手术和其他中枢神经系统疾病、严重外伤或大手术、严重的内科疾病(如严重感染、各种原因导致的休克)等情况下在胃或十二指肠产生的急性溃疡。Goodman 在 1972 年提出可将应激性溃疡分为 4 类:①颅脑外伤和神经外科手术后发生的神经源性溃疡,即通常所说的 Cushing 溃疡,其特点为深而具穿透性,偶尔整块局部胃肠壁完全溶解,易引起穿孔;②严重烧伤后食管、胃底和十二指肠发生的 Curling 溃疡,多在烧伤后最初数天内发生,此时表现为急性多发性浅表性溃疡,位于胃底部,少数发生在烧伤的恢复期,通常位于十二指肠,多为慢性,穿孔概率小;③大量或长期使用酒精、激素及非甾体类抗炎制剂(如阿司匹林等)引起的急性胃黏膜病变,溃疡表浅,多发于胃底部,一般仅限于黏膜,不侵及肌层,愈合后不留瘢痕;④大手术、休克、脓毒症等引起的胃黏膜糜烂,狭义的应激性溃疡就是这一类,临床上曾用名包括急性糜烂性胃炎、出血糜烂性胃炎等。其病灶有 4 大特点:①急性发生,通常能找到明确的应激病史;②是多发性的;③病变散布在胃体及胃底含壁细胞的泌酸部位,胃窦部甚为少见,仅在病情发展或恶化时才偶尔累及胃窦部;④一般不伴高胃酸分泌。

1. 发病机制 应激性溃疡是胃黏膜细胞被胃酸和胃蛋白酶消化破坏而引起的。胃黏膜在正常情况下因为胃黏膜上皮细胞的正常代谢和不断更新而维持屏障功能完整。在休克等应激情况下患者都有不同程度的低灌注和微循环障碍,胃黏膜缺血缺氧,细胞功能障碍,发生自溶、破坏、死亡。同时由于能量不足,DNA 合成受影响,细胞无法再生,坏死的细胞没有再生细胞来替换更新,形成溃疡。胃黏膜细胞的能量(糖原)储备很少而代谢率较高,比其他脏器(如肝、肌肉等)更加容易因缺血而影响代谢。胃黏膜上皮细胞中以胃底的上皮细胞代谢率为最高,这可以解释何以应激性溃疡多发生在胃底。造成应激性溃疡的可能原因如下:

(1)黏膜缺血:严重而持久的应激导致的强烈交感兴奋和循环儿茶酚胺水平的增高,胃黏膜血管痉挛收缩,血流量减少;迷走神经兴奋可使胃十二指肠黏膜下层的动静脉短路开放。此时,正常应流经胃、十二指肠黏膜毛细血管床的血液便分流至黏膜下层动静脉短路而不再流经黏膜。那么,在严重应激期间黏膜就会发生缺血,可持续数小时甚至数天,最终造成缺血性改变并发生黏膜坏死,从而形成应激性溃疡。此时,胃酸和胃蛋白酶的消化作用可以加速应激性溃疡的形成,缺血的胃十及二指肠黏膜较正常黏膜更易被盐酸和胃蛋白酶所消化。

(2)急性血栓形成:严重疾病或应激状态下播散性血管内凝血可引起胃黏膜血管内急性血栓形成,加重局部缺血坏死。

2. 临床表现 应激性溃疡如无症状,临床不易诊断而被忽视,其实际发生比例相当高,对严重创伤、大面积烧伤、严重感染或休克的患者进行胃镜检查,绝大多数可发现胃黏膜出血、糜烂的改变,甚至有报道其发生率可高达 100%。临床上有明显消化道出血者仅占 5% ~ 10%,大量出血占 2% ~ 5%,说明病灶穿透黏膜肌层。应激性溃疡的主要临床表现有以下特点:

(1)无明显的前驱症状(如胃痛、反酸等),主要临床表现为上消化道出血。出血根据出血量的大小以及出血的速度可能表现为胃管引流出咖啡色胃液或鲜血,乃至失血性休克。对无明显出血的病人,胃液或粪便潜血试验阳性、不明原因血红蛋白浓度降低≥20g/L,应考虑有应激性溃疡伴出血的可能。

（2）出血一般发生在应激情况开始后 5~10 天。出血时不伴疼痛。出血是间歇性的，有时可能间隔数天。另外，由于病灶分批出现，可同时有愈合中的陈旧病灶和正在形成的新病灶。

（3）多数患者没有典型的腹痛症状，仅表现为中上腹隐痛不适或有触痛。严重的应激性溃疡发生穿孔后方表现为明显腹痛，急性穿孔患者表现为骤发性剧烈腹痛，性质为刀割样，呈持续性或阵发性加重。疼痛初始位于上腹部或剑突下，很快波及全腹，但仍以上腹部为重，有时伴有肩背部放射。此时患者查体可发现比较典型的腹膜炎体征，影像学检查或诊断性腹腔穿刺可能可以协助诊断。

（4）应激性溃疡多发生在疾病的第 2 天到第 2 周，发生时间跟应激或疾病的严重程度有一定关系。

3. 诊断　当患者具备急性重大应激的病史，就应警惕应激性溃疡的发生。尤其当患者胃肠减压引流液呈咖啡色或血性，或引流物及大便潜血实验阳性时高度怀疑有应激性溃疡伴出血。确立诊断应首选急诊内镜检查，其内镜下特征是胃体胃窦黏膜充血、水肿，点片状糜烂、深浅不一的多发性溃疡，溃疡面与糜烂处有新鲜出血或凝块，边缘整齐。溃疡深度可至黏膜下、固有肌层及浆膜层，但一般溃疡愈合后不留瘢痕；病变以胃体部最多，也可见于食管、十二指肠及空肠。

4. 治疗　应激性溃疡发生大出血是临床急症之一，需积极治疗。由于患者全身情况差，多合并器官功能不全，难以耐受手术，加之术后再出血发生率高所以一般先用内科治疗，无效时才考虑外科治疗。内科治疗的方法有：

（1）安置胃管：留置胃管的主要目的是了解出血情况以便下一步治疗选择；可接持续吸引防止胃急性扩张；能部分清除胃内胃酸和积血；便于局部用药。

（2）局部用药：可采用冰盐水或血管收缩剂洗胃，冰盐水灌洗（每次 60ml，每半小时到 1 小时可重复一次）或血管收缩剂（去甲肾上腺素 8mg 放在 100ml 生理盐水中）分次灌洗，均可使黏膜血管收缩达到止血目的。也可使用促凝药物，如凝血酶或云南白药等溶解后经胃管注入止血。此外还可采用氢氧化铝凝胶 20ml，一天 3~4 次管喂保护胃黏膜，促进止血。

（3）药物治疗：最常用的药物是制酸剂，即抑制胃酸分泌药。由于胃酸及胃蛋白酶会干扰内、外源性凝血过程，抑制血小板因子Ⅲ的活性及血小板聚集，并可破坏血凝块，所以治疗上会采用 H_2 受体拮抗剂或质子泵抑制剂来抑制胃酸分泌，快速提高胃内 pH 值。由于质子泵抑制剂制酸效果迅速而确切，维持 pH>6.0 的能力可靠，所以临床上常用奥美拉唑、埃索美拉唑或泮托拉唑等。制酸剂既有预防应激性溃疡发生的作用，也有治疗作用。一般预防剂量为 40mg，一天两次；而治疗剂量，以奥美拉唑为例，可采用"80+8"的用法，即对于溃疡大出血的患者先予 80mg 静脉推注，再以 8mg/h 静脉持续泵入，可迅速确切地达到治疗所需胃内 pH 要求。另外还可予生长抑素，既可以抑制胃酸分泌及胃蛋白酶、促胃液素的释放，又可显著减少内脏血流。用药方式为开始先静推 250μg（3~5 分钟内），继以 250μg/h 静滴（6mg/d），止血后应连续给药 48~72 小时。

（4）行选择性动脉插管，经胃左动脉内持续泵注垂体后叶素 0.2U/min，出血停止后逐渐减量。

（5）手术治疗：仅 10% 应激性溃疡出血患者需手术治疗。手术的指征为难以控制的大出血，迅速发生失血性休克，经快速输血而血压仍不能维持；或反复出血，24~48 小时输血量超过 2000ml。在一般情况下采用降胃酸、切除部分黏膜的手术或胃血管的断流术。对于术后再出血的患者应尽早再次手术,最好采用全胃切除术等止血效果可靠的手术,因为这类患者很难耐受反复手术打击。

(6)重症治疗:短时间内大量出血可能导致失血性休克,临床表现可见心率增快、血压降低、口唇黏膜苍白、肢端湿冷苍白、少尿甚至无尿、意识状态变差等。胃管引流液往往为鲜红或暗红色,当胃管被血凝块阻塞时引流液可突然减少。实验室检查能发现血蛋白降低、乳酸增高。需加强监护。除无创血流动力学监测外,若患者血管条件差或循环极不稳定可建立深静脉置管测压,指导液体治疗及血管活性药物应用,按照低容量性休克处理原则进行液体复苏,注意维持患者平均动脉压在 60 ~ 70mmHg 即可。液体复苏所用液体以晶体为主,若需短时间内快速提高灌注可用人工胶体或白蛋白溶液。局部及全身止血措施如前所述,必要时请相关专科,消化科或胃肠外科会诊。

5. 预防 重症应激时患者发生应激性溃疡的可能性极大,所以对于这类患者应提高警惕,及时处理。首先控制导致应激的原发疾病最为重要,其他处理包括:保证充足循环血容量,纠正循环障碍,改善组织灌注;保证通气,给氧;抗生素预防感染等。应激性溃疡患者的胃酸虽不一定有过度分泌,但胃酸是产生应激性溃疡的必要条件,所以对严重应激时的患者应留置胃管:一是持续吸引酸性胃内容物保持胃内 pH 不致明显下降;二是防止因胃潴留及扩张而加重胃壁缺血;三是可随时观察胃内容物的性状及颜色,早期发现出血征象。预防性使用制酸剂:静脉注射 H_2 受体拮抗剂或质子泵抑制剂,常用药物包括奥美拉唑、埃索美拉唑等。可使用抗酸药(氢氧化铝)管喂中和胃酸。急性期患者,尤其是活动性出血期患者暂禁食,应激情况解除后可进温冷软食或流食。

根据 ASHP 指南,具有以下一项以上高危因素患者即应采取预防措施:①呼吸衰竭(机械通气超过 48 小时);②凝血机制障碍,1 年内有消化性溃疡或上消化道出血病史;③烧伤面积 > 35% ;④器官移植,部分肝切除;⑤多发创伤;⑥肝肾功能不全;⑦脊髓损伤。具有以下两项以上危险因素患者也应采取预防措施:①败血症;②ICU 住院时间 > 1 周;③潜血阳性持续时间 ≥6 天;④应用大剂量皮质激素(相当于 250mg/d 以上氢化可的松)。

二、食管胃底曲张静脉破裂出血

食管胃底静脉曲张是门脉高压症的主要临床表现之一,在肝硬化的患者中,30% ~70% 有食管静脉曲张;门脉高压患者发生上消化道出血最常见的病因是曲张静脉破裂,其比例高达 50% 左右。一旦发生曲张静脉破裂出血,患者预后不良,首次出血病死率可达 40% ~ 84% ,即使幸存,5 年生存率也很低。

1. 发病机制 门脉高压定义为肝静脉-门静脉压力梯度(hepatic venous pressure gradient,HVPG) > 5mmHg,其发生机制是肝硬化高动力循环状态时,体循环血管扩张引起内脏血流增加或肝内及门脉侧支血管阻力增加。

各种原因导致的门脉高压症的直接后果是门静脉与体循环之间侧支循环的建立和开放,食管胃底静脉曲张就是其中临床意义特别重要的侧支循环。曲张静脉中的压力受门脉压直接影响,当门脉压力增高时,曲张静脉渐渐半径增大,管壁变薄,而当周围组织的支撑作用因炎症、糜烂等因素受损时,就容易发生破裂。静脉曲张破裂的危险性与血管壁张力密切相关。根据修订的 Laplace 定律,曲张静脉壁的张力(T) = 曲张静脉跨壁压(TP) × 血管半径(r)/管壁厚度(w),其中 TP = 曲张静脉腔内压(TP$_1$) − 食管腔内压(TP$_2$)。门脉高压时门脉侧支血流增加造成曲张静脉腔内压(TP_1)增加,进而导致曲张静脉扩张及血管壁变薄,直至管壁张力超过曲张静脉所能承受的压力,难以进一步扩张而破裂出血。一般来说,只要HVPG低于12mmHg,曲张的静脉就不会发生破裂出血。其他导致食管胃底静脉破裂出血的发病机制还有:胸腔负压使该处静脉回流血量增加;胃内酸性物质反流侵蚀食管黏膜以及进食粗硬食物等机械因素。

2. 临床表现 门脉高压患者一般有三方面临床表现:

(1)原发病的表现:90%以上门脉高压因肝硬化引起,而肝硬化患者典型临床表现包括疲倦、乏力、食欲减退、消瘦,皮肤晦暗,皮下或黏膜出血点、蜘蛛痣、肝掌及内分泌紊乱表现,如性功能低下、月经不调、男性乳房发育等。

(2)门脉高压的表现:腹水、水肿、腹壁静脉曲张、痔静脉曲张及脾大等。

(3)出血表现:牙龈、皮下及黏膜出血是常见表现。而一旦发生曲张静脉破裂则会有典型上消化道大出血的表现。

呕血和黑便是上消化道大出血的典型临床表现,食管胃底曲张静脉破裂出血也不例外。出血量若不大,呕血可不明显,由于胃酸将血红蛋白转化成正铁血红蛋白,呕出的可以是咖啡色胃液;但因为曲张静脉管壁薄,周围组织支撑作用弱,所以出血量常常非常大。呕血常呈鲜红或暗红色,有血凝块,患者在短期内即可出现失血性休克的临床表现,如心率增快、血压降低、肢端湿冷、烦躁不安、神志不清、尿少等。此外患者的蜘蛛痣和肝掌可暂时消失,脾脏缩小,而进行容量复苏后又可复原。由于患者常合并肝脏功能不全,因此在大出血后易出现肝功能恶化,表现为黄疸、腹水增加,甚至肝肾综合征等;由于血液中尿素氮增高,称为肠源性氮质血症;脑灌注不足以及血氨增高,易诱发肝性脑病。

3. 诊断 结合患者肝硬化或其他肝脏疾病的病史,曾接受输血或血液制品,有血吸虫病史或接触史,长期酗酒,腹部外伤或手术史等病史,一旦出现上消化道大出血时应首先考虑食管胃底曲张静脉破裂出血。诊断首选急诊胃镜检查,但正在出血时,涌出的血液常会遮盖病灶,难以看清;而出血停止后检查又看不到活动性出血的病灶,所以检查时机的选择目前尚无统一标准,一般主张在出血48小时内行胃镜检查。血管多普勒超声可以显示较大的曲张静脉,可作为胃镜检查的候选检查,其他还有食管和胃的钡餐造影。当患者不能耐受内镜或内镜检查失败时,还可考虑做血管造影,可检出的最小出血速度为0.5ml/min。少量出血者(速度0.1ml/min)适宜行核素扫描。

评估曲张静脉的部位和大小,即将出血、首次急性出血或者再出血的征象,以及原发肝病的病因和严重程度也是诊断过程中需注意的。

4. 治疗 食管胃底静脉曲张破裂出血一般表明门脉高压的存在,所以对基础肝病的治疗也是治疗重点。一般治疗包括充分卧床休息,高蛋白质、高糖、低脂以及富含维生素的食物,蛋白质需要量按$1.5 \sim 2g/(kg \cdot d)$供给,但当有肝性脑病前兆时需降低含氮物质摄入量。忌粗糙坚硬及酒精。可适当使用免疫增强制剂如丙种球蛋白等。使用保肝药物要注意长期治疗中的药物不良反应,以免加剧肝损害。

在食管胃底曲张静脉破裂出血时,控制出血的一线治疗是药物,在急性出血停止及病人情况相对稳定时(一般24~48小时)应作急诊内镜明确诊断,了解静脉曲张的程度与部位。门脉高压药物治疗的目的是通过降低门脉压力达到预防和控制食管胃底静脉曲张破裂出血。药物治疗所期望的血流动力学反应结果是HVPG在原基础水平降低20%以上或降至12mmHg以下。一旦内镜治疗失败或为胃底曲张静脉破裂出血,可根据患者肝功能情况决定手术还是 TIPS 进行急诊减压。预防再出血的一线治疗仍为内镜治疗和药物治疗。终末期肝硬化患者反复出血可考虑肝移植。

(1)药物治疗：预防和治疗食管胃底曲张静脉破裂出血的药物可以分为以下几类：第一类是缩血管药物如垂体加压素、特利加压素、生长抑素以及 β 受体阻滞剂，其作用为直接或间接地收缩内脏血管，减少门静脉血流，降低门静脉压力；第二类是血管扩张剂如硝酸盐类、哌唑嗪、可乐定等，通过扩张肝内和侧支血管，降低门静脉阻力，还可通过刺激压力感受器，反射性地收缩内脏血管，减少门静脉侧支血流降低门静脉压力；第三类药物如利尿剂，通过降低循环血容量达到降低门静脉压力作用。以上药物最终目的都是降低门静脉压力。以下把几种常用药物做一介绍。

1)血管加压素：血管加压素作用是使动脉平滑肌收缩，引起门脉血流阻力增加，减少门脉血流，从而降低门脉压力。用法是以 0.4U/min 速度持续静脉泵入或滴注，不超过 12 小时；出血停止后减量(0.2U/min)泵入或滴注 24 小时。常与硝酸甘油(舌下含服或静脉滴注)同用以减少并发症的发生和提高控制出血的疗效。

2)特利加压素：特利加压素是一种合成的长效加压素，其降低门脉压、减少侧支血流及曲张静脉压的作用均十分稳定，不良反应少。推荐剂量为 1~2mg 静脉注射，4~6 小时 1 次，出血控制后可半量使用。特利加压素与硝酸甘油合用可降低病死率，是目前唯一证实有改善生存率作用的控制急性出血药物。

3)生长抑素及其类似物：生长抑素通过对扩血管激素(胰高糖素等)的抑制作用导致内脏血管收缩，从而降低门脉和侧支压力；并通过提高下食管括约肌张力而减少曲张静脉血流，降低曲张静脉压力。人工合成的生长抑素(施他宁)用法为：首剂 250μg 静脉推注后，以 250μg/h 持续静脉滴注 72 小时，如发生再出血，可再次给予静脉推注。

4)非选择性 β 受体阻滞剂：如普萘洛尔引起心排量减少，内脏小动脉收缩，门静脉血流减少，从而降低门静脉压力。同时它对门静脉侧支循环有特异性作用，可降低奇静脉血流。长期使用 β 受体阻滞剂可预防出血。晚期肝硬化或心率过慢(<60 次/分)的患者，有心力衰竭、支气管哮喘、不稳定糖尿病的患者禁用。普萘洛尔常用剂量 20~30mg，每日 2 次或每日 3 次，逐渐可增量至 80~100mg，每日 2 次或 3 次。

对急性曲张静脉破裂出血的处理首选垂体后叶素或特利加压素与硝酸甘油(舌下或静滴)联合应用，硝酸甘油用量以维持收缩压不低于 90mmHg 以上为宜；生长抑素或奥曲肽(100mg 静脉注射以后 20~50mg/h 滴注)；止血药：维生素 K、卡巴克洛(安络血)、6-氨基己酸、氨甲苯酸(止血芳酸)、凝血酶、云南白药等全身或局部使用，巴曲酶(立止血 1kU 静脉及肌内注射，可连用 2~3 天。利尿剂可以通过降低血容量，引起反射性内脏血管收缩降低内脏动脉血流而降低门静脉压力和奇静脉血流。

即使在病程早期即经成功治疗，食管胃底静脉曲张破裂再出血发生率仍高达 70%，因此预防再出血具有重要意义。硬化剂治疗、皮圈结扎术、非选择性 β 受体阻滞剂及长效硝酸盐制剂均能降低再出血发生率，可根据患者病情选择。

(2)食管胃底曲张静脉破裂压迫止血：采用三腔双囊管压迫止血是一暂时止血办法，总止血率在 40%~60% 左右，再出血率 6%~60%，不能改善预后，且有诸多并发症。仅用于经积极治疗后仍有出血，为争取时间准备手术的患者。具体操作方法见第二十八章。

(3)食管胃底曲张静脉破裂出血内镜治疗：近年来的经验提示内镜下套扎(橡皮圈或尼龙线)加小剂量硬化剂的疗效优于单纯使用硬化剂，而且副作用小。硬化治疗对食管静脉曲张破裂出血效果好于胃底静脉曲张,甚至胃底静脉曲张也可能是硬化剂注射的后遗症之一。

(4)食管胃底曲张静脉破裂出血介入治疗。

1)经皮经肝门静脉栓塞术。

2)经皮经股动脉脾动脉栓塞术。

3)经颈静脉肝内门体分流手术(TIPS 手术):TIPS 手术是 20 世纪 80 年代末发展起来的一种介入放射学技术,已经广泛用于防治门静脉高压及其并发症。目前关于 TIPS 的适应证较为一致的意见是:肝移植病人在等待供体期间发生食管胃底静脉曲张破裂大出血,经内镜下注射硬化剂无效者;食管胃底静脉反复出血,经内科及内镜治疗无效以及由于胃十二指肠静脉曲张、回肠或结肠道口附近静脉曲张引起的出血,又不宜进行外科分流者;外科分流术后通道阻塞者;手术风险极大的急诊食管胃底曲张静脉破裂大出血。禁忌证是:凝血功能异常,经内科治疗难以纠正者;肝功衰竭、肝性脑病;心、肺、肾衰竭;感染、败血症;大量腹水。

(5)食管胃底曲张静脉破裂出血手术治疗。

1)肝移植:在国外已作为常规手段治疗终末期肝硬化病人,适用于合并门静脉高压通过药物及内镜治疗仍有反复食管胃底曲张静脉破裂出血的患者,移植后可使门静脉压力恢复正常。但在我国作为常规手段还有一定困难。

2)门体分流术:分流手术后门静脉压力降低,从而可防止胃食管静脉再次破裂出血。但分流后由于肝血供减少以及门体分流,故肝性脑病发病率明显上升。

3)门体断流术:通过手术阻断门静脉与体静脉之间的循环,以达到治疗出血目的。与分流术相比,断流术操作简单易行,由于不降低门静脉压力,可保证肝脏的门静脉血供不易出现术后肝损及肝性脑病,但是术后再出血发生率较高。

(6)重症治疗:食管胃底曲张静脉破裂出血常导致短时间内大量出血,进而发生失血性休克。治疗要点首先要保护患者气道,尤其是无人工气道的患者需注意头侧向一边,相对头低位,若意识状态或呼吸状态欠佳积极建立人工气道。监测及循环支持治疗同前节所述。

第三节　急性肝衰竭

急性肝衰竭(acute liver failure,ALF)是指多种因素引起严重急性肝脏损害,导致其合成、解毒、排泄和生物转化等功能发生严重障碍或失代偿,出现凝血机制障碍和黄疸、肝性脑病、腹水等,并可发生肾衰竭、脑水肿、循环崩溃等多器官功能障碍,死亡率高,是 ICU 急危重症之一。

多年来,各国学者对肝衰竭的定义、病因、分类、分型、诊断和治疗等问题进行了很多探索,但至今各国仍无统一标准。2006 年中华医学会感染病学分会肝衰竭与人工肝学组和中华医学会肝病学分会重型肝病与人工肝学组制订了我国第一部"肝衰竭诊疗指南",具有较好的实用性,是目前我国肝衰竭临床诊疗工作的重要参考。2011 年,美国肝病学会(AASLD)发布了"急性肝衰竭指南更新",据此我国的指南也进行了更新,并于 2012 年发布了最新版的"肝衰竭诊疗指南"。本章主要据此指南进行阐述,文中若无特别说明,"指南"均指 2012 年版我国肝衰竭诊疗指南。

一、病因

在发展中国家如我国,引起肝衰竭的首要病因是肝炎病毒感染(主要是乙型肝炎病毒),

其次是药物及肝毒性物质,如乙醇及一些化学制剂。而在欧美国家,药物是引起急性、亚急性肝衰竭的主要原因,最常见的引起 ALF 的药物是对乙酰氨基酚这类解热镇痛药物;酒精性肝损害常引起慢性或慢加急性肝衰竭。儿童期肝衰竭还可见于遗传代谢性疾病(表 18-1)。

表 18-1　肝衰竭病因

病毒　肝炎病毒:甲乙丙丁戊型肝炎病毒
其他:巨细胞病毒、EB 病毒、肠道病毒、疱疹病毒等
药物　解热镇痛药:对乙酰氨基酚
抗结核药:异烟肼、利福平、吡嗪酰胺等
其他:抗肿瘤药物、某些中草药、抗风湿药物、免疫抑制药、某些抗生素等
肝毒性物质:乙醇、毒蕈、黄曲霉素等
细菌及寄生虫等病原体感染
产科疾病:妊娠急性脂肪肝、HELLP 综合征等
自身免疫性肝病
代谢异常:肝豆状核变性、遗传性糖代谢障碍等
缺血缺氧:各种休克、心力衰竭
手术:肝移植、部分肝切除等
肝脏肿瘤
其他:先天性胆道闭锁、淤胆、辐射、创伤等

二、发病机制

不同病因引起 ALF 的发病机制不同,而且有很多问题尚不十分明了。

1. 宿主因素　①宿主遗传背景在乙型肝炎重症化过程中可能起重要作用:其作用机制可能涉及肿瘤坏死因子(tumor necrosis factor,TNF)TNF-α 及 TNF-β、白细胞介素-10(IL-10)等;②宿主免疫的影响:以细胞毒性 T 细胞为核心的细胞免疫在清除胞内病毒方面起关键作用,同时也是造成细胞凋亡或坏死的主要因素。

2. 病毒因素　①病毒对肝脏的直接作用:细胞内过度表达的乙肝病毒抗原可导致肝细胞损伤及功能衰竭;乙型肝炎病毒(HBV)的 X 蛋白也可在感染早期使肝细胞对 TNF-α 等炎性介质更敏感而诱导细胞凋亡,这可能与重型乙型肝炎发病有关;②HBV 基因变异可引起细胞坏死,导致肝脏损害。

3. 毒素因素　内毒素血症时大量内毒素可直接或通过激活库普弗细胞释放的化学介质引起肝坏死,进而导致肝衰竭的发生。

4. 微循环及代谢因素　各种原因造成的肝脏微循环障碍影响肝脏血供氧供,进而导致肝细胞损伤;代谢废物滞留于肝脏,导致肝细胞损伤,而加快肝病进展。

5. 药物因素　肝脏是药物聚集、转化、代谢的重要器官,不同个体对药物的耐受性及敏感性也有很大差异。有些药物在代谢过程中会产生有毒或致癌的物质,进一步造成肝损伤,或原本不具抗原性的药物,在肝内转化后形成具有抗原性的代谢产物,引起免疫性肝损伤。药物主要通过两种机制导致肝损伤:一种是对肝脏的直接毒性作用;另外是机体对药物的特异质反应。

三、分类和分期

指南根据组织病理学特征和病情进展速度,将肝衰竭分为四类:急性肝衰竭(acute liver failure,ALF)、亚急性肝衰竭(subacute liver failure,SALF)、慢加急性(亚急性)肝衰竭(acute-on-chronic liver failure,ACLF)和慢性肝衰竭(chronic liver failure,CLF)。

其中,急性肝衰竭定义为急性起病,2周以内出现Ⅱ度及以上肝性脑病,并有以下表现者:①极度乏力,有明显厌食、腹胀、恶心、呕吐等严重消化道症状;②短期内黄疸进行性加深,血清总胆红素(TB)大于正常值上限10倍或每日上升≥17.1μmol/L;③出血倾向明显,血浆凝血酶原活动度(PTA)≤40%(或INR≥1.5),且排除其他原因;④肝脏进行性缩小。

亚急性肝衰竭定义为较急起病过程,2~26周出现以下表现者:①②③同ALF,④伴或不伴有肝性脑病。

慢加急性(亚急性)肝衰竭定义为在慢性肝病基础上,短期内发生急性或亚急性肝功能失代偿的表现:①②③④同sub-ALF;⑤失代偿性腹水。

慢性肝衰竭是在肝硬化基础上,肝功能进行性减退和失代偿:①血清TB明显升高;②白蛋白明显降低;③出血倾向明显,PTA≤40%(或INR≥1.5),并排除其他原因者;④有腹水或门静脉高压等表现;⑤肝性脑病。

根据临床表现的严重程度,亚急性肝衰竭和慢加急性(亚急性)肝衰竭可分为早期、中期和晚期。

1. 早期

(1)有极度乏力,并有明显厌食、呕吐和腹胀等严重消化道症状;

(2)黄疸进行性加深(血清TB≥171μmol/L或每日上升≥17.1μmol/L);

(3)有出血倾向,30%<PTA≤40%,(或1.5<INR≤1.9);

(4)未出现肝性脑病或其他并发症。

2. 中期 在早期表现基础上,病情进一步发展,出现以下两条之一:

(1)出现Ⅱ度以下肝性脑病和(或)明显腹水、感染;

(2)出血倾向明显,20%<PTA≤30%,(或1.9<INR≤2.6)。

3. 晚期 在肝衰竭中期表现基础上,病情进一步加重,有严重出血倾向,PTA≤20%(或INR≥2.6),并出现以下四条之一:肝肾综合征、上消化道大出血、严重感染、Ⅱ度以上肝性脑病。

四、临床表现

ALF波及全身多脏器系统,临床表现复杂,其中最有特征性的几种临床表现介绍如下。

1. 肝性脑病 肝性脑病(hepatic encephalopathy,HE)又称肝昏迷,是严重肝病引起的、以代谢紊乱为基础的中枢神经系统功能失调的综合病征,是ALF最突出并具有诊断价值的临床表现。血氨增高,支链氨基酸与芳香族氨基酸比例失衡,神经递质受体功能障碍等均为HE可能的发病机制。

各类急慢性肝病均可能在某些条件下诱发HE,如上消化道出血、高蛋白饮食、大量利尿、放腹水、使用镇静、催眠、麻醉药,便秘、感染或手术创伤等。临床上一般表现为性格、行为、智能改变和意识障碍。其中急性肝性脑病起病急骤,前驱期极为短暂,可迅速进入昏迷;

而慢性肝性脑病起病隐匿,常表现为性格、行为或睡眠习惯的改变及智能下降等,易误诊和漏诊。扑翼样震颤是肝性脑病最具特征性的神经系统体征,具有早期诊断意义。嘱病人伸出前臂,展开五指,或腕部过伸并固定不动时,病人掌指及腕关节可出现快速的屈曲及伸展运动,每秒钟 1~2 次到 5~9 次不等,且常伴有手指的侧位动作。这种震颤不具有特征性,也可见于心衰、肾衰、肺衰等病人。

肝性脑病分为 4 期:①Ⅰ期:前驱期。轻度性格改变,举止反常。此期一般无特异神经系统体征,多无扑翼震颤。脑电图无明显异常。②Ⅱ期:昏迷前期。以精神错乱、意识模糊、睡眠障碍、行为异常为主要表现。定向力和理解力减低,智力下降,举止反常。常出现扑翼样震颤,腱反射亢进,肌张力增高,锥体束征阳性。脑电图常出现异常的慢波。③Ⅲ期:昏睡期。以木僵、昏睡为主。患者可被唤醒,然后又入睡,可引出扑翼样震颤。脑电图出现明显异常波形。④Ⅳ期:昏迷期。患者进入昏迷,浅昏迷时腱反射亢进,肌张力增高,对疼痛刺激尚有反应,进入深昏迷阶段则各种反射消失,对各种刺激无反应。脑电图出现 S 波。

2. 黄疸　黄疸是 ALF 的常见症状,产生的主要原因是肝脏广泛损害后处理胆红素能力下降以及胆汁排泌受阻等,检查可发现直接及间接胆红素均升高。这种黄疸一般进展迅速、程度重、持续时间长,且黄疸出现后消化道症状迟迟不缓解。ALF 患者出现酶胆分离现象,即胆红素水平持续上升,而酶学指标反而下降,甚至恢复正常时,高度提示预后不良。

3. 凝血功能障碍　肝脏的重要功能之一就是合成多种凝血因子,凝血功能障碍也是 ALF 的常见症状,其存在及程度有诊断及判断预后的临床意义。这种凝血功能障碍特点是凝血酶原时间(PT)延长,需排除维生素 K 缺乏导致的 PT 延长,实验室检查可见Ⅱ、Ⅴ、Ⅶ、Ⅸ、Ⅹ等因子减少。迅速进展的 ALF 也可导致 DIC,临床表现为多部位的出血或瘀点、瘀斑。

4. 肝-肾综合征　ALF 合并肾功能障碍并不罕见,发生率在重症肝病患者中可达 50%~80%。大部分肾功能损害是肾前性的,发生机制与肝功能严重损害时,白蛋白下降,胶体渗透压降低,血管内液体外渗有效循环血容量减少,大量放腹水及上消化道出血等可进一步降低循环血量,反射性引起交感兴奋性增高,肾素的合成和分泌增多,肾脏入球小动脉收缩,肾小球滤过率下降等有关。表现为少尿甚至无尿,血钠下降,肌酐上升等。一旦发生,治疗难度大,患者死亡率高。

5. 其他　ALF 患者由于免疫功能下降、肠道屏障功能障碍等易合并感染;电解质紊乱常见低钠血症、低钾血症;此外低血糖、低血压也较为常见,一旦突然发生或加重往往提示患者濒死。

五、诊断

根据患者的病史及临床表现不难作出诊断。

1. 组织病理学改变　该检查对于病因寻找及判断预后等有较大价值,但由于肝脏功能异常,凝血功能障碍导致肝穿刺活检面临相当大的出血风险。指南以 HBV 感染所致的肝衰竭为例,介绍各类肝衰竭的典型病理表现。

(1)急性肝衰竭:肝细胞呈一次性坏死,可呈大块或亚大块坏死,或桥接坏死,伴存活肝细胞严重变性,肝窦网状支架塌陷或部分塌陷。

(2)亚急性肝衰竭:肝组织呈新旧不等的亚大块坏死或桥接坏死;较陈旧的坏死区网状纤维塌陷,或有胶原纤维沉积;残留肝细胞有程度不等的再生,并可见细、小胆管增生和胆汁淤积。

（3）慢加急性（亚急性）肝衰竭：在慢性肝病病理损害的基础上，发生新的程度不等的肝细胞坏死性病变。

（4）慢性肝衰竭：主要表现为弥漫性肝纤维化以及异常增生结节形成，可伴有分布不均的肝细胞坏死。

2. 标准诊断格式　作为一个临床综合征，肝衰竭的诊断需要注意的是一个完整的诊断需包括病因、分类及分期等，临床工作中还需加上肝衰竭的主要并发症的诊断。指南推荐标准诊断格式如下：

（1）药物性肝炎
　　急性肝衰竭

（2）病毒性肝炎，急性，戊型
　　亚急性肝衰竭（中期）

（3）病毒性肝炎，慢性，乙型
　　病毒性肝炎，急性，戊型
　　慢加急性（亚急性）肝衰竭（早期）

（4）血吸虫性肝硬化
　　慢性肝衰竭

（5）亚急性肝衰竭（早期）
　　原因待查（入院诊断）
　　原因未明（出院诊断）（对可疑原因写出并打问号）

六、治疗

目前肝衰竭的内科治疗仍缺乏特效药物和手段。原则上强调早期诊断、早期治疗，针对不同病因采取相应的病因治疗措施和综合治疗措施，并积极防治各种并发症。肝衰竭患者诊断明确后，应尽可能进入重症监护病房加强监护治疗，早期评估人工肝治疗风险与收益，视病情进展情况进行肝移植前准备。

（一）综合治疗

1. 一般支持治疗

（1）卧床安静休息，减少外界刺激。

（2）加强监测：持续监测基本生命体征，详细记录小时出入量，必要时安置胃管观察胃引流液性状。动态监测 PTA/INR，血氨及血液生化，动脉血乳酸，电解质与酸碱情况（血气分析）；定期影像学检查包括腹部 B 超、胸部 X 线检查或 CT 及 MRI 等。病因筛查方面需检查肝炎病毒全套、铜蓝蛋白、自身免疫性肝病相关抗体等。

（3）推荐循环基本稳定，无明确禁忌时采用肠内营养，配方宜高碳水化合物、低脂、适量蛋白，注意补充维生素及必要电解质。病情急性期低热卡供能，约 20～25kcal/（kg·d），稳定期可增加至 35～40kcal/（kg·d），肠内无法达标者，可静脉额外补充。肝性脑病患者需限制经肠道蛋白摄入，并保持大便通畅，可在饮食中适当添加膳食纤维。

（4）当存在白蛋白明显降低导致的血浆胶渗压明显下降并影响器官灌注时需积极补充白蛋白，酌情输注新鲜冷冻血浆以及补充凝血因子。

（5）注意消毒隔离，加强口腔护理及肠道管理，预防医院感染发生。

2. 病因治疗　不同病因导致的肝衰竭需采用不同措施，治疗包含发病原因及诱因两类。

(1)病毒性肝炎：对病毒性肝炎导致肝衰竭的病因学治疗，目前主要针对 HBV 感染所致的患者，而不推荐用于其他各型病毒性肝炎。对 HBV DNA 阳性的肝衰竭患者，建议早期使用核苷类药物抗病毒治疗。可选药物包括拉米夫定、恩替卡韦、替比夫定、阿德福韦酯等。对确定或疑似疱疹病毒感染引发的急性肝衰竭患者，可使用阿昔洛韦(5~10mg/kg，静脉滴注，每 8 小时 1 次)治疗。

(2)药物性肝损伤所致急性肝衰竭：应停用所有可疑的药物，详细追问近期用药史以尽可能确定药物成分。N-乙酰半胱氨酸(NAC)对所有药物性肝损伤所致急性肝衰竭均有一定益处。其中，确诊或疑似对乙酰氨基酚过量引起的急性肝衰竭患者，应尽早(4 小时之内)口服药用炭。

(3)确诊或疑似毒蕈中毒的急性肝衰竭患者，可考虑应用青霉素 G 和水飞蓟宾(水飞蓟素)。

(4)妊娠急性脂肪肝/HELLP 综合征所导致的肝衰竭建议立即终止妊娠，如果终止妊娠后病情仍继续进展，需考虑人工肝和肝移植治疗。具体参阅相应章节。

3. 抗炎保肝治疗　根据患者的临床情况可适当选择抗炎保肝药物治疗，包括以抗炎保肝为主的甘草酸制剂类；抗自由基损伤为主的还原型谷胱甘肽、N-乙酰半胱氨酸等；保护肝细胞膜为主的多烯磷脂酰胆碱；促进肝细胞代谢的腺苷蛋氨酸等；促进肝细胞修复、再生的促肝细胞生长因子和前列腺素 E_1(PEG1)脂质体等药物；促进胆红素及胆汁酸代谢的腺苷蛋氨酸熊去氧胆酸等。症状严重者、重度黄疸在没有禁忌证的情况下可短期应用糖皮质激素治疗，另外自身免疫性肝炎可考虑使用泼尼松，40~60mg/d。应用肠道微生态制剂调节肠道菌群，减少肠道细菌移位对于减少肝性脑病的发生有益。原则上要尽可能地精简用药。

4. 防治并发症

(1)脑水肿：脱水降颅压，可选药物有甘露醇 0.5~1.0g/kg 快速静滴，呋塞米 10~20mg 静推，可与渗透性脱水剂交替使用；低温疗法可防止脑水肿，降低颅内压。

(2)肝性脑病：①去除诱因，如严重感染、出血及电解质紊乱等；②限制蛋白饮食；③应用乳果糖或拉克替醇，口服或高位灌肠，酸化肠道，促进氨的排出，减少肠源性毒素吸收；④视患者的电解质和酸碱平衡情况酌情选用精氨酸、鸟氨酸-门冬氨酸等降氨药物；⑤酌情使用支链氨基酸以纠正氨基酸失衡；⑥对Ⅲ度以上的肝性脑病建议气管插管；⑦抽搐患者可使用苯二氮䓬类镇静药物，苯巴比妥类药物肝脏损害大，需慎用；⑧人工肝支持治疗。

(3)感染：肝衰竭患者因为免疫功能下降、肠道屏障功能减退，加之一些医源性因素容易发生感染。病原微生物可能是细菌、真菌、病毒、非典型病原体等，感染部位也可能累及全身。指南不推荐常规预防性使用抗菌药物，一旦有明确感染征象，应首先搜寻可能的感染病灶留取培养，经验性选药推荐首选广谱抗阴性菌药物，每 48~72 小时评估疗效，并应及时根据病原学证据调整用药以及及时停药，以免加重肠道菌群失调以及发生二重感染。

(4)低钠血症及顽固性腹水：肝衰竭患者常出现低钠血症，原因多为有效循环血量减少后抗利尿激素分泌导致水钠潴留所致稀释性低钠。补充高渗钠可能加重水负荷，且易导致脑白质脱髓鞘。治疗上根据患者低钠症状程度谨慎补充钠盐结合输胶体后利尿。一般不提倡常规放腹水，因可诱发肝性脑病及大量蛋白丢失加重循环不稳定，但当大量腹水造成腹内压明显增高影响到腹腔脏器灌注，或压迫膈肌导致肺不张影响到呼吸功能时可酌情腹穿放液，但每次量不宜超过 800ml。

(5)急性肾损伤及肝肾综合征：①维持有效循环血容量，建议生理盐水容量复苏；②顽固性低血容量性低血压患者可使用血管活性药物,如特利加压素或去甲肾上腺素加白蛋白静脉输注,但存在颅内高压的患者应谨慎使用,以免因脑血流量增加而加重脑水肿;③保持平均动脉压≥75mmHg;④限制液体入量;⑤必要时人工肝支持治疗。

(6)出血:①推荐常规预防性使用 H_2 受体拮抗剂或质子泵抑制剂。②对门静脉高压性出血患者,首选生长抑素类似物,也可使用垂体后叶素(或联合应用硝酸酯类药物);食管胃底静脉曲张破裂出血者可用三腔二囊管压迫止血;或行内镜下硬化剂注射或套扎治疗止血;可行介入治疗,如 TIPS。③对显著凝血功能障碍患者,可给予新鲜血浆、凝血酶原复合物和纤维蛋白原等补充凝血因子,血小板显著减少者可输注血小板;对弥散性血管内凝血(DIC)患者可酌情给予小剂量低分子肝素或普通肝素,对有纤溶亢进证据者可应用氨甲环酸或止血芳酸等抗纤溶药物。④推荐常规使用维生素 K(5～10mg/d)。

(二)人工肝

人工肝支持系统是治疗肝衰竭有效的方法之一,其治疗机制是基于肝细胞的强大再生能力,通过一个体外的机械、理化和生物装置,清除各种有害物质,补充必需物质,改善内环境,暂时替代衰竭肝脏的部分功能,为肝细胞再生及肝功能恢复创造条件或等待机会进行肝移植。

人工肝支持系统分为非生物型、生物型和混合型三种。非生物型人工肝已在临床广泛应用,常用方法有血浆置换(plasma exchange,PE)、血液/血浆灌流(hemoperfusion,HP 或 plasma perfusion,PP)、血液滤过(hemofiltration,HF)、血浆胆红素吸附(plasma bilirubin absorption,PBA)、连续性血液透析滤过(continuous hemodiafiltration,CHDF)等,可单独或联合应用于不同病因、不同病情、不同分期的肝衰竭患者。生物型及混合型人工肝支持系统不仅具有解毒功能,而且还具备部分合成和代谢功能,是人工肝发展的方向。

1. 适应证

(1)各种原因引起的肝衰竭早、中期,INR 在 1.5～2.5 之间和血小板 > 50×10^9/L 的患者为宜;晚期肝衰竭患者并发症多,治疗风险大,需谨慎权衡;未达到肝衰竭诊断标准,但有肝衰竭倾向者,亦可考虑早期干预。

(2)晚期肝衰竭肝移植术前等待供体、肝移植术后排异反应、移植肝无功能期的患者。

2. 禁忌证

(1)严重活动性出血或并发 DIC 者;

(2)对治疗所需血制品或药品如血浆、肝素和鱼精蛋白等过敏者;

(3)循环功能衰竭者;

(4)心脑梗死非稳定期者;

(5)妊娠晚期。

(三)肝移植

肝移植是治疗中晚期肝衰竭最有效的挽救性治疗手段。经积极内科及人工肝治疗效果不佳的患者及各种类型的终末期肝硬化应考虑肝移植。

第四节 抗生素相关性腹泻

正常人肠道中主要为专性厌氧菌,兼性需氧菌仅占1%。消化道内的正常菌群边繁殖边排泄出体外,处于动态平衡中。健康人粪便菌群研究提示肠道菌群以厌氧菌为主,9 种常见菌的顺序为:类杆菌、双歧杆菌、真杆菌、肠杆菌、乳酸杆菌、肠球菌、梭菌、葡萄球菌、酵母菌。

在正常情况下,人体肠道内的细菌相互依赖、相互制约,形成一种细菌和人体之间自然的生态平衡。大量应用抗生素,特别是经口服用以至于改变了肠道细菌之间的平衡关系,将出现肠道细菌的菌群失调。非致病的肠道内细菌,如大肠埃希菌等因对抗生素敏感而被大量杀灭,抗药性相对较强的细菌,如金黄色葡萄球菌、铜绿假单胞菌、某些荚膜芽胞杆菌及真菌等迅速生长繁殖,分泌外毒素引起肠道病变。抗生素相关性腹泻(antibiotic-associated diarrhea,AAD)是指应用抗生素后发生的、与抗生素有关的腹泻。有 700 多种药物可引起腹泻,其中 25% 为抗生素。AAD 的发病率因人群及抗生素种类的差异而不同,一般为 5% ～25%。由于 ICU 患者基础疾病重,往往伴有感染,需要较长时间使用广谱抗生素,因此 AAD 发病率较普通病房高。

一、病因和发病机制

抗生素相关性腹泻的病因、发病机制复杂,目前尚未完全清楚。肠道菌群紊乱是目前较公认的发病原因,因为抗生素的使用杀灭了肠道正常菌群,引起肠道菌群失调。此时益生菌数量明显下降,条件致病菌数量异常增多,肠道黏膜屏障损伤,消化吸收代谢受到影响,从而导致 AAD。另外,抗生素会干扰糖和胆汁酸代谢,多糖发酵成短链脂肪酸减少,未经发酵的多糖不易被吸收,滞留于肠道而引起渗透性腹泻。抗生素所致的变态反应、毒性作用可直接引起肠黏膜损害和上皮纤毛萎缩,引起细胞内酶的活性降低,从而导致吸收障碍性腹泻;某些抗生素(如大环内酯类)可以刺激胃窦和十二指肠收缩,引起肠蠕动改变,导致腹泻、肠痉挛和呕吐。抗生素的种类、剂量、使用时间以及疾病是发生 AAD 的重要影响因素,免疫抑制、肠道损伤性检查、外伤手术、鼻饲等也与 AAD 的发生有关。

二、临床表现

AAD 以腹泻为主要表现,其临床症状可轻可重。轻型患者仅表现解稀便 2～3 次/天,持续时间短,没有明显中毒症状。较重型患者肠道菌群失调明显,临床腹泻次数较多,可以合并肠道机会菌感染(如变形杆菌、假单胞菌、非伤寒沙门菌等),大便可出现红细胞、白细胞。值得注意的是该型易被诊断为感染性腹泻而不断使用大剂量广谱抗生素,其结果导致抗生素与腹泻形成恶性循环,病情难以控制。重型患者指在严重肠道菌群紊乱的基础上继发有特殊条件致病菌感染(如难辨梭状芽胞杆菌、金黄色葡萄球菌、白色念珠菌等),其临床症状重,常水样便腹泻 10～20 次/天,患者可合并假膜性肠炎,大便中可见漂浮的假膜,常伴发热、腹部不适、里急后重。少数极其严重患者还可并发脱水、电解质紊乱、低蛋白血症或败血症等,甚至出现中毒性巨结肠而表现高热、恶心呕吐及肠鸣音减弱,胃肠功能衰竭,甚至发生肠穿孔。

AAD 严重程度与下列因素有关:①使用高档抗生素、使用时间长、联合使用多种抗生素等,与 AAD 严重程度相关;②医疗操作、检查和各种治疗措施,特别是有创性肠道检查、治疗措施越多,引起 AAD 发生的机会越大;③大便常规常无特异性发现,本病早期可被误诊为一般的肠炎或菌痢,继续使用原先药物或加用针对杆菌的抗生素从而使腹泻加重;④是否继发其他病原菌感染和何种病原菌感染也是决定 AAD 严重程度的重要因素。

三、诊断

1. 常用检查

(1)大便常规检查:应该作为常规检查,一旦发生腹泻就需进行。或当患者便量及性质发生变化时也需及时复查。一般病例无异常发现,较严重的病例可出现白细胞或红细胞。

(2)肠道菌群紊乱的检查:使用抗生素后肠道菌群紊乱是发生 AAD 的基础,大便涂片、菌群比检查是必要的检查。AAD 患者常有大便菌量减少,杆菌数量明显下降甚至消失,杆球比(正常 10∶1 以上)失调,有时能够查到丝酵母样菌。

(3)针对继发细菌感染的特定检查:患者的粪便作厌氧菌培养可能获得机会菌优势生长的证据,对诊断机会菌(如变形杆菌、克雷伯杆菌、沙门菌等)感染有意义。大便厌氧培养对艰难梭状芽胞杆菌(CD)检出率较低,确诊通常需要采用组织培养法,此法可以检测出低至 1pg 的毒素,被公认为是检测艰难梭菌毒素的金标准,但其费时且复杂,故在临床实施困难。目前检测大便 CD 毒素 A、B 是快速诊断艰难梭状芽胞杆菌相关性腹泻的主要手段。

(4)内镜检查:多数 AAD 结肠镜检查并无特异性,但在假膜性肠炎患者可见遍布全结肠的广泛病变,少数仅累及乙状结肠或直肠,偶有侵犯小肠;肠壁附有 2～5mm 大小的斑块状假膜,有时可融合成更大的黄白色或黄绿色假膜,其间黏膜完整,外观可正常,也可红肿、脆性增加。需特别指出的是在对危重患者进行肠镜检查时,有引起肠穿孔等严重并发症的危险。

2. 诊断　在使用抗生素,尤其是适用广谱抗革兰阴性菌抗生素较长时间后发生腹泻,并能排除基础疾病或其他原因所致的腹泻,此时应考虑 AAD 诊断;做大便常规、涂片、菌群比等检查,寻找肠道菌群紊乱证据,则诊断 AAD 基本成立。若检出特殊病原菌(CD、金黄色葡萄球菌、白色念珠菌)等感染证据,则可确诊。必要时可行结肠镜检确诊。

四、治疗

1. 尽可能停用抗生素或调整抗生素　广谱抗生素,尤其具有强大抗革兰阴性杆菌及抗厌氧菌活性的抗生素,例如碳青霉稀类抗生素最易导致 AAD 的发生,因此注意用药疗程、及时停药或换药,是防止或治疗 AAD 的首要考虑。

2. 重建肠道正常菌群　AAD 主要是由于肠道菌群紊乱所致,因此可采用益生菌制剂来恢复肠道正常菌群,常用益生菌包括双歧杆菌、乳杆菌、嗜热链球菌、酵母菌等,常采用口服含益生菌的制剂来补充肠道正常细菌,如金双歧 1～2g 每日 3 次,必要时可加量。若患者可相对正常进食,可鼓励患者食用酸牛奶、酸乳酪、酸豆奶等富含益生菌的食物。此外,采用健康人粪便灌肠的方式能有效补充肠道正常菌群,对腹泻有较好的效果。其方法是取大便 5～20g 加 200ml 生理盐水混匀过滤后保留灌肠,1～2 次/天,3～5 天为一个疗程。

3. 对症支持治疗　严重 AAD 患者腹泻量可高达每天几千甚至上万毫升,机体难以维持水、电解质及酸碱平衡,因此针对性的补充显得尤为必要。充足的循环血量是保证器官组织灌注的基本要求,所以扩容补液是首先要做的。当肠道尚有正常黏膜可以吸收水分时,可以通过口服途径补充葡萄糖盐水,葡萄糖在被吸收的同时作为载体将钠离子吸收,有利于同时补充钠的丢失和恢复酸碱平衡。大量丢失消化道液体会导致钠、钾等电解质的缺乏,应定期复查,进行相应补充。容量不足,大量小肠液的丢失均可造成代谢性酸中毒,应根据血气分析结果加以纠正。蛋白大量丢失可能造成低蛋白血症,必要时可酌情输注白蛋白等。静脉丙种球蛋白可针对 CD 毒素 A 和 B,可用于严重病例和复发病例。由于肠道吸收功能下降,所以在肠内营养无法满足患者需要时可同时予肠外营养,保证足够的热卡供应,改善机体一般情况。

4. 保护肠道黏膜　补充锌等微量元素,避免肠道进一步损伤。

5. 针对 AAD 中特殊细菌感染治疗 依据病原学检查结果分别选择敏感的药物加以治疗,如 CD 感染引起的腹泻可予口服甲硝唑或万古霉素(去甲万古霉素),但需注意这些治疗药物本身也可以引起艰难梭菌性肠炎,并且停药后有复发可能;肠道真菌感染以念珠菌属为主,所以可以采用制霉菌素、氟康唑等治疗;金黄色葡萄球菌等阳性菌感染则以糖肽类抗生素治疗为主。

(邓一芸 吴 浩)

第十九章

重症急性胰腺炎

急性胰腺炎(acute pancreatitis,AP)是一类较为常见的消化系统疾病,病情跨度大且复杂,重症病例更是需要严密的 ICU 监护及治疗,并需多学科协作,是 ICU 收治的常见病种,非常具有挑战性。近年来随着对 AP 病理生理和疾病发展过程认识的加深,重症病例的器官功能支持手段、手术时机及手术方式等治疗模式和理念的进展,病死率已大大降低,重症患者病死率已由 20 世纪 80 年代的 70%~85%,降至近年的 10%~20%。

一、常用术语及定义

(一)急性胰腺炎定义及分类

1. 急性胰腺炎(AP) 是指多种病因引起的胰酶激活,继以胰腺局部炎症反应,伴或不伴有其他器官功能改变的疾病。

2. 分类 AP 分为两类:间质水肿型及坏死型。胰腺是否坏死以及坏死程度与病情危重度并无正比关系。

(二)AP 的并发症

1. 脏器功能衰竭的定义 主要以呼吸系统、心血管系统及肾脏三大最易受损的脏器系统的功能状态来评估,采用修订版 Marshall 评分系统进行。

2. 局部并发症

(1)急性胰周液体积聚(acute peripancreatic fluid collection,APFC):发生于胰腺炎病程的早期,位于胰周的无囊壁包裹的液体积聚。B 超或 CT 表现为无明显囊壁包裹的液性暗区。APFC 多会自行吸收,少数可发展为胰周假性囊肿或胰周脓肿。

(2)胰腺假性囊肿(pseudocyst):指急性胰腺炎病程后期(多 3 周以后)形成的由纤维组织或肉芽囊壁包裹的液体积聚。少数可通过触诊发现,多数通过影像学检查确定诊断。常呈圆形或椭圆形,囊壁清晰,可孤立也可多发。部分假性囊肿可自行吸收机化,部分较大的假性囊肿需手术引流,部分囊肿可继发感染形成脓肿。

(3)急性坏死积聚(acute necrotic collection,ANC):在急性坏死性胰腺炎起病的前 4 周,胰腺或胰周坏死组织以及周围的液体,统称为 ANC。ANC 与 APFC 的最大区别在于有无胰腺或胰周组织坏死。

(4)胰周脓肿(peripancreatic abscess):发生于重症胰腺炎的后期(4 周以上)胰腺周围的包裹性积脓,含少量或不含胰腺坏死组织。常伴随明显全身脓毒症症状。B 超或 CT 引导下细针穿刺可抽出脓液,细菌或真菌培养阳性。

(三)AP 的病情严重度定义

1. 轻症急性胰腺炎(mild acute pancreatitis,MAP) 是指既没有脏器功能障碍,也没有局部和全身并发症。病程通常呈自限发展,不需要特殊处理,病死率极低。

2. 中度重症急性胰腺炎 是指有一过性脏器功能损害,或有局部或全身并发症,但为非持续性。其病情轻重程度介于轻度与重度。

3. **重症急性胰腺炎**(severe acute pancreatitis,SAP)　是指有持续性脏器功能障碍的急性胰腺炎。

4. **暴发性急性胰腺炎**(fulminant acute pancreatitis,FAP)　是指起病72小时内病情急剧加重,迅速出现多个脏器功能障碍或衰竭,常规治疗难以逆转病情。

二、发病机制

(一)共同通道学说

1901年病理学家Opei对2例急性坏死性胰腺炎患者进行尸检后发现胆总管结石阻塞胆胰管共同开口可能是导致胰腺炎的原因,因此提出胆汁由共同通道反流入胰腺触发急性胰腺炎,即"共同通道学说"。

虽然大多数人胰胆管共同通道相当短(<5mm),胆石嵌顿于乳头部时并不足以形成真正的共同通道,且由于胆汁分泌压力低于胰腺分泌压力,一般情况下胆汁不会反流入胰腺。但是这种压力梯度的维持依赖于胰腺结构和功能的完整,如果胰腺组织坏死及胰导管屏障功能受损,胆汁将反流入胰腺。尽管"共同通道学说"并不能完全解释急性胰腺炎的病理生理过程,还是被普遍接受,胆源性胰腺炎的发病机制多与此有关。

(二)胰腺微循环障碍学说

AP早期往往有毛细血管缺血淤血、通透性增加及微血栓形成等微循环障碍的表现,胰腺微循环障碍不仅是AP的始动因素,且持续存在于AP发展过程中,也是轻症胰腺炎向重症胰腺炎转化的重要促进因素,所带来的缺血缺氧和缺血再灌注损伤在SAP的胰外器官损伤中起重要作用。胰腺微循环因素在AP发生和发展中的作用非常复杂,确切机制仍需深入研究。

(三)胰酶自身消化学说

当溶酶体酶在腺泡细胞内激活胰蛋白酶原成为胰蛋白酶时,会引发一系列酶原的活化,导致胰腺的自身消化,因此认为消化酶原和溶酶体水解酶相遇,是AP发生的早期事件。

(四)炎症反应学说

炎症介质是引起胰腺炎炎症的扩散、病情加重和多器官功能障碍以致死亡的重要原因。这些炎性介质主要包括源于血浆或组织液的缓激肽、补体等,以及源于炎症区域的溶酶体成分、血管活性胺、花生四烯酸代谢产物以及细胞因子,与SAP发生有关的细胞因子包括白细胞介素(interleukin,IL)、肿瘤坏死因子α(tumor necrosis factor-alpha,TNF-α)、血小板活化因子(platelet activating factor,PAF)等,它们之间是一个相互联系的网络。目前普遍认为细胞因子激活在AP早期即产生,继而引起一系列瀑布样反应,导致更多炎症因子的产生和炎症的发展。多种炎症因子瀑布样级联反应介导胰腺炎性损伤,与消化酶、溶酶体酶等相互作用、相互促进,最终导致患者发生全身炎症反应综合征(systemic inflammatory response syndrome,SIRS),乃至多器官功能障碍综合征(multiple organ dysfunction syndrome,MODS)。

(五)肠道细菌移位学说

SAP常继发胰腺及胰腺周围组织感染,培养出来的细菌大多为肠内常驻菌,考虑原因为肠道细菌移位(bacterial translocation)。SAP时由于胰酶、血管活性物质大量释放以及细胞炎性因子级联放大效应、细胞内钙超载、氧化应激、缺血再灌注等一系列因素的损伤,肠黏膜的结构和功能会受到损害,肠道黏膜水肿、通透性增加;肠道运动功能障碍,内容物淤滞,肠菌及内毒素产生过多,刺激炎症因子分泌,损伤肠黏膜;SAP时禁食及完全胃肠外营养支持,肠腔缺乏食物刺激,生长抑素、H_2受体阻滞剂等药物的应用,加重消化道的运动抑制,使肠道内细菌过度生长并穿越肠黏膜屏障进入组织而发生移位;局部和全身免疫力下降等因素加重肠道黏膜屏障功能损害。这些机制综合作用造成肠道内细菌及内毒素可能通过血液循环、淋巴系统、直接进入腹腔以及逆行感染等途径发生移位。易位感染的细菌除本身刺激巨噬细胞产生炎性因子外,革兰阴性细菌死亡或被吞噬后还可释放内毒素进一步刺激机体免疫系统产生大量炎性因子,从而引起血循环中第二次细胞因子高峰,与胰腺自身消化引起的第一次化学性炎症细胞因子高峰共同作用引发和加重多脏器损伤,最终导致MODS。

没有任何一种学说能够解释所有AP的发病机制。因为AP的发病机制极其复杂,多种因素参与其中,除了上述相对比较公认的学说之外,高浓度一氧化氮的损害作用、氧自由基蓄积导致的炎症放大以及胰腺腺泡内钙超载促进细胞凋亡等假说或理论均在AP的发生发展过程中起到一定作用,尚待进一步研究证实。

三、病理生理

(一)全身炎症反应综合征

全身炎症反应综合征(SAP)通常是以局部非细菌性炎症开始,继之出现全身性炎症反应,并逐步影响全身多个器官功能。炎症反应期从发病开始到病程7~10天左右,一般表现为发热、心动加速、白细胞升高或降低等。

(二)血流动力学变化

SAP早期血流动力学特点为低阻力、低容量以及心排降低。其中容量变化是以液体分布异常和有效循环容量不足为特点。胰周和腹膜后大量渗出、肠麻痹以及毛细血管渗漏,肠腔内及胸腔内液体异常积聚等均可使大量液体丢失到第三间隙,从而导致有效循环血容量不足。过度的炎症反应导致炎性因子大量释放,外周血管异常扩张,阻力降低,加重有效循环容量的不足。另外SAP时尽管内源性儿茶酚胺增多,但心肌收缩力并不增加,心室射血分数明显下降,其可能原因包括:①胰酶进入血液循环,引起冠状动脉痉挛,胰酶及多肽类物质直接损害心肌;②腹膜后的大量炎性渗出液刺激腹腔神经丛,引起广泛性血管痉挛,导致心肌缺血缺氧;③胰腺内含有某种心肌抑制因子;④急性胰腺炎时可能释放某种物质,使心脏传导系统发生异常而致心律紊乱。

(三)呼吸功能的变化

SAP时常出现呼吸功能异常,严重时表现为ARDS。SAP导致ARDS的因素包括:①肺容积的改变:腹胀致膈肌上抬、胸腔积液、压迫性肺不张等均造成肺有效通气容积下降;②弥散功能障碍:SAP导致大量炎症因子释放,毛细血管内皮及肺泡上皮损伤,肺间质与肺泡水肿,富含蛋白的液体渗出导致气体交换障碍,表现为换气功能障碍;③对气道的影响:严重腹痛腹胀可能影响患者气道的自净能力,尤其SAP患者常为肥胖体型,更易发生上气道梗阻。

(四)腹内高压的影响

SAP患者大部分会存在腹内高压(Intra-abdominal hypertension,IAH),原因包括腹腔内及腹膜后的广泛渗出、肠管壁水肿以及肠道运动障碍导致的肠腔内积气积液,胰腺坏死合并感染,腹腔内出血等。SAP急性期或出现感染性休克时大量补充液体,尤其是晶体液也是IAH的常见原因,此外填塞压迫止血、手术后强行关腹等也可加重IAH。IAH合并腹腔脏器灌注下降以致影响其功能,以及高腹压压迫膈肌上抬影响呼吸循环时,称之为腹腔间隔综合征(Abdominal compartment syndrome,ACS)。由于腹腔内脏器的灌注压等于平均动脉压与腹腔内压的差值,所以 IAH 越严重,腹腔脏器灌注越差,极易出现功能障碍,因此需积极处理。

四、常见病因

急性胰腺炎的病因是多方面的,迄今为止尚无单一因果因素被证实,有很多因素与急性胰腺炎的发生有关,但必须在一定条件下,这些危险因素才有可能成为致病因素。而且这些潜在致病因素存在较大的地域和种族差异,在大多数地区,临床最常见的病因为胆道结石和酗酒,其他如胰胆管解剖结构异常、感染、手术、创伤、高脂血症、高钙血症、代谢异常以及自身免疫性疾病等也可引起 AP,还有相当一部分患者在现有检查手段下无法明确病因,称之为特发性胰腺炎。

(一) 胆道疾病

主要包括胆道结石、炎症及蛔虫,以胆结石最常见,直径 <2mm 的小结石、胆固醇结晶、胆红素钙颗粒和碳酸钙颗粒,临床常规检查常难以发现,对胆总管小结石病(common bile-duct microlithiasis,CBDM)的研究显示,在大部分经十二指肠逆行胰胆管造影(endoscopic retrograde cholangiopancreatography,ERCP)未能发现胆总管结石的急性胆源性胰腺炎(ABP)病例中都能发现 CBDM,易误诊为特发性胰腺炎。胆道结石是我国急性胰腺炎的最主要原因,尤以女性为著,常在患者过量饮食后发病。

(二) 代谢性

1. 酒精性　酒精诱发急性胰腺炎的机制尚不清楚,但临床观察提示长期大量酗酒和 AP 的发病有明显关系。酒精引发 AP 的可能途径有以下几种:①酒精促进胰腺高分泌,如在壶腹部分梗阻的情况下可能发生急性胰腺炎;②酒精刺激胃酸分泌导致十二指肠酸化,促进胰液素分泌增加;③酒精可以导致泛特壶腹的 Oddi 括约肌痉挛;④酒精还可能引起胰酶等沉淀致胰管损伤和发生不全性梗阻;⑤酒精可介导发生高脂血症。这些因素可能引起胰管梗阻和胰液引流不畅,而且酒精引起胰管内压力升高和对大分子物质通透性增大,最终导致胰腺组织损伤。

酒精性急性胰腺炎的发生与摄入酒精的量有明显相关性,如果每周摄入酒精超过420g,发生急性胰腺炎的风险大大增加;且与饮酒时间相关,患者常有多年的饮酒史,通常在开始饮酒 6~8 年后发病。临床诊断酒精性胰腺炎需包含饮酒量及饮酒时间两个因素。

2. 高脂血症性　高脂血症是急性胰腺炎的危险因素之一,其致病机制尚不清楚,可能由以下几种途径引起:①高脂血症增加血液黏稠度,而致胰腺微循环障碍,胰腺缺氧;②血清脂质颗粒阻塞胰腺血管;③血清甘油三酯水解释放大量有毒性作用的游离脂肪酸,引起局部微栓塞的形成及毛细血管膜损害,最终导致胰腺损伤而诱发急性胰腺炎。研究分析表明,肥胖与 AP 的发生显著相关。

(三) 缺血性

各种原因所致的胰腺缺血性损伤是部分 AP 的直接致病因素,缺血再灌注损伤在动物实验和临床观察中都得到证实,其发病机制与微循环灌注障碍、胰酶释放及活化、炎症因子级联放大效应、氧自由基、细胞酸中毒、细胞内环境紊乱有关,临床诊断较难或常延误。除全身性因素外,胰腺动脉栓塞和血管炎引发的微小栓子也可能引起胰腺缺血,甚至梗死而发生 AP。

（四）创伤和手术

胰腺广泛的钝挫伤或穿透伤以及术中对胰腺和泛特壶腹的操作均有可能导致胰酶外溢、胆汁或肠液反流，从而导致急性胰腺炎。另外，ERCP 所致急性胰胆管扩张和压力升高也有可能诱发急性胰腺炎。多项研究发现，ERCP 术后急性胰腺炎发病率在 1%~14%。

（五）自身免疫性疾病

系统性红斑狼疮（systemic lupus erythematosus，SLE）是急性胰腺炎的危险因素之一，有研究显示 SLE 患者的急性胰腺炎发生率为 3.5%。

（六）特发性

约 10% 的急性胰腺炎依据病史和目前的检查手段尚不能明确致病原因。随着检查手段和技术的不断进步，这部分病例的比例不断减少，比如超声内镜的应用使传统检查方法难以发现的胆道细小结石得以确诊，使原归于特发性急性胰腺炎的这部分病例实为胆石性胰腺炎。

五、重症急性胰腺炎的诊断和鉴别诊断

急性胰腺炎分为轻症与重症，两者间不仅仅是胰腺局部病变程度上的差异，从发病机制、病理生理过程以及临床表现上都有很大差异。基于 2012 年亚特兰大会议最新版共识，重症急性胰腺炎与轻症或中度胰腺炎的最大区别是持续的器官功能障碍。SAP 是一种临床常见的急腹症，临床表现复杂，诊断上易与其他急腹症混淆，病情凶险变化快，因此，对任何急腹症的病人均应考虑本病的可能，才能进行快速、准确的诊断。本节主要介绍重症患者的临床表现。

（一）症状与体征

1. 症状　腹部疼痛是大多数患者（约 95%）的主要首发症状，其特征是中上腹部剧烈疼痛并常放射到背部和双侧季肋部，疼痛范围较宽，多较严重。起病前常有暴食暴饮或酗酒史，腹痛初期可呈痉挛性疼痛，疼痛程度迅速加重，数小时后达到最剧，性质多为钝痛或刀割样疼痛，多为持续性疼痛，可阵发加剧。疼痛部位因胰腺炎症位置的差异而略有差别，胰头病变在右上腹，胰腺体病变在剑突下，而胰尾病变在左上腹，如疼痛弥漫至全腹提示炎症已波及腹腔，腹膜炎症严重。进食后疼痛加剧，前倾位或屈膝卧位可稍减轻。个别老年病人、体质虚弱者腹痛可极轻微或者几乎无痛，叫做无痛性胰腺炎，预后比较差。腹胀是 SAP 的常见症状，是由于腹腔内和腹膜后广泛大量渗液及肠麻痹所造成的。因疾病的严重程度不同腹胀程度有不同，一般来说病变越重，腹胀程度越重。此外，恶心、呕吐也是 SAP 的常见症状，约 80%~90% 患者可发生，呕吐物一般为食物或胆汁，呕吐后腹痛不减轻。重症胰腺炎常有持续性发热，体温多在 38.5℃ 以上，除非继发于胆道疾病，通常无寒战。病程早期发热是因为大量组织坏死吸收导致。后期病人出现发热，则提示腹腔内有继发感染的可能。

2. 体征　SAP 患者查体可见腹部膨隆，叩诊呈鼓音；中上腹压痛明显，也可以表现为以中上腹为主的全腹广泛压痛，部分有反跳痛；中度肌紧张常见；部分病例可查见移动性浊音，个别时候可能触及中上腹肿块，可能为小网膜囊积液；听诊肠鸣音减弱甚至消失，同时伴有排气排便中止，表现出麻痹性肠梗阻的特征。SAP 的特征性体征为 Cullen 征和 Grey-Turner 征，分别表现为脐周或腰部的青紫色斑块。其成因是非常严重的胰腺病变时发生胰腺出血，血液进入腹膜后，并沿着腹膜后间隙渗出侵入到皮下组织。一旦可见这些体征提示病情

危重。

胆源性胰腺炎有时可以见到黄疸,通常是因胆总管结石或水肿的胰头压迫胆总管所导致的梗阻性黄疸。

3. 其他脏器功能损害

(1)休克:SAP 患者在起病初期即可出现休克,原因与液体丢失到第三间隙、炎症反应导致的液体再分布以及心排量降低等均有关系。休克最早期交感兴奋,患者血压可能不降反升,但此时仍有肢端湿冷,微循环障碍表现;若治疗不充分很快便会发展到循环紊乱。临床常表现为脉搏加快、呼吸加快、血压下降、面色苍白、四肢湿冷、少尿、意识模糊等。

(2)呼吸窘迫:发病初期,患者可表现为呼吸频率轻度加快,多无明显呼吸困难症状,双肺呼吸音稍粗,多无明显啰音,血气分析可以表现为过度换气,$PaCO_2$ 下降,PaO_2 在正常范围。随着病情的进展,常出现 ARDS 的典型临床过程,呼吸困难逐步加重,可出现发绀,双肺啰音增多;血气分析表现为 $PaCO_2$ 下降,PaO_2 进行性降低;胸部 X 线表现为双肺弥漫性、对称性密度增高,以间质水肿为主。随着病程的延续,可在 ARDS 基础上伴发肺部感染,可使胸部 X 线表现不典型,如果病情进一步恶化,肺部感染加重,肺部可出现大片实变和肺不张,血气分析表现为低氧血症与高碳酸血症并存。

(3)电解质及酸碱平衡紊乱:SAP 早期由于大量消化液的丢失,易出现低钾血症及低钠血症,血钙降低的程度与病情严重程度成正比,严重低钙血症可能导致手足搐搦,提示预后不良。随着病程进展,有效循环容量不足可导致代谢性酸中毒,肾脏功能障碍进一步加重酸中毒,并可能出现高钾血症。在疾病后期,某些治疗措施,如高渗含钠药物(如芒硝)的应用易导致高钠血症。

(4)其他:由于有效循环血量下降,各器官灌注压均可能受影响,继而出现多脏器功能障碍,如肾功能不全、肝功能障碍以及中枢神经系统功能障碍等。

(二)实验室检查

1. 胰酶测定　血清淀粉酶测定是被最广泛应用的诊断方法,有 90% 的急性胰腺炎病人血清淀粉酶会升高。血清淀粉酶在发病后 6 ~ 12 小时开始升高,持续 3 ~ 5 天后逐渐降至正常,高于正常值 3 倍以上诊断价值大。但淀粉酶值的高低,与病变的轻重程度不成正比。尿淀粉酶测定也是诊断本病的一项敏感指标。尿淀粉酶升高的临床意义同血清淀粉酶,尿淀粉酶升高持续时间比血清淀粉酶更长。血清脂肪酶在急性胰腺炎诊断中的作用与血清淀粉酶类似,但其升高持续时间长于血清淀粉酶,对发病时间较长的患者诊断更有意义。

2. 其他项目　血常规检查常见红细胞及血红蛋白升高,血细胞比容增大,提示血液浓缩,这是重症急性胰腺炎的比较特征性的改变,另外还有白细胞增高。血生化检查可见血糖升高,电解质异常,如低血钙等,进展急剧的 SAP 患者早期即可出现肾脏或肝脏功能异常。血气分析在起病初期常见低氧血症及过度通气,表现为Ⅰ型呼吸衰竭,由于容量不足可出现代谢性酸中毒及乳酸升高。

(三)影像学检查

1. 胸腹部 X 线平片　胸部 X 线片常见左肺下叶不张、左侧胸水等。腹部 X 线片常可见广泛胃肠胀气,甚至类似肠梗阻表现。X 线平片在 SAP 诊断中作用有限,主要用于排除其他急腹症。

2. 腹部 B 超　腹部超声技术简单,无创可重复。B 超扫描能发现胰腺形态及实质回声改变,提示胰腺肿大和胰周液体的积聚。还可探查胆囊结石、胆管结石,根据肝内外胆管有无扩张协助诊断胆源性胰腺炎及选择治疗方案。但腹部 B 超因肠胀气而影响检查结果,限制了其临床应用。

3. CT　CT 扫描不受肠胀气的干扰,无呼吸及运动伪影,诊断敏感性及特异性均极高,是重症急性胰腺炎的首选检查方法,分为平扫与增强。平扫能发现胰腺肿大、密度减低、轮廓不清、有无出血和钙化等,但对 SAP 中的胰腺坏死程度以及胰周渗液范围等分辨困难。而增强 CT 能通过造影剂的比衬评估胰腺实质灌注,判断坏死范围及程度,且能显示胰周液体积聚范围,假性囊肿、脓肿、出血等并发症。其中胰周脓肿的典型 CT 表现是肠腔外液性暗区内小而不规则的气泡,但并非所有病例均有此典型表现,在诊断困难时,CT 引导下细针穿刺是诊断胰周脓肿的金标准。

一般说来,SAP 的影像学表现较全身症状有滞后,因此起病初期 2～3 天内建议仅行平扫检查即可,如需评估实质缺血坏死情况及胰周积液的范围及性质等则需增强。SAP 的病程长,胰腺实质坏死及胰周侵犯往往呈现动态变化过程,因此需要动态监测 CT 改变,及时准确的评估病变状况,并帮助治疗计划的制订。

4. MRI　MRI 能够很好地显示胰腺及胰周情况,对于胆胰管显示较 CT 有一定优势,因此可作为 CT 检查的辅助或替代影像学检查。

(四)鉴别诊断

1. 消化性溃疡急性穿孔　多有慢性溃疡病史,腹痛突然加剧,腹肌紧张,肝浊音界缩小或消失,X 线透视见膈下有游离气体,腹腔穿刺偶可抽出含食物残渣的液体。

2. 胆石症和急性胆囊炎　反复发作的右上腹痛,常放射到右肩部,Murphy 征阳性。B 超及 X 线胆道造影可明确诊断。

3. 急性肠梗阻　腹痛为阵发性,伴有腹胀、呕吐,呕吐后腹痛可缓解。肠鸣音亢进,有气过水声,无排气,查体可见肠型。腹部 X 线可见液气平面。

4. 急性心肌梗死　有冠心病史,突然发病,有时疼痛限于上腹部。心电图显示心肌梗死表现。血清心肌酶升高,血、尿淀粉酶正常。

几乎所有急腹症早期都会出现血尿淀粉酶增高,但升高幅度一般不会超过正常值 3 倍。

六、疾病严重程度评估

重症急性胰腺炎病情严重程度评估包括全身评分系统及局部评分系统。

(一)全身评分系统

1. Ranson 评分　Ranson 评分被认为是急性胰腺炎严重程度评估的较好系统,由患者入院时的 5 项临床指标和入院 48 小时的 6 项临床指标组成:①入院时年龄 >55 岁,白细胞计数 $>16 \times 10^9/L$,血糖 > 11.1mmol/L,LDH > 350U/L,AST > 250U/L;②入院 48 小时后 HCT 下降 >10%,BUN 增加 >1.8mmol/L,血钙 <2mmol/L,PaO_2 <60mmHg,碱剩余 >4mmol/L,估计体液潴留 >6L。每项指标 1 分,合计 11 分。当评分在 3 分以上时,即为重症胰腺炎。胰腺炎患者的 Ranson 评分与病死率有明显的关系,3 分以下的病死率约为 9%,6 分以上为 100%。

2. APACHE II 评分　此评分系统为所有重症疾病所通用,包括重症急性胰腺炎。APACHE II 评分系统采用 12 个急性生理指数结合年龄、慢性健康评分和 Glasgow 昏迷评分,共 15 项。APACHE II 评分 ≥8 分诊断为重症胰腺炎。

（二）局部严重度评估

SAP 的 CT 分级 Balthazar 评分法根据胰腺实质的坏死程度及胰周侵犯的 CT 征象分为 5 级：①A 级：正常胰腺；②B 级：胰腺局部或弥漫的腺体增大（包括轮廓不规则、密度不均匀、胰管扩张、局限性积液等），但无胰周侵犯；③C 级：除 B 级改变以外，还有胰周组织炎症改变；④D 级：除 C 级改变外，胰周渗出显著，胰腺实质内或胰周单个液体积聚；⑤E 级：广泛的超过 2 个以上的胰周积液积气区。

七、治疗

重症急性胰腺炎不仅是胰腺单一器官病变，常累及多脏器系统，因此治疗涉及全身多脏器监测与支持。应教育基层医院或专科医生，识别具有恶化高危因素的 SAP 患者，及时向上级医院转诊或尽快进入 ICU。这些高危因素包括：老年，肥胖患者（体质指数 BMI $>30kg/m^2$），需要进行容量复苏，胰腺实质坏死范围超过 30%。多个国际指南已明确指出重症急性胰腺炎患者的治疗应该尽可能在 ICU 内，由重症医学专科医师、具备内镜和 ERCP 技能的内科医师及外科医师等组成多专业小组来进行。

（一）监测

1. 一般监测　均需安置床旁心电监护，即时监测心率、血压、呼吸、氧饱和度等基本生命体征。按需监测体温。记录小时出入量，包括静脉及口服入量，大便及小时小便量，胃肠减压及各引流管引流液的性质与量，胃管或鼻空肠管的刻度及通畅度，气管插管深度等。

2. 实验室监测　初始建议至少每两小时监测一次血糖，待血糖稳定后可适当延长。根据患者病情监测血气分析、血常规、血生化等，淀粉酶与脂肪酶水平不需常规监测，因对判断病情程度及进展意义不大。胰腺炎中后期易并发感染，需监测包括各部位涂片或培养、PCT、G 实验、免疫功能等。

3. 影像学监测　B 超对于 SAP，尤其是胆源性 SAP 的病因诊断有较大意义，动态监测可了解梗阻程度及引流情况；另外可了解胸腹腔及盆腔积液的情况；对于循环状态包括容量及心功能状态也能做到及时无创评估。X 线胸片监测肺部及胸腔情况可 3~7 天做一次。CT 对于 SAP 患者的意义最大，一般起病时做平扫用于明确诊断；3 天后可做增强了解胰腺实质坏死范围；此后每周进行监测，了解肺部及胰腺及胰周情况；起病 3~4 周需行 CT 检查协助判断有无手术指针以及手术方式及范围；病情有特殊变化时可随时酌情安排。

4. 血流动力学监测　一般监测包括心率、心律及无创血压等，可通过床旁心电监护获得，但由于 SAP 患者常伴随严重血流动力学不稳定，所以必须考虑有创血流动力学监测。包括有创动脉压、中心静脉置管监测中心静脉压、结合股动脉置管进行 PiCCO 监测以及肺动脉漂浮导管等。

5. 腹内压监测　SAP 患者应常规每日测量腹围及腹内压。

6. 局部并发症监测　胰腺实质坏死、胰周脓肿及假性囊肿是常见的局部并发症，分别在增强 CT 上有其特征性表现。胰腺坏死增强 CT 上表现为胰腺实质密度的降低，提示灌注受损，若伴随感染则可能出现坏死组织中不规则分布及形态的气泡影像。胰周脓肿则为胰腺周围的包裹性积液，内有气泡征，需要注意的是并非所有的胰腺及胰周脓肿均有气泡征。胰周假性囊肿表现为包裹性液体积聚，囊液密度较均匀，囊壁在增强时无强化，通常在起病 3 周后逐渐形成。动态影像学监测对于判断病变范围及手术指征有重要意义。

（二）治疗

1. 一般治疗　绝对卧床休息，床头抬高至少30°。

2. 针对胰腺治疗

（1）药物治疗：生长抑素及胰蛋白酶抑制剂是临床最常用的。生长抑素有八肽天然奥曲肽及十四肽合成奥曲肽，在此主要作用是抑制胰腺外分泌，并可抑制炎症反应。用法为奥曲肽（善宁）0.1mg，静脉滴注，每8小时1次；施他宁6mg，静脉泵入，每日1次。胰蛋白酶抑制剂主要作用是抑制胰蛋白酶，阻止胰脏中其他活性蛋白酶原的激活及胰蛋白酶原的自身激活，并能减轻炎症反应，调节免疫反应，用法为乌司他丁10万U，静脉滴注，每8小时1次，但其最佳用药剂量尚未有定论。一般这两类药物在SAP早期炎症反应高峰期应用3~7天，手术后可应用3~7天，具体用法根据患者病情具体决定。

（2）对因治疗：严格来说只有胆源性胰腺炎能够有确切对因治疗效果，尽快解除胆道梗阻甚至可以中断病程，极大改善预后，因此需要仔细鉴别，早期干预。治疗方法包括ERCP联合鼻胆管引流（endoscopic nasobiliary drainage，ENBD）或ERCP联合内镜下十二指肠乳头括约肌切开术（endoscopic sphinctero-papillotomy，EST）。

消化内镜对于SAP患者的病因判断以及其后的治疗作用在于：①可以直接于镜下观察病因，明确诊断，特别是对壶腹部结石嵌顿更有特殊诊断价值，同时又可对因治疗，解除或缓解梗阻，通畅引流；②内镜下安置鼻空肠管；③对于胆囊切除术后合并良性乳头括约肌狭窄、胆道残余或再生细小结石而导致的SAP，行EST是其最有效的治疗方法。

内镜介入治疗SAP的适应证主要包括：①怀疑SAP并确定胆石性病因或伴有胆管炎、黄疸、胆管扩张时，发病后24~48小时行内镜治疗；②SAP患者体温≥38℃，血清总胆红素≥37.6μmol/L或进行性升高，以直接胆红素为主；③对胆管或胰管的结石可经过EST取石；④对于年老体弱不能耐受长时间内镜操作、胆总管多发大结石、取石失败者可先行ENBD或置入支架以缓解症状。但内镜介入毕竟是一项有创性治疗方法，且ERCP本身就是导致AP发生的诱因之一，因此应严格掌握适应证，由技术熟练的医护人员操作，尽可能地减少出血、穿孔等并发症。

3. 器官功能支持

（1）循环支持：重症急性胰腺炎的典型表现是早期容量不足，由于禁食禁饮导致摄入减少，加上大量液体因呕吐、渗漏到胸腹腔或肠腔内等第三间隙，以及微循环淤滞等因素导致的绝对或相对丢失，造成有效循环血量骤减，血液浓缩，器官灌注急剧下降，出现各个脏器功能不全，发生MODS。对SAP患者进行液体治疗首先应熟悉容量不足的表现：①基本生命体征：如心率快、血压低、尿量少；②查体：口唇黏膜及舌干燥、皮肤弹性差；③实验室检查：血红蛋白与血细胞比容升高，血气分析提示乳酸升高及碱剩余降低；④有创循环监测：当判断有困难或需要更加精确的容量监测时，可安置有创动脉置管、中心静脉管，或SWAN-GANZ导管，或进行PiCCO监测。通过MAP、CVP、肺小动脉楔压、全心舒张末期容积、每搏变异率等压力或容积指标指导治疗；⑤组织灌注指标：从肢体温度、毛细血管再充盈时间等了解外周灌注；检测胃黏膜pH值是较精确了解消化道灌注的指标；小便的量及质能部分反映肾脏灌注；中心静脉血氧饱和度或混合静脉血氧饱和度是反映全身氧供氧耗综合状态的指标；此外神志、血乳酸水平等均可反映器官及微循环灌注情况。液体治疗的目标不仅要维持大体血流动力学稳定，更重要的是要保证组织器官的有效微循环灌注。SAP早期液体治疗目标可参考EGDT的指标：心率<100次/分；MAP>65mmHg（当腹内压明显增高时，MAP的目标值应相应提高以满足腹腔内器官灌注压的要求）；CVP12～14cmH$_2$O；尿量>0.5ml/（kg·h）；ScvO$_2$>70%。治疗用液体建议以晶体液为主，当考虑需快速扩容以及合并低白蛋白血症时辅以人血白蛋白，人工胶体的应用目前还有争议。SAP患者补液量的个体化差异非常大，因此没有推荐速度或总量的说法，总之，具体液体治疗的实施应该在严密的监测与监护下边治疗边调整，采用滴定式疗法随时关注指标动态变化，并注意大量液体输入的并发症，如肺水肿或腹内高压等。大体程序应该是先扩容再纠酸，同时关注并调整电解质紊乱，最后考虑营养支持。

（2）呼吸支持：SAP患者常伴有呼吸功能不全，是导致ARDS的最常见的肺外病因之一。所有的SAP患者均应进行氧疗。常用的吸氧方法有鼻导管法、普通面罩/储氧面罩/文丘里面罩等。密切监测患者的呼吸状态、神志、循环状态以及血气指标等，主要根据患者呼吸状态及效果来选择合适的呼吸支持方式。轻症患者往往通过鼻导管吸氧即可，重症患者常需面罩、无创甚至有创机械通气。无创呼吸机在SAP患者的应用应非常谨慎，因患者配合不当时可能发生吞气继而进一步增加腹压，并可能出现呕吐乃至误吸。改换呼吸支持方式后半小时到1小时应常规复查动脉血气分析以评估支持效果，及时调整治疗。当无创失败时应及时行气管插管有创呼吸支持。具体机械通气的原则及参数的设置同ARDS，请参阅相应章节。

带机过程中常会用到镇痛镇静及肌松药物。SAP的典型表现是腹痛，但在确诊之前不推荐常规止痛，因其可能掩盖症状，导致其他急腹症漏诊。镇痛药物选择不能用解痉药物如阿托品，因可能引起肠道运动障碍，加重腹胀。推荐使用阿片类镇痛药物静脉泵注，吗啡有较强导致Oddi括约肌痉挛，抑制胆汁排泌作用，较少使用，临床一般用芬太尼静脉泵入。无人工气道保护的患者不推荐常规使用镇静药物，有气管插管或切开的患者经评估后可予镇静，常用丙泊酚或咪唑安定或两者联用，按照治疗需要选择镇静深度并滴定达到，持续或间断也需根据具体情况而定。不推荐常规使用肌肉松弛剂，若患者合并严重ARDS，呼吸及氧合状态极差可考虑短期使用，疗程一般不超过2天。

（3）消化系统

1）抑酸剂：SAP患者由于早期禁饮食以及器官灌注下降等综合原因，易发生消化道应激性溃疡出血，H$_2$受体拮抗剂和质子泵抑制剂是最常应用的抑酸剂，除了可预防应激性溃疡、消化道出血外，还有一定抑制胰腺分泌作用。由于质子泵抑制剂制酸效果确切，目前常用埃索美拉唑40mg静脉注射，每日1次或每12小时1次。

2）中医治疗：以大承气汤为主的中药汤剂根据患者病程及病情增减，经鼻胃管或鼻空肠管管喂，每次100ml，可酌情添加33%硫酸镁及芒硝等，病程早期每2～4小时1次，待患者肠道启动后酌情减少频率。经鼻空肠管管喂中药时不能予顿服，需持续滴注，速度30～50ml/h。中药灌肠配方类似管喂用中药，可增加结直肠内容物容积，加速肠内容物排泄，每次200ml，4～6小时1次。

足三里穴位注射可促进肠道蠕动，加速肠内容物通过时间，若患者无明确心率减慢或心律失常，可予新斯的明1mg分别双侧足三里穴位注射；若合并心脏问题可予生理盐水穴位注射。

（4）肾脏：SAP患者肾脏功能受损发生率很高，原因包括早期肾前性灌注不足、腹内压增高后导致的灌注下降、各种炎症因子及代谢产物的毒性作用以及一些治疗药物本身的肾毒性作用等。保护肾脏的要点是：①改善器官灌注，维持合适的血容量及平均动脉压；②尽量减少腹内压;③尽量减少使用对肾脏有害的药物;④酌情透析。

近年来床旁血滤技术在重症疾病中的应用范围越来越广,甚至有观点认为一经诊断SAP即可早期行床旁持续肾脏替代治疗(continuous renal replacement therapy,CRRT)。床旁持续血滤较间断血透的优势在于是缓慢持续进行,血流动力学干扰小,清除中大分子炎性介质能力更强。

CRRT 用于 SAP 的主要目的是:①清除血浆细胞因子、炎症介质、减少血浆内毒素水平;②清除淀粉酶、脂肪酶、胰蛋白酶等胰酶;③纠正水、电解质、酸碱平衡紊乱,维持内稳态;④清除应激激素,有利于减轻高代谢;⑤降温;⑥改善机体免疫系统功能;⑦降低血浆甘油三酯,削弱游离脂肪酸对胰腺的毒性;⑧保证药物治疗、营养支持没有液体负荷顾虑。不过目前血滤的适应证、疗程、具体血滤模式的选择等尚无统一意见。

(5)凝血系统:SAP 患者早期的血容量下降导致的血液浓缩,以及高脂性胰腺炎血脂浓度增高等均可造成患者血液黏滞度增加,增大血栓发生风险。可使用一些改善微循环的药物,有利于保持血液黏滞度不致过高,改善微循环,如前列地尔及一些丹参类中成药物。另外减少镇静剂使用时间,鼓励患者早期活动也是降低栓塞风险的有效措施。

(6)营养支持:SAP 患者处于高代谢和高分解状态,一般都存在着不同程度的营养障碍,而患者胃肠道功能又存在运动或吸收等障碍,不合理的营养方式不仅达不到降低机体组织的分解,预防和减轻营养不良的作用,反而可能增加胃肠道负担,产生代谢或机械并发症,延长住院时间,甚至增加死亡率。因此 SAP 患者营养支持的原则是安全利用有功能的肠道,合理的营养支持途径和合理的能量供给,达到既满足营养需求,又保护肠黏膜屏障功能,降低感染并发症。

1)营养支持的指征:SAP 患者连续达 5~7 天经口摄入营养素不足,则必须提供营养支持。

2)营养支持的时机:一般认为在初步液体复苏后,患者血流动力学和心肺功能相对稳定的情况下早期开始营养支持。根据患者腹部体征及胃肠道功能状态,尽量早期肠内营养,不能达到目标能量供给时添加肠外营养。

3)营养支持的量:SAP 病程的不同阶段其能量需求不相同。在起病早期,虽然机体处于高代谢、高分解状态,但此时提供"足够"的能量不仅不能纠正负平衡,反而可能加重器官代谢负担,造成代谢紊乱器官功能障碍加重。所以此时营养支持的原则是提供最低需要的代谢底物,维持最基本的代谢需要,纠正代谢紊乱,尽可能将蛋白质的丢失减少到合理水平,热卡提供在 20~25kcal/(kg·d)左右。

随着病情进展,炎症反应减轻,脏器功能逐渐恢复,此时应提供超过机体消耗的营养物质才能获得能量和氮量的正平衡。本阶段营养支持的重点是逐渐增加营养摄入,获得正氮平衡,以弥补前期的营养物质消耗,改善患者的营养状况,促进患者康复。总热卡摄入可达30~40kcal/(kg·d)左右。

4)营养支持的方式

A. 肠外营养:SAP 患者早期一般需要一段时间的禁食和胃肠减压,让胰腺处于休息状态,减少胰腺分泌,减轻胰酶激活,此期间机体所需的营养物质只能通过非胃肠途径来摄取,即肠外营养(parenteral nutrition,PN),重点是处理高血糖、高血脂、低蛋白血症以及低钙和低镁血症等代谢紊乱。即使到病程中后期以肠内营养为主的阶段,由于患者个体差异,不是所有患者均能通过肠内达到营养目标,此时也需同时补充肠外营养作为辅助。

全胃肠外营养(total parenteral nutrition,TPN)是将患者每日所需全部营养放置于输液袋内,从静脉直接输入人体。由于营养液往往为高渗液体,一般需安置中心静脉管路,最常使用的血管为锁骨下静脉。配置 TPN 时需考虑总能量、总液体量、各营养素的配比以及需添加的成分。一般每日总能量(非蛋白热卡)根据患者不同病程及器官功能状态决定(见上节)。总液体量尽量不超过 3000ml。一般患者主要供能物质葡萄糖和脂肪的比例约为 60% ~ 70%:30% ~40%,1g 糖提供 4kal 热量,1g 脂肪提供 9kal 热量,一般采用中(长)链脂肪乳制剂。当患者通气功能障碍,二氧化碳排出受限或糖代谢明显异常血糖控制困难时可适当增加脂肪供能比例;当患者肝功能明显异常或存在显著高血脂或血脂代谢异常时,则需增加糖供能比例,甚至暂不使用脂肪乳制剂。氨基酸作为氮源,按氮卡比 1:120 ~ 1:180 给予,一般采用复合氨基酸制剂,计算出来的氮量再按照 1:6.25 的比例来计算所需氨基酸克数。三大营养素之外还需添加:①胰岛素:初始按胰糖比 1:6 ~ 1:8 补充,SAP 患者常存在糖代谢紊乱,可根据血糖动态监测结果进行调整,原则是三升袋内添加胰岛素宜少不宜多,不足的胰岛素可从外周补充。血糖维持"八九不离十",在 10mmol/L 左右即可,注意防治低血糖及血糖剧烈波动。②维生素:分水溶性及脂溶性维生素,目前都有成品制剂可供添加。③电解质及其他微量元素:人体每日所需钾、钠、镁、磷等均可加入三升袋,需注意密切监测及病情变化时及时调整输入量;钙剂可能与许多物质发生反应产生沉淀,一般外周给予。④其他:一些免疫营养制剂在小规模临床研究中使患者受益,但目前尚无指南推荐,可酌情添加谷氨酰胺、ω-3 脂肪酸等,在某些特定人群中可能受益。TPN 的缺点在于发生导管相关性及代谢并发症的概率较肠内营养高,所以目前主流观点并不赞成 SAP 患者常规使用 TPN。

B. 肠内营养:虽然 SAP 患者或轻或重会合并胃肠道运动及吸收功能障碍,但并不意味着患者必须一直禁饮食。食物对于胰腺外分泌的刺激作用分别为眼相、口相、胃相及肠相,其中肠相的刺激作用相对轻微,这也是 SAP 患者可以早期肠内营养(enteral nutrition EN),而不会刺激胰腺大量分泌的理论基础。因此 SAP 患者均应早期安置鼻空肠管,只要血流动力学相对稳定,肠道功能部分存在,无绝对禁忌时即可尝试肠内营养。注意事项:①鼻空肠管尖端至少应放置到屈氏韧带以下 20cm 以远,放置方法首选经内镜直视下安置,若无相应条件可尝试徒手安置,安置后必须经影像学检查确定在位。其他空肠管安置方法包括术中空肠造瘘及经内镜空肠造瘘(PEJ)。②EN 的输注方式为持续滴注,滴速可从 30ml/h 开始逐渐增加,不超过 80 ~ 100ml/h,不能以推注的方式顿服。③EN 的配方应根据患者病程及肠道耐受情况选择,初期可仅用葡萄糖水让肠道"适应"营养,早期应采用低脂、含氨基酸或短肽的制剂,因为整蛋白未经胃酸消化直接进入肠道可能导致消化吸收不良,待病情缓解进入恢复期可逐渐增加喂养量及喂养速度,配方可予整蛋白制剂。④优化 EN:注意营养液的浓度,能量密度不宜超过 1kal/ml,温度以接近或稍高于体温为宜,可适当加用促肠道动力药物以及胰酶制剂。长期使用广谱抗生素的患者注意添加肠道益生菌,床头抬高至少 30°,鼓励患者早期活动等。⑤当患者不能耐受肠内营养时应及时减少喂养量及喂养速度,调整配方,尝试优化 EN 的方案,而不应立即完全停止 EN;另 EN 常常不能完全满足患者营养需求,需随时评估,及时添加肠外营养。

4. 抗感染治疗 SAP 早期为无菌性炎症,理论上即使有发热和血象增高也不是感染所致,不需抗生素治疗。但由于 SAP 的重要病理改变是肠道黏膜屏障受损,肠道细菌易发生移位,加之治疗过程中的种种有创性操作,因此 SAP 患者常规需用抗生素预防或治疗感染。选择抗生素原则一是能透过血胰屏障,在胰腺组织中形成有效血药浓度;二是广谱抗生素,能覆盖肠道常见阴性菌及厌氧菌。推荐的抗生素依次为碳青霉烯类、喹诺酮类、加酶抑制剂的第三代头孢菌素等。

5. 手术治疗 随着重症监护、影像技术和治疗药物的发展,SAP 的非手术治疗手段以及效果均有了显著的进步,这也带来了治疗策略上的变化。一般认为在 SAP 的早期,采取以器官功能维护为中心的非手术治疗,待到病程 3 ~ 4 周左右评估手术指征,若病程中出现病情变化则随时评估手术利弊。对于手术指征和时机的把握至今仍有争议,需要进一步认识、研究和探索。

手术指征一般来说在早期是:①暴发性 SAP 虽经非手术治疗,但器官功能损伤仍进行性加重;②不能控制的胰腺或腹腔出血;③腹内高压导致腹腔间隔室综合征,积极非手术治疗无效,造成机体严重病理生理紊乱;④合并空腔脏器穿孔;⑤不能排除其他原因所致的急腹症。在此期间发生的肺功能衰竭、胰性脑病、肾衰竭等并发症不是手术指征,除不能控制的出血及胃肠穿孔外,其余指征均是相对的。

后期:①胰腺和胰周坏死组织感染或脓肿形成是手术治疗的绝对指征之一。虽然一般认为发病后 3 ~ 4 周是清除坏死组织的最佳手术时机,但是少数病人可在 2 周内出现胰周感染,甚至出现感染性休克,此时不宜拘泥于时间,否则将延误手术时机;②后期发生的并发症,如巨大假性囊肿、有压迫症状或引起消化道梗阻、进行性长大有破裂倾向等,也是手术指征。

SAP 对于手术的认识,经历了非手术治疗-手术治疗-非手术治疗-扩大的手术治疗和合理的手术治疗几个阶段,每个阶段的共识都是在当时技术和认识背景下相对合理的选择,每次治疗观念的变化都带来了认识和疗效的进步。但当前国内外有关手术治疗的原则,也是相对于我们这个时代的技术和认识条件下较合理的共识,还有许多临床实际问题没有解决,还需要进一步实践和总结经验。

6. 免疫治疗 重症疾病的免疫治疗是重症医学界近年来的研究热点。SAP 患者从起病伊始即存在促炎反应与抗炎反应不协调的问题,患者的免疫功能状态异常,但什么样的病程阶段需要怎样的免疫治疗尚无共识。一般认为早期可用生长抑素或胰蛋白酶抑制剂类药物抑制过度炎症反应,后期则可尝试生长激素或胸腺素一类的免疫增强制剂,具体的用药时间以及药物剂量还需进一步研究。

(邓一芸 金晓东)

第二十章

神经系统重症疾病

第一节　颅内生理学和颅内压升高

颅内压(intracranial pressure,ICP)是指颅腔内容物(脑组织、脑脊液、血液)对颅腔壁、脑组织等所产生的压力。正常成人颅内压力波动在 70 ~ 200mmH$_2$O 之间,儿童压力在 50 ~ 100mmH$_2$O 之间。颅脑损伤、脑肿瘤、脑出血、脑积水、颅内炎症或一些先天性疾病导致颅腔内容物体积增加或颅腔体积缩小,导致颅内压持续高于 200mmH$_2$O 以上并引起相应临床表现时,称之为颅内压增高。颅内高压是神经重症医学常见的临床病理综合征,是多种颅内疾病和一些全身性疾病所共有的征象。

一、颅腔生理

颅骨是一个坚硬的,由脑、血液、脑脊液填满的几乎密闭的结构。脑含有细胞内液和组织间液,占了颅内容积的 80% ~ 90%,脑脊液约占 10%,血液占 2% ~ 11%,变动较大。颅腔内容物生理学的基本特征是一部分内容物的扩张会造成其他内容物的受压(Monroe-Kellie 学说)。

1. 脑　颅脑损伤等因素导致细胞受损,乳酸、氢离子、钾离子、氧自由基、谷氨酸等物质堆积引起渗透压增加,导致液体由组织间隙转移到细胞内而导致细胞毒性脑水肿。缺氧、炎症、药物等因素导致血脑屏障功能的破坏,脑毛细血管通透性增加,脑内整体水成分增加,造成血管源性脑水肿。上述两种机制在包括脑缺血、创伤、炎症多种病理过程中起不同的作用。

2. 脑脊液　成人脑室和蛛网膜下腔平均有 90 ~ 150ml 的脑脊液(约 50% 在颅内、50% 在脊髓),每天产生 400 ~ 500ml 脑脊液,以恒定的速度持续流动,被蛛网膜颗粒吸收入静脉系统。在正常条件下,脑脊液(CSF)的生成和吸收处于动态平衡中;病理状态可影响脑脊液的产生、循环和吸收各个环节。

二、影响脑血流的因素

(一)脑血容量

颅内血容量主要由脑血流量和脑血管阻力决定。脑血流(CBF)增加,脑血容量(CBV)随之增加,反之亦然。调节脑血流量的主要因素包括局部脑代谢、脑灌注压(CPP)及血氧和二氧化碳分压等。

(二)脑代谢

脑代谢依赖于血液中葡萄糖和氧气的连续供给,这一现象是脑特有的。脑各部分的血流量与该部分脑组织代谢活动程度密切相关。如皮质代谢活动增强或即将增强的区域血流量增加,而损伤或静止区域的血流量减少。发热和癫痫发作会引起脑血流、脑血容量和颅内压的相应增加。

（三）脑灌注压和脑血流的自身调节

实际应用中，脑灌注压被认为是平均动脉压（MAP）减去平均颅内压。在没有脑外伤和其他影响自身调节的因素的情况下，灌注压在 50～125mmHg 波动时脑血流都可以保持相对恒定（图 20-1）。脑血管自身调节是通过改变脑血管阻力，特别是改变小动脉直径来实现的。血压正常的健康成人，自我调节的高低限分别为 50mmHg 和 125mmHg。自我调节的高低限在慢性高血压患者中均明显升高，但经过长期血压控制之后也可降至正常。血压突然剧烈升高，超过自身调节，会引起脑血流的急剧增加，会出现脑水肿（高血压脑病）和脑出血。超过调节范围，脑血流会被动地依赖脑灌注压的改变，脑血流和脑血容量会同向被动波动。

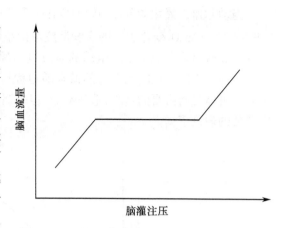

图 20-1　血压正常成人的脑灌注压自动调节曲线。脑血流在一定范围的脑灌注压下保持稳定，但超过两个限值时会出现被动的压力变化。新生儿曲线左移，高血压患者曲线右移

自身调节通过小血管的局部肌源性调节和交感神经活动联合实现。交感兴奋主要影响自身调节的高低限。低血压时交感活动增加，脑血管张力增加，引起脑血流改变的血压的阈值增加。自身调节比血压改变要晚 1～2 分钟，特别是在脑损伤区域，急性高血压会使颅内压立刻增高。长期低血压的患者，即使在血压恢复正常后，自身调节功能也会减弱。

许多病变会造成自身调节能力的减弱甚至丧失，诸如缺血性脑卒中和头部外伤。自身调节在颅内压升高时有效维持脑血流的能力比血压降低时更高，因此由全身低血压引起的脑灌注减少比由高颅压引起脑灌注减少更为危险。

（四）氧分压

动脉氧含量与血红蛋白浓度和血氧饱和度乘积成比例，动脉氧含量与脑血流呈线性关系（图 20-2），贫血时脑血流迅速上升。因为血红蛋白解离曲线的形状，动脉氧分压下降到 50mmHg 时动脉氧含量才发生变化，因此脑血流在动脉氧分压很大范围内是恒定的。

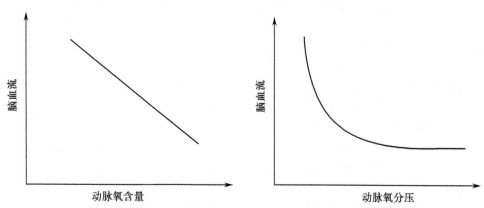

图 20-2　动脉氧含量与脑血流关系图（左），动脉氧分压与脑血流关系图（右）

（五）二氧化碳分压

当动脉血二氧化碳分压（$PaCO_2$）在生理范围内波动时，脑血流量对 $PaCO_2$ 的变化很敏感（图20-3）。$PaCO_2$ 变化引起的血管反应由微小动脉和脑的细胞外液中氢离子浓度介导。持续的高碳酸血症会使正常脑组织的血流量和颅内压升高。同理，过度通气可引起血流量减少及颅内压下降。长时间严重的低碳酸血症可以引起血管过度收缩而降低血流量，使血流量低于机体代谢需要的水平，造成缺血，但短期的过度通气很可能不会有危险。这是应用过度通气的理论依据。

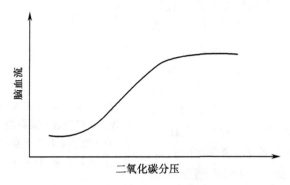

图20-3　动脉血二氧化碳分压和脑血流量的关系。当二氧化碳的分压在 20~80mmHg 范围内时，两者的关系主要是线性的

（六）体温

当体温升至42℃时，动物的脑血流量呈直线增加，而低体温时，体温每降低一度，脑血流量大约减少 5%~10%。在颅内高压患者，高热必须给予控制。应用低温治疗缺血或高颅压的方法目前尚有一定争议，仍然是神经重症监护研究热点。

（七）血液黏滞度

降低血红蛋白浓度可降低血液黏滞度和增加脑血流量。其副作用就是，血红蛋白浓度降低会引起动脉血氧含量降低，使脑的氧供应下降。有证据显示，急性的血红蛋白浓度严重降低，特别是低于 9g/dl 时，颅脑损伤者预后变差；美国的动脉瘤相关性蛛网膜下腔出血患者救治指南也要求血红蛋白浓度高于 8g/dl。

三、颅内压生理

（一）颅内压与脑容积的关系

颅内压与颅内容物容积的关系可用顺应性曲线来表示。当颅内容物体积较小的时候，颅腔有着较好的顺应性（图20-4 的 A 点），颅内容物体积轻度增加，颅内压可以相对稳定。当颅内容物容积增加到一定程度的时候（图20-4 的 B 点），颅腔顺应性就会降低，颅内容物容积的轻度增加就会导致颅压的相应升高。当颅内容物的容积继续增加超过阈值点（图20-4 的 C 点）时，颅腔顺应性显著降低甚至消失，轻微的容积增加都会导致颅压的显著

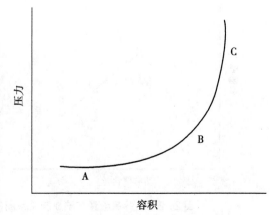

图20-4　颅内的压力-容积曲线

升高。

（二）颅内压升高的病理变化

极度增高的颅内压会显著影响脑灌注，导致脑缺血缺氧性脑病，造成植物状态和脑死亡。这种情况常见于弥漫性脑肿胀、快速大量的脑出血以及大面积的半球梗死引起的恶性脑水肿。

如果颅内压增高只是引起 CPP 明显下降这一个不良后果，人为地提高血压以恢复 CPP 应该可以阻止进一步损伤的发生。临床研究发现，人为提高 MAP 以恢复 CPP 可以改善预后，但并不能改善所有病人预后。Lund 大学研究发现，通过降低血压等综合措施降低颅内压为目标似乎可以更好地改善患者预后。究竟是以颅内压作为治疗目标还是以脑灌注压作为治疗目标，目前仍存在争议，更多的医学中心（以美国为代表）仍然以保证脑灌注压为首选目标。

（三）颅内高压的临床表现

颅内高压最初的临床表现决定于病变的大小、部位和病变发生发展的速度。头痛、呕吐、视乳头水肿是临床常见的表现，患者通常还会出现其他神经系统阳性体征，如意识障碍、肢体瘫痪、视力进行性减退等。颅内高压晚期，患者可出现生命体征的改变（库欣反应），如呼吸徐缓、深大，血压升高，心率减慢，脉搏洪大等。部分患者可能因自主神经功能障碍出现胃肠功能紊乱及消化道出血，可能因为儿茶酚胺风暴导致神经源性肺水肿。

（四）脑疝

当颅腔内某一分腔有占位性病变时，该分腔的压力比邻近分腔压力高，脑组织从高压区向低压区移位，从而引起一系列临床综合征，称之为脑疝（Brain Herniation）（图 20-5）。临床最常见小脑幕切迹疝（颞叶钩回疝）和枕骨大孔疝（小脑扁桃体下疝）。

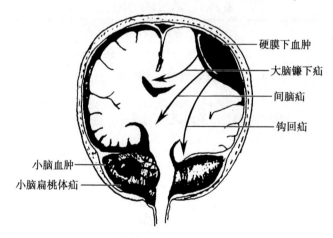

图 20-5 脑疝的机制

脑疝是颅内高压发展到终末期的临床表现，应尽可能早期发现，早期处理，争分夺秒。在早期作出脑疝诊断的同时，快速予以甘露醇等高渗性降颅内压的药物，建立人工气道，短期过度通气，镇静镇痛缓解病情，争取时间；确诊后应迅速完成手术准备，尽快手术去除病因；若难以确诊或虽经确诊而病因无法去除，可考虑减压手术：如侧脑室钻孔引流术、脑脊液分流术、去骨瓣减压术等。

第二节　脑功能检测

一、意识状态判断

意识由意识内容和其"开关"系统组成。意识内容是指人对周围环境和自身状态的认知和觉察能力,是大脑高级神经中枢功能活动的综合表现。意识的"开关"系统包括经典的感觉传导径路,即特异性上行投射系统;以及脑干网状结构,即非特异性上行投射系统组成。任何疾病可通过直接或间接损害大脑皮质或脑干网状结构,从而导致意识障碍。

（一）意识障碍的类型

意识障碍包括意识水平和意识内容两方面活动的功能紊乱,可根据意识清醒程度、意识障碍范围、意识障碍内容的不同,按其严重程度在临床上分为以下常见类型:

1. 嗜睡（somnolence）　呈病理性持续睡眠状态,经刺激可唤醒,醒后能回答问题。刺激停止后又复入睡。

2. 意识模糊（confusion）　能保持简单的精神活动,但出现定向力障碍。常伴有错觉和幻觉,思维不连贯。

3. 昏睡（stupor）　须强烈刺激方能唤醒,但很快又入睡。醒时回答问题含糊不清或答非所问,身体检查生理反射存在。

4. 昏迷（coma）　是大脑皮质及皮质下网状结构和功能发生高度抑制而造成的最严重意识障碍。根据患者意识丧失的程度不同可分为浅度、中度和深度昏迷,以上意识障碍类型的鉴别要点见表20-1。

表 20-1　意识障碍的分类

意识障碍程度		可否唤醒	神经反射
	语言刺激	痛觉刺激	
嗜睡	持续睡眠,易唤醒,能准确回答	可唤醒	正常
意识模糊	保持简单精神活动,但定向力障碍	可唤醒	正常
昏睡	强刺激可唤醒,回答不准确	强刺激可唤醒	多正常
昏迷　　浅	持续意识丧失,不能唤醒,无自主运动	有痛苦表情、肢体退缩等反应	深、浅反射存在
中		强刺激有反应	深、浅反射迟钝
深		无反应	深、浅反射消失

5. 谵妄（delirium）　是一种以兴奋性增高为主的急性脑功能活动失调状态,其特点为意识模糊,定向力丧失伴错觉和幻觉,烦躁不安,语言混乱。常见于发热、药物中毒、代谢障碍性脑病等,为 ICU 危重患者常见的意识障碍类型。

6. 其他特殊的意识障碍状态,如无动性缄默（akinetic mutism）,去大脑皮质状态（decrotical state）和最小意识状态（minimally conscious state, MCS）等。

(二)意识障碍的检查

意识内容为高级的皮质活动,取决于大脑半球功能的完整性;而意识水平靠皮质-脑干的"开关"系统维持,因此危重患者的意识检查应当包括皮质和脑干两方面的功能,检查顺序包括认知功能(觉醒、定向力、注意力、语言)、脑神经、肌力、感觉、深浅反射和其他。检查内容包括:

1. 意识障碍程度(每小时动态观察)

(1)给予各种刺激,观察患者反应(前述)。

(2)格拉斯哥昏迷评分量表(Glasgow coma scale,GCS),见表20-2。

表20-2 格拉斯哥昏迷评分量表

评分项目	反应	得分
睁眼反应	有目的和自发性睁眼	4
	闻声睁眼	3
	疼痛刺激睁眼	2
	任何刺激无睁眼反应	1
最佳运动反应	可按指令动作	6
	对疼痛刺激能定位	5
	对疼痛刺激有肢体退缩反应	4
	疼痛刺激时肢体过屈(去皮质强直)	3
	疼痛刺激时肢体过伸(去大脑强直)	2
	对疼痛刺激无反应	1
语言反应	能准确回答时间、地点、人物等定向问题	5
	能说话,但不能回答上述问题	4
	用字不当,但字意可辨	3
	言语模糊不清,字意难辨	2
	任何刺激无语言反应	1
	气管插管或切开患者	T

2. 其他体格检查 测量生命体征、瞳孔变化和脑神经等脑干功能,和偏瘫、病理征等锥体束功能障碍,以及呼吸功能紊乱等其他系统的病理表现。

3. 相关的疾病史或诱因 了解既往病史、发病前后情况,有助于意识障碍的病因判断。

二、中枢神经系统电生理监测

在NICU中经常采用一系列电生理监测手段测定中枢神经系统的生物电活动,从而了解脑功能状态。主要检查包括脑电图、脑诱发电位和脑电双频指数监测等。

(一)脑电图

脑电检查应用电子放大技术将脑部的生物电活动放大100万倍,通过头皮上两点间的电位差,或头皮和无关/特殊电极之间的电位差描记出的脑波图线,来反映脑神经细胞的电生理功能。在NICU中,除使用常规脑电图(electroencephalography,EEG)监测外,持续EEG也广泛应用于检测痫性发作活动、神经功能监护及各类昏迷患者的诊断及预后判断。

1. 正常脑电图 脑电图的基本成分主要由频率、波幅、波形、位相、分布、出现方式和反应性等所组成。脑电的基本节律波见表20-3及图20-6。

表 20-3　脑波频率的分类

名称	频率（Hz）
δ activity	0.3 ~ 3.5
θ activity	4 ~ 7.5
α rhythm	8 ~ 13
β activity	14 ~ 30
γ activity	> 30

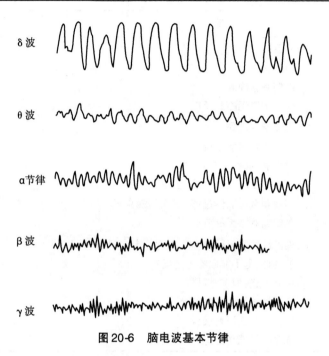

图 20-6　脑电波基本节律

2. 异常脑电图　一般情况下,脑电图的病理波形并非某种疾病的标志,而是疾病所引起的脑功能紊乱的表现。常见的异常脑电图见图20-7。

（1）弥漫性慢波:可见于各种原因所致的弥漫性脑病、缺氧性脑病、中枢神经系统变性疾病及脱髓鞘性脑病等。

（2）局灶性慢波:是局灶性脑实质功能障碍所致。常见于局灶性癫痫、脑脓肿、局灶性硬膜下或硬膜外血肿等。

（3）三相波:主要见于肝性脑病和其他中毒代谢性脑病。

（4）癫痫样放电:包括棘波、尖波、棘慢综合波、多棘波、尖慢综合波及多棘慢综合波等。

（5）弥漫性、周期性尖波:通常指在弥漫性慢活动的基础上出现周期性尖波,可见于脑缺氧和 Creutzfeldt-Jakob 病。

3. 持续脑电监护在 NICU 中的特殊应用

（1）检测痫性发作活动:非惊厥痫性发作和非惊厥癫痫持续状态在所有类型的急性脑损伤中非常普遍,持续 EEG 的应用可以及早发现缺乏临床症状的癫痫持续状态患者,合理和及早的治疗可以尽可能改善患者的预后。持续使用静脉抗癫痫或者镇静镇痛药物治疗难治

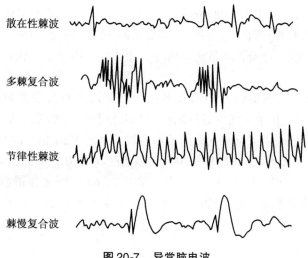

散在性棘波

多棘复合波

节律性棘波

棘慢复合波

图 20-7 异常脑电波

性癫痫持续状态时,也应当对患者进行持续脑电监测,以调整治疗。

(2)神经监护:脑电图对脑血流改变和药物因素的敏感性提示我们,持续脑电监测可以弥补 NICU 中神经科检查的不足,特别是对昏迷患者。因此有关持续 EEG 监测脑缺血、颅内压及术中监护及昏迷预后评估之间的研究非常多,提供了越来越多的指导监测和预后的信息。

4. 脑死亡中 EEG 的应用 脑电图可作为脑死亡判断标准的国家规定:至少 8 导脑电极记录 30 分钟,脑电波呈静息状态,即脑波直线("flat")或脑波活动 $< 2\mu V$,对疼痛和声音刺激无反应。

(二)脑诱发电位

脑诱发电位(cerebral evoked potential,CEP)指中枢神经系统在感受内在或外部刺激过程中产生的生物电活动。与脑电图检查比较,诱发电位检查最具特征的一点是不受麻醉、镇静药物,甚至大脑半球损害的影响。因此在无法进行脑电图检查时,可以使用这种检查来检测大脑功能。

1. 脑干听觉诱发电位 脑干听觉诱发反应或电位(brainstem auditory evoked potentials,BAER)检查可以研究听觉刺激的效应。将 1000 ~ 2000 次嘀嗒声交替之于一侧耳部,通过头皮电极记录信号并由计算机放大。BAEP 异常的判断标准主要依据波形、波绝对潜伏期、峰间潜伏期/双耳各波潜伏期差及波幅等。

2. 体感诱发电位(somatosensory evoked potential,SEP) 是将表面电极置于周围神经干,在感觉传入通路的不同水平及头皮相应的投射部位记录其诱发电反应。异常的判断标准为波形消失或低平、各波潜伏期和间期延长、两侧潜伏期差明显增大等。SEP 能反映皮质和整个躯体感觉同路上的异常。

3. 事件相关电位(event-related potential,ERP) 事件相关电位又称内源性事件相关电位,是与认知过程有关的长潜伏期诱发电位。ERP 主要研究认知过程中大脑的神经电生理改变,其刺激形式有声音、视觉、体感等,以声刺激应用较多;主要反应大脑皮质认知功能状况,是判定痴呆程度和智能水平的灵敏指标。

(三)脑电双频指数

脑电双频指数(bispectral index,BIS)是将脑电图的功率和频率经双频分析作出的混合信息拟合成一个最佳数字,用 0 ~ 100 分度表示,转化为一种简单的量化指标。在国外已广泛应用于麻醉深度监测和意识状态的评价,指导 ICU 病房的镇静用药、镇静评分、控制镇静深度,预判及判断脑死亡、评价神经系统疾病等方面。在国内也是三级医院重症医学科重点专科技术项目。

1. BIS 的计算步骤　将原始的 EEG 信号按每秒间隔进行分段并对那些带有伪迹的片段加以识别并予以去除,用 BIS 插件通过结合与麻醉镇静效果相关的 EEG 特点来计算双频指数,对该指数进行修饰,用以反映在原始波形中被抑制的 EEG 信号的数量。

2. BIS 的含义和临床意义　BIS 值为 100 代表清醒状态,0 代表完全无脑电活动状态(大脑皮质抑制),一般认为 BIS 值为 85 ~ 100 为正常状态,65 ~ 85 为镇静状态,40 ~ 65 为麻醉状态,低于 40 可能呈现爆发抑制。BIS 是目前以脑电来判断镇静水平和监测麻醉深度的较为准确的一种方法。

三、颅内压监测

颅内压(intracranial pressure,ICP)监测是神经重症领域的重大进展。早在 1960 年,Lundberg 就发明了侧脑室钻孔置管的方法测量 ICP。导管尖端压力传感器的发明使得脑实质置管监测 ICP 的方法得以应用,不仅如此,近几年无创颅内压的监测新技术为临床监测 ICP 提供了更多的选择。

(一)颅内压的生理因素

成年人颅缝闭合时,颅腔三种主要内容物(脑组织、脑脊液和血液)组成了颅内压的解剖学基础。颅内容物对颅腔壁的压力称为颅内压,正常颅内压为 5 ~ 15mmHg,颅内压持续超过 15mmHg 即为颅内压增高。颅腔内脑组织体积最大,重约 1400g,脑脊液 75 ~ 150ml,血液 100 ~ 150ml 左右。三种颅内容物中,脑脊液和血液是可流动的液体,在颅内压变化时对颅腔容积代偿起着重要的调节作用。

(二)颅内压监测的适应证

颅内压监测的主要适应证有:

1. 颅脑损伤　①GCS(Glasgow coma score)评分 3 ~ 8 分,且头颅 CT 扫描异常(有血肿、脑挫裂伤、脑肿胀、脑疝或基底池受压);②GCS 评分 3 ~ 8 分,CT 无明显异常者,如果患者年龄 >40 岁,收缩压 <90mmHg 且高度怀疑有颅内病情进展性变化时,根据具体情况也可以考虑进行颅内压监测;③GCS 9 ~ 12 分,应根据临床表现、影像资料、是否需要镇静以及合并伤情况综合评估,如患者有颅内压增高之可能,必要时也行颅内压监测。

2. 有明显意识障碍的蛛网膜下腔出血、自发性脑出血以及出血破入脑室系统需要脑室外引流者,根据患者具体情况决定实施颅内压监测。

3. 脑肿瘤患者的围术期可根据术前、术中及术后的病情需要及监测需要,进行颅内压监测。

4. 隐球菌脑膜炎、结核性脑膜炎、病毒性脑炎,如合并顽固颅内高压者,可以进行颅内压监测并脑室外引流辅助控制颅内压。

当患者穿刺部位感染或免疫力低下时,ICP 监测将增加颅内感染的危险性;有严重出血倾向(如血友病、严重凝血功能障碍等),均禁忌行有创颅内压监测。

(三)颅内压监测技术

1. 有创性颅内压监测　有创性颅内压监测是指压力传感器与脑室内、硬脑膜下(蛛网膜下腔)或硬膜外导管相连接,或直接置入脑实质、硬脑膜下或硬膜外间隙,传感器测得的压力信号转换成电信号并输入处理器,通过显示器和记录装置描记成压力曲线和参考值。

根据传感器放置位置的不同,可将颅内压监测分为脑室内、脑实质内、硬膜下和硬膜外测压(图20-8)。脑室ICP导管已被用作参考标准和首选技术。脑室内ICP监测最准确,可引流脑脊液治疗颅内高压,是可靠的监测ICP的方法。缺点是置管时间不超过1周;易引起颅内感染、颅内出血、脑脊液漏、脑组织损伤等并发症。

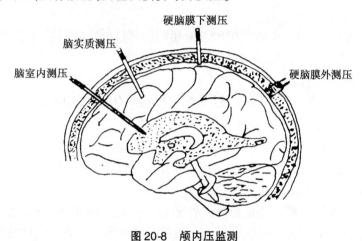

图20-8　颅内压监测

2. 无创性颅内压监测　临床最初颅内压监测方法多为有创性的,要求技术条件高、价格昂贵,且感染、出血并发症多。近年来无创性颅内压监测有了很大发展,无创性颅内压监测方法包括经颅多普勒超声、视觉诱发电位、视网膜静脉压、脑电图、鼓膜移位法、囟门面积传感器等。缺点是无创监测的结果大多不是直接测得的,而是间接反映ICP的变化,数值易受许多颅外因素的影响,准确性较差。

(四)颅内压判断和监测的意义

当ICP持续大于15mmHg称为颅内压增高。临床上将ICP分为4级:①正常颅内压<15mmHg;②轻度升高16~20mmHg;③中度升高21~40mmHg;④重度升高>40mmHg。

在许多重症神经系统疾病,如重症脑血管疾病、重型颅脑外伤、脑肿瘤、脑积水、脑炎、脑膜炎等,多伴有不同程度的颅内压增高,引起脑灌注压下降。动态观察ICP的变化,根据ICP的高低及压力波型,可及时分析病人颅内伤情、脑水肿情况和指导脱水药物的应用,判断预后等都有重要的参考价值。此外,带有导管的ICP监测还可间断引流脑脊液降低颅内压,或进行脑脊液检查。

四、脑血流监测

人脑是一个高代谢器官,要消耗15%的心输出量和20%的全血氧,需要有充足稳定的血液供应。脑血流与脑组织的氧供关系密切,短暂的缺血便可引起脑组织的损害并使脑功能发生改变。因此通过脑血流监测了解脑组织氧供及功能状态十分重要。

(一)脑血流的生理基础

脑血流量(cerebral blood flow,CBF)是指一定时间内、一定重量脑组织中所通过的血量,即每100g脑组织每分钟通过的血液毫升数。正常的人脑重量虽只占体重的2%,但是CBF高达750~1000ml/min。生理状态下,成人脑血流量约为45~60ml/(100g·min),灰质的血流量高于白质。脑组织内氧和糖原的储量甚微,对缺氧和低血糖的耐受极为有限。CBF < 16 ~ 17ml/(100g·min)时脑电活动衰竭,脑水肿形成的 CBF 阈值在 20ml/(100g·min)。

CBF 主要取决于脑灌注压(CPP)和脑血管阻力(CVR),其关系:CBF = CPP/CVR。脑灌注压增高超过正常 30% ~ 40% 或降低 30% ~ 50%,CBF 可保持不变。也就是说平均动脉压在 50 ~ 150mmHg 范围内,CBF 依靠其自身的自动调节机制而维持稳定。CBF 与脑活动和脑代谢之间密切相关,通过扩张血管的代谢产物乳酸和 CO_2 浓度的局部变化可以调节局部脑血流量(rCBF)。

稳定的脑血流供给,对保障脑组织的正常功能极其重要。特别是对于神经重症疾病患者,有必要进行脑血流监测,以正确判断病情和指导治疗。

(二)脑血流的检测技术

早在 1945 年 Kety 和 Schmidt 就已利用惰性气体(N_2O)测量 CBF,近年来 CBF 的测定技术和方法已有了很大发展。CBF 监测包含两方面含义:一是采用无损伤性及短半衰期核素技术直接定量的监测 CBF 和 rCBF,比如用 ^{133}Xe 吸入或静脉注射可以在手术中直接定量的测量 rCBF。二是间接的非定量监测 CBF 或脑缺血,包括近红外光光谱技术和经颅多普勒超声(transcranial doppler,TCD)。

1. 近红外光光谱法 近红外光光谱法测定 CBF 是近年的新技术。将红外光示踪剂以弹丸形式经中心静脉导管注入右房,示踪剂通过脑测出循环的光信号变化曲线,从而计算出示踪剂的脑通过时间(transit time)。脑通过时间是用血流的速度来反映血流量,其关系:平均脑通过时间 = 脑血容量/脑血流量。虽然脑通过时间只是 CBF 的半定量间接指标,但大脑不同部位同时测定通过时间的比率与这些部位 CBF 的比率很接近。

2. 经颅多普勒超声 1982 年挪威学者 Aaslid 首先报道 TCD 脑血流检测技术。此后,TCD 作为脑底动脉环脑血流动力学的一项无创检测技术得到临床医学的广泛应用,作为脑血流动力学的监测指标。

TCD 是通过多普勒超声技术,包括脉冲波和连续波多普勒超声,经过特定的检测部位——声窗实现对颅内、外脑血流动力学的检测。评价颅内动脉血流动力学的参数包括血流速度、血流方向(血细胞运动方向)、血流频谱形态、血流声频、血管搏动指数和阻力指数。

TCD 检测可用于重症监护病房持续性脑血流动力学的评价与判断,包括:脑动脉自动调节功能的监测;蛛网膜下腔出血后血管痉挛发生、发展、缓解过程的监测,例如流速 < 120cm/s(无血管痉挛)、≥200cm/s(存在血管痉挛)、大脑中动脉(MCA)/颈内动脉(ICA)比值 ≥6(存在血管痉挛)或几天内流速迅速增高都是血管痉挛的判断标准;重症脑血管病变或其他脑部病变致颅内压升高的监测,以及脑死亡的监测等。这些监测结果可为临床提供客观的判断依据,指导临床治疗。

五、脑氧代谢监测

人脑是全身氧消耗与代谢最旺盛的器官之一,保证脑功能正常的首要环节是维持正常的脑氧代谢。而大脑对缺氧的耐受极差,缺血缺氧导致的脑代谢异常可以使脑损害加重,因此有必要直接进行脑组织氧代谢监测。对危重病人进行脑氧代谢监测不仅有助于了解脑部病变及在病理生理状态下脑氧代谢的变化,还可以调控干预措施最大程度保障脑组织氧平衡,避免由于治疗延误所导致的脑组织损害。

（一）颈静脉球部血氧饱和度

颈静脉球血氧饱和度（jugular bulb venous oxygen saturation，$SjvO_2$）监测技术最早是20世纪80年代中期利用颈内静脉逆行置管至颈静脉球部（约第1~2颈椎水平），测定脑组织回流静脉血中氧饱和度的方法（图20-9）。导管末端的光导纤维探头可以直接连续性测量静脉血氧饱和度，同时对从导管内中空管腔抽取的静脉血进行血气分析，可测量出颈静脉球部以上一侧大脑半球混合静脉血氧饱和度，反映脑氧供及氧需求之间的关系。正常值为55%~75%，$SjvO_2$下降<50%提示脑缺血缺氧。

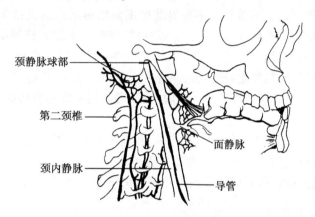

图20-9　颈静脉球血氧饱和度监测

颈静脉血氧值可用于间接评估脑组织氧消耗情况，它反映了全脑氧供应和消耗之间的动态平衡，是一种评估全脑血流和脑代谢之间关系的有效指标。通过$SjvO_2$的监测，可引申出两个指标，脑动静脉氧含量差（$AVDO_2$）和脑氧摄取（CEO_2）。$AVDO_2$是动脉血氧含量与颈内静脉血氧含量的差值，其正常值为8ml/dl；CEO_2是动脉血氧饱和度与颈内静脉血氧饱和度之差，正常值为24%~42%。二者均反映脑氧消耗的状况，其中$AVDO_2$受血红蛋白浓度的影响，而CEO_2与血红蛋白浓度不相关。$AVDO_2$增加提示脑缺血，$AVDO_2$减少表示脑充血。CEO_2直接反映脑氧耗的多少，由于其不受血红蛋白浓度影响，能够提供较准确的信息。

（二）脑组织氧分压

脑组织氧分压（partial pressure of brain tissue oxygen，$PbtO_2$）是直接反映脑组织氧合状态的指标，它通过放置在脑局部的探头直接测量脑组织的氧分压。一般认为$PbtO_2$的正常范围是20~40mmHg，10~15mmHg提示轻度脑缺氧，5~10mmHg提示中度脑缺氧，<5mmHg则为重度缺氧。维持脑皮质功能的$PbtO_2$必须高于5mmHg。

$PbtO_2$监测能直接反映脑组织氧供需平衡情况，操作简单，可信度高。置管操作简单，感染发生率低，无明显漂移，不需要经常调零。脑死亡早期，由于脑组织摄氧停止，$PbtO_2$迅速降低至0mmHg，因此可用于脑死亡的诊断。其局限性主要是反映探头所在部位局部的脑组织氧代谢状况，并且受贫血、低碳酸血症、低氧饱和度、高温等全身性因素的影响。

（三）微透析技术

微透析（microdialysis）是一种在不破坏生物体内环境的前提下，对生物体细胞间液的内源性或外源性物质进行连续取样和分析的微量生物化学检测技术。它利用渗透和扩散原理，将细胞间液的生化物质透析出来加以测定，能够对神经系统局部组织细胞间液的生化代谢进行直接、动态的监测，及时提供组织细胞代谢的相关信息，及时反映疾病的发展。

脑微透析已用于多种物质的监测,但重点在三个不同领域。①能量代谢的指标:组织缺氧通常是多种类型的神经学损伤的最后通路,最后都归因于葡萄糖的有氧和无氧代谢。葡萄糖、乳酸、丙酮酸作为组织缺氧的指标,乳酸/丙酮酸(L/P)比值是更为准确的指标反映无氧代谢。L/P 比值的增加与颅压增高和预后密切相关,更为重要的是,升高的 L/P 比值可以将颅内压升高的预计时间大大提前。②兴奋性递质:兴奋性氨基酸包括谷氨酸、天冬氨酸等。兴奋性中毒是神经元损伤的关键性机制,失控的活化谷氨酸受体通过钙离子介导的机制导致神经元损害和死亡。脑透析液中谷氨酸增加是细胞损伤的直接标志,脑透析液中高的谷氨酸水平与脑损伤的不良预后有关。③膜降解产物:在正常人脑组织中,甘油的浓度非常低,其来源主要有两个:糖酵解途径的 3-磷酸甘油和磷脂酶活化降解细胞膜的磷脂甘油类。在病理情况下通过第二条途径伴随着大量细胞膜结构的破坏造成了甘油的大量增加。因为甘油是亲水性的,可被微透析可靠的回收,因此可以用来描述直接的神经元和胶质细胞的损伤和死亡。

脑微透析技术是一种新的脑代谢监测技术,能有效反映脑损害的病理生理过程,用于脑缺血的早期监测,敏感指标是 L/P 比值和葡萄糖浓度,预警值分别为 ≥ 30 和 $\leq 0.8 \text{mmol/L}$。但尚有不足之处,比如探针植入可能造成局部脑组织损伤,引起颅内出血和感染等。

六、神经影像学监测

神经系统影像学检查,对中枢神经系统疾病的诊断具有很强的临床指导作用。常用的检查方法有 X 线、CT 和 MRI 等,对于诊断颅脑外伤、脑肿瘤、缺血性卒中和出血性卒中等疾病有重要价值。

（一）X 线检查

1. 头颅平片　头颅平片包括正位和侧位、颅底、内听道、视神经孔、舌下神经孔及蝶鞍等,主要观察颅骨的厚度、密度及各部位结构,颅底的裂和孔、蝶鞍及颅内钙化斑等。目前很多适应头颅平片的检查已被 CT 和 MRI 等检查手段所取代。

颅脑损伤时,线样骨折表现为边缘清楚的线样透光影。凹陷骨折表现为颅骨局部全层或仅内板向颅内凹入。由于婴幼儿颅骨弹性好,呈现乒乓球状凹陷而看不到骨折的情况;颅底骨折在平片上不易看清骨折线,但可见到鼻旁窦,特别是蝶窦浑浊和液平面、鼻咽腔顶部软组织肿胀和颅内积气等颅底骨折的间接征象。

2. 数字减影血管造影(digital subtraction angiography,DSA)　DSA 技术是应用电子计算机程序将组织图像转变成数字信号输入并储存,然后经动脉或静脉注入造影剂,将所获得的第二次图像也输入计算机,然后进行减影处理,使充盈造影剂的血管图像保留下来,而骨骼、脑组织等影像均被减影除去,保留下的血管图像经过再处理后转送到监视器上,得到清晰的血管影像。优点为简便快捷,血管影像清晰,并可作选择性拍片。

脑血管造影的方法通常采用股动脉或肱动脉插管法,可作全脑血管造影,可以观察脑血管的走行、有无移位、闭塞和有无异常血管等。主要适应证是头颈部血管病变,如动脉瘤和血管畸形等,而且是其他检查方法所不能取代的。

（二）CT 检查

计算机体层摄影(computerized tomography,CT)于 1972 年首先用于颅脑疾病的诊断,CT 扫描及临床应用使神经影像学诊断进入了一个崭新的时期。CT 诊断的原理是利用各种组织对 X 线的不同吸收系数,通过电子计算机处理,可显示不同平面的脑实质、脑室和脑池的形态和位置等图像。对 X 线吸收高于脑实质则表现为增白的高密度阴影,如钙化和脑出血等;对 X 线吸收低于脑实质则表现为灰黑色的低密度阴影,如坏死、水肿、囊肿及脓肿等。由于 CT 的无创性、简便、迅速,敏感性较常规 X 线检查提高 100 倍以上,可较确切地显示病变,已被广泛地用于各种神经疾病的诊断。

目前常规 CT 主要用于颅内血肿、脑外伤、脑出血、蛛网膜下腔出血、脑梗死、脑肿瘤、脑积水、脑萎缩、脑炎症性疾病及脑寄生虫病(如脑囊虫)等的诊断,有些病变可通过静脉注射造影剂增强组织密度,提高诊断的阳性率。对于急性颅脑损伤、颅骨骨折、钙化病灶、出血性病变急性期等,CT 检查甚至优于 MRI。近年来不断发展的移动 CT 技术更为神经重症监测提供了良好的支持。

脑血管造影 CT 血管造影(computed tomography angiography,CTA)指静脉注射含碘造影剂后,利用螺旋 CT 或电子束 CT,在造影剂充盈受检血管的高峰期进行连续薄层体积扫描,然后经计算机对图像进行处理后,重建血管的立体影像。CTA 可清楚地显示 Willis 动脉环,以及大脑前、中、后动脉及其主要分支,对闭塞性血管病变可提供重要的诊断依据。

CT 灌注成像(CT perfusion)是结合快速扫描技术及先进的计算机图像处理技术而建立起来的一种成像方法,能够反映组织的微循环及血流灌注情况,获得血流动力学方面的信息,属于功能成像的范畴。CT 灌注成像最先应用于短暂性脑缺血、脑梗死的诊断,以后逐渐应用于颅脑损伤后脑灌注及脑肿瘤等方面的监测。

(三)磁共振成像

磁共振成像(magnetic resonance imaging,MRI)是 20 世纪 80 年代初开始用于临床的一项新的影像学诊断技术,是诊断颅内和脊髓病变最重要的检查手段。基本原理是利用人体内 H 质子在主磁场和射频场中被激发产生的共振信号经计算机放大、图像处理和重建后得到磁共振成像。MRI 检查时,病人被置于磁场中,接受一系列的脉冲后,打乱组织内的质子运动。脉冲停止后,质子的能级和相位恢复到激发前的状态,这个过程称为弛豫。弛豫分为纵向弛豫(简称 T1)和横向弛豫(简称 T2)。

CT 影像的黑白对比度是以人体组织密度对 X 线的衰减系数为基础,而 MRI 的黑白对比度则来源于体内各种组织 MR 信号的差异。以 T_1 参数成像时,T_1 短的组织(如脂肪)产生强信号呈白色,而 T_1 长的组织(如体液)为低信号呈黑色;反之,T_2 成像时,T_2 长的组织(如体液)信号强呈白色,而 T_2 短的组织信号较弱呈灰黑色。空气和骨皮质无论在 T_1 或 T_2 加权图像上均为黑色。T_1 图像可清晰显示解剖细节,T_2 图像有利于显示病变。液体、肿瘤、梗死病灶和炎症在 T_1 加权像上呈低信号,在 T_2 加权像上则为极易识别的高信号。而心腔和大血管由于血流极快,使发出脉冲至接收信号时,被激发的血液已从原部位流走,信号不复存在,因此,空腔及大血管在 T_1 和 T_2 加权图像上均呈黑色,此现象称流空效应。

MRI 的优势及临床应用与 CT 比较,MRI 能提供多方位和多层面的解剖学信息,图像清晰度高,对人体无放射性损害;且不出现颅骨的伪影,可清楚地显示脑干及后颅窝病变;MRI 通过显示冠状、矢状和横轴三位像,可清晰地观察病变的形态、位置、大小及其与周围组织结构的关系;对脑灰质与脑白质可以产生更明显的对比度,因此常用于诊断脱髓鞘疾病、脑变性疾病和脑白质病变等;通过波谱分析还可提供病变组织的代谢功能及生化方面的信息。

在神经系统疾病的诊断方面,MRI 主要应用于脑血管疾病、脱髓鞘疾病、脑白质病变、脑肿瘤、脑萎缩、颅脑先天发育畸形、颅脑外伤、各种原因所致的颅内感染及脑变性病等。MRI

显示脊髓病变更为优越,对脊髓病变的诊断具有明显优势,如用于脊髓肿瘤、脊髓空洞症、椎间盘脱出、脊椎转移瘤和脓肿等诊断。

磁共振成像血管造影(magnetic resonance angiography,MRA)是利用血液中运动质子为内在流动的标记物,使血管与周围组织形成对比,经计算机处理后显示血管形态及血流特征的一种磁共振成像技术。MRA 的优点是:无须插管、方便省时、无放射损伤及无创性,可显示成像范围内的所有血管,也可显示侧支血管。缺点是:其分辨率不适宜大范围检查,信号变化复杂,易产生伪影。临床主要用于颅内动脉瘤、脑血管畸形、大血管闭塞性疾病和静脉窦闭塞等的检查。

第三节　常见神经系统疾病的重症处理

一、重型颅脑损伤

颅脑在外界机械力的作用下所致的损伤称为颅脑损伤(TBI),可能引起不同程度的意识障碍。TBI 所导致死亡占所有外伤致死的 70% 左右,无论在和平或战争时期都是一类极为常见的损伤性疾病,多见于交通、工矿事故、自然灾害、爆炸、火器伤、坠落、跌倒以及各种锐器、钝器对头部的伤害。近 30 年来,神经重症监护的发展降低了重型 TBI 患者的死亡率。随着神经重症监护的发展,已经制定出循证化的救治指南,以确定和规范重型 TBI 的治疗。除正确诊断和及早手术外,加强监护和有效的非手术治疗是改善重型 TBI 预后的重要环节之一。本章主要讲述对格拉斯哥昏迷评分(Glasgow coma score,GCS)≤8 分的重型 TBI 患者的治疗。

(一)颅脑损伤机制

造成 TBI 的机制十分复杂,根据暴力作用方式分为直接损伤和间接损伤两种。

1. 直接损伤是指暴力直接作用于颅脑造成的损伤,根据力的作用方向不同,分为加速性损伤、减速性损伤和挤压性损伤。

2. 间接损伤是指暴力作用不在头部,作用在远离头部的身体其他部位而后传递到颅脑造成的颅脑损伤,是特殊而严重的损伤类型。包括头颅与脊柱连接处损伤、挥鞭样损伤、创伤性窒息和暴震伤等。

(二)颅脑损伤的类型

1. CT 分类　早期的 CT 扫描可将颅内出血或挫伤的脑损伤患者与颅内无显著病变的患者区别开来(表20-4)。随后将血肿区分为硬膜外、硬膜下以及脑实质内血肿。

表20-4　脑损伤 CT 分类系统

弥漫性损伤 I	CT 无明显病理表现
弥漫性损伤 II	脑池存在,中线移位 0~5mm,无 >25ml 的高密度或混杂密度影,可伴有颅骨骨折和异物
弥漫性损伤 III(肿胀)	脑池受压或消失,中线移位 0~5mm,无 >25ml 的高密度或混杂密度影
弥漫性损伤 IV(移位)	中线移位 >5mm,无 >25ml 的高密度或混杂密度影
需手术清除的实质性损伤	任何需手术清除的损伤
不需要手术清除的实质性损伤	高密度或混杂密度损伤 >25ml,但不需要手术清除

2. 各种颅脑损伤

(1)颅骨骨折:颅骨骨折分为单纯性(线性)骨折、粉碎性、凹陷性或颅底骨折。依据是否存在头皮裂伤又分为开放性和闭合性。颅骨 X 线平片检查见到颅骨骨折,需行 CT 检查。颅骨骨折通常为线性,多见于颞顶部,因为表面有脑膜中动脉分布,极易引发硬膜外血肿。开放性颅骨骨折通常需行清创术。必要时可复原凹陷的骨片,修补硬膜裂口,清除血肿。

熊猫眼征(眶周迟发性瘀斑)、鼓室内积血、贝氏征(乳突部皮肤迟发性瘀斑)、脑脊液(CSF)鼻漏或耳漏都表明颅底骨折的存在。鼻漏常见于前颅窝底骨折,耳漏常见于中颅窝底骨折。脑脊液漏发生时,不能堵塞漏口,应让 CSF 流出,以防止感染。预防应用抗生素由于没有针对性,故而一般不建议使用。7~10 天内多数脑脊液漏会自愈。颅底骨折可通过颅底薄层 CT 扫描三维重建确诊。

(2)脑挫裂伤:在重型 TBI 患者中,脑挫裂伤很常见。脑挫裂伤可由直接的外力所致(如凹陷骨折压迫);脑组织与粗糙的颅骨内表面摩擦(多发生于额叶深底部和颞叶前方及底部)。脑挫裂伤可经 CT 扫描发现,并可因继发性出血或脑水肿的出现导致占位效应。颞极部位的挫裂伤由于靠近脑干,更易诱发脑疝的发生。

(3)颅内血肿:对神经系统检查有异常表现,需对患者进行 CT 检查。对硬膜下和脑实质内血肿的处理主要依据占位效应的情况。如果中线移位超过 5mm 或者有颅高压表现,通常需要手术清除或引流。

(4)迟发的创伤性脑实质内血肿:迟发性脑出血是指在初始 CT 检查正常或接近正常的脑实质区内出现的出血。重型颅脑损伤患者约有 1%~8%在伤后 48 小时内可能出现迟发性出血,少数甚至见于 2 周内。当迟发出血发生时,通常会出现神经系统症状的恶化,因此,如出现不明原因的神经系统症状的恶化,应迅速进行 CT 检查。

(5)弥漫性轴索损伤(DAI):相当部分的重型 TBI 患者临床表现严重,但 CT 表现却很轻微,尽管典型的弥漫性轴索损伤在 CT 上会表现出白质多发点状出血,特别是在胼胝体和脑干部位,但 CT 扫描可能是阴性结果。病理学可见胼胝体、深部脑白质和脑干等部位的局灶出血和挫伤。MR 比 CT 能发现更小的白质损伤。DAI 的患者特征表现是深而持久的昏迷。约有半数患者会发生颅压升高,CT 表现弥漫性水肿,灰白质交界不清,脑室变小,脑池受压,脑干肿胀变形。

3. 原发性和继发性颅脑损伤 原发性颅脑损伤,也就是发生于受伤当时的脑损伤,包括脑震荡、脑挫裂伤、弥漫性轴索损伤、原发性脑干损伤等。继发颅脑损伤是指颅内的或全身的一些病理因素引起的进展性的、潜在的可逆性脑损伤。有时这种界限并不十分明确,例如脑挫伤和血管损伤具有不可逆的、机械性的、坏死性的特点,但也有可逆的亚细胞损伤部分,目前称为"凋亡"。重症颅脑损伤救治的主要目标是预防和治疗这些损伤。

(三)重型颅脑损伤的 ICU 监测

重型 TBI 的患者急性期都需要进入 ICU 接受监测及治疗,监测项目包括基本生命体征监护、神经系统专科体检和神经功能监测。

1. 全身查体及基本生命体征的监测 对收入 ICU 的重型 TBI 患者进行系统全身查体,对患者的循环系统、呼吸系统、血液系统、骨骼系统、内分泌等进行初步评估,掌握患者的整体状况。同时利用心电图、无创血压、有创连续动脉压、中心静脉压(CVP)、肝肾功能、血尿渗透压、凝血功能、体温以及外周氧饱和度等的监测结果,及时调整系统性治疗目标及方案,使实施的治疗措施能够有效维持重症患者的基本生命体征。

　　虽然早期的重点是判断和治疗神经系统的恶化,同时注意一些全身性因素。创伤或原有疾患引发的心肺功能问题可能影响预后,严重的合并伤(特别是胸腹腔脏器出血、张力性气胸等)可能需要积极处理。创伤患者很容易出现并发症:凝血功能障碍、胃肠道出血、深静脉血栓形成、肺栓塞、肺部及泌尿系感染等。

　　2. 神经系统专科体检和神经功能监测

　　(1)神经系统专科体检及评分:患者纳入 ICU 管理后,对重型 TBI 患者的神经系统监测包括:每小时或每隔 1 小时患者遵嘱活动情况、定向力、瞳孔反应、角膜反射、肌力和 GCS 评分,掌握患者的基本状况。通常由于患者神经功能受到抑制以及应用镇静剂的影响,对患者临床症状加重的判定比较困难。因此,在对神经系统进行检查的同时,可辅以对患者 ICP 监测、脑血流监测及脑电生理功能监测。

　　(2)颅内压/脑灌注压的监测:ICP 的升高与重型 TBI 患者的死亡率呈正相关。颅内压监护可动态观察患者颅内病情变化,指导维持足够的脑灌注压,目前指南推荐对于重型 TBI 患者的 CPP 维持在 50~70mmHg 之间。如果 ICP 持续增高,应行 CT 扫描,以确定是否有迟发血肿形成或脑挫伤周围广泛水肿的出现,对于镇静状态下的患者尤为重要。ICP 监测可避免盲目应用降颅压措施,因为所有这类措施都有相应副作用。如果使用的是脑室内监测,那么引流脑脊液也有助于降低颅内压。最后,ICP 监测还可帮助判定预后,ICP 持续高于 40mmHg 的患者预后不佳。颅脑创伤救治指南指出 ICP 监测适用于具有下列情况的 TBI 患者:①GCS 3~8 分伴 CT 异常(血肿、脑挫裂伤、脑肿胀、基底池受压和脑疝)的病人;②GCS 3~8 分,CT 无异常,但同时伴有以下三项中的两项者:a. 年龄>40 岁;b. 单侧或双侧运动异常;c. 收缩压<90mmHg。

　　(3)神经影像学监测:对于重型 TBI 患者首选 CT 检查,可及时诊断有无颅内血肿,了解损伤部位及范围,动态观察病情发展及转归。由于重型 TBI 的病理改变较复杂,对临床上有恶化征象的患者,应尽可能连续多次行影像学检查,并特别注意以下方面:①迟发性血肿;②残留血肿;③复发血肿;④减压后血肿;⑤创伤性或继发性缺血性脑梗死;⑥继发性脑积水;⑦减压后急性脑肿胀,脑挫裂伤;⑧继发性脑脓肿;⑨继发性脑萎缩。MRI 对急性颅脑损伤不作为首选检查方式。

　　(4)其他监测技术:除了颅内压监测以外,还可应用 TCD 进行脑血流的相关监测,应用定量脑电图监测技术评估患者意识水平、判断非惊厥性的癫痫活动。除了以上宏观的监测技术,尚有局部脑组织脑氧分压监测、颈静脉氧饱和度监测以及微透析技术等的应用。这些监测手段获取的资料可以帮助我们了解脑内局部或者整体的病理生理变化。

　　(四)重型颅脑损伤的 ICU 管理与治疗

　　重型 TBI 患者在 ICU 治疗的中心环节是对颅高压的控制,但对患者重要器官功能的支持治疗也尤为重要,对这些器官功能的支持治疗与患者的转归密切相关。

　　1. 颅高压的控制策略　目前的 TBI 救治指南建议:①对颅内压升高开始治疗的阈值应大于 20~25mmHg。②对 ICP 的评价和治疗应结合临床表现和 CPP 的数值。对于颅高压的控制常分为两个级别。一线控制措施包括头部抬高、镇痛镇静、过度通气、脑脊液引流和应用甘露醇等高渗制剂。当一线治疗措施无效时,可以启动二线控制措施,包括亚低温、外科手术减压和巴比妥昏迷疗法。

　　(1)一线降颅压措施

　　1)头部抬高:头部抬高降低 ICP 的机制是减少颈部扭曲,降低中心静脉压以利颈静脉回流。如无禁忌可将头部抬高 30°，避免颈部的扭曲或头低位。

2）镇痛镇静：镇痛镇静通过对脑细胞代谢抑制，减少脑氧代谢率，减少脑血容量，从而降低 ICP。主要顾虑是影响了临床对意识的评定，因此应考虑使用短效的镇静药物，以便定期进行神经功能检查。持续镇静时，应结合 ICP 监测、连续的影像检查来判断病情变化。

"每日唤醒"重型 TBI 患者检测神经功能目前尚有争议。缺点是停用镇痛镇静，患者可能出现烦躁不安，颅压升高而难以控制。优点是这种方法可减少机械通气时间，缩短 ICU 住院时间。如果患者在镇静药物减量或停用时表现烦躁不安、难以控制颅压升高时，应持续镇静，不再实施"每日唤醒"。

3）过度通气：早期过度通气可降低 ICP，暂时逆转脑疝征象。短时间适当的过度通气（$PaCO_2$ 维持在 30～35mmHg）通过减少颅内血容量，降低 ICP，从而升高 CPP。但是，过度通气是通过收缩脑血管来降低 ICP，长时间过度通气会诱发脑水肿、脑缺血的出现，从而导致 ICP 升高。颈静脉血氧饱和度监测可反映过度通气是否引起低灌注损伤。

TBI 救治指南认为：①在重型颅脑损伤后如无颅压升高，不应长期应用过度通气使 $PaCO_2$ 低于 35mmHg（标准）；②在伤后 24 小时内应避免预防应用过度通气（$PaCO_2$ < 35mmHg）因为当脑血流下降时会减少脑灌注；③当出现急性神经系统表现恶化或颅内压升高，而镇静剂、麻醉剂，CSF 引流以及渗透性利尿剂均难以控制时，可能需要短时间的过度通气治疗。④颈静脉氧饱和度，动-静脉氧含量差以及 CBF 监测有助于判断是否需要应用过度通气，使 $PaCO_2$ 降至 30mmHg 以下；⑤当患者出现脑疝征象或突发神经系统症状恶化，在采取其他降 ICP 措施之前，先行过度通气可短暂而安全地降低 ICP。另外，过度通气还可在颅压监护曲线出现高原波时短暂应用。

4）脑脊液引流：通过脑室内导管引流脑脊液，即使在脑室正常或变小的情况下，均可迅速降低 ICP。很多颅脑创伤中心已把 CSF 引流作为首选的治疗常规。即使患者不采用脑室内 ICP 监护，但在其他控制 ICP 的方法无效时，脑室引流仍是可以应用的。当脑室较小时，行 CSF 穿刺引流有一定困难，因为脑室塌陷后可暂时或持续地堵塞导管。

5）渗透压治疗：甘露醇 1960 年开始应用于临床，是迄今为止最重要、应用最广泛的渗透性降颅压药物，可以降低 ICP，增加 CPP，改善神经功能，还可降低血液黏度，增加 CBF，但尚无研究证实甘露醇能改善重型 TBI 患者的预后。

TBI 救治指南指出：①甘露醇可有效控制颅压升高，间断快速注射比持续输注更有效，有效剂量为每次 0.25～1g/kg。②在 ICP 监测之前使用甘露醇的指征包括脑疝征象或非全身因素引发的神经系统症状加重。③为避免肾衰竭，血浆渗透压应低于 320mOsm/L。④补液维持血容量正常。

近年来，高渗盐水已成功应用于成人或儿童 TBI、难治性颅高压的临床治疗。在使用高渗盐水时也应注意潜在的有害作用，常规监测血清钠离子水平，维持 145～155mmol/L，避免因高钠血症引起的嗜睡、抽搐、昏迷等。有研究发现长时间大剂量使用白蛋白脱水会增加 TBI 患者死亡率，故目前并不主张长时间使用大剂量白蛋白脱水。但是，当患者白蛋白水平明显降低时，使用白蛋白脱水可明显减轻脑水肿的发生。

（2）二线降颅压措施

1）亚低温：低温能降低脑氧耗，对缺氧的脑组织、广泛脑半球缺血、颅脑创伤产生脑保护作用。亚低温治疗在 TBI 中的应用研究很广泛，国内外有较多文献报道亚低温治疗可改善重型 TBI 患者预后。但是也有研究认为，早期低温治疗对改善重型 TBI 患者的病死率无效。

TBI 治疗指南仍将亚低温治疗作为重型 TBI 患者降颅压的一项手段。将体温控制在 32 ~ 35℃,对严重脑挫裂伤、脑干或丘脑损伤伴高热和去大脑强直患者,有较好治疗作用。为防止低温治疗时寒战的发生,可予以镇静镇痛肌松药物治疗。

2)外科手术减压:通过清除血肿和相邻的坏死脑组织以降低颅内压,这使得患者颅压不至于过高,更好地耐受水肿。去大骨瓣减压手术可增加颅内容量,为水肿的脑组织扩张提供了空间,减少组织移位,减轻对脑干的挤压。

3)巴比妥昏迷疗法:重型 TBI 患者虽经常规药物和手术治疗,仍有约 10% ~ 30% 出现持续的颅高压。这时,可应用一些有争议的治疗,如巴比妥昏迷疗法。有证据表明巴比妥可降低 ICP,但并不能改善脑外伤患者总体预后。巴比妥昏迷疗法有显著的副作用,最常见的是低血压,这是由全身血管扩张和心脏抑制引起的。长期应用巴比妥治疗的患者,由于免疫受到抑制,感染的概率会增加。还有一些与长期制动有关的其他并发症,如消化道出血、深静脉血栓形成、肺栓塞和皮肤破损。TBI 救治指南认为:对于那些血流动力学稳定,但出现其他方法无法扭转的难治性颅高压的重型 TBI 患者,可以考虑使用巴比妥昏迷疗法。

2. 重型颅脑损伤的呼吸管理 重型 TBI 患者的呼吸支持极为重要,多种因素可以引起患者呼吸功能不全。而低氧血症和低血压是继发脑损伤的重要原因。同时颅脑损伤可以导致呼吸节律的中枢性异常和气道自主维护困难。首先建立适当的人工气道,明确机械通气的目的,并确立个体化的通气目标,避免呼吸机相关性肺损伤。呼吸支持的终极目标是达到正常的生理状态,呼吸机设置的调节应维持在 $SPO_2 > 95\%$,$PaO_2 > 80mmHg$,$PaCO_2$ 在 35 ~ 45mmHg(过度换气时 30 ~ 35mmHg)。另一方面,对于合并有颅内高压和急性肺损伤的 TBI 患者要求包括小潮气量和中等 PEEP 的肺保护性通气策略,PEEP 升高胸腔内压,并导致颅内血液回流减少,使颅内压升高,当 PEEP 超过 $15cmH_2O$ 时对颅内压产生明显影响,因此高于 $15cmH_2O$ 的 PEEP 仅用于严重低氧血症时。

重型 TBI 患者神经反射阈值较高,排痰能力明显降低,有创气道的长期开放极易导致痰液黏稠及排除不畅,严重时可形成痰痂使气道梗阻。因此应加强翻身、拍背、吸痰等基础护理,必要时静脉或者局部雾化应用祛痰药物。

3. 重型颅脑损伤的循环管理 创伤可导致失血、心肌损害、脊髓休克,因此重型 TBI 的患者常有血流动力学不稳定。当循环状态评估提示组织灌注存在不足时,首先进行容量复苏和血流动力学监测。当循环出现波动时,在进行充分循环支持的同时,必须尽快寻找引起循环波动的诱因并采取针对性措施消除诱因。循环波动不稳的情况下,在进行颅内压监测之前,平均动脉压(MAP)应该维持≥80mmHg,以确保良好的脑灌注压。有条件的情况下可以进一步开展脑的氧代谢监测和脑功能监测。贫血是常见的严重颅脑损伤后的继发改变,应尽量避免。血红蛋白尽可能维持≥90 ~ 100g/L 或血细胞比容≥0.30。继发于颅脑损伤的高血压也时常发生,当收缩压 > 160mmHg 或平均动脉压 > 110mmHg 时,可引起血管源性脑水肿,并使颅内压升高。高血压往往是对颅内低灌注的生理性反射,在原因未能去除前,不要盲目降血压,以免引起脑缺血,除非收缩压 > 180mmHg 或平均动脉压 > 110mmHg。如果有颅内压监测,可在脑灌注压的指导下管理患者血压。

4. 重型颅脑损伤的液体管理 良好的液体管理是维持重型 TBI 患者脑灌注压和正常颅内压的基本保障。血容量补充不足,极易导致脑缺血的发生。补液原则为个体化的补液而非限制补液,不规范的补液会增加患者的病死率。提倡对需要大量补液患者常规实施 CVP 监测或超声容量评估。重型 TBI 患者可保持等或轻度高血容量,提倡 CVP 或超声监测下的出入量平衡,控制输液速度,防止短时间内大量输入低渗液或高渗液。在复苏治疗的液体选择上,一般主张早期应用晶体液大量补液,没有证据显示胶体液复苏优于晶体液。尽量避免使用低渗液体及葡萄糖。对于容量补充≤50ml/kg的患者,推荐价格相对更便宜、更容易获得和不良反应更小的等渗晶体液。对于血容量补充超60ml/kg的需大量补液患者,在补充晶体液的同时可增加胶体溶液,但是要高度重视人工胶体潜在的肾功能损害及凝血障碍等不良反应。

5. 重型颅脑损伤的水盐代谢管理　　TBI患者容易发生水电解质失衡,以血钠失衡和血钾失衡最为常见。就重型TBI患者特殊类型的水盐失衡分述如下。

(1)中枢神经源性尿崩症(CNDI):头部创伤导致下丘脑垂体损伤,导致抗利尿激素(ADH)储存与分泌的垂体后叶部分损伤,以稀释性多尿和高血钠为特点。诊断依据:临床病史及脱水多尿症状,检查尿比重和尿渗透压下降、高钠血症以及血浆渗透压升高(>295mmol/L)。治疗原则:急性期可以应用外源性ADH,包括垂体后叶素、去氨加压素或者赖氨加压素。随时调整液体量,可经口或经静脉补液,补液可以应用低钠液(0.45% NaCl)。补液速度不宜过快,并密切监测血钠浓度,以每小时血钠浓度下降不超过0.5mmol/L为宜,否则会导致脑细胞渗透压不平衡而引起脑水肿。

(2)抗利尿激素分泌异常综合征(SIADH):头部创伤导致抗利尿激素分泌增多,表现为少尿(400~500ml/24h)、尿钠升高,血钠下降、水潴留性体重增加,体内游离水总量相对增多。表现为精神错乱、共济失调、癫痫发作、反射增强或减弱、昏迷和不可逆性脑损伤。诊断依据:相关SIADH发病史和低钠血症相关的神经精神症状和体征。血钠<135mmol/L,血浆渗透压<275mmol/L,尿钠>25mmol/L,尿渗透压高于血浆渗透压等。治疗原则:限制输液量<1000ml/24h。补钠要慢,应用高渗盐水(3% NaCl)要慎重。可应用呋塞米利尿或者碳酸锂抑制肾小管对ADH的反应。如血钠<110mmol/L应使用高渗含盐溶液。

(3)脑耗盐综合征(CSWS):临床表现具有低血钠、脱水及高尿钠(>50mmol/L)三联征。现在认为,CSWS与SIADH的区别关键在于血容量。SIADH因血管内容量增多而表现为稀释性低血钠,治疗以限制容量为目标;而CSWS属低血容量和低血钠状态,治疗目标是恢复正常血容量,不应限制入量,而应输入等渗含钠溶液。

6. 重型颅脑损伤激素和血糖管理

(1)糖皮质激素:有确切的证据表明大剂量类固醇激素对于在重型TBI患者中控制颅高压和改善预后是无效的。数项前瞻性随机对照试验均未发现大剂量地塞米松有治疗效果。Crash试验发现大剂量甲泼尼龙治疗TBI会增加患者死亡率。TBI救治指南认为:对于重型TBI患者,糖皮质激素不能用于改善预后或降低ICP。因此,当患者有明确使用激素的指征时,才考虑使用糖皮质激素。

(2)血糖管理:损伤导致的应激反应、下丘脑损伤和儿茶酚胺激增等可诱发应激性高血糖,其比例高达30%~70%。而高血糖可进一步导致患者转归不良、增加死亡率,同时也应该避免低血糖(血糖<4.4mmol/L)。应常规监测血糖,重型TBI患者应保持血糖在8~10mmol/L之间。控制血糖可以配制适宜浓度的胰岛素静脉输注或者静脉泵入。葡萄糖和胰岛素混合输注可避免低血糖。根据血糖监测结果调整胰岛素用药量。进行规律肠内营养的患者必要时可以考虑予以长效胰岛素控制血糖。

7. 重型颅脑损伤的营养支持　　重型TBI对营养和代谢的影响很大,包括负氮平衡、体重丢失、重要脏器功能受损及免疫力低下。颅脑损伤后血浆中分解代谢类激素水平升高(肾上腺素、去甲肾上腺素、可的松、胰高血糖素），导致骨骼肌分解释放出氨基酸，糖原异生增加，从而引起肌肉的萎缩和负氮平衡。另外，脑外伤后会出现高代谢状态、心动过速、心输出量增加和热量消耗增加。

对早期肠外营养与标准管饲方法进行的随机对照分析表明，肠外营养可提供更高的蛋白和热量，减低死亡率。有研究对大致等量的肠内和肠外营养支持进行对比，发现肠内营养在维持肠道完整性、降低脓毒症以及营养物质的选用上，均优于肠外营养。

对重型 TBI 患者应注意早期肠内营养，应提供 20~25kcal/（kg·d）。重型 TBI 患者 72 小时内给予足够的营养支持可以改善预后。多数患者通过鼻胃管或胃造瘘管来进食，抬高床头和给予胃肠动力药可促进胃的排空。胃肠营养时首日输注速度 20~50ml/h，次日后可调至 80~100ml/h。如果患者持续存在胃潴留，可考虑置入鼻空肠管或行空肠造瘘。如果入院时存在营养不良，患者不能进行肠内营养，应尽早开始肠外营养。此外，如果在 5~7 天肠内营养支持还不能达标，应联合肠外营养支持。

（五）重型颅脑损伤并发症的防治

1. 创伤后癫痫的防治　早期癫痫发作尤其是癫痫大发作或癫痫持续状态会加重颅内高压；镇静药或肌松剂的使用可能掩盖癫痫发作；颅内手术增加了癫痫发作的可能。因此，重型 TBI 患者（典型表现为长时间的意识丧失，CT 上表现为颅内血肿或脑挫裂伤，凹陷性颅骨骨折）为防止早期和后期癫痫的发生，可使用抗惊厥药物。大量研究证实，卡马西平和苯妥英钠都可有效防止早期癫痫发作。但是苯妥英钠、丙戊酸钠和卡马西平对于预防迟发性癫痫效果不佳。

TBI 救治指南指出：①不提倡外伤 7 天以后预防性应用苯妥英钠、卡马西平或丙戊酸钠来预防创伤后迟发性癫痫。②对脑外伤后极有可能出现癫痫发作的患者，可以使用抗惊厥药来防止创伤后早期癫痫的发生。

2. 深静脉血栓（DVT）的防治　TBI 患者 DVT 的发病率为 20%，发生原因除了血流缓慢、血管壁损伤和血液高凝状态外，TBI 患者还有其特殊的高危因素，如长时间手术、术中脑局部释放促凝物质、术后偏瘫、长时间卧床及渗透性脱水等。床旁彩色多普勒血管超声可以作为 DVT 的首选检查手段。

预防开始的时间越早越好，预防方法目前有物理预防和药物预防。早期活动可以降低 DVT 风险，但是很多重型 TBI 患者常无法进行早期充分的活动。物理预防可以增加下肢静脉血流、减少静脉血流的淤滞。物理预防包括间歇充气加压泵（IPC）和加压弹力袜，IPC 可以明显降低 DVT 发生率。药物预防主要有普通肝素和低分子肝素（LMWH）两种方法。由于较大的出血风险，部分患者可能不适合肝素抗凝，这部分患者可选择新型的非肝素抗凝剂（例如重组水蛭素、阿加曲班）。对于那些不能使用任何抗凝剂的患者，可考虑放置下腔静脉滤器，以防止肺动脉栓塞。

3. 库欣溃疡的防治　重型 TBI 患者由于严重应激状态及炎性因子刺激，胃肠黏膜可发生缺血坏死而致溃疡出血，称之为库欣溃疡。应根据患者的危险因素、胃肠功能及对药物的不良反应等情况，个体化确定预防药物。主要包括质子泵抑制剂、H$_2$ 受体抑制剂、胃黏膜保护剂。用药疗程一般建议 3~7 天，危险因素越多，预防药物使用时间就应越长，同时也要警惕因胃液 pH 值改变及反流可能导致的院内获得性肺炎。另外应尽早开始肠内营养，提前使用肠内营养可减少预防用药的疗程。

二、非外伤性脑出血

在我国,脑出血年发病率为(27.1~77.1)/10万,占所有脑卒中的17%~54%,高于西方发达国家。虽然近年来经济不断发展,医疗条件大幅度提高,但是脑出血的死亡率及致残率并未降低。

在神经重症监护病房(NEURO-ICU)中,脑出血的死亡率高于缺血性脑卒中。50%以上的脑出血患者在一个月内死亡;80%以上存活的脑出血患者有严重的神经功能缺损。因此,很多脑出血患者需要神经重症监护治疗,对这些患者,关键在于如何控制高颅压以及决定是否需要手术治疗。

(一)病因学

引起非外伤性脑出血的病因较多,其中约半数以上是由原发性高血压所致,其他常见的原因有颅内动脉瘤破裂、脑血管畸形破裂、脑血管淀粉样变性、抗凝治疗、颅内肿瘤出血、拟交感神经药物滥用、颅底烟雾病、血液病等。

1. 原发性高血压 脑出血患者中,可能有半数以上是由高血压引起的,高血压造成了Willis环主要血管或基底动脉发出的深穿支动脉出血;这一病理解剖学因素解释了高血压脑出血部位的特点:基底节(35%~45%),皮层下白质(25%),丘脑(20%),小脑(15%)和脑干(5%)。原发性高血压可导致全身各器官血管的病理学改变。神经病理学研究认为,脑血管病理改变是脑小动脉管壁发生玻璃样变性或纤维样变性,甚至发生局限在管壁的微小出血、缺血或坏死,内弹力纤维层受到破坏形成微动脉瘤,大多数脑出血是由于微小动脉瘤破裂造成的。

2. 颅内动脉瘤 颅内动脉瘤是颅内动脉壁上的囊性膨出,多见于40~60岁中老年人,破裂后最常见为蛛网膜下腔出血,但脑内血肿也可能发生。脑内血肿可发生于脑池内、脑实质内、脑室内和硬膜下腔。前交通动脉瘤可形成单侧或双侧额叶内侧血肿;大脑中动脉瘤可在外侧裂间形成血肿,也可破入额叶或颞叶内;大脑前动脉瘤破裂后可形成额叶或扣带回间血肿;后交通动脉瘤常破入颞叶形成血肿。

3. 脑血管畸形 脑血管畸形是一种脑血管的先天发育异常,包括脑动静脉畸形、海绵状血管瘤、硬脑膜动静脉瘘等。脑动静脉畸形多见于青少年或青壮年,由异常的供血动脉、畸形血管团和粗大的引流静脉构成,病变常见于脑组织内,出血是脑动静脉畸形最常见的症状之一。海绵状血管瘤是由大量薄壁血管构成的异常血管团,常常缺乏供血动脉和引流静脉,癫痫、出血和神经功能障碍是其主要临床表现。脑干出血的病因中,此病占比例较高。硬脑膜动静脉瘘是硬脑膜内的动静脉沟通成动静脉瘘,出血由动脉化软脑膜引流静脉破裂引起,一般出血凶猛。

(二)临床特点

脑出血往往突然起病,症状体征在数分钟或数小时内很快进展加重。发生脑卒中前一般没有前驱症状。因出血导致颅内压(ICP)升高,所以头痛、恶心、呕吐往往是首发症状。常见急性血压升高和意识水平下降,可能出现脑出血量增加,特别是在发病后的最初几小时,由于血肿增大,神经系统症状经常加重。脑血肿造成活性蛋白的外渗,从而导致脑水肿。脑水肿在随后的数天里不断加重,并可持续2周或者更长时间。60%左右脑出血患者的神经系统症状逐渐加重,而超过80%的缺血性脑卒中和蛛网膜下腔出血患者,神经系统症状在发病之时最为严重。格拉斯哥评分(GCS)低于9分、出血量大和脑室出血都会使神经系统症状加重,增加不良预后的危险。

1. 基底节脑出血 高血压脑出血的最好发部位,主要在壳核,临床表现为"三偏综合征"(偏瘫、偏盲、偏身感觉障碍)。优势半球的出血可造成失语;出血量大引起即刻昏迷,也可破入脑室;出血量较小可逐渐出现意识障碍和上部脑干受压的症状。

2. 丘脑出血 丘脑出血也是高血压脑出血的好发部位,约占20%。出血发生时可局限在丘脑本身,也可破入侧脑室和第三脑室。丘脑出血直接或间接累及内囊,因此患者一般都存在不同程度的感觉障碍、运动障碍和同向性偏盲。大量出血可导致患者迅速昏迷,甚至死亡;出血侵犯下丘脑时,可引起高热、尿崩、消化道出血、严重水电解质紊乱等下丘脑反应。

3. 小脑出血 小脑出血好发于齿状核,出血量超过8ml容易导致脑干受压、梗阻性脑积水及枕骨大孔疝的发生。典型的临床表现为:反复的眩晕、枕部头痛、呕吐和行走不稳以及眼球震颤等。当出血量大、锥体束受到压迫时,可出现肢体瘫痪。

4. 脑干出血 脑干出血发病急、死亡率高、预后差。大多数出血发生在脑桥,中脑、延髓相对少见。出血量超过10ml称为巨大血肿,累及范围广,损伤脑干严重,即使经过积极治疗,死亡率也很高。临床表现为:生命体征的改变,深而持久的昏迷,瞳孔或眼球位置的改变,锥体束征,去脑强直。

(三)影像学检查

头部CT扫描可提供脑出血的部位、蛛网膜下腔或硬膜下有无血肿等信息,可因此作出脑出血的病因学诊断;头部CT扫描还可判断脑水肿和脑疝。如果脑出血的部位不常见或有不常见的特点,应进行增强CT检查及CTA检查,评定是否存在潜在的动脉瘤、血管畸形或肿瘤。

虽然脑血管造影不是脑出血的常规检查,但CT扫描显示合并有硬膜下或蛛网膜下腔出血者应早期进行脑血管造影检查,以排除动脉瘤可能。年龄超过45岁,同时有高血压病史和壳核、丘脑、脑干或小脑出血的患者,脑血管畸形的检出率很低,而脑叶出血、孤立的脑室出血、血压正常或45岁以下的脑出血患者,脑血管造影发现脑血管异常的概率比较高。

磁共振成像(MRI)在疾病诊断早期不作为常规检查,但MRI特别有助于判断少量的脑干出血和显示脑血管造影不能显影的脑血管畸形。尽管可能漏诊小的动脉瘤和血管畸形,但MRI在检测海绵状血管畸形方面优于CT和脑血管造影检查。

(四)监测

脑出血的患者在急性期病情可能极重,需要进入ICU接受监测及治疗,监测项目包括基本生命体征监护、神经系统专科体检和神经功能监测以及脑血管方面的监测。对于生命体征及神经专科神经功能的监测在此不再赘述,此节着力于与脑血管相关方面的评估的介绍。

实验室检查包括:电解质、血细胞比容、血小板计数、INR、凝血常规、毒物筛查。脑出血的患者低钠血症及高钠血症较常见,其病因可能是因为尿崩、抗利尿激素分泌异常综合征、脑耗盐综合征或合并存在,为了明确诊断,血渗透压及尿电解质也需要监测。同时,当患者出现电解质紊乱,特别是高钠血症、血渗透压升高,会使得脱水治疗的效果降低。血小板计数、凝血常规及INR等凝血功能方面的监测可以排查患者脑出血的原因。当血细胞比容 > 40%,血黏度会升高,调整血黏度在治疗血管痉挛中有一定作用。

蛛网膜下腔出血后,下丘脑功能紊乱,血中儿茶酚胺水平升高,造成心肌损害,应及时动态监测患者心电图的变化。

经颅多普勒是一种有效的监测血管痉挛的方法。经颅多普勒可测得脑血管主干的流速,高流速提示血管主干的狭窄或高灌注。受累血管测得高流速说明存在严重的血管痉挛。颈内系统动脉流速与颈外系统血管流速之比有助于鉴别血管痉挛和高灌注。当 TCD 流速增加时,应警惕血管痉挛的发生,加强治疗的强度。

影像学检查应用于监测脑功能以及脑灌注情况,包括 PET、SPECT、氙 CT、CT 灌注成像和 MRI 灌注成像。通过灌注成像可以得到局部脑血流流量(CBF)、脑血流容量(CBV)、对比剂平均通过时间(MTT)和对比剂峰值时间(TTP)等血流动力学参数及灌注图像表现,相比于 TCD,减轻了操作者个人水平的干扰。当脑血流量降低到 $10 \sim 20ml/(100g \cdot min)$ 或皮质脑血流量降低到正常的 40%,白质脑血流量降低到正常的 35% 时,引起脑组织的缺血反应。灌注成像技术能早期发现脑缺血区及其血流动力学改变,在脑缺血后 30 分钟清楚显示缺血区。综合分析这些参数可以掌握组织血液供给的具体情况:①灌注不足:MTT 明显延长,CBV 减少,CBF 明显减少;②侧支循环信息:MTT 延长,CBV 增加或尚可;③血流再灌注信息:MTT 缩短或正常,CBV 增加,CBF 正常或轻度增加;④过度灌注信息:CBV 与 CBF 均显著增加。

神经电生理监测也是神经 ICU 医生客观评价患者脑功能的工具。电生理监测可以:①探测痫性发作和癫痫灶;②早期监测由于缺血造成的神经功能损害;③评判预后;④评估镇静效果及治疗效果。除去惊厥性发作(CSE),脑出血的患者发生非惊厥性(NCSE)发作也较为常见。痫性发作活动所引起的过度脑代谢导致颅内压增高,增加了脑组织发生缺血及兴奋性毒害的危险性。通过持续的脑电监测,可以尽早发现 NCSE,终止发作,使患者获得良好预后。同时,脑电图对于缺血非常敏感,在发生可逆性神经功能损害时即可发生改变,此时进行干预性治疗,可避免永久性损害的发生。

(五)治疗

尽量全面地收集既往史和本次发病时的神经系统症状,有助于正确判断脑出血的部位和病因。许多特征性的症状、体征和病情发展过程均有助于血肿定位,然后患者需要全面的神经系统检查。发病时的意识水平和意识障碍加重的速度对判断预后和指导下一步治疗方案非常重要,送至医院时即出现昏迷或在治疗前出现昏迷的患者,病死率超过 50%。

在确定脑出血的原因后,除了避免因再出血、脑水肿或脑缺氧造成的继发神经功能损伤之外,针对不同脑出血的特点,应采取相应的治疗。

1. 非动脉瘤的自发性脑出血的治疗

(1)血压控制:大部分患者在脑出血后,即刻出现血压增高,所以血压控制是初始治疗的重要目标,可减少继续出血和水肿。脑出血后对高血压的降压治疗需十分慎重,因为过高的血压会增加脑水肿和再次出血的危险,但不适当降压则会导致患者脑灌注不足。降血压首先应该降低颅内压,只有降低颅内压后血压仍明显高于发病前的水平时,才考虑使用降压药物。

1)如果收缩压 >200mmHg 或平均动脉压 >150mmHg,要考虑用持续静脉输注积极降压,并每 5 分钟监测 1 次血压。

2)如果收缩压 >180mmHg 或平均动脉压 >130mmHg,且有颅内压升高的证据或怀疑颅内压升高,应考虑监测颅内压,可间断或持续静脉给药降压,维持脑灌注压 >60 ~80mmHg。

3)如果收缩压 >180mmHg 或平均动脉压 >130mmHg,且没有颅内压升高的证据,可间断或持续静脉给药适度降压(平均动脉压 =110mmHg 或目标血压为 160/90mmHg),并每隔 15 分钟重复查体 1 次,使收缩压维持在 180mmHg 以下,MAP 维持在 130mmHg 以下。

对于收缩压为 150～220mmHg 的 ICH 患者,可快速将收缩压降至 140mmHg。由于硝普钠、硝酸甘油的血管扩张作用,理论上可增加脑血容量,有升高颅内压的危险。通常在急性期,患者多有颅内高压的存在,故目前常用的降压药为拉贝洛尔、艾司洛尔、乌拉地尔和尼卡地平等。

(2)颅内压(ICP)控制:基于目前的脑血流动力学理论,出血量大或由于血肿的占位效应使脑干受累的患者,需要较高的血压来维持脑灌注压。这些患者在选择适当的抗高血压治疗的同时,还应监测和控制 ICP。GCS 评分低于 9 分或意识水平快速下降的患者,可能是出现了颅内压的增高。

临床体征提示可能形成脑疝的患者推荐使用渗透性药物治疗和过度换气方法。甘露醇通常作为降颅压的一线用药,颅内压超过 20mmHg,需要每 6～8 小时给药一次(每次 0.25～1g/kg)30 分钟内滴注完毕。有时也可使用呋塞米作为辅助治疗,每次 20～40mg,每日 3～4 次。20% 的人血白蛋白可以提高胶体渗透压,治疗脑水肿,每次 10～20g,每日 2～4 次。甘油果糖脱水作用温和持久,对肾功影响小,每次 250ml,每日 2～4 次。治疗过程中应定期监测电解质和血浆渗透压,将血浆渗透压控制在 320mOsm/L 以下。过度换气是有效的快速降低颅内压的方法之一,但是过度通气 6 小时后,动脉二氧化碳分压的正常化可导致颅内压反弹性升高。

对脑出血破入脑室的患者,可用脑室导管引流,间断流出脑脊液更有助于降低 ICP。脑室引流的最主要并发症是颅内感染和继发出血,因此脑室引流不宜放置过久,一般不超过7天。

对于顽固性颅内高压,常常一线降颅压的措施效果很差,需要启动而二线降颅压治疗,临床使用最广泛的是亚低温治疗。脑的温度是缺血性脑损伤的一个较强的影响因素。研究发现治疗性低温(32～34℃)作为控制颅内压和神经保护的一种策略是有效的。

(3)其他治疗

1)ICH 患者急性期的一般情况和神经系统通常都处于不稳定状态,特别是在发病后最初数天内。因此,患者需要安置于神经科重症监护病房内。必须定期观察生命体征、评价神经功能以及持续监测心肺功能,包括自动血压测量、心电监护、ICP、脑灌注压和氧饱和度监测。接受静脉血管活性药物治疗的患者,应考虑进行持续性动脉内血压监测。

2)出现气道不畅,急性呼吸衰竭或 GCS 评分低于 9 分的患者应行气管插管治疗,使 $PaCO_2$ 维持在 30～35mmHg;同时还应配合气道分泌物的引流和药物治疗,给予镇痛镇静治疗,以免出现反射性心律失常或高血压,造成再次出血。

3)无论患者既往是否有糖尿病,入院时的高血糖均预示 ICH 患者的死亡和转归不良风险增高,因此应监测血糖水平,并将血糖控制在正常水平。

4)发热可造成实验性脑损伤模型动物的转归恶化。基底节和脑叶出血后出现发热的概率很高,特别是伴有 IVH 的患者,应积极治疗以使 ICH 患者的体温维持正常水平。

5)据报道,ICH 发病后最初 2 周内痫性发作的发生率为 2.7%～17%,大多出现在发病时或发病早期。临床痫性发作应进行抗癫痫药物治疗。精神状态抑制与脑损伤严重程度不符的 ICH 患者应考虑动态脑电图监测,出现精神状态改变且脑电图提示痫性放电的患者应接受抗癫痫药治疗。不应使用抗惊厥药进行预防性治疗。

6)虽然 rFⅦa 能限制无凝血功能异常的 ICH 患者的血肿增大,但 rFⅦa 会增高血栓栓塞风险,在未经选择的患者中没有明确的临床益处。因此,在未经选择的患者中不能应用

rF Ⅶ a。需严格选择 rF Ⅶ a 治疗的患者亚组。在有抗血小板药应用史的 ICH 患者中可加用输注血小板治疗。ICH 患者应在弹力袜基础上使用间歇性空气压缩装置,以预防 DVT。在证实出血停止之后,卧床的 ICH 患者在发病 1～4 天后可考虑皮下注射小剂量低分子肝素或普通肝素,以预防静脉血栓栓塞,可以使用间歇加压充气泵装置预防下肢深静脉血栓形成。

2. 特殊治疗和血肿清除术　有研究发现,皮质醇激素组和安慰剂组的死亡率无差别,但是由于皮质醇激素组的感染率及消化道出血发生率显著增加,故不主张脑出血患者常规使用皮质醇激素治疗。

因脑出血的部位、出血量和病因不同,具体的治疗方案也不同。对于脑室内出血的患者中脑室内应用 rt-PA 是一种并发症发生率相当低的治疗手段,但其安全性和疗尚不确定。通常认为少量出血(＜10cm³)或神经功能缺损很轻的脑出血不推荐手术治疗。但是假如小脑出血会引起脑干受压,或脑积水或神经系统症状加重,通常尽可能早地实施手术治疗。大量脑出血,特别是大量壳核出血的患者,任何治疗似乎都没有太大的意义。动脉瘤破裂造成的脑实质出血,应及早手术夹闭动脉瘤并清除血肿。而动静脉畸形造成的脑出血,出血量小者可考虑介入栓塞治疗,血肿量大者应考虑手术清除血肿,有条件应同时切除动静脉畸形。

严重凝血因子缺乏症或严重血小板减少症患者,应分别接受适当的凝血因子替代治疗或血小板替代治疗。由 OAC 引起 INR 延长的 ICH 患者应停止服用华法林,接受维生素 K 依赖性凝血因子替代治疗和纠正 INR,同时静脉应用维生素 K。没有证据表明 PCC 较 FFP 更能改善临床转归,但其并发症较 FFP 少,因此可考虑将其作为 FFP 的一种替代选择。rF Ⅶ a 不能代替所有凝血因子,虽然可缩短 INR,但体内的凝血功能并未恢复;因此,rF Ⅶ a 不能常规用作 ICH 患者逆转 OAC 抗凝效果的唯一药物。

总之,非外伤性脑出血最常见的病因是高血压;但应注意通过病史、临床检查和影像学表现判断其他出血原因。尽管脑出血占卒中人数的 10%～15%,但是到目前为止关于脑出血各种治疗方法效果的研究却很少,需要更多的随机试验解决。应根据血肿不同的原因、部位、血肿量、临床症状严重程度及医疗条件选择合适的治疗方案。

3. 动脉瘤的蛛网膜下腔出血的治疗

(1)预防再出血:动脉瘤再破裂出血会严重影响患者预后。动脉瘤破裂出血后 2～12 小时内再出血风险极高,第一个 24 小时内再破裂出血的概率为 4%～13.6%。动脉瘤再破裂出血和开始治疗的时间、动脉瘤大小、血压等因素相关。在这类患者的治疗中,在未行动脉瘤栓塞及夹闭术前,应控制血压过高。收缩压控制在 160mmHg 以下,同时避免血压过低,造成颅内灌注压降低,平均动脉压保持在 90mmHg 以上。患者血压过高予以尼卡地平平缓降压。如果病人在短期内不能行动脉瘤夹闭术,为了降低再出血的风险,在排除禁忌证后予以短时间(小于 72 小时)的氨甲环酸或者氨基己酸抗纤溶治疗。

(2)脑血管痉挛及迟发性脑缺血(DCI)的防治:在蛛网膜下腔出血的患者中脑血管的痉挛发生及其常见,在动脉瘤出血后 7～10 天到达高峰,21 天后缓解。当含氧血红蛋白与动脉血管接触,会造成一系列级联反应,血管发生痉挛。血管痉挛会造成脑组织缺血缺氧,甚至发展成脑梗死。迟发性脑缺血和脑血管痉挛相关,造成患者神经功能障碍及死亡。SAH 的患者予以口服尼莫地平,可减轻血管痉挛。SAH 患者维持正常的血容量即可。既往的资料中提倡 3H 疗法,即高血压、血液稀释及高血容量,但随着研究的发展,没有明显的证据显示高血容量及血液稀释对改善患者的预后有明显帮助。如果没有监测手段,避免过度液体、过度补充或者使用大量利尿药物造成液体补充不足。如果能够行有创监测,例如 PICCO 或者动脉漂浮导管,在监测下维持正常血容量,CVP维持在8~12cmH$_2$O。对升压治疗反应不迅速的患者,可进行血管成形术或动脉内血管扩张剂治疗。诱导性升高延迟性脑缺血患者的血压,除非血压高出基线值或者有心脏禁忌。腰大池引流对治疗血管痉挛及DCI有一定作用。

(3)脑积水的治疗:有15%~87%的蛛网膜下腔出血患者会发生急性脑积水,约8.9%~48%的患者会发生慢性分流依赖性脑积水。急性脑积水发生时,予以腰大池引流及脑室外分流,腰大池引流同时还可以缓解血管痉挛。怀疑梗阻性脑积水的患者应及时采取脑室外引流。慢性脑积水采取永久的脑室分流装置治疗。即使患者急性期进行了超过24小时的脑室外引流,后期也需要进行脑室分流。

(4)癫痫的治疗:蛛网膜下腔出血后早期癫痫的发生与动脉瘤位置、出血的多少、是否再出血、有无颅内血肿、脑梗死、高血压病史等因素相关。在患者蛛网膜下出血发生后应立即予以预防癫痫治疗,一般持续3~7天。但是那些有癫痫发生高危因素的患者(大脑中动脉动脉瘤,出血多,再出血,有颅内血肿、脑梗死、高血压病史),应预防癫痫治疗3~6个月。

(5)液体的管理:白蛋白在血管痉挛期明显的有效扩容,通过中心静脉压、肺动脉楔压等容量指标来调整晶体胶体在容量治疗中的比例,维持CVP在8~12cmH$_2$O。

(6)并发症的治疗

1)高钠血症及低钠血症在蛛网膜下腔出血患者急性期中都经常发生。低钠血症由多种机制引起。脑耗盐综合征由于钠尿肽的过度分泌引起,造成尿钠的过度排泄,血容量下降和低钠血症。使用3%的氯化钠溶液纠正此类低钠血症。同时,高张的盐溶液可改善患者的局部脑供血,提高氧供给,改善病人预后。若考虑脑耗盐综合征,低钠血症的治疗应加用氟氢可的松。

2)发热是SAH患者常见的并发症。这种发热和受伤的程度、出血量、血管痉挛程度等因素相关,影响患者预后。应采用标准或高级体温调节系统积极控制发热。

3)SAH患者血糖应严格控制在10mmol/L以下,降低患者不良预后。

4)SAH患者经常发生贫血,后者会影响大脑的氧输送。输注红细胞治疗贫血,降低其脑缺血风险,维持血红蛋白在8~10g。

5)蛛网膜下腔出血的患者头痛表现明显,予以对乙酰氨基酚(扑热息痛)500mg,每3~4小时1次。未行动脉瘤夹闭术的患者避免使用阿司匹林镇痛。严重头痛者可予以可待因等治疗。

动脉瘤的蛛网膜下腔出血的治疗是一个复杂的疗程,并且其中许多研究日新月异,理念仍在不停地更新过程中。

三、缺血性脑卒中

缺血性脑卒中约占全部脑卒中的80%。缺血性脑卒中的病因复杂,且不同病因对治疗措施的选择、预后的评估和预防措施的选择有不同的影响。重症监护在大面积脑卒中和脑干卒中的监护中可以发挥重要的作用。

(一)脑血栓形成

脑血栓形成是脑梗死中最常见的类型,通常指脑动脉的主干或其皮质支因动脉粥样硬化及各类动脉炎等血管病变,导致血管的管腔狭窄或闭塞,进而发生血栓形成,造成脑局部供血区血流中断,发生脑组织缺血、缺氧,软化坏死,出现相应的神经系统症状和体征。

1. 病因及发病机制　①动脉管腔狭窄和血栓形成:最常见的是动脉粥样硬化斑导致管腔狭窄和血栓形成;其次为各种病因(结缔组织疾病、感染和药源性)所致的动脉炎;其他还包括脑淀粉样血管病、肌纤维发育不良、颅内外夹层动脉瘤等。②血管痉挛:可见于蛛网膜下腔出血、偏头痛、子痫和头外伤等病人。③病因未明。

2. 病理生理　脑组织对缺血、缺氧损害非常敏感,阻断脑血流30秒钟脑代谢即会发生改变,1分钟后神经元功能活动停止,脑动脉闭塞致供血区缺血超过5分钟后即可出现脑梗死。急性脑梗死病灶是由中心坏死区及其周围的缺血半暗带组成。出血性脑梗死是由于脑梗死供血区内动脉坏死后血液漏出继发出血,常发生于大面积脑梗死之后。

3. 临床表现

(1)由动脉粥样硬化所致者以中老年人多见,由动脉炎所致者以中青年多见。常在安静或休息状态下发病,部分病例病前有肢体无力及麻木、眩晕等TIA前驱症状。神经系统局灶性症状多在发病后10余小时或1~2天内达到高峰。除脑干梗死和大面积梗死外,大多数病人意识清楚或仅有轻度意识障碍。

(2)不同动脉闭塞因其供血区域脑功能不同而临床表现各异。动脉主干闭塞可致颅内高压相关临床表现。

4. 辅助检查

(1)颅脑CT:多数脑梗死病例于发病后24小时内CT不显示密度变化,24~48小时后逐渐显示与闭塞血管供血区一致的低密度梗死灶,如梗死灶体积较大则可有占位效应。出血性脑梗死呈混杂密度改变。如病灶较小,或脑干小脑脑梗死CT检查可不显示。值得注意的是,病后2~3周(亚急性期)梗死区处于吸收期,此时因水肿消失及吞噬细胞的浸润,病灶可与脑组织等密度,导致CT上不能见到病灶,称"模糊效应",需强化方可显示。

(2)MRI:与CT相比,MRI具有显示病灶早,能早期显示低密度脑梗死病灶发现大面积脑梗死,清晰显示小病灶及后颅凹的梗死灶。功能性MRI如弥散加权MRI可于缺血早期发现病变,发病后半小时即可显示长T_1、长T_2梗死灶。

(3)血管造影DSA或MRA可发现血管狭窄和闭塞的部位。

(4)脑脊液检查:通常CSF压力、常规及生化检查正常,大面积脑梗死压力可增高,出血性脑梗死CSF可见红细胞,如通过临床及影像学检查已经确诊为脑梗死,则不必进行CSF检查。

(5)其他:彩色多普勒超声检查(TCD)可发现颈动脉及颈内动脉狭窄、动脉粥样硬化斑或血栓形成。超声心动图检查有助于发现心脏附壁血栓、心房黏液瘤和二尖瓣脱垂。

5. 诊断及鉴别诊断　突然发病,迅速出现局限性神经功能缺失症状并持续24小时以上,具有脑梗死的一般特点,神经症状和体征可以用某一综合征解释者,应当考虑急性脑梗死的可能。再经脑CT/MRI发现梗死灶,或排除脑出血、瘤卒中和炎症性疾病等,诊断即可确定。在脑梗死诊断中认真寻找病因和卒中的危险因素(高血压、糖尿病、心脏病、高脂血症等)。

6. 脑血栓的ICU监护与治疗　在NICU中,脑血栓患者要考虑脑与心脏及其他器官功能的相互影响,如脑心综合征、肺部感染、多脏器衰竭等。重症病例要积极防治并发症,采取对症支持疗法,最终达到挽救生命、降低病残及预防复发的目的。

(1)超早期溶栓治疗:目的是溶解血栓,迅速恢复梗死区血流灌注,减轻神经元损伤。目前指南推荐溶栓应在起病4.5小时内的治疗时间窗内进行才能挽救缺血半暗带,并且利大于弊。

1)临床常用的溶栓药物:重组组织型纤溶酶原激活剂(r-TPA)、尿激酶(uK)。r-TPA 是选择性纤维蛋白溶解剂,与血栓中纤维蛋白形成复合体后增强了与纤溶酶原的亲和力,使纤溶作用局限于血栓形成的部位;每次用量为 0.9mg/kg;有较高的安全性和有效性。

2)适应证:①年龄 <75 岁;②无意识障碍,但椎-基底动脉系统血栓形成预后极差,故即使昏迷较深也可考虑;③发病在 4.5 小时内,进展性卒中可延长至 12 小时;④治疗前收缩压 <200mmHg 或舒张压 <120mmHg;⑤CT 排除颅内出血,且本次病损的低密度梗死灶尚未出现,证明确为超早期;⑥排除 TIA(其症状和体征绝大多数持续不足 1 小时);⑦无出血性疾病及出血素质;⑧患者或家属同意。

3)并发症:①脑梗死病灶继发出血:uK 是非选择性纤维蛋白溶解剂,使血栓及血浆内纤溶酶原均被激活,故有诱发出血的潜在危险,用药后应监测凝血时及凝血酶原时间;②致命的再灌注损伤及脑组织水肿:也是溶栓治疗的潜在危险;③再闭塞:再闭塞率可达 10% ~ 20%,机制不清。

(2)生命体征检测和管理:包括维持生命功能、处理并发症等基础治疗。

1)维持呼吸道通畅及控制感染:有意识障碍或呼吸道感染者,应保持呼吸道通畅、吸氧,并给予适当的抗生素防治肺炎、尿路感染和压疮;必要时可行气管切开,人工辅助呼吸;对卧床病人可给予低分子肝素 4000IU,1 ~ 2 次/天,皮下注射,预防肺栓塞和深静脉血栓形成;控制抽搐发作,及时处理病人的抑郁或焦虑障碍。

2)进行心电监护(>3 天)以预防致死性心律失常和猝死;发病后 24 ~ 48 小时血压 >200/120mmHg 者宜给予降压药治疗。血糖水平宜控制在 6.9mmol/L,过高或过低均会加重缺血性脑损伤,如 >10mmol/L 宜给予胰岛素治疗。并注意维持水电解质的平衡。

(3)脑水肿与颅内压增高的检测和管理:脑水肿与颅内压增高是大面积脑梗死的常见并发症,是脑梗死患者死亡的主要原因之一。其治疗目的是减轻脑水肿、降低颅内压和防止脑疝形成。

1)在检测生命体征,进行神经系统检查的同时,可以对患者行 ICP 监测、脑血流监测及脑电生理功能监测。

2)一般处理:卧床,避免头颈部过度扭曲,避免引起颅内压增高的其他因素,如激动、用力、发热、癫痫、呼吸道不通畅、咳嗽和便秘等。可试用过度换气和亚低温治疗 ICP 增高。

3)内科治疗:可根据临床观察或颅内压监测。给予 20% 甘露醇 250ml,6 ~ 8 小时一次,静脉滴注;亦可用呋塞米(速尿)或 10% 白蛋白 50ml,静脉注射。

4)外科治疗:恶性大脑中动脉梗死是大脑中动脉近端主干或颈内动脉远端闭塞所致的严重大面积脑梗死,其重度残疾率高,死亡率高达 50% ~80%,目前是脑梗死治疗的难点。已经证实开颅减压如去骨瓣减压术对于改善患者预后有效。因此对于发病 48 小时内,小于 60 岁的大面积脑梗死患者伴严重 ICP 升高者且无手术禁忌者,可行开颅减压术。

(4)抗血小板聚集治疗:发病后 48 天内对无选择的急性脑梗死病人给予阿司匹林 100 ~ 300mg/d,可降低死亡率和复发率,但在进行溶栓及抗凝治疗时不要同时应用,以免增加出血的风险。对阿司匹林不能耐受者,可考虑选用氯吡格雷。

(5)抗凝治疗:治疗目的在于防止血栓扩展和新血栓形成。虽然已经应用 50 多年,但一直存在争议。常用药物有肝素、低分子肝素及华法林等。治疗期间应监测凝血时间和凝血酶原时间,还须备有维生素 K、硫酸鱼精蛋白等拮抗剂,以便处理可能的出血并发症。

（6）亚低温和脑保护治疗：旨在对自由基损伤、细胞内钙离子超载、兴奋性氨基酸毒性作用、代谢性细胞酸中毒和磷脂代谢障碍等进行联合治疗。可采用钙离子通道阻滞剂、镁离子、抗兴奋性氨基酸递质、自由基清除剂和亚低温治疗。但此类药物目前有效证据不多，仍在探索中。

（7）降纤治疗：通过降解血中纤维蛋白原，增强纤溶系统活性，抑制血栓形成。经过严格筛选的脑梗死早期小于 12 小时内且不适合溶栓的患者，特别是高纤维蛋白血症者可选用降纤治疗。

（二）脑栓塞

脑栓塞（cerebral embolism）是指各种栓子随血流进入颅内动脉系统使血管腔急性闭塞引起相应供血区脑组织缺血坏死及脑功能障碍。由于栓塞造成的脑梗死也称为栓塞性脑梗死（embolic infarction），约占脑梗死的 15%。

脑栓塞根据栓子来源不同，可分为：①心源性：最常见，占脑栓塞 60%～75%。脑栓塞通常是心脏病的重要表现之一，最常见的直接原因是慢性心房纤颤；风湿性心瓣膜病、心内膜炎赘生物及附壁血栓脱落等是栓子的主要来源，心肌梗死、心房黏液瘤、心脏手术以及先天性心脏病房室间隔缺损来自静脉的反常栓子亦可为栓子来源；②非心源性：如动脉粥样硬化斑块的脱落、肺静脉血栓或血凝块、骨折或手术时脂肪柱和气栓、血管内治疗时的血凝块或血栓脱落、癌细胞、寄生虫及虫卵等；肺部感染、败血症可引起脑栓塞，肾病综合征高凝状态亦可发生脑栓塞；③来源不明：约 30% 脑栓塞不能确定原因。

脑栓塞最常见于颈内动脉系统，特别是大脑中动脉，椎-基底动脉系统的栓塞少见。由于栓子常为多发且易破碎．具有移动性或可能带有细菌（炎性栓子或细菌栓子），故栓塞性脑梗死常可为多灶性的，可伴发脑炎、脑脓肿、局限性动脉炎和细菌性动脉瘤等。栓塞性脑梗死合并出血性梗死发生率约为 30% 以上，如所引起的是大面积脑梗死则易合并出血。此外，由于骤然发生的脑栓塞易伴发脑血管痉挛，导致的脑缺血损伤要比非栓塞性脑梗死严重。

1. 临床表现　任何年龄均可发病，但以青壮年多见。多在活动中突然发病，常无前驱症状，局限性神经缺失症状多在数秒至数分钟内发展到高峰，是发病最急的脑卒中，且多表现为完全性卒中。个别病例因栓塞反复发生或继发出血，于发病后数天内呈进行性加重，或局限性神经功能缺失症状一度好转或稳定后又加重。

大多数病人意识清楚或仅有轻度意识模糊，颈内动脉或大脑中动脉主干的大面积脑栓塞可发生严重脑水肿、颅内压增高、昏迷及抽搐发作，病情危重；椎-基底动脉系统栓塞也可发生昏迷。

局限性神经缺失症状与栓塞动脉供血区的功能相对应，见前述的脑血栓章节。约 4/5 脑栓塞累及 Willis 环前部，多为大脑中动脉主干及其分支，约 1/5 发生在 Willis 环后部，即椎-基底动脉系统。较大栓子偶可栓塞在基底动脉主干，造成突然昏迷、四肢瘫或基底动脉尖综合征。

大多数病人有栓子来源的原发疾病，如风湿性心脏病、冠心病和严重心律失常等；部分病例有心脏手术、长骨骨折、血管介入治疗史等；部分病例有脑外多处栓塞证据，如皮肤、球结膜、肺、肾、脾、肠系膜等栓塞和相应的临床症状和体征，肺栓塞常有气急、发绀、胸痛、咯血和胸膜摩擦音等，肾栓塞常有腰痛、血尿等，其他如皮肤出血点或瘀斑、球结膜出血、腹痛、便血等。

2. 实验室检查

(1)头颅 CT 及 MRI 可显示缺血性梗死或出血性梗死的改变,出现出血性更支持脑栓塞的诊断。多数患者继发出血性梗死而临床症状并无明显加重,故应定期复查头颅 CT,特别是发病 2~3 天时,以便早期发现继发梗死后出血,及时改变治疗方案。MRA 可发现颈动脉及主动脉狭窄程度,显示栓塞血管的部位。

(2)脑脊液压力正常,大面积栓塞性脑梗死可增高;出血性梗死者 CSF 可呈血性或镜下可见红细胞;亚急性细菌性心内膜炎等感染性脑栓塞 CSF 白细胞增高,一般可达 $200 \times 10^6/L$,偶可更高,早期以中性粒细胞为主,晚期以淋巴细胞为主;脂肪栓塞者 CSF 可见脂肪球。

(3)脑电图在栓塞侧可有局限性慢波增多,但无定性意义。由于脑栓塞作为心肌梗死的第一个症状者并不少见,且约 20% 心肌梗死是无症状性,心电图检查应作为常规,可发现心肌梗死、风湿性心脏病、心律失常、冠状动脉供血不足和心肌炎的证据。超声心动图检查可证实心源性栓子的存在。颈动脉超声检查可评价颈动脉管腔狭窄、血流及颈动脉斑块,对颈动脉源性脑栓塞有提示意义。

3. 诊断及鉴别诊断　根据骤然起病,数秒至数分钟内出现偏瘫、失语、一过性意识障碍、抽搐发作等局灶性症状,有心脏病史或发现栓子来源,诊断不难。同时发生其他脏器栓塞、心电图异常均有助于诊断,脑 CT 和 MRI 可明确脑栓塞部位、范围、数目及是否伴有出血。应注意与脑血栓形成、脑出血鉴别。

4. ICU 监护与治疗　脑栓塞的 ICU 监护和治疗原则与脑血栓形成基本相同,对于大面积脑栓塞要注意防治出血性梗死。因脑栓塞患者更易并发出血性梗死,溶栓治疗应更严格掌握适应证。对于症状性出血性梗死,应及时诊断,及时停用溶栓、抗凝和抗血小板治疗,并给予相应的止血治疗。

发生在颈内动脉末端或大脑中动脉主干的大面积脑栓塞,以及小脑梗死可发生严重的脑水肿,继发脑疝,应积极进行脱水、降颅压治疗,必要时需要进行大颅瓣切除减压。大脑中动脉主干栓塞可立即施行栓子摘除术,可以取得较好疗效。

由于脑栓塞有很高的复发率,有效的预防很重要。房颤病人可采用抗心律失常药物或电复律。如果复律失败,应采取预防性抗凝治疗。抗凝疗法目的是预防形成新的血栓,杜绝栓子来源,或防止栓塞部的继发性血栓扩散,促使血栓溶解。由于个体对抗凝药物敏感性和耐受性有很大差异,治疗中要定期监测凝血功能,并随时调整剂量。在严格掌握适应证并进行严格监测的条件下,适宜的抗凝治疗能显著改善脑栓塞患者的长期预后。

对于气栓的处理应采取头低位、左侧卧位。如系减压病应立即行高压氧治疗,可使气栓减少,脑含氧量增加。气栓常引起癫痫发作,应严密观察,及时进行抗癫痫治疗。脂肪栓的处理可用扩容剂、血管扩张剂,5% 碳酸氢钠注射液 250ml 静脉滴注,每日 2 次。感染性栓塞需选用有效足量的抗生素抗感染治疗。

四、神经系统无力性疾病

本节主要介绍 NICU 常见的急性无力疾病,如神经肌肉疾病重症肌无力和周围神经疾病吉兰-巴雷综合征。

(一)病因和临床特点

1. 重症肌无力(myasthenia gravis,MG)　重症肌无力是神经肌肉接头处传递障碍所引起的慢性疾病,是指乙酰胆碱受体(AChR)抗体介导、细胞免疫依赖、补体参与、主要累及神经肌肉接头突触后膜 AChR 的获得性自身免疫性疾病。在我国的患病率为 8～20/10 万,在各个年龄阶段均可发病。世界范围内发病率呈现双峰现象,在 40 岁之前女性发病高于男性(男:女为 3:7),在 40～50 岁之间男女发病率相当,在 50 岁之后男性发病率略高于女性(男:女为 3:2)。

(1)临床表现:某些特定的横纹肌群表现出具有波动性和易疲劳性的肌无力症状,晨轻暮重,持续活动后加重,休息后可缓解。眼外肌无力所致非对称性上睑下垂和双眼复视是 MG 最为常见的首发症状(见于 50% 以上的 MG 患者),通常瞳孔大小正常。此外还有面肌无力、咀嚼肌无力、颈部肌肉无力、肢体各组肌群等无力症状。呼吸肌无力可致呼吸困难、发绀。重症可因呼吸麻痹或继发吸入性肺炎而死亡。心肌偶可受累,常引起突然死亡。一般平滑肌和膀胱括约肌均不受累。

危象(crisis)是 MG 患者肌无力症状急骤进展,呼吸肌和延髓支配肌肉严重受累,迅速出现呼吸肌麻痹,以致不能维持通气功能,出现呼吸性酸中毒和低氧血症。发生率占肌无力总数的 9.8%～26.7%。呼吸道感染、分娩、妊娠、药物使用不当(抗胆碱酯酶停用、过量,皮质类固醇类激素、卡那霉素、链霉素等)可诱发。发生危象后如不及时抢救可危及病人生命,危象是死亡的常见原因。危象分为三种,见表 20-5。

表 20-5　三种肌无力危象的鉴别

	肌无力性危象	胆碱能危象	反拗性危象
瞳孔大小	大	小	正常或偏大
出汗	少	多	多少不定
流涎	无	多	少
腹痛腹泻	无	明显	无
肉跳或肌肉抽动	无	常见	无
抗胆碱酯酶药物反应	良好	加重	不定

(2)实验室检查:血、尿和脑脊液常规检查均正常。胸部 CT 可发现胸腺瘤,常见于年龄大于 40 岁患者。电生理检查可见特征性异常,3Hz 或 5Hz 重复电刺激时,约 90% 全身型 MG 患者出现衰减反应。全身型患者肌肉 AChR-Ab 检测阳性率为 85%～90%,一般无假阳性。

(3)诊断及鉴别诊断

1)临床特征:某些特定的横纹肌群肌力表现出波动性和易疲劳性,通常以眼外肌最常受累,肌无力症状晨轻暮重,持续活动后加重,经休息后缓解。

2)药理学特征:皮下注射胆碱酯酶抑制剂甲基硫酸新斯的明后,以改善最显著时的单项绝对分数计算相对评分,各单项相对评分中有一项阳性者,即为新斯的明试验阳性。

3)电生理学特征:低频 RNS 检查示波幅递减 10% 或 15% 以上;SFEMG 检测的"颤抖"增宽伴有或不伴有阻滞。

4)血清学特征:可检测到 AChR 抗体。

临床需要与以下疾病进行鉴别:伴有口咽、肢体肌无力的疾病,如进行性肌营养不良、肌萎缩侧索硬化、神经症或甲状腺功能亢进引起的肌无力;其他原因引起的眼肌麻痹、Lambert-Eaton 综合征、肉毒杆菌中毒、有机磷农药中毒、蛇咬伤所引起的神经肌肉传递障碍等。

2. 吉兰-巴雷综合征(Guillain-Barre syndrome,GBS)　吉兰-巴雷综合征是一类免疫介导的急性炎性周围神经病。临床特征为急性起病,临床症状多在2周左右达到高峰,表现为多发神经根及周围神经损害,常有脑脊液蛋白-细胞分离现象,多呈单时相自限性病程,静脉注射免疫球蛋白(intravenous immunoglobulin,IVIg)和血浆交换(PE)治疗有效。

临床特点和诊断标准:以经典 GBS,即急性炎性脱髓鞘性多发神经根神经病(acute inflammatory demyelinating polyneuropathies,AIDP)为例:

(1)任何年龄、任何季节均可发病。

(2)前驱事件:常见有腹泻和上呼吸道感染,包括空肠弯曲菌、巨细胞病毒、肺炎支原体或其他病原菌感染,疫苗接种,手术,器官移植等。

(3)急性起病,病情多在2周左右达到高峰。

(4)弛缓性肢体肌肉无力为核心症状。多数患者肌无力从双下肢向上肢发展,数日内逐渐加重,少数患者病初呈非对称性;肌张力可正常或降低,腱反射减低或消失,而且经常在肌力仍保留较好的情况下,腱反射已明显减低或消失,无病理反射。部分患者可有不同程度的脑神经运动功能障碍,以面部或延髓部肌肉无力常见,且可能作为首发症状就诊;极少数患者有张口困难、伸舌不充分和力弱以及眼外肌麻痹。严重者可出现颈肌和呼吸肌无力,导致呼吸困难。部分患者有四肢远端感觉障碍,下肢疼痛或酸痛,神经干压痛和牵拉痛。部分患者有自主神经功能障碍。

(5)可伴轻度感觉异常和自主神经功能障碍。

(6)脑脊液出现蛋白-细胞分离现象。

(7)电生理检查提示远端运动神经传导潜伏期延长、传导速度减慢、F 波异常、传导阻滞、异常波形离散等。

(8)病程有自限性。

(二)ICU 支持和治疗

1. 心电监护　有明显的自主神经功能障碍者,应给予心电监护;如果出现直立性低血压、高血压、心动过速、心动过缓、严重心脏传导阻滞、窦性停搏时,须及时采取相应措施处理。

2. 呼吸支持　神经系统无力疾病的患者由于呼吸机收缩力和耐力下降,出现呼吸幅度减弱,潮气量降低,呼吸频率增快。由于轻型患者气道-肺的结构和阻力基本正常,故吸空气时 $PaCO_2$ 上升幅度几乎等于 PaO_2 下降幅度,即 $PaCO_2$ 加上 PaO_2 始终接近 144mmHg。

轻型患者中出现的呼吸衰竭尚可以代偿,此时加强呼吸肌训练和肌肉力量锻炼,可以改善肌力。建议患者控制体质量、限制日常活动、注射季节性流感疫苗等。由于呼吸浅快,患者容易出现肺泡不张,当合并口咽部肌力下降和咳嗽反射减弱时,可发生误吸、肺不张和肺部感染。因此,随着病情不断加重,为了保证气道通畅,防止或治疗肺不张和肺部感染,往往需要建立人工气道机械通气。

神经系统无力疾病机械通气特点如下:

(1)通气支持为原发病治疗提供时间,原发病治疗是最终目的。

(2)早期可行无创通气支持,一旦出现呼吸困难加重、分泌物增多或排痰困难时,应及早建立人工气道。

(3)此类疾病气道-肺结构和阻力接近正常,支持难度相对较低。

（4）患者呼吸肌力明显减弱，人-机对抗相对少。

（5）通气过程中，应加强气道管理，如气道湿化、物理治疗等，必要时可利用床旁纤维支气管镜辅助清理分泌物。

（6）患者急性期应选择支持较强的控制通气或辅助通气模式，病情缓解时应及时降低支持力度或改为自主呼吸模式，防止失用性萎缩。

（7）应密切监测血气分析和生命体征，实时调节呼吸机参数，保证氧合和通气。

3. 营养支持　合理的肠内肠外营养支持可提供足够的代谢底物，纠正分解代谢，促进蛋白质合成，提高呼吸肌的质量，克服呼吸肌的疲劳和萎缩，从而提高呼吸肌强度和耐力，改善呼吸功能；同时阻止因患者营养不良导致的肺功能进行性减退，提高综合治疗的效果，促进患者康复。

对于吞咽障碍的患者，应尽早予以营养风险筛查；入住 ICU 患者供应 20～25kcal/kg，糖脂比 = 5:5，热氮比 = 100:1。耐受肠内营养的患者选择肠内营养，否则选择肠外营养。

4. 药物治疗

（1）重症肌无力患者首选抗胆碱酯酶药物（anticholinesterase drugs）：常用新斯的明（prostigmine，neostigmine）、嗅吡斯的明（pyridostigmine，mestinon）、酶抑宁（ambenonium，mytelase）。

（2）免疫治疗：肾上腺皮质类固醇类（corticosteroid）：如作为一线选择药物的醋酸泼尼松。免疫抑制剂（immunosuppression）：激素治疗半年内无改善，应考虑选用硫唑嘌呤（azathioprine）。血浆置换（Plasma exchange）和免疫球蛋白治疗：两种疗法在病情加重时都可使用。

5. 其他治疗

（1）胸腺切除：全身型 MG 多适于做胸腺切除，症状严重患者一般不宜手术治疗，可增加死亡率。胸腺切除术的疗效常在数月或数年后显现，故该疗法并非应急治疗。

（2）其他对症处理：患者如出现尿潴留，则留置尿管以帮助排尿；对有神经性疼痛的患者，适当应用药物缓解疼痛；如出现肺部感染、泌尿系感染、压疮、下肢深静脉血栓形成，注意给予相应的积极处理，以防止病情加重。因语言交流困难和肢体肌无力严重而出现抑郁时，应给予心理治疗，必要时给予抗抑郁药物治疗。

（3）神经营养：始终应用 B 族维生素治疗，包括维生素 B_1、维生素 B_{12}（氰钴胺、甲钴胺）、维生素 B_6 等。

（4）康复治疗：病情稳定后，早期进行正规的神经功能康复锻炼，以预防失用性肌萎缩和关节挛缩。

五、癫痫持续状态

超过 10% 的患者在 ICU 住院期间发生癫痫（status epilepticus，SE），其中全面强直阵挛发作或出现意识障碍的持续状态更是常见的神经科急症，若不及时治疗可因高热、循环衰竭或神经元兴奋毒性损伤等导致永久性脑损害，致残率和死亡率很高。国际抗癫痫协会将癫痫持续状态定义为持续足够长时间，以至产生一个持久状态的发作，或在意识尚未恢复又反复发作。SE 发作持续时间的限定从最早的 30 分钟，逐渐缩短至适合临床应用的操作定义，即每次惊厥发作持续 5 分钟以上，或 2 次以上发作，发作间期意识未能完全恢复。癫痫持续状态可发生在癫痫患者中，最常见的原因是不适当的停用抗癫痫药，或由服药不当、感染、脑卒中、代谢性疾病、饮酒、过度疲劳等诱发；也可能发生在急性脑病或其他有关的疾病中，如脑血管病、脑炎、外伤、肿瘤、药物中毒等；个别患者原因不明，无癫痫或其他疾病基础，也可能再发。

(一)临床表现和分类

1. 惊厥性癫痫持续状态(convulsive status epilepticus, CSE) CSE 为所有癫痫持续状态发作类型中最急、最重的一种，表现为持续的肢体强直、阵挛或强直-阵挛，并伴有意识障碍(包括意识模糊、嗜睡、昏睡、昏迷)。

2. 微小发作持续状态(subtle status epilepticus, SSE) 是非惊厥性癫痫持续状态(non-convulsive status epilepticus, NCSE)的一种类型，常发生在 CSE 发作后期，表现为不同程度意识障碍伴(或不伴)微小面肌、眼肌、肢体远端肌肉的节律性抽动，脑电图显示持续性痫性放电活动。

3. 难治性癫痫持续状态(refractory status epilepticus, RSE) 当足够剂量的一线抗 SE 药物，如苯二氮䓬类药物后续另一种抗癫痫药物(anti-epileptic drugs, AED)治疗仍无法终止惊厥发作和脑电图病性放电时，称为 RSE。

4. 超级难治性癫痫持续状态(super-refractory status epilepticus, super RSE)：2011 年 Shorvon 在第 3 届伦敦/因斯布鲁克 SE 研讨会上提出：当麻醉药物治疗 SE 超过 24 小时(包括麻醉剂维持或减量过程)，临床惊厥发作或脑电图痫性放电仍无法终止或复发时，定义为 super RSE。

(二)SE 的重症监护

已有大量临床研究显示，SE 患者尤其是初始苯二氮䓬类药物治疗失败者，常因持续抽搐发作过长而出现多种严重并发症，如高热、低氧血症、高碳酸血症、肺水肿、心律失常、低血糖、代谢性酸中毒和横纹肌溶解等；同时 AED 或麻醉药物的应用也可引起多种药物不良反应，如呼吸抑制、循环抑制、肝功能损伤和骨髓功能抑制等。因此，须将 SE 患者收入 NICU 或 ICU，加强生命体征、脑电图和重要器官功能监测，并予以生命支持与器官保护。

1. 脑功能监测与保护 SE 患者反复惊厥发作后期可致临床发作不典型(抽搐局限化、幅度减弱)，或临床发作控制后处于非惊厥癫痫持续状态，而其仍有可能影响预后。因此，有必要持续脑电图监测，以发现脑内异常放电。持续脑电图监测在获得痫性放电证据、指导调整药物治疗策略，尤其是判断麻醉药物剂量是否达到脑电图目标方面极具优势。所有 CSE 患者均应在尽可能短的时间内完成脑电图监测，监测时间至少 48 小时，即便 AED 减量，也须继续监测，以及时调整药物，预测癫痫复发。此外，还须加强减轻脑水肿等其他脑保护措施。

2. 呼吸功能监测与保护 SE 患者在临床发作或初始 AED 治疗过程中可出现呼吸抑制(5.5%~42.2%)，用药期间必须加强呼吸功能监测，必要时可行气管插管和机械通气。对持续抽搐和麻醉药物应用患者，须即刻气管插管和机械通气。RSE 或 super RSE 患者因持续发作和持续麻醉药物或 AED 的应用，意识障碍时间延长，气管插管和机械通气时间延长，从而导致患医院获得性肺炎或呼吸机相关肺炎风险增加，由此必须加强肺炎控制和肺功能保护。

3. 循环功能监测与保护 中国 SE 患者经初始 AED 治疗后，低血压发生率为 7.9%~8.7%。因此，无论 AED 还是麻醉药物均须监测血压，必要时予以升压药物。

4. 内环境监测与维持　CSE 患者经常出现内环境紊乱,如呼吸性或代谢性酸中毒(35%)、高氮质血症、高钾血症、低钠血症、低血糖或高血糖等,其不仅直接导致神经元损伤,还会引起其他多器官功能损伤。因此,监测和维持酸碱与电解质平衡十分重要。常见的低钠血症予以限水和(或)高渗盐补充,但需控制血浆渗透压升高速度,避免渗透性脑病发生;通常不需过早应用碳酸氢钠纠正酸中毒,但对丙二醇或甲醇中毒引起的酸中毒,需停药或换药。

(三) 药物治疗

SE 的治疗目标是迅速终止临床惊厥发作和脑电图痫性放电。由于长时间的抽搐状态可以造成脑损伤和系统性并发症,所以必须进行积极的治疗。早期治疗是良好预后的关键。SE 的终止流程见图 20-10。

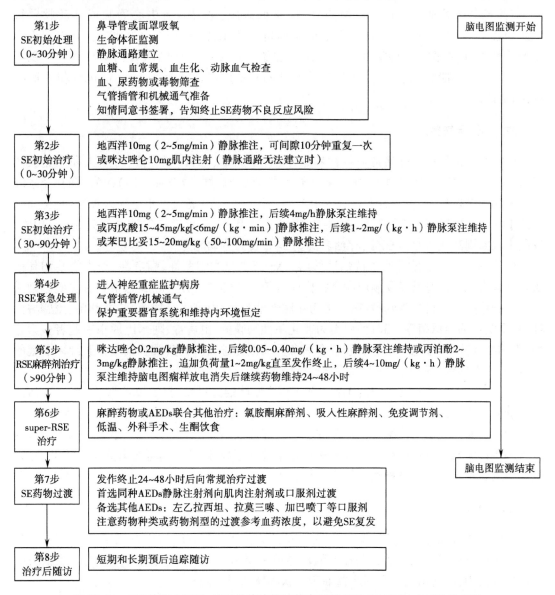

图 20-10　SE 的终止流程,惊厥性癫痫持续状态监护与治疗(成人)中国专家共识

1. 早期治疗　遵循急诊治疗的常规,包括保持气道通畅、维持呼吸和循环、建立静脉通道。常规实验室检查包括血常规、血糖、电解质、肝酶、肾功能,视情况还可以包括动脉血气、抗癫痫药物水平、尿常规检查以及血和尿中精神药物的筛查。在条件允许的情况下,早期即开始脑电图监测非常必要。

2. 快速、有效地控制发作　早期终止发作非常重要。人和动物实验表明,随发作时间的增加,用抗癫痫药物控制癫痫持续状态会越来越难。具体的做法是立即静脉使用地西泮或地西泮类药物,在 30 分钟内控制发作。快速控制发作可选用以下方法,一种无效时才考虑用另一种方法。

3. 难治性癫痫持续状态的治疗　对最初两种以上抗惊厥药物无效的难治性癫痫持续状态,应该采取更积极的措施。这些患者一般有呼吸和心血管抑制,并伴随全身并发症,应给患者气管插管并进行机械通气;纠正低血压,必要时行中心静脉或肺动脉导管监测血流动力学。一旦患者达到难治性癫痫持续状态,需要 EEG 连续监测,以识别正出现的痫性放电,并调整抗惊厥药物的剂量。初始治疗 1～2 小时后 SE 仍未控制者可积极考虑全身麻醉,推荐麻醉用药:咪达唑仑(midazolam)、戊巴比妥(pentobarbital)和丙泊酚(propofol)。

六、感染性疾病

中枢神经系统(CNS)感染是各种病原体(包括病毒、细菌、螺旋体、寄生虫和立克次体等)侵犯 CNS 实质、被膜及血管等引起的急性或慢性炎症性(或非炎症性)疾病,是神经系统的常见病和多发病,很多患者需要收入 ICU 进行治疗。CNS 感染严重威胁人类生命,全球每年约 100 万人罹患细菌性脑膜炎,其中约 17.3 万人死亡,病死率在发达国家为 3%～19%,发展中国家则高达 37%～60%,存活者高达 54% 丧失劳动能力。

1. 分类　国际疾病分类中按病原体将 CNS 感染分为细菌性、病毒性、寄生物性和其他所致脑膜炎、脑炎、脊髓炎及颅内和脊柱内脓肿等。按部位可分为脑膜感染和脑实质感染两大类。脑膜感染又可分为两类:第一类为化脓性脑膜炎,由脑膜炎球菌、肺炎球菌、流感嗜血杆菌、金黄色葡萄球菌等引起;另一类为非化脓性脑膜炎,由病毒、阿米巴原虫引起者多为急性,由结核杆菌、新型隐球菌等引起者多呈急性或慢性过程。脑实质感染可见于细菌引起的脑脓肿,病毒导致的脑炎及寄生虫的异位感染等。

2. 病因　CNS 感染途径有:①血行感染:病原体通过昆虫叮咬、动物咬伤、使用不洁注射器静脉或肌内注射、静脉输血等进入血流,面部感染时病原体也可经静脉逆行入颅,或孕妇感染的病原体经胎盘传给胎儿;②直接感染:穿透性颅外伤或邻近组织感染后病原体蔓延进入颅内;③神经干逆行感染:嗜神经病毒如单纯疱疹病毒、狂犬病毒等首先感染皮肤、呼吸道或胃肠道黏膜.然后经神经末梢进入神经干。

七、脑疝

当颅内某分腔有占位性病变时,该分腔的压力大于邻近分腔的压力,脑组织从高压力区向低压力区移位,导致脑组织、血管及脑神经等重要结构受压和移位,有时被挤入硬脑膜的间隙或孔道中,从而出现一系列严重临床症状和体征,称为脑疝。

（一）病因及发病机制

颅内任何部位占位性病变发展到严重程度均可导致颅内各分腔压力不均而引起脑疝。

常见病因有：颅内血肿、颅内脓肿、颅内肿瘤、颅内寄生虫病及各种肉芽肿性病变以及医源性因素，如腰椎穿刺、放出脑脊液过多过快。

（二）分类

根据移位的脑组织及其通过的硬脑膜间隙和孔道，可将脑疝分为以下常见的三类：

1. 小脑幕切迹疝　又称颞叶疝。为颞叶的海马回、钩回通过小脑幕切迹被推移至幕下。

2. 枕骨大孔疝　又称小脑扁桃体疝，为小脑扁桃体及延髓经枕骨大孔推挤向椎管内。

3. 大脑镰下疝　又称扣带回疝，一侧半球的扣带回经镰下孔被挤入对侧分腔。

病理：当发生脑疝时，移位的脑组织在小脑幕切迹或枕骨大孔处挤压脑干，脑干受压移位可致其实质内血管受到牵拉，严重时基底动脉进入脑干的中央支可被拉断而致脑干内部出血。出血常为斑片状，有时出血可沿神经纤维走行方向达内囊水平。由于同侧的大脑脚受到挤压而造成病变对侧偏瘫，同侧动眼神经受到挤压可产生动眼神经麻痹症状。移位的钩回、海马回可将大脑后动脉挤压于小脑幕切迹缘上致枕叶皮质缺血坏死。小脑幕切迹裂孔及枕骨大孔被移位的脑组织堵塞，从而使脑脊液循环通路受阻，则进一步加重了颅内压增高，形成恶性循环，使病情迅速恶化。

（三）临床表现

不同类型的脑疝各有其临床特点，在此仅简述小脑幕切迹疝及枕骨大孔疝的临床表现。

1. 小脑幕切迹疝

（1）颅内压增高的症状：表现为剧烈头痛，与进食无关的频繁的喷射性呕吐。头痛程度进行性加重伴烦躁不安。急性脑疝患者经乳头水肿可有可无。

（2）瞳孔改变：病初由于患侧动眼神经受刺激导致患侧瞳孔变小，对光反射迟钝，随病情进展患侧动眼神经麻痹，患侧瞳孔逐渐散大，直接和间接对光反射均消失，并有患侧上睑下垂、眼球外斜。如果脑疝进行性恶化，影响脑干血供时，由于脑干内动眼神经核功能丧失可致双侧瞳孔散大，对光反射消失，此时病人多已处于濒死状态。

（3）运动障碍：表现为病变对侧肢体的肌力减弱或麻痹，病理征阳性。脑疝进展时可致双侧肢体自主活动消失，严重时可出现去脑强直发作，这是脑干严重受损的信号。

（4）意识改变：由于脑干内网状上行激动系统受累，病人随脑病进展可出现嗜睡、浅昏迷至深昏迷。

（5）生命体征紊乱：由于脑干受压，脑干内生命中枢功能紊乱或衰竭，可出现生命体征异常。表现为心率减慢或不规则，血压忽高忽低，呼吸不规则，大汗淋漓或汗闭，面色潮红或苍白。体温可高达41℃以上或体温不升。最终因呼吸循环衰竭而致呼吸停止，血压下降，心脏停搏。

2. 枕骨大孔疝　由于脑脊液循环通路被堵塞，颅内压增高，病人出现剧烈头痛，频繁呕吐，颈项强直，强迫头位。生命体征紊乱出现较早，意识障碍出现较晚。因脑干缺氧，瞳孔可忽大忽小。由于位于延髓的呼吸中枢受损严重，病人早期可突发呼吸骤停而死亡。

（四）治疗

脑疝是由于急剧的颅内压增高造成的，在作出脑疝诊断的同时应按颅内压增高的处理原则快速静脉输注高渗降颅内压药物，以缓解病情，争取时间。脑疝患者脑干受压后呼吸受到抑制,咳嗽反射消失,极易发生误吸,应尽快建立人工气道,保持呼吸道通畅,予以呼吸机辅助通气。脑疝确诊后需迅速明确病因,尽快对因治疗,如清除颅内血肿或切除脑肿瘤等。如难以确诊或虽确诊而病因无法去除时,可选用姑息性手术,如侧脑室体外引流术、脑脊液分流术、颞肌下减压术以及去骨瓣减压术等,以降低颅内高压和抢救脑病。

(胡　志　胡成功　董　薇　傅　敏　白　雪)

第二十一章

重症患者的内分泌与代谢

为了完成机体的代谢、生长、发育、生殖、衰老和应激等生命活动,人体必须适应机体内外环境的变化并保持机体内环境的相对稳定性,这就需要依赖神经、内分泌和免疫系统的相互配合和调控。在疾病和机体应激状态,各种刺激如感染、创伤、低血压、疼痛、寒冷等达到或超过一定的阈值,机体均会发生一系列的反应,表现为神经-内分泌-免疫系统的激活,应激激素、神经递质的释放增加,各器官功能发生改变,使机体能够抵抗疾病,维持内环境的稳定。任何原因导致的激素水平严重紊乱、靶腺器官的急性功能不全都会损害维持生命的其他重要脏器功能,严重时机体可在短时间发生危象,甚至死亡。

为了保持机体内主要激素水平的平衡和稳定,在人体内存在一套复杂的调节体系,中枢神经系统在其中起到非常重要的作用。例如中枢神经系统的下丘脑的视上核和室旁核通过释放抗利尿激素和催产素两种神经激素,分别调节肾脏对水的重吸收和子宫平滑肌的收缩;同时下丘脑将促垂体区神经激素经垂体门脉系统转运至腺垂体,控制腺垂体激素的合成和分泌;腺垂体通过分泌激素调节外周内分泌腺体合成和分泌激素。人体重要的下丘脑-腺垂体-靶腺轴调节系统构成三级调控,其本身还受到更高级的中枢如大脑皮质、海马等的调节。通常情况下高位内分泌细胞分泌的激素对下位内分泌细胞的合成和分泌有促进作用;而下位内分泌细胞分泌的激素对高位内分泌细胞的合成和分泌又形成负反馈调节。这样通过体内下丘脑-腺垂体-肾上腺轴、下丘脑-腺垂体-甲状腺轴等上下循环调控体系,保持血液中各效应激素水平得到相对的稳定。

在过去几十年的时间,越来越多的研究证明内分泌系统功能的不全可以加重疾病病情,甚至引起危象的发生,而危重病本身通过激烈的应激反应也可损害内分泌系统、免疫系统功能,进一步加重机体的代谢障碍,疾病的抵抗能力,周而复始,形成恶性循环。因此,了解神经-内分泌-免疫系统的病理生理和代偿机制,诊断和治疗相关的内分泌疾病的危象及重症患者特有的病理生理现象就成为重症医学的一个重要研究内容。

第一节　垂　体　危　象

垂体功能减退性危象(简称垂体危象),临床上一般将腺垂体功能减退危象称着垂体危象。垂体因其胚胎发育来源和功能的不同,被分为腺垂体和神经垂体。垂体是体内非常重要的内分泌腺,腺垂体与神经垂体的内分泌功能是不同的。腺垂体具有不同的腺细胞分泌相应的激素,分别是分泌生长素(GH)、促甲状腺激素(TSH)、促肾上腺皮质激素(ACTH)、促黑(素细胞)激素(MSH)、卵泡刺激素(FSH)/促黄体生成素(LH)、催乳素(PRL)。在腺垂体分泌的激素中有的如 TSH、ACTH、FSH 与 LH 作用于靶腺,通过调节靶腺功能而发挥作用,有的激素是不作用于靶腺而直接调节机体的生理活动,如 GH、PRL 与 MSH。对于作用于靶腺的激素就分别形成重要的调节体系:下丘脑-垂体-甲状腺轴、下丘脑-垂体-肾上腺皮质轴和下丘脑-垂体-性腺轴。

一般在垂体功能减退症基础上,因垂体部分或多种激素分泌不足,当机体遭遇各种应激或特殊状况,如感染、败血症、腹泻、呕吐、失水、饥饿、寒冷、急性心肌梗死、脑血管意外、手术、外伤、麻醉及使用镇静药、安眠药、降糖药等情况下,自发地发生休克、昏迷和代谢紊乱等危急征象,垂体危象发生。

一、病因和发生机制

垂体危象的发生一般取决于引起腺垂体的病理损害的程度及病程,损害越严重,病程越长,越容易导致垂体危象发生。表现形式多样,据报道,当小于50%的腺垂体受到损害时,临床症状并不明显,只有大于95%的腺垂体遭受破坏时才可能导致垂体危象的发生。能导致垂体功能减退的原因和机制是:①垂体本身病变导致垂体的激素分泌减少;②下丘脑的病变导致促垂体释放激素分泌减少;③下丘脑-垂体间通路障碍,导致垂体分泌激素减少。

垂体功能减退的原因多,下丘脑、垂体及邻近组织发生病变累及垂体就可导致垂体功能减退。常见病因是:

1. 垂体及下丘脑肿瘤　是最常见的原发病因,包括鞍区肿瘤、垂体腺瘤、颅咽管肿瘤及各种转移瘤。

2. 血管病变　血管本身的病理生理改变或继发的垂体血管低灌注、血管痉挛、血栓形成、血管闭塞等均是发生垂体危象的危险因素。如糖尿病、产后大出血、外科手术、感染性休克、DIC等。

3. 感染　脑膜炎、垂体炎、脓肿形成。

4. 垂体损伤和切除　多见于颅脑损伤、手术、放疗等导致下丘脑和垂体功能受到损害。

5. 医源性　糖皮质激素的长期使用导致医源性垂体功能减退,如果突然性停止激素治疗,易出现垂体和肾上腺功能不全。

二、临床表现和类型

临床表现具有复杂和多样性。由于垂体损害的部位、程度的不同和处于疾病的不同阶段而有不同的临床表现。可有与病因相关的临床表现;对于垂体本身在早期可以表现为垂体功能不全,激素分泌不足,可表现为多种激素缺乏型和单一激素缺乏型,但单一激素缺乏型较少见;当机体处于应急状态下迅速发展为垂体危象而产生相应的临床表现。

1. 原发病的相关临床表现　如鞍区占位在早期可无任何临床症状或很轻微的头痛,随着病变逐渐发展,可表现为头痛、头昏、眼球运动受限、视力减退、视野缺损等;如手术、放射治疗、急性炎症等原因造成垂体的严重受损,可很快发生高热、谵妄、恶心、呕吐、昏厥、休克等。

2. 垂体激素分泌不足临床表现

(1)促性腺激素(FSH)/(LH)缺乏:青春期前发病者,则青春期延迟或停滞,身材偏高,生殖器不发育,阴毛、腋毛缺如,睾丸小、软,胡须稀少,原发性闭经。若在青春期后发病,则阴毛、腋毛脱落,胡须减少,睾丸萎缩,少精或无精症,停经与不育。产后出血引起垂体坏死者可表现为月经不恢复或恢复后经量很少。有时还可合并继发性甲状腺功能减退。

(2)生长激素(GH)缺乏:在儿童与青春期,则身材矮小,骨骼生长迟缓,甚至引起侏儒症。在成年人,则影响相对较小,如合并其他激素水平低下,常发生低血糖。

(3)促甲状腺激素(TSH)缺乏:在成人表现为不伴甲状腺肿大的甲状腺功能减退症。在临床上表现为皮肤苍白干燥、毛发稀少、脱落;畏冷、食欲减退、便秘;反应迟钝、表情淡漠、精神抑郁等。与原发性甲状腺功能减退不同,患者心脏无扩大。生长期儿童,还有生长与骨髓闭合均延迟的表现。

(4)促肾上腺皮质(ACTH)缺乏:ACTH 缺乏常常是部分性的,症状不一定明显,但常常伴有其他垂体激素的缺乏的相应表现。完全性 ACTH 缺乏常有乏力、消瘦、呕吐与腹痛、体重减轻、心率减慢、血压降低,特别易发生体位性低血压等症状。一般较少引起电解质紊乱,但易发生低血糖。尿崩症患者缺乏 ACTH,其尿崩症状可被缓解或隐蔽。此类患者在机体处于应激状态时,极易发生休克,甚至死亡。

(5)泌乳素(PRL)缺乏:非产后的患者临床症状轻,产后患者表现为无乳汁分泌。

3. 垂体危象

(1)垂体-肾上腺危象:可以缓慢起病,也可急骤发病。患者初始为恶心,然后迅速发展至呕吐、腹泻和痉挛性腹痛。患者皮肤松弛,眼球下陷,口舌干燥。常有发热,甚至高热。呕吐后不久血压可以进行性下降,如危象的诱因是严重感染,休克的发生会更快更严重,若治疗不及时,患者将昏迷,甚至死亡。

(2)垂体-甲状腺危象:由于垂体 TSH 分泌缺乏的继发性甲减症也可发生黏液性水肿昏迷,但黏液性水肿的外貌远无原发性甲状腺功能减退者明显。老年人多见,冬季易发,死亡率高。继发性甲减症会出现平时怕冷,体温偏低,皮肤干燥少汗,毛发脱落,血压升高,精神萎靡,反应迟钝,心率缓慢,大便干结等症状。黏液性水肿的表现不一定明显。但在一定诱发病或诱发因素作用下,病情迅速恶化,出现绝对或相对性低体温、心率缓慢、心音低钝、意识模糊、嗜睡、昏迷、跟腱反射消失、低氧血症、低血压或休克。垂体-甲状腺危象临床上可表现为低体温昏迷、低血钠昏迷、低血糖昏迷等类型及其混合的形式。

三、诊断

垂体危象由于涉及的激素缺乏可以是单一激素,也可以是多种激素,因此临床表现具有多样性,根据病史、症状及体征,可以大致分为以下几种类型。

(一)危象表型

1. 低血糖昏迷型 最多见,多于进食过少、饥饿或空腹时或注射胰岛素后发病。表现为低血糖症状;面色苍白、头晕、心慌、出汗,严重时可出现昏厥、癫痫样发作,甚至昏迷。患者血糖多低于 2.7mmol/L。

2. 休克型 以循环衰竭为主要表现,主要见于以垂体-肾上腺轴损害为主。感染为常见诱因,甲状腺制剂使用不当也是诱因之一。当在治疗垂体功能不全单独使用甲状腺素时应警惕诱发此型危象。

3. 低温昏迷型 主要见于以垂体-甲状腺轴损害为主。多于冬季寒冷诱发,特征为体温降低,心率减慢,进而出现神志模糊,甚至昏迷。

4. 水中毒昏迷型 此型患者因肾上腺皮质功能降低导致肾脏排泄自由水的能力下降,当饮水过多或输入大量低渗液时,细胞外液处于低渗状态而导致细胞水肿引起水中毒。神经细胞最为敏感,因此主要表现为无力、嗜睡、食欲减退、呕吐、精神异常、抽搐,严重时昏迷。

5. 其他 中枢神经抑制药诱发昏迷,镇静剂和麻醉药一般剂量即可使患者陷入长时期的昏睡乃至昏迷。根据病史不难诊断。

（二）辅助检查

1. 普通实验室检查　血常规、生化检查：感染时可有白细胞总数和（或）白细胞分类数升高，血生化电解质可表现为血钠低、血钾低/正常、血氯低、血糖低和血胆固醇高。

2. 内分泌功能测定

（1）表现为垂体激素和相应靶腺激素同时降低。可以是一种或多种激素水平的降低。如血浆中 T_3、T_4、FT_3、FT_4、TSH、ACTH、PRL、GH、胰岛素样生长因子-I（IGF-I）、E_2、FSH、LH 水平均降低或部分降低。

（2）TRH、CRH、GnRH 兴奋试验阴性，或延迟。

3. 影像学检查　X 线、CT 或 MRI 检查可发现蝶鞍扩大，可见于下丘脑或垂体肿瘤。微腺瘤蝶鞍无扩大但可有局限性破坏。CT 检查可发现此区域的低密度的水肿坏死或高密度的出血病变，MRI 在垂体卒中时有很好的诊断价值。

四、治疗

垂体危象是重症医学中的急危重症，原则上应诊断、检查与治疗同时进行，力争在短时间内迅速缓解病情，保证生命安全。

1. 纠正低血糖　立即快速纠正低血糖。一般采取立即静脉推注 50% 葡萄糖 40～100ml，然后给予 10% 葡萄糖持续静脉滴注，30 分钟后复监测血糖，直至血糖水平恢复至安全范围。

2. 纠正水、电解质紊乱　发生垂体危象的患者一般都存在水、电解质紊乱，特别是对于休克型垂体危象应立即给予液体复苏，尽快达到复苏目标。在进行液体复苏的过程中，适当补充含钠液，补充钾，使电解质紊乱得到纠正，如合并酸中毒，在血 pH 不低于 7.2 时，可不使用碳酸氢钠溶液。

3. 激素治疗　在纠正水、电解质紊乱的同时给予激素治疗。垂体危象患者存在多种激素水平的降低，普遍存在糖皮质激素的严重缺乏，因此应积极补充。首先补充生理剂量的氢化可的松，首日静脉给予氢化可的松 200～300mg。对于低体温昏迷型，多存在甲状腺素的严重缺乏，除补充氢化可的松外，还应补充甲状腺素，首选三碘甲状腺原氨酸（T_3）。对于低体温昏迷型，应减少补充的氢化可的松剂量。

4. 诱因治疗　感染者应积极抗感染治疗，应按照严重感染的治疗原则进行治疗。根据病史、临床症状和体征以及辅助检查结果推定感染部位，结合当地的病原学、流行病学资料选择初始抗生素。在使用抗生素前针对性地留取标本，尽快送培养。应用抗生素后，应每日评估，以确保抗生素的疗效，并及时根据病原学结果调整抗生素方案。对低温型垂体危象，还给予充分保暖。

5. 原发病治疗　包括内科治疗和手术干预。脑水肿给予降颅压治疗，对于严重颅内压升高、视力减退、昏迷、病情进行性恶化患者，在采用一线降低颅内高压措施如头部抬高 30°、适当镇痛镇静治疗、渗透性脱水剂等治疗措施仍不能缓解时，可采用二线措施如手术干预减压和原发病的外科治疗等。

6. 对症支持治疗　对各脏器功能进行动态评估后给予对症支持治疗。

第二节　重症相关的肾上腺功能不全

重症相关肾上腺功能不全（relative adrenal insufficiency，RAI）与常见的原发病如艾迪生

（Addison）病和继发的如下丘脑-垂体疾病,如鞍区肿瘤等导致的肾上腺皮质功能不全不同。肾上腺皮质主要分泌两种激素,糖皮质激素和盐皮质激素。糖皮质激素在人体进行三大代谢和参与应急防御反应中起重要作用,盐皮质激素则在调节水电解质平衡、体内渗透压稳定方面发挥重要作用。重症相关的肾上腺功能不全是指重症患者在严重应急状态特别是在全身感染和感染性休克时体内糖皮质激素正常或者升高仍不足以代偿全身炎性反应。感染、疼痛、创伤等内外源性刺激均可导致机体发生应急反应,激活下丘脑垂体肾上腺轴（HPA）,使促肾上腺皮质激素释放增加,进而使肾上腺皮质激素在血中浓度增加,这是机体适应环境和抵御疾病的正常反应。危重症患者在严重应急的状态下,尽管肾上腺皮质激素浓度在体内增加,但其增加程度落后于疾病的严重程度,最终导致肾上腺皮质代偿不足或代偿耗竭,这也被称作相对性肾上腺皮质功能不全。在 ICU 病房较常发生。

一、病因及发病机制

重症患者发生 RAI 的原因最常见于严重感染、感染性休克及多脏器功能不全。儿童感染性休克 RAI 发生率达 23% ~52% ,成年人感染性休克 RAI 发生率达 50% ~70%。其发生机制包括:

1. 外周糖皮质激素受体抵抗。

2. 外周糖皮质激素受体减少,受体功能障碍。

3. 肾上腺皮质储备不足及代谢障碍。

4. 细菌毒素降低糖皮质激素活性。

5. 大量炎性细胞因子和炎性介质降低肾上腺对 ACTH 的敏感性,降低机体组织对糖皮质激素的反应。

6. 循环功能障碍导致 HPA 轴低灌注引起 HPA 轴各部位功能受损,影响氢化可的松的产生和作用。

二、诊断

重症患者合并 RAI 无典型的临床表现,目前尚无明确的诊断标准。

对于无慢性肾上腺皮质功能减退的脓毒症患者出现以下情况应考虑合并 RAI:①难以纠正的持续性低血压;②不明原因的高热,使用抗菌药物无效,排除颅内病变引起的中枢性高热;③不明原因的恶心、呕吐和腹痛;④电解质紊乱、低血钠、高血钾、血糖低或不出现应激性高血糖。

怀疑 RAI 时可测定随机血氢化可的松浓度和行 ACTH 刺激试验。

目前对随机血氢化可的松水平测定和 ACTH 刺激试验标准尚不统一。一般认为随机氢化可的松浓度低于 276 ~938nmol/L(10 ~34μg/dl)可考虑 RAI,另有研究认为低于 414nmol/L(15μg/dl)就可考虑 RAI。

严重应激下,炎性介质、HPA 轴和激素受体的相互作用,临床上难以评价应激状态下"正常"的激素水平。ACTH 刺激试验是传统的测定肾上腺皮质功能的激发试验。记录方法是:静脉注射 ACTH 250μg,记录给药前、给药后 30 分钟、60 分钟的氢化可的松水平,刺激后峰浓度 <18μg/dl,或基线增加幅度 <9μg/dl,可诊断 AI 存在。但目前认为 ACTH 实验不能直接用于重症患者,因为 ACTH 刺激试验只能反映肾上腺皮质的功能状态,不能反映 HAP 轴受损的重症患者的 HAP 轴的整体功能水平。ACTH 刺激试验应用于重症相关的 RAI 现

仍存在争议,目前普遍共识认为 ACTH 试验结果仅作参考。

三、治疗处理

1. 病因治疗 抢救的同时强调原发病因及诱因的积极处理。合并感染,积极寻找病灶,及时清创引流,尽快使用恰当抗生素;停用可能诱发本病的药物,预防和治疗低血糖。

2. 纠正水电解质紊乱 大多数此类患者都存在不同程度的容量不足和电解质紊乱。制订补液计划时应遵循监测评估-治疗-监测评估的重症治疗原则,掌握补液的总量和补液速度,在治疗过程中纠正电解质紊乱和酸中毒。

3. 激素补充 目前重症患者合并 RAI 并无明确的激素治疗方案。从 2002 年到目前的严重感染和感性休克治疗指南均建议使用氢化可的松。目前公认的方案为:感染性休克经充分液体扩容后仍需血管活性药物维持血压的患者建议氢化可的松 200mg/d 持续静滴。当患者不需要血管活性药时,停用 GCS 治疗。对无休克的全身感染患者,不推荐应用激素。

4. 并发症处理。

第三节　肾上腺危象

指存在慢性肾上腺皮质功能减退患者在各种应激状态下,由于肾上腺皮质激素分泌不足或缺如而引起的临床症状突然加重,或者因肾上腺急性受损、出血坏死等导致出现以循环衰竭为主要特征的危象状态,若抢救不及时,于 1~2 天内死亡。

一、病因和发病机制

重症患者发生肾上腺危象主要与严重感染、感染性休克等引起的继发性肾上腺皮质功能减退有关。在重症患者发生肾上腺皮质功能危象的病因主要有:

1. 慢性肾上腺皮质功能减退 自身免疫性肾上腺损害、肾上腺结核、肾上腺肿瘤、先天性肾上腺皮质增生、垂体或颅脑疾病等均可引起原发性(继发性)肾上腺皮质功能减退,当机体处于严重应急或长期大剂量使用糖皮质激素骤然停药时,可发生肾上腺危象。

2. 急性肾上腺皮质功能减退 一些严重感染可并发双侧肾上腺出血,如华-佛综合征;外科手术切除 90% 以上肾上腺;双肾上腺静脉血栓形成;一些血液系统疾病等也可发生肾上腺危象。

二、临床表现

肾上腺危象的临床表现多呈非特异性,表现多样,包括肾上腺皮质激素缺乏导致的各种症状以及促发或造成急性肾上腺皮质功能减退的临床表现,且与其他疾病或者其他并发症交织一起。肾上腺皮质激素缺乏大多为混合性的,即糖皮质(盐皮质)激素两者皆缺乏。

1. 发热 多见,可达 40℃ 以上,有时体温可低于正常。

2. 循环系统 无法解释或者难治性的低血压。多数病人神志改变与血压下降同时出现,也有少数患者先发生神志改变,随之血压下降。伴有四肢皮肤弹性减低,花斑等脱水,休克表现。

3. 神经系统 萎靡、淡漠、嗜睡、极度衰弱状,也可表现为烦躁不安、谵妄,甚至昏迷。

4. 消化系统 厌食、恶心、呕吐等常为早期症状,也可有腹痛、腹泻等症状。

5. 其他征象 皮肤色素沉着,毛发稀少,常不同程度存在。

三、诊断

肾上腺危象病情危重,常常危及生命,导致死亡。早期诊断至关重要。

根据病史以及相应的临床症状与体征可作出初步诊断,但 ICU 的重症患者常因病情危重,了解详细病史困难,增加了诊断的难度。对于有无法解释的顽固性低血压,病情进展快并伴有高热、脱水、恶心、呕吐、消瘦、衰弱及精神症状的患者,特别是有需要长时间使用糖皮质激素的基础疾病的患者,应予以高度重视。

常规检查可发现与感染相关的白细胞总数增高,中性多核细胞增多,血浓缩;血生化表现为高血钾、低血钠、低血糖,血尿素氮轻度增高,酸中毒以及血氢化可的松浓度降低;心电图表现为低电压,T 波倒置或低平,Q-T 延长。还可以行 ACTH 检查和 ACTH 刺激试验。

四、治疗

一旦疑诊,立即积极治疗,不必等待检查结果。

1. 补充糖皮质激素可选用氢化可的松、甲泼尼龙、地塞米松。首选氢化可的松。推荐剂量:200~300mg/d,分 3~4 次静脉注射,首次给予 100mg 静脉推注。有原发性肾上腺皮质功能减退者,给予扩容,补充氢化可的松后,血压仍不回升,或伴严重低钠血症,可补充氟氢可的松,0.5~2mg/d,或肌注醋酸去氧皮质酮 1~3mg,每日 1~2 次。

2. 抗休克,纠正水电解质紊乱 在补充激素的同时,给予积极扩容,纠正休克。补液原则仍是遵循监测评估-治疗-监测评估的重症治疗原则,控制补液总量和补液速度,以达到目标血压。患者可以高血钾,但机体内钾总量并不高,因此在纠正过程中应加强监测。对于酸中毒,在液体治疗过程中逐步纠正,除非血 pH 值低于 7.2,不建议使用碳酸氢钠。

3. 处理诱因及并发症紧急抢救同时,进行诱因处理,如感染、原发病灶;预防和治疗低血糖。

第四节 甲状腺功能亢进危象

甲状腺功能亢进危象(甲亢危象)是甲状腺功能亢进的少见的机体代偿机制衰竭的终末表现,甲亢症状急剧地致命性地加重,病情及其危重,病死率很高。随着医学和社会的进步,甲亢危象发生率现已明显下降,但还是时有发生。

一、病因和发病机制

甲亢危象的发生通常是由于甲状腺功能亢进经过治疗但未能完全控制,或未能发现未予以治疗,由于某些诱因而致危象发生。常见的病因和诱因主要是:

1. 外科手术和麻醉。术前甲状腺功能亢进控制不佳而行手术,特别是行甲状腺大部切除手术。此为甲亢危象发生的常见原因。

2. 感染、劳累、代谢紊乱。

3. 突然停药,特别是在甲亢治疗的初期,突然停药极易发生甲亢危象。

4. 放射性[131]I 治疗。[131]I 治疗时甲状腺组织遭到破坏导致大量甲状腺素释放而致甲亢危象发生。

甲状腺危象的发病机制尚未阐明,认为可能与短时间内甲状腺素分泌过多、机体耐受性降低等有关。

二、临床表现

1. 全身症状　高热为典型表现,一般体温超过39℃,甚至达41℃。大汗,皮肤潮红,血压下降甚至休克。

2. 心血管系统　心动过速,心率可超过140次/分,可出现多种心律失常,可并发心力衰竭。

3. 消化系统　可有恶心、呕吐、腹痛、腹泻,可出现严重的脱水。

4. 脏器功能受损　由于严重脱水、循环血量降低、血压下降而导致器官组织的灌注不足,脏器功能不全,甚至发生多脏器功能衰竭。

5. 精神症状　可表现为烦躁、焦虑不安,少数患者可表现为淡漠、嗜睡、昏迷。

三、实验室检查

血液中甲状腺激素测定,大多数患者表现为血清总/游离甲状腺素(TT_4、FT_4)和血清总/游离三碘甲状腺原氨酸(FT_3、FT_3)均升高;TSH降低或低至不能测出;如合并感染,白细胞总数可能会升高。

四、诊断

甲亢危象的诊断尚无统一标准,大多数是临床诊断。对于任何甲状腺功能亢进患者,只要是病情突然加重,都要想到可能发生了甲亢危象。根据上述临床表现、实验室检查,结合病史,可作出诊断。

五、治疗

甲亢危象是急危重症,当怀疑甲亢患者发生了甲亢危象就应积极治疗,治疗目的是纠正甲状腺毒症,去除诱因,保护脏器功能,预防多脏衰的发生。

1. 迅速降低循环血液中的甲状腺激素水平　首选药物治疗,如硫脲类药物和抑制甲状腺素释放的碘剂;当药物治疗效果不佳,可选用血液透析,血浆置换等措施。

2. 维持循环,纠正水电解质紊乱　适当补液,纠正脱水,保证脏器的有效灌注;纠正电解质紊乱,对有休克者可使用糖皮质激素。仍强调对此类患者加强监测与评估。

3. 针对诱因治疗　对引起危象的其他疾病和诱因进行治疗。

4. 对症支持治疗　如退热、纠正心力衰竭等。

第五节　重症患者血糖管理

血糖升高或血糖降低都是重症患者常见的病理生理现象,增加死亡和感染的风险,目前一致认为是重症患者死亡的独立危险因素,也是判断预后的重要指标。血糖水平过高或持续时间长均提示病情危重和预后不良。

一、病因和发病机制

导致危重症患者高血糖的原因主要包括：

1. 应激性高血糖　创伤、手术、感染等都可以导致应激性高血糖。血糖升高的程度与疾病或应急的严重度呈正相关。应激状态下，机体受到强烈刺激时，下丘脑-垂体-肾上腺皮质轴和交感-肾上腺髓质轴兴奋，引起糖皮质激素和儿茶酚胺分泌增加，同时胰高血糖素和生长激素分泌也增加，这些激素一方面使丙氨酸、乳酸和甘油等糖异生底物增加，另一方面也加速肝脏葡萄糖的产生和糖原的分解，从而导致血糖升高。在应激状态下，葡萄糖转运障碍，糖原生成减少，加重了高血糖；在炎症或严重应急下，细胞因子大量释放，如肿瘤坏死因子-a、白细胞介素-1 和白细胞介素-6 等，刺激胰岛素拮抗激素的分泌而产生高血糖效应；危重病患者常发生明显的胰岛素抵抗，从而降低了机体对内源性或外源性胰岛素的敏感性而致高血糖。

2. 糖尿病与隐性糖尿病　重症患者中糖尿病患者或隐性糖尿病患者占据一定的比例。在继发心脑血管意外，肾功能障碍，严重感染，糖尿病的急性并发症如酮症酸中毒、非酮症高渗昏迷等，可使原有的糖尿病显著加重，血糖显著升高。

3. 原发或继发的内分泌疾病　参与糖代谢调节的其他疾病如肢端肥大症、库欣综合征、胰腺炎等均可造成血糖升高。

4. 医源性　糖过多摄入或输入，一些药物如糖皮质激素、拟交感类药物等均可导致高血糖的发生。

二、血糖监测

重症患者的血糖升高常与机体遭受损害的严重程度相关，是判断预后的重要指标，因此监测重症患者的血糖水平就显得尤为重要。

(一) 血糖测定方法

1. 末梢血糖(capillary blood glucose, CBG) 监测　末梢血糖监测操作简单，采用便携式血糖仪进行测定即可迅速获得血糖值，已被广泛应用于 ICU。目前市场上提供的简易血糖监测设备种类繁多，检测方法不同(包括反射光化学法、电化学法、生物酶法等)，使用的血糖试纸含药浓度也各不相同，影响因素也有不同，因此测定血糖时需注意：定时对仪器进行校对，定时升级，以确保测定结果的准确性。一些药物如维生素 C、麻黄碱、布洛芬等会干扰检测结果，其他如高胆红素，高胆固醇血症对检查结果也会有影响。

目前末梢血糖测定的方式为定时点测定，对于血糖变化快、波动幅度大的危重症患者，容易疏漏未被发现的低血糖，而且不能有效、客观地反映全天血糖变化情况。

2. 持续血糖监测系统(CGMS)　CGMS 通过连续测定组织间液葡萄糖浓度来间接反映全天血糖波动的全貌。实时动态血糖监测系统(real-time dynamic glucose monitoring system)在传统 CGMS 基础上，实时显示即刻血糖值和血糖变化趋势，并设有高低血糖预警机制，能对高(低)血糖的发生有一定的预见性。经过回顾性分析还可以得到血糖波动的时间、方向、强度、频度等多种有效信息。使用 CGMS 可以避免频繁的指尖采样，减少床旁护士的工作负荷。CGMS 准确性是通过与指尖血糖或实验室血糖进行配对后计算出的平均绝对差(mean absolute relative difference, MAD)来描述，MAD 越小，则 CGMS 准确性越高。糖尿病病人的 MAD 为 10.4% 左右，而重症患者的 MAD 通常在 13.5% 左右。对于感染性休克的病人，

MAD 可能比 13.5% 更低,考虑原因为感染性休克病人的毛细血管通透性增加,因此血糖与组织液糖达到平衡的时间缩短,因此反而提高其准确性。但 CGMS 亦有较多的影响因素,其可能的影响因素包括组织灌注、组织水肿程度糖皮质激素使用、血管活性药物的使用和液体平衡等。

3. 静脉血浆/血清糖测定　己糖激酶法测定血糖是主要的参考标准。但静脉血糖标本采集与检测耗时耗力,并不适合频繁血糖监测,常作为诊断、校正和与其他结果比对的测定方法。

值得注意的是,血标本的种类(全血、血浆、血清)和血标本的来源(动脉血、静脉血、毛细血管血)均可影响血糖值。一般来说,动脉血糖浓度比末梢血糖浓度高约 5mg/dl,比静脉约高 10mg/dl;ICU 中,大部分指尖血糖测定为全血糖含量,约比静脉血浆内糖含量低 10% ~ 15%(受红细胞浓度影响)。当患者的血细胞比容为 40% ~ 45% 时,血浆或血清测定的葡萄糖浓度一般是全血测定的葡萄糖浓度的 1.11 倍。目前认为当病情严重时,如果病人放置了有创性动脉血管内监测装置,应尽量抽取动脉血送检血糖。

(二)血糖监测参数

1. 集中趋势　每例病人、每一天以及住 ICU 期间的平均血糖、中位血糖及四分位间距血糖。

2. 血糖变异性(glycemic variability, GV)　经过一系列研究证实,GV 是与重症患者死亡率相关的独立危险因素,关于其生物学基础,目前认为血糖水平的快速或大幅度改变,会导致血浆渗透压的改变,进一步损伤细胞及器官的功能;同时,宽幅波动可能会掩盖低血糖。使用 CGMS 可以获取更多的血糖监测参数,进而对 GV 进行更详尽的描述。GV 相对简单的测定方法包括标准差(SD)、变异系数、每日血糖变化(血糖最大值—最小值)。一些研究中亦提及平均血糖波动幅度(mean amplitude of glycemic excursion, MAGE)、血糖不稳定指数(glycemic lability index)、最大血糖改变幅度等。此外,通过 CGMS 我们还能知晓目标血糖达标比,目标血糖达标时间及维持时间。

3. 低血糖　通过 CGMS,可以记录到低血糖和严重低血糖发生次数及持续时间。

(三)血糖监测频率

使用胰岛素静脉泵注的病人应每 1 ~ 2 小时测定血糖,直到达到稳定的血糖值和胰岛素输注速率后,改为每 4 小时测定。但在重症患者应激的初期,血糖水平起伏较大,为调整最佳胰岛素用量;或在接近目标血糖,又为选择最佳胰岛素维持剂量,避免低血糖发生时,需要以每小时甚至更短的时间频度来监测血糖。待应激缓和、血糖趋于稳定后可相应减少监测频率至间隔 2 ~ 4 小时监测。现有研究显示,血糖监测的频度应当依照应激状态、病情的稳定性、血糖的波幅和胰岛素降糖效果来实时监测。

三、血糖控制目标

2001 年 Van denBarghe 首次提出,通过强化胰岛素治疗将 ICU 病人的血糖水平控制在 4.4 ~ 6.1mmol/l 能够有效地降低死亡率。随后的大量临床研究却得出了与之冲突的结果,并且发现将血糖水平控制在该区间,低血糖的发生率显著增加。目前,业内共识已从讨论"控制血糖是好是坏"转变为"对于重症患者,血糖控制到什么程度是既安全又有效"。随着对重症患者高血糖的不断深入的研究,目前血糖控制的原则为:纠正高血糖,避免低血糖,同时减少血糖波动。2012 年拯救脓毒症指南均建议将血糖水平控制在 7.8 ~ 10.0mmol/L。

大量的证据显示血糖的变异度与重症患者的死亡相关,血糖变异度与血糖均值的联合监测也越来越得到重视。维持血糖的稳定性,降低血糖的变异可能成为未来血糖管理的重要方面。但由于血糖变异率的参数较多,各个研究中选择的测定参数不同,导致结果不一,因此目前对于血糖变异率的具体参数范围,仍无统一定论。

四、应激性高血糖的防治对策

1. 控制原发病　正确处理原发疾病能减轻机体应激程度,减少应激激素释放,从而降低血糖水平。

2. 胰岛素治疗　重症患者的血糖控制的关键是胰岛素的应用。胰岛素治疗可有效地降低危重患者多种并发症发生率及死亡率。重症患者最佳给药方法为采用胰岛素(浓度为1U/ml)静脉泵入。在危重患者,胰岛素起始用量采取中等剂量,然后根据血糖监测实施调整和寻找最佳维持剂量。一般在胰岛素使用的前6小时,约10%的患者在前7小时的用量大于20U;静脉输注胰岛素的剂量与速率应根据患者对胰岛素的敏感性、胰岛素抵抗状况调节用量。初始剂量后应当及时监测血糖,及时依据血糖改变胰岛素输注率,并寻找最佳剂量。如果血糖保持在70～150mg/dl之间,并且胰岛素输注速度已4小时未改变,或血糖波动幅度小于20mg/dl,则每2小时检测一次血糖。血糖连续8～12小时稳定在目标血糖范围,血糖监测可以改为3～4小时进行一次。争取12～24小时内达到血糖正常化水平。随着病情好转,可视血糖稳定性和恢复饮食情况及时调整或补充皮下胰岛素。

糖尿病治疗的最佳手段是持续皮下胰岛素输注(continuous subcutaneous insulin infusion, CSII),即胰岛素泵治疗。CSII可根据机体需要持续、稳定、精确地输注胰岛素。然而CSII也存在低血糖以及由于堵管等原因造成的糖尿病酮症酸中毒的潜在风险。使用CGMS将对胰岛素泵治疗的安全性和有效性起到保障作用。佩戴CGMS后,将监测到的血糖结果输入胰岛素泵中,胰岛素泵便会自动调整胰岛素的剂量,有助于安全、平稳、有效、快速地控制血糖。但目前胰岛素泵的给药方式多为连续皮下给药,研究人群也多集中于糖尿病病患。CSII联合CGMS用于危重患者控制血糖的有效性与安全性尚缺乏有关研究。

五、低血糖的预防和治疗

任何原因使血糖下降至正常值以下,引起以交感神经兴奋和中枢神经系统功能障碍,称为低血糖症。实验室诊断标准为:空腹血浆血糖或发作时血浆血糖≤2.8mmol/L(全血血糖≤2.2mmol/L)。但重症患者的低糖血症诊断尚无统一标准,多认为随机血糖≤2.8mmol/L。2012年美国重症医学会发布的血糖控制指南中提出,认为血糖小于2.2mmol/L为严重低血糖,血糖在2.2～3.3mmol/L为中度低血糖,血糖在3.3～3.8mmol/L为轻度低血糖。

1. 病因与发病机制　影响血糖调节的环节多,任何原因的胰岛素分泌过多或生糖激素减少,均可发生低血糖症。

(1)胰岛素过多:重症患者和糖尿病患者发生严重低血糖是由于常存在某些诱发胰岛素过多的因素,例如:①延迟进餐,或未及时补充糖类底物;②口服降糖药物或过量胰岛素,若血糖监测间隔时间长,剂量调整不及时而导致胰岛素摄入过多;③胰岛素注射部位不恰当,药物不均匀吸收入血;④某些肠外营养治疗患者,突然终止营养液的输入,也容易发生低血糖;⑤葡萄糖消耗及摄入不平衡导致发生低血糖;⑥某些肾脏疾病易发生低血糖。

(2)内分泌疾病:某些内分泌疾病导致升糖激素分泌减少可致的低血糖,垂体、甲状腺、肾上腺皮质功能减退等均可发生低血糖。

（3）肝脏疾病：严重肝脏疾病导致肝糖原储备不足，可引起低血糖，在肝功能严重受损时可反复发生低血糖。

（4）反应性低血糖症：较常见，多见于早期糖尿病及功能性低血糖，一般临床症状较轻。胃大部切除术或胃肠吻合术后，可出现反应性低血糖，自主神经功能紊乱也可发生反应性低血糖。

（5）药源性低血糖：某些药物可诱发低血糖，如磺脲类降糖药、双胍类降糖药、抗组胺药、水杨酸钠等。

2. 低血糖的临床表现　临床表现常与血糖下降的速度和水平有关，个体差异较大。一般血糖在 50mg/dl 即可出现症状，小于 40mg/dl 可出现严重的症状。一般血糖下降速度快症状严重，血糖下降缓慢，症状较轻。因此，无论症状轻重，均应予以高度重视，避免严重低血糖事件发生。

最早出现的低血糖临床症状常与交感神经兴奋有关，主要表现为头晕、头痛、四肢发凉、大汗、面色苍白、手颤、下肢无力、恶心、饥饿感、心动过速等。神经性低血糖临床症状与大脑不同部位神经元细胞在低血糖时功能受到抑制的不同而产生不同的临床表现。当大脑皮质受抑制将出现头痛、头晕，意识蒙眬、定向力丧失，精神失常、幻觉、狂躁等；皮质下抑制将出现神志不清、躁动不安、惊厥、阵挛性舞蹈样动作等；中脑受抑制可出现阵挛、强直性痉挛和（或）扭转性痉挛等；而延髓受抑制：严重昏迷、反射消失、呼吸减弱、血压下降、体温不升、去大脑强直乃至死亡。

对麻醉后尚未苏醒、应用镇静药物及昏迷的患者，上述低血糖症状易被掩盖，因而更易发生低血糖。

3. 低血糖的诊断　重症患者在治疗过程中，特别是在应用胰岛素治疗中应仔细观察患者病情，如出现上述早期低血糖表现如心动过速、出汗和意识障碍等应想到低血糖的可能，应快速行床旁血糖监测，快速诊断与处理。

诊断标准为：随机血糖≤2.8mmol/L，或空腹血浆血糖、发作时血浆血糖≤2.8mmol/L 即可诊断。

如临床症状疑似，来不及行实验室检查，应优先抢救治疗。但随后需立即进行血糖监测，帮助判断。

4. 低血糖的处理　处理原则是早期发现，快速治疗，避免严重低血糖导致的神经系统不可逆损害。

（1）紧急处理：立即给予 50% 葡萄糖 20～60ml 静脉推注，快速纠正低血糖，大多数患者能在注射后 5～10 分钟内苏醒。严重低血糖患者需重复推注，还需要 5%～10% 葡萄糖持续静脉滴注。轻度低血糖患者可通过管喂糖水、流食。对疑诊低血糖症的患者，不必等待检查结果可立即开始快速治疗。

（2）继发性低血糖处理：因肝功能衰竭而发生的低血糖，应给予静脉葡萄糖维持治疗，维持血浆血糖在 5.5mmol/L 以上。代谢功能严重受损，如胰岛素瘤或存在皮质功能减退，在纠正低血糖的同时，给予氢化可的松静滴（氢化可的松 100～200mg）或胰高糖素 1mg 静脉注射。

（3）低血糖预防：①在应用胰岛素时，同时输注含糖液体或管喂肠道营养液；②加强对危重患者的血糖监测，特别是在胰岛素治疗的初期和胰岛素治疗接近目标血糖水平时，增加血糖监测次数;③对在胰岛素治疗中曾发生过低血糖者,应重新评定胰岛素敏感性,调整治疗剂量;④停用其他影响血糖代谢药物和治疗措施如血液透析治疗等,应调整胰岛素用量。

(4)低血糖并发症处理:并发神经系统损害表现的患者,应判断是否发生脑水肿、颅内压升高,是否合并癫痫的发生而进行相应的对症处理。

(5)加强血糖监测,积极处理原发病因:在重症监护病房,低血糖的发生常与疾病的严重程度、恰当的目标血糖水平制定、血糖监测的有效性、护理水平等重症患者血糖管理息息相关。在应激性高血糖管理中,目前并不提倡严格血糖控制策略,给予恰当的血糖控制血糖水平,以避免低血糖等不良事件发生。

第六节　高渗性非酮症糖尿病昏迷

高渗性非酮症糖尿病昏迷(hyperosmolar nonketotic diabetic coma,HNDC)是糖尿病急性代谢紊乱的一种临床类型,常发生在老年患者,一部分患者发病前无糖尿病史,或仅有轻微症状,1型糖尿病患者少发生。起病时有多尿多饮,随病程逐渐加重,很快出现精神症状,最后陷入昏迷。一旦发病,死亡率显著高于糖尿病酮症酸中毒。

一、病因和发病机制

HNDC常有诱因,常见诱因如下:

1. 引起血糖突然升高的因素　如:①各种应激因素如感染、手术、脑血管意外等,尤其是感染;②引起血糖增高的药物如糖皮质激素、利尿剂、苯妥英钠等;③糖或钠摄入过多,如误用高糖溶液;④影响糖代谢的其他内分泌疾病如甲亢、肢端肥大症等。

2. 引起失水、脱水的因素　如:水入量不足;丢失过多:利尿剂、脱水剂、有大量渗出患者。

3. 肾功能不全患者由于肾小球滤过率下降,对血糖的清除率下降,再加上脱水而使血糖水平显著增高。

本病发病机制尚未完全阐明。发病基础是存在不同程度的糖代谢障碍,胰岛素分泌不足,靶细胞功能不全。在各种诱因的作用下,原有糖代谢障碍加重,胰岛素分泌减少,肝糖原分解增加,使血糖显著升高;严重的高血糖和糖尿引起渗透性利尿,致使水及电解质大量自肾脏丢失;再由于老年患者多有主动摄取能力障碍和不同程度的肾功能损害,故高血糖、脱水致使血浆渗透压逐渐升高,出现一系列精神症状,最终导致昏迷。

二、临床表现

多见于老年人,约半数以上已知患有糖尿病,且多为2型糖尿病患者,1型糖尿病少见。起病较慢,同时伴发基础疾病的一系列表现。

1. 前驱期表现　出现神经系统症状和进入昏迷前的一段过程。主要表现为原有糖尿病病症加重,多饮、多尿、乏力、食欲减退、恶心、呕吐、反应迟钝、表情淡漠等。

2. 典型期表现　由于严重失水引起血容量减少,血浆渗透压升高,病人表现为严重的脱水和神经系统症状。可有皮肤、黏膜干燥,眼球凹陷,少尿等。严重者可有周围循环衰竭的表现。在神经系统,患者出现意识模糊,逐渐至昏迷,同时还可以出现局限性神经系统体征如肌阵挛、偏盲、轻瘫、失语等。神经系统表现与血浆渗透压升高的速度与程度有关。

如伴发高血压、冠心病、肾病即有相关临床表现；如合并感染，则有体温升高，外周白细胞总数上升，感染部位的相应体征；如合并严重感染，甚至会出现感染性休克。

三、诊断

本病常被各种诱发疾病所掩盖，以致易被漏诊、误诊。

对于以下情况，合并多尿、意识障碍均应想到本病的可能。①使用大剂量糖皮质激素，苯妥英钠，输入大量糖水；②摄入不足，食欲降低，萎靡，出现脱水的老年患者；③合并感染，接受手术治疗尤其是糖尿病患者；对于此类患者应积极询问病史，详细查体，立即进行实验室检查。

有人提出：血糖≥33mmol/L；血浆有效渗透压≥320mmol/L；血清[HCO_3^-]≥15mmol/L或动脉血气检查 pH≥7.30，结合以上情况即可诊断。

四、治疗

HNDC 为内分泌系统的危急重症，应积极抢救治疗。在治疗方面与糖尿病酮症酸中毒有些相似，治疗重点是恢复有效循环血量和血浆渗透压，同时积极地寻找和消除诱因。

1. 循环支持　无论是否发生休克，均应进行液体治疗，纠正脱水，补充血容量，纠正高渗状态，强调在血流动力学监测下补液，并应关注输液速度，单位时间内输入液体量。对于合并高血压、冠心病、心功能受损的患者，最佳的输液方式是采用容量泵匀速输注，加强监测，以避免急性心衰的发生（监测方法详见本书液体治疗）；在补液后血浆渗透压 >350mmol/L，血钠 >155mmol/L，可考虑输注低渗溶液，如 0.45% 氯化钠；当血浆渗透压降至330mmol/L 时，再改输等渗溶液。

2. 胰岛素治疗　在进行循环支持的同时给予降糖治疗。患者对胰岛素多敏感，多采用胰岛素持续静滴，使血糖缓慢下降，避免血糖下降过快而引起脑水肿。胰岛素的使用方法及血糖水平监测方法详见本章重症患者血糖管理。

需要注意的是，对于急危重症患者应避免皮下注射胰岛素，防止由于循环不良时不能很好吸收而淤积在皮下的胰岛素，当循环改善后大量吸收入血，导致低血糖的发生。当病情好转病人能进食时，改为餐前皮下胰岛素注射。

3. 维持电解质平衡　加强监测血电解质，纠正电解质紊乱。需要注意的是：患者低钾血症多发且严重，因此纠正低钾血症是纠正电解质紊乱的主要任务，即治疗低钾血症又要防止高钾血症的发生，尤其是肾功能障碍和尿少者，可 2 小时复查一次血电解质。

4. 酸碱平衡　一般酸中毒不严重。对于轻度酸中毒患者，在液体治疗恢复循环稳定后，酸中毒会得到自行纠正；如血液碳酸氢根低于 9mmol/L，血 pH 低于 7.2，需补充 5% 碳酸氢钠，4~6 小时后复查；当碳酸氢根大于 10mmol/L 则应停止补碱。

5. 治疗原发病和诱因。

6. 治疗并发症　血栓栓塞 HNDC 可以发生血小板聚集增加，血液黏滞度增加而导致血栓形成。在治疗上应降低血液黏滞度，保证充分的循环血容量。有学者推荐使用小剂量肝素抗凝，使用肝素治疗，应当监测凝血功能，防止出血的发生。脑水肿是少见但严重的并发症。在 HNDC 改善早期发生，儿童较成人发生率高。患者昏迷改善后出现头痛、意识状态改变和癫痫发作常提示脑水肿发生。应用甘露醇、呋塞米（速尿）等治疗。

第七节 糖尿病酮症酸中毒

糖尿病酮症酸中毒(diabetic ketoacidosis,DKA)是糖尿病最常见的急性并发症之一,临床表现以发病急、病情重、变化快为其特点。可能会先于1型糖尿病的出现而发生,最常发生于已有糖尿病的患者;2型糖尿病亦可发生,但一般不会自发地发生DKA,通常是在一定诱发因素下发生。是由于体内胰岛素严重缺乏引起的高血糖、高血酮、酸中毒的一组临床综合征。

一、发病原因

1型糖尿病患者发生DKA的原因多由于胰岛素减量、用量不足或漏注射。2型糖尿病患者多由于应激因素如感染、创伤等。1型糖尿病患者在应急状况下也可发生DKA。常见诱因有:

1. 感染 最常见为呼吸系统感染,其次为泌尿系统感染,其他如腹腔、盆腔感染。
2. 妊娠 由于胰岛素需求增加,易诱发酮症,甚至酮症酸中毒。
3. 严重应激 急性心肌梗死、心力衰竭、外伤、脑血管意外、手术、麻醉等严重应激情况。
4. 其他 某些药物如糖皮质激素,某些内分泌疾病如库欣病、胰升糖素瘤等。

二、发病机制

1. 激素异常 主要为胰岛素绝对或相对分泌不足;胰高血糖素分泌过多;其他调节激素如肾上腺素、生长激素和氢化可的松水平升高,导致脂肪代谢紊乱,出现以高血糖、高血酮、代谢性酸中毒等为主的临床表现。

2. 代谢紊乱 在正常生理状态下,神经内分泌系统精确调控体内的糖、脂肪、电解质、水等物质的代谢。胰岛素在机体代谢中起着促进合成、抑制分解的作用。当胰岛素分泌绝对或相对不足时,或者拮抗胰岛素的激素绝对或相对增多而促进了体内的分解代谢,抑制合成代谢,从而引起葡萄糖代谢紊乱,脂肪和蛋白质的加速分解,脂肪动员增加,酮体生成增多,导致DKA。

三、临床表现

临床以糖尿病症状加重、酸中毒、脱水、电解质紊乱为主要表现。

1. 糖尿病症状 明显加重,表现为极度烦渴、乏力、食欲减退、尿量增多。
2. 消化系统 食欲减退、腹痛、恶心、呕吐。胃肠蠕动减弱,在老年患者甚至可发生肠麻痹肠梗阻,造成误诊。
3. 呼吸系统 呼出气体有丙酮特殊气味(烂苹果味);酸中毒时出现深大呼吸,当酸中毒进一步加重,可出现呼吸麻痹,呼吸变为浅而缓慢。
4. 脱水 在轻中度脱水时,出现尿少,皮肤、黏膜干燥等;重度脱水时可出现四肢厥冷、意识障碍、心率血压下降、循环衰竭等。

四、诊断

对原因不明的意识障碍、酸中毒、血压低而尿量多者,应考虑DKA的可能。特别是处于严重应急状态的急危患者,出现烦渴、倦怠、恶心、呕吐、全身疼痛、急性腹痛、体检发现除去原发糖尿病及感染等诱因的症状体征,还会出现脱水、面颊潮红、深大呼吸、呼出烂苹果样丙酮味等典型表现,实验室检查发现血尿酮体升高,血糖上升但一般不超过 33mmol/L,低血钠,在代偿期,血 pH 值可以正常,在失代偿期血 pH 值下降,一般能明确诊断。

五、治疗

DKA 治疗同 HNDC 相似,治疗重点是恢复有效循环血量和纠正水电解质紊乱,控制高血糖,同时积极地寻找和消除诱因。

1. 尽快补液以恢复血容量,纠正失水状态　原则仍是在血流动力学监测下进行液体治疗。在治疗过程中严格评估补液量和补液速度,具体参照液体治疗章节。一般来讲,开始液体治疗使用生理盐水,当血糖降至 14mmol/L 左右时可改用 5% 的葡萄糖液。严重低血压、休克患者,可使用胶体扩容。病情较轻、神志清楚者,可口服补液。

2. 降低血糖水平　液体治疗的同时应立即开始输入胰岛素控制高血糖。原则是平稳地降低血糖,将血糖水平维持在 10mmol/L,直致酮体消失,临床症状改善,方可转入糖尿病慢性期的常规治疗。DKA 的控制高血糖治疗和监测方案可参照危重患者的血糖管理章节。

3. 纠正电解质及酸碱平衡失调　在胰岛素和补液的治疗中,随着酮体的下降,代谢性酸中毒可以得到纠正。重症酸中毒,pH 低于 7.2,同时伴意识障碍、血压下降、心律失常,应使用碳酸氢钠补碱。应注意防止纠酸过度,可先用小剂量如 5% NaHCO₃ 125ml,稀释后缓慢滴入,当 pH 到达或大于 7.2,应停用碳酸氢钠。

4. 寻找和去除诱因　在上述治疗的同时,积极寻找和治疗原发病,消除诱因,防治并发症,降低病死率。

（谢筱琪）

第二十二章

重症风湿性疾病

风湿性疾病(rheumatic disease)简称风湿病,是指一大类病因各不相同,但均累及关节及其周围组织的疾病。临床中常见的风湿性疾病主要有四大类:弥漫性结缔组织病、脊柱关节病、骨关节炎和晶体性关节炎。而风湿病重症患者主要来自弥漫性结缔组织病患者,是 ICU 收治的自身免疫性疾病的主要组成部分,表 22-1 为常见弥漫性结缔组织病分类。本章重点介绍弥漫性结缔组织病相关重症。

表 22-1　美国风湿学会 1982 年风湿病分类中弥漫性结缔组织病分类

1. 类风湿性关节炎

2. 幼年型特发性关节炎:包括:①系统性起病;②多关节起病;③少关节起病

3. 红斑狼疮:包括:①盘状;②系统性(systemic lupus erythematosus,SLE);③药物性

4. 硬皮病:包括:①局部型,含线状和斑状;②系统硬化症,含弥漫型硬皮病、CREST 综合征和化学物(或药物)所致

5. 弥漫性筋膜炎伴或不伴嗜酸性粒细胞增多症

6. 特发性炎性肌病:包括:①多发性肌炎;②皮肌炎;③恶性肿瘤相关性多发性肌炎或皮肌炎;④儿童多发性肌炎或皮肌炎与血管病相关

7. 坏死性血管炎及其他型血管病变:包括:①结节性多动脉炎;②变应性肉芽肿;③超敏性血管炎,含血清病、过敏性紫癜、混合性冷球蛋白血症、恶性肿瘤相关性及低补体血症性血管炎;④肉芽肿性血管炎,含韦格纳肉芽肿、巨细胞(颞)动脉炎伴或不伴风湿性多肌痛、Takayasu 动脉炎;⑤Kawasaki 病;⑥白塞病

8. 干燥综合征:包括:①原发性;②继发性,明确存在一种自身免疫性结缔组织病

9. 重叠综合征:包括:①混合性结缔组织病;②其他

10. 其他:包括:①风湿性多肌痛;②复发性脂膜炎;③复发性多软骨炎;④结节红斑

风湿病患者常因病情严重入住 ICU,早先主要病种为风湿性关节炎,现在系统性红斑狼疮已经跃升为第一,约占所有 ICU 自身免疫性疾病 33.5%,其次是风湿性关节炎和系统性血管炎。已报道该类患者总病死率从 17% 到 55% 不等,其中 SLE 患者病死率达到 28% ~ 79%,系统性血管炎患者较之要低,约 10% ~33%。

风湿病收入 ICU 的主要原因为呼吸系统受累,如坏死性肺泡出血、肺间质病、肺炎等,占所有患者的 35%;其次分别为感染和原发病加重。就单一疾病而言,SLE 患者收入 ICU 的主要原因是感染,约占 34%;其次分别是肺部病变和心血管/血流动力学累及。而系统性血管炎原因则依次是肺部病变、原发病加重和感染。

风湿病的病史有其自身特点,对疾病的诊断尤为重要,一份好的病史可以提供 80% 的诊断信息。风湿性疾病常表现为多系统受累,常见发热、食欲减退、体重下降、乏力等全身表现,同时具有疼痛、关节僵硬或肿胀、运动困难等局部表现。弥漫性结缔组织病各系统常见症状见表 22-2。

表 22-2　弥漫性结缔组织病各系统常见症状

系统	常见症状
全身症状	发热、食欲减退、体重下降等
皮肤	光敏感、脱发、各种皮疹、雷诺现象
眼	眼红、眼干、视力下降
口腔	口腔溃疡、口干、龋齿增多
胸部	干咳、胸痛、呼吸困难、咯血
胃肠道	吞咽困难、腹痛、腹泻、吸收不良综合征
泌尿生殖系统	水肿、泡沫尿、血尿
神经系统	头痛、偏瘫、抽搐等神经精神症状
血液	血栓栓塞、贫血、出血

　　风湿病因累及全身多系统,因而体检应做到全面而重点突出,印证与补充病史采集获取的信息,除系统性红斑狼疮的颊部蝶形皮疹、类风湿关节炎的类风湿结节、硬皮病的肢端颜面皮肤绷紧变硬等特征性体征为诊断提供重要帮助外,尤其要注意各系统的受累情况,评价重要脏器功能及有无严重合并症,为重症患者脏器支持方案提供依据,也有利于预后判断。

　　风湿病的实验室检查除三大常规、血沉、C反应蛋白等常规检查外,自身抗体检测对弥漫性结缔组织病诊断有重要作用,目前应用于临床的主要有抗核抗体谱、类风湿因子和抗CCP抗体、抗中性粒细胞胞浆抗体(ANCA)、抗磷脂抗体。其诊断意义见表22-3。

表 22-3　自身抗体与自身免疫性风湿病的关系

抗体名称	疾病相关性
抗 dsDNA 抗体	SLE(50%),特异性高
抗 ssDNA 抗体	SLE(70%),其他风湿病或非风湿病,非特异性
抗组蛋白抗体	药物性狼疮(95%~100%)、SLE(70%)、RA(30%)
抗 Sm	SLE(20%~30%),标记性抗体
抗 U1RNP	MCTD(100%),SLE(30%),SSc
抗 SS-A/Ro	SS(70%),SLE(30%)
抗 SS-A/La	SS(50%~60%),SLE(15%)
抗 Scl-70	SSc(15%~20%),标记性抗体
抗 Ku	SLE(10%),PM+SSc重叠(55%)
抗着丝点抗体	SSc中局限型(80%),标记性抗体
抗 PCNA	SLE(3%)
抗 Rib P	SLE(10%)
抗 Jo-1	PM/DM(20%),标记性抗体
类风湿因子	RA(70%),SLE、SS、MCTD、SSc等亦可阳性,非特异性
抗 CCP 抗体	RA(60%~78%),特异性高
ANCA	韦格纳肉芽肿(30%~90%),特异性高

　　SLE:系统性红斑狼疮;RA:类风湿关节炎;MCTD:混合性结蹄组织病
　　SSc:系统性硬化症;SS:干燥综合征;PM:多发性肌炎;DM:皮肌炎

除原发疾病的诊断外,重症风湿病患者更需要关注入住 ICU 的原因(表 22-4),评估累及重要脏器功能,通过评价临床表现以及自身抗体滴度等实验室检查,明确器官损伤与风湿病及其活跃程度的关系,还要注意鉴别风湿病以外的其他疾病所致的器官功能障碍。

表 22-4　常见重症风湿病入住 ICU 原因

入住 ICU 原因	呼吸	感染	神经	胃肠道	肾脏	心血管	血液	原发病恶化	非风湿病相关	药物不良反应
SLE	26%	34%	24%	1%	19%	20%	3%	3%	0.3%	—
系统性血管炎	32%	23%	4%	4.5%	6%	11%	0.9%	30%	—	—
系统性硬化	44%	33%	—	11%	33%	11%	—	—	—	—

重症风湿病患者由于原发疾病和激素、免疫抑制剂等治疗措施,常处于免疫抑制状态,患者发生严重全身感染风险极高,一旦发生,病死率可高达 80%。同样,风湿病恶化本身亦是这类患者入住 ICU 的重要原因,其临床表现可能与感染极为相似。ICU 医师准确鉴别这两类原因尤为重要,因为判定感染还是原发风湿病恶化将导致其治疗措施完全朝相反的方向进行,如果判定感染可能需要调低抗风湿病治疗水平,减少治疗措施的免疫抑制等不良反应,而风湿病恶化则需要强化相关治疗措施,但临床实践中这一任务对 ICU 医生来说尤为困难。总的来说,不管是否使用激素及免疫抑制剂,检测降钙素原水平明显升高可以较好地鉴别感染和原发风湿病恶化。

除鉴别感染与原发疾病恶化之外,明确感染部位及感染病原学也非常重要,因为风湿病患者常处于免疫功能抑制状态,感染除常见病原菌外,部分正常免疫状态人体能够清除的病毒、真菌亦可能成为致病菌,因此需要进行影像学、微生物涂片/培养及药物敏感试验、抗原/抗体检测、PCR 检测等辅助检查,为抗感染治疗提供诊断依据和临床疗效评办法。

风湿病的治疗措施主要包括非甾体抗炎药、糖皮质激素、细胞毒药物、改变病情的抗风湿药、生物制剂,结缔组织病尤以糖皮质激素和细胞毒药物为主。重症风湿病患者在上述药物治疗的基础上还可以加用血浆置换治疗和静脉免疫球蛋白治疗(表 22-5)。

表 22-5　ICU 常见重症风湿病治疗措施选择

疾病	糖皮质激素	免疫抑制剂	血浆置换	免疫球蛋白
重型 SLE	泼尼松 1mg/kg 重要脏器累及或狼疮危象,可 2mg/kg 或甲泼尼龙冲击治疗	环磷酰胺、硫唑嘌呤、甲氨蝶呤、环孢素	二线治疗	神经精神狼疮及免疫抑制剂或激素冲击治疗失败时,其他包括血细胞减少、顽固性胸膜炎、心包炎、心肌炎、肾炎、血管炎等
ANCA 相关性血管炎	活动期,泼尼松 1~1.5mg/kg,严重病例可冲击治疗	环磷酰胺、甲氨蝶呤、硫唑嘌呤、环孢素等	依赖透析及弥漫性肺泡出血者,一线治疗	与激素及免疫抑制剂合用,0.3~0.4g/(kg·d),连用 5~7 天
系统性硬化	泼尼松	甲氨蝶呤用于皮肤受累,环磷酰胺用于间质性肺病	少用	可用于皮肤硬化

续表

疾病	糖皮质激素	免疫抑制剂	血浆置换	免疫球蛋白
多发性肌炎和皮肌炎	泼尼松 1~2mg/kg，严重病例可冲击治疗	甲氨蝶呤、硫唑嘌呤	-	激素、细胞毒药物无效，累及呼吸肌和吞咽肌的重症患者
干燥综合征	泼尼松	甲氨蝶呤、羟基氯喹、硫唑嘌呤等	高球蛋白血症和近期出现或加重的肾小管酸中毒	-

　　重症风湿病器官功能障碍的支持治疗遵循 ICU 的一般原则。器官功能的恢复主要取决于脏器损伤是否新发、风湿活跃是否控制以及有无风湿病以外其他急性可逆性病因导致器官功能障碍。患者的预后主要与患者危重程度（如 APACHE Ⅱ 评分、SOFA 评分等）、入 ICU 前基础情况差、伴发多器官功能障碍、血细胞减少、感染以及老年等多个因素有关。

（王　波）

第二十三章

严重创伤的 ICU 救治

第一节　定义及流行病学概述

创伤为机械因素加于人体所造成的组织或器官的破坏。创伤可以根据发生地点、受伤部位、受伤组织、致伤因素及皮肤完整程度进行分类。按发生地点分为战争伤、工业伤、农业伤、交通伤、体育伤、生活伤等。按受伤部位分为颅脑创伤、胸部创伤、腹部创伤、各部位的骨折和关节脱位、手部伤等。按受伤类型分为骨折、脱位、脑震荡、器官破裂等相邻部位同时受伤者称为联合伤,如胸腹联合伤。按受伤的组织或器官又可按受伤组织的深浅分为软组织创伤、骨关节创伤和内脏创伤。软组织创伤指皮肤、皮下组织和肌肉的损伤,也包括行于其中的血管和神经。单纯的软组织创伤一般较轻,但广泛的挤压伤可致挤压综合征。血管破裂大出血亦可致命。骨关节创伤包括骨折和脱位并按受伤的骨或关节进一步分类并命名,如股骨骨折、肩关节脱位等。内脏创伤又可按受伤的具体内脏进行分类和命名,如脑挫裂伤、肺挫伤、肝破裂等。同一致伤原因引起两个以上部位或器官的创伤称为多处伤或多发伤。按致伤因素分为火器伤、切伤、刺伤、撕裂伤、挤压伤、扭伤、挫伤等。按皮肤完整程度分为闭合性创伤、开放性创伤等。

多发性创伤是指同一致伤因子引起的两处或两处以上的解剖部位或脏器的损伤,且至少有一处损伤是危及生命的。多发伤不是几个单一伤的简单相加,它是一种严重损伤。在和平时期,是以钝性伤为主,其损伤机制复杂,伤情常凶险,并发症发生率及死亡率高。国外文献报道既有多发伤又有严重多发伤的提法。目前一般建议损伤部位以简明创伤评分 AIS(abbreviated injury scale)规定的九个解剖部位为准,而严重度则以当前通用的损伤严重度评分 ISS(injury severity scale)法评估。根据我国目前急救医疗体系尚不健全,伤员自受伤至到达医院时间过长,且缺乏有力的院前急救措施,因此提出凡 ISS≥16 者为严重多发伤,亦有认为以 ISS≥20 作为严重多发伤的界限。这一建议是使多发伤有明确的解剖损伤部位,其严重度亦有统一的量化标准,但尚需进一步论证。

创伤的严重性及对社会的危害已经引起人们的高度重视,而对伤员生命威胁最大的是多发性创伤。由创伤引起的死亡已成为人类社会的主要公害,多发性创伤占全部创伤的1% ~ 1.8%。在发达国家,因创伤致死者在所有疾病的总病死率中居第 4 位,而在儿童与青壮年则高居第 1 位。在我国,目前创伤已成为城市的第 4 位死因和农村的第 5 位死因。因此,创伤被人们称为"发达社会疾病"。

第二节　创伤的病理生理特点及临床表现

严重创伤除局部表现有伤区疼痛、肿胀、压痛;骨折脱位时有畸形及功能障碍,并可能导致致命的大出血、休克、窒息及多脏器功能损害。创伤除对机体造成直接损伤外,还可通过创伤后应激反应导致对机体的二次打击,创伤后应激反应是以创伤作为应激原引起外周和中枢神经系统、内分泌器官及体液系统的共同联动而发生的一系列生理、病理反应,这些反应相互紧密联系,相互影响和制约。适度的应激有利于动用机体的生理储备以保障重要器官功能、增强机体抵抗力、保持内环境稳定及促进损伤愈合。应激反应过低或过度则会削弱机体的生理储备及代偿反应,甚至引发器官功能损伤。

一、神经-体液反应

机体受到严重创伤后,创伤刺激传入中枢。传入神经和体液因子是最为重要的两种引起应激反应的途径。创伤刺激引起交感-肾上腺髓质及下丘脑-垂体-肾上腺轴兴奋性增强,导致各种应激激素释放,激素通过血循环到达全身,在组织细胞内引起一系列特异酶系统的激活和生化反应,产生各种生理效应。

交感-肾上腺髓质系统通过外周神经节释放的去甲肾上腺素和肾上腺髓质释放的肾上腺素与去甲肾上腺素作用于中枢和外周系统。外周血中儿茶酚胺又作用于 α 和 β 肾上腺素能受体。肝糖原分解、糖异生和脂肪分解都是创伤刺激兴奋交感-肾上腺髓质系统后引起的主要代谢变化。

创伤刺激下丘脑-垂体-肾上腺轴释放的激素产生了三方面的作用:①增加底物动员,为分解代谢提供能量;②启动水钠潴留机制,有助于保持体液平衡;③调控引起局部和全身炎症反应的细胞因子。下丘脑有调节作用的激素含量增加,作用于腺垂体,引起促肾上腺皮质激素(ACTH)、生长激素(GH)、促甲状腺激素激素(TSH)、促黄体生成素(LH)和催乳素释放入血。创伤后 ACTH 分泌生成迅速增加,催乳素和抗利尿激素(ADH)分泌也增加,但其余垂体激素分泌大多受抑制。

ACTH 分泌增加可加强肾上腺皮质功能,皮质醇的分泌可高达正常值的 5 ~ 8 倍,从而加强心肌收缩,增加心搏次数和升高血压,同时促使糖异生和脂肪分解。在某些重症创伤患者,糖皮质激素水平极度低下,可能与肾上腺髓质灌注不足有关。醛固酮分泌增加,其保钠排钾作用有助于保证血容量。但促性腺激素水平却降低,临床表现为女性闭经、男性性欲减退。由于外伤刺激、血容量减少等因素使抗利尿激素释放增加,从而减少尿量增加体液容量。创伤后生长激素分泌增加,除了本身调节生长发育的作用,还参与代谢反应的调节。创伤后早期患者的游离甲状腺素降低,随病情好转其分泌恢复正常。

二、创伤后机体代谢变化

1. 糖代谢　创伤时机体的血糖水平增高 50% ~ 100%,其增高水平与创伤的严重程度呈正比。创伤后,机体摄取和利用葡萄糖氧化供能的能力下降,肝糖原和肌糖原分解转化的葡萄糖大量释放入血。此外,交感肾上腺轴和下丘脑-垂体-肾上腺轴刺激作用下,糖原异生作用加强。葡萄糖利用下降和生成增加,胰岛素抵抗可能是创伤后高血糖的重要原因,但其机制目前仍未完全明确。

2. 脂肪代谢　创伤患者组织代谢所需的能量主要来自脂肪氧化产生的热量,脂肪供能超过葡萄糖。因体内脂肪消耗增加,体重日渐下降,血浆内游离脂肪酸大量增加,可出现脂血症。创伤患者供能底物的改变可通过计算呼吸商(RQ)来加以判别。呼吸商是机体同一时间内二氧化碳产生量与耗氧量的比值。碳水化合物的呼吸商为 1.0,脂肪的呼吸商为0.7。健康人的呼吸商大约为 0.83。重症创伤患者的呼吸商大约为 0.7,提示重症创伤患者中主要是脂肪氧化供能。70%的脂肪酸在肝脏内进行再酯化,若过多的碳水化合物转化为脂肪酸的循环过程持续存在,则可能由于脂肪沉积导致肝功能衰竭。创伤急性期稳定后,就应积极建立肠内营养。创伤后期体内脂肪消耗明显减少,脂肪量逐渐增至伤前水平。

3. 蛋白质代谢　与碳水化合物和脂肪不同,蛋白质并非储备能量的来源。创伤后,体内蛋白质分解加速,而合成速度不变或者仅轻度升高,导致机体组织成分的丢失,进而引起体重减轻。创伤后机体的氮代谢变化增强,尿氮排泄量增加,一般认为除禁食、卧床、感染等因素外,还和创伤后肾上腺皮质激素的过度分泌有关。蛋白质分解主要来源于肌肉蛋白分解增强,心脏、肝、肾及其他内脏器官的蛋白质影响较小。肌肉蛋白分解释放的氨基酸主要是丙氨酸和谷氨酰胺。丙氨酸是葡萄糖的前体,因此也是重要的供能来源。谷氨酰胺作为谷胱甘肽(一种重要的抗氧化物质)的前体,是免疫细胞和肠细胞维持正常功能的主要物质。蛋白质代谢的净效应是肌肉的丢失、伤口愈合减慢和恢复期延长。

4. 水与电解质的代谢　创伤早期由于交感兴奋,呼吸增快、发热、出汗、摄入不足等造成水分大量丢失,抗利尿激素和醛固酮分泌增加,促进水、钠潴留。为维持血容量进行的大量补液,创伤后机体组织代谢增强,糖、脂肪和蛋白质的氧化过程中产生的内生水及钠离子重新分布,进入细胞内等因素,导致血钠稀释,形成低钠血症。创伤时的组织细胞破坏、酸中毒、血肿吸收及钾离子由细胞内向外转移,使血钾增高。如果伴随肾功能不全,尿量减少或无尿,尿钾排出障碍,则会出现高钾血症。

5. 维生素的代谢　已知创伤后维生素 C、硫胺和烟酸自尿排除减少,脂溶性维生素 A、维生素 D、维生素 K 在创伤后需要量增加。伤口愈合需要维生素 A,肝脏产生凝血酶原需要维生素 K 的参与,创伤的代谢、修复和愈合也需要维生素 B 和维生素 C,维生素 C 在肾上腺皮质类固醇的合成中也有作用。因此,创伤患者应给予足够的维生素补充。

三、创伤后脏器功能变化

1. 循环系统　创伤后常伴有失血、失液,可导致血容量不足,发生休克。创伤后早期主要为低容量性休克,也可伴有直接的心脏损伤(包括心肌挫伤、瓣膜损伤和心包填塞)、颅脑损伤和高位脊髓损伤所致的中枢性及周围性循环功能障碍。后期则主要为心脏损伤所致的泵功能衰竭、心律失常、感染性休克等。为保证重要生命器官的血供,维持血流动力学的稳定,心血管、内分泌和神经系统之间相互调节,代偿性适应有效循环容量的不足,以维持内环境平衡。机体可通过外周血管收缩及心搏加速,通过神经-体液调节减少水分的排出、细胞外液经毛细血管进入血循环等变化保证循环的稳定。这些生理性调节也会带来一些不良影响:微循环障碍不能快速纠正,则组织缺氧不能改善;肾脏血流灌注不足、机体代谢性酸中毒进一步加重;心血管反应过于激烈,心肌纤维出现病理形态改变,心肌细胞功能损伤或凋亡、坏死,最终影响心脏功能。上述紊乱如未及时纠正,则可发生代偿失调,影响患者预后。

2. 呼吸系统　创伤后肺功能不全的主要原因在于各种损伤因素,通过多种途径引起肺泡上皮和血管内皮细胞损害,导致肺毛细血管通透性增加,肺水增多;肺泡表面活性物质减少,肺顺应性降低,发生肺不张,导致急性肺损伤,严重者可引起急性呼吸窘迫综合征(ARDS)。ARDS 发生率高,死亡率高达 50% 以上,且常作为 MODS 的先导,需高度重视,应予早期预防及治疗。治疗上应尽早控制原发损伤,尽力维持血流动力学的稳定性,保证组织和器官灌注,积极预防和治疗感染,以控制全身炎症反应的启动因素,减少对肺的损伤,及时采用正确的机械通气方式以改善通气和换气功能,尽快纠正低氧血症。并在保证循环稳定的同时,适当控制补液量,以减轻肺水负荷。

3. 消化系统　在创伤应激状态下,交感-肾上腺髓质系统强烈兴奋,全身血流重新分布。胃、肠血管收缩,血流量减少,胃肠黏膜缺血导致黏膜上皮细胞损伤,胃肠黏膜屏障遭到严重破坏。临床上表现为胃肠道蠕动和吸收功能受到抑制,严重者可出现应激性溃疡等。应激性溃疡是创伤患者消化系统最主要的并发症,胃肠黏膜缺血、低氧是导致胃肠功能障碍的主要病理基础。胃肠道还是 MODS 的始动器官,创伤时胃肠黏膜的损伤、肠道细菌和内毒素移位,是促发 MODS 的重要因素。

4. 泌尿系统　急性肾功能不全是创伤常见的严重并发症之一。创伤后由于血容量减低,体内抗利尿激素和醛固酮过度分泌,尿量明显减少,交感神经系统兴奋使血儿茶酚胺升高,肾素和血管紧张素水平增高,肾小球前动脉收缩,肾血流量减少,肾小球滤过率降低。肾小管及集合小管的管腔被坏死细胞等堵塞,肾小管坏死后,小管壁出现缺损区,小管管腔与肾间质直接相通,致使原尿液反流扩散至肾间质,引起肾间质水肿,进一步影响肾循环功能,加重肾缺血,导致急性肾衰竭。严重创伤、组织破坏引起的以高钾血症、肌红蛋白血症及肾功能损伤为特点的"挤压综合征"是导致创伤患者早期病死率增加的临床综合征,应早期诊断、早期干预,保证肾脏灌注及最低限度的肾小球滤过率是保护肾功能的主要措施,持续肾替代治疗在早期干预中也有重要的作用。

5. 血液系统　创伤病人外周血中白细胞数目增多,核左移,早期血小板数目可减少,4~5 日后因骨髓出现相应变化大量释放血小板,数量可达伤前 1.5 倍。严重者常伴有凝血障碍,凝血因子和凝血酶原减少,同时由于输液进一步稀释正常凝血因子,大失血后血小板和凝血因子补充也不足,创伤和休克造成组织破坏和细胞缺氧,使原来位于细胞内膜的具有强烈促凝活性的物质暴露和释放,均造成凝血功能紊乱。创伤后 DIC 引起的出血的特征是凝血途径的激活,加速了凝血因子和血小板的消耗、生理性抗凝途径的抑制和纤溶系统的损害,随着纤溶系统的激活,凝血过度激活导致了纤维蛋白的生成和沉积,在不同的脏器引起微血管血栓,易造成 MODS。创伤性凝血病的概念:是在严重创伤或大手术打击下,机体出现以凝血功能障碍为主要表现的临床病症。随着创伤严重程度评分标准的升高,创伤性凝血病发生率、死亡率显著升高。

6. 中枢神经系统　创伤后脑血管灌注量减少或氧供不足可引起定向力障碍、幻觉、烦躁或昏迷。中枢神经系统是应激反应的调控中心,与应激密切有关的部位包括边缘系统的皮层、杏仁体、海马、下丘脑、脑桥的蓝斑等。创伤后大约 10% 的患者可产生创伤后应激障碍(post-traumatic stress disorder,PTSD),它是一种少见的有明确心理社会应激源病因的精神状态。以三组症状为特征,即对创伤的反复性体验、对创伤性提示物的持久性回避和长期的觉醒度增高。PTSD 的发生可能与交感肾上腺髓质系统和下丘脑-垂体-肾上腺轴的兴奋激活,中枢神经系统结构及功能的变化和突轴传递的长时程增强有关。

7. 免疫系统　①非特异性改变:中性粒细胞的黏附作用明显升高,但趋化作用明显抑制,其吞噬功能变化不明显。单核巨噬细胞的吞噬杀菌功能受到其数量、形态和功能变化的影响。单核-吞噬细胞系统吞噬细菌能力降低的原因很大程度上是由于调理素的缺乏及活性下降导致。②特异性:创伤后血清免疫球蛋白和补体水平的降低增加了严重创伤后患者感染的可能,创伤后期细胞免疫亦受到抑制。创伤后免疫功能抑制的发生机制尚不清楚,多种学说均不能全面阐明免疫系统受抑过程。

第三节　创伤的评估和早期救治

在创伤的现场急救和临床治疗中,准确地评估重伤员特别是多发伤员的生理紊乱、解剖损害的程度,尤其是结合年龄、伤前疾病等因素,综合地评判损伤的程度和生存可能性,对于治疗决策、疗效评价和科学研究,具有重要作用。解决这些问题的理论和方法,就是创伤评分学和创伤评分系统。创伤评分是定量诊断在创伤医学中的应用,它自 20 世纪 60 年代开始发展,至今已形成较完整的评分体系。各种评分方法的共同原则是"多参数量化"描述伤势并预测伤员结局。及时准确的创伤评估有助于客观反映伤情、预测转归及评估治疗效果。常用的评分方法有格拉斯哥昏迷评分(GCS)、创伤评分(TS)、CRAMS 评分。此外还有修订创伤评分(RTS)、急性创伤指数(ATI)、简明损伤定级法评分(AIS)、Hannover 多发伤评分(HPTS)、损伤严重度评分(ISS)、小儿科创伤评分(PTS)、创伤及损伤严重度评分(TRISS)等,针对不同创伤人群,各有优缺点。

严重创伤后的第 1 个小时是救治的"黄金 1 小时",在很大程度上决定着伤者的最终结局。创伤后 1 小时内的死亡率约占 50%,为创伤的第一死亡高峰,主要死因为脑、脑干、高位脊髓的严重创伤或心脏、主动脉等大血管撕裂,多数无抢救机会;第 2 ~ 4 小时死亡率为 30%,是创伤的第二死亡高峰,主要死因为脑内血肿、血气胸、肝脾破裂等,如抢救及时,大部分可免于死亡。因此,救治重点应放在第二和第三个高峰时间段,尤其是第二个时间段,被认为是抢救的黄金时间。因此,早期生命支持是创伤救治的关键。不能过度强调确诊而延误创伤救治,应按照先救治后诊断或边救治边诊断的原则进行。早期救治应按"VIPC"计划进行,即保证呼吸道通畅及给氧(ventilation,V)、补液及输血扩充血容量(infusion,I)、监测心泵功能(pulsation,P)、紧急控制出血(control bleeding,C),并根据病情变化随时修改抢救措施。

一、病情的初步评估步骤

创伤病情的初步评估步骤,要有轻重缓急的意识,即应迅速、准确地判断出哪些情况可危及患者的生命安全。首先要确认是否有下列情况出现:气道堵塞;伴呼吸困难的胸部损伤;严重的外出血或内出血;腹部损伤等。早期病情评估的要点在于筛查危及生命的严重创伤,以便作出及时处理。

(一)早期评估流程

1. 气道管理　评估气道,伤者能否说话,呼吸是否费力？如果存在呼吸道堵塞,应考虑如下步骤:清理口内异物或分泌物(如果有的话),保持气道通畅,必要时放置口咽或鼻咽通气道,气管内插管,插管时应注意保持颈部在中线位保证气道通畅和颈椎稳定。

2. 呼吸管理　首先应再次评估气道是否通畅、呼吸是否正常。如果不正常,应考虑如下步骤:张力性气胸和血胸的引流减压,关闭开放性胸外伤,人工辅助呼吸,如果有条件应充分供氧。

3. 循环管理　保持全身循环稳定,及早控制出血。建立至少 2 大静脉通道以快速补液,需要时及时补充同型血,对排除了心包填塞的低心排者,可考虑使用正性肌力药物,注意不应让伤员处于头低位。

4. 神经功能管理　活动丧失者,应进行主要的神经系统检查与评估。

5. 全身情况处理　充分检视伤者伤情。

注:评估与处理应同步快速进行,应在生命体征稳定的前提下再进行进一步的检查与处理。

(二)进一步评估内容

当病情基本稳定时,才予以进一步检查和评估。

1. 头部及颅骨(包括耳部)损伤。

2. 颌面部损伤。

3. 颈部损伤如穿透伤、皮下气肿等。

4. 胸部损伤如气胸、张力性气胸等。

5. 腹部及骨盆损伤如穿透伤、非穿透伤等。

6. 背部、会阴及直肠损伤如出血、撕裂伤等。

7. 四肢损伤如骨折、筋膜间隙综合征等。

8. 完善神经系统检查脑功能,检查采用 Glasgow 昏迷评分法,脊髓运动功能、感觉和反射功能等。

9. 进行所需的影像学、实验室及特殊检查。

10. 检视所有的管路(各种插管、引流管)。

综合分析检查结果,据此制定随之的治疗方案。

二、创伤的早期处理

(一)通畅气道、保障呼吸

建立通畅的气道是保证有效供氧的基础,在快速评估伤情后应即刻根据目前气道状况采取合理措施。

1. 解开衣领,清除患者口、鼻、咽、喉部的异物、血块、黏痰、呕吐物等。对下颌骨骨折或因颅脑伤而有深度昏迷的伤员,或舌向后下坠阻塞咽喉部者,可采取以下措施如下:①仰头抬颏法:施救者一手置于患者额头,轻轻使头部后仰,另一手置于其颏下,轻轻抬起使颈部前伸。②托颌法:施救者的示指及其他手指置于下颌角后方,向上和向前用力托起,并利用拇指轻轻向前推动颏部使口张开。托颌法适用于怀疑存在颈椎损伤患者。必要时安置口咽通气道。若气道梗阻风险较大,如意识不清及面部损伤患者,应行气管插管。

2. 保证患者有较好的通气　患者的呼吸可能因为意识障碍、呼吸道梗阻、气胸、血气胸、膈肌损伤、多发肋骨骨折、连枷胸、颈椎损伤、周围神经损伤或腹腔压力增高等因素受到影响。若患者不能保持良好呼吸,应行气管插管人工通气。气管切开适用于气道烧伤、插管困难及拟长时间带管者。

3. 吸氧　休克患者均伴有低氧,需要给予尽可能高的吸氧浓度,同时进行氧饱和度监测。

4. 明显的气胸及血气胸应尽快引流。存在张力性气胸时,正压通气会使呼吸更加恶化,应及时加以排除。可紧急行粗针头穿刺减压,随后行胸腔闭式引流,开放性胸部伤口,应首要封闭伤口,然后行胸腔闭式引流。

5. 应高度重视颈椎骨折的可能性,建立及维持气道时要保持颈部制动并维持在中立位。若怀疑颈椎损伤或不能排除时,可使用颈托、沙袋或用卷带将头部固定在脊椎板上。

(二)维持有效循环血量

1. 尽快恢复循环容量 创伤患者的低血压常见于患者有效血容量不足,临床救治中往往存在扩容不足,因此应避免伤员处于头低位,下肢抬高是缓解低血容量的有效临时措施。应快速建立外周双通道或中心静脉通路,以保证有效的早期液体复苏,改善微循环。同晶体液比较,胶体或高渗盐水在严重容量复苏中可能更有效。在血流动力学监测下指导补液,有助于防止输液不足或输液过多。严重出血时应尽早补充悬浮红细胞、相应的血液组分或全血。

2. 有效控制出血 常见的大量血液丢失部位有:严重的外部损伤灶、胸腔、腹腔、腹膜后及严重骨折处(股骨、骨盆等)。早期有指征的探查手术有效止血可能比液体复苏更重要,它可以快速明确诊断,减少可能存在的风险。对可能的心脏压塞应予快速诊断或排除。术前及术中仍应积极扩容以维持循环容量。

3. 液体复苏 对于活动性大出血未得到有效控制者进行充分的液体复苏,可能会因为血压的快速恢复解除了保护性血管痉挛并冲掉破损血管的血栓;此外,液体输入降低了血液黏滞度、稀释了凝血因子因而加重出血;同时,大量低温液体输入加剧了机体的低体温,进一步影响凝血功能,加重了内环境紊乱,可能会导致出血量增加和病死率上升。对此类病人应考虑限制性液体复苏。即在容量复苏中,将血压维持在能够保证重要器官组织灌注和氧供的较低水平,等待彻底止血后再进行充分液体复苏。一般将收缩压控制在 80 ~ 90mmHg、平均动脉压控制在 50 ~ 60mmHg,同时结合尿量、乳酸等指标和临床情况综合判断灌注情况。

严重创伤的救治重点仍是早期有效止血并充分复苏,以改善重要脏器组织灌注。限制性液体复苏只是在活动性出血未进行有效控制时的应急策略。此外,对合并颅脑损伤的病人,限制性液体复苏可能进一步减少脑组织灌注,加重脑损伤。应综合利弊来制定最佳治疗方案。复苏液体应考虑血制品的输注尤其是凝血因子的补充,以预防和纠正创伤性凝血病。

损伤控制性复苏是基于对创伤致死性三联征(低体温、酸中毒、凝血病)的认识而提出,与传统性复苏不同的是不再仅以纠正低灌注和酸中毒为目的,还应考虑创伤患者凝血机制的异常。合理应用损伤控制性复苏可显著降低病死率。

4. 创伤性凝血病 传统的观点认为创伤性凝血病主要是由于凝血因子丢失和(或)功能障碍导致的一种低凝状态,近年的研究发现组织损伤、休克、血液稀释、低体温、酸中毒和炎性反应等均与创伤性凝血病密切相关。针对可能导致对创伤性凝血病的病因应积极预防,除快速纠正酸中毒、预防低体温,外科控制出血和清除污染等处理外,应及时进行创伤性凝血病高危因素评价及相关指标的监测,及时进行止血复苏。输注 1∶1∶1 的血浆∶红细胞∶血小板,减少晶体液输注。具体可参见第九章"凝血与输血"。

(三)损伤控制

早期控制出血是充分复苏恢复组织灌注的基础。但对于一些广泛而严重的损伤,早期实施较长时间和较大范围的手术,其结局往往很差。应考虑实施损伤控制手术(damage control surgery,DCS),目的是尽早止血、控制污染、解除颅内高压等危及生命的紧急情况,尽可能降低手术对机体的二次打击。损伤控制手术的指征包括:严重休克、低体温(≤35℃)、非外科性出血而存在凝血功能障碍、严重酸中毒(pH≤7.18)及耗时过长的手术等。DCS 的核心是三阶段原则:第一阶段即早期简化手术,着重于止血及防止污染,要求尽量减少生理扰乱,缩短麻醉时间。第二阶段即在 ICU 中的后续复苏治疗,纠正低体温、低血容量和凝血功能障碍。第三阶段为经复苏治疗好转后再次进行确定性修复重建手术。

(四)亚低温与脑保护

早期恰当的亚低温治疗有肯定的脑保护疗效。其机制在于降低代谢率、减少脑氧耗量,从而减少对能量的需求,改善细胞能量代谢,减少乳酸堆积,减轻代谢性酸中毒。低温治疗还可以减轻血管源性脑水肿、降低颅内压、提高脑灌注。同时还能在保护血脑屏障、减轻弥漫性轴索损伤、减轻再灌注损伤等方面发挥作用。控制良好的亚低温治疗临床上罕见严重并发症,现已成为严重颅脑损伤等患者的治疗常规措施。

(五)建立 ICU 医师主导的多学科救治团队,以 ICU 为平台进行多学科协作

严重创伤患者需要在多学科的协同下进行救治已经逐步成为各专科的共识。创伤病人伤情复杂、伤情多变且进展迅速,需密切监测与有效脏器支持。生命监测与脏器功能保护是 ICU 的核心治疗技术,现代 ICU 的特点和优势表现在其集中了先进的仪器设备和熟练掌握了基本生命复苏、各种脏器监测和支持技术的危重病学专业培训的医护人员,对危重病人实施集中管理,确保 24 小时连续的密切监测及高质量的生命器官支持能力。能尽早发现患者潜在的高危因素,对危及生命的紧急情况有迅速的反应能力,在严重创伤的救治中更具有全局观。ICU 治疗是创伤救治的中心环节,重要器官组织灌注的早期改善与维持,是各专科初期抢救及后续治疗的基础和条件,因此应建立以 ICU 为平台的多学科协作模式,成立专门的创伤救治团队,完善整合、培训及教育体系,保证及时有效的创伤救治。

(康　焰　邓丽静)

第二十四章

器官移植的重症治疗

器官移植(organ transplantation)是将健康的器官移植到病人体内的复杂手术,目的是替换病人因疾病丧失功能的器官。广义的器官移植还包括细胞移植和组织移植。

自 20 世纪中叶以来,器官移植的免疫学理论逐渐建立并不断完善,器官移植手术技术和围术期治疗水平不断提高,新型免疫抑制药物不断涌现并应用于临床,肾、肝、心脏、胰腺、小肠移植等相继获得成功,器官移植患者的生存率和生活质量显著提高,器官移植技术已经成为公认的治疗各种终末期器官疾病的有效手段。

器官移植后的重症治疗可以帮助患者度过一个关键性阶段,为其进一步康复打下良好的基础。

第一节　移植患者的一般处理

一、不同阶段的监测与处理要点

移植患者临床过程很复杂,但术后不同阶段有不同的侧重点。

1. 术后一周内　主要是供体和受体手术相关问题。移植物功能恢复良好可使患者病情迅速改善,主要取决于受体术前基础状态、手术过程、供体器官的质量和手术并发症等。

2. 一周后　除外手术并发症,这一阶段出现的器官功能障碍通常与急性排异反应相关,所以应由经验丰富的医师负责患者的免疫治疗。

3. 6 个月后　机会性感染风险增加;后期移植物功能障碍:可能为原发病复发或发生慢性排异反应。

二、免疫抑制剂治疗

免疫抑制剂的发现与应用是世界器官移植发展的一个重要的里程碑。各种免疫移植剂都会有不可避免的副作用,不同免疫抑制药物的联合使用既可增强免疫移植疗效又可减少各种药物的副作用,因此大多建议联合用药。

1. 钙调神经磷酸酶抑制剂　包括环孢素和他克莫司,可以特异性抑制 T 淋巴细胞活化。钙调神经磷酸酶抑制剂是目前多数免疫抑制剂治疗方案的核心用药。环孢素和他克莫司均可在术后使用,然后根据血药浓度监测和器官功能长期口服维持治疗。副作用:肾毒性、高血钾、高血糖、高血压、神经毒性和高尿酸血症。

2. 抗淋巴细胞抗体　莫西莫那、抗胸腺细胞球蛋白、巴利昔单抗、达利珠单抗可抑制对 T 细胞活化,但只能静脉使用。可用于诱导免疫抑制,治疗皮质激素抵抗的急性排斥反应,并可考虑作为新型耐受性诱导方案的一部分。

3. 抗代谢药　吗替麦考酚酯(雷酚酸酯,骁悉)和硫唑嘌呤(依木兰)可抑制 DNA 或

RNA 合成,从而阻断淋巴细胞的增殖。吗替麦考酚酯主要不良反应为骨髓移植、胃肠道副作用、出血性胃炎及病毒感染增加,均与剂量有关。

4. 皮质激素　皮质激素为非特异性的免疫抑制剂,通常在移植手术中开始静脉使用大剂量的甲泼尼龙,随后 5～7 天逐渐减量,后改为口服泼尼松。如果发生排异反应可给予大剂量甲泼尼龙冲击治疗。

三、抗感染治疗

近 30 年来,实体器官移植(SOT)已公认为肾脏、肝脏、心脏和肺脏等终末期疾病的治疗方法。虽然外科手术已经非常成熟,免疫治疗也在不停探索,但手术、术后并发症和免疫抑制剂的应用使受者易于发生感染。感染始终居于大器官移植领域并发症主要问题之一。

器官移植受者易患感染的危险因素可以分为移植前受者或供者来源的和继发于术中和术后各种事件的,包括造成器官衰竭的相关疾病、免疫抑制、技术问题、长时间使用留置套管、营养状况、机械通气时间、院内感染、年龄、出院后社区暴露等。

由于大器官移植术后应用的免疫抑制方案较为一致,故感染的特点存在共性。但无论哪种器官移植,SOT 后特异性感染发生的时机通常是可预知的。大部分重要的临床感染发生在移植后 180 天内,个别病原体通常发生于移植后的特定时间。在考虑患者感染的可能原因时,将感染风险划分为三个主要的时间段对于判断哪种病原体感染可能有帮助:①早期(移植后 0～30 天);②中期(30～180 天);③晚期(超过 180 天)。然而,这种以时间评估的可能感染不是绝对的,仅用作指导初步的鉴别诊断。

早期(移植后 0～30 天):通常与移植前身体状况或手术并发症有关,细菌和真菌是最常见的病原体,机会性感染并不多见。

中期(30～180 天):主要面临机会性感染,绝大多数由巨细胞病毒(CMV)和卡氏肺囊虫引起。

晚期(超过 180 天):主要取决于移植物的功能和制定的免疫抑制方案,80% 以上感染并发症少,若有则主要是肺部感染。少部分患者罹患慢性病毒感染等。

1. 感染部位　主要包括血液系统、腹腔、伤口、泌尿系、心肺、中枢神经系统等。详见相关章节。

2. 感染病原菌　详见相关章节。

3. 预防措施　术后不同时期容易发生不同类型的感染。长期小剂量的甲氧苄啶-磺胺甲噁唑可有效地预防肺孢子虫感染,但此方案并不作为常规应用。在强化免疫抑制剂治疗期间可加用阿昔洛韦或更昔洛韦降低巨细胞病毒或 EB 病毒的感染。围术期、胆道造影或经皮活检术前应使用一定疗程抗生素。尽量降低免疫抑制剂剂量,减少气管插管和血管内置管,加强营养支持。对血肿、脓肿、积液应尽快适当地外科引流。积极监测,如血培养、影像学检查等。

第二节　肝脏移植

肝移植已经成为治疗急性肝功能衰竭、慢性肝功能不全、遗传代谢性肝病和原发性肝癌等的有效治疗手段。

一、肝移植的适应证

1. 肝实质性疾病　包括:病毒性肝炎后肝硬化、自身免疫性肝炎、布加综合征、肝硬化、酒精性肝损害、肝包虫及肝棘球蚴病等。

从病程时间上又分为暴发性或亚急性肝功能衰竭及慢性终末期肝病。而终末期肝病定义为:病程超过 6 个月以上,出现进行性肝功能衰竭,明显影响生活质量,预计生存期有限,而无其他方法治疗者。判断标准:①肝脏转换排泄功能障碍,胆红素每 1~2 个月升高 17.1μmol/L 或总胆红素高于 256.5μmol/L。②肝脏合成功能降低,凝血酶原时间在肌注维生素 K 后无效,或较对照组延长 5 秒以上,并有持续延长的倾向。血清白蛋白低于 30g/L。③因肝脏疾病引起肾功能不全、顽固性腹水,每天尿钠排出少于 10mmol/L,并发肝肾综合征。④反复发作性肝性脑病,经积极治疗仍不能得到改善。⑤极度瘙痒和乏力影响生活质量。

2. 先天性代谢障碍性疾病　包括肝豆状核变性、糖原贮积综合征、血友病等。有危及生命可能的严重肝损害或者虽无肝损害,但代谢性疾病的不良后果,可用肝移植纠正。

3. 胆汁淤积性疾病　包括原发性胆汁性肝硬化、硬化性胆管炎、肝内胆管闭锁等。

4. 肝脏肿瘤　包括原发性肝癌及部分肝脏良性肿瘤。

5. 首次肝移植失败。

二、肝移植术前管理

若干因素直接影响肝移植的疗效。如术前 APACHEII 评分结果、血肌酐水平、术前存在感染灶、严重肺动脉高压等都是肝移植受体的术前高危因素,提示预后效果。加强围术期处理,尽可能纠正术前患者全身状况,是提高肝移植手术成功的关键。包括:

1. 呼吸系统　肺部感染的控制;吸烟者必须尽可能长时间戒烟;评估肺功能。

2. 心血管系统　排查有无心脏器质性疾病;保证有效循环血量,维持肾血流,延迟肝肾综合征的出现。

3. 肾脏系统　肝移植病人可能伴有不同程度的肾功能不全,提高有效循环血量,改善肾功能,并注意患者术前内环境的维持,利尿剂的合理使用,必要时透析治疗等。

4. 血液系统　着重于改善凝血功能,包括补充凝血底物(血小板和纤维蛋白原)、补充凝血因子(凝血酶原复合物、新鲜冷冻血浆或活化四因子);进行血浆置换,即用新鲜的冷冻血浆置换患者的血装,降低胆红素水平同时补充凝血因子,同时注意维持胶体渗透压。

5. 神经系统　以预防肝性脑病为主,并复查头部 CT、脑电图等排除神经系统原发疾病。

6. 内分泌系统　血糖管理等。

7. 营养代谢　以糖类为主,减少脂肪及蛋白质的分解,并注意补充各种维生素。

三、肝移植手术方式

手术技术仍是影响预后关键的因素,目前临床上开展的主要术式有:原位全肝移植术、背驮式肝移植术、减体积肝部分移植术、活体部分肝移植、辅助性肝移植术、分割式部分肝移植术、肝与其他器官联合移植术。

1. 原位全肝移植术　指完整切取供体的肝脏及肝后下腔静脉,将获得的供肝进行灌洗、修整、保存,完整切除受体的病肝及肝后下腔静脉,再将供肝植入受体肝脏的解剖部位。需吻合肝后下腔静脉、门静脉、肝动脉及胆管。下腔静脉及门静脉阻断期间部分患者需经体外循环转流下肢、双肾及内脏的回流血液。这是开展最早应用最为广泛,也是世界上至今开展例数最多的标准术式。

2. 背驮式原位肝移植术 指完整切取供体的肝脏及肝后下腔静脉,常法将获得的肝脏进行灌洗和保存。病肝切除时保留下腔静脉和肝静脉根部,再将供肝植入受体肝脏解剖部位。手术时仅需将供肝上下腔静脉断端与受体肝静脉根部或下腔静脉作端端或端侧吻合,再依次作门静脉、肝动脉、胆管的吻合重建,开放血流结束无肝期前结扎供肝后下腔静脉。

3. 减体积肝部分移植术 指将体积较大的供肝切除一部分,缩小体积后再原位植入受体腹腔的方法。多适用于成人供肝移植给儿童,使移植肝脏能顺利置入患儿相对较小的腹腔。

4. 分割式肝部分移植术 将一个完整的供肝以外科手术的方式分割为两个部分,并同时移植给两个不同的受体。故又称劈离式肝移植术。

5. 活体肝部分移植术 指以健康成人作为供体,有计划地切取其部分肝脏,再原位移植给另一个受体的手术方法。属于减体积肝部分移植术的一种特殊形式。这种术式多在亲属间进行,特别是父母与子女间的肝移植。

6. 辅助性原位肝部分移植术 指切除受体病变的部分肝脏,通常为肝左叶或肝左外叶,再获取与切除病肝相似的部分正常肝作为供肝,原位植入受体腹腔的手术方法。

肝移植不同于其他腹部外科手术,主要表现为受体多为终末期肝病患者,术前一般情况较差,且手术技术复杂,术中出血多且手术时间长,术后需要接受重症监护度过一个关键性阶段,在这一时期并发症与死亡率最高,而精心监护和规范治疗可为患者进一步康复打下良好的基础。在肝移植术后的管理中,需要预防潜在危及生命的问题,对于病情的重大变化必须迅速反应、及时判断、准确处理。

四、移植术后管理

肝脏移植术后早期恢复阶段常指手术之后到生命体征稳定的一段时期,一般在术后的 48 ～ 72 小时。移植术后早期恢复的好与坏对肝脏移植病人的预后是一个重要的标志。肝脏移植术后早期恢复阶段常在专职的肝脏移植监护病房内度过,移植术后的管理显得非常关键。

(一) 交接

肝移植患者出手术室后立即送入 ICU,外科、麻醉科医师将所有记录及注意事项向 ICU 专科医师交班。患者的交接工作应有秩序、有计划地进行。

病人交接时监护室医生需向手术医生详细了解供体来源,供体状况,手术方式,胆道和血管的吻合情况,引流管放置情况,术中是否取栓,免疫抑制剂应用的种类和剂量等,与手术医生交流手术经过和术中特殊情况,并仔细阅读手术记录单。

与麻醉医师交接时要了解手术经过和麻醉方式、液体的出入量、血流动力学参数、出血情况,并仔细阅读麻醉单。

通过患者家属、手术医生和病历记录了解患者的既往病史和现病史,完成有重点的全身和专科查体,分析各种化验和检查结果,对患者病情做到心中有数,以保证治疗的连续性,并前瞻性地评估病情。

患者所在的 ICU 必须严格管理并有消毒隔离措施:病房的门尽可能保持关闭,限制与患者接触的人数,进入病房时须洗手、穿消毒隔离衣、戴消毒口罩和帽子。病房有完好的正压层流通气系统,保证每小时换气 10 次。患者的床头有预先检查标记好各种必需的药物、急救包、喉镜、气管插管和静脉插管等物品,并配有监护仪呼吸机、吸引器、输液泵、供氧及其他各种治疗必需的设备。

(二) 术后早期评估与监测

入 ICU 后必须对患者的全身状况和脏器功能进行评估,以便对可能发生的情况提早预防。移植术后的早期评估包括对麻醉、心血管功能、呼吸功能、肾脏功能、移植肝功能及术后凝血机制等血液系统功能等的恢复评估。

1. 移植肝活力的评估与判断 手术完成后,植入新肝功能能否恢复及其恢复时间是人们最关心的问题,移植肝脏功能的恢复是整个病情好转的标志,是预后的决定性因素。术后肝功能评估包括:测定肝脏的损害(转氨酶)和肝功能;门冬氨酸氨基转移酶(AST)和丙氨酸氨基转移酶(ALT)用来评估肝细胞受损程度和肝功能的紊乱;测定清除乳酸和合成葡萄糖来评估肝的代谢功能;肝脏再灌注的表现可以提示供肝的质量好坏;测定凝血因子来评估合成功能,测定凝血弹性图和凝血时间;生成胆汁来评估外分泌功能。此外还有肝脏的 B 超、CT、MRI 等影像学的检查,皆是敏感的肝细胞、胆道及血管功能监测手段,必须常规进行。

通常情况下,肝功能在 24~72 小时内改善,判断点包括:凝血功能改善并趋于稳定;移植肝的胆汁分泌量和性状;血流动力学稳定;机体内环境酸碱度、血钾等平衡;肾功能改善;及时苏醒;不需要调控即可维持正常血糖;加上丙氨酸氨基转移酶、门冬氨酸氨基转移酶、碱性磷酸酶、胆红素、血氨、乳酸、白蛋白、和凝血酶原时间等的恢复等。

当患者出现以下情况:早期出现肝功能衰竭表现(如进行性加重的黄疸、腹腔积液等),胆汁呈水样、减少甚至消失,难以纠正的凝血障碍及代谢性酸中毒,血流动力学不稳定,急性低血糖表现等,考虑移植肝无活力。

移植肝无活力的常见原因包括:原发性移植肝无功能多系缺血损伤、肝脏感染(细菌或病毒)或者药物损害等,手术技术因素如术后出血、血管吻合口栓塞、肝动脉血栓形成或胆道梗阻等以及排斥反应等。相关并发症及处理详见相关章节。

移植肝无活力的处理流程,见图 24-1。

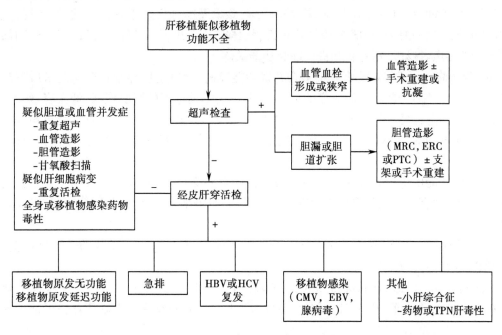

图 24-1 移植肝无活力的处理流程

2. 凝血功能 肝脏是产生凝血因子的重要器官,凝血功能状况是移植物功能的反映。而肝移植手术由于术中大量输血、对多个血管进行了吻合、创伤大及受体原有肝脏疾病,常引起凝血机制异常,术后常有出血或渗血。术后观察腹腔引流管的引流液量和颜色,结合凝血四项、血浆二聚体和血小板纤维蛋白原浓度、计数来评价凝血功能。

3. 心血管 因为术前病人都经过仔细的心功能检查,有明显心功能不全的病人不行手术,所以肝移植术后病人很少早期发生心功能不全。但年龄大的病人心功能处于代偿状态,应考虑到也有发生心功能不全的可能。入科后根据监护的心电图、动脉血压、平均动脉压、中心静脉压、容量平衡、混合静脉血氧饱和度等数据,必要时描记 12 导联心电图,Swan-Ganz 漂浮导管进行肺动脉压、肺动脉嵌楔压、心输出量的监测,结合患者既往病史评估心脏功能,并在血流动力学监测下,保证组织的良好灌注和供氧以避免组织无氧代谢,这对维持脏器的功能是至关重要的。

4. 液体管理 大多数病人在手术前有第三间隙积液,表现在手术中的腹水丢失,手术后腹水的再形成。液体管理需要耐心,有水肿也不必马上应用利尿剂,在监护阶段基本的目标是维持有效的血容量,评估指标包括 CVP、血压、心率、尿量、床旁心脏及颈总动脉彩超等。另外在手术中由于大量输液和细胞间隙的液体进入血管,经常发生血钙、磷、镁的异常,注意动态监测血气分析等。值得一提的是:注意防止过快的纠正血钠水平。

5. 呼吸功能 对于大多数肝移植患者来说,转入时需要呼吸机支持呼吸。自主呼吸的出现是病人从麻醉状态中开始复苏以及脑干功能良好的证据,但是腹部手术后患者呼吸道并发症发生率较高,包括肺不张、肺水肿、胸腔积液和肺炎等,术后根据呼吸机采用的模式、参数的设置、自主呼吸情况、呼吸波形分析、血氧饱和度、血气分析胸片报告、液体负荷等来综合评价患者的呼吸功能,通过调整呼吸机参数、改善容量负荷等以预防急性肺损伤的发生。

术后早期呼吸机辅助呼吸的持续时间视患者呼吸能力而定,一般手术后 12～36 小时内停机拔除气管插管,可参照以下:患者完全清醒;咳嗽及呕吐反射正常;有足够的换气强度;高峰气道压 <20cmH$_2$O;胸部 X 线摄片正常;气体交换正常。一旦停机拔管,即开始胸部理疗,包括鼓励患者咳嗽、深呼吸和进行呼吸功能锻炼。

6. 肾功能 严重肝病患者术前多合并肾功能障碍,而肾功能异常在肝移植术后有较高的发生率。移植后少尿和氮质血症的常见原因包括:术前原有的肾脏疾病、低血容量性肾脏低灌注导致的急性肾小管坏死(ATN)、移植肝功能不全及药物毒副作用(如他克莫司等钙调蛋白磷酸酯酶抑制剂(CNI)、氨基苷类抗生素)、手术打击、脓毒症和术前术后的肝肾综合征等。

术后肾功能的保护是肝移植最终成功与否的重要措施之一,应予以重视。术后要记录每小时尿量,根据尿常规和血生化检查中的尿素氮、肌酐结果,评价肾脏功能,预防肾衰竭的发生。

7. 神经系统 意识恢复指病人从麻醉状态清醒,是移植肝脏有功能的一个良好信号,为判断病人预后的重要指标。

评估病人的神经系统状况必须包括意识水平、神经功能、感觉和反射。检眼镜检查眼底,对于评估神经系统、观察出血情况有重要参考价值。术后精神状态临床评估可依据相关量表。

少数病人术后可因低氧、低血压、低血糖、内环境紊乱等出现一定程度的意识障碍,对于术后清醒后再次出现意识障碍者,应高度警惕有无颅内情况,及时行神经系统专科方面检查。术后病人还要注意有无颅内高压表现、癫痫、精神错乱、失语等,及时予以相应处理,排查药物及电解质等问题。

对患者的脏器功能进行评价,为了总体把握患者的病情,预防多脏器功能不全的发生或对已经发生的脏器功能不全进行早期干预,要强调脏器功能的动态连续评估,尤应注意药物应用之后对各脏器功能的损害。

(三)加强监测

ICU 的治疗是在充分监测的指导下进行。通过无创性或最小限度的有创性技术,保证各脏器功能得到持续监测。肝移植患者在术前大多合并不同程度的器官功能不全及营养状况不良,加上肝移植手术时间长,对机体打击大,术后必须加强生命体征和各项生化指标的监测,维持术后机体内环境的稳定,及时发现问题,及早采取治疗措施,使患者顺利度过围术期,达到手术治疗的最佳效果。

1. 检验　实验室化验检查可以提供肝脏功能、内环境和电解质、营养状况、各脏器功能状态方面的有用信息。肝移植术后常规化验检查:

(1)血、尿常规:早期每日一次,结果正常后可每周两次。

(2)血液生化检查:早期每日一次,以了解肝、肾功能的情况,结果正常后可每周两次。

(3)凝血功能检查:凝血酶原时间、凝血酶原活动度等全套检查,第一周每日一次,其后每周两次直至正常。

(4)血电解质检查:早期每日检查一次,待结果正常后可每周两次。

(5)环孢素血药浓度监测:可于服药 2 天后开始查谷值,血药浓度基本稳定后,可每周检查一次。

(6)FK506 血药浓度监测:从服用 3 次后开始查谷值的浓度,根据血药浓度调整使用剂量。

(7)肝炎病原学检查:对于术前是乙型肝炎的患者手术后一周内即检查乙肝两对半及HBV-DNA,1 个月、3 个月后仍应复查,同时应监测乙肝抗体滴度。

(8)病毒全项血清学检查:包括 CMV-PP65、CMV-DNA、HCV-RNA、HBV-DNA 每周复查。

(9)血氨和血乳酸检查:当患者神志异常,考虑与代谢有关时检查。

(10)血病原菌培养:ICU 期间要定期检查,其后有感染症状时加药敏检测。当怀疑为导管相关性感染时,拔除中心静脉导管的同时要做细菌培养加药敏试验。

(11)分泌物、引流物细菌培养:分泌物和引流物包括尿、粪、伤口分泌物、胆汁、痰、胸腔或腹腔引流液等,如怀疑有感染则随时检查。有时这些标本还需做涂片和特殊染色检查。

(12)血气分析:常规每日一次,当呼吸机参数调整或病情有变化时随时检查。

根据病人的特殊情况还需要做以下化验检查:

(1)肿瘤系列检查。

(2)DIC 检查:当怀疑患者有 DIC 倾向时,做该项检查。

(3)乙肝病毒变异检查:当怀疑乙型肝炎病毒发生变异时,可以做该项检查。

(4)大便球杆比:当怀疑有菌群失调时可以查大便球菌/杆菌比。

(5)免疫功能检查:当疑有机体免疫功能障碍时,可以查淋巴细胞、补体、免疫球蛋白等以了解机体的免疫功能状态。

2. 影像　影像学检查是重要的监测手段。床旁胸片和超声是价格相对低廉、应用最广泛、最有价值的重要检查项目。ICU 期间床旁胸正位 X 线片不仅可以了解肺部、纵隔状况，而且可以了解气管插管、中心静脉导管位置。移植术后的胸片可以与术前对比。胸正位 X 线片可以查出影响肝移植效果的无临床症状的异常情况(肿瘤或感染)。出现呼吸困难的病人，胸片既可以看出胸腔积液的程度，也可以了解其他原因所致的低氧血症。

床旁超声具有价格低廉、无离子辐射、操作方便的优势。肝移植术后早期床旁超声宜每天一次。病情变化时随时进行。主要观察移植肝以及腹腔内有无积血、腹水，胸腔内有无积液和定位。彩色超声多普勒检查可以显示肝实质回声有无异常、胆管有无扩张、胸腹腔有无积液等，还可以准确显示各吻合血管的直径和血流动力学的情况。

其他特殊检查，如 CT、磁共振成像振、计算机体层摄影、数字减影血管造影及胆道造影等特殊检查各有适应证，一般在怀疑有并发症时才选用。CT 和磁共振检查可以了解肝脏的大小，实质是否均匀，有无脓肿、坏死以及肿瘤复发，腹腔有无积液，血管内有无血栓，胆道系统有无狭窄、扩张及结石检查对胆道石等。磁共振胰胆管成像对胆道系统成像效果较好，因此在胆道系统并发症或不明确时进行。当怀疑有血栓形成、癌栓或肿瘤复发时可进行血管造影。

(四) 一般处理

肝移植术后的药物医嘱包括液体平衡的调节、营养底物及电解质的补充、抗生素和免疫抑制剂的合理应用、出凝血的调控和微循环的疏通、重要脏器功能支持和镇静止痛药物的应用等，这些都是加强医疗的重要组成部分。

1. 常规医嘱　术前肝硬化门脉高压可使胃肠道淤血，导致损害因素加强，手术及激素的应用，使胃肠功能进一步受损，增加应激性溃疡发生。因此，移植后早期应常规使用胃肠道黏膜保护的药物。常用的药物有硫糖铝、西咪替丁、奥美拉唑等。

移植术后还常规应用促进痰液排出药物，它具有恢复呼吸道上皮细胞活性，抗氧化和抗炎作用。

镇静镇痛有利于病人在监护室的管理，血压波动减轻。肝移植术后的病人镇静止痛要考虑到肝功能受损所致的药物蓄积，同时要考虑到过度镇静可能混淆肝性脑病的诊断和病情的观察。短效的镇痛药芬太尼有较好的镇痛效果，丙泊酚和咪达唑仑都可以用于肝移植术后病人镇静。

2. 免疫抑制剂方案　移植物的排异反应是肝脏移植术后病人死亡的重要原因。免疫抑制方案在一定程度上决定肝移植手术的成败，因此选择合理的免疫抑制方案至关重要。现在较常用的是环孢菌素和 FK506 为主的免疫抑制方案。许多中心应用这些药物之一与泼尼松联合用于长期治疗，一些中心在此基础上还加用酶酚酸酯。采用多种药物联合治疗可以最大限度地降低每一种药物的毒副作用，而药物的免疫抑制作用可以叠加或协同。尽管免疫抑制剂的方案不尽相同，但都是为了取得尽可能好的免疫抑制效果，同时减少免疫抑制剂治疗带来的副作用。要强调免疫抑制方案应个体化，根据患者的具体病情和经济状况选择免疫抑制剂的种类和剂量。医生必须了解排异药物的短期和长期副作用，定期监测血药浓度以保证治疗效果。

3. 营养方案　肝移植病人术前常常存在营养不良，手术引起的负氮平衡和蛋白质丢失使术后恢复较慢和并发症增加，所以肝移植术后必须进行营养支持，营养的补充一般遵循两个原则，即根据肝脏的代谢和肝功能状态补充营养和尽早开始胃肠道进食。营养支持途径分为肠内和肠外两种，底物有糖、蛋白质和脂肪，尤其要注意电解质和微量元素的补充。在肝脏移植的早期不补充葡萄糖则储备的糖原很快被消耗,故葡萄糖是肝脏移植后早期的主要能量来源热量,每天最好在 5～6g/kg;在肝功能尚可的情况下以补充平衡氨基酸为主,如肝功能差则可以补充肝安,因支链氨基酸在应激状况下可以通过肌肉代谢而不是肝内代谢,同时还可促进肌肉和肝脏的蛋白质合成;肝脏移植后早期,若供肝功能发挥良好,肝脏对脂肪代谢并无大的障碍,以使用中链和长链混合的脂肪乳剂为佳,因它很少影响肝网状内皮系统功能,很少引起胆汁淤积,而且在肝和外周组织中比长链脂肪酸容易氧化,氧化时耗能少。

一般肝移植术后 12 小时以内开始静脉营养。提供可从 20～25kal/(kg·d)开始,糖脂比 6:4 或 5:5。肝移植成功后,血浆支链氨基酸芳香族氨基酸比例趋于正常,此时如无明显应激、氮质血症或肝性脑病,补充平衡氨基酸液或是强化支链氨基酸的复方氨基酸溶液对病情无明显影响,蛋白质供给量 1～1.5g/(kg·d)。注意补充维生素(特别是脂溶性维生素)和微量元素。移植术后补液容量的限制,应适当提高补充的营养底物的热卡密度。

一旦胃肠道功能允许,就应该开始肠内营养。肝移植病人一般在术后 72 小时内开始,总量为 30～35kal/(kg·d)。能口服摄食时,肠内营养逐渐减量,至术后 5～7 天过渡到正常经口摄食。实施营养支持过程中要密切监测血糖、血脂、电解质,控制血糖在正常水平。避免营养不足影响病情恢复,还要避免营养过度增加肝脏代谢负担。

4. 感染防治　肝移植术后感染是常见并发症,也是死亡的原因之一。

肝移植术后常见感染部位:血液系统、腹腔、肺、中枢神经系统等,明确的感染途径包括:伤口、腹腔、各种内置及外置导管、胆道梗阻或胆漏、肝动脉栓塞等。血液系统感染可能与移植术后腹腔内或伤口感染、静脉置管等有关,多数为革兰阳性球菌(金黄色葡萄球菌、肠球菌、血浆凝固酶阴性的葡萄球菌);腹腔内感染仍旧是肝脏移植后最为多见的感染并发症,特别在移植术后 1 个月内更为突出,感染可能与手术本身有关,也可能与手术周围环境的潜在性污染有关,在大多数腹腔内感染中,肠道革兰阴性需氧菌、肠球菌、厌氧菌以及念珠菌属是主要致病菌;肺炎是肝脏移植后第二大感染并发症,肺炎可以发生于肝脏移植术后任何时间,而且病原体种类繁多,术后 1 个月之内的肺部感染通常由细菌引起,可能与机械通气以及监护室停留等有关,此期,需氧革兰阴性杆菌包括肠杆菌属和铜绿假单胞菌等是引起肺炎最常见的病原体;中枢神经系统感染包括脑脓肿和脑膜炎,可有多种病原菌引起。

为了尽量减少术后感染的并发症,肝脏移植术后早期使用抗生素治疗,以预防为主,遵循预防性应用抗生素的一般原则。

(1)在移植术后一周内细菌是最常见的病原体,抗生素应选择广谱、能覆盖革兰阳性菌、革兰阴性菌和厌氧菌,并且肝肾毒性小的药物。值得一提的是:术前有结核者则需应用抗结核药物。抗生素常规使用一周左右以免引起真菌感染。

(2)术后早期的真菌感染也是一个重要的问题,真菌感染的诱因有:抗生素治疗的结果,血管并发症、腹腔内并发症,大剂量类固醇皮质激素和再移植。肝脏移植受体的真菌感染发生率居所有大器官移植之首,最常见的真菌是白色念珠菌,其次为曲霉菌,再其次是隐球菌、地方性霉菌病、暗色孢科真菌、卡氏肺囊虫等,大多数真菌感染的病人常见为多部位受侵犯,最常见表现为弥漫性腹膜炎、肺炎和菌血症。肝移植术后是否预防性使用抗真菌药物应综合考虑患者情况。术前为重症肝炎、二次肝移植、术后全身情况差的患者、发生典型急性排异反应时的激素冲击治疗期,预防应用抗真菌药物。有真菌感染证据的,要及早、足量、足疗程应用敏感抗真菌药。常用抗真菌药物有氟康唑(大扶康)——对念珠菌、隐球菌感染有效;两性霉素 B 脂质体——对曲霉菌、白色念珠菌、虫球菌和隐球菌有效;伊曲康唑——对曲霉菌、念珠菌、隐球菌及组织胞浆菌病有效;醋酸卡泊芬净——对侵袭性曲霉菌和念珠菌有效,是特异性作用于细胞壁,而破坏真菌细胞壁完整性的新型抗真菌药物。

(3)术后第1周引起病毒感染机会小,但在术后较长一个时期病毒是一个重要的病原体,最常见的病毒是巨细胞病毒,此外还包括爱泼斯坦-巴尔病毒(EBV)、人类疱疹病毒6、水痘-带状疱疹病毒等。对有病毒感染风险的高危病人,术后还应给予抗病毒药物,常用药物有更昔洛韦等。阿地福韦用于HBV变异者,可与拉米呋啶合用,亦可单独服用。

5. 预防乙肝复发方案 预防复发方案适用于肝移植受者术前是乙肝的患者,而对非乙型肝炎患者,如果供肝正常,一般没有应用的必要。包括抗乙肝病毒治疗和应用乙肝免疫球蛋白。但对于HBV变异者,可单用阿地福韦,亦可连用拉米呋啶,此药具有肾毒性。

肝脏移植术后丙肝复发是一个常见而棘手的问题,待解决。

(五)并发症处理原则

肝脏移植术后病情复杂,移植肝脏、肾、凝血系统、神经系统都可能因为原发病的影响和手术的打击而出现器官功能障碍,恰当地处理出现的问题,对降低围术期死亡率、提高远期治疗效果有重要意义。下面介绍肝移植术后常见的近期并发症及处理原则。

1. 移植肝脏方面

(1)移植肝功能不全:肝移植术后一般不需要使用保肝药物,由于热缺血、冷缺血、缺血再灌注等原因可使术后早期肝功能异常,表现为转氨酶升高、黄疸,随着时间逐渐减轻,大多在一周内降至正常。如肝功能损害严重,可有选择地保肝治疗。严重的肝脏功能不全需要肝脏替代治疗度过危险期,为再次肝脏移植创造条件。目前常用的肝脏替代治疗方法有:血浆置换、胆红素吸附和分子吸附再循环系统。

(2)肝移植术后急性排斥反应:通常在移植后第二周最常见,以后发生的概率会逐渐减少。受体危险因素有:老龄、原发病病情较重(通过术前肝肾功能检测评估)及某些特定的移植原发病(特别是自身免疫性肝病)等,供体危险因素包括供受体HLA配型不符、性别不相同、高龄供体及移植肝保存性损伤等。急性排斥反应病人通常没有特异性症状。有的仅表现为全身不适、食欲减退、右上腹疼痛;黄疸、发热;有T管者可见胆汁分泌量减少;胆汁的性状从黏稠、金黄偏暗的液体变成稀薄、色淡;也可能没有明显的阳性体征;也有患者根本就没有任何症状。肝功能出现异常时先排除血管和胆道系统异常后,应行肝活检。肝脏活检是诊断急性排斥反应最有价值的手段。急性排斥反应时肝脏的组织学分析显示门管区炎症、门静脉和中央静脉内皮炎、早期胆管损害。还有虽然急性排斥反应可通过加强免疫抑制策略进行治疗,但却使受体易于罹患感染、丙肝复发和恶性肿瘤。

急性排斥反应传统的治疗是以糖皮质激素冲击治疗,另外也有很多不同的方案如使用FK506,典型的方案是静脉注射甲泼尼龙,成人每日剂量从500~1000mg,疗程一般3~5天。表24-1、表24-2中的排斥反应治疗方案可供参考。

表24-1 匹兹堡杜克大学医学中心急性排斥反应的治疗方案

急性排斥反应		治疗方案
首次排斥	甲泼尼	500mg/d静脉推注,共5天
复发排斥	甲泼尼龙	如果上一次被成功治疗,则500mg/d静脉推注,共5天
激素耐药性排斥	OKT3	5~10mg/d静脉推注,共7~10天

表24-2　浙江大学医学院附属第一医院肝脏移植中心急性排斥反应的治疗

急性排斥反应		治疗方案
首次排斥	甲泼尼龙	第1天1000mg静脉推注;第2天500mg静脉推注;第3天240mg静脉推注,以后每天减量40mg;第9天后改用泼尼松20mg口服
复发排斥	甲泼尼龙	如果上一次被成功治疗,同首次治疗
激素抵抗排斥	OKT3	5～10mg/d静脉推注,共7～10天;FK506+吗替麦考酚酯(霉酚酸酯),FK506血药浓度控制在12～15ng/ml 糖皮质激素根据具体的情况而定

如果激素冲击无效,则需排除其他原因引起的肝功能异常。如多普勒超声检查肝脏血流。如果没有发现其他阳性检查结果,则需再次活检来排除持续性排斥反应。但需要提醒的是,大剂量激素冲击治疗容易导致细菌和真菌感染,增加乙肝复发,增加消化道出血风险等。

(3)术后出血:多发生在手术72小时内,主要包括腹腔内出血及消化道出血,可因凝血功能异常、手术操作问题、肝断面发生缺血坏死、腹腔内感染脓肿形成腐蚀血管而造成腹腔内出血;可因应激性溃疡及胆肠吻合口出血而引起消化道出血。对于因凝血功能障碍而出血者,可根据情况多点监测凝血功能,一般经内科治疗多可及时纠正;若因为技术等问题引起者,应果断行手术治疗。

2. 肾功能不全　肾功能损害是肝脏移植后的常见并发症。因此术后的肾功能保护也非常重要。术后肾功能不全的常见原因和处理方法如下:

(1)低血压:维持足够的肾脏灌注压,使平均动脉压≥70mmHg。

(2)有效血容量减少:严密监测下补充血容量,5cmH$_2$O≤CVP≤8cmH$_2$O或10mmHg≤PAWP≤15mmHg。维持有效循环容量,除前述指标外,大循环与微循环常用指标为乳酸、中心静脉氧饱和度、心率、血压、尿量及床旁行心脏、下腔静脉及颈总动脉彩超等。

(3)缺氧:保障心输出量;输血,维持适当的血红蛋白浓度;改善肺通气、换气功能。

(4)感染:去除感染源选用无肾毒性或肾毒性较小的敏感抗生素。

(5)药物毒性:停用肾毒性药物。

(6)肝肾综合征:功能性肾功能不全在肝移植成功后能恢复;肾穿刺活检证实有肾脏实质性疾病的情况要考虑肝肾联合移植。

(7)原发性肾脏损害:肾内科常规处理。

(8)血管问题、腔静脉受压、肾血管血栓:接触压迫因素,血管内溶栓,手术处理。

术后早期肾功能支持除纠正可去除的因素外,常用肾血管扩张作用的药物,如持续泵入小剂量多巴胺1～3μg/(kg·min)扩张肾动脉,改善肾脏灌注的作用;也可使用前列腺素E$_1$。需要强调的是当肾功能不全怀疑是有效循环容量不足时,补液应在有血流动力学参数指导下进行。

严重的肾功能不全常常需要持续性肾脏替代治疗(CRRT)。

持续性肾脏替代治疗的指征是:①血肌酐>300μmol/L;②少尿,尿量<500ml/d;③尿素氮>28.6μmol/L;④中心静脉压>20cmH$_2$O或肺动脉楔压>30mmHg或肺水肿;⑤严重的代谢紊乱,如高钾血症;⑥水负荷过重。

3. 血液系统问题　正常情况下,手术后早期不提倡应用止血药物,以免增加血栓并发症的机会。如有广泛渗血,可适量输注新鲜冷冻血浆,以及血管外凝血药物。血小板低于 20×10^9/L 时适当输血小板。当凝血酶原活动度超过50%时加用肠溶阿司匹林抗凝治疗。考虑有血管内血栓形成危险时给予抗凝治疗,如低分子肝素皮下注射。由于血小板在切口和移植肝中消耗,在脾脏被清除,移植后最初几天血小板经常很低。由于肝脏移植后病人大多有凝血功能障碍,为了防止出血的并发症,术后48小时内血小板应维持在 70×10^9/L,若低于 70×10^9/L 应根据出血情况酌情输注血小板。48 小时后如果血小板在 30×10^9/L 以上,如果没有腹腔、胃肠道、泌尿道出血,则不需要处理。但如血小板输入无效,可以通过静脉输入人体免疫球蛋白以减少血小板的破坏。止血药物的应用根据凝血功能的检查而定。一般来说 KPTT 延长时,纤维蛋白原≤200mg/L 时给予补充凝血酶原复合物与纤维蛋白原;若 INR≥1.8 时,给予输注新鲜血浆。

继发于脾功能亢进的白细胞缺乏和血小板缺乏通常延续到术后早期,有时需将硫唑嘌呤减量。如果白细胞计数低于 1.5×10^9/L(1500/mm³),可以使用粒细胞集落刺激因子,减少术后感染发生。手术后血细胞容积应该维持在25%~30%,过高则易致肝动脉血栓形成。术后还需监测纤维蛋白原水平。术后大出血的可能性与术中出血程度和移植物的即刻功能状态直接相关,如果纠正凝血功能障碍后仍大量出血,则有指针进行手术探查。即使早期出血停止,仍需进行手术探查清除血凝块,否则易继发感染。

4. 神经精神问题的处置　术后早期神经系统的并发症是死亡的主要原因,神经系统病变包括脑桥中央髓鞘溶解症、癫痫、颅内感染、脑出血等,脑水肿和脑疝死亡率最高。移植术后初期必须了解病人术前神经系统状况,避免应用影响神经系统的药物。下面是肝移植术后常见的神经、精神异常的原因和对策:

(1)脑灌注不足或脑水肿:MAP >60mmHg,纠正缺氧。

(2)代谢紊乱:肝肾功能支持,注意电解质平衡。

(3)药物神经毒性:控制药物血药浓度或换用他药。

(4)感染:应用敏感抗生素,清除感染灶。

(5)脑血管病:相应治疗。

(6)心理因素:尽量减少医疗干预,术前宣教 + 心理治疗,必要时应用精神病药物。

5. 心血管系统　低血压:首选补充血容量,应避免中心静脉压过高。若果低血压持续存在,且无低血容量或心功能不全则需警惕感染,做血培养并经验性抗感染治疗。高血压:由于持续性高血压增加脑水肿、脑出血和癫痫风险,需积极治疗。

6. 呼吸系统　如果移植物功能良好,通常术后 12~48 小时内可顺利拔出气管插管。一旦停机拔管,即开始胸部理疗,包括鼓励患者咳嗽、深呼吸和进行呼吸功能锻炼。

7. 技术相关并发症

(1)肝动脉血栓形成:常见于儿童受体,尤其移植肝动脉细小或多支的患儿。多普勒超生检查可用于筛查,动脉造影可确诊。治疗方式取决于临床表现,包括再次移植、再次手术、选择性血管内注射尿激酶或不予处理。

(2)胆道并发症:可表现为引流液中没有胆汁或难以解释的胆红素升高。可能需要逆行胰胆管造影检查或再次手术探查。

第三节 肾 移 植

一、肾移植适应证

尸体肾移植等候名单的入选标准规定,候选的成年患者必须患有进展性肾病且肾小球滤过率(GFR)<18ml/min。肾移植最常见的适应证包括:慢性肾小球肾炎、慢性肾盂肾炎、糖尿病肾病、恶性肾小球硬化和多囊肾等。

二、肾移植术后的监护治疗

肾移植后近期(手术后1~2个月内)出现的并发症处理,对病人和移植肾的预后是一个关键的问题。因为在短短的数天内可能发生多种复杂的内外科并发症。手术后7~10天内,手术和外科并发症较多,应以外科医生为主的内外科医护人员共同监护,第7~10天以后则由内科医生的观察和处理为主。

肾脏移植受者的常规治疗包括:避免在术后早期的治疗过程中出现低血压;肺部的物理治疗,以避免发生因肺不张和肺炎所导致的相关并发症;良好地处理胃肠道事件;感染治疗;严格地控制血糖水平;术后早期的镇痛;预防深静脉血栓(DVT)及免疫抑制方案等。

(一)移植后7天内观察内容

由手术室可立即转入普通专护病房,若有手术严重并发症、心血管或呼吸系统并发症可转入监护室留观。观察时间视病情和移植肾功能状况而定,一般7~10天即可。大部分外科并发症出现于此时。

观察的项目:

1. 生命体征监测 收缩压超过180mmHg或低于105mmHg需予以处理;体温超过38℃需排除排斥反应。通常手术后发热很少超过38℃。

2. 液体出入量监测 必须准确测量静脉输入液体量、饮水量和尿量,若尿量每小时少于50ml需进一步查清原因。

3. 腹部疼痛,必须做腹部和移植肾检查,排除排斥反应和外科情况。

4. 有冠心病或心律失常者用心脏监护仪观察。

5. 每日检查 血液常规、尿常规、血肌酐、血尿素氮、血糖、电解质(血生化)、肝功、CsA血药浓度。每日评估移植肾功能。

6. 其他常规护理与普通外科手术后病人相同,如伤口护理、导尿管、引流管护理等。

7. 常规进行病室隔离消毒工作。

(二)移植术后2个月内观察内容

这一阶段也是病人病情易发生变化和发生并发症的阶段。常见并发症是急性排异反应、感染、急性肾衰竭、心血管系统疾病等。监测重点有以下内容:

1. 每日生命体征监测,有异常情况发生应及时查明原因。

2. 记录24小时出入量,注意观察小便颜色,如有尿量减少、血尿等情况,及时查明原因排除急性排异反应及感染等情况。

3. 记录抗排异反应用药的种类、剂量,必要时做药物浓度的测定。

4. 根据病情需要随时或定期检查尿常规、血常规、血肌酐、尿素氮、血糖、肝功等。

5. 严格执行医师所制定的营养方案。

6. 加强心理护理。

(三) 液体的补充

在病人未能进食前,液体的补充不只是单纯地补充病人术后营养,更重要的是为了有充足的尿量,以维持移植肾的功能。肾移植 3~4 天内的补液量与一般外科手术后的病人大致相同,不同之处在于肾移植病人的移植肾功能处于恢复期,或者肾功能延迟恢复。移植前许多病人有不同程度的心功能不全和高血压等器质性病变,特别是高龄患者,体液的多少会影响患者的心、肾功能,可因心力衰竭引起低血压而使尿量级急剧减少,致肾前性移植肾衰竭。如果病人心功能稳定,一般情况下不显性失水约每小时 30~60ml。补液量与尿量之比为 1.3∶1 或 1.5∶1。不少病人仍习惯于坚持维持透析时期的饮水限制,若病人已可进食,应鼓励病人饮水。中心静脉压或肺动脉楔压测定可以指导液体补充量,但有时临床判断更为简便、及时,甚至更准确。例如,血压和尿量都正常的病人,其中心静脉压可能偏低。

(四) 血压

高血压或低血压对病人均有不利的影响。肾移植前终末期肾病患者多有高血压,特别是糖尿病和老年病人,血压过高可引起脑血管意外和动脉缝合漏血,甚至心力衰竭。肾移植外科医生多数接受血压偏高,认为有利于维持尿量。但若超过 195/120mmHg,应适当给予降压药。低血压无论在移植手术中或手术后都应该避免。由于供肾没有肾内自身调节能力,移植肾最初的血流量是依赖平均动脉压,动脉压过低时,移植肾会出现排尿少或无尿。手术后血压要保持在 135/90mmHg 以上,以避免肾血流量不足引起的急性肾功能不全,或导致不可逆的血管血栓形成。血压偏低时,若心功能稳定可静脉滴注白蛋白保持足够的液体入量,必要时可给予多巴胺。

(五) 尿量

肾移植手术后数天内尿液的监测是一项重要的观察工作,尿量很大程度上反映移植肾功能、免疫反应、外科并发症等情况。手术后可有少尿、无尿和多尿。少尿是指尿量每小时少于 50ml。多尿是每小时尿量多于 500ml。测量尿液时务求准确,同时必须了解受者原肾是否尚有排尿,要分开计量。

手术后有 3~5 天的多尿期,表明术后病人状况良好,不存在手术后超急或加速排斥。个别高容量状态病人 24 小时尿量可达 30 000ml 以上,此时补液可少于排尿量,尿量随之会逐渐恢复正常,可适当补充钾和钙。

少尿或无尿情况比较复杂,需要仔细寻找原因并及时正确处理。无尿或少尿时间越长,移植肾恢复功能机会越小,即使恢复了或部分恢复,其短期或长期预后也受影响。

以下是少尿或无尿的原因和处理方法:

1. 外科技术　输尿管梗阻如血块、结石、输尿管扭转、输尿管膀胱吻合口狭窄、输尿管外血肿压迫等。动脉或静脉血栓栓塞引起的少尿或无尿不罕见,尿量迅速减少或完全无尿。血肌酐升高,移植肾肿胀。由于移植肾没有侧支循环供血,不及时处理可导致移植肾功能丧失。可用彩色多普勒等协助诊断。

2. 液体因素　低血容量可致少尿,血容量正常亦可出现少尿。原因可能是多方面的,包括供肾的质量、环孢素暂时性影响、心功能不全等。在未作创伤性检查之前,用很短的时间进行诊断性处理。若导管通畅,病人处于高血容量状态,血压正常,可静脉注射 100~200mg 呋塞米。如果是低血容量,用 500ml 等渗生理盐水静脉推注,若见尿量有增加的趋势,可再推注 1 次。亦可静脉滴注生理盐水,后用大剂量呋塞米静脉注射,若有反应可重复,然后液体量按每 1ml 尿量给 1ml 液体量继续补充。呋塞米按每小时 $1 \sim 2mg$ 静脉滴注,或定时口服。

3. 如果上述措施未能奏效可行 B 超检查,了解是否输尿管梗阻或尿漏;若为阴性可作彩色多普勒等检查,了解血管和移植肾血液灌注情况。若是血管问题,考虑外科处理。如果未能排除超急或加速排斥,宜作肾活检。

4. 急性肾小管坏死　移植手术后移植肾功能延迟出现多数是由急性肾小管坏死引起,而且绝大部分见于尸体肾移植。个别活体肾移植偶可发生急性肾小管坏死,例如尸体肾移植、手术中大出血、血压下降、心功能不全、补液不充足等。

导致急性肾小管坏死的因素可能有以下几种:

(1)老龄供者(>65 岁)。

(2)取肾前供者已有急性肾小管坏死。

(3)温或冷缺血时间过长。

(4)手术中因素,包括术中大出血、低血压、血容量不足、发生心力衰竭和重温时间过长。

(5)受者的因素,手术后心力衰竭(术前有冠心病或心功能不全)、低容量血症、低血压、大出血等。

处理方法:首先明确排除超急或加速排斥的可能,因为在少尿或无尿、血肌酐升高的情况下,同时发生排斥反应很难发现和判断。在保持体液、电解质平衡和血压稳定的前提下,可作超声显像、核素检查,再未明确时,则需做肾穿刺活检或细针抽吸细胞学检查。

环孢素(CsA)中毒:环孢素中毒极少引起无尿和血肌酐迅速上升。无尿见于 CsA 引起的少见血栓性微血管病变,其表现类似急性溶血尿毒综合征,预后差,可试用链激酶、血小板抑制剂或血浆置换。若少尿时伴有 CsA 血浓度谷值高,应考虑 CsA 中毒。应将 CsA 剂量减低,一般 $24 \sim 48$ 小时移植肾功能可行改善。

(六) 发热

1. 肾移植后发热的原因首先是手术引起的,少有超过 38℃,并很快会自行退热,不需要处理。

2. 其次是排斥反应。热度一般也不高,并有其他相应的表现,若伴有移植肾剧痛、完全无尿、血压下降、神志改变等,考虑超急或加速排斥所致的移植肾坏死、破裂,需立即进行外科探查。自从 CsA 应用后急性排斥多无发热或仅有低热。偶可伴有类似上呼吸道感染或流感症状,抗排斥治疗后热度迅速减退。

3. 感染引起的发热,可为持续高热、间歇高热、不规则热或低热。由于病人处于免疫抑制状态,诊断和治疗比较困难。肾移植应用免疫抑制剂时,普通细菌病原即可引起肺炎,移植 $2 \sim 3$ 周后病毒和真菌导致严重疾病的可能性增加,巨细胞病毒(CMV)感染通常出现在术后两周至数月,频繁发生排斥反应的前后,低热和淋巴细胞减少是轻度感染的现象;除有生命危险的 CMV 肺炎外,也可引起消化道溃疡、肝炎和脉络膜、视网膜炎。CMV 感染的病人同时还可出现第二病原体感染,如疱疹性口炎;食管炎或念珠性黏膜炎可能是 CMV 感染的第一症状,可用更昔洛韦进行治疗。

4. 其他尚有非感染性发热亦需考虑,如深静脉血栓形成、肺栓塞、溶血反应以及输液或药物反应等。

（七）免疫抑制治疗及其并发症

1. 排斥反应的类型

（1）超急性排斥：指移植肾恢复血供应后立即发生排斥，这往往是一种不可逆的病理过程，由循环中的细胞毒抗体介导而发生，较为少见。

（2）加速排斥：是由体液和细胞免疫成分的反应所引起，发生在移植后数天到数周，对于抗排斥治疗常无反应。

（3）急性排斥：发生在数周到数月内，症状有感冒伴移植后疼痛、发热、血压突然升高、尿量减少、体液潴留、血尿素氮和肌酐上升、移植肾肿大和肾血流下降、肾小球滤过降低以及器官功能减退。

（4）慢性排斥：常表现为肾功能缓慢下降，并伴有组织间纤维化、血管改变和中性粒细胞浸润。

2. 免疫抑制剂 免疫抑制剂主要包括糖皮质激素、环孢素或硫唑嘌呤和抗淋巴细胞抗体等。泼尼松、环孢素或 FK506 和硫唑嘌呤的三联免疫抑制方案较为有效，可以降低每种药物的剂量，使各自的不良反应降至最低（表 24-3）。

表 24-3 常用免疫抑制维持治疗的药物

药名	分类	治疗剂量	药物毒副作用
泼尼松	糖皮质激素	无固定剂量，依移植中心而定	外表：多毛、肥胖、痤疮、皮肤菲薄、水牛背、满月脸 代谢：高脂血症、糖尿病、骨质疏松、发育迟滞 心血管：加速动脉粥样硬化进程、高血压 其他：情绪易怒、伤口愈合不良
环孢素	钙调磷酸酶抑制剂	0～6 个月：200～250ng/ml 6 个月：150～200ng/ml	肾毒性、高血压、神经毒性、多毛、牙龈增生、溶血尿毒综合征
他克莫司	钙调磷酸酶抑制剂	5～15ng/ml	神经毒性、肾毒性、糖尿病、溶血尿毒综合征，可能升高移植后淋巴细胞增殖性疾病的风险
吗替麦考酚酯	抗增殖	1.8～4μg/ml	腹泻、腹痛、骨髓抑制
西罗莫司	TOR 抑制剂	10～14ng/ml	高甘油三酯血症、口腔溃疡、伤口愈合不良、血小板减少症

三、肾移植术后并发症

（一）局部并发症

1. 输尿管瘘 多由于摘取肾时肾门部剥离过多影响输尿管血运。移植时保留输尿管于适当长度，不可过长，以防止远端血运不足。

2. 淋巴囊肿形成 由淋巴液聚积而成，通常位于肾脏下极和膀胱之间的腹膜外间隙。用切开引流处理。放置引流条 7～10 天。

3. 尿路感染 一般皆可用药物控制。如有膀胱输尿管回流则较复杂。详见后述。

4. 切口并发症 包括切口感染、裂开和疝形成。

5. 肾动脉栓塞 严重，可造成移植失败。

6. 肾动脉狭窄 肾脏移植术后最常见的血管并发症，诊断金标准是动脉造影。肾动脉狭窄可以发生在移植后的任何时间,狭窄通常都发生在吻合口处或者其附近,表现为难以解释的移植肾功能的恶化或者突然出现的难治性高血压。治疗可以采取保守治疗或者血管重建两种方式。

7. 肾静脉血栓形成　少见,但却是后果十分严重的并发症,移植肾静脉血栓通常发生于术后2周内,临床表现为突然尿量减少、血尿和移植肾肿胀。移植肾静脉血栓的预后通常较差。

8. 出血　临床表现千变万化,可以毫无症状,也可以表现为休克。疼痛可能是出血的早期表现。疼痛位于移植肾区,可以放射至背部、肋腹部和直肠。心动过速或者轻度的低血压可能是早期唯一的临床表现,血肿最容易向腹膜后间隙扩展,有时甚至与腹膜腔相通。超声和CT检查可以明确有无肾周血肿的存在。可能需要进行手术探查来挽救患者的生命或者移植肾的功能。

(二)感染并发症

感染仍然是肾脏移植所面临的重要问题,免疫抑制剂自身的作用特点就可以增加感染的风险。在移植后的第一个月内所发生的感染大多数与普通外科手术后感染的病原一样,以细菌和真菌居多,主要感染的部位还是在切口、泌尿道、肺部以及透析置管的部位。以下简单介绍以各种病原体所引起的尿路感染和以人类巨细胞病毒(HCMV)为主的病毒感染。

1. 尿路感染　肾脏移植术后最常见的感染,危险因素包括移植前即存在的尿路感染、移植前长时间的血液透析、多囊肾病、术后留置尿管、糖尿病、移植肾损伤、女性、血吸虫病、与输尿管吻合相关的手术并发症。革兰阴性细菌是最常见的病原体,包括大肠埃希菌、铜绿假单胞菌、变形杆菌。一些革兰阳性细菌(主要是肠球菌和葡萄球菌)、真菌以及其他外来细菌(如棒状杆菌)也都是潜在的致病原。而免疫抑制剂的使用,可以掩盖尿路感染的症状,使通过症状来判断有无尿路感染变得很困难,故临床医生应注意辨别及判断。

2. 巨细胞病毒(CMV)感染　是肾脏移植术后导致早期感染性并发症最常见的独立致病因素,CMV综合征的特征性表现包括:发热、肌肉痛、白细胞减少症和(或)血小板减少症。受累器官包括肝炎、消化道溃疡、肺炎、视网膜炎、中枢神经系统疾患、肾炎、心包炎、膀胱炎或者胰腺炎,其中肝炎、肺炎是严重并发症,常与排异反应同时发生。治疗有三种方式:预防治疗、抢先治疗和CMV病治疗。预防治疗是指在移植术后即刻或者在急性排斥反应治疗期间给予抗病毒治疗,常用的口服药物包括更昔洛韦、缬更昔洛韦、阿昔洛韦;抢先治疗首先需要仔细地监测CMV抗原血症的最初表现、阳性的CMVPCR结果或者阳性的CMV病毒血症;一旦检测到CMV病毒感染的阳性结果,就应立即开始进行抗病毒治疗。

(三)晚期并发症

1. 免疫方面

(1)慢性排异:常见症状为血压、尿蛋白和血肌酐上升。

(2)原来的肾病复发。

2. 非免疫方面

(1)肺部感染。

(2)由于长期使用可的松类药物造成的病变例如白内障、骨无菌性坏死等。

(3)肺栓塞,小腿静脉炎。

（四）泌尿科方面的并发症

1. 输尿管梗阻　常见的是输尿管内的导管被血块阻塞,一般可由冲洗而解除。

2. 尿漏　尿漏属于外科急症,需要立即进行处理。如果是由于吻合技术欠缺所致,尿漏通常在术后 1 周内发生。而发生在术后 1～3 周的尿漏通常是由于缺血坏死引起的尿外渗所致。尿漏典型的临床表现包括血清肌酐升高、尿量减少,还可能有明显的伤口渗液。通常有三种治疗方式可供选择:延长保留尿管的安置时间、经皮肾穿刺安置输尿管内支架管和再次手术。

3. 膀胱输尿管回流:少见。

4. 肾周围脓肿:切开引流。

5. 尿路感染:常见。

（五）胃肠道的合并症

恶心、食欲缺乏等非特异症状。

第四节　心 脏 移 植

一、病人的选择

缺血性心脏病居心脏移植的首位,其次是原发性心肌病。心脏移植应该严格限于不能进行日常最低限度活动和依靠药物维持生命的终末期的心脏病人。

二、适应证及禁忌证

（一）手术的适应证

1. 终末期心脏病,心功能Ⅲ级或Ⅳ级(NYHA)。

2. 终末期心脏病,如不作心脏移植,存活一年的可能性＜25％。

3. 不能用其他方式治愈的,具有潜在致命性的心律失常。

（二）手术禁忌证

1. 固定的肺动脉高压,肺血管阻力＞6Wood 单位或肺动脉-肺小动脉压力差＞15mmHg。

2. 活动性全身性感染。

3. 外科手术不能治愈的严重脑动脉或颈动脉疾患。

4. 严重的慢性阻塞性肺部疾病。

5. 不可逆的严重肝、肾功能不全。

6. 进展期的恶性肿瘤。

7. 难以治愈的严重精神疾病。

8. 活动性消化性溃疡出血。

9. 病人不能理解与移植有关的问题,不能配合按期服药。

10. HIV 抗体阳性。

11. 年龄超过 65 岁。

12. 嗜毒、酗酒。

心脏移植病人有某些特点,其一,是移植的供心在采取过程中神经被切断,不再受自主神经支配,故心率和对某些药物的反应与普通心脏手术不同。其二,供心在移植前经受了完全性缺血损害,而移植后因受者可能原有不同程度肺血管阻力增高,供心右室后负荷增加易出现右心衰竭。其三,为了防止对移植心脏产生排斥反应,须给病人使用免疫抑制剂,这样不仅要作免疫监测,同时由于患者免疫能力降低,发生感染的机会和严重性都增加。这些特点给术后处理带来的新要求。

三、免疫抑制方案

免疫抑制的主要目的是使受体既能兼容异体心脏,又不影响切口的愈合。目前最常用的是"三联药物疗法",环孢素是最基本的,其围术期最常用的方法是术前口服环孢素 4 ~ 10mg/kg,或者静脉滴注 24 小时,1 ~ 2mg/kg。如术后尿少,可减少用量;相反,若血环孢素浓度低,肾功能良好,可加大用量。

三联药物的第二种药是类固醇激素,通常是甲泼尼龙 500 ~ 1000mg 在体外转流前静脉给予,术后 125mg 每 8 小时 1 次静滴,术后第二天开始口服 1mg/kg,并以 5mg/d 的量逐渐减少到 0.3mg/kg,维持至术后一个月。

三联药物的最后一种药是硫唑嘌呤,此药系非特异性免疫抑制剂,通常术前给予每日 2 ~ 4mg/kg。然后根据血中白细胞计数调整剂量。

四、术后早期的处理

术后在加强监护病室内的早期处理,最重要的是保证呼吸系统有正常的气体交换并维持血流动力学稳定。对于其他器官系统和预防感染及排斥反应等有关问题,亦丝毫不能忽视。

五、术后监护

心脏移植术后监测系统包括:

1. 心电图　床旁连续心电示波有助于及时发现心律失常,但它难以分析复杂的心律改变和 ST 段异常,故必要时还需作 12 导联心电图。

2. 桡动脉测压管　经传感器与监护仪相接可连续测定平均动脉压。动脉测压管的另一重要用途是便于采取动脉血标本作血气分析和其他实验室检查。但超过 3 ~ 4 天,不仅容易引起血栓而且有增加感染的危险,只要病人血流动力学稳定就不需要应用血管活性药物,且气管内插管取出后血气分析正常,即应拔除。

3. Swan-Ganz 肺动脉导管　可测定左心充盈压(肺楔嵌压)、混合静脉血氧饱和度、心输出量,对掌握术后早期心功能和血动力学变化情况极为有用。当患者情况稳定、不需要血管活性药物支持时,应及时拔除此管(一般在术后 24 ~ 48 小时内)。如病情不稳,不能拔管,且每天应更换一次位置,以预防感染。

4. 导尿管　除非患者有尿道炎、附睾炎等特殊情况,一般都需插导尿管,以监测术中术后尿量。在监护室内最初数小时每 15 ~ 30 分钟记录尿量一次,以后改为每小时记录一次,直到病人情况稳定。导尿管保留时间过长容易引起感染,通常术后 24 ~ 48 小时拔除。

5. 呼吸的监测　测定动脉血气。病人回监护室后 30 分钟作第一次血气分析。以后每隔 4 小时或改变呼吸机通气方式 20 分钟后,均应作血气分析。床旁摄胸片可了解肺、纵隔及心影情况并观察气管插管位置是否恰当。回监护室后应立即摄第一次胸片,4 小时后摄第二次胸片。除肺部情况外,要注意有无纵隔积血。如病人情况稳定,术后最初几天每天还应摄胸片一次。

6. 胸部引流管 密切观察纵隔或胸腔引流液的量及性质。引流管连接于负压为 $20cmH_2O$ 引流装置,前 2 小时每 15 分钟记录一次,以后每小时记录一次,注意保持引流管通畅。

7. 体温 测肛温较可靠。术后头 12 小时,每小时记录一次,以后改为 4 小时一次,病人回监护室的最初数小时体温常常较低,以后逐渐恢复。

六、术后一般处理

(一)呼吸系统

所有心脏移植病人回到监护室后,均用呼吸机维持呼吸,开始时吸入氧的浓度可用纯氧,潮气量 10～15ml/kg,呼吸频率 12 次/分,并采用 $5cmH_2O$ 的呼气终末正压通气(PEEP)。回监护室作第一次动脉血气分析正常,可将吸氧浓度逐步减少至 40% 以防止长时间吸入高浓度氧造成损害,但尽量保持动脉血氧分压于 80～100mmHg。当病人清醒且血流动力学稳定,自主呼吸有力,可将呼吸机改为间歇性指令通气。指令经通气减到每分钟 4～5 次,血气正常就进行自主呼吸实验,若通过就可考虑脱离呼吸机。拔管后数天内应继续用面罩给予湿化的氧气。要积极鼓励病人咳嗽排痰,作深呼吸活动或吹呼吸量计,可帮助清除呼吸道分泌物,防止肺不张,维持功能残气量。如气道分泌物很多或肺功能差,应考虑作肺部理疗。术后有效的止痛能使病人敢于作吸气动作和咳嗽。

(二)循环系统

维持术后血动流力学稳定,首先应注意保证有足够的血容量,但大多数心脏移植病人体内有过量水潴留,术后补液量须加控制。因此,术后早期补液的数量及种类,应参考动脉压、CVP、肺楔嵌压、心输出量、尿量和胸腔引流量综合决定。

血细胞比容宜维持于 30%～35%。如在此范围内补液采用晶体液。如血细胞比容低于30%,则应适当输全血。术后 24～48 小时还可酌情给予白蛋白和利尿剂,以帮助排除第 3 间隙的水分。

心脏移植过程中,供心因缺血和再灌注损伤,高能磷酸盐贮备减少,心肌水肿,心功能常暂时受抑制,故术后早期常给予正性肌力药增强心排出量,改善外周灌注。最常用的药物为异丙肾上腺素、多巴胺或多巴酚丁胺、肾上腺素。极个别的病例,由于供心保存不好或缺血时间过长、心输出量小不能使重要脏器得到必要的血流灌注,这是一种可威胁生命的严重情况。此时除联合应用正性肌力药和血管收缩药维持血压外,还应考虑行主动脉内球囊反搏。

术后高血压是一种较常见的情况,可由于疼痛、低温、手术应激反应等多种因素引起,也可能手术前就有高血压。手术后早期控制血压主要靠硝普钠。此药使动脉和静脉都扩张,减少静脉回心血量,能有效地降低血压。硝普钠的作用快,消失亦快,须根据病人情况仔细调节用药剂量,最好使用微量输液泵。主要副作用是剂量过大时引起低血压,以及代谢产物所致氰化物中毒。硝普钠代谢后生成的硫氰酸盐主要从肾脏排出,故肾功能损害时会加重此种毒性作用。若高血压持续时间长,则需加用口服扩血管药,如卡托普利(开搏通)、肼屈嗪或哌唑嗪。如需进一步降低血压,可在扩血管药的基础上再加用中枢性降压药,如可乐定。

有些病例术后可发生肺高压。其原因可能是血管活性物质(如羟色胺、儿茶酚胺等)释放、液体负荷过量和左室功能不良等。尽管这种肺高压是暂时的和可逆的,供心也可能出现不能耐受肺血管过高的阻力,故须及时和有效地处理。治疗包括血管扩张药、利尿剂、正性肌力药和防止低氧血症。扩张肺血管床的药物有异丙肾上腺素、硝普钠、酚妥拉明、肼屈嗪、二氮嗪等。硝酸甘油可扩张外周容量静脉,减少回心血量,降低肺的血容量,故也有助于减轻肺高压。前列腺素 E_1 亦常有良好效果。

(三) 泌尿系统

重视维护肾功能,注意病人的容量与尿量。

心脏移植术后早期,每 12~24 小时应测定一次血清肌酐和 BUN,每周测一次肌酐清除率,直到肾功能恢复正常。尿量多少有助于判断肾功能改善情况。观察尿相对密度(尿比重),对判断肾功能亦很重要。心脏病患者体内常有水分潴留,心肺转流手术后组织间隙内水分潴留倾向更为加重。所以,术后常需应用利尿剂以减少体内过多水分,改善脏器功能。

心脏移植后肾血流虽可改善,但术后某些用药,特别是环孢素等可损害肾功能。

总之,心脏移植病人的肾功能术前就可能已有损害,加上术后应用免疫抑制剂(主要是环孢素)会给肾脏带来毒性,肾功能可能进一步降低。而肾功能情况对心脏移植病人的术后效果有重要影响。故对这一器官系统的功能要严密监护和及时处理。

(四) 消化系统

由于手术刺激和心脏移植术后某些常规药物的毒性作用,病人可出现消化系统功能紊乱。手术后气管内插管尚未拔除时,要常规插鼻胃管作胃肠减压,吸除胃液和咽下的空气,同时也要利用此管作为给药途径。手术引起的应激反应加上大剂量类固醇使应激性溃疡发生的机会增加。为了减少这些并发症,可给予抑酸剂。当拔出气管导管时,胃管亦同时取除。病人吞咽过多空气或胃肠道蠕动恢复差,出现胃胀,或疑有上消化道出血,则应再次插鼻胃管。

术前有心衰的病人,由于肝脏淤血,肝功能常有轻度损害,心移植术后,随着心功能的恢复,肝功能也会改善。但是环孢素对肝脏也有毒性。如肝功能损害持续存在,可在密切监视排斥反应的前提下,小心减少环孢素剂量。但必须注意的是,除环孢素外,其他一些因素如某些药物(奎尼丁等)、感染(如肝炎)、缺血性损伤等,也可引起肝功能损害。

(五) 抗生素的应用和感染的预防

术前住院时间长可增加耐药菌株存在机会。营养不良可使免疫能力降低,心肺转流会导致白细胞功能暂时性紊乱,长时间动、静脉插管及导尿管、气管内插管将增加沾染细菌的危险。而最重要的一点是,给予免疫抑制剂会使病人抗感染能力降低。上述因素的综合,使病人术后发生感染机会大为增加,而且致病菌对一般抗生素常常具有耐药性,机会性病原微生物(如真菌、病毒等)所致感染也容易发生,而轻微的感染就可能威胁患者的生命。

控制感染的关键在于预防。心脏移植病人在围术期必须预防性应用抗生素。药物的选择以采用广谱、低毒性者为宜。预防性应用抗生素通常在手术室内开始,这样可保证手术时组织内的抗生素能达到有效浓度。一般认为,拔除胸腔引流管和其他有创性装置后,即可停药。

对手术创口每班要进行一次检查并涂抹碘剂。所有静脉插管处,每日也要用碘剂消毒并换敷料。外周静脉输液应经常更换位置。各种深部插管拔出时也都应作细菌培养。如病人肛温超过 38℃,还要做血培养和各种分泌物和排泄物培养。除了对细菌进行监测外,也要测定病毒滴度和有关的血清学检查。一旦发生感染,即应做到早期诊断和早期处理,争取获得良好结果。

（六）心脏起搏

心脏移植术后可能出现多种心率或传导功能方面异常。故手术结束时,要常规在右房和右室心外膜各安放两根起搏导线,以备处理术后某些心率或心律失常,也可用作术后诊断的手段。当发生窦性或交界性心动过缓(<70次/分),应设法增加心率,提高心输出量。一种办法是静脉滴注儿茶酚胺或其他人工合成衍生物,另一种也是比较直接和比较容易控制的办法,是应用心房起搏或房室序贯起搏。约25%的心脏移植病人需作永久性心脏起搏:①持续性或发作性心动过缓;②传导阻滞;③室上性心律失常引起心室率过快,而用药物治疗时又导致心动过缓。

七、常见合并症的处理

1. 出血　常见,给予特异因子(如维生素 K),血小板或新鲜冷冻血浆对症治疗。

2. 肺动脉扭转　几乎所有心脏在植入时都有一定程度的顺时针转向。诊断的有效办法是右心导管检查跨肺动脉吻合口压力阶差,同时测量右心室和肺动脉压力。如诊断明确,必须将原吻合口拆除重缝,但是首先必须除外心脏移植后的右心房高压。

3. 超急性排斥反应　超急性排异是由抗体导入的,当受体病人预先形成的循环抗体与存在于供体内皮细胞的人类白细胞抗原直接对抗时即可发生。这种抗原抗体的结合导致血栓形成和明显的动脉炎和冠状动脉内皮细胞损伤的冠状动脉收缩,造成供心的严重坏死和出血。紧急治疗措施包括血浆替换法、OKT1、环磷酰胺治疗,最后高剂量类固醇激素至少3天。药物效果差时,最有效的为安置全人工心脏装置来彻底清除来源于供心的抗原。

4. 早期移植心脏失功　临床上常难以与超急性排异相鉴别,有时需用 IABP 来提高冠状动脉灌注压和减少强心药、血管收缩药的剂量。辅助循环效果往往不满意,心脏再移植是最后的选择。

5. 右心衰　移植后早期右房压高于 15mmHg 是不佳的预兆,应该用血管扩张剂和强心药处理,减少血管收缩药的剂量,以平均动脉压大于 65mmHg 和尿量作为目标治疗指标。有时需右心辅助循环支持数天直至右心能够代偿。血管扩张剂如前列腺素能降低肺动脉阻力。

6. 心律失常　约 50% ~80% 的病人在心脏移植后早期需临时起搏,这是由于灌注心肌保护液较长时间的冷保存和外科操作对窦房结、房室结等传导系统的刺激。心脏移植后病人常需异丙肾上腺素来提高心率,或者用起搏的方法。

7. 肾毒性　环孢素对肾脏有毒性作用。其作用可以是急性的,也可以是慢性的,肾功能减退提示须减量或暂停使用环孢素。应用小剂量多巴胺能增加肾血流量。特异性解毒药有前列腺素或米索前列醇。

8. 高血压　对环孢素所引起的高血压最好的治疗是钙离子通道阻滞剂,或者选用血管紧张素转换酶抑制剂。

9. 急性排异　急性细胞导入排异可在移植后的任何时间内发生,但 90% 发生于最初的三个月内。心脏移植后的 5 ~10 天内,病人需常规作心内膜活检,其后的 4 周内,每周一次。2 级(局灶性、中度排异)特别是移植后早期,则提示应加强免疫抑制治疗,或者用低至中等剂量的激素。3级排异指广泛中度排异,伴有心肌细胞损伤,通常服用甲泼尼龙 10～15mg/kg,每天 1 次,连续用 3 天。如果病人出现血循环不稳定,并有排异证据,或激素治疗无效,则需用淋巴细胞抗体救治。如有免疫球蛋白沉积在冠状动脉内皮细胞上的迹象,则提示血管排异,可用血浆置换法,或用硫唑嘌呤的替代物环磷酰胺治疗。

10. 感染　病人一旦出现发热,须努力获取体液或组织作培养.并行 CT 检查。移植前肺常规应用预防性抗生素,而不应长时间应用抗生素以减少双重感染的机会。移植后两周内,多数感染是医源性的,常直接与置于体内的各种导管有关。在心脏移植后 CMV 感染是致命性的,治疗药物包括更昔洛韦、阿昔洛韦。

11. 移植心脏冠心病　限制心脏移植者长期存活的主要合并症是移植心脏的冠心病,与普通冠心病不同,移植心脏的冠心病始发于远端小分支,逐渐向近端分支蔓延,很少累及心外膜的主要冠状动脉分支,不能用经皮冠状动脉腔内成形术或冠状动脉旁路移植术治疗。移植心脏无神经支配,病人可无心绞痛而主要表现左心功能减退或心律失常。所以心脏移植后要常规作冠状动脉造影以明确诊断。唯一的治疗方法是心脏再移植,移植心脏冠心病是心脏移植的最初 6 个月内考虑作心脏再移植的主要原因。

第五节　器官捐献

器官捐献,是指自然人生前自愿表示在死亡后,由其执行人将遗体的全部或者部分器官捐献给医学科学事业的行为,以及生前未表示是否有捐献意愿的自然人死亡后,由其直系亲属将遗体的全部或部分捐献给医学科学事业的行为。广义器官捐献的范围包括细胞捐献、组织捐献和器官捐献。狭义器官捐献就是将身体的某个仍然保持活力的器官捐献给另外一个需要接受移植治疗的人。这些受体的病情通常非常严重,而且已经不能用其他治疗方法治愈。目前世界上已经成功地进行过心脏、肾脏、肝脏、胰、肺、小肠以及腹部多器官联合移植等多种移植。

一、器官捐赠的种类

1. 活体捐赠　身体健康的成年人可以将自己的一个肾脏或部分肝脏捐赠给三代以内的亲属或配偶。活体捐赠者首先必须是绝对自愿的,而且必须经过医院的检查和公正处的公正才可以进行捐赠。

2. 尸体捐赠　捐赠的器官来自一个刚刚去世的人,他(她)在生前表示愿意在死后捐赠器官,用于救助那些濒临死亡、需要接受移植手术的病人。

3. 传统判定死亡　传统判定一个人死亡的标准就是永久性的心脏停搏、呼吸停止以及瞳孔对光反射消失。在心跳、呼吸停止以后,身体其他部位的组织和器官都将因得不到氧气与养分的供应而失去功能。

4. 脑死亡　人体脑组织是由大脑、小脑和脑干三部分组成的,脑干是人体的生命中枢,它控制着人体呼吸、心跳、血压等重要功能。人体一些部位的细胞在受到伤害后可以通过再生来恢复功能,脑细胞则不同:一旦坏死就无法再生。所以,当一个人的脑干遭受无法复原的伤害时,脑干就会永久性完全丧失功能,以致呼吸、心跳停止。随后,身体的其他器官和组织也会因为没有呼吸和心跳而逐渐丧失功能。临床上所指的脑死亡,就是指脑干死亡。近十年来,由于医学技术的进步,当一个人发生脑死亡时,医生可以借助呼吸机和药物来维持他的呼吸、心跳和血压等生理功能长达两个星期。但一旦撤除这些辅助设施,他(她)就无法自行呼吸,心跳也会随之停止。在这种情况下,如果没有其他特殊疾病,除了脑细胞发生死亡之外,身体其他部位的器官和组织依旧是健康的。

按照 1995 年和 2003 年修订的 Maastricht 标准,心脏死亡供体分为 5 大类:

(1)M-Ⅰ:入院前已经宣告死亡,但时间不超过 45 分钟。

(2)M-Ⅱ:于医院外发生心脏停搏,急诊入院后经心肺复苏 10 分钟无效,宣告死亡。

(3)M-Ⅲ:受到严重的不可救治性损伤,通常为毁灭性脑外伤,但还没有完全达到或完全满足脑死亡的全套医学标准;同时生前有意愿捐献器官,经家属主动要求或同意,在 ICU 中有计划地撤除生命支持和治疗,主要手段为终止呼吸机人工通气给氧,使心脏缺氧而停搏及残余脑细胞彻底失活,等待死亡的发生。

(4)M-Ⅳ:脑死亡判定成立后、器官捐献手术之前所发生的非计划性、非预见性心脏停搏。

(5)M-Ⅴ:住院病人的心脏停搏(2003 年新增标准)。主要为 ICU 中抢救过程中发生的非计划性、非预见性心脏停搏。

依据前期探索经验并参照国际分类,我国现阶段公民逝世后心脏死亡器官捐献分为三大类:

(1)中国一类(C-Ⅰ):国际标准化脑死亡器官捐献(DBD),即脑死亡案例,经过严格医学检查后,各项指标符合脑死亡国际现行标准和国内最新脑死亡标准,由通过国家卫生计生委委托机构培训认证的脑死亡专家明确判定为脑死亡;家属完全理解并选择按脑死亡标准停止治疗、捐献器官;同时获得案例所在医院和相关领导部门的同意和支持。

(2)中国二类(C-Ⅱ):国际标准化心死亡器官捐献(DCD),即包括 Maastricht 标准分类中的 M-Ⅰ~Ⅴ类案例;其中 M-Ⅰ、M-Ⅱ、M-Ⅳ、M-Ⅴ几乎没有争议,但成功概率较小,其器官产出对医疗技术、组织结构及运作效率的依赖性极强。M-Ⅲ所面临的主要问题是关于"抢救与放弃"之间的医学及伦理学争论,需要用具有法律效力的、权威性的医学标准、共识或指南来保证其规范化实施。

(3)中国三类(C-Ⅲ):中国过渡时期脑-心双死亡标准器官捐献(donation after brain death plus cardiac death,DBCD),即虽已完全符合 DBD 标准,但鉴于对脑死亡法律支持框架缺位,现依严格程序按 DCD 实施;这样做实际上是将 C-Ⅰ类案例按 C-Ⅱ类处理,既类似 M-Ⅳ类,又不同于 M-Ⅳ类(M-Ⅳ为非计划性、非预见性脑死亡后心脏停搏)。

二、捐赠流程

一般在所在地地方红十字会登记。设区市、县(市、区)红十字会应当将登记情况在三日内报送省红十字会。地方红十字会可以委托医疗机构进行登记,医疗机构应当将登记情况在三日内报送所委托的红十字会。捐赠对象:满 18 周岁且具有完全民事行为能力的自然人可以捐献活体器官,捐献前应当有同意捐献的书面证明。捐献人捐献活体器官,应当不危害其生命安全。

三、捐赠条件

器官捐献以自愿、无偿为原则。自然人愿意死亡后捐献器官的,应当有同意捐献的书面证明;只有同意捐献的口头意思表示的,应当符合下列条件:

1. 有其配偶以及两名医师的书面证明。

2. 没有配偶的,有其父母或者成年子女以及两名医师的书面证明。

3. 没有配偶、父母、成年子女的,有其两名其他近亲属以及两名医师的书面证明。

4. 没有任何近亲属的,有其工作单位或者居住地的居(村)民委员会、养老机构等组织以及两名医师的书面证明。

（张中伟）

第二十五章

产科危重症

产科危重症是指产科范围内突然发生的、严重威胁孕产妇及胎婴儿生命的病症,是继发于一些产科并发症或合并症的严重危急状态,是孕产妇死亡的重要原因。产科危重症发生在妊娠这一特定时期,妊娠引起的生理状态的变化会导致组织器官有限的储备更加紧张,轻微的异常或损害即可给机体带来远远超过非孕时的伤害,并且使已经存在的疾病更加恶化。此外,母婴相互作用所产生的病理改变造成了很多系统功能的紊乱。这是妊娠期多种危重合并症、并发症变化更快,死亡率更高的原因,也是产科危重症的抢救不同于其他学科之处。

产科患者不同于其他患者的病理生理特点,主要表现在两方面:①氧耗量明显升高与氧输送不足,容易导致"氧债"形成,特别是产科患者腹中胎儿不但增加氧耗量,而且因其引起母体的生理变化直接影响了氧输送,最终导致多器官功能障碍(MODS),甚至死亡。这个过程比非妊娠患者发展更为迅速;但是,如果能及时纠正,则恢复也快。②全身炎症反应综合征(systemic inflammation reaction syndrome,SIRS)在孕产妇也比同样年龄段的其他患者表现得更明显,发展更快。

ICU 收治的产科危重症疾病主要包括:妊娠期高血压疾病(30% ~75.5%)、产科出血(19% ~33%)、脓毒血症/感染(10% ~24%)、其他产科并发症(5.2%),以及非产科诊断的危重病(25%)。

ICU 收治产科危重症患者的标准大致可以分为 3 类:①以疾病类型为标准:这种判定标准主要集中在导致孕产妇死亡的主要产科疾病上,如妊娠期高血压疾病、严重的产科出血等;②以临床处理为标准:只要孕产妇病情危重、需要大量输血或输液,或进行子宫切除术的病例即可收入 ICU;③以器官和系统功能失调(衰竭)为标准:即出现任何 1 个或多个器官、系统的功能障碍(衰竭)病例即可收入 ICU。

本章节主要介绍妊娠特发性疾病,包括妊娠高血压疾病、HELLP 综合征、妊娠期急性脂肪肝、羊水栓塞、围生期心肌病。

第一节 妊娠期高血压疾病

妊娠期高血压疾病(hypertensive disorders complicating pregnancy)包括妊娠诱发的高血压及妊娠合并慢性高血压。本病是孕产妇最常见的并发症之一。其最基本的病理改变是全身小动脉痉挛,导致重要脏器损伤。由于重症的妊娠高血压疾病(重度子痫前期/子痫)常累及心、脑、肝、肾和胎盘等重要器官,引起这些终末靶器官损害,严重威胁母儿健康,因此也成为入住 ICU 的最常见的产科危重症。据估计,妊娠高血压疾病的死亡率约 2‰ ~5‰,随着医疗技术的进步和对产前检查的重视,死亡率在逐年下降。

一、病因和发病机制

妊娠高血压疾病发病机制非常复杂,迄今尚未明确。目前认为妊娠高血压疾病的发病机制可用一元化理论解释:遗传背景下母胎免疫耐受异常-滋养细胞侵袭能力降低-胎盘浅着床-胎盘缺血缺氧-脂质过氧化-毒性物质释放-血管内皮细胞损伤或激活-临床症状。

妊娠高血压疾病的高危因素包括:肥胖、家族史、初产妇(年龄<18岁或>40岁)、多胎妊娠、母体感染、慢性高血压、慢性肾炎、糖尿病或胰岛素抵抗、抗磷脂抗体阳性、雄激素过多等。

二、分类及诊断标准

妊娠期高血压的分类和诊断标准见表25-1。

表 25-1　妊娠期高血压的分类和诊断标准

分类	诊断标准
妊娠诱发的高血压	
妊娠期高血压	血压≥140/90mmHg,妊娠期首次出现,产后12周恢复正常;蛋白尿(-);患者可伴有上腹部不适或血小板减少
子痫前期	
轻度	血压≥140/90mmHg,孕20周后出现;蛋白尿≥0.3g/24h或(+);可伴有上腹不适、头痛等症状
重度	静息时收缩压≥160mmHg或任意时间舒张压≥110mmHg;尿蛋白≥5.0g/24h或(+++);少尿(连续3小时,尿量<30ml/h);血小板<$100×10^9$/L;广泛的全身症状,如肺水肿、胸腹水、右上腹痛、肝功能受损、头痛、视觉改变、血管内溶血表现(贫血、黄疸、或乳酸脱氢酶升高)以及胎儿生长受限等
子痫	先兆子痫患者出现全身强直阵挛性癫痫发作
慢性高血压并发子痫前期	高血压孕妇妊娠20周以前无蛋白尿,20周以后出现蛋白尿≥0.3g/24h;或高血压孕妇20周以前即有高血压及蛋白尿,但突然血压增高、蛋白尿增加或血小板<$100×10^9$/L
妊娠合并慢性高血压	血压≥140/90mmHg,孕前或孕20周后首次诊断高血压并持续到产后12周以后

当患者诊断重度子痫前期甚至发生子痫时,合并有多个器官、系统功能受损,则可能会需要ICU的介入。

三、治疗

(一)治疗目的

预防子痫;预防合并症:脑出血、肺水肿、肾衰竭、胎盘早剥和胎儿死亡等;降低孕产妇及围生儿病死率;延长孕周,选择对母儿最小创伤的方式终止妊娠。

(二)一般治疗

1. 对重度子痫前期的患者应避免声光刺激,保证休息质量,绝对卧床。

2. 氧疗　给患者吸氧,保持母体 $PaO_2 > 70mmHg$,血氧饱和度 ≥94% ,以防止胎儿出现缺氧和酸中毒。若患者出现急性心力衰竭、急性肺水肿等导致氧合不能维持,必要时行气管插管机械通气。

3. 容量治疗　对急性心力衰竭、肺水肿、脑水肿、全身水肿和容量负荷过重者,限制入量和利尿是最主要的治疗。但是,利尿可产生许多不利影响,如血液更加浓缩、影响胎盘灌注和电解质紊乱等,因此应慎重应用。

重度子痫前期患者因肾脏血管床收缩,且多数患者合并血管内容量不足,常导致少尿。应该谨慎地实施快速补液治疗。超声心动图等无创性技术可用于评估心输出量、血容量及射血分数。具有良好射血分数及心输出量的重度子痫前期患者一般能耐受反复快速补液。对反复的液体冲击试验无效及心功能衰竭或呼吸衰竭的患者,应考虑有创血流动力学监测。

(三) 解痉治疗

1. 镁剂　一旦确诊为重度子痫前期,即应常规使用硫酸镁,可有效预防和控制子痫发作。此药被证实对胎儿无害。

2. 用法用量　镁剂可由静脉内或肌内注射给药。初始剂量为硫酸镁 2.5~5.0g 溶于 20ml 葡萄糖溶液或生理盐水静脉推注(>10 分钟),然后再以 1~2g/h 的速度持续静脉滴注。血清镁离子有效治疗浓度为 1.7~3.0mmol/L,24 小时硫酸镁总量不超过 25~30g。

3. 毒性反应　应定时监测镁离子浓度、母体的呼吸频率、深腱反射、神志及尿量。由于镁从肾脏排出,如果尿量减少,应下调镁剂的输注速度。呼吸抑制、嗜睡或膝反射消失提示血镁浓度超出有效浓度范围。当镁离子浓度 >5mmol/L 时,可出现呼吸抑制、心脏停搏。镁离子的解毒剂是钙剂,可静推或静滴 10% 葡萄糖酸钙 10~20ml 拮抗镁离子进行解毒。

(四) 降压治疗

1. 应用目的　是为了预防脑血管意外、子痫和急性心力衰竭等并发症的发生。

2. 用药指征　收缩压(SBP) >160mmHg 或舒张压(DBP) >110mmHg,或收缩压(SBP)比基础血压高出 30mmHg,或舒张压比基础血压高出 15mmHg,则必须进行治疗。若有证据表明存在终末器官受损,即使更低的血压也须处置。目前尚无统一的目标血压值,但通常应将舒张压(DBP)降至 90~100mmHg 以下。对于血压极度升高的患者,降压速度不宜过快,因为血压的迅速下降,使血液从胎盘循环中分流出去,从而进一步损害已处于窘迫状态的胎儿,并可增加母体心脑血管并发症的发生。

3. 药物选择

(1)降压药按其作用机制和特点大致可分为以下几类:血管扩张药;α、β 受体阻滞药;钙通道阻滞药;中枢性降压药;ACEI 类降压药;其他降压药。药物的选择主要根据其是否能够有效地控制孕妇的高血压,同时兼顾母儿安全性。

(2)静脉用药

1)肼屈嗪:直接动脉血管扩张剂,舒张周围小动脉血管,使外周阻力降低,从而达到降压目的,并能增加心搏出量、肾血流量及子宫胎盘血流量。肼屈嗪降压作用快,曾一度作为治疗妊娠高血压急症的首选药物,但易导致患者血压急速下降,特别在容量不足的重度子痫前期患者更是如此,且具有增加心肌耗氧量的倾向,近年来逐渐少用。

2)拉贝洛尔:为 α、β 肾上腺素能受体阻滞剂。降压效果好,无明显副作用,使肾血流量增加,对胎盘血液灌注无影响,并具有降低血小板消耗和对抗血小板凝聚的作用,是目前临床上重度子痫前期的一线降压药物。但拉贝洛尔对脑出血、心动过缓、支气管哮喘、心源性休克和心功能衰竭等患者禁用,对心肝肾功能不全者慎用,有一定的局限性。

3)酚妥拉明:为短效 α 受体阻滞剂,可扩血管、降低外周血管阻力,达到降低血压和降低肺动脉压的目的;阻断去甲肾上腺素能神经末梢突触前膜 α_2 受体,促进去甲肾上腺素释放,致心肌收缩力增强、心率增快及心输出量增加;使机体血液重新分布,改善内脏组织血流灌注和解除微循环障碍,大剂量可致直立性低血压。在非妊娠患者主要用于治疗嗜铬细胞瘤引起的高血压。

4)盐酸乌拉地尔:具有中枢和外周双重降压作用,在外周主要阻滞突触后 α_1 受体,抑制儿茶酚胺的缩血管作用,使收缩压及舒张压下降,中枢作用主要是通过激活 5-羟色胺受体,降低延髓心血管控制中枢的交感反馈调节,从而防止反射性心率加快。起效快,降压效果好,副作用是直立性低血压。

5)硝酸甘油:硝酸甘油对血管平滑肌有直接松弛作用,主要扩张周围小动脉和外周静脉,对外周静脉的作用更强。使外周阻力下降,从而达到降压目的。硝酸甘油可以通过胎盘进入胎儿循环,但治疗剂量并不影响胎盘血液循环,反而减少胎儿-胎盘循环阻力,改善胎儿宫内环境,是治疗妊娠高血压的较理想药物。但是,在应用硝酸甘油控制妊娠高血压时,随剂量增加可引发明显的反射性心动过速、剧烈头痛等不良反应,且应用大剂量硝酸甘油有影响胎儿循环的可能;有证据显示硝酸甘油同时还有松弛子宫平滑肌的作用,在产前可以起到保胎的作用,但产后应用应警惕子宫收缩不良导致产后出血的可能。

6)硝普钠:为血管扩张剂,可同时扩张小静脉和小动脉。硝普钠能迅速通过胎盘进入胎儿体内,其代谢产物氰化物对胎儿有毒性作用,仅在少数重度患者经过上述治疗无效时,在严密观察下使用。

(3)口服用药

1)甲基多巴:进入中枢后转变为 α 甲基去甲肾上腺素,后者激活中枢 α_2 受体,使周围血管阻力下降;还在节后神经末梢作为一种伪介质阻滞肾上腺素能受体,使周围血管扩张;同时可减少肾素的释放,产生降压效果,是唯一长期随访至儿童期并证明是安全的药物。甲基多巴被认为是妊娠期慢性高血压长期治疗的首选药;最常见的副作用是体位性头晕。

2)硝苯地平:为钙离子拮抗剂,能阻滞钙离子进入细胞内以起到松弛平滑肌的作用,能有效地控制急性重症高血压。但其短效制剂(心痛定)可引起血压急剧下降,减少子宫胎盘血流,造成胎儿缺氧,而长效制剂降压更平稳,更安全。钙拮抗剂有报告称可导致胎儿畸形,目前在妊娠早期不主张用此类药物。

3)β 受体阻滞剂:不宜用于妊娠早期,因有引起胎儿发育迟缓及新生儿心动过缓的发生;在妊娠后期降压效果明确,但对心源性休克、重度或急性心力衰竭、末梢循环灌注不良、严重窦性心动过缓、严重周围血管疾病等患者禁用,对肝肾功能不全者慎用。

4)ACEI 类药物:是孕妇禁用药,妊娠期妇女应用后可引起自发性流产、羊水过少、胎儿发育迟缓、新生儿无尿等并发症。还有报道该类药物诱发新生儿肾衰竭、重度先天畸形和围术期死亡。

(五)终止妊娠

因妊娠期高血压疾病是与妊娠有关的疾病,大部分患者的症状可随妊娠的终止而自行好转,因此适时以适当的方式终止妊娠是最理想的治疗途径。

1.终止妊娠的指征 ①重度子痫前期经积极治疗 24~48 小时无明显好转者;②重度子痫前期患者孕周已达 36 周者;③重度子痫前期患者孕周不足 36 周,胎盘功能已经减退,但胎儿估计已成熟者;④孕34周左右或更早,病情较重,出现母胎并发症,控制病情并进行促胎肺成熟治疗后及时终止妊娠。

2. 终止妊娠的方式 ①引产:适用于病情控制后,宫颈条件成熟者;②剖宫产:适用于有产科指征者,宫颈条件不成熟,不能在短时间内经阴道分娩,引产失败,胎盘功能明显减退,已有胎儿窘迫征象,或患者出现器官功能障碍,分娩有可能加重器官功能损害者。

(六)子痫的急救治疗

包括一般急诊处理,控制抽搐,控制血压,预防子痫复发及适时终止妊娠等。需要与其他抽搐性疾病(如癔症、癫痫、颅脑病变等)进行鉴别。同时,应监测心、肝、肾、中枢神经系统等重要脏器功能、凝血功能和水电解质酸碱平衡。

1. 一般急诊处理 子痫发作时需保持气道通畅,维持呼吸、循环功能稳定,密切观察生命体征、尿量(应留置导尿管监测)等。避免声、光等刺激。预防坠地外伤、唇舌咬伤。

2. 控制抽搐 解痉:根据2001年中华妇产科杂志编委会推荐的硫酸镁解痉方案Ⅲ或Ⅳ,注意预防硫酸镁中毒。当患者存在硫酸镁应用禁忌或硫酸镁治疗无效时,可考虑应用地西泮、苯妥英钠或冬眠合剂控制抽搐。

3. 控制血压 血压≥160/110mmHg的重度高血压孕妇应降压治疗;血压≥140/90mmHg的非重度高血压患者可使用降压治疗。血压应平稳下降,且不应低于130/80mmHg,以保证子宫胎盘血流灌注。

4. 20%甘露醇250ml快速静脉滴注,以降低颅内压,可重复使用。如心率≥120次/分,或合并心力衰竭者,使用呋塞米(速尿)20~40mg静脉滴注,而不用甘露醇以诱发心力衰竭。

5. 子痫控制后2小时即可终止妊娠。

6. 整个过程中密切监视胎儿胎心情况。

第二节 HELLP 综合征

HELLP综合征是以溶血(hemolysis,H)、肝酶升高(elevated serum level of liver enzymes,EL)和血小板减少(low platelets syndrome,LP)为主要临床表现的综合征。HELLP综合征是一种独立的妊娠特发疾病,妊娠妇女发病率为0.5%~0.9%,在重度子痫前期患者中发病率高达10%~20%。多产、年龄>25岁和既往不良妊娠史为高危因素。

一、病因和发病机制

本病的主要病理生理改变与妊娠期高血压疾病相同,如血管痉挛、血管内皮损伤、血小板聚集与消耗、纤维蛋白沉积和终末器官缺血等,但发展为HELLP综合征的启动机制尚不清楚。有研究认为,免疫因素与HELLP综合征的发生有关,母胎免疫耐受机制被破坏,母体对胎儿的免疫排斥反应可能是HELLP综合征发病的主要原因。HELLP综合征的发生也可能与过量的固有脂肪酸氧化失调有关。

二、临床表现及诊断

1. 临床表现 症状无特异性,常见右上腹或上腹部疼痛、恶心、呕吐、全身不适、水肿等,少数可有轻度黄疸,查体可发现右上腹或上腹肌紧张;如凝血功能障碍严重可出现血尿、消化道出血;约20%患者血压正常或轻度升高,15%孕妇可既无高血压也无明显的蛋白尿;

HELLP综合征可发生于妊娠中期至产后数日的任何时间,70%以上发生于产前,产后发生HELLP综合征伴肾衰竭和肺水肿者,危险性更大。

2. 实验室检查　因本病无特异性临床表现,确诊取决于实验室检查结果。

(1)血管内溶血:外周血涂片中见棘细胞、裂细胞、球形细胞、多染性细胞、红细胞碎片及头盔形红细胞。85%~97%的HELLP综合征患者血清结合珠蛋白(haptoglobin)明显下降。血清结合珠蛋白的快速下降与该病的严重程度有明显的相关性,常出现在血小板减少之前,其水平一般在产后24~30小时内恢复正常。

(2)肝酶升高:血清门冬氨酸氨基转移酶、丙氨酸氨基转移酶、乳酸脱氢酶均升高,其中乳酸脱氢酶升高出现最早。

(3)血小板减少:$< 100 \times 10^9 /L$。

三、治疗

1. 治疗原则　早诊断,早治疗,及时终止妊娠,降低母儿病死率,包括原发疾病及HELLP综合征的处理,积极治疗妊娠期高血压疾病。

2. 妊娠高血压疾病的治疗　以镇静、解痉、降压、合理扩容,必要时利尿为治疗原则(具体治疗见上节内容)。

3. HELLP综合征的处理

(1)糖皮质激素:应用目的为:①标准的促胎儿肺成熟治疗;②改善患者预后,但其是否能够有效地降低母体或胎儿死亡率尚无足够证据。常用地塞米松10mg静滴,每日1~2次,直至血小板≥$100 \times 10^9 /L$、乳酸脱氢酶下降,产后应继续应用3天,以免出现血小板再次降低、肝功恶化、少尿等危险。

(2)输注血小板:血小板$> 40 \times 10^9 /L$时自发性出血发生率较低。凡出现严重的穿刺点、创面、腹腔内出血和弥散性瘀点、瘀斑的HELLP综合征,无论是产前或产后,均应输注血小板;所有产前血小板计数$20 \times 10^9 /L$患者均应输注血小板,剖宫产前纠正血小板减少尤为重要。血小板在体内被快速消耗且作用时间短,一般不必重复输注。预防性输注血小板并不能预防产后出血的发生。

(3)血浆置换:当输入大量血小板后症状无改善或严重的血小板减少症无法纠正时,应尽早实施血浆置换疗法。用新鲜冷冻血浆置换患者血浆,可减少毒素、免疫复合物、血小板聚集抑制因子的危害,同时可降低血液黏稠度、补充凝血因子等。

4. 产科处理　HELLP综合征增加胎儿和母体的发病率及死亡率,因此HELLP综合征患者几乎都需要紧急分娩。

第三节　妊娠期急性脂肪肝

妊娠期急性脂肪肝(acute fatty liver of pregnancy,AFLP)是一种少见而致命的妊娠并发症,又称妊娠特发性脂肪肝,发病率约为1/7000~1/16000,多发于妊娠晚期(孕32~38周),常见于初产妇、男胎和多胎妊娠的患者,可复发。该病起病急骤,病情凶险,母婴死亡率高,以黄疸、凝血障碍、肝性脑病以及肝脏小脂肪滴脂肪变性为特征,是造成妊娠期急性肝功能衰竭的原因之一。重症者多合并多个器官(系统)功能障碍或衰竭,因此重症患者多需要收入ICU进行监护治疗。

一、发病机制与诊断

1. 病因与发病机制 AFLP 的病因和发病机制尚未阐明,可能与线粒体功能缺陷、孕期激素变化、营养不良、病毒感染、化学中毒、药物如四环素、妊高征等多因素有关。

2. 诊断要点

(1)多见于初产妇、男胎及多胎妊娠;半数合并妊娠高血压疾病;无肝病史及肝炎接触史,各种肝炎标志物阴性。

(2)早期症状不明显,注意恶心呕吐和(或)上腹痛,进行性加重的黄疸;晚期可有意识障碍、肝性脑病。

(3)合并高血压疾病的患者同时有高血压、蛋白尿和水肿等妊高征表现。

(4)肝功能障碍:胆红素进行性升高,酶胆分离(酶胆分离是肝功能衰竭预后不良的标志),直接胆红素为主,尿胆红素阴性,持续顽固性低血糖,低蛋白血症,血氨进行性升高。

(5)肾功能障碍:少尿或无尿,内环境紊乱,尿素氮、肌酐及尿酸进行性升高。

(6)凝血功能异常:全身皮肤散在瘀点、瘀斑、创面渗血、阴道出血、牙龈出血、消化道出血;纤维蛋白原降低,凝血酶原时间(PT)及活化部分凝血酶时间(APTT)延长,抗凝血酶Ⅲ降低。

(7)影像学在诊断上有较高价值,有条件的可考虑肝穿刺行组织学检查。

二、治疗

(一)终止妊娠

终止妊娠的早晚与预后密切相关,保守治疗母婴死亡率极高。迅速确诊后应及时终止妊娠并予以最大限度的支持疗法。

1. 终止妊娠的理由是 ①本病可迅速恶化,危及母胎生命。②AFLP 至今尚无产前康复的报道,大多数患者在产后肝功能迅速改善,而且只有在产后才能得到改善。立即分娩的措施可使母儿存活率明显升高。③本病多发生在近足月,分娩对胎儿影响不大。当 AFLP 与急性重型肝炎不能鉴别时,早期终止妊娠可改善 AFLP 预后,也不会使急性重型肝炎的预后更加恶化。

2. 终止妊娠的方式 大多数学者认为终止妊娠应首选剖宫产,原因如下:①AFLP 时子宫胎盘功能不全,临产后宫缩加重子宫胎盘缺血,促使胎儿宫内窘迫和胎儿死亡;②阴道分娩产程长,产妇体能的消耗会加重肝肾功能原有损害,使病情进一步加重;③剖宫产可在最短的时间内娩出胎儿,大大提高了胎儿的存活率。

(二)支持治疗

并不是所有的 AFLP 患者在终止妊娠后病情都能够立即得到改善,有部分患者在产后一周内病情仍有可能会进行性加重。该病无特效治疗方法,主要是对症支持治疗,预防和治疗各种并发症,为肝细胞恢复再生争取时间。

1. 一般治疗 卧床休息,给予低脂肪、低蛋白、高碳水化合物饮食,保证足够热量;加强监护,保持呼吸道通畅,注意生命体征的变化;纠正低血糖和水电解质紊乱。

2. 循环的支持 维持有效循环血容量,有条件的可进行中心静脉压的监测,根据 CVP 的变化调整输液量及输液速度,维持正常血压,改善微循环。

3. 保护胃肠道功能 尽早使用抑酸剂预防应激性溃疡,也对改善预后起到至关重要的作用。

4. 预防感染　可选用肝肾毒性小的广谱抗生素预防和控制感染。

（三）保肝治疗

1. 尽量避免使用有肝肾损害的药物；可补充支链氨基酸；如同时有碱中毒者可给予精氨酸；维生素 C、ATP、辅酶 A 等对肝脏也有保护作用。

2. 纠正凝血异常　①输新鲜冷冻血浆、凝血酶原复合物以补充凝血因子；②补充纤维蛋白原；③如血小板降至 $50 \times 10^9/L$ 以下，自发性出血风险增加，可给予浓缩血小板输注；④冷沉淀，内含凝血因子 I、V、VIII、XII 及纤维蛋白原；⑤补充维生素 K_1。

3. 肝脏替代治疗　终止妊娠后如患者临床症状及各项生化指标迅速恶化，则有效的肝脏替代治疗亦非常重要。肝脏替代治疗可有效清除血氨、胆红素、尿素氮及血肌酐等有害代谢产物，使肝功能得到一定程度的保护，为机体创造一个平稳的内环境，为肝细胞再生赢得时间，为心、肾功能恢复和凝血因子再生创造条件。目前临床上广泛应用的方法有血浆置换、人工肝（MARS）等。

4. 激素治疗　目前认为，肝细胞损害的机制主要是细胞毒性 T 细胞（Tc）对肝细胞的杀伤作用增强，而抑制性 T 细胞（Ts）活性明显低下。激素可增强 Ts 功能，抑制 Tc 功能，可通过增强 Ts 的调节作用，延缓或阻止免疫反应过程的发展和加剧。因此，在一般支持治疗（抗生素、血制品和利尿剂等）保驾的基础上，早期使用激素治疗急性肝衰竭有可能阻止患者进一步发生肝细胞大块及亚大块坏死，为争取到肝细胞再生提供机会。

5. 肝移植　一般不主张早期进行肝移植，只有发生严重肝衰竭时才考虑。

第四节　羊水栓塞

羊水栓塞（amniotic fluid embolism，AFE）是指在分娩过程中羊水物质进入母体血液循环从而引起急性肺栓塞、过敏性休克、弥散性血管内凝血、多器官功能衰竭甚至猝死的严重分娩期并发症，亦为造成孕产妇死亡的重要原因之一。羊水栓塞发病率很低，但死亡率极高。其发病率报道差异很大，从 1∶8000 ~ 1∶80000。美国 20 世纪 90 年代统计，其死亡率高达 61% ~ 86%，近 10 年来随着诊疗水平的提高，其死亡率约为 9% ~ 44%。

一、病因及高危因素

羊水栓塞发生的病因尚不清楚，羊水进入母体血循环是其发生的必要条件，一般认为可通过宫颈内膜静脉、病理性开放的血窦和蜕膜血管通道进入。其高危因素包括：高龄初产、经产妇、过期妊娠、巨大儿、子宫收缩过强、急产、胎膜早破或人工破膜、前置胎盘、胎盘早剥、手术助产、中期妊娠钳夹术、剖宫产术、羊膜腔穿刺术等。

二、临床表现及诊断

目前，AFE 仍缺乏特异性的诊断措施，临床表现结合实验室检查的排除性诊断仍是 AFE 的主要诊断方法。

1. 临床表现　产前、产时及产后 48 小时内突然发生的寒战、烦躁、胸闷、呛咳、呼吸困难、发绀，不能用产科其他合并症解释，应高度怀疑 AFE。尤其是产时发生的不明原因的持续低氧血症、低血压及休克与出血不成比例，补足血容量后血压不回升、突然呼吸心搏骤停、猝死等情况时,应高度警惕 AFE。同时还要除外以下情况:麻醉并发症、药物过敏、肺栓塞、心肌梗死、子痫、胎盘早剥及产后出血等。AFE 四大特点:顽固性休克 + 溶血 + 肺动脉高压 + DIC。

2. 高危因素　凡是存在羊水栓塞的各种高危因素的患者,在胎膜破裂、胎儿娩出后或手术中突然发生上述临床表现,首先应高度怀疑羊水栓塞的诊断,并在积极抢救的同时再完善相关检查,以进一步明确诊断。

3. 实验室检查

(1)凝血功能障碍:PT 缩短或延长 3 秒以上;血浆纤维蛋白原低于 1.5g/L;血小板计数小于 $50 \times 10^9/L$ 或呈进行性下降;3P 试验阳性或 FDP 高于 20mg/L 均提示 DIC 的可能。

(2)寻找羊水有形物质:以往被认为是诊断 AFE 的金标准,取下腔静脉血能提高诊断的阳性率,主要的羊水有形物质包括鳞状上皮细胞、毳毛、黏液、脂肪球等,因脂肪细胞的检测需经过染色较为费时,临床上以鳞状上皮细胞及毳毛的检测更为常用,具有简单、快速的优点,但阳性率不足 50%。因此,即使涂片阴性也不能排除 AFE 的诊断。

(3)其他辅助检查:胸部 X 线检查提示双肺弥散性点片状浸润影,伴有右心扩大或肺不张;超声心动图显示右心肥大,心输出量下降;经食管超声心动图检查在 AFE 发病的早期即可提示重度肺动脉高压,右心功能不全,偶尔可看见心腔内瞬间出现的栓子。胸部 X 线检查示双肺有弥散性点片状浸润影,并向肺门周围融合,伴右心扩大和轻度肺不张。

(4)尸检:肺水肿、肺泡出血,主要脏器如肺、胃、心、脑等血管及组织中见到羊水的有形物质;心脏内血液不凝固,离心后镜检找到羊水有形成分;严重羊水栓塞时,肺小动脉或毛细血管中有羊水形成的栓子,子宫或阔韧带血管内可查见羊水有形物质。

三、治疗

多数羊水栓塞患者主要死于呼吸循环衰竭,其次死于难以控制的凝血功能障碍。早诊断、早治疗是降低死亡率的关键。如高度怀疑羊水栓塞时,应边进行实验室检查,边组织抢救,不可等待有检验结果后再行急救。其治疗原则为改善低氧血症、迅速纠正血流动力学紊乱、抗过敏、纠正凝血功能障碍、防止多脏器功能障碍、预防感染和适时终止妊娠。

(一)监测

对疑诊 AFE 的患者进行全方位的监测,包括持续心电监护、持续血压监测、出入量监测。有条件时进行中心静脉压监测、心输出量监测、肺毛细血管楔压、体循环阻力等监测。另外,还包括血气、凝血功能、血常规及血生化的动态监测。

(二)传统治疗

1. 改善低氧血症　保持呼吸道通畅,至少给予面罩吸氧,必要时气管插管机械通气以纠正低氧血症。

2. 抗过敏治疗　立即静滴氢化可的松 500mg,一般每日用量为 1000 ~ 2000mg,重复使用时应慎重,因糖皮质激素可抑制网状内皮系统功能,可能加重 DIC。

3. 抗休克治疗　积极补充血容量,容量充足而休克仍未纠正者酌情给予多巴胺、去甲肾上腺素等血管活性药物维持血压;必要时使用毛花苷丙(西地兰)、米力农等药物强心治疗;积极纠正酸中毒及电解质紊乱,稳定内环境。

4. 解除肺动脉高压　罂粟碱 30 ~ 60mg 静滴,阿托品 0.5 ~ 1mg 静脉注射,氨茶碱 250mg ~ 500mg 静脉注射,三者同时应用可有效阻断栓塞后引起的肺血管及支气管痉挛,缓解肺动脉高压及缺氧。

5. 防治 DIC　临床上怀疑 AFE 者,应立即使用肝素,防止新的微血栓形成。首次静脉滴注肝素 0.5~1.0mg/kg 加入生理盐水 100ml 中(30~60 分钟滴完),维持凝血时间在 15~30 分钟;为防止产后出血,比较安全的做法是同时补充各种凝血因子,如输入新鲜冷冻血浆、纤维蛋白原、凝血酶原复合物及冷沉淀等。抗纤溶治疗需要在有确切实验室证据证明有纤溶亢进时方可使用抗纤溶药物,如氨基己酸、氨甲环酸等。

6. 预防肾衰竭　监测小时尿量,保证肾脏灌注,维持尿量大于 25mL/h,必要时可尽早进行血液净化治疗。

7. 积极预防感染。

(三)产科处理

AFE 发生在胎儿娩出前,应立即结束分娩。若发生在第二产程,有条件可阴道助产终止妊娠,否则应尽快剖宫产终止妊娠。终止妊娠后患者症状进行性发展,应尽早考虑切除子宫,以减少羊水物质进一步进入体循环,加重患者病情,这是改善 AFE 患者预后的关键。

(四)治疗新进展

1. 重组活性因子Ⅶa　在短时间内可产生大量的凝血酶,迅速生成缠绕致密的纤维蛋白,可以抵抗纤溶作用,达到止血效果。不良反应可形成微血管内血栓。可应用于常规治疗方法无效的 DIC 的治疗。但由于价格昂贵,限制了其使用。

2. 雾化吸入依前列醇　有报道称可以舒张肺血管,降低肺动脉压,纠正严重低氧血症。

3. NO 吸入治疗　NO 是一种选择性肺血管扩张剂,不会影响心输出量,NO 的吸入也可降低肺动脉压力,改善低氧血症。

4. 西地那非(sildenafil)　西地那非可以使内源性的 NO 作用更持久,而且西地那非不仅扩张正常的肺血管,也使病变肺组织的血管扩张。

5. 持续血液滤过　可以除去母体血液中的羊水成分,也可以过滤掉细胞活性物质、炎性因子等,并能纠正代谢性酸中毒、电解质紊乱以及调控体内水平衡;还有报道称对 ARDS 的患者可改善预后。

6. 体外膜肺(extracorporealmembrane oxygenation,ECMO)　对确诊为肺栓塞所致肺灌注不良、有严重心肺功能异常、治疗效果欠佳的患者,可以进行体外膜肺治疗改善氧合。

第五节　围生期心肌病

围生期心肌病(peripartum cardiomyopathy,PPCM)是指既往无心脏病史,于妊娠最后 3 个月或产后 6 个月首次发生的以累及心肌为主的一种心肌病。患者可能出现呼吸困难、血痰、肝大、水肿等心力衰竭症状,类似扩张型心肌病。本病的特点之一是体循环或肺循环栓塞的出现频率较高。也有人认为本病是由于妊娠分娩使原有隐匿的心肌病显现出临床症状,故也有将之归入原发性心肌病的范畴。

一、病因和发病机制

PPCM 的确切病因尚不清楚,其发病的危险因素包括:①非洲裔、黑人;②30 岁以上高龄孕妇;③多次妊娠、生育;④多胎或双胞胎;⑤高血压;⑥长期使用子宫收缩松解药;⑦先兆子痫(心肌病是先兆子痫少见并发症)。然而,没有上述危险因素的妇女亦可发生,目前有证据表明自身免疫反应、营养因素、感染尤其是病毒感染、激素调节异常及血流动力学改变等可能与之相关。

二、诊断标准

PPCM 的诊断属排外性诊断(需要排外其他原因心力衰竭),故确诊有一定困难,必须通过详细了解病史、全面的体格检查并结合必要的辅助检查进行综合判断。中华妇产科杂志和实用妇产科杂志于成都联合召开"妊娠合并内科病"专题座谈会制订的围生期心肌病诊断标准为:

1. 妊娠前半期无器质性心脏病、高血压或(和)肾炎。

2. 妊娠末期 3 个月至产后 6 个月内逐渐或突发心悸、气促或心力衰竭。

3. 胸片示全心扩大或某些心腔肥大,超声心动图示左室收缩功能减退,射血分数 < 45%,并且左室舒张末内径 >2.7cm/m^2 体表面积,或发现附壁血栓。

4. 心力衰竭控制后临床症状消失,检查可排除器质性心脏病。

5. 窦性心律失常者,再孕时有室上性心律失常或心力衰竭亦属本病范围。

三、治疗

(一)常规标准治疗

1. 卧床休息,可能减轻心脏扩大的程度,但长期卧床致栓塞发生率明显增加,而适当有氧运动还可促进心功能改善。

2. 缓解充血性心力衰竭症状,如限制入液量,维持出入量负平衡,限钠摄入;在应用袢利尿剂缓解全身和肺充血的症状时,注意这类药物可影响子宫胎盘灌注,在妊娠最后 1 个月应用时应慎重。

3. 有肺水肿和心脏失代偿患者常需要有创性血流动力学监测,以精确指导液体治疗。

4. 应用正性肌力药(如地高辛、多巴酚丁胺、米力农等)和减少后负荷的药物(ACE 抑制剂,分娩前禁用)。

5. 围生期心肌病、心腔扩大、射血分数 <35% 及心房颤动的妊娠妇女比其他心肌病患者更易出现全身性血栓或肺血栓,因此应考虑实施抗凝治疗。

(二)产科治疗

在兼顾产科指征的情况下,在妊娠后 3 个月有心力衰竭时,应早期引产;妊娠后 1 个月发生心力衰竭时应实行剖宫产;重症者在纠正心力衰竭后应尽快终止妊娠。

(三)并发症治疗

1. 心律失常　药物无特殊禁忌。当快速心律失常药物治疗无效,或出现血流动力学不稳定,又无禁忌证时可行电复律。电击并不诱发子宫收缩,对胎儿心肌无损伤,亦很少会落在胎儿心脏的易损期。

2. 预防血栓栓塞　对于左室射血分数(LVEF) <35% 、心房颤动、心脏附壁血栓、肥胖和既往有栓塞病史的患者,建议用肝素、华法林等抗凝治疗,但临产前应停药,以免造成分娩时大出血。一旦血栓形成,可用尿激酶、链激酶溶栓治疗。

(肖　菲)

第二十六章

重症医学科的医院感染预防和控制

第一节 ICU 中医院感染的流行情况和感染类型

一、概述

ICU 为重症患者监护和救治的特殊区域,患者病情危重,大量使用抗菌药物并且接受各种有创性检查和治疗,常处于免疫受限状态,易发生医院感染。医院感染指病人在医院内获得的感染,包括在住院期间发生的感染和在医院内获得、出院后发生的感染,但不包括入院前已开始或者入院时已处于潜伏期的感染。医院工作人员在医院内获得的感染也属于医院感染。重症患者中的医院感染常无明确潜伏期,按照国家卫生计生委现行诊断标准规定为入院 48 小时后发生的感染。

医院感染好发于重症患者,是威胁重症患者生命健康的重大临床难题,可导致住院时间延长、原有疾病恶化、甚至死亡,并带来繁重的经济负担。ICU 中医院感染高发,通常是医院感染最集中的临床科室。报道的 ICU 中医院感染发病率常为 10% ~ 60%,其具体发病率因为采用的诊断标准不同或对诊断标准的掌握不一、ICU 类型不同、收治病人病情轻重不同等因素而在各 ICU 间有很大差异。

大多数医院感染可控可防,医院感染防控是保障患者安全和为患者提供高质量医疗的关键,也是保障医务人员健康的必备措施。ICU 病房的维护和发展离不开医院感染防控,ICU 的各类工作人员都应切实理解医院感染防控的重要性和实用价值,将医院感染防控措施应用到工作中各个环节,形成良好的卫生习惯和医院感染防控意识。ICU 中常用的医院感染预防和控制措施主要包括隔离、手卫生、环境和物品表面消毒、教育培训、监测和对医疗设备相关感染的集束化干预措施等。

二、感染源、传播途径与易感人群

(一)感染源

感染源可分为内源性和外源性。内源性是指病原体来自于患者自身菌群(如皮肤、口腔、胃肠道、上呼吸道和阴道等)。而外源性是指病原体来自于患者以外,如环境(水、空气、物品表面等)、被污染的药品或设备等以及其他人(其他患者、医务人员、探视者等)。

(二)传播途径

在医院感染中接触传播是最主要的传播途径,其次是飞沫传播,而空气传播的疾病很少。

1. 接触传播(contact transmission) 病原体通过手、媒介物直接或间接接触导致的传播。可分为直接接触传播和间接接触传播。直接接触传播是指病原体通过感染源与易感者的直接接触造成的传播。而间接接触传播是指病原体通过媒介物传播到易感者。医院感染

中污染的手是接触传播的主要媒介,可导致直接或间接接触传播。

2. 飞沫传播(droplet transmission)　带有病原微生物的飞沫核(>5μm),在空气中短距离(1m 内)移动到易感人群的口、鼻黏膜或眼结膜等导致的传播。对于呼吸道有多重耐药菌(如鲍曼不动杆菌和 MRSA)定植(感染)的患者,其咳嗽或对其进行呼吸道操作(如吸痰)时可形成气溶胶造成飞沫传播。

3. 空气传播(airborne transmission)　带有病原微生物的微粒子(≤5μm)通过空气流动导致的疾病传播。目前确认经空气传播的疾病只有开放性肺结核、麻疹和水痘等少数几种。现已有较多 ICU 中医务人员和患者发生水痘的报道。

(三) 易感人群

处于免疫受抑状态或接受有创性操作的患者更易发生医院感染,主要包括:

1. 所患疾病导致细胞或体液免疫受限,如艾滋病、粒细胞缺乏、血液系统肿瘤、糖尿病等。

2. 接受免疫抑制治疗者:器官或骨髓抑制者、自身免疫性疾病患者等。

3. 低龄或高龄患者。

4. 处于严重应激状态患者:大面积烧伤或创伤患者等。

5. 接受有创性操作,如气管插管或气管切开、中心静脉置管、持续肾脏替代治疗、手术(尤其是安置人工植入物的手术或污染手术)、长期安置尿管等。

6. 长时间接受广谱抗菌药物患者。

7. 有误吸高风险患者,如持续昏迷、频繁呕吐者。

三、常见的感染类型

1. 医院获得性肺炎　是重症患者最常见的医院感染类型。病情常复杂严重,其中呼吸机相关性肺炎(ventilator associated pneumonia,VAP)为气管插管或气管切开接受机械通气后发生的肺炎。主要表现为咳嗽、痰黏稠、气紧、发热、肺部有湿啰音、X 线发现渗出病灶等。病原体种类多,最常见的是革兰阴性杆菌(铜绿假单胞菌、不动杆菌、肺炎克雷伯菌、大肠埃希菌和黏质沙雷菌等),其次是革兰阳性球菌(主要是金黄色葡萄球菌和肺炎链球菌)、军团菌和真菌。

2. 导尿管相关尿路感染(catheter associated urinary tract infection,CAUTI)　患者的尿路刺激症状可不明显,可有下腹触痛或肾区叩痛,也可能伴有发热。病原体主要是革兰阴性杆菌(大肠埃希菌、铜绿假单胞菌、变形杆菌、肠杆菌属细菌和肺炎克雷伯菌等)和念珠菌。

3. 导管相关血流感染(catheter related bloodstream infection,CRBSI)　与中心静脉置管和透析置管相关。表现为高热、全身毒血症状和低血压等。凝固酶阴性葡萄球菌是最常见病原体,其他的常见病原体还有金黄色葡萄球菌、肠球菌、革兰阴性杆菌(大肠埃希菌、肺炎克雷伯菌、铜绿假单胞菌或鲍曼不动杆菌等)和念珠菌。

4. 外科手术部位感染　分为表浅切口感染、深部切口感染和器官(或腔隙)感染。主要表现为切口或深部的化脓性改变。清洁切口感染的主要病原体是皮肤菌群,尤其是葡萄球菌。非清洁切口的感染常由邻近腔道中的菌群导致,多为混合菌感染。

5. 抗菌药物相关性腹泻　近期曾应用或正在应用抗生素,出现腹泻,可伴大便性状改变如水样便、血便、黏液脓血便或见斑块条索状假膜,常伴有发热≥38℃、腹痛或腹部压痛、反跳痛。难辨梭状芽胞杆菌是常见病原体。

四、医院感染暴发和疑似暴发的定义

1. 医院感染暴发　指在医疗机构或其科室的患者中,短时间内发生 3 例以上同种同源感染病例的现象。

同种是指同一菌种(如大肠埃希菌),同源需要在实验室进行细菌同源性鉴定,常用的方法包括脉冲场凝胶电泳(PFGE)、多位点序列分型(MLST)和随机扩增多态性(RAPD)。

2. 疑似医院感染暴发　指在医疗机构或其科室的患者中,短时间内出现 3 例以上临床症候群相似、怀疑有共同感染源的感染病例;或者 3 例以上怀疑有共同感染源或感染途径的感染病例现象。

第二节　常见的医院感染防控措施

一、手卫生

手卫生(hand hygiene)是医务人员洗手、卫生手消毒和外科手消毒的总称。医务人员的手是感染的一个主要来源。微生物可以通过明显的污染源如脓痰、伤口分泌物等传播,也可以通过接触不明显的污染源传播,如接触正常的完整的人体皮肤、患者周围环境中的物品(如床旁桌、便盆)和医疗设备(如呼吸机面板、微泵、电脑键盘、电话等可能由潜在病原微生物定植或污染的物品)。不明显的污染源由于经常没有可见的污染,因此常不被看作有致病微生物生长,但却能导致疾病的传播。一些我们认为"清洁"的操作,如给患者测脉搏、血压等,都有可能导致其定植或感染,并传播给他人。

在众多有效的医院感染防控措施中,手卫生是打破传染链的一个主要因素,是防控医院感染最重要的措施之一。手卫生是一种简单的行为,但是,许多医务人员在实现良好的手卫生依从性方面存在很大的困难,一般认为,手卫生的依从性仅 40%。尽管医务人员不会故意不洗手,但是可能因为"太忙"、太过分心或对严格要求手卫生的重要性重视不够,而常常不能很好地执行手卫生。手卫生同时是世界卫生组织(WHO)患者安全目标的一项基本要求,我们在医疗工作中应严格执行 WHO 的手卫生指南,确保正确的手卫生行为。

(一)术语和定义

1. 洗手　是指医务人员用洗手液和流动水洗手,去除手部皮肤污垢、碎屑和部分致病菌的过程,应按六步洗手法进行洗手,并持续 1~2 分钟。

2. 卫生手消毒　是指医务人员用速干手消毒剂揉搓双手,以减少手部暂居菌的过程。

3. 外科手消毒　是指外科手术前医务人员用肥皂(皂液)和流动水洗手,再用手消毒剂清除或者杀灭手部暂居菌和减少常居菌的过程。使用的手消毒剂可具有持续抗菌活性。

(二)洗手与卫生手消毒应遵循的原则

1. 当手部有血液或其他体液等肉眼可见的污染时,应用皂液和流动水洗手。

2. 手部没有肉眼可见污染时,宜使用速干手消毒剂消毒双手代替洗手。

3. 接触患者的血液、体液和分泌物以及被传染性致病微生物污染的物品后,应先洗手然后进行卫生手消毒。

4. 直接为传染病患者进行检查、治疗、护理或处理传染患者污物之后,应先洗手然后进行卫生手消毒。

（三）手卫生的时机

医务人员在医疗活动中应按要求及时做好手卫生，根据 WHO《手卫生指南》的建议，在医疗活动中主要有 5 大手卫生时机：①接触病人前；②清洁（无菌）操作前；③接触血液、体液、分泌物后；④接触患者后；⑤接触病人环境后。

（四）手卫生的方法

在洗手或手消毒的过程中，皂液或手消毒剂应均匀涂抹至整个手掌、手背、手指和指缝，同时认真揉搓双手至少 15 秒钟。应注意清洗双手所有皮肤，包括指背、指尖和指缝，具体揉搓步骤见图 26-1。

1. 掌心相对，手指并拢，相互揉搓。

2. 手心对手背沿指缝相互揉搓，交换进行。

3. 掌心相对，双手交叉指缝相互揉搓。

4. 弯曲手指使关节在另一手掌心旋转揉搓，交换进行。

5. 右手握住左手大拇指旋转揉搓，交换进行。

6. 将五个手指尖并拢放在另一手掌心旋转揉搓，交换进行。

洗手时，应在流动水下彻底冲净双手，擦干，取适量护手液护肤。

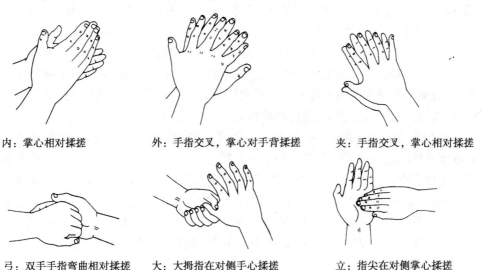

内：掌心相对揉搓　　　　外：手指交叉，掌心对手背揉搓　　　　夹：手指交叉，掌心相对揉搓

弓：双手手指弯曲相对揉搓　　　大：大拇指在对侧手心揉搓　　　立：指尖在对侧掌心揉搓

图 26-1　手卫生 6 步法（加上必要时清洁手腕：内外夹弓大立腕）

进行手卫生时的注意事项：

1. 不应戴假指甲，保持指甲周围组织的清洁。

2. 在整个手消毒过程中应保持双手位于胸前并高于肘部，使水由手部流向肘。

3. 洗手与消毒可使用海绵、其他揉搓用品或双手相互揉搓。

4. 用后的清洁指甲用具、揉搓用品如海绵、手刷等，应放到指定的容器中；揉搓用品应每人使用后消毒或者一次性使用；清洁指甲用品应每日清洁与消毒。

（五）手卫生效果的监测

根据国家卫生计生委《医务人员手卫生规范》的要求，应每季度对 ICU 工作的医务人员的手进行消毒效果的监测，监测的细菌菌落总数应 ≤10CFU/cm^2。

（六）提高手卫生依从性的方法

1. 教育培训 某些情况下,医务人员意识不到有些行为会引起手污染,特别是一些没有明显污物污染的操作。为了是医务人员能够意识到手卫生的重要性,并适时地参与其中,可采取多元模式和多元教育途径,包括系统培训、海报宣传、工作地点提醒等方式,以最大化地实现行为的改变。

2. 创建手卫生文化 在工作中树立一种安全的文化,一种前景或一种气氛,在这样的文化里,手卫生是常规,不执行手卫生政策是不被接受的。

3. 使手卫生方便可行 手卫生的用品和实施的设置,应符合医务人员医疗活动的需求,特别是速干手消毒液的配制,应放在床旁、病房入口、治疗车、查房车等任何方便的地方,达到随处可取。

4. 不要依赖手套 手套在避免医院感染的传播上起着重要的作用,但戴手套不能代替洗手。医务人员在进行不同的操作之间,如果忘记换掉已经污染的手套,细菌就会从一个部位传播到另一个部位或从一个患者传播到另一个患者。在门把手、电话、电脑键盘等物体表面前都应该脱掉用过的手套。另外,许多手套都有细小的微孔,病原微生物可以从其中穿过到达皮肤,因此在脱手套后应立即进行洗手或卫生手消毒。

二、环境及物品表面的清洁与消毒

除医务人员的手外,手术器械、纤维支气管镜、呼吸机、听诊器、血压计等被污染仪器、设备的表面均能将感染传播给患者,医院消毒的目的就是切断医院感染的传播途径,以达到预防和控制医院感染的发生。因此,所有的医疗器械、器具在使用后,均应按照该器械的危险等级采取正确的清洁、消毒方法。

（一）术语和定义

1. 消毒是指用化学或物理方法,清除或杀灭传播媒介上病原微生物,使其达到无害化的处理。

2. 灭菌是指用化学或物理的方法杀灭或清除传播媒介上所有微生物,使之达到无菌水平的处理。

3. 高度危险性物品指进入人体无菌组织、器官、脉管系统,或有无菌体液从中流过的物品或接触破损皮肤、破损黏膜的物品,一旦被微生物污染,具有极高感染风险,如手术器械、活检钳、腹腔镜、穿刺针、心脏导管、植入物等。

4. 中度危险性物品指与完整黏膜相接触,而不进入人体无菌组织、器官和血流,也不接触破损皮肤、破损黏膜的物品,如胃肠道内镜、气管镜、喉镜、口表、肛表、呼吸机管道、麻醉机管道、压舌板、肛门直肠压力测量导管等。

5. 低度危险性物品指与完整皮肤接触而不与黏膜接触的器材,如听诊器、血压计袖带等;病床表面以及床头柜、被褥;墙面、地面;痰盂(杯)和便器等。

6. 灭菌水平杀灭包括细菌芽胞在内的一切微生物,达到无菌水平,常用的方法包括:热力灭菌、低温等离子体灭菌、电离辐射灭菌等物理方法,以及采用环氧乙烷、过氧化氢、戊二醛、过氧乙酸等化学因子在规定的条件、浓度和作用时间下进行灭菌的方法。

7. 高水平消毒(high level disinfection)指杀灭一切细菌繁殖体,包括分枝杆菌、病毒、真菌以及绝大多数细菌芽胞。常用的方法包括:含氯制剂、邻苯二甲醛、过氧乙酸、抽样、碘酊等化学消毒剂在规定的条件、浓度和作用时间内进行消毒的方法。

8. 中水平消毒(middle level disinfection)指杀灭除细菌芽胞以外的各种病原微生物,包括分枝杆菌。采用的方法包括:含碘类消毒剂、醇类和季铵盐类、酚类消毒剂,在规定的条件、浓度和作用时间内进行消毒的方法。

9. 低水平消毒(low level disinfection)指能杀灭细菌繁殖体(不包括分枝杆菌)和亲脂病毒的化学消毒方法以及通风换气、冲洗等机械除菌法,如采用季铵盐类、双胍类消毒剂,在规定的条件、浓度和作用时间内进行消毒的方法。

(二)清洁消毒的基本原则

1. 可重复使用的诊疗器械、器具和物品,使用后应先清洁,再进行消毒或灭菌。

2. 环境与物体表面,一般情况下先清洁,再进行消毒;当受到患者的血液、体液等污染时,应先去污染,再进行清洁与消毒。

3. 高度危险性物品,应采用灭菌方法处理;中度危险性物品,应采用达到中水平消毒以上效果的消毒方法;低度危险性物品,宜采用低水平消毒方法,或做清洁处理,遇有病原微生物污染时,选择针对性的有效的消毒方法。

4. 应根据污染物品上污染微生物的种类、数量以及被消毒物品的性质选择消毒或灭菌的方法。如对受到致病菌芽胞、真菌孢子、分枝杆菌等污染的物品,应采用高水平消毒或灭菌;对于光滑的物体表面宜选择合适的消毒剂擦拭消毒。

(三)ICU常见医疗器械、器具的清洁和消毒

1. 高度危险性的物品,如换药用剪刀、钳子、穿刺针等物品,用后应送中心供应室灭菌处理。

2. 中度危险性物品,如口腔护理用具等耐热、耐湿的物品,使用后应送供应室压力蒸汽灭菌。不耐热的物品,如体温计、氧气面罩、麻醉面罩等,应采用高水平消毒或中水平消毒。

3. 直接与管道或浅表体腔黏膜接触的器具如氧气湿化瓶、吸引器、引流瓶等,耐热耐湿的应首选湿热消毒,不耐热的部分可用中高效消毒剂如含氯消毒剂浸泡消毒,呼吸机的螺纹管及其配件宜采用清洗消毒剂进行清洗与消毒。

4. 血压计袖带、听诊器等,应保持清洁,遇有污染时应先清洁,然后采用中、低效的消毒剂进行消毒。

5. 床单元的清洁与消毒。在诊疗活动中,应保持床单元的清洁,定期对床栏、床头柜的表面进行清洁和(或)消毒,遇有污染时及时清洁与消毒;患者出院后,应进行终末消毒。消毒方法应采用合法、有效的消毒剂或床单元消毒器进行消毒,并遵循产品的使用说明。直接接触患者的床上用品如床单、被套、枕套等,应一人一换;患者住院时间长时,应每周更换;遇有污染时及时更换。更换后送洗浆房进行清洗与消毒。间接接触患者的被芯、枕芯、褥子、床垫、病床隔帘等,应定期清洗与消毒;遇有污染应及时更换、清洁与消毒。对甲类及按甲类管理的乙类传染病患者、不明原因病原体感染患者使用后的上述物品,应进行终末消毒。

6. 地面和物体表面的清洁与消毒。地面和物体表面均应保持清洁、干燥,在地面无明显污染时,采用湿式清洁,并每天进行消毒,当受到血液、体液污染时,应先用吸湿材料去除可见污染物,再清洁和消毒。消毒可采用400~700mg/L有效氯溶液进行擦拭,作用30分钟。注意:布巾与地巾应分区使用。

7. 对于接触频率比较高的物体表面,如呼吸机面板、微泵、监护仪按钮等,应增加清洁、消毒的次数。

第三节　三管相关感染的诊断标准、常见病原体和集束化干预措施

一、诊断标准

(一)呼吸机相关性肺炎

呼吸机相关性肺炎(VAP)是医院获得性肺炎的重要类型,它是指机械通气(MV)48 小时后至拔管后 48 小时内出现的肺炎。下呼吸道感染(包括肺炎)的临床诊断标准如下:

符合下述两条之一即可诊断。

1. 患者出现咳嗽、痰黏稠,肺部出现湿啰音,并有下列情况之一:

(1)发热。

(2)白细胞总数和(或)中性粒细胞比例增高。

(3)X 线显示肺部有炎性浸润性病变。

2. 慢性气道疾患患者稳定期(慢性支气管炎伴或不伴阻塞性肺气肿、哮喘、支气管扩张症)继发急性感染,并有病原学改变或 X 线胸片显示与入院时比较有明显改变或新病变。

总之,VAP 的临床诊断分 2 步进行:首先判断是否为肺炎;其次如果肺炎发生在机械通气 48 小时后或者停机 48 小时内,考虑 VAP;临床诊断基础上,符合下列情形之一者则为病原学诊断:

(1)经筛选的痰液,连续两次分离出相同病原体。

(2)痰定量培养分离到病原菌浓度≥106CFU/ml。

(3)血培养或并发胸腔积液者的胸腔积液分离到病原体。

(4)经纤维支气管镜或人工气道吸引采集的下呼吸道分泌物分离到浓度≥105CFU/ml 病原菌、经支气管肺泡灌洗(BAL)分离到浓度≥104CFU/ml 的病原菌或经防污染样本毛刷(PSB)、防污染支气管肺泡灌洗(PBAL)采集的下呼吸道分泌物分离到病原菌。

(5)痰或下呼吸道采样标本中分离到通常非呼吸道定植的细菌或其他特殊病原体。

(6)免疫血清学、组织病理学的病原学诊断。

(二)血管内导管相关血流感染

关于血管内导管相关血流感染是指带有血管内导管或者拔除血管内导管 48 小时内出现细菌血症或真菌血症的患者,并伴有发热(>38℃)、寒战或低血压等感染表现,除血管导管外没有其他明确的感染源。关于血管内导管相关血流感染,目前有两个不完全相同的名词,即导管相关血流感染(catheter-related bloodstream infection,CRBSI)和中心静脉置管相关血流感染(central line-associated infection,CLABSI)。前者适用于临床(用于指导治疗),后者适用于医院感染监测。两者的区别在于:对于 CRBSI,需要有证据证明导管为血流感染的来源(这就需要抽导管血和外周血,并且导管血中菌量要多于外周血;对于已经拔除导管者,需要抽外周血和送导管尖端培养);而对于 CLABSI,只要找不到导管以外的来源,就可以认为与导管相关。

CRBSI 的判断标准:在满足以上的血管内导管相关血流感染的标准基础上,满足以下一条:①导管尖端半定量细菌培养阳性(>15CFU/catheter segment),或者定量培养阳性(>10^3CFU/catheter segment),同时从导管尖端培养出的细菌与外周血培养结果一致(种属和药敏结

果);②抽导管血和外周血送细菌定量培养,两者结果一致,且导管血与外周血的细菌浓度比例 > 5∶1;或者导管血的报阳时间比外周血早 2 个小时以上。

CLABSI 的判断标准:在满足以上的血管内导管相关血流感染的标准,血流感染找不到别的来源。

血培养阳性不等于就是血流感染,因为可能是污染。如果血培养结果是常见皮肤污染菌,包括:类白喉杆菌(棒状杆菌属)、芽胞杆菌(非炭疽芽孢杆菌)、丙酸杆菌、凝固酶阴性葡萄球菌(包括表皮葡萄球菌)、草绿色链球菌、气球菌和微球菌,则需要两次血培养阳性且患者至少有以下一种症状或体征:发热(> 38℃)、寒战、低血压(≤ 1 岁婴儿的症状体征还包括体温过低[肛温 < 36℃]、呼吸暂停、心动过缓),才能判断为血流感染。非以上所列的常见皮肤污染菌,仅需要一次血培养阳性即可判断为血流感染。

(三)导尿管相关尿路感染

主要是指患者留置导尿管后,或者拔除导尿管 48 小时内发生的泌尿系统感染。按我国泌尿系统感染临床判断标准:患者出现尿频、尿急、尿痛等尿路刺激症状,或者有下腹触痛、肾区叩痛,伴有或不伴有发热,并且尿检白细胞男性 ≥ 5 个/高倍视野,女性 ≥ 10 个/高倍视野,导尿管穿刺尿液培养革兰阳性球菌菌落数 ≥ 10^4 CFU/ml,革兰阴性杆菌菌落数 ≥ 10^5 CFU/ml。然而,留置导尿管者常无尿路刺激症状,按美国 CDC 的导尿管相关感染判断标准分为三种情况:

(1)患者留置导尿管 > 2 天且仍在留置期间:患者至少具有以下体征或症状之一[发热(> 38℃)、耻骨压痛、肋脊角疼痛或压痛]、排除其他原因;以及并且尿培养阳性,且菌落数 ≥ 10^5 CFU/ml(病原体 ≤ 2 种)。

(2)患者留置导尿管 > 2 天且在拔管当天或 1 天后:患者至少具有以下体征或症状之一[发热(> 38℃)、耻骨压痛、肋脊角疼痛或压痛、尿频、尿急、尿痛、排尿困难],排除其他原因;以及尿培养阳性,且菌落数 ≥ 10^5 CFU/ml(病原体 ≤ 2 种)。

(3)无症状的导管相关尿路感染:患者留置导尿管 > 2 天且仍在留置期间或者患者留置导尿管 > 2 天且在拔管当天或 1 天后,无以上(1)和(2)中的症状,则需要尿培养阳性,且菌落数 ≥ 10^5 CFU/ml(病原体 ≤ 2 种),并且有至少一种血培养阳性病原菌与尿培养病原菌相同。

二、各感染类型的常见病原体

1. VAP 常见病原体 早发型 VAP(机械通气 5 天内发生的 VAP)常见病原体为肺炎链球菌、流感嗜血杆菌或卡他莫拉菌;晚发型 VAP(机械通气 5 天后发生的 VAP)则多为铜绿假单胞菌、不动杆菌或肠杆菌、耐甲氧西林金黄色葡萄球菌。总体上 VAP 的病原体以革兰阴性菌为主,其次为金黄色葡萄球菌,其他常见病原体还包括肺炎链球菌、军团和真菌(念珠菌和曲霉菌)。

2. CRBSI/CLABSI 常见病原体 最常见的是凝固酶阴性葡萄球菌(约占 1/3),常见的其他病原菌还包括金黄色葡萄球菌、肠球菌、念珠菌、肠杆菌科细菌(肺炎克雷伯菌、阴沟肠杆菌、大肠埃希菌)、铜绿假单胞菌、鲍曼不动杆菌。

3. CAUTI 常见病原体 最常见为大肠埃希菌,其余有肺炎克雷伯菌、奇异变形杆菌、肠球菌、假单胞菌、阴沟肠杆菌、黏质沙雷菌、念珠菌等。

三、呼吸机相关性肺炎的集束化干预措施

呼吸机相关性肺炎发病率高,治疗困难,预后差。加强预防是控制该病流行、缩短住院时间、降低住院费用、降低病死率的最重要措施。预防 VAP 的发生有以下几点措施:

1. 一般防治措施

(1)手卫生、穿隔离衣、戴手套:接触患者前后均应严格执行手卫生措施;对气管插管或切开患者,吸痰时应严格执行无菌操作。吸痰前、后,医务人员必须遵循手卫生规则;不常规推荐与患者接触时穿隔离衣、戴手套,但接触多重耐药菌定植(感染)患者时应戴手套并且在进行操作时应穿隔离衣。对于器官移植、粒细胞减少症等严重免疫功能抑制患者,应进行保护性隔离,医务人员进入病室时须戴口罩、帽子、穿无菌隔离衣等。

(2)口腔护理:应对接受机械通气患者常规进行口腔护理,每日至少 2 次,最好能每日 4 次。

2. 与胃肠道有关的防治措施

(1)应激性溃疡的预防:尽量减少使用或尽早停用预防应激性溃疡的药物,包括 H_2 受体阻滞剂如西咪替丁和(或)质子泵抑制剂;可改用胃黏膜保护剂(如硫糖铝)。

(2)胃肠营养:胃肠营养不当致误吸是 VAP 的重要发病机制。应尽可能使用鼻肠管进行胃肠营养。当使用鼻胃管进行胃肠营养时,应注意鼻饲的量和速度以及患者体位和制动,特别留意鼻饲后有无胃潴留,并监测胃残余容量,必要时可应用胃肠动力药等措施来增加胃肠蠕动,避免腹胀。如患者胃功能瘫痪或蠕动较差时,应放置鼻肠管进行管饲。

(3)营养支持:提供充足的营养支持是预防呼吸机相关性肺炎的重要措施。患者应尽早给予肠内营养,若早期胃肠道不能耐受较大容积营养液时应辅以肠外营养。

3. 与患者体位有关的防治措施　无特殊禁忌证患者应采取 30°～45°半卧位;采取改良式变换体位法(左侧 30°→45°→半卧位→右侧 30°→45°,在左右侧位时床头仍抬高 30°),改良式变换体位法始终保持抬高床头 30°→45°,半卧位及体位改变可减少反流,促进分泌物从气管经口排出或吸出,有利于咳嗽和深呼吸,从而有效地预防 VAP 发生。

4. 人工气道管理

(1)气管套囊(CUFF)压力监测:常规监测带机患者 CUFF 压力,使之不过高或者过低,压力控制在 20～25cmH_2O。压力过高易导致气道黏膜损伤,过低不能密闭增加 VAP 发生率。

(2)声门下吸引(SSD):声门下分泌物引流能明显减少早期和晚期呼吸器相关性肺炎的发生率。

(3)封闭式吸痰管正确吸痰:保证通气支持的连续性,防止交叉感染,严格落实无菌吸痰原则。掌握正确的吸痰技术,吸痰时应戴无菌手套,吸痰管一次一根,吸痰管放入时勿用负压,以旋转方式退出,切忌上下提插,以避免气道黏膜再损伤。

(4)经纤维支气管镜吸痰:保证肺深部痰液的引流。

(5)人工气道的护理:人工气道吸痰应严格执行无菌操作;坚持经口插管的原则,必须经鼻插管者,插管时间应小于 48 小时。若患者病情不能避免经鼻插管,应早期气管切开。仔细评价患者的自主呼吸和咳痰能力,鼓励术后患者(尤其胸部和上腹部手术)早期下床活动,指导患者正确咳嗽、翻身和拍背。

(6)胸部物理治疗:协助患者翻身、拍背、体位引流,及时清除呼吸道分泌物。VAP 的发

生与下呼吸道分泌物清除受阻有关,胸部物理治疗可以促进肺内分泌物的排出,从而减少机械通气患者 VAP 的发生。

(7)建立人工气道患者,每天应进行评估,确定是否可以撤机和拔管,减少插管天数。

5. 与机械通气有关的防治措施

(1)镇静:根据镇静水平来调整镇静剂的剂量。每日中断镇静剂一次直到患者清醒,以判断患者的镇静程度和意识状态;

(2)无创通气和其他通气策略:严格掌握气管插管或切开适应证,使用呼吸机辅助呼吸的患者应优先考虑无创通气;使用 $5cmH_2O$ 的呼气末正压(PEEP)预防黏液下渗。

6. 机械通气患者呼吸机的管理

(1)呼吸机的清洁消毒参照相关规范要求进行。

(2)呼吸机螺纹管每周更换 1 次,有明显分泌物污染时应及时更换。

(3)湿化器中须使用无菌水,每 24 小时更换一次。

(4)积水杯中的冷凝水应及时倒弃,不可使冷凝水流向病人。冷凝水不可直接倾倒室内地面。

(5)呼吸机与管道

1)呼吸机面板消毒:正在使用的呼吸机面板每天由护理人员以 75% 的酒精擦拭消毒;库房待用的呼吸机每周擦拭消毒一次;无菌连接呼吸机管道;定时更换呼吸机管道及过滤器,湿化器:每周更换管道及配件一次。

2)管道积水杯应放置在最低位;减少冷凝水倒流入气道。

(6)管道连接者应佩戴口罩帽子及无菌手套。

(7)无菌准备,更换管道。

(8)更换管道,调整参数等前后均应洗手。

7. 培训教育　对全体医务人员包括护工定期进行相关预防措施的教育和培训。

四、血管内导管相关血流感染的集束化干预措施

血管内留置中心静脉导管广泛应用于各临床科室,尤其是重症监护病房(ICU)。因导管插入、护理等不当,常导致血管内导管相关血流感染(CRBSI),部分病人因此而死亡。主要预防和控制措施如下:

1. 人员要求

(1)进行中心静脉导管置管的医师应具备一定的资质,进修医生、实习医生、低年资的住院医生等应在上级医生的现场指导下进行操作。

(2)实施中心静脉置管的医师应具备相应的操作技能和严格的无菌观念。

(3)插管时须严格进行手卫生,并戴帽子、口罩,穿戴手套和无菌衣。

(4)患有疖肿、湿疹等皮肤病,患感冒等呼吸道疾病,感染或携带有 MRSA 的工作人员,在未治愈前不应进行插管操作。

2. 置管时的预防控制措施

(1)严格执行手卫生。在触摸导管置入部位前后应遵循手卫生原则,同时也应在置管前后、换管前后及使用、修理导管、更换敷料时遵守。使用了消毒措施后不要再进行置管部位的触诊,必须触诊时应再次消毒。置管过程中手套意外破损应立即更换,使用手套不能代替洗手或手消毒。

(2)置管和护理过程中坚持无菌技术。

(3)置管时使用帽子、口罩、无菌衣、无菌手套,选用大的无菌巾,以保证最大的无菌防护屏障。

(4)置管或更换敷料时首选 0.5% 氯己定酒精制剂进行皮肤消毒,消毒 2 次。

(5)在无禁忌的情况下,成人选择锁骨下静脉穿刺。但对用来透析的导管置入,选择股静脉或颈内静脉比选择锁骨下静脉更能避免导管狭窄。

(6)如果经采用其他措施仍无法减少 CRBSI 发生,可考虑使用抗菌涂层导管。

3. 置管后的预防控制措施

(1)用无菌透明专用贴膜或无菌纱布敷料覆盖穿刺点。

(2)定期更换穿刺点覆盖的敷料,更换间隔时间:无菌纱布为 2 天,专用贴膜可至 7 天,但敷料出现潮湿、松动、沾污时应立即更换。

(3)接触导管接口或更换敷料时,须执行严格的手卫生并戴手套,但不能以手套代替洗手。

(4)保持三通锁闭清洁,如有血迹等污染应立即更换。

(5)病人洗澡或擦身时要注意对导管的保护,不要把导管浸入水中。

(6)输液管更换不宜过频,但在输血、输入血制品、脂肪乳剂后或停止输液时应及时更换。

(7)急诊抢救病人或对无菌操作不严的紧急置管,应在 48 小时内更换导管,选择另一穿刺点。

(8)怀疑导管相关感染时,应考虑拔除导管,但不要为预防感染而定期更换导管。

(9)由经过培训且经验丰富的人员负责留置导管的日常护理。

(10)每天评价留置导管的必要性,尽早拔除导管。

4. 感染后的处置 当怀疑导管相关感染时,应按标准流程采集血培养。标本采集方法及结果解释如下:

方法一(适用于保留导管):

(1)标本采集要求:从可疑 CRBSI 采集至少两套血培养,其中至少一套来自外周静脉,另一套从导管采集,两个来源的采血时间必须接近(时间不超过 5 分钟),各自做好标记。

(2)结果解释:①如果两套血培养阳性且为同种菌:如缺乏其他感染证据,提示可能为 CRBSI。②如果两套血培养阳性且为同种菌,而且来自导管的血培养报阳的时间比来自外周静脉的提前 2 小时:提示为 CRBSI(如果报阳时间差异小于 2 小时但耐药谱一致,同时缺乏其他感染证据,也提示为 CRBSI)。③如果仅是来自导管的血培养阳性,不能确定为 CRBSI,可能为导管定植菌或采集血标本时污染。④如果仅是来自外周静脉的血培养为阳性:不能确定为 CRBSI;但如为金黄色葡萄球菌或念珠菌,在缺乏其他感染证据则提示可能为 CRBSI。⑤如果两套血培养为阴性,不是 CRBSI。

方法二(适用于拔除导管):

(1)标本采集要求:从独立的外周静脉无菌采集 2 套血培养,无菌状态下取出导管并剪下 5cm 导管末梢或近心端置于无菌容器送实验室培养。

(2)结果解释:①如果一套或多套血培养阳性,且导管末梢培养阳性,根据鉴定和药敏谱提示两种培养为同种菌:提示可能为 CRBSI。②如果一套或多套血培养阳性,而导管末梢培养阴性：如培养结果为金黄色葡萄球菌或念珠菌且缺乏其他感染的证据，则提示可能为CRBSI，确认可能要求额外的血培养阳性结果，且是同种细菌。③如果血培养为阴性而导管末梢培养为阳性，提示为导管定植菌，不是 CRBSI。④如果两套血培养和导管末梢培养均为阴性，不是 CRBSI。

说明：

（1）抽取血培养后应立即送检，最迟不得超过 12 小时。不能立即送检者应于室温下保存，不能放冰箱保存。

（2）"一套"是指一次静脉穿刺，对于大多数每套 2 个血培养瓶的培养，每套应至少为 10ml 血液，最好为 20ml 血液，分别注入两个血培养瓶内。2 套血培养（4 个血培养瓶）应至少接种 20ml 血液，最好为 40ml 血液。

五、导尿管相关尿路感染的控制措施

尿路感染（UTI）是第二位常见医院感染类型，75%～80% 与留置导尿管相关。有效预防导尿管相关尿路感染措施如下：

1. 插管前准备与插管时的措施

（1）严格掌握导尿指针，尽量避免不必要的留置导尿。

（2）导尿前彻底清洁外阴。

（3）仔细检查无菌导尿包，如过期、外包装破损、潮湿，不得使用。

（4）根据年龄、性别、尿道情况选择合适的导尿管口径、类型。

（5）严格执行手卫生和戴无菌手套的程序。

（6）常规的消毒方法：用聚维酮碘（碘伏）等刺激性小的消毒剂消毒尿道口及其周围皮肤黏膜，程序如下：①男性：自尿道口、龟头向外旋转擦拭消毒，注意洗净包皮及冠状沟。②女性：先清洗外阴，其原则由上至下，由内向外，然后清洗尿道口、前庭、两侧大小阴唇，最后会阴、肛门，每一个棉球不能重复使用。

（7）插管过程严格执行无菌操作，动作轻柔，选用无菌润滑剂，避免尿道黏膜损伤。

（8）对留置导尿患者，应采用密闭式引流系统，保持其密闭性。

2. 插管后的预防措施

（1）每天评价留置导管的必要性，尽早拔除导管。

（2）保持尿液引流系统通畅和完整，不要轻易打开导尿管与集尿袋的接口。

（3）如要留取常规尿标本，对集尿袋出口处进行消毒后采集，但此标本不得用于普通细菌和真菌学检查。

（4）需做尿病原学检查采取无菌方法从耻骨联合上穿刺或尿管处用无菌方法抽取。

（5）导尿管不慎脱落或导尿管密闭系统被破坏，需要更换导尿管。

（6）疑似导尿管阻塞应更换导管，不得冲洗。

（7）保持会阴部及尿道口清洁，日常用肥皂和水保持清洁即可，但大便失禁的患者清洁以后还需消毒。

（8）患者洗澡或擦身时要注意对导管的保护，不要把导管浸入水中。

（9）不主张使用含消毒剂或抗菌药物的生理盐水进行膀胱冲洗或灌注来预防泌尿道感染。

（10）不对导尿术的患者应用抗菌药物预防泌尿道感染。

(11)悬垂集尿袋,不可高于膀胱水平,并及时清空袋中尿液。

(12)长期留置导尿管患者,不宜频繁更换导尿管。若导尿管阻塞或不慎脱出时,以及留置导尿装置的无菌性和密闭性被破坏时,应当立即更换导尿管。

(13)严密观察保留导尿患者是否有泌尿系感染的症状和体征,及时留取标本,尽早采取控制措施,并做好相关记录。

3. 其他预防措施

(1)临床发现导尿管相关性尿路感染病例,立即通过医院感染报告系统报告,感染管理科根据情况适时进行流行病学调查及采取控制措施。

(2)在高危科室进行导尿管相关尿路感染的目标性监测。

(3)适时对医务人员相关知识进行宣教。

第四节 ICU中常见的多重耐药菌及防控措施

一、常见的多重耐药菌

(一)耐碳青霉烯鲍曼不动杆菌

耐碳青霉烯鲍曼不动杆菌(CRAB)是指对亚胺培南或美洛培南耐药的鲍曼不动杆菌。鲍曼不动杆菌是不动杆菌属细菌,为腐生菌,广泛存在于土壤、水、动物、人类等自然界中,在无生命的物体上存活时间较长。目前,鲍曼不动杆菌已成为医院感染的主要致病菌之一,根据2010年中国CHINET细菌耐药性监测网数据显示,我国10省市14家教学医院鲍曼不动杆菌占临床分离革兰阴性菌的16.11%,仅次于大肠埃希菌与肺炎克雷伯菌。鲍曼不动杆菌感染危险因素包括:长时间住院、入住监护室、接受机械通气、有创性操作、抗菌药物暴露以及严重基础疾病等。该菌可引起医院获得性肺炎、血流感染、腹腔感染、中枢神经系统感染、泌尿系统感染、皮肤软组织感染等,常见于危重患者,并且常伴有其他细菌和(或)真菌的感染。

(二)耐甲氧西林金黄色葡萄球菌

耐甲氧西林金黄色葡萄球菌(MRSA)是携带 *mecA* 基因、编码低亲和力青霉素结合蛋白导致耐几乎所有的 β 内酰胺类的金黄色葡萄球菌。临床判断时,可查看是否对苯唑西林耐药或头孢西丁诱导实验阳性。绝大多数 MRSA 呈现多重耐药表型,对氨基苷类、大环内酯类、四环素类等耐药。依据 MRSA 可能获得的场所,将 MRSA 分为社区相关(community-associated MRSA,CA-MRSA)和医院相关(hospital-associated MRSA,HA-MRSA)。CA-MRSA 常携带有 *pvl* 基因,该基因编码重要的毒力因子 Panton-Valentine 杀白细胞素,可导致坏死性肺炎。

(三)耐万古霉素肠球菌

肠球菌为革兰阳性球菌,包含多个菌种,临床最常见的为屎肠球菌和粪肠球菌。肠球菌为人类肠道正常菌丛的一部分,但可导致多种感染。万古霉素是治疗肠球菌感染的主要药物,但1988年在英国首先发现了耐万古霉素肠球菌(vancomycin-resistant enterococci,VRE),其后许多国家都有报道。VRE 常对青霉素类、氨基苷类、大环内酯类和四环素类等呈现高水平耐药,呈多重耐药菌表型。

(四)多重耐药的铜绿假单胞菌

铜绿假单胞菌为兼性厌氧的非发酵菌,为革兰阴性杆菌,广泛分布于自然界和医院环境中。该菌是条件致病菌,在医院内广泛定植于潮湿环境、物体表面、各类导管、开放性气道等,并可污染各类液体甚至消毒溶液。该菌对多种抗菌药物天然耐药,包括青霉素 G、第一和第二代头孢菌素、四环素和厄他培南,并且易于获得外源性耐药基因,导致对其他抗菌药物耐药从而导致多重耐药。

（五）产超广谱 β 内酰胺酶和耐碳青霉烯的肠杆菌科细菌

肠杆菌科细菌是一大类革兰阴性杆菌,兼性厌氧。许多肠杆菌科细菌是人类和其他动物肠道正常菌丛的一部分,也有一些见于土壤和水环境。常见的肠杆菌科细菌包括大肠埃希菌、肺炎克雷伯菌、产酸克雷伯菌、阴沟肠杆菌、变形杆菌、沙门菌、志贺菌、鼠疫耶尔森菌等,其中最常见的为大肠埃希菌和肺炎克雷伯菌,可导致多种医院感染。

肠杆菌科细菌对包括头孢菌素在内的 β 内酰胺类耐药的主要机制是产 β 内酰胺酶。其中超广谱 β 内酰胺酶(ESBL)是能够介导对青霉素类、头孢菌素类和氨曲南耐药。产 ESBL 的菌株常同时对氨基苷类、磺胺类、氟喹诺酮类和(或)四环素类耐药,导致临床治疗困难。然而,肠杆菌科细菌可通过产 A 类碳青霉烯酶(如 KPC 酶)和 B 类金属 β 内酰胺酶(如 IMP、VIM 和新近出现的 NDM)等对碳青霉烯耐药。对碳青霉烯耐药的肠杆菌科细菌常呈现出泛耐药或全耐药的表型,治疗极为困难。

二、多重耐药菌的防控措施

多重耐药菌最主要的传播途径为接触传播,包括直接接触传播、间接接触传播以及共同媒介传播等方式,同时也还存在飞沫传播的情况。因此,预防和控制多重耐药菌的传播,主要措施为在标准预防的基础上,采取接触传播隔离措施。

1. 加强行政管理措施　应让预防和控制多重耐药菌成为病人安全管理的一部分,为预防和控制多重耐药菌的传播提供行政支持、财力和人力支持。多学科协作,监督和促进医务人员坚持标准预防和接触隔离措施,同时至少每季度给健康护理人员、行政管理人员和护理单元反馈多重耐药菌的感染趋势,包括感染流行或发生情况的改变、对系统错误的评估、坚持推荐措施的有效性和需要改进的地方。

2. 对医务人员的教育和训练　定期对医务人员进行多重耐药菌感染和传播的危险因素、预防措施等相关知识的培训,包括对多重耐药菌的管理经验和预防控制措施。

3. 开展多重耐药菌的监测　建立监测系统,每发现一例多重耐药菌感染(定植)患者,及时提醒感染控制人员和主管医生。定期对临床感染(定植)多重耐药菌的情况进行汇总和统计分析,以评估多重耐药菌的发生率是否降低以及是否需要采取强化干预措施。

4. 手卫生　在医疗活动中,应严格执行《医务人员手卫生规范》,遵循手卫生的时机,在接触病人前、清洁(无菌操作)前、接触病人后、接触患者血液体液后、接触患者环境后做好手卫生。

5. 预防多重耐药菌传播的感染控制措施

(1)在医院内,针对所有的患者遵循标准预防的措施,在进行可能发生飞溅操作的操作如伤口冲洗、吸痰、插管或给气管切开的病人和可能出现分泌物喷溅的病人做护理时,戴口罩。

(2)对所有感染和定植多重耐药菌的患者实行接触隔离措施。最好将病人安置于单间,条件有限时,相同病原菌可集中安置,应悬挂隔离标识。不宜将多重耐药菌感染或者定植患者与留置各种管道、有开放伤口或者免疫功能低下的患者安置在同一房间。没有条件实施单间隔离时,应当进行床旁隔离。应减少转运,如需要转运时,应采取有效措施,减少对其他患者、医务人员和环境表面的污染,转诊之前应当通知接诊的科室,采取相应隔离措施。

(3)接触隔离患者的血液、体液、分泌物、排泄物等物质时,应戴手套;离开隔离病室前,接触污染物品后应摘除手套,洗手和(或)手消毒。手上有伤口时应戴双层手套。

(4)进入隔离病室,从事可能污染工作服的操作时,应穿隔离衣;离开病室前,脱下隔离衣,按要求悬挂,每天更换清洗与消毒;或使用一次性隔离衣,用后按医疗废物管理要求进行处置。接触甲类传染病应按要求穿脱防护服,离开病室前,脱去防护服,防护服按医疗废物管理要求进行处置。

6. 环境措施

(1)物品、医疗设备、装置等应专人专用,或使用一次性用品。

(2)加强清洁和消毒工作。要加强多重耐药菌感染患者或定植患者诊疗环境的清洁、消毒工作,特别要做好物体表面的清洁、消毒。要使用专用的抹布等物品进行清洁和消毒。对医务人员和患者频繁接触的物体表面(如心电监护仪、微量输液泵、呼吸机等医疗器械的面板或旋钮表面、听诊器、计算机键盘和鼠标、电话机、患者床栏杆和床头桌、门把手、水龙头开关等),采用适宜的消毒剂进行擦拭、消毒。被患者血液、体液污染时应当立即消毒。出现多重耐药菌感染暴发或者疑似暴发时,应当增加清洁、消毒频次。如果去除环境中的目标多重耐药菌失败,则应腾空病房进行彻底的环境清洁和消毒。

(3)在多重耐药菌感染患者或定植患者诊疗过程中产生的医疗废物,应当按照医疗废物有关规定进行处置和管理。

7. 主动筛查　在多重耐药菌流行不可控的情况下,应开展主动筛查,对获得处于危险因素的人群进行监测,对鼻前庭进行检查,筛查 MRSA;采集大便、直肠拭子或肛周的拭子筛查 VRE;怀疑呼吸道储源应该采集气管内吸引物或痰标本筛查多重耐药革兰阴性菌。

当有流行病学证据显示医务人员是一个持续的传染源时,应对医务人员进行多重耐药菌的筛查,并采取去定植的措施。

多重耐药菌的防控,是目前我国感染控制工作中面临的巨大挑战,也是 ICU 医疗工作中面临的最大的挑战之一。在医疗活动中,应基于现有的条件和设施,严格执行各项医院感染防控制度和防控措施,持续改进,预防和控制多重耐药菌在 ICU 中的传播。

第五节　ICU 中职业暴露的预防

一、职业暴露概述与 ICU 中常见的职业暴露类型

职业暴露(occupational exposure)也称职业接触,是指包括医务人员在内的劳动者在从事职业活动中,通过眼、口、鼻及其他黏膜、破损皮肤(皮炎、倒刺、割伤、擦伤、磨伤和压疮)或胃肠道外途径(针刺、人咬伤、擦伤和割伤等途径穿透皮肤或黏膜屏障)接触含血源性病原体(blood-borne pathogens,BBP)的血液或其他潜在传染性物质的状态。

超过 30 种致病因子可通过血液传播,目前已经确定的血源性传播疾病包括细菌感染、病毒感染、真菌感染、原虫感染及肿瘤。与职业暴露有关的血源性病原体以乙型肝炎病毒(HBV)、丙型肝炎病毒(HCV)和艾滋病病毒(HIV)最常见,发生职业暴露后平均感染率分别为 30%、1.8% 和 0.3%。其他血源性病原体如梅毒、疟疾、朊毒体等也可能因职业暴露而

发生传播。

医务活动中一切可能接触血液和体液的操作,包括注射、采血、输血、手术、内镜、透析及患者各类标本的采集、传递、检验及废弃处理过程,均可造成医务人员职业暴露。医务人员的职业暴露主要发生在住院病房(39%),其次为手术室(25%)、操作间(9%)等,暴露的人群以护士最多(44%),其次为医生(28%)和技术员(15%)。而引起锐器伤的主要器具是一次性注射器空心针(占锐器伤的30%)、缝合针(20%)、蝶形针(12%)、手术刀(8%)等。医务人员的职业暴露最常发生在徒手使用针头、锐器使用后的转运和处理、回套针帽、手对手传递锐器等环节。

医院 ICU 是职业暴露的高危科室,常见类型为锐器伤和血液、体液的直接暴露。据美国EPINet 1998—2002 年数据显示:ICU 医护人员的锐器伤占医院所有科室的7%(687/10 441),而护士占全部 ICU 医护人员的61%(419/687),在中国很多医院 ICU 的职业暴露发生数仅次于手术室,占第二位。原因可能为在 ICU 日常工作中,气管插管、呼吸机护理、输血、采集血标本、有创检测、体液引流和尸体料理等医疗护理操作较多,加之病人病情危重,往往需要立即监护和抢救,医务人员常在没有明确患者有无潜在传染病前就投入对其抢救和处置,忽略了自身防护。因此,操作中容易接触到患者的血液、体液、呕吐物等,易被感染并成为疾病传播媒体,同时由于紧急抢救、患者的不配合,也增加了医务人员锐器(注射器、针头、刀片、剪刀等)损伤概率,被污染的医疗器具造成的损伤增加了被 HBV、HCV 和 HIV 等感染的机会。据一项 ICU 医务人员锐器伤调查结果显示,ICU 护士均有被刺伤的历史。

二、标准预防

由于 BBP 可通过刺伤、黏膜、破损的皮肤等暴露进行传播,而且不是所有感染 BBP 的患者都已确诊,美国 20 世纪 80 年代提出普遍预防概念即将所有患者的血液、体液和组织当作潜在传染源,医务人员在任何情况下均应采取预防措施避免接触它们。90 年代根据普遍预防原理美国又提出标准预防(standard precaution)措施,认为所有的患者都具有潜在感染性,他们的血液、体液、分泌物(不包括汗液)、非完整皮肤和黏膜均可能含有感染性因子,必须采取双向防护的预防措施:既要预防疾病从患者传播到医务人员,又要防止疾病从医务人员传播给患者。针对血源性病原体防护的标准预防,国家卫生计生委要求各级医疗机构:①配置洗手和洗眼设施;②使用适宜的个人防护用品(personal protective equipment,PPE);③合理安置病人;④制定并遵守环境操作规程,包括医疗废物处理、工作场所的清理清洁和被服清洁;⑤对锐器进行适当的处理和处置;⑥制定适宜的职业安全卫生工作操作规程;⑦保障生物标本的处理与运送安全;⑧配备相应的医疗卫生设备并定期进行清洗、运输和维护。

(一)正确选用个人防护用品

个人防护用品是指在劳动者与危害之间设置屏障或过滤装置,单独或联合使用,以保护黏膜、呼吸道、皮肤以及衣物接触到传染性物质。PPE 的选择主要基于标准预防的基本原则和患者的情况以及可能的传播模式,在必要时采取适当的额外预防措施。PPE 可以预防血液溅洒时的意外职业接触,但是不能预防锐器刺伤。PPE 选用的原则是:①当劳动者的手可能接触血液、其他潜在污染物、黏膜或破损的皮肤或进行血管穿刺、处理或接触污染物或被污染的表面时,应戴手套;②当可能发生血液或其他潜在污染物喷溅、洒落污染眼、鼻和口时,应同时佩戴口罩和护目镜或面罩;③可能发生职业暴露时,应穿着工作服、围裙、隔离衣、手术衣或其他适宜的防护服,穿戴何种防护服根据暴露程度而定;④可能发生大量的血液或潜在污染物污染时,应穿戴手术帽、鞋套和(或)工作鞋。

(二)预防血源性病原体传播的标准预防措施

1. 洗手、戴手套　洗手是预防 BBP 感染的最简单、最有效的防护措施,是第一道防线。有效洗手可以清除 99.99% 的污染 BBP,医务人员在直接接触病人前后、脱去手套后、接触体液、排泄物、非完整皮肤或伤口敷料后、护理病人从污染部位移到清洁部位时、接触病人周围的物品后(包括医疗设备)等时机必须洗手。

如果被血液污染的钢针刺穿一层乳胶或聚乙烯手套,医务人员接触到的血液比未戴手套可能接触到的血液量低 50% 以上。手术时戴双层手套可将内层手套被刺穿破的风险下降 60% ~ 70%。由此可见,戴手套对 BPP 的防护是非常重要的。尽量在操作时戴手套,这样就避免了操作者的手与任何可能引起感染的物质接触,其目的是双重性的,既保护医务人员,也保护了患者。当一次性手套(如外科或检查用手套)被污染、撕裂、刺破或失去防护功能时,应尽快更换;严禁一次性手套重复使用;非一次性手套必须经消毒后方可重复使用,一旦破损应立即丢弃。

2. 安全规范操作

(1)如果用后的针不能立即处理,严禁双手回套针帽,应使用单手回套针帽或采用专门的装置进行回套。

(2)禁止用手移去注射器针头,应使用持针器等器械设备。

(3)禁止手持针、刀片等锐利器具随意走动,禁止运输未盖帽的针头,抢救病人时拿着带针头的注射器时要大声提醒周围的人避开。

(4)采用"免用手"技术,因为任何锐器不能同时由两个人触摸,保证锐器或针具在传递过程中能经过一个"过渡区域"安全传递,将锐器放置到过渡区域时要通知。过渡区域可以是一个盘子、腰盘或手术区的指定区域。

(5)正确处理锐器:禁止将针头放置在床边、小车顶部等,用过的锐器应立即丢入防刺、防渗漏、密封的利器盒内,尽量将利器盒放在视线水平且在手臂所能及的范围内。不要将针放入已经过满的利器盒中,利器盒 3/4 满时需更换。禁止用手直接拿取被污染的破损玻璃物品,应使用刷子、垃圾铲和夹子等器械处理。禁止直接把手伸入容器中存放和处理被污染的重复性使用的锐器。可重复使用的锐器用完后应放入防穿刺、防渗漏、有警示标识或安全标色和中文警示说明的硬质容器中,以便进行适当处理。

(6)在处理血液或其他潜在污染物质的过程中,应尽量避免喷、溅、洒落和飞扬或产生飞沫;禁止用口吮吸血液或其他潜在传染性物质;在收集、处理、操作、储藏和运输过程中,可能造成血液或其他潜在传染性物质污染的标本应放在防泄漏的容器中;工作结束后,应使用适当的消毒剂消毒被污染的工作台面;当工作台面被血液、体液或其他潜在传染物明显污染后,或在上次清洁后工作台面又被污染,应立即消毒。

3. 严密观察病人的情况　评估患者是否不配合、狂躁或意识不清。不能忽视病人的感受,随时注意观察病人的情况,衡量他们在接受治疗时的舒适程度,是否存在安全隐患,尤其是对自我意识很强的病人,如果操作者感到不舒服或预感到病人可能出现问题时,不要贸然操作,应该尽量寻求其他工作人员或患者家庭成员的帮助。同时告知患者操作中避免任何突然的移动,以防碰撞锐器伤害医务人员。

4. 注意操作环境　注意环境对操作者的影响,如果工作空间过于拥挤狭小,探访者和障碍物过多,光线不够明亮,应该在操作前想办法解决这些问题,确保操作顺利、避免事故发生。如可采取改善照明、保持工作场所整洁和工作台布置良好、确保执行操作所必需的设备在伸手可及的范围内等措施。

三、职业暴露发生后的预防处理措施

(一)应急处理

发生血源性暴露后应立即进行局部处理,包括:

1. 用肥皂液和流动水彻底清洗被污染的皮肤,用清水、生理盐水或无菌液反复冲洗被污染的黏膜(口腔、鼻腔、眼睛)。这是一项清除污染源、阻断接触的传染病防控基本措施。

2. 如有伤口,应当在伤口旁端由近心端向远心端轻轻挤压,尽可能挤出损伤处的血液,再用肥皂水和流动水进行冲洗以尽可能清除污染源;禁止进行伤口的吮吸和局部挤压,吮吸相当于黏膜暴露,没有证据支持挤压伤口可以预防 HIV 感染。

3. 受伤部位的伤口冲洗后,应当用消毒液如 75% 酒精或者 0.5% 聚维酮碘进行消毒并包扎伤口。美国 CDC 预防 HIV 职业暴露指南不建议采用消毒剂,认为没有科学依据,但应用并无禁忌。

(二)报告

美国 2/3 的锐器伤未报告,我国锐器伤后报告者仅占 7.67%。职业暴露不报告将导致暴露者不能获得有效的专业指导和相应的医学处理,增加感染的可能,对预后产生不利影响;而且不利于管理机构掌握情况,进行干预;同时未报告意味着没有保留证据,暴露者出现问题也无法得到法律的支持和帮助。因此,发生职业暴露后,暴露者应立即报告科室负责人、医院职业暴露管理部门,并寻求进一步的预防处理。报告的内容包括职业暴露发生的时间、地点及经过,暴露方式,暴露的具体部位及损伤程度,暴露源的情况如暴露源是否被 HBV、HCV、HIV 等污染,暴露者的详细情况包括暴露者是否注射过乙肝疫苗、机体的免疫状态等,以及已采取的应急处理措施等。

(三)评估

由医院具备资质的相关经验的专业医生负责评估,提出暴露后的预防处理建议。

首先评价源患者,对已知源患者进行乙肝病毒表面抗原、丙肝病毒抗体和艾滋病病毒检测。对于未知源患者,要评估暴露者被乙型肝炎病毒、丙型肝炎病毒或艾滋病病毒感染的风险。

1. 乙型肝炎病毒

(1)未接种疫苗者,应采取注射乙肝免疫球蛋白和接种乙肝疫苗的措施。

(2)以前接种过疫苗,已知有反应者,不需要处理。

(3)以前接种过疫苗,已知没有反应者,应采取注射乙肝免疫球蛋白和接种乙肝疫苗的措施。

(4)抗体反应未知者进行抗原抗体检测,如检测结果不充分,应采取注射乙肝免疫球蛋白和接种乙肝疫苗的措施。

2. 丙型肝炎病毒　没有推荐采用暴露后预防措施。

3. 艾滋病病毒　根据职业暴露级别和艾滋病病毒接触源的病毒载量水平决定预防用药方案而实施相应的预防(表 26-1 ~ 表 26-3)。预防性用药应当在暴露后 4 小时内实施,最迟不得超过 24 小时。但即使超过 24 小时,也应实施预防性用药。在暴露者可耐受的前提下,给予 4 周的暴露后预防性用药。对所有不知是否怀孕的育龄妇女进行妊娠检测。育龄

妇女在预防性用药期间,应避免或终止妊娠。暴露后 72 小时内应当考虑对接触者进行重新评估,尤其是获得了新的接触情况或源患者资料时。如果证实源患者未感染血源性病原体,则应立即中断暴露后预防性用药。

表 26-1　HIV 接触级别

接触级别	接触源	接触类型
一级接触	体液、血液或者含有体液、血液的医疗器械、物品	可能有损伤的皮肤或者黏膜沾染了接触源,接触量小且接触时间较短
二级接触	体液、血液或者含有体液、血液的医疗器械、物品	接触源沾染了可能有损伤的皮肤或者黏膜,接触量大且接触时间长 接触源刺伤或者割伤皮肤,但损伤程度较轻,为表皮擦伤或者针刺伤
三级接触	体液、血液或者含有体液、血液的医疗器械、物品	接触源刺伤或者割伤皮肤,损伤程度较重,为深部伤口或者割伤有明显可见的血液

表 26-2　HIV 接触源的病毒载量水平

病毒载量水平	HIV	临床症状	CD4 计数
接触源不明	不能确定		
轻度	阳性,滴度低	无	高
重度	阳性,滴度高	有	低

表 26-3　HIV 职业接触预防用药方案

接触级别	接触源病毒载量		
	轻度类型	重度类型	不明类型
一级接触	不用药	基本用药	基本用药
二级接触	基本用药	强化用药	基本用药
三级接触	强化用药	强化用药	基本用药
基本用药程序	为两种逆转录酶制剂(如齐多夫定＋拉米夫定),使用常规治疗剂量,连续使用 28 天		
强化用药程序	在基本用药的基础上,同时增加一种蛋白酶抑制剂,使用常规治疗剂量,连续使用 28 天		

（四）暴露后的随访与咨询

1. 乙型肝炎病毒暴露　在最后一剂疫苗接种 1～2 个月之后进行病毒抗体追踪检测。如果 3～4 个月前注射过乙肝免疫球蛋白,则抗原抗体反应不能确定为接种疫苗后产生的免疫反应。

2. 丙型肝炎病毒暴露　暴露 4～6 个月之后进行丙型肝炎抗体和丙氨酸氨基转移酶基线检测和追踪检测。如想早期诊断丙型肝炎病毒感染,应在暴露 4～6 周后检测丙型肝炎病毒 RNA。通过补充检测,反复确认丙型肝炎病毒抗体水平。

3. 艾滋病病毒暴露　暴露后应于 6 个月内开展艾滋病病毒追踪检测,包括在暴露后的第 4 周、第 8 周、第 12 周及 6 个月时对艾滋病病毒抗体进行检测,对服用药物的毒性进行监测和处理,观察和记录艾滋病病毒感染的早期症状等。如果疾病伴随反复出现的急性症状,则开展艾滋病病毒抗体检测。暴露者应采取预防措施防止随访期间的再次传染。在暴露后72小时内评估暴露者的暴露后预防水平,并进行至少2周的药品毒性监测。

(五)心理干预

职业暴露对医务人员及其家人朋友的身体和心理健康都有威胁,心理症状包括害怕、焦虑和恐惧。特别是发生 HIV 暴露后,将产生巨大的心理压力,甚至出现创伤后应激障碍。

对职业暴露人员的心理干预是指通过社会行为和个人行为帮助职业暴露者恢复暴露发生前的心理平衡状态,通常以分阶段沟通的方式有针对性地纠正不良情绪,必要时给予支持性心理治疗和心理咨询。对职业暴露者的心理干预主要由家人、上级、同事、朋友、亲属等构成的社会情感支持网络为职业暴露者提供亲情、物质和信息上的支持,分担心理困苦和情感压抑,使其心理逐渐恢复良态。医院针对医务人员职业暴露事件,应设置专门的心理干预部门,对员工发生的职业暴露和心理危机提供及时的援助、安慰、同情、支持和开导。

合理配置人力、实行弹性排班,可减轻 ICU 医务人员心理压力,同时减少因工作忙乱引起的职业暴露。管理者还应设法消除引起工作压力的各种因素,营造宽松、人文的工作氛围,加强心理素质和业务技能培训,提高对应激环境的反应能力,以舒缓心理压力。业余多组织集体活动,放松情绪,及时释放工作压力。医务人员要学会自我心理疏导,放松情绪以建立良好的人际关系,把自己的心理调节到最佳状态,以适应科室的职业环境;还应积极参加体育锻炼,保证充足睡眠及休息,合理补充营养,增加人体抵抗力,学会自我调节,减轻工作压力,以最佳心理状态投入工作,避免或减少职业暴露发生。

(宗志勇　乔　甫　蒲　丹　徐世兰)

第二十七章

危重症医学实践中的伦理学问题

一、医学伦理学原则

(一)不伤害

不伤害原则指在诊治过程中不使病人的身心受到损伤。一般地说,凡是医疗上必需的,属于医疗的适应证,所实施的诊治手段是符合不伤害原则的。相反,如果诊治手段对病人是无益的、不必要的或者禁忌的,而有意或无意的强迫实施,使病人受到伤害,就违背了不伤害原则。不伤害原则不是绝对的,因为很多检查和治疗,即使符合适应证,也会给病人带来生理上或心理上的伤害。临床上的许多诊断治疗具有双重效应。如果一个行动的有害效应并不是直接的、有意的效应,而是间接的、可预见的。如当妊娠危及胎儿母亲的生命时,可进行人工流产或引产,这种挽救母亲的生命是直接的、有益的效应,而胎儿死亡是间接的、可预见的效应。医务人员负有道德责任,应该避免临床上可能对病人造成伤害的情况。不伤害原则与其他原则冲突的情况包括不伤害原则与有利原则的冲突、不伤害原则与公正原则的冲突、不伤害原则与尊重原则的冲突。

(二)有利

有利原则是指医务人员的诊治行为以保护病人的利益、促进病人健康、增进其幸福为目的。有利原则要求医务人员的行为对病人确有助益,必须符合以下条件:病人的确患有疾病;医务人员的行动与解除病人的疾苦有关;医务人员的行动可能解除病人的疾苦;病人受益不会给别人带来太大的损害。有利原则与其他原则的冲突包括有利原则与不伤害原则的冲突、有利原则与自主原则的冲突、有利原则与公正原则的冲突。

(三)尊重

尊重原则是指医务人员要尊重病人及其作出的理性决定。医务人员尊重病人的自主性绝不意味着放弃自己的责任,必须处理好病人自主与医生之间的关系。尊重病人包括帮助、劝导甚至限制患者进行选择。医生要帮助患者选择诊治方案,必须向患者提供正确、易于理解、适量、有利于增强病人信心的信息。当患者充分了解和理解了自己病情的信息后,患者的选择和医生的建议往往是一致的。当患者的自主选择有可能危及其生命时,医生应积极劝导患者作出最佳选择。当患者(或家属)的自主选择与他人或社会的利益发生冲突时,医生既要履行对他人、社会的责任,也要使患者的损失降低到最低限度。对于缺乏或丧失选择能力的患者,如婴幼儿和儿童患者、严重精神病和严重智力低下等患者,其自主选择权由家属或监护人代理。

(四)公正

医疗公正系指社会上的每一个人都具有平等合理享受卫生资源或享有公平分配的权利,享有参与卫生资源的分配和使用的权利。在医疗实践中,公正不仅指形式上的公正,更强调公正的内容。如在稀有卫生资源分配上,必须以每个人的实际需要、能力和对社会的贡献为依据。

二、无效医疗

无效治疗是一个长期困扰着临床执业人员、患者及其家属、医学伦理学工作者和相关法律界人士的问题。几乎所有临床医生在工作中都不同程度地面对过无效治疗的确定、执行、拒绝执行和放弃治疗等的抉择。虽然无效治疗看似一个简单的医学课题，但是当医生在实际工作中面对无效治疗的时候，却无时无刻不受到来自社会不同层面的影响。而各方面基于各不相同的利益和动机，在看待无效治疗这个问题上各有不同的视角和侧重点。

（一）无效治疗的概念

无效治疗并不能顾名思义地认为是没有效果的。治疗措施或不能达到预期目的的治疗策略称为无效医疗。其定义的范畴模糊，且在一些重要问题上未能达成共识，如在什么样的情况下、依据什么标准对治疗的有效性进行判定等。

临床治疗的原则包括知情自主原则、有利与无害原则、对等公平原则。治疗的目的包括：通过治疗使患者的某些病理生理学指标或状态获得改善。维持生命，通过包括气管插管、机械通气和营养支持在内的各种生命支持技术达到维持基本生命体征的目的。延长寿命，提高生活质量。这是所有治疗策略的最终目标，也是医学科学发展的终极目标。以更合理的方式分配有限的医疗资源。

能否达到以上治疗目的是判断治疗效果的标准。虽然目前医学界判断疗效的主要方法仍然是短期内病理生理学指标的改善和疾病病变的变化，但是，随着循证医学模式的不断推广和深入发展，治疗措施的远期疗效，如有效寿命、总死亡率、疾病的重要事件、生活质量和投资效益比等将成为判定治疗效果的重要指标。

从广义上讲，凡不能达到上述治疗目的的治疗措施均可被认为是无效治疗。但就现代医学的发展状况而言，我们尚不能在如此广的范畴内对大多数治疗措施作出非常理性的疗效判定。所以目前国内外关于无效治疗的讨论主要是局限在生命的终末期，围绕着脑死亡、植物状态、生命支持和放弃治疗等方面展开的。就目前国内的医疗及社会经济状况而言，可从三个层次对无效治疗进行定义：①脑死亡或植物状态时，任何生命支持技术和对症治疗措施，包括呼吸循环支持技术、营养支持治疗等，以及在此状态下与判定脑死亡或植物状态无关的任何检查项目均应被视为无效治疗。在临床操作过程中，如果治疗措施长时间不能逆转患者的无意识状态，应被视为无效治疗。②在患者生命终末期，当现有医疗条件无法逆转患者基础疾患的迅速进展时，虽然通过生命支持技术可以维持患者的意识状态，但当治疗前对预后的判断或治疗后证实患者无法脱离生命支持或监护状态时，过度的生命支持技术应被视为无效治疗。③一些治疗措施既无短期内可观察到的病理生理改善，又无严谨的科学证据证实可以改善远期疗效，这种治疗应被视为无效治疗。仅依据极可能被商业运作所左右的疗效文献，在既无科学严谨的远期疗效证据又无短期可见疗效的背景下，被长期大量滥用的治疗其实比前两者更应被拒绝或放弃。因为这是对有限的医疗资源的一种无限的浪费。

（二）无效治疗的判定

由于无效治疗的判定必须基于严谨的医学科学背景，因此医生以其拥有的医学理论与经验，自然而然地成为无效治疗判定过程中的主体。由于缺乏客观的、量化的标准，加之缺乏政策与法律的约束与支持，医生在判定无效治疗的过程中极易受到周围经济及人文环境的影响,如社会舆论、社会经济条件等都可能影响到医生对治疗预期的评价。不同地域、不同文化背景下,人们对生命的理解不同;不同经济状况下,人们对生命的珍爱、对社会价值的重视不同。相信即使在国内,在今后很长的一段时期内,医师间在无效治疗的判定上会存在非常大的差异。

患者及其家属作为治疗的接受方,在无效治疗的判定中会起到一定作用。虽然其缺乏相应的医学知识,但是基于知情自主原则,其有权要求了解病情、治疗、预后、费用及治疗的取舍原因。从某种意义上看,其有权利自主提出治疗要求。很难想象医师会拒绝尚有意识的临终患者的生命支持要求,虽然在医生看来这是无效治疗。同时,患者及其家属的态度和情绪也会间接地影响到医生对治疗预期的判定。

经济资助方,包括公费、劳保医疗和社会医疗保险,其制度和商业政策有可能影响到医生对治疗预期的判断。而将来极有可能直接参与到无效治疗相关政策法规的制定过程中,并有可能在实施这些政策法规的过程中担当主要角色。

(三)拒绝、终止无效治疗实施过程中的利益冲突及对策

医生应该有能力也有责任对无效治疗作出判断。但是当面对是否拒绝实施或放弃无效治疗时,当尚无完善的法律法规对医生的行为进行有效的保护和约束时,当患者方面提出强烈的治疗意愿时,要临床医生独立作出决定是非常困难的。应该说拒绝或放弃无效治疗并不违背医生救死扶伤、挽救生命的本性;这样做可以减少患者及其家属的痛苦,可以减少其心理、经济上的负担;避免由于过度治疗引起的家庭、社会和经济问题。但是医生也没有任何义务去冒由此引起医疗纠纷或法律诉讼的危险;更没有理由承担可能由此引起的心理、生理的困扰,甚至是对人身安全的威胁。可采取的对策:①加强政策法律建设:立法是关键,制定脑死亡、植物状态、无效治疗的相关法规,如无效治疗专家委员会评判制度的建立等,可以有效缓解相关医患冲突,并对从业人员起到有效的约束作用。②医生的培养:包括无效治疗概念、医学科学知识的培养、医德医风的培养。不能否认扎实的技术、良好的态度、高度的责任心是建立良好医患关系,使对方保持良好依从性的基础。③医疗保险的完善:医疗保险作为商业性质的医疗经费资助单位,避免了公费劳保医疗制度的不确定性和不公平性,可较有效地缓解由无效治疗概念引起的医患矛盾,并且可有效地抑制医疗资源的过度浪费和不合理分配。④社会舆论:进行死亡教育,进行生命终末期生命价值和尊严的讨论。舆论界首先必须了解并赞同无效治疗概念,然后才是公众,否则以上的一切努力都可能是徒劳的。⑤文化教育:文化背景影响着一个民族对生命和死亡的理解,同时文化素质也影响着对治疗预期的理解和判断。⑥家庭观念和财产分配方式的变革有可能会影响到今后患者方面对无效治疗实施观念的影响。

三、终止治疗

终止治疗是危重症医学面临的一个问题,因为目前的医疗技术能使毫无康复希望的患者生命维持相当长时间。监测与支持主要是支持器官的功能,但却不能保证疾病治愈。由于延长患者的死亡过程违背了有益和无害的伦理原则,因而并不符合患者的最高利益。终止治疗并不等于终止关护。保证临终患者舒适地死去与努力达到治愈目标是同等重要的。通常,治疗一旦开始,维持治疗较终止治疗更容易。从伦理学角度而言,在终止一项无效治疗与维持一项未显示益处的治疗之间,没有什么差别。通常的惯例是给予短期强化的治疗,然后进行回顾和评估,对于病情没有好转及不可避免死亡的患者,毫无疑问将终止治疗。

ICU 患者中约 70% 的死亡发生在终止治疗之后,这不是安乐死。死亡的原因还是基础疾病,只是在治疗无效时终止治疗。然而,终止治疗的时间、所终止的治疗以及治疗终止的方式差别很大,不仅国家与国家间不同,而且同一国家的 ICU 间也不相同。患者自愿性是伦理学的另一项基本要求,但在 ICU 中实施却存在困难。大多数危重症患者由于镇静或疾病原因不能参与讨论。

一般而言,当认为继续治疗仍不可避免死亡时,就可终止治疗。典型情况是虽经积极治疗,3 个或 3 个以上脏器功能衰竭仍持续存在或恶化,或骨髓移植失败患者出现多脏器功能衰竭。但是,仍然难以作出决定,其原因是缺乏不同临床情况的资料。在决定过程中,无论家属是否参与,他们均会受到医务人员的影响。与家属进行沟通是 ICU 临床工作的一个重要组成部分。应向家属充分交代病情,特别是涉及限定或终止治疗的问题。尽管决定最终由医务人员作出,但如没有家属的同意即采取限定或终止治疗是不明智的。

终止治疗的方法取决于 ICU 医生的观念。尽管限制性治疗和终止治疗两者间在伦理方面没有差别,但有些医生只接受限制性治疗。当达到终止治疗的阈值时,将出现难以决定的难题。一旦作出终止治疗的决定并被家属及相关医务人员接受,即停止使用血管活性药,可以增加镇静药物剂量,吸入氧浓度降至室内空气水平,其他支持治疗如肾脏替代疗法等也应去除。通常患者很快死亡,而较少采用停止机械通气的方法。在患者尚未转出 ICU 时作出决定对家属更好。因为家属已非常痛苦,这时再让他们面对不熟悉的医务人员是不公平的。

四、脑死亡

"人命至重,贵于千金"。脑死亡标准的提出和实施是一个科学技术问题,而应不应该实施和如何实施就是一个伦理问题。

死亡标准,亦即人们用以衡量与判断死亡的标准或尺度,它随着社会的发展和医学科学的进步在不断地演变。人类社会的早期以呼吸停止作为判断死亡的标准,后来演变为以心肺功能停止(即心跳、呼吸停止)为死亡的标志,后者已沿袭了数千年之久。1968 年召开的第 22 届世界医学大会上,美国哈佛大学医学院特设委员会提出了把"脑功能不可逆丧失"作为新的死亡标准,即将脑死亡确定为人的死亡标准,并提出判断的四条标准:①出现不可逆转的昏迷,即对外部的刺激和内部需要没有接受性和反应性;②自主的肌肉运动和自主呼吸消失;③诱导反射缺失;④脑电波平直。以上四条标准还要求持续 24 小时观察及反复测试结果无变化,而且要排除低体温(<32.2℃)或刚服用过巴比妥类药物等中枢神经抑制剂的病例,即可宣布脑死亡。1981 年美国研究医学生物医学中的伦理问题和行为问题的总统委员会投票决定,所有州都要接受"统一死亡法令",这一行动得到了美国医学会和美国律师学会的支持。这项法令规定:个人循环和呼吸功能不可逆转地停止;或包括脑干在内的全部脑功能不可逆转地停止。这一法令实际上承认两种死亡标准的并存,并指出脑死亡是"全脑死亡",即包括了脑皮质死亡和脑干死亡,"植物人"不能等同于脑死亡。目前,大多数国家已承认脑死亡的事实,并在哈佛方案的基础上提出了自己国家脑死亡的标准。

实施脑死亡标准能够更科学地判定人的死亡,有些病人,特别是服毒、溺水、触电、冷冻及服用中枢神经抑制剂自杀的假死者,运用呼吸、心搏停止的死亡标准,一般检查方法不易鉴别假死状态。其中,有些病人经抢救得以"死而复生";也有一些病人被误认为真死而放弃抢救,甚至当成尸体处理,这在古今中外都屡见不鲜。脑是人的思维载体,脑死亡后作为人的本质特征的意识和自我意识已经丧失,有意义的生命个体就不复存在了。因此,脑死亡的标准更科学,以其判定人的死亡可以避免假死者为真死,从而救护人的生命。脑死亡的病人意味着进入临床死亡,实施脑死亡的标准,并得到病人生前或死后其家属的认同,病人一旦达到脑死亡状态,就可以放弃救治,从而维护了死者的形象和尊严,也是真正的人道主义之举。

实施脑死亡的标准,在死者生前或死后家属能接受的情况下,那么当病人进入脑死亡状态,就可以宣布病人临床死亡而不再救治,哪怕是只有部分公众接受,也可以节约不少卫生资源或将卫生资源用于急需的普通患者。这样既有利于社会的公共利益,也有利于死者家属的利益和维护死者的尊严,可见具有明显的伦理价值。实施脑死亡的标准,当病人已达到脑死亡状态,即可宣布病人临床死亡,此时死者的心脏可能还在跳动,易于摘取活器官而使被移植的器官成活。尽管脑死亡病人可用于器官移植者有限,然而也可以挽救不少等待器官移植的病人。实施脑死亡标准需要遵循生命自主原则、动机纯正原则、严谨和审慎的原则。

(梁宗安)

第二十八章

ICU 常用技术

在危重患者的治疗过程中,常常需要依靠一些技术来帮助治疗,只有做到操作技术的正确选择、准确实施,以及并发症的预防与处理,才能真正达到帮助治疗的目的。因此,在本章节中,将对 ICU 中常用的操作与技术进行简介,将从适应证、方法、并发症、注意事项等方面进行介绍,以指导实践。通过理论的学习与反复的实践来掌握这些常用技术。

第一节　动静脉穿刺置管测压

一、动脉穿刺置管及测压

临床上普遍应用的袖带听诊血压是间接测量血压的方法,而直接测压法则是通过动脉穿刺置管,将动脉内的压力通过换能器(压力传感器)与监护仪连接,显示出压力波形和参数,可以及时动态地反映血压的变化。

(一)适应证和禁忌证

1. 适应证

(1)严重创伤和多脏器功能衰竭、各类休克、心脏大血管手术。

(2)大量出血病人手术、严重高血压和危重病人。

(3)需要反复采动脉血样做血气分析者。

(4)无法用间接法监测血压的病人。

(5)需低温或控制性降压时。

2. 禁忌证　严重凝血功能障碍,穿刺部位有损伤或血管病变。

(二)穿刺置管部位

临床工作中,首选桡动脉、股动脉和足背动脉等,但肱动脉不作为常规选择。

1. 桡动脉　桡动脉是动脉穿刺置管最常用的部位,常采用左侧(左利手则选右侧)。在腕部桡侧腕屈肌腱外侧可摸到桡动脉搏动。其位置表浅且相对固定,穿刺置管较易成功。桡动脉穿刺前必须测试尺动脉血流是否通畅,可用改良式 Allen 试验法测试。在 6 秒以内称为 Allen 试验阴性;若在 7~15 秒,称为 Allen 试验可疑;如果 15 秒以上即 Allen 试验阳性,桡动脉不宜采用。同时还可以借助超声等设备测定桡、尺动脉的血流情况。

2. 股动脉　股动脉位于腹股沟韧带中点下方,股动脉粗大,搏动明显穿刺较易成功,是动脉穿刺置管的第二选择。同时股动脉距离会阴部近,容易污染,护理难度较大。

3. 足背动脉　足背动脉是胫前动脉的延续,表浅易摸到,位置表浅且较固定,穿刺易于成功。穿刺之前应了解胫后动脉血运情况,即以一手指压迫足背动脉,另一手指压迫其拇趾甲数秒钟,待拇趾甲变为苍白后放松趾甲,观察拇趾甲由白转红的情况。如迅速转红,说明侧支循环良好。

4. 肱动脉　肱动脉位于肘窝部,位置表浅也易触及,穿刺置管成功率较高,但并不作为常规选择部位。

（三）穿刺置管方法（以桡动脉为例）

分为经皮动脉穿刺和直视动脉穿刺置管两种方法。

1. 经皮穿刺置管

（1）用物准备:套管针（成人一般为20G,小儿常用22G）、棉垫、2~4U/ml肝素水、冲洗装置、测压装置、纱布、空针、利多卡因、消毒液;操作人员戴好口罩帽子。

（2）确定穿刺部位,一般选择左手（左利手选择右手）,进行Allen试验评估掌弓侧支循环情况,具体做法为:抬高前臂,操作者双手拇指分别在腕部摸到尺动脉、桡动脉搏动,嘱咐患者做握拳、松拳动作三次后,操作者立即用拇指分别阻断尺动脉和桡动脉,直到手掌变白;放平前臂,只松开尺动脉,观察手掌转红时间;0~7秒,侧支循环良好,8~15秒可疑不良,>15秒表示侧支循环不良,不能选用。

（3）固定手掌和前臂,腕下垫棉垫使腕部背曲,保持穿刺部位充分暴露,以桡动脉搏动最明显处远心端0.5cm左右为穿刺点。

（4）常规消毒、铺巾,利多卡因在穿刺点做一皮丘。

（5）套管针穿刺置管方法见图28-1。

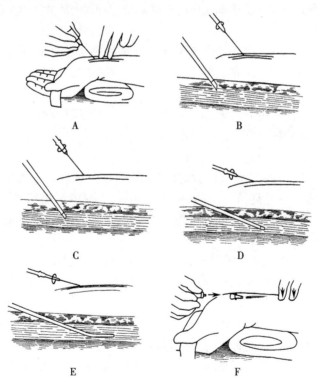

图28-1　桡动脉穿刺示意图

A. 手腕摆放的位置,左手食指和中指触摸确定动脉搏动;B. 超出套管的针连同套管通过皮肤刺向动脉;C. 针头对准搏动迎向血流的方向推进,针轴与皮肤成10°~30°角度,针尖突破动脉,鲜红动脉血涌至针柄,证实穿刺针进入动脉内;D. 压低针轴的角度,再向前推进0.5cm;E. 如果血流通畅,则后撤出针芯,边轻轻转动边继续推进套管;

F. 当套管送入后,压迫套管针尖端远端1~2cm处,接测压管道

（6）穿刺置管完成，连接冲管及测压装置，充分排尽测压系统及冲管系统导管中的空气，并且避免血液凝固，冲管。妥善包扎固定导管。清理用物。

（7）压力换能器校零、测压。

2. 直视穿刺置管　对于穿刺困难和经皮穿刺失败的患者，可切开皮肤，暴露桡动脉，直接穿刺置管。

（四）测压装置

1. 压力计测压　动脉置管成功后，通过导管直接连接到弹簧血压计直接测压，但只能测平均动脉压，现临床应用极少。

2. 换能器测压

（1）换能器：典型的换能器是由隔膜和感应两部分组成。当隔膜随压力波动后带动感应成分，发生相应的电信号传至监测仪经过放大由屏幕显示出来。供临床使用的换能器压力监测范围为 $-50\sim300mmHg$，且可耐受 $1000mmHg$ 的压力而不损坏。

（2）连接管道：最理想的管道内径尽量大，长度尽量短的硬质管道。目前使用较多的是高频换能器，口径 $2.0\sim3.0mm$，一般 $60cm$ 长，最长不超过 $120cm$，管道内不能有气泡，否则测得的 SBP 偏低，DBP 偏高。

（3）连续冲洗：为防止导管堵塞，可通过液体调节器持续注入肝素液冲洗管道，速度为 $2\sim4ml/h$，既保证管路的通畅又不会影响血压的准确测量。肝素间断冲洗也可达到一致的效果。

（五）注意事项

1. 调零　测压前必须对换能器进行校零，否则不能检测准确血压。测压前先将换能器接通大气，将换能器置于心脏同一水平的位置后校零，若患者体位改变，应及时调整换能器的高度。

2. 直接测压与间接测压的差异　通过比较，收缩压在 $100\sim150mmHg$ 范围，两者结果无明显差别；超过或低于此范围就有差别。一般认为，直接测得的动脉压比间接法略高，收缩压常常会高出 $5\sim20mmHg$。

（六）并发症

1. 血栓　与多因素相关。导管留置时间延长，血栓形成的概率增加；导管的粗细与动脉内径的比值越大发生率越高，导管内径越粗，比值越大，越容易阻塞导管内血流形成血栓；导管材质也有影响，聚四氟乙烯导管发生血栓的概率最低；反复穿刺容易损伤血管内膜，血栓形成的概率增加。

2. 栓塞　多来自测压管道和套管针内形成的血凝块，一般认为用连续冲洗法比间断冲洗法能更多地减少栓塞发生的机会；导管系统内气泡亦可引起栓塞，在使用前应充分排出空气，使用中避免气泡进入导管内。

3. 出血　穿刺时血管损伤易致出血，引起血肿，要求穿刺者技术熟练，动作轻柔，避免粗暴操作，出血后一般加压包扎即可；拔除动脉测压管后应局部加压 30 分钟。

4. 感染　留置时间越长，感染的概率越大，一般不超过 $3\sim4$ 天，若发现有感染征象应及时拔除导管。

二、中心静脉穿刺置管

（一）置管指征及禁忌证

置管指征包括：

1. 抢救休克及大剂量血管活性药物使用。

2. 外周通道建立困难。

3. TPN。

4. 血流动力学监测。

5. 血液透析。

6. 高浓度钾及其他影响外周血管壁的特殊药物如化疗药物等。

置管禁忌证有凝血异常、血小板过低、溶栓、抗凝及抗血小板药物半衰期内等。

（二）穿刺置管部位

可选择置管位置一般有三个（锁骨下静脉、颈内静脉和股静脉），一般比较常选用的是锁骨下静脉。

1. 锁骨下静脉　因患者比较舒适、体表标记明确，感染相对最少而比较常用，但其缺点有出血不易压迫，有气胸风险，因此当桶状胸、解剖结构改变、极度消瘦等原因导致定位标志不确切或不典型时，可选择床旁超声定位或改其他部位。

2. 颈内静脉　定位相对比较容易、成功率高，且出血容易压迫，因此是另一个常用的穿刺部位。但颈内静脉穿刺时易误入颈内动脉，而且受颈部条件限制，颈短肥胖者定位较困难，且不适用于气管切开的患者。

3. 股静脉　穿刺易行、成功率高、无气胸危险，但感染和深静脉血栓发生率高，发生腹膜后血肿无法压迫，药物循环时间延长，且受腹腔压力影响明显。一般股静脉不做首选，选择股静脉的情况如下：无法选择锁骨下或颈内静脉，上腔静脉综合征，凝血异常但必须置管时。

（三）穿刺置管方法

1. 锁骨下静脉置管（以右侧为例）

（1）清点置管物资齐备（置管包、2%利多卡因、消毒液、无菌手套、口罩帽子、稀释肝素液、无菌纱布、胶布、小方枕），操作人员戴帽子、口罩，准备无菌手术衣。

（2）患者平卧，如条件允许则头低位10°，肩下垫一小方枕，双肩外展，双上肢紧贴侧胸壁，头靠右侧，面向左偏。

（3）以右锁骨中点外下2cm为穿刺点，常规消毒铺巾（消毒范围为头侧至下颌线、左侧至前正中线、脚侧至乳头平面、右侧至腋前线）。

（3）2%利多卡因局部浸润麻醉穿刺径路，注意需同时麻醉进针路径上锁骨骨膜及锁骨下、皮肤需缝针固定处；检查导管通畅度，用肝素稀释液冲洗导管，若为双腔管，冲洗完成后需将侧管夹闭。

（4）穿刺针在穿刺点与皮肤成45°进针，锁骨平直者针尖指向胸骨上窝，锁骨弯曲者针尖指向胸锁关节。针尖至锁骨时稍退针，抬针尾进针至锁骨下，压低针尾使针贴锁骨下缘，带负压进针至抽吸出暗红血液，调整针位置使回抽、推注血液通畅。结合病情、血颜色、压力等判断为静脉血。置入导丝，动作轻柔，确保导丝置入通畅。如遇阻力，不可强行推入，需退出导丝，调整穿刺针位置或重新穿刺，为避免导丝误入颈内静脉，置入导丝时针尖斜面及导丝弯曲尖端保持朝向患者足侧。

（5）一般导丝置入20cm后退出穿刺针，扩皮。此过程中注意拉直导丝使其具有一定张力，避免将导丝打折及引起损伤。

（6）顺导丝置入导管，一般置管深度12～14cm。注意封闭导管避免气体进入血管。注射器回抽导管血是否通常，判断压力及血颜色为静脉则肝素水封管，肝素帽封闭。缝扎固定导管,纱布覆盖包扎。清理用物。

2. 颈内静脉及股静脉穿刺置管流程大致与锁骨下静脉流程一致,唯有体位、穿刺点、进针方向不同,现简介如下。

(1)颈内静脉穿刺置管

1)体位:患者仰卧,头转向对侧。

2)定位:常用方法有三种。首先找到由锁骨、胸锁乳突肌的胸骨头和锁骨头构成的三角,该三角的顶点进针为中路;平甲状软骨水平、胸锁乳突肌内侧、颈内动脉搏动最强点外侧进针为前路;平甲状软骨水平、胸锁乳突肌外侧穿刺为后路。

3)进针:与皮肤呈 20°~30°进针,紧贴颈内动脉外侧,朝向同侧乳头(中路)、腋窝(前路)和胸骨上切迹(后路)。

(2)股静脉穿刺置管

1)体位:平卧位,拟穿刺侧下肢外展外旋。

2)定位:首先找到股动脉搏动最强处,穿刺点为股动脉内侧约 0.5cm,腹股沟韧带下方约 2~3cm。

3)进针:与皮肤呈 30°~45°,穿刺方向与血管走向平行(进针角度越大,进入腹膜后的机会越小;进针越靠内侧,误入动脉的机会越小)。

(四)注意事项

1. 置管过程中观察回抽是否有气体、血是否鲜红或压力很高。若出现上述情况则立即退针,纱布压迫穿刺部位。

2. 置管过程中注意观察穿刺部位渗血情况,若明显难以止血,立即停止操作,纱布压迫。

3. 若穿刺不成功,避免反复多次穿刺,可考虑换人或超声引导下穿刺。

4. 术后注意观察生命体征及并发症情况(如呼吸困难、血肿、出血等)。

三、PICCO 安置和测量

脉搏指示剂连续心排血量监测(pulse indicator continous cadiac output,PICCO)是一项微创、简便、精确、连续监测心输出量技术,结合了经肺温度稀释技术和动脉脉搏波型曲线下面积分析技术。该技术目前在临床上已广泛使用,现就适应证、禁忌证、安置方法等进行阐述。

(一)置管指征及禁忌证

PICCO 监测适应范围包括任何原因引起的血流动力学不稳定,或存在可能引起这些改变的危险因素,或存在可能引起血管外肺水增加的危险因素。包括各种类型的休克、急性呼吸窘迫综合征(ARDS)、急性心功能不全、肺动脉高压和严重创伤等。

禁忌证:有股动脉和(或)中心静脉置管禁忌证者。

(二)置管部位

1. 动脉置管常选择股动脉。

2. 中心静脉置管可选择锁骨下静脉、颈内静脉、股静脉,其中常选用锁骨下静脉;若患者上腔静脉系统血管不能进行置管时,亦可选择股静脉,但需使用可以选择股静脉置管监测模式的 PICCO 监测仪。

(三)安置及测量方法

1. 物品准备(中心静脉置管包、压力传感器、PICCO 置管及测压套包、冲管装置、2% 利多卡因、消毒液、无菌手套、口罩帽子、稀释肝素液、无菌纱布、胶布、小方枕、无菌铺巾、冰盐水），PICCO监测仪开机设置准备，操作人员戴帽子口罩，准备无菌手术衣。

2. 患者平卧，按照前面所述中心静脉穿刺置管方法安置双腔中心静脉导管，通常首选锁骨下静脉置管。主管连接压力传感器监测CVP，同时串联PICCO套包里的"测温三向管"，通过注射液温度传输电线与PICCO监测仪连接（蓝色头标记），侧管可连接输液器，如图28-2所示。

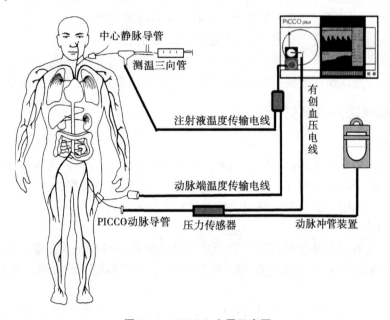

中心静脉导管
测温三向管
注射液温度传输电线
动脉端温度传输电线
PICCO动脉导管　压力传感器　动脉冲管装置
有创血压电线

图28-2　PICCO安置示意图

3. 在体表大动脉安置PICCO专用检测管（以左侧股动脉为例）：患者平卧位，左侧下肢外展外旋，以腹股沟韧带下方约两横指、股动脉搏动处为穿刺点，常规消毒铺巾，利多卡因局部麻醉，穿刺针与皮肤呈30°角，针尖朝向腹股沟韧带股动脉搏动最强点带负压进针，回抽鲜红色血液通畅，伴有搏动。测压为动脉压力，判定为动脉血，Seldinger法置入导丝，扩皮，完全置入PICCO动脉导管，检查导管回抽血液是否通常，再次确认为动脉血，肝素稀释液冲洗导管后，连接动脉压力传感器及PICCO监测仪（紫红色标记），校零并持续测压；动脉导管温度传感器（红色标记）通过动脉端温度传输电线与PICCO监测仪连接（蓝色标记），如图28-2所示。

4. 缝扎固定导管，纱布覆盖包扎，局部加压。清理用物。

5. 测量方法：打开PICCO监测仪，选择"新病人"，输入患者基本信息、身高体重、CVP值、设定所选择的静脉及动脉通道，点击确认，设置完成。

校正：设置PICCO监测仪进入校正界面，点击"开始"按钮，待屏幕显示指令"稳定"时，从中心静脉测温三向管处快速注入一定量（一般15ml）的冰盐水（0~8℃），冰水流经上腔静脉→右心房→右心室→肺动脉→血管外肺水→肺静脉→左心房→左心室→升主动脉→腹主动脉→股动脉→PICCO导管接收端；计算机可以将整个热稀释过程画出热稀释曲线，并自动对该曲线波形进行分析，得出基本参数；然后结合PICCO导管测得的股动脉压力波形，得出一系列具有特定意义的重要临床参数。待测量数据显示完成时，按照同样方法重复注入冰盐水2次，监测仪会自动取三次测量结果平均值为最终结果，校正完成，持续监测，每隔6~8

小时需校正一次。

(四)注意事项

1. 扩皮和置管时,注意拉直导丝使其具有一定张力,避免将导丝打折及引起损伤。

2. 注意封闭导管避免气体进入血管。

3. 避免堵管及血凝块形成,建议在动脉冲管装置中使用300mmHg压力,持续冲管。

4. 所有导管、延长管、连接管道在使用前必须冲管排尽空气。

5. PICCO动脉导管需完全置入,应避免导管太浅而滑脱。

6. 测压前均需校零。

7. PICCO监测仪使用前必须根据实际情况,准确输入患者信息及导管位置。

四、肺动脉漂浮导管安置

(一)适应证

对于已出现或潜在的血流动力学不稳定及氧合功能改变,或存在可能引起这些改变的危险因素的情况,都有指征使用。包括肺水肿的鉴别诊断、休克类型的鉴别诊断、肺动脉高压诊断等及指导合理的液体管理、休克治疗及氧输送的监测治疗等。

(二)禁忌证

绝对禁忌证:在导管经过的通道上有严重的解剖畸形导致导管无法通过或导管本身即可使原发疾病加重,如右心室流出道梗阻、肺动脉瓣或三尖瓣狭窄、肺动脉严重畸形、法洛四联症等。

相对禁忌证:①细菌性心内膜炎或动脉内膜炎;②心脏束支传导阻滞,尤其是完全性左束支传导阻滞;③近期频发心律失常,尤其是室性心律失常;④严重的肺动脉高压;⑤活动性风湿病;⑥各种原因所致的严重缺氧;⑦严重出血倾向;⑧心脏及大血管内有附壁血栓;⑨疑有室壁瘤且不具备手术条件者。

(三)置管方法

1. 置管部位 置管部位的选择应注意到达右心房的距离、导管是否容易通过、是否容易调整导管位置、体表固定是否容易以及局部受污染的可能性等因素。右颈内静脉是最佳置管部位,其他的置管部位有锁骨下静脉、股静脉、颈外静脉、贵要静脉。

2. 置管方法(以右侧颈内静脉为例)

(1)准备用物(置管包、漂浮导管套包、2%利多卡因、消毒液、无菌手套、口罩帽子、稀释肝素液、无菌纱布、胶布、小方枕、监护仪、冲洗和测压装置、急救仪器及药品),操作人员戴帽子口罩,准备无菌手术衣。

(2)患者平卧,如条件允许则头低位10°,头偏向左侧,常规消毒铺巾,利多卡因局部麻醉。

(3)肝素稀释液冲洗导管,接测压装置并校零,检查气囊(向气囊内注入1ml气体,检查气囊是否完好,检查完成后,将气囊内气体抽尽),根据前面所述的颈内静脉置管方法置入导丝,扩皮,置入外套管,一旦外套管进入血管内,应拔出导丝。

(4)经外套管,将漂浮导管小心送至中心静脉内(此处为上腔静脉),并密切观察监护仪上压力波形,根据压力波形进行床旁置管,导管到达不同位置出现不同的压力波形,按导管行经径路依次出现:①右心房压力波形,表现为a、c、v波,压力波动的幅度大约在0～8mmHg。这时,应将气囊充气1ml,并继续向前送入导管。部分患者由于三尖瓣的病理性或生理性因素导致充气的气囊通过困难,可在导管顶端通过三尖瓣后再立即将气囊充气。②右心室压力波形,收缩压明显升高,可达 25mmHg 左右,舒张压不变或略有下降,范围在 0~5mmHg,脉压明显增大。③肺动脉压力波形,收缩压基本保持不变,舒张压明显升高,大于右心室舒张压,平均压升高,压力曲线的下降支出现顿挫。压力波动范围大约在 25/12mmHg。④肺动脉分支压力波形,收缩压下降,舒张压下降,脉压明显减小。压力波动范围在 6~8mmHg 左右,平均压力低于肺动脉平均压。如果无干扰波形,可分辨出 a、c、v 波形。这种波形为典型的肺动脉嵌压波形。出现这种波形后应停止继续移动导管,立即放开气囊。

导管已达满意嵌入部位的标准:①冲洗导管后,呈现典型的肺动脉压力波形;②气囊充气后出现 PAWP 波形,放气后又再现 PA 波形;③PAWP 低于或等于 PADP。导管位置过深的表现:放开气囊后肺动脉嵌压波形不能立即转变为肺动脉压力波形,或气囊充气不到 0.6ml 即出现肺动脉嵌顿压力波形;导管位置过浅的表现:气囊充气 1.2ml 以上才出现肺动脉嵌顿压力波形。

对于部分插管困难的患者也可以选择在 X 线透视引导下置入 Swan-Ganz 导管。Swan-Ganz 导管顶端在右侧肺动脉较左肺动脉为佳。

(5)判断导管位置合适后,妥善固定包扎,连接相应导管及监护,连续监测,清理用物,拍摄胸片观察确定导管位置。

(四)注意事项

1. 置管后应进行 X 线胸片检查,以确定导管的位置。漂浮导管尖端应位于左心房同一水平。因为导管顶端远侧的肺血管必须充满血液,PAWP 才能准确反映左房压(LAP)。若导管高出左心房水平,或用 PEEP 时,PAWP > LAP。

2. 漂浮导管的最佳嵌入部位应在肺动脉较大分支并出现 PAWP 波形,一般在左心房水平肺动脉第一分支,充气时进入到嵌入部位,放气后又退回原处,若位于较小的动脉内,特别是血管分叉处,气囊可发生偏心充气,或部分充气后导管尖端提前固定。当导管尖端碰到肺动脉壁时,PAP 波形呈平线,或呈较 PAP 高逐渐上升的压力波形,为假性嵌压。加压和偏心充气易造成处于收缩状态的肺血管破裂,遇此情况,应在气囊放气后,退出 1~2cm。

3. 不论自主呼吸或机械通气患者,均应在呼气终末测量 PAWP。

4. 避免测量错误,测量过程排除管路中的大小气泡,注意传感器的位置并定标。

5. 操作过程中若需退管,必须将气囊气体抽尽后方可退管;进入右心房后进管时,尽量保证气囊充气;置管过程中,密切关注有无心律失常的发生,必要时停止操作、退管。

(五)并发症

在穿刺过程、插导管以及留置导管中,并发症发生率报道不一,其中严重心律失常发生率为最高,有的发生率虽低,如肺动脉破裂,但病死率高达 53%。

1. 静脉穿刺并发症 空气栓塞;动脉损伤;局部血肿;神经损伤;膈神经麻痹;颈交感神经麻痹综合征;气胸等。

2. 送入导管时的并发症 心律失常;导管打结;导管与心内结构打结;扩张套管脱节;肺动脉痉挛等。

3. 保留导管时的并发症 气囊破裂导致异常波形;用热稀释方法测量心输出量时发生心动过缓;心脏瓣膜损伤;导管折断;深静脉血栓形成;心内膜炎;导管移位;肺动脉穿孔;肺栓塞;全身性感染;导管与心脏嵌顿;收缩期杂音;血小板减少;导管行程上发生血栓;动静脉瘘形成等。

第二节 人工气道建立

一、口/鼻咽通气道

(一)适应证

口咽通气道和鼻咽通气道是非常重要的维持气道开放的辅助用具,它们主要解除舌后坠所致气道梗阻。鼻咽通气道主要用于轻度至中度气道阻塞的患者,清醒或有呕吐反射的患者能较好耐受鼻咽通气道。口咽通气道主要用于有自主呼吸的昏迷患者,面罩通气时亦可使用便于通气。

(二)禁忌证

无自主呼吸、气道梗阻非舌后坠所致;颅底骨折及脑脊液漏的病人也属于禁忌;凝血功能障碍,解剖结构异常,口腔、鼻腔、咽部损伤;患者咳嗽、呕吐等保护性反射存在,应禁忌放置口咽通气道。

(三)口咽通气道安置方法

1. 口咽通气道型号选择,将通气道一端置于患者耳垂部,使口腔关闭后,通气道另一端正好位于口角处即为其正确型号(口咽通气道型号如图7-1所示)。

2. 放置口咽通气道时,患者取仰卧位,用仰头拉颌法开放气道,保持口咽通气道凸面向下,顶端朝向上腭置入口腔(见图7-1A),以免舌体被推入喉部。也可保持口咽通气道凹面向下置入通气道。

3. 当口咽通气道通过软腭后,旋转180°使通气道顶端朝向喉部,向下推送直至口咽通气道翼缘到达唇部(见图7-1B)。

4. 通气道稍加固定,必要时清理口腔分泌物。

(四)鼻咽通气道安置方法

1. 检查患者的鼻腔,确定其通畅度及是否有鼻息肉或鼻中隔偏移等疾病,询问患者有无出血性疾病或使用抗凝药物。

2. 选择合适型号的鼻咽通气道,长度估计方法为:从鼻尖至外耳道口的距离。局部使用麻黄碱或肾上腺素稀释液收缩鼻腔黏膜并用利多卡因局部麻醉,使用润滑剂润滑鼻咽通气道。

3. 选择较通畅一侧鼻腔置入鼻咽通气道,直至到达鼻咽部,并调整深度达到最佳通气。

(五)注意事项

1. 口咽通气道的正确置入位置应该是舌体被托起而通气道又没有滑入喉部后方。因此口咽通气道型号的选择应合适,如口咽通气道太短,可能将舌体推向喉部加重气道梗阻,如果太长,则可能阻挡会厌或损伤喉部。

2. 患者意识恢复后应将口咽通气道取出或换用鼻咽通气道,否则会导致呕吐甚至误吸等并发症。

3. 操作轻柔,若操作过程中遇阻力,应调整通气道方向或型号,避免损伤和暴力操作。

4. 注意保持通气道通畅,避免分泌物阻塞,一旦阻塞,及时更换。

5. 若口咽/鼻咽通气道不能维持气道通畅,或患者病情变化,应及时处理,如气管插管等。

二、气管插管

气管插管是 ICU 最常见和最重要的操作技能之一,所有 ICU 医生都必须掌握。由于 ICU 患者有限的生理储备功能及并存多种疾病,操作前难以实施彻底的气道评估,ICU 中紧急气管插管的并发症发生率要远远高于择期手术的气管插管。而且择期手术中用于诱导插管的药物对危重病人可能是禁忌,进一步限制了插管的选择。因此,ICU 气管插管有其自身的特点。

(一)气管插管的适应证

1. 上呼吸道梗阻 上呼吸道梗阻经处理如短时间内不能纠正,则需气管插管。

2. 气道保护性机制受损 正常情况下,生理性的吞咽、呕吐、咳嗽反射可以保护呼吸道,如意识改变或支配这些反射的脑神经(主要是迷走神经)受损及麻醉时,气道保护性机制受损,此刻必须建立人工气道防止反流误吸。

3. 气道分泌物潴留 咳嗽反射受损易致气道分泌物潴留,导致肺部感染和下呼吸道梗阻,此刻必须进行气管插管清除气道分泌物。

4. 急性通气需求 呼吸衰竭需行有创通气的患者,气管插管为患者和呼吸机提供连接通路。

(二)气管插管的禁忌证

严重喉梗阻,头面部口腔/鼻腔创伤、解剖结构明显异常,凝血功能差等;经口气管插管时,口腔空间小或张口困难,无法经口插管,头颈部后仰受限亦为经口插管禁忌;若经鼻气管插管,还需考虑是否存在颅底骨折、鼻及鼻咽部通畅度,且紧急插管不适合经鼻气管插管。

(三)气管插管方法

1. 明确插管指征,评估是否存在困难气道及插管困难,选择合适的面罩、喉镜片及气管导管。

2. 插管前准备:在危重病人建立气道时,插管前准备是重要的内容,它包括人员、患者体位和灯光及插管必需的设备。

(1)用物准备:氧气;面罩;带 PEEP 阀的呼吸囊;吸引器及吸痰管;口咽通气道及鼻咽通气道;气管导管;喉镜柄和镜片;管芯;注射器;听诊器;压舌板;插管钳;监护仪;血管收缩药及局部麻醉药;镇痛镇静药物;抢救用药及仪器;胶带、牙垫等固定导管用物;润滑剂;电池;呼吸机及管路等。

(2)床应调整到合适的高度,胃肠减压,有活动义齿者需取下义齿,检查有无松动牙齿;选择合适的喉镜片并与镜柄连接,检查喉镜、监护仪等各种设备是否工作正常,持续生命体征监测,建立静脉通道。

(3)气管导管准备:选择合适的导管,放入管芯,塑形,导管尖端润滑,检查 cuff 是否完好,有无漏气等;成年男性一般选用 7.5~8.0,女性选用 7.0~7.5。

(4)患者仰卧位,操作者站于患者头侧,垫高病人头部,使口、咽、喉轴接近一直线,以便喉镜下显露声门,如怀疑有颈椎损伤应仔细检查排除。口腔清除干净后,开放气道,立即通过面罩球囊辅助通气预氧合(吸氧浓度 100%),如效果较差,可放置口咽通气道或鼻咽通气道。根据患者情况,给予镇痛镇静药物诱导麻醉,特殊情况下,可使用肌松剂。

3. 气管插管操作步骤 气管插管分为经口气管插管、经鼻气管插管,困难气道患者还可经纤维支气管镜插管等,下面分述之。

(1)经口气管插管

1)左手持喉镜,右手用"双手指交叉法"使病人口张开,沿病人右侧口角置入喉镜,避开门齿,避免口唇在镜片和牙齿之间夹伤,同时把舌推向左侧,沿咽腔前部弧度置入。

2)一旦置入喉镜片,将镜片移至中线,如果使用弯镜片(MacIntosh镜片),镜片前进即可见会厌及会厌谷,将镜片尖端置入会厌谷,沿其长轴向前上方提手柄以显露声门(见图7-3A)。如果使用直镜片(Miller喉镜片),镜片尖端应越过会厌谷,压住会厌并上提镜柄显露声门(见图7-3B)。

3)右手呈"执笔式"持气管导管,从右侧口角插入口腔直至通过声带。将导管气囊近端置于声带下方,拔除管芯,注意导管尖端到病人切牙的距离,导管尖端至上切牙的距离在成年女性约为21~23cm,男性约为22~24cm,插入太深易致插入支气管,插入太浅则可能导致气囊不能封闭导管周围气管,且易致意外拔管。

4)确定导管位置:由于气管导管误入食管可导致致命后果,因此插入气管导管后必须确认气管导管位置正确(是否气道内,深度是否合适)。听诊双肺及上腹部,导管位置正确时,可闻及双侧呼吸音对称,而上腹部无气过水声,如仅在一侧听见呼吸音,表明导管插入过深,需调整导管位置至双侧可听到呼吸音为止;呼出气CO_2浓度测定是确定导管在气管内位置的标准方法,气管插管时,呼出气CO_2在反复呼吸中保持恒定,也可使用CO_2试纸。连接呼吸机后观察呼吸机呼气流速波形也是简易准确的办法。简易的方法还有观察呼气相导管内水汽,听导管末端有无气流声。纤维支气管镜可直接通过气管导管观察导管下隆突及支气管软骨环等来确定导管位置并调整深度。

5)导管到达恰当位置后,气囊充气至刚好封闭气囊与气管间隙即可,一般5~6ml,然后用胶带妥善固定,人工通气。严密观察,清理用物。

(2)经鼻气管插管

1)利多卡因加1:20 000肾上腺素混合液收缩鼻黏膜血管并局部麻醉。

2)判断鼻腔通畅度,如两侧鼻腔均通畅,常选右侧。

3)润滑导管,与面部垂直,沿硬腭平行方向推进导管。当导管进入鼻咽部时,可遇到阻力,可将导管稍退出后将病人颈部后仰在推进导管进入咽部。可以通过几种方法完成气管内插管:盲插——保持病人自主呼吸,吸气时缓慢推进导管,并在导管末端听呼吸音,当导管接近声门时呼吸音逐渐变强,此时在吸气开始时顺势将导管送入气管内,插入气管的成功标志为剧烈咳嗽后深吸气,呼气时可在导管内见到水汽凝结,无法说话,均提示导管进入气管,呼吸音突然消失提示导管进入食管、会厌谷或梨状窝,需后退导管重试;直接喉镜引导插管——导管通过鼻后孔后,在直视下用插管钳(Magill钳)引导导管进入气管即可。

4)后续步骤同"经口气管插管4)、5)"。

(3)纤维支气管镜引导插管:纤维支气管镜插管可用于经口和经鼻气管插管。当预计存在困难插管时,纤维支气管镜插管应该是首选而不是最后的备选方法,当已知或怀疑颈椎病变、头颈肿瘤、病态肥胖、有通气或插管困难病史时,应考虑选用纤维支气管镜插管。纤维支气管镜插管最好在清醒条件下实施,因为此时咽喉部肌肉保持气道开放,可以为纤维支气管镜提供很好的视野。

1)应用抗胆碱药可减少口腔分泌物,防止镜头视野受分泌物影响。使用局部麻醉药对上气道实施表面麻醉,并清洁气道分泌物,为纤维支气管镜提供一个良好的视野。

2)将润滑的纤维支气管镜套入气管导管中,吸引端口与吸引装置连接,保持纤维支气管镜位于中线,亦可防止纤维支气管镜被咬伤,且提供宽阔的视野。

3)将插入的纤维支气管镜尖端向前弯曲,将其置于喉咽部,并将纤维支气管镜向会厌推进,为避免进入梨状窝,纤维支气管镜在前进过程中应始终保持在中线位置。如视野模糊,可退至视野清楚或取出纤维支气管镜,擦拭镜头后再沿中线插入。

4)当纤维支气管镜前进至会厌下方,即可见声门,沿中线前进直至可看见气管环,然后固定纤维支气管镜,将套在纤维支气管镜上的气管导管送进气管,位置合适后,退出纤维支气管镜。

5)后续步骤同"经口气管插管4)、5)"。

与经纤维支气管镜插管相似,先将纤维支气管镜经鼻孔插入气管,再沿纤维支气管镜推送气管导管进入气管。另一种方法开始时类似普通经鼻气管插管,先将气管导管送至鼻咽部,然后在气管导管内插入纤维支气管镜并送至气管内,最后将气管导管送至气管内。

(四)注意事项

1. 喉镜片的选择　根据喉镜片的形状可分为弯镜片(MacIntosh喉镜)和直镜片(Miller喉镜),临床常用为MacIntosh喉镜,镜片型号有1~4号,大多数成人需用3号镜片。Miller喉镜片可更好地显露声门开口,但允许经过的口咽和喉咽部空间较小,镜片型号为0~3号,大多数成人需用2号或3号镜片。

2. 气管导管的选择　气管导管型号通常以导管内径(ID)标号,型号从2.5~9.0。一般经口插管成年男性选用7.5~8.0号导管,成年女性选用7.0~7.5号导管,小儿插管可参考公式ID=年龄/4+4,导管插入深度(cm)=年龄/2+12。准备时应根据个体差异准备较之大一号及小一号的导管。紧急插管时选用比通常内径小0.5~1.0mm的导管有利于插管成功。

经鼻气管导管建议使用专用于经鼻插管的导管,普通导管通常质地太硬,且长度较短,如使用经口导管,建议用热水浸泡软化导管。选择型号为女性6.0~6.5cm,男性7.0~7.5cm,插入深度:女性26cm(以鼻孔为界),男性28cm。

3. 暴露声门时,喉镜向前上方提下颌,切忌以上颌门齿为支点上撬显露声门,以免损伤牙齿或牙龈,操作轻柔,切忌暴力。

4. 直视插管时,必须直视导管通过声门进入气道内。

5. 导管位置判断不确定或通气后生命体征更加不平稳者,应立即拔出导管,呼吸囊面罩辅助呼吸后重新插管。

6. 插管后需要常规拍摄X线胸片用于判断导管尖端位置是否正确,通常要求导管尖端位于声门下方4~5cm。

(五)气管插管的并发症

气管插管的常见并发症见表28-1。在这些并发症中,最危险的就是导管插入食管。

三、气管切开及经皮气管切开

(一)气管切开适应证

1. 上气道梗阻,尤其是长期或永久性的梗阻,如双侧声带麻痹、颈部手术史等。

2. 预期需要较长时间机械通气治疗。

3. 下呼吸道分泌物多,长期自主清除能力差的患者,或者吞咽反射障碍、喉反射受抑制者,为保证患者安全,防止分泌物及食物误吸入气管,可行气管切开。

表 28-1　气管插管常见并发症

1. 插管期间的并发症	肉芽形成
气管导管误入食管	气管黏膜损伤
口鼻软组织、牙齿损伤	气管食管瘘、气管无名动脉瘘
高血压及心动过速	3. 拔管时的并发症
心律失常	喉痉挛
胃内容物误吸	喉水肿或声门下水肿
颅内压升高	杓状软骨脱位
2. 导管留置期间并发症	异物阻塞声门
气管导管阻塞	拔管后气管塌陷窒息
意外拔管	4. 拔管后并发症
气管导管误入单侧主支气管	气管软化
支气管痉挛	声带粘连或麻痹
肺部感染	气管狭窄
中耳炎及鼻窦炎	喉狭窄
黏膜溃疡、鼻唇坏死	

4. 减少通气无效腔，便于停机。

5. 因咽喉部疾病致狭窄或阻塞无法气管插管的患者。

6. 头颈部大手术或严重创伤、烧伤需要行预防性气管切开，以保证呼吸道通畅。对于预期需要较长时期机械通气的患者可在 7～10 天进行气管切开，而对于中枢神经系统疾病致昏迷的患者，因其短期内难以恢复分泌物自主清除能力，可以在更早时间，甚至是 24 小时内即进行气管切开。

经皮气管切开(也叫经皮气管切开导管置入术)是一项近年出现的通过特殊器具采用 Seldinger 技术实施气管切开的一种技术，与外科气管切开相比，创伤更小，操作更加简便，在已有研究中也证明与外科气管切开有相同的成功率和安全性，且经皮气管切开围术期出血、窦道感染更少。经皮气管切开主要用在择期气管切开的患者，在急诊气管切开中的应用经验仍十分有限，不推荐用于急诊气道管理及年龄 <18 岁的患者，已知或预期的困难气道也不应施行经皮气管切开。

（二）气管切开禁忌证

相对禁忌证包括重度凝血疾病、重度呼吸功能不全、颈部解剖困难以及病态肥胖、切开局部软组织感染或者恶性肿瘤浸润及儿童。

（三）气管切开方法

1. 常规气管切开术

（1）术前准备：气管切开包、合适型号的气管切开导管、利多卡因、注射器、无影灯、氧气、吸引器、气管插管用物、抢救药物及设备、监护设备、呼吸球囊、呼吸机、手术衣、无菌手套、消毒液、开口纱等。

（2）体位：一般仰卧位，肩下垫一小枕，头后仰，充分暴露颈部，使气管接近皮肤，一助手于头侧，以固定头部，保持正中位，以及协助调整气管插管位置(若患者已气管插管者)。

（3）定位于颈前正中，第 2~4 气管环处（一般为胸骨上窝 2~3 横指）为切开位置，常规消毒铺巾，利多卡因局部麻醉，对于昏迷、危重或窒息病人，若病人已无知觉可不予麻醉。

（4）清点准备器械，准备切皮刀（圆刀片），检查气管切开导管 cuff。

（5）切口：可选用垂直切口和水平切口，沿颈前正中切开皮肤和皮下组织约 3cm。

（6）钝性分离气管前组织：用血管钳沿前正中线逐层分离，并用小钩配合暴露，直至气管充分暴露。

（7）切开气管：确定气管后，一般于第 2~4 气管环处，用尖刀片在气管前正中位切开一"倒 T 形"切口（气管环间筋膜并自下向上挑开 1 个气管环）。

（8）插入气管套管：以弯钳或气管切口扩张器，撑开气管切口，插入大小适合、带有管芯的气管套管。插入外管后，立即取出管芯，吸净分泌物，并检查有无活动性出血。再次确定导管位置，cuff 充气，辅助通气。有气管插管者可拔除气管插管导管，清理口腔。

（9）绳子死结固定气管切开导管于颈部。切口一般不予缝合，以免引起皮下气肿。开口纱垫于伤口与套管之间。清理器械及用物。

2. 经皮气管切开术

（1）术前准备、病人体位、皮肤消毒及铺单与常规气管切开术基本相同。值得注意的是，还需准备专门的经皮气管切开套包及扩皮钳。

（2）将气管插管撤至顶端位于声带下。

（3）定位于第 2、3 气管环处，利多卡因局部麻醉。一般选择横切口，在定位点做一约 3cm 切口，切开皮肤及皮下组织。

（4）将气管穿刺针斜面朝向尾部，垂直于皮肤，经气管环间隙刺入气管前壁，直到可抽出大量气体。操作时可在注射器中保留少许液体，以便观察气泡。

（5）一手固定气管穿刺针，另一手将气管穿刺针套管送入气管内，拔除针芯，再次确认套管内能抽出大量气体通畅。送套管时，可稍斜向尾端。

（6）把尖端呈 J 形的导丝经套管插入气管，送导丝时，J 形弯曲方向朝向尾端，以保证导丝向气管远端方向送入。

（7）扩皮器扩皮：扩皮钳闭合状态顺导丝达到气管前，打开扩皮钳扩张气管前组织，并保持扩皮钳打开状态退出；再将扩皮钳尖端闭合状态顺导丝送入气道内，打开扩皮钳扩张气管，并保持打开状态退出。整个过程中，保持导丝一定张力，避免导丝打折弯曲，避免导丝脱出。

（8）将经皮气管切开导管在导丝引导下送入气管内，撤出导丝及管芯。吸净分泌物，并检查有无活动性出血。再次确定导管位置，cuff 充气，辅助通气。有气管插管者可拔除气管插管导管，清理口腔。

（9）绳子死结固定气管切开导管于颈部。开口纱垫于伤口与套管之间。清理器械及用物。

（四）气管切开并发症

气管切开围术期的并发症主要有出血、皮下气肿、纵隔气肿、气胸，气管切开导管留置期间常见的并发症为套管脱出、肺部感染、套管堵塞、气管食管瘘、气管无名动脉瘘、气管软化及气管狭窄等。其中气管切开 48 小时内气管切开套管意外脱出的患者，因为气管切开窦道尚未形成，脱出后窦口将关闭，很难将套管重新插入，且重新插入多会引起出血，由此可引起呼吸道梗阻及严重缺氧，后果非常严重。因此切开患者应床旁备气管切开包，气管切开导管一旦脱出,立即面罩呼吸囊通气,给氧,通知耳鼻咽喉科医师紧急重新打开关闭的窦口,在直视下插入气管切开导管。其他并发症处理同气管插管。

（五）注意事项

1. 有气管插管的患者,准备工作准备完善,局部麻醉前,由助手将气管内导管适当退出,一般可将导管深度调整到距门齿约16cm,但具体深度应根据患者身高等决定。

2. 局部麻醉时可将针穿透入气管内,回抽可见气体,作为确定气管位置及深度之用,穿透后,根据情况可向气道内注入少量局部麻醉药,以减轻操作时刺激所致的不适等。

3. 头颈部一定保持中立位,切口一定处于气管正中,且操作过程中保持气管位置居中固定,避免分离时偏离气管,导致导管位置异常。

4. 气管前组织需钝性分离,切忌切割和暴力,注意手术野可能涉及的血管及甲状腺,避免损伤。分离过程中,两个拉钩用力应均匀,使手术野始终保持在中线,并经常以手指探查环状软骨及气管,是否保持在正中位置。

5. 切开气管时,切口位于气管前正中线上,刀尖勿插入过深,以免刺伤气管后壁和食管前壁,引起气管食管瘘。切口以能放入导管为宜,切忌过大或过小。

6. 经皮气管切开时,进针避免过深穿透气管后壁。进针、进套管及放置导丝时,若遇阻力,不应暴力送入,应调整位置后再尝试,直至放置顺畅。

第三节　循环系统常用技术

一、心脏电复律

心脏电复律(cardioversion)是用电能来治疗异位性快速心律失常,使之转复为窦性心律的方法,分为非同步电复律和同步电复律。前者主要适用于心室扑动(简称室扑)、心室颤动(简称室颤)和无脉性室性心动过速,又叫心脏电除颤;后者主要适用于心房颤动(简称房颤)、心房扑动(简称房扑)、室上性心动过速等快速心律失常和有脉性室性心动过速。

（一）作用机制

短时间内经胸部或直接向心脏通以高压强电流,人为地使所有心肌纤维瞬间同时除极,异位心律也被消除,此时如心脏起搏传导系统中自律性最高的窦房结能恢复其心脏起搏点的作用而全面控制心搏,即转复为窦性心律。

【同步电复律】同步触发装置能利用病人心电图中R波来触发放电,使电流仅在心动周期的绝对不应期中发放,避免诱发心室颤动。

【非同步电复律】非同步触发装置则可在任何时间放电。

（二）禁忌证

1. 房颤、房扑伴高度或完全性房室传导阻滞者。

2. 病态窦房结综合征。

3. 近期有栓塞史。

4. 洋地黄中毒。

5. 低钾血症。

（三）实施方法

1. 操作前准备　向患者家属交代病情,说明复律相关风险,如心律失常、复律失败、复发、心脏骤停、麻醉风险等,并签署知情同意书。准备用品:除颤仪、耦合剂、镇静药、抢救药(稀释的肾上腺素),患者接心电监护,平卧,暴露胸部,同时建立通畅的液体通道,适度镇静。

2. 操作步骤　打开除颤仪,同步电复律选择同步SYNC,注意粘贴电极片,检测同步性能;非同步电复律不用选择,开机即是非同步。选择患者胸骨右缘2~3肋间和心尖区,充分接触,压紧皮肤选择合适能量放电。AHA/ACC指南推荐剂量为:房颤为100~200J;房扑和阵发性室上速较低为50~100J;单形性室速为100J,多形性室速与室颤同等对待200J;室扑和室颤200J。原则上同步电复律不超过3次,非同步电复律若首次失败可加大能量再次除颤,但同时辅以其他心肺复苏技术可提高成功率。

3. 操作结束,注意观察患者基本生命体征,心电变化,呼吸状态,有无栓塞,根据患者病情可使用相关维持窦律药物。患者需卧床观察6~8小时,必要时加用其他监测和辅助手段。

(四)并发症

1. 心律失常　室颤或心动过缓等。

2. 栓塞。

3. 心肌损伤。

4. 皮肤灼伤。

5. 低血压。

6. 麻醉相关并发症:呼吸抑制等。

二、心脏起搏

心脏起搏器是一种医用电子仪器,它发放电脉冲,刺激心脏使之激动-收缩,以模拟心脏的冲动发生和传导等电生理功能,起到治疗由于某些心律失常所致心脏功能障碍的目的。

(一)使用临时心脏起搏器的适应证

1. 心血管手术后Ⅲ度房室传导阻滞。

2. 心血管手术后任何原因的心动过缓,虽无房室传导阻滞,但心率缓慢导致血压偏低。

3. 术后心律失常　包括频发室性期前收缩,特别为多源性或阵发性心动过速,药物治疗效果不好,洋地黄中毒及电解质紊乱引起暂时性高度和Ⅲ度房室传导阻滞,作为药物治疗的并行措施。

4. 保护性起搏,如心血管手术前或血管造影前患者严重心律失常或心力衰竭等,预先安置起搏器。

5. 病态窦房结综合征患者,心动过缓易出现阿-斯综合征。作为永久性起搏应用前的准备或应急措施。

(二)使用永久心脏起搏器的适应证

1. 窦房结功能异常。

2. 成人获得性房室传导阻滞。

3. 慢性双分支传导阻滞。

4. 急性心肌梗死伴房室阻滞。

5. 高敏感性颈动脉综合征和神经心源性晕厥。

6. 心脏移植,神经肌肉病,睡眠呼吸暂停综合征,心脏结节病特殊情况。

第四节　消化系统常用技术

一、鼻胃管安置

(一)目的

1. 鼻饲　对不能经口进食的病人,从胃管灌入流质食物,保证病人摄入足够的营养、水分和药物,以利早日康复。

2. 胃肠减压。

3. 手术需要。

4. 治疗及给药。

(二)用物

治疗碗、消毒胃管(根据年龄选择胃管:婴幼儿6~8号,年长儿10~12号,成人16~18号)、镊子、弯盘、50ml注射器、纱布、液状石蜡、棉签、胶布、治疗巾、夹子、别针、压舌板、听诊器。

(三)胃肠减压法操作步骤(表28-2)

表28-2　胃肠减压法操作步骤与说明

操作步骤	说明
1. 核对医嘱和病人。备齐用物,携用物至病人床旁,向病人讲解操作目的和过程	严格查对制度;消除病人紧张、焦虑情绪,取得病人配合
2. 协助病人取坐位或半坐卧位,不能坐者取右侧卧位	减少插胃管时对鼻咽部的刺激,而借解剖位置使胃管易进入胃内
3. 铺治疗巾于病人的颌下并放好弯盘。准备两条胶布	保护衣物、被单不被污染;胶布用于固定胃管
4. 检查一下鼻部,确认鼻腔评估情况。打开治疗盘的治疗巾,取温开水清洁鼻腔	排除病人有鼻部疾患,选择健康一侧鼻腔插管
5. 取出胃管,测量安置长度,做好标记	测量方法一般为发际至剑突,或鼻尖至耳垂+耳垂至剑突,用于胃肠减压者稍长,可以是发际至脐部。一般成人胃管插入长度为55~65cm,如果是鼻饲则深度为45~55cm,见图28-3
6. 用液状石蜡润滑胃管前端10~20cm左右。盖好胃管尾端的盖子	减少插入的阻力,减轻病人的不适
7. 安置胃管,边安置边观察病人情况	动作轻柔,防止发生呕吐引起误吸。如有呛咳、发绀、喘息等误入气管征象时应立即拔出,休息后再进行
8. 检查胃管是否在胃内:①用注射器回抽出胃液;②将胃管末端放入盛水的碗内,无气体逸出;③置听诊器于胃部,用注射器从胃管注入10ml空气,听到气过水声。用胶布固定鼻翼处和脸颊处	防止胃管滑出和滑动牵拉引起不适
9. 观察胃液的颜色、性状和量	利于病情的观察

续表

操作步骤	说明
10. 根据医嘱进行鼻饲、给药或者胃肠减压	防止牵拉使胃管脱出
11. 询问病人有无不适,协助取舒适卧位并整理床单元	进行健康教育和交代注意事项。保持床单元整洁
12. 洗手后查对并做好记录	
13. 用物分类处理	

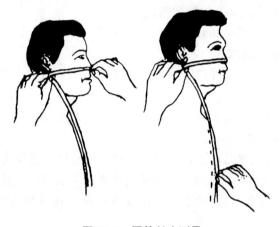

图28-3　胃管长度测量

（四）注意事项

1. 胃管插入的长度要适宜。

2. 插管动作应轻稳,以免损伤食管黏膜。若病人出现恶心,应暂停片刻,嘱病人做深呼吸或吞咽动作,随后迅速将管插入,以减轻不适。若插管过程中患者出现呛咳、呼吸困难、发绀等,表示误入气管,应立即拔出,休息片刻重插。

3. 昏迷患者插管时,应将患者头向后仰,当胃管插入会厌部时约15cm,左手托起头部,使下颌靠近胸骨柄,加大咽部通道的弧度,使管端沿后壁滑行,插至所需长度。

4. 妥善固定胃管,避免受压、扭曲、脱出。

5. 观察引流液的量、色泽和性质,并正确记录。

6. 每次鼻饲前应检查胃管是否在胃内,并检查患者有无胃潴留,胃内容物超过150ml时,应当通知医师减量或者暂停鼻饲。

7. 长期鼻饲者,做好口腔护理,防止感染和使病人舒适,定期(4周)更换胃管。

二、鼻空肠管安置

（一）适应证与禁忌证

鼻空肠管适用于无法经口进食,需要通过鼻饲,而胃排空障碍或经胃营养有禁忌,同时肠道功能基本正常的患者;或有反流、误吸高风险的患者。例如以下疾病:①胃潴留;②病情需要连续镇静或肌松;③重症急性胰腺炎。

禁忌证:①肠道功能衰竭(吸收或运动障碍);②空肠远端完全性肠梗阻;③急腹症,如肠穿孔、坏疽性阑尾炎、急性化脓性胆管炎等;④消化道活动性出血。

（二）鼻空肠管安置方法

1. 徒手安置。

2. 透视下徒手安置。

3. 经内镜安置。

4. 经皮或手术中安置。

以下着重介绍在 ICU 病房内最常采用的经内镜下鼻空肠管安置方法：

1. 术前准备　经患者或家属知情同意，并签署手术同意书；通知消化内科医生安排手术时间；术前 8 小时禁食；患者基本生命体征及内环境基本稳定；操作过程中密切监测患者生命体征；备静脉镇静药物及必要的抢救药物。

2. 清点置管物资齐备（鼻空肠管、内镜、活检钳、负压装置、无菌手套、口罩帽子、胶布），操作人员戴帽子口罩，穿隔离衣。

3. 患者取侧卧位，先按照安置胃管的常规方法将鼻空肠管置入胃内（如前鼻胃管安置方法）。

4. 内镜操作者置入胃镜，以活检钳夹持住鼻空肠管尖端，经十二指肠下到空肠，一般置管深度应达屈氏韧带以下 20～30cm。

5. 保持活检钳位置，缓慢退胃镜 20cm 左右，松开活检钳并退至胃镜视野中再次夹持住鼻空肠管，保持位置缓慢退胃镜，重复上述步骤直至胃镜与活检钳均退出口腔。

6. 抽出鼻空肠管内导丝，经空肠腔回抽及注水以确认其通畅，胶布多重缠绕固定鼻空肠管在患者面部。

（三）注意事项

1. 安置成功后 24 小时内行 X 线上腹部照片或 CT 检查以确定鼻空肠管位置。

2. 妥善固定导管，每次喂养前，应确认导管是否有移位、脱出等。

3. 营养液输注方式为缓慢滴注，最好用肠内营养泵进行，注意速度、浓度、温度。

4. 每次输注营养液之前及之后，用 30～50ml 生理盐水冲洗管道。

5. 最好只用于肠内营养液输注，若必须用于给药，尽量用液体状药物或将固状药物充分研磨或溶解，在给药前后必须用 30ml 盐水对管道进行冲洗。

6. 当对管道是否处于正常位置有疑问时，可通过内容物 pH 测定法或影像学检查其位置。

7. 一旦发生阻塞，应首先尝试解除梗阻，可予盐水冲管与抽吸相交替的方法，而非立即拔管。

（四）并发症

1. 术后咽喉部不适感或疼痛。

2. 消化道出血：呕血、便血。

3. 食管、胃或十二指肠穿孔。

4. 麻醉意外。

5. 导管移位、打折、阻塞。

三、经皮内镜下胃/空肠造瘘术

（一）经皮内镜下胃造瘘术

1. 手术指征及禁忌证　经皮内镜下胃造瘘术（percutaneous endoscopic gastrostomy，

PEG)适用于预期营养摄入质或量方面存在不足,且时间超过2~3周的患者;也可以在慢性胃肠道狭窄或梗阻时用于引流胃液和小肠分泌物。但对每个患者都要充分评估临床状况、诊断、预后,并应就伦理问题、预期对患者生活质量的影响以及患者的自身的意愿等方面充分尊重患者的知情权。

具体例如以下疾病:

(1)恶性肿瘤(在耳、鼻、咽喉部以及上消化道造成狭窄的肿瘤):一般在手术、放疗或化疗前使用。

(2)神经系统疾病:脑血管意外、颅脑外伤、肿瘤、延髓性麻痹、帕金森病、肌萎缩性侧索硬化以及脑瘫等所致的吞咽困难。

(3)其他临床状况:恶病质、短肠综合征、面部重建手术、长期昏迷、多发性创伤、克罗恩病、囊性纤维化、慢性肾衰竭、先天性畸形如食管气管瘘等。

PEG的禁忌证包括严重凝血功能障碍、操作部位中间隔有器官(如肝脏、结肠)、明显的腹膜肿瘤、大量腹水、腹膜炎、神经性厌食,或严重精神障碍和明确的生存期有限的患者。相对禁忌证还包括食管狭窄、严重的糜烂性胃炎或胃溃疡、穿刺部位广泛的肿瘤浸润,既往曾行胃肠手术者可能会造成操作困难,但并非置管禁忌证。

2. 术前准备

(1)患者或家属签署知情同意书。

(2)术前检查:血常规、凝血常规、血液生化等,根据患者情况安排心电图、CT等进一步检查。

(3)术前术区备皮。

(4)建立静脉通道。

(5)术前应至少禁食8小时;如有胃动力障碍,禁食时间应更长。

(6)术前备药:咪达唑仑或丙泊酚、预防性抗生素,使用尚无统一意见。

3. 操作流程(拖出法)

(1)清点置管物资齐备(PEG管套装穿刺包、内镜、活检钳、负压装置、2%利多卡因、消毒液、无菌手套、口罩帽子、无菌纱布、胶布),操作人员戴帽子口罩,穿隔离衣。

(2)患者仰卧位,头抬高10°~15°并向左侧,内镜操作者站在患者左侧,手术操作者站在患者右侧。

(3)内镜操作者常规插入胃镜,检查胃及十二指肠后充分注气使胃充分扩张;调暗室内灯光,将胃镜在合适位置指向腹壁,形成腹壁上透光点。

(4)手术操作者以透光点为穿刺点,以艾力克或安尔碘消毒直径约20cm手术范围,铺洞巾,以利多卡因局部麻醉,在皮肤上切开一约0.5~1cm的切口,带鞘管的穿刺针垂直穿刺进入胃腔。内镜操作者内镜下监控穿刺针位置,并以活检钳在胃内辅助固定穿刺针鞘管。

(5)手术操作者退出穿刺针,沿鞘管置入导丝;内镜操作者在胃镜下用活检钳夹住导丝,并退内镜至口外,与此同时手术操作者向胃内送导丝。

(6)将PEG管尖端的导线扣在口腔外的引导导丝上,PEG管外可涂抹少许润滑剂,手术操作者垂直将引导导丝拖出,直至PEG管从穿刺部位被拖出体外;内镜操作者再次插入内镜,并观察PEG管头部的位置,要求导管蕈状头与胃壁紧贴,但无过大张力。

(7)手术操作者将外固定钮套入PEG管并锁紧将管子固定(或安置外置卡片后固定),记录此时PEG管在体内的长度;内镜操作者抽气并退镜。

（8）剪断引导管的尖头部分，接上接头，再次消毒穿刺点后无菌敷料覆盖并胶布粘贴，术毕。

4. 注意事项

（1）术后必须检查PEG管固定松紧是否适宜，以不松动且刚好能转动为佳。过紧可导致胃壁、腹壁的缺血坏死，过松会导致管周外渗致创口感染。

（2）PEG管安置成功8小时后即可开始管饲，先以温开水尝试，患者无明显不适后再给营养；每日常规检查胃潴留量。

（3）术后24小时观察瘘口有无渗血、渗液，如无可放松固定钮或卡片，消毒瘘口局部皮肤；此后每天用生理盐水清洁瘘口周围皮肤1~2次，用聚维酮碘消毒皮肤2次，保持造瘘口的清洁干燥，一般瘘口在3~7天即可痊愈；每日旋转管子180°。

（4）保持PEG管的通畅，每次注入食物或药物前后注入30ml温开水冲洗，患者在注食时及注完食物后均应取坐位，以免食物反流阻塞PEG管。

（5）PEG管的撤除：必须在窦道形成以后，通常至少在放置术后10~14天。首先消毒腹壁及腹壁外PEG管，然后向胃内轻推胃造瘘管，内镜下夹持住PEG管胃内蕈状头，再将管子向外拉，用消毒剪刀贴紧腹壁剪断PEG管，内镜夹住蕈状头一起退出患者体外。拔管后伤口不需缝合，无菌纱布覆盖即可，一般数天内即可完全愈合。拔管后第一天暂禁食，第二天可少量进食。

5. 并发症 切口感染、造瘘管滑脱移位、造瘘口旁渗漏、造瘘管堵塞、出血、切口血肿、腹膜炎、包埋综合征、胃瘘等。

（二）经皮内镜下空肠造瘘术

在内镜引导下行经皮胃造口，并在内镜引导下，将营养管置入空肠上段即为经皮内镜下空肠造瘘术（percutaneous endoscopic jejunostomy，PEJ）。适用人群基本同上述PEG适应证，只是当患者存在胃动力差，有排空障碍但可做肠营养时需行PEJ。具体操作方法是置入通用型的PEG管，然后通过PEG管通道置入带导丝的空肠营养管至胃腔内，于内镜下用活检钳夹持住空肠营养管的头端，并将其送至空肠上段，小心退镜。拔除空肠营养管内导丝，确认通畅后，将空肠营养管与PEG管妥善固定。

四、双囊三腔管

（一）目的

1. 抽吸尽胃管内积液（血）、积气，减轻胃扩张。

2. 肝硬化等病人因门静脉高压引起的食管、胃底静脉破裂出血的压迫止血。

3. 了解胃液的量及性质，为临床上判断疾病和治疗提供依据。

（二）准备

1. 术者准备 着装整洁，按六部洗手法洗手，戴口罩、帽子及手套。

2. 用物准备 双囊三腔管、50ml注射器、止血钳3把、治疗盘、无菌纱布、液状石蜡、0.5kg重沙袋（或盐水瓶）、血压表、绷带、宽胶布。

（三）操作步骤

1. 将管头及气囊涂以液状石蜡，使之润滑。

2. 患者平卧或偏向一侧，将双囊三腔管经鼻孔插入，达咽喉部时嘱患者做吞咽动作，快速插入，当插至65cm处或抽吸胃管有胃内容物时，表示管头端已达胃内。

3. 用 50ml 注射器向胃气囊内注入 250～300ml 空气,使胃气囊膨胀。用血压计测定囊内压力,使压力保持在 50mmHg。

4. 用止血钳将胃气囊的管口夹住,以防气体外漏。

5. 将双囊三腔管向外牵引,使已膨胀的胃气囊压在胃底部,牵引时感到有中等阻力感为止。

6. 用宽胶布将双囊三腔管固定于患者的面部或用 0.5kg 的沙袋拉于床前的牵引架上(最好用滑轮)。

7. 向食管气囊内注入 150～200ml 空气,气囊压迫食管下 1/3 部位,测气囊压力保持在 20～30mmHg 为宜。具体囊内压力大小可根据实际需要来调整,管口用止血钳夹住。

8. 用注射器经胃管吸出全部胃内容物后,将胃管连接于胃肠减压器上,可自吸引器瓶中了解止血是否有效。也可以每隔 15～30 分钟,用注射器抽一次胃液,每次抽净,以了解出血是否停止,如减压瓶内引流液或抽出胃液无血迹、色淡黄,表示压迫止血有效。

9. 出血停止后 24 小时,先放出食管囊气体,然后放松牵引,再放出胃囊气体,继续观察有无出血。

10. 观察 24 小时仍无出血者,即可拔出双囊三腔管。首先口服液状石蜡 20～30ml,抽尽食管囊及胃囊气体,然后缓缓拔出双囊三腔管,并观察囊壁上的血迹,以了解出血的大概部位。

(四)注意事项

1. 检查有无鼻息肉、鼻甲肥厚和鼻中隔偏曲,选择鼻腔较大侧插管,清除鼻腔内的结痂及分泌物。生命体征相对平稳时是最佳时机。病人正在呕血时不能置管。

2. 插管时应将气囊内空气抽尽,插管能浅勿深,先向胃气囊注气,然后再向食管气囊注气。

3. 胃囊充气不够,牵拉不紧,是压迫止血失败的常见原因,如胃囊充气量不足且牵拉过猛,可使胃囊进入食管下段,挤压心脏,甚至将胃囊拉至喉部,引起窒息。

4. 食管囊每 12～24 小时放气一次,并将双囊三腔管向胃内送少许以减轻胃底部压力,改善局部黏膜血循环,减压后定时抽取胃内容物观察是否再出血。

5. 气囊压迫一般为 3～4 天,如继续出血可适当延长,出血停止 12～24 小时后,放气再观察 12～24 小时,如无出血可拔管。

6. 咽喉食管肿瘤病变或曾经手术、胸腹主动脉瘤者慎用。

7. 双囊三腔管的并发症有鼻咽部和食管黏膜损伤、狭窄乃至梗阻、心律失常、胃囊脱出致呼吸困难、三腔管断裂等。在使用过程中应密切观察并注意预防。

五、腹内压监测

(一)适应证

1. 具有腹内压增高的高危患者(如重症胰腺炎、腹部大手术后、腹膜炎、肠梗阻、创伤等)。

2. 怀疑或已经发生腹腔高压、腹腔间室综合征者,更需要动态监测。

(二)禁忌证

患者不能配合;膀胱损伤者;泌尿系感染为相对禁忌。

（三）步骤

目前有多种监测腹内压的方法,如直接穿刺腹腔测压、间接测压(经膀胱、胃、结肠等),但最为方便、最简单、可重复性好的依然是经膀胱间接测压法,在世界范围内普遍应用。在此以经膀胱间接测压为例进行描述。

1. 评估尿管通常,排空膀胱。

2. 患者准备　心电监护,向清醒患者解释取得配合,烦躁者适当约束,必要时镇静,患者取完全平卧位。

3. 用物准备 20ml 温生理盐水、三通、注射器、压力传感器(盐水预充管道)。

4. 连接管道　两个三通一字形连接于尿管和尿袋引流管之间,近端三通侧口与传感器相连,远端三通侧口与空针相连。传感器以腋中线为零点校零。

5. 待尿液排空后,旋转三通开关,使尿管只与空针相通,快速注入 20ml 生理盐水,并旋转三通开关,使尿管只与传感器相通,以腋中线为零点测压,数据稳定后读数记录。

6. 旋转三通,使尿管只与尿袋引流管相通,关闭空针端及传感器端,保持尿管通畅;患者恢复测量前体位;清理用物。

7. 若使用专用的膀胱测压装置,除连接管道方法不同外,操作方法及原则基本一致。

（四）注意事项

1. 严格无菌操作,清醒病人需进行心理护理,进行沟通以取得配合;意识不清患者若不能配合需考虑镇痛镇静,测量时避免腹肌用力。

2. 注入液体尽可能使用温盐水(37~40℃),减少不良刺激和不适感。

3. WSACS 推荐的标准方法:完全平卧位、腹肌无收缩、呼气末读数、注水量不超过25ml、以腋中线水平为零点、读数单位为毫米汞柱(mmHg)。

第五节　其他常用技术

一、胸腔穿刺

（一）适应证

1. 诊断性穿刺　鉴别胸腔积液性质;明确病因诊断或寻找诊断依据。

2. 治疗性穿刺　抽液或抽气,解除压迫;引流(抽脓等);胸腔内用药。

（二）相对禁忌证

凝血异常;对侧严重的肺病。

（三）操作方法

【抽液】

1. 体位　患者取坐位,面向椅背骑跨式,前臂置于椅背上缘,头伏于前臂上,卧床患者可取高坡式仰卧或半坡卧位,穿刺侧上肢抱头。在 ICU 中,因患者病情危重,大多采用后者体位。

2. 定位　穿刺点为叩诊实音处,坐位一般在肩胛下角第 7~9 肋间,卧位一般在腋中线5~7 肋间,或者在 B 超、影像学定位下穿刺。

3. 常规消毒铺巾　利多卡因在穿刺点自皮肤至胸膜壁层局部麻醉。

4. 进针　穿刺针进针在穿刺肋间隙的下肋上缘。带负压进针,回抽有液体后连接引流袋或用注射器抽出积液。

5. 抽液毕,嘱患者屏气拔针,穿刺点消毒覆盖。

【抽气】

1. 体位　患者半卧位。

2. 定位　患侧锁骨中线第二肋间或腋前线 4~5 肋间。

3. 常规消毒铺巾,进针同抽液。回抽有气体后,连接注射器抽气或连接引流装置(通常在 ICU 中,使用安置胸腔闭式引流管引流气体;而穿刺抽气仅用于诊断性穿刺或紧急情况下的抢救措施)。

(四)注意事项

1. 操作过程中,注意观察患者反应,若出现胸膜反应,应立即停止操作,并进行相应的对症支持处理。

2. 首次抽液抽气量不得超过 600ml,以后每次不得超过 1000ml,且抽液不宜过快。

3. 严格无菌操作。

4. 注意并发症　血胸、气胸、穿刺口出血、感染、复张性肺水肿、误穿肝(脾)。

二、胸腔闭式引流术

(一)适应证

1. 各种类型的气胸、大量胸腔积液,经胸腔穿刺肺不能复张者。

2. 血胸(中等量以上)。

3. 脓胸、支气管胸膜瘘、食管吻合口瘘、食管破裂者。

4. 乳糜胸。

5. 胸腔大手术后、开放性胸外伤。

(二)禁忌证

1. 凝血功能障碍有出血倾向者。

2. 非胸腔内积气、积液,比如肺大疱、肺囊肿、结核性脓胸等。

(三)术前准备

1. 认真了解病史,根据影像学资料以及超声检查协助定位,尤其是局限性或包裹性积液的引流。

2. 准备好直径合适的引流管、水封瓶、胸腔闭式引流手术包、手术衣、手套、口罩、帽子、消毒液、无菌纱布、利多卡因等。

3. 张力性气胸应先穿刺抽气减压。

4. 体位　根据病情,患者可采取坐位或半坐位、半卧位,头转向对侧,上肢抬高抱头或者置于胸前。

5. 切口部位选择　气胸引流位置选在第 2 肋间锁骨中线,积液引流选在第 6~8 肋间腋中线或腋后线附近,若为局限性积液(积气)需以 B 超和影像学定位为准。

(四)手术步骤

1. 切口部位为中心,周围 15cm 范围常规消毒铺巾。利多卡因逐层局部浸润麻醉,并将针尖刺入胸腔试抽,以确定有无积液、气体等。

2. 准备器械及物品,用一止血钳夹闭胸腔闭式引流管尾端,避免安置时气体进入胸腔,另一止血钳固定引流管头端,以便将引流管送入胸腔内。

3. 沿肋间平行做 2 ~ 3cm 的切口,用中弯血管钳钝性分离肋间组织,于肋骨上缘穿破壁层胸膜进入胸腔(图 28-4)。此时有明显的突破感,同时切口中有液体溢出或气体喷出。

4. 用止血钳扩大创口,用之前准备好的另一把止血钳沿长轴固定引流管前端,沿撑开的切口将引流管送入胸腔,引流管进入胸膜腔不宜过深,以侧孔进入胸膜腔 0.5 ~ 1.0cm 为宜(图 28-5)。

5. 引流管远端接水封瓶并松开尾端止血钳,可有气泡或液体溢出,观察水柱波动是否良好,必要时调整引流管的位置。

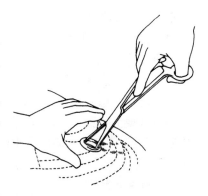

图 28-4 血管钳钝性分离肋间组织

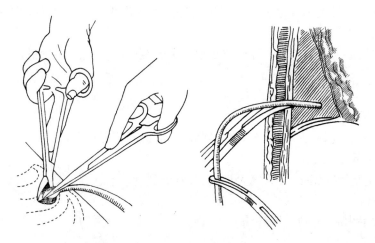

图 28-5 胸腔闭式引流管置入方法及深度

6. 缝合皮肤(可做一预留线,以备拔管时封闭切口用),缝线固定引流管于胸壁上,同时检查各接口是否牢固,避免漏气。无菌敷料覆盖切口,水封瓶妥善固定,切忌倾倒侧翻等。

(五)并发症

1. 局部麻醉药过敏、胸膜反应,严重者可引起休克。

2. 出血,多由于引流的位置靠近肋骨下缘损伤肋间血管所致,严重者可引起血胸。

3. 切口(胸腔)感染,长时间留置引流管、引流不充分或切口处污染均可引起。

4. 复张性肺水肿及纵隔摆动,引流太快,量太大时可能引起。因此在排放气体或液体时,速度不能过快,交替关闭、开放引流管,可预防肺水肿及纵隔摆动的发生。

5. 膈肌或肺损伤、导管打折或脱出。

(六)注意事项

1. 操作前需明确拟引流部位,局部麻醉时可行试穿再次确认部位。

2. 分离组织时为钝性分离,切忌锐器切割及暴力,要紧贴下肋上缘避免损伤肋间神经及血管。

3. 引流管深浅应合适,过深易刺激膈肌、纵隔及肺脏等,过浅容易脱出或引起皮下气肿、气胸等。过深过浅均不利于引流。

4. 水封瓶内长管下段以在水位线下 2 ~ 3cm 为宜,过浅达不到封闭效果,太深不利于引流;注意观察水封瓶内是否有水柱随呼吸波动;妥善固定水封瓶为合适高度,避免液体或气体经水封瓶倒流入胸腔;移动患者时,要用血管钳夹住近端引流管。

5. 首次抽液抽气量不得超过600ml,以后每次不得超过1000ml,引流速度不能太快。

6. 操作过程中,注意观察患者反应,若出现胸膜反应,应立即停止操作,并进行相应的对症支持处理。

7. 严格无菌操作。

8. 拔除引流管时,要嘱患者深吸气后屏气,用凡士林纱布盖住引流口,迅速拔管,压紧纱布避免空气进入胸腔。对于清醒患者拔管,还需考虑拔管带来的疼痛,拔管前需做好心理安抚,必要时给予药物止痛。

三、腹腔穿刺

(一)适应证

1. 诊断性穿刺 明确腹水性质、病理检查、腹腔内有无积脓或积血。

2. 治疗性穿刺 适量放液以缓解大量腹水引起的严重胸闷、气短、腹胀;人工气腹;腹腔内用药。

(二)禁忌证

肠梗阻、严重肠胀气;妊娠;腹腔内广泛粘连;不能合作者或肝性脑病先兆;凝血功能障碍;棘球蚴病;卵巢脓肿患者;结核性腹膜炎粘连包块。

(三)操作方法

1. 准备 排尿或导尿使膀胱排空;肠梗阻患者事先胃肠减压。

2. 体位 平卧或半卧位,微侧向穿刺侧。

3. 定位 一般选择反麦氏点或麦氏点,定位方法有两种:脐和髂前上棘间连线中外1/3的交点(放腹水通常选择左侧);脐和耻骨联合连线的中点上方1cm,偏左或右1~1.5cm处。另外,还可在超声引导下进行穿刺。

4. 常规消毒铺巾,利多卡因在穿刺点自皮肤至腹膜层局部麻醉。

5. 进针 穿刺针进入皮下后,呈Z形进针。带负压进针,回抽有液体后连接引流袋或用注射器抽出积液。

6. 抽液毕,拔针,穿刺点消毒覆盖。

(四)注意事项

1. 每次抽液量不得超过3000~5000ml,且抽液不宜过快。

2. 严格无菌操作。

3. 注意并发症:感染、肠穿孔、出血、低血压。

四、腰椎穿刺

(一)适应证

有中枢神经系统病变但无明显颅内高压者。

1. 诊断性 脑脊髓炎症性及变性疾病(脑膜炎等)、脱髓鞘病变;脑脊髓血管性病变(蛛网膜下腔出血等);测定颅内压力;转移癌。

2. 治疗性 鞘内注射药物。

3. 检查手段 脑脊液动力学检查;造影。

（二）禁忌证

颅内占位性病变,颅内高压明显,尤其是后颅窝占位性病变或早期脑疝表现;病情危重,休克、心衰、MODS 的患者;穿刺部位感染或脊柱有感染性病变;躁动,不能合作者;明显凝血障碍者。

（三）操作方法

1. 体位　去枕侧卧位,头颈前屈,屈髋抱膝,腰背部和床面垂直。

2. 定位　可选择 $L_1 \sim L_2$ 以下任何间隙,通常选择 $L_3 \sim L_4$ 或 $L_4 \sim L_5$。以双侧髂后上棘连线与脊柱交界处所对应的椎间隙 $L_3 \sim L_4$ 为穿刺点,或该椎间隙上下一个椎间隙亦可为穿刺点。

3. 常规消毒铺巾。利多卡因局部麻醉。

4. 进针　穿刺针与脊柱平面垂直进针,可稍偏向头侧,缓慢进针。有突破感后,拔出针芯看有无脑脊液流出,若无,放回针芯继续调整穿刺针位置,直至有脑脊液流出,测初压,取脑脊液送检,测末压。

5. 重新插入针芯,拔针,穿刺点消毒覆盖。去枕平卧 6 小时。

（四）注意事项

1. 放脑脊液不宜过快过多。

2. 严格无菌操作。

3. 注意并发症:头痛、感染、出血、脑疝。

五、骨髓穿刺

（一）适应证

1. 诊断血液系统疾病。

2. 诊断转移癌、某些寄生虫、结核(TB)、部分代谢性疾病、感染等。

（二）相对禁忌证

穿刺部位感染、出血倾向者。

（三）操作方法

1. 体位和定位　俯卧或侧卧位,以髂后上棘为穿刺点;仰卧位,以髂前上棘和胸骨为穿刺点。

2. 常规消毒铺巾。利多卡因做皮肤、皮下、骨膜局部麻醉。

3. 进针　以左手拇指、示指固定穿刺部位皮肤,右手持骨髓穿刺针垂直刺入(若为胸骨柄穿刺,穿刺针与骨面成30°～40°角斜行刺入),当针头接触骨膜后,用力旋转,缓缓钻入骨质,直到阻力减少且穿刺针固定骨内,表明穿刺针已进入骨髓腔。

4. 拔出针芯,无菌注射器缓慢抽取骨髓做涂片(0.1～0.2ml),将注射器抽吸到的骨髓液推于玻片上,由助手迅速制作涂片 5～6 张,送检细胞形态学及细胞化学染色检查。如需作骨髓培养,再接上注射器,抽吸骨髓液 2～3ml 注入培养液内。如未能抽得骨髓液,需调整穿刺针位置,应先重新插上针芯,再做调整。

5. 术毕,放回针芯拔针,穿刺点消毒覆盖,局部稍加压止血。

6. 骨髓涂片方法:准备干净载玻片若干,左手持一载玻片于水平位(标本片),滴一滴标本于标本片近端(距离边缘 1/3 长度)的中间,右手持另一载玻片(推片)与标本片呈30°夹角置于骨髓液前方,并轻轻回拉使骨髓液均匀分布于两载玻片交界线上,轻加压并快速向前推推片至标本片另一端距离边缘 1/3 长度处,使标本均匀分布于标本片上(图 28-6)。合格的标本涂片是头大尾小的"子弹头样",涂片均匀薄层,骨髓颗粒丰富。

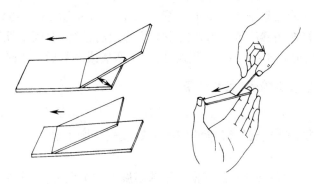

图 28-6　推片方法

第六节　微生物标本的正确留取

标本的正确采集在院内感染控制以及合理使用抗生素中具有非常重要的意义,标本正确采集也是临床微生物学实验室分析前质量控制中最为重要的部分,标本采集的质量很大程度上影响检验结果的准确性。因此,要有效地利用实验室,发挥病原学诊断的作用,必须规范标本的采集和运送,否则实验室所做的工作几乎没有什么意义。因此,临床医务人员掌握微生物标本的正确采集,对于临床工作具有非常重大的意义。

一、血培养标本采集

(一)采血指征

一般患者出现以下一种体征时可作为采血的重要指征:

发热(≥38℃)或低温(≤36℃),寒战,白细胞增多(计数 > 10.0×10^9/L,特别有"核左移"时),皮肤黏膜出血、昏迷、多器官衰竭,血压降低,C 反应蛋白升高及呼吸加快,血液病患者出现粒细胞减少、血小板减少等;或同时具备上述几种体征时而临床可疑菌血症应采集血液培养。

新生儿可疑菌血症,应该同时做尿液和脑脊液培养。

对入院危重感染患者应在未进行抗菌药物治疗之前,及时做血培养。

(二)注意事项

1. 皮肤消毒程序　严格执行以下三步法:①70% 酒精擦拭静脉穿刺部位待 30 秒以上。②1% ~ 2% 碘酊作用 30 秒或 10% 聚维酮碘 60 秒,从穿刺点向外画圈消毒,至消毒区域直径达 3cm 以上。③70% 酒精脱碘:对碘过敏的患者,用 70% 酒精消毒 60 秒,待酒精挥发干后采血。

2. 培养瓶消毒程序　①70% 酒精擦拭血培养瓶橡皮塞,作用 60 秒。②用无菌纱布或无菌棉签清除橡皮塞子表面残余酒精。

3. 采血部位　通常为肘静脉,疑为细菌心内膜炎时以肘动脉或股动脉采血为宜,切忌在静滴抗菌药物的静脉处采血。对于成人患者,每次发热时应该分别在两个部位采集血标本以帮助区分是病原菌还是污染菌。不应从留置静脉或动脉导管取血,因为导管易被固有菌群污染。

4. 血液标本采集后应立即送检,不能及时送检者应置室温暂存,勿放冰箱。检验单需注明抗菌药物(特别是磺胺、青霉素)使用情况,采集时间和部位(如左臂等),可疑的诊断。

5. 采血量　成人采血量是 8~10ml,儿童 1~5ml。同时送厌氧和需氧培养。

6. 采血时机　采血培养应该尽量在使用抗菌药之前进行,对间歇性寒战或发热应在寒战或体温高峰到来之前 0.5~1 小时采集血液,或于寒战或发热后 1 小时进行。

二、经人工气道痰培养标本采集

(一) 标本来源

痰(气管)抽吸物(TA)、支气管肺灌洗吸出液、支气管刷子等。

(二) 容器

洁净、广口、无菌、加盖、密封、防渗漏。不含防腐剂和抑菌剂,一次性使用。

(三) 采集方法

建立有人工气道,如气管切开或气管插管者,戴无菌手套或用无菌镊子取一次性无菌专用吸痰管,一头缓慢插入气管至隆突(叶支气管)水平,一头接电动吸引器,螺旋式抽吸,吸引痰液。痰量极少可用 45℃10% 氯化钠液雾化吸入导痰。亦可使用纤维支气管镜采集标本(具体操作步骤见本章第七节)。

(四) 注意事项

1. 防止唾液及上呼吸道分泌物污染,注意无菌操作。

2. 在抗生素使用前采集价值更高。

3. 连续采集 3~4 次,采集间隔时间 >24 小时。

三、手术切口标本采集

(一) 采集指征

手术切口部位有红、肿、热、痛等感染征兆或怀疑有切口感染时。

(二) 采集方法

1. 抽吸前用生理盐水或 75% 酒精擦去表面分泌物,以避免污染。

2. 未溃破脓肿用消毒液消毒皮肤,待消毒液干燥后以无菌注射器抽取脓液送检或切开排脓时用无菌棉拭子采样。

3. 采样后速将试管口于酒精灯火焰上消毒,插入拭子塞紧送验。

(三) 采集量

至少采集两个拭子标本,一个用于细菌培养,另一个用于制备涂片染色。最好每天1 次,每次采集≥1ml。

(四) 注意事项

1. 标本避免干燥。

2. 厌氧菌标本避免与空气接触。

3. 采样前局部避免使用抗菌药物。

4. 如使用消毒液消毒皮肤,须待其干燥后采样。

四、尿培养标本采集

(一) 采集指征

采集指征是:①有典型的尿路感染症状;②肉眼脓尿或血尿;③尿常规检查表现为白细

胞或亚硝酸盐阳性;④不明原因的发热,无其他局部症状;⑤留置导尿管的患者出现发热;⑥膀胱排空功能受损;⑦泌尿系统疾病手术前。

（二）采集方法

1. 普通中段尿采集 最好留取早晨清洁中段尿标本,嘱咐患者睡前少饮水,清晨起床后,女性采样前用肥皂水或 0.1% 高锰酸钾溶液冲洗外阴部尿道口（男性需翻转包皮冲洗）,用 0.1% 苯扎溴铵或无痛碘消毒尿道口,灭菌纱布擦干;开始排尿,将前段尿排去,中段尿约 10~20ml 直接排入专用的无菌容器中,立即送检,2 小时内接种。

该方法简单、易行,是最常用的尿培养标本收集方法,但很容易受到会阴部细菌污染,应由医护人员采集或在医护人员指导下由患者正确留取。

如果需要,可收集第一段尿液数毫升作淋球菌和衣原体检查;不中止排尿,在排去数毫升尿液后用无菌试管收集第二段尿,即为所需中段尿。

2. 留置导尿管尿标本采集 培养前,有条件者可夹管 4~5 小时以上,使细菌有足够的时间繁殖,以提高阳性率。采样时应松管弃去前端尿液,左手戴无菌手套固定导尿管后,按中、左、右、中的顺序,严格消毒尿道口处的导尿管壁,用无菌注射器针头斜穿管壁抽吸尿液。不可打开导尿管和引流管连接处收集标本。

3. 耻骨上膀胱穿刺法 使用无菌注射器直接从耻骨上经皮肤消毒穿入膀胱吸取尿液,是评估膀胱内细菌感染的“金标法”,尤其做厌氧菌检查时必须采用膀胱穿刺法。但本法有一定的痛苦,患者难以接受。穿刺时膀胱应充盈,皮肤严格消毒后用装有 19 或 20 号针头的注射器在耻骨联合距脐 1/3 处穿刺。主要用于厌氧菌培养或留取标本困难的婴儿尿标本的采集。

（三）注意事项

1. 采集的尿液标本放入无菌容器中立即送检,室温下保存时间不得超过 2 小时（夏季保存时间应适当缩短或冷藏保存）,4℃冷藏保存时间不得超过 8 小时,但应注意冷藏保存的标本不能用于淋病奈瑟菌培养。

2. 在用药前采集尿液,不加防腐剂。

3. 严格无菌操作,避免污染。

4. 不可从集尿袋下端管口留取标本。

五、粪便标本采集

（一）采集指征

当腹泻患者出现以下任何一种情况时建议采集粪便标本,进行细菌培养:①粪便涂片镜检白细胞≥5 个/HP;②重症腹泻;③体温高于 38.5℃;④血便;⑤便中有脓液;⑥未经抗菌药物治疗的持续性腹泻患者;⑦来自疫区的患者。

（二）采集方法

标本采集尽可能在发病早期和应用抗菌药物治疗之前。在不同的时间采集 2~3 份标本可以提高致病菌的分离率。方法有:

1. 自然排便法 直接留置粪便标本于清洁、干燥广口容器中送检。本法为常规方法。注意若有脓血、黏液、组织碎片,则取有脓血、黏液、组织碎片部分的粪便 2~3g,液体粪便则取絮状物,一般取 1~3ml。

2. 直肠拭子法 用无菌拭子插入肛门 2~4cm,轻轻旋转拭子,可在拭子上明显见到粪便,插入运送培养基内,立即送检。本法只适用于排便困难患者或婴幼儿,不推荐使用拭子做常规性病原菌培养。

六、脑脊液标本采集

正常人体脑脊液是无菌的。当人体患有脑脊髓膜炎症时,在脑脊液中可以出现病原菌。常见的病原菌有细菌、真菌、结核分枝杆菌等。做脑脊液的细菌培养有助于诊断脑膜炎病因。

(一)采集指征

有脑膜炎症状,临床怀疑有脑膜炎感染,应进行细菌培养。

(二)采集方法

病人应先禁食,由医师以无菌方法在病人第3和第4腰椎间隙或稍低处穿刺取得,小儿则于第4和第5腰椎间隙穿刺,必须装入戴帽(盖)的无菌容器,立即送检。

(三)注意事项

1. 标本采集后应置于无菌试管内尽快送检,绝不可冷藏!每种检验需要最小量:细菌培养≥1ml,真菌≥2ml,抗酸杆菌≥2ml。

2. 标本验收与拒收 标本未收集于无菌管或送检延误或冷藏保存,则拒收标本,通知临床要求重新采集标本。

七、脓液标本采集

组织或器官的化脓性感染,其病原菌的来源可分为两类:内源性(感染源是炎症局部周围器官中的正常菌群)和外源性(感染源是存在于外界的微生物)。

(一)采集指征

局部组织或器官有化脓性感染表现,应进行细菌培养。

(二)采集方法

1. 开放脓肿 用无菌盐水或70%酒精擦去表面渗出物,用拭子伸入溃疡基底部或边缘部,采集两个拭子,分别做培养和革兰染色,也可对渗出物做需氧培养。开放病灶不能做厌氧培养。

2. 闭锁脓肿 不能用拭子,要消毒脓肿表面皮肤后用无菌注射器抽取,刺入无菌橡皮塞中送检。

3. 烧伤伤口 清创,出现渗出物后用拭子用力采集,仅做需氧培养。也可送组织标本。

4. 脓疱或水疱 酒精消毒,干燥,用针头(小儿用23号针头)挑破脓疱,用拭子采集脓疱液和基底部标本。

(三)注意事项

对大多数开放伤口,采集前应先清创,去除表面菌群,除非有渗出物。干燥、结痂伤口一般不做培养。闭合脓肿应取穿刺物和脓肿壁标本。开放脓肿处理同开放性伤口。不要仅仅送检脓液,应在病灶活动区域或基底部采集标本,最好有组织标本。

八、临床微生物标本送检的注意事项

1. 所有标本采集后都应立即送检;若不能及时送检,需在适宜的环境中保存,但不得超过24小时。

2. 送检标本应注明来源、检验目的和采样时间,准确填写患者信息,使实验室能正确选用相应的培养基和适宜的培养环境。

3. 厌氧培养标本需保持厌氧状态运送　使用专用运送培养基或用针筒抽取标本后排尽空气,在针头上置无菌橡皮塞后运送。

4. 最佳的临床标本送检,包括厌氧菌培养标本,首先取决于所获取标本的量。量少的标本要在采集后的 15~30 分钟内送检。活检组织如果采用厌氧运送方式,可置于 25℃ 恒温箱存放 20~24 小时。

5. 送检期间要予以安全防护　①放标本的容器必须防漏,禁止将渗漏的标本送往实验室;②严禁将带有裸露针头的注射器送往实验室。

第七节　纤维支气管镜

一、床旁纤维支气管镜

(一)适应证和禁忌证

1. 诊断方面

(1)不明原因的咯血。

(2)不明原因的慢性咳嗽(纤维支气管镜对于诊断支气管结核、气道良性和恶性肿瘤、异物吸入等具有重要价值,对于支气管扩张等慢性炎性疾病的诊断价值受到限制)。

(3)不明原因的局限性哮鸣音。纤维支气管镜有助于查明气道狭窄的部位及性质。

(4)不明原因的声音嘶哑,可能因喉返神经引起的声带麻痹和气道内新生物等所致。

(5)痰中发现癌细胞或可疑癌细胞。

(6)X 线胸片和(或)CT 检查异常者,提示肺不张、肺部块影、阻塞性肺炎、肺炎不吸收、肺部弥漫性病变、肺门和(或)纵隔淋巴结肿大、气管支气管狭窄以及原因未明的胸腔积液等。

(7)临床已诊断肺癌,决定行手术的治疗前检查,对指导手术范围及估计预后有参考价值。

(8)胸部外伤、怀疑有气管支气管裂伤或断裂,纤维支气管镜检查常可明确诊断。

(9)肺或支气管感染性疾病(包括免疫抑制患者支气管肺部感染)的病因学诊断,如通过气管吸引、保护性标本刷或支气管肺泡灌洗(BAL)获取标本进行培养等。

(10)疑有食管-气管瘘的确诊。

(11)纤维支气管镜引导下选择性支气管造影。

2. 治疗方面

(1)取出支气管异物。

(2)清除气道内异常分泌物,包括痰液、脓栓、血块等。

(3)在支气管镜检查中,在明确咯血患者出血部位后可试行局部止血,如灌洗冰盐水、注入凝血酶溶液或稀释的肾上腺素溶液等。

(4)引导气管插管,对插管困难者可通过支气管引导进行气管插管。

(二)禁忌证

1. 活动性大咯血。

2. 严重心、肺功能障碍。

3. 严重心律失常。

4. 全身情况极度衰竭。

5. 不能纠正的出血倾向,如凝血功能严重障碍。

6. 严重的上腔静脉阻塞综合征,因纤维支气管镜检查易导致喉头水肿和严重的出血。

7. 新近发生心肌梗死,或有不稳定型心绞痛。

8. 疑有主动脉瘤。

9. 气管部分狭窄,估计纤维支气管镜不易通过,且可导致严重的通气受阻。

10. 尿毒症,活检时可能发生严重的出血。

11. 严重的肺动脉高压,活检时可能发生严重的出血。

(三)操作步骤

1. 病人的准备

(1)详细询问患者病史同时应了解患者的药物(局部麻醉、镇静)过敏史,测量血压及进行心、肺评估。

(2)拍摄 X 线胸片,正和(或)侧位片,必要时拍常规断层片或 CT 片,听诊胸部呼吸音,以确定病变部位。

(3)对拟行活检检查者,作凝血时间和血小板计数等检查。

(4)肝功能及乙型肝炎表面抗原和核心抗原的检查。

(5)对高血压或体检有心律失常者应作心电图检查。

2. 设备及物品的准备

(1)器械及药品准备:消毒后的纤维支气管镜一台(查看消毒日期,调节清晰度)、长短清洁毛刷各一个、一次性换药碗一个、治疗盘一个、2% 利多卡因一支、盐酸利多卡因或丁卡因胶浆一支、10ml 空针两个、纤维支气管镜用电池一节、无菌纱布、注水用压力延长管一根、一次性呼吸机螺旋接头一个、一次性痰液收集器一个、口罩帽子及无菌手套、500ml 生理盐水一瓶、500ml 酒精一瓶、无菌拆线剪一把、治疗车一个。

(2)检查纤维支气管镜工作是否正常、配件是否完整。

(3)人员配备:标配两人。

3. 操作过程

(1)核对医嘱和纤维支气管镜检查,治疗知情同意书。

(2)对于神志清楚的患者,应向患者解释操作内容、注意事项及有无不适,以取得患者配合。

(3)术前禁食 2 小时(胃肠功能弱的患者可适当延长禁食时间),胃肠减压。

(4)操作 30 分钟前雾化吸入 8ml 利多卡因。2 分钟前,经鼻腔开口处向鼻道内快速注入 2ml 利多卡因(用 2% 利多卡因咽喉部麻醉后,纤维支气管镜引导下用利多卡因在气管内麻醉,总量一般不超过 2% 利多卡因 15ml)。

(5)根据患者具体情况,给予适当全身镇静。

(6)体位:多选用仰卧位,病情需要者亦可选用半卧位或坐位。

(7)需管床医生在场,如病情变化可及时处理。

(8)无人工气道患者应做好插管准备(插管车、复苏球、准备好的呼吸机),必要时行气管插管。

（9）如果患者之前应用有创或无创呼吸机，将吸氧浓度调至100%；如果使用鼻导管吸氧（普通吸氧面罩）则提高吸入氧流量保证较高的氧浓度。

（10）检查者及辅助人员必须戴口罩、帽子及无菌手套，严格无菌操作。

（11）应使用丁卡因胶浆润滑纤维支气管镜。

（12）插入途径：有人工气道患者经气管插管或气管切开管道进入；无人工气道患者一般经鼻（推荐）或经口进入。

（13）直视观察：如经口、鼻进入，应有顺序地全面窥视可见范围的鼻、咽、气管、隆突和支气管；如经人工气道进入则依次检查主气道、隆突及各级支气管，遵循先健侧后患侧的原则。然后再重点对可疑部位进行观察。应特别重视对亚段支气管的检查，以免遗漏小的病变。在纤维支气管镜检查时，应始终保持视野位于支气管管腔中央，避免碰撞管壁，以免刺激管壁引起支气管痉挛，或造成黏膜损伤。

活检出血时可用下列方法止血：①经纤维支气管镜注入冰盐水。②经纤维支气管镜注入稀释的肾上腺素（肾上腺素2mg，加入生理盐水20ml内，每次可注入5~10ml），或稀释的麻黄碱。③经纤维支气管镜注入稀释的凝血酶（凝血酶200U加入生理盐水20ml内，该制剂绝对不能注射给药）。④必要时同时经全身给止血药物，此外出血量大者尚可进行输血、输液等。⑤纤维支气管镜的负压抽吸系统一定要可靠有效，以保证及时将出血吸出，不使其阻塞气道。

（14）标本采集：包括经人工气道痰标本的收集、纤维支气管镜活检、刷检等，具体操作步骤见后叙述。

（15）治疗：对感染严重、分泌物黏稠患者可反复冲洗以达到清除脓性分泌物的目的，并可局部注入抗生素，配合全身给药治疗。

4. 注意事项

（1）密切监测生命体征。

（2）术后患者应安静休息，一般应在2小时之后才可进食饮水，以免因咽喉仍处于麻醉状态而导致误吸。

（3）若操作过程中出现气道损伤，须密切关注病人的气道出血情况，以及时处理。

（4）若肺活检或术后发热，可适当应用抗生素。

（5）氧合稳定后，须及时调整通气参数。

（6）若无禁忌，抬高床头至少30°以上。

（7）清理用后物品和器械。

（8）及时清洗消毒纤维支气管镜。

（9）记录操作过程和检查结果。

二、床旁纤维支气管镜标本采集

（一）痰标本的收集

1. 用物准备　负压吸引器、生理盐水、一次性吸痰管、无菌手套、无菌容器、化验单。

2. 核对患者床号、姓名等。

3. 助手进行手卫生后戴无菌手套将一次性吸痰管末端拆开，一端连接到纤维支气管镜接口，另一端连接到负压吸引器，调节吸引器至适宜负压（成人：40.0~53.3kPa；小儿：<40.0kPa）。

4. 操作者戴手套持纤维支气管镜吸生理盐水,检查管道是否通畅。

5. 经口腔或鼻腔或人工气道至患者患侧肺段,打开纤维支气管镜负压吸引阀(一次吸痰时间不超过15秒),整个操作过程中维持高浓度氧气。

6. 将痰液注入无菌容器内,如痰液黏稠可用一次性针筒向吸痰管末端注入少量生理盐水,将痰液冲入无菌容器内。

7. 采集到适量的标本后,取下痰培养杯,贴上化验单送检(应在2小时内送检至实验室,否则应4℃冷藏,但放置时间不可超过24小时)。

(二)纤维支气管镜活检

纤维支气管镜活检是获得确切病理诊断的重要手段,取材是否得当是镜检成败的关键。对镜下所见的黏膜病变或肿物的钳检阳性率可达90%左右。对有苔的病变,应先将苔吸出或钳出,暴露病变后,活检钳深入肿物中间或基部钳取为好。在肿物不同部位钳取3~4块。若活检前病灶有渗血或钳检后出血过多,止血方法如上述。取标本后放入送检器皿送检。

(三)刷检

细胞刷刷检常常在钳检后进行,分标准刷和保护性套管刷两种。前者一般在直视下,将细胞刷缓慢插入病变部位,刷擦数次后将其退至纤维支气管镜末端内与纤维支气管镜一起拔出,立即涂片2~3张送检。此法操作简单,对镜下可见肿物刷检阳性率一般低于钳检,但对于管壁浸润型,钳检不能定位,而刷擦时刷子与肿物接触面积大获得的细胞阳性率高。为避免或减少上呼吸道细菌污染,采用保护性套管细胞刷,包括有单套管、双套管、加塞或不加塞毛刷等方法。主要用于下呼吸道细菌学检查。

三、支气管-肺泡灌洗检查技术

(一)适应证

1. 凡能接受纤维支气管镜检查患者均能承受支气管肺泡灌洗的检查。

2. 弥漫性间质性肺疾病诊断:特发性肺纤维化、结节病、外源性过敏性肺泡炎、结缔组织病伴肺纤维化、组织细胞增生症X以及嗜酸性粒细胞肺浸润等。

3. 弥漫性肺部肿瘤和免疫受损患者肺部感染诊断,如卡氏肺孢子虫肺炎、细支气管肺泡癌。

4. 用于肺泡蛋白沉积症的诊断与治疗,行局部和全肺灌洗。

5. 用于肺部感染细菌学检测及肺化脓症冲洗引流治疗。

(二)禁忌证

1. 凡纤维支气管镜的禁忌证均为支气管肺泡灌洗的禁忌证。

2. 精神高度紧张不能配合完成纤维支气管镜检查患者。

3. 严重通气和换气功能障碍患者,$PaO_2 < 50mmHg$ 或吸氧状态下 $PaO_2 < 70mmHg$。

4. 冠心病、高血压、心律失常、频发心绞痛患者。

5. 主动脉瘤和食管静脉曲张有破裂危险的患者。

6. 近期发热、咯血和哮喘发作患者。

(三)术前准备

同纤维支气管镜术前准备,常规在纤维支气管镜于活检刷检前做BAL。局部麻醉剂为2%利多卡因。

对于行机械通气患者应适当调整呼吸机参数,整个操作过程中给予纯氧维持氧合。

（四）操作程序

1. 灌洗部位选择　对弥漫性间质性肺疾病选择右肺中（B4 或 B5）或左肺舌叶,局限性肺病变则在相应支气管肺段进行 BAL。

2. BAL 操作步骤

（1）首先要在灌洗的肺段注入 2% 利多卡因 1～2ml,做灌洗肺段局部麻醉。

（2）然后将纤维支气管镜顶端紧密楔入段或亚段支气管开口处,再经活检孔快速注入 37℃灭菌生理盐水。每次 25～50ml,总量 100～250ml,一般不超过 300ml。

（3）立即用 50～100mmHg 负压吸引回收灌洗液,通常回收率为 40%～60%。

（4）回收液体,并记录总量;如需临床检验,应立即转入相应试验器皿送往实验室检查。

（五）并发症

虽然目前认为 BAL 是一种安全检查方法,但随着 BAL 应用范围不断扩大,其副作用和并发症亦在增加。

BAL 的副作用多不严重,包括灌洗时呛咳,灌洗后数小时出现发热、寒战,术后 24 小时灌洗肺段短暂的肺泡浸润,肺功能如 VC、FEV_1、PO_2 可有暂时减低。

第八节　体外膜肺氧合技术

体外膜肺氧合（extracorporeal membrame oxygenation,ECMO）是使用体外循环系统设备和技术进行临时但较持久的支持心肺功能受损的患者,延长其生命的一种辅助治疗手段。根据体外回路和治疗目的的不同,主要分为静脉-静脉 ECMO（V-V ECMO）和静脉-动脉 ECMO（V-A ECMO）。

一、适应证

原则:适用于常规治疗措施效果不理想,心脏或肺脏病变能够逆转,如不能逆转但有相应的后续治疗措施的疾病。

1. 呼吸支持　ARDS、肺水肿/渗出性病变、呼吸道损伤、哮喘以及新生儿肺部疾病。

2. 循环支持　急性心肌炎、急性心肌梗死、心脏术后心源性休克、心脏移植前的过渡治疗。

3. 替代体外循环　肺移植、供体器官支持、急性肺栓塞、危重患者转运。

二、禁忌证

1. 不可逆的中枢神经系统损伤。

2. 应用肝素的禁忌或相对禁忌　如严重凝血功能障碍,合并有近期颅内出血等,对肝素过敏,具有肝素诱导的血小板减少症。

3. 严重脓毒症。

4. 机械通气时间　高通气支持水平 >10 天,不宜实施。

5. 终末期肿瘤。

6. 年龄大于 70 岁患者。

三、操作步骤

1. 病人的准备

（1）向病人家属交代病情,解释 ECMO 辅助治疗的必要性、并发症以及各种可能发生的结果,并签署 ECMO 治疗专用同意书。

(2)评估患者大血管管径、血流量、血流速度,选择大小合适的引血管、回血管插管,同时并备用大小各一号的插管。根据治疗目的的不同,选择拟穿刺置管的血管,同时拟定备用穿刺血管。一般选择粗大直的大血管,如股静脉、颈内静脉、股动脉等。

(3)常规建立动脉穿刺置管测量血压和开放静脉补液通路(中心静脉最佳)。

(4)常规检测病人血常规、凝血常规以及肝脏、肾脏功能。

2. 设备及物资的准备 驱动泵(滚轴泵或离心泵)、氧合器(硅胶膜氧合器或中空纤维膜式氧合器)、变温水箱、ECMO 插管(4~6 根)、ECMO 系统管路、空氧混合器、气源、氧饱和度仪、ACT 仪、管道钳(6~8 把)、肝素、后备电源、便携式氧气瓶、滚轴泵摇把/离心泵手摇驱动泵、耦合剂。

3. ECMO 的建立

(1)确认病人信息、核查 ECMO 同意书,测病人术前的 ACT 值、APTT 值。

(2)连接 ECMO 仪器设备及管路,预充管路并试运行。

(3)经皮穿刺置管(2~3 位医师配合):①置管前 5 分钟给予肝素 50~100U/kg,要求 ACT>300 秒。②常规消毒拟行血管穿刺置管的部位,行最大化铺巾,无菌要求同外科手术。③2% 的利多卡因局部麻醉,穿刺置管手法同中心静脉置管。导丝顺利置入后,应顺序依次使用从最小号到最大号的扩张器,引血管和回血管置管时应旋转进入,切勿使用暴力,防止撕裂血管。置管位置可通过 X 线确认,多点多处缝合固定导管,无菌辅料最大化覆盖穿刺处。若经皮穿刺置管失败,或预计经皮穿刺困难,可考虑由外科医师行半切开/切开置管。④将预充好的 ECMO 管路试运行,运行成功后连接引血管和回血管,并妥善固定所有管路。再次检查所有接口后开始 ECMO 运行。

4. ECMO 早期管理

(1)镇痛镇静:运用镇痛镇静药物使病人处于合适的镇痛镇静深度,避免发生躁动将管道意外拔出。

(2)氧合状态:ECMO 之前由于血流动力学障碍或呼吸功能不全,机体存在一定程度的氧债,加之 ECMO 建立时的影响,必然使氧债加重。因此 ECMO 建立后应在最短时间内偿还氧债。可通过氧饱和度和血气分析进行监测。

(3)血气和电解质:ECMO 早期的病人往往存在有严重的代谢性酸中毒和水电解质的失衡,在密切监测的同时应避免过量使用碳酸氢钠,尽量维持内环境的稳定。

(4)血流动力学:平均动脉压不宜过高,维持在 50~60mmHg,同时不应过快降低血管活性药物的用量。

(5)流量:早期可以逐步提高流量,使机体尽快改善缺氧的状态,V-A ECMO 可达心排量的 80%,V-V ECMO 可以更高的流量辅助。

(6)抗凝管理:ECMO 期间需要全身肝素化,持续输注肝素 20~60U/(kg·h),无活动出血时 ACT 维持在 160~200 秒,有活动出血时 ACT 维持在 130~160 秒,同时参考活化部分凝血活酶时间(APTT)。监测血常规、凝血常规,若血小板 $<50\times10^9$/L 应及时补充,同时纤维蛋白原水平维持在 100mg/dl 以上。

(7)呼吸机管理:早期进行辅助呼吸,潮气量 6~10ml/kg,呼吸频率 4~10 次/分,吸氧浓度<50%,定期膨肺,避免发生肺泡塌陷。

(8)维持核心温度 35~37℃,肝肾功能、血糖监测、营养支持。

(9)ECMO管路系统监测:引流量是否通畅,定期监测膜式氧合器前、后压力,有无血栓形成,有无血浆渗漏,股动脉置管应常规定期监测下肢脉搏、皮温、肤色。

5. ECMO中期管理

(1)血气和电解质:通过调节流量和氧气浓度,维持氧合后 $PaO_2 \leqslant 200mmHg$, $SaO_2 \geqslant 95\%$, $PaCO_2$ 维持在 $35 \sim 45mmHg$, SvO_2 维持在 $65\% \sim 75\%$。维持水电解质在正常范围。

(2)血流动力学:平均动脉压维持在 $60 \sim 80mmHg$,同时降低血管活性药物的用量。

(3)抗凝管理:同早期管理,同时由于凝血物质的消耗,应增加血常规、凝血常规的监测频率,必要时从膜式氧合器后补充血小板、新鲜冷冻血浆等。

(4)呼吸机管理:继续实施"肺休息"策略,定期膨肺。

(5)维持核心温度 $35 \sim 37\text{℃}$,肝肾功能、血糖监测、营养支持。

(6)ECMO管路系统监测:同早期管理,必要时更换膜式氧合器。测量并记录引血管和回血管的外露长度,预防缝线松脱,导致插管意外脱出。

(7)护理:由于长时间全身肝素化、气管插管、多处置管,病人易发生口腔、鼻腔、穿刺处出血,应该定期进行清洁,更换无菌辅料。同时应该适度翻身,防止压疮的发生。

6. ECMO后期管理

(1)当病人自身的心肺功能恢复,表现为血流动力学稳定、氧饱和度正常、气道峰压下降、肺顺应性改善、水电解质正常,可考虑 ECMO 试停机。

(2)呼吸机辅助通气达到 $FiO_2 < 0.5$, PIP $25 \sim 30cmH_2O$, PEEP $5 \sim 10cmH_2O$,逐渐降低氧合器吸入氧浓度,同时减少空氧混合器气流量和循环流量一段时间后,如果病人 $SaO_2 \geqslant 90\%$, $PaCO_2 < 50mmHg$, $SvO_2 > 70\%$,可停机。

(3)停机步骤:逐渐降低 ECMO 流量和氧合器的气体流量至 ECMO 停止,调整呼吸机参数和血管活性药物用量,维持呼吸和循环功能稳定,逐渐由病人自身心肺承担循环血量和气体交换;维持出凝血平衡;观察 $5 \sim 10$ 小时,血气、血流动力学指标稳定后,同时夹闭所有管路,拔除插管,对插管处进行清创,压迫止血,必要时动脉需修补缝合,最后机器撤离。

(曹　舸　陈　瑶　邓一芸　赖　巍　梁国鹏　蒲　丹　王　波　吴　丹　尹万红)

参考文献

1. Hazinski MF, Nolan JP, Billi JE, et al. Part 1：Executive summary：2010 International Consensus on Cardiopulmonary Resuscitation and Emergency Cardiovascular Care Science with Treatment Recommendations. Circulation, 2010, 122（16 Suppl 2）: 250-275.

2. Morris F, Edhouse J, Brady WJ, et al. ABC of Clinical Eletrocardiography. BMJ Books, 2003.

3. 杨跃进, 华为. 阜外心血管内科手册. 北京: 人民卫生出版社, 2006.

4. Bigatello LM, Alam HB, Allain RM, 等. 麻省总医院危重病医学手册. 第5版. 杜斌, 译. 北京: 人民卫生出版社, 2012.

5. 陈灏珠, 林果为. 实用内科学. 第13版. 北京: 人民卫生出版社, 2009.

6. 卫生部合理用药委员会. 中国医师药师临床用药指南. 重庆: 重庆出版社, 2009.

7. 朱大年, 吴博威, 樊小力. 生理学. 第7版. 北京: 人民卫生出版社, 2008.

8. 刘大为. 实用重症医学. 北京: 人民卫生出版社, 2010.

9. Guyton AC, Hall JE. 医学生理学. 第11版（英文影印版）. 北京: 北京大学医学出版社, 2007.

10. 中华医学会重症医学分会. 中国重症加强治疗病房危重患者营养支持指导意见（2006）. 中华外科杂志, 2006, 44（17）: 1167-1177.

11. Gail Cresci. Nutrition Support for the Critically Ill Patient——A Guide to Practice. CRC Press, Taylor & Francis Group, NW, 2005.

12. Dellinger RP, Levy MM, Rhodes A, et al. Surviving Sepsis Campaign：international guidelines for management of severe sepsis and septic shock, 2012. Intensive Care Medicine, 2013, 39（2）: 165-228.

13. 陈德昌. 多器官功能障碍综合征与感染. 中华医学杂志, 1996, 76（4）: 246-247.

14. Annika RB, Manu LN, Malbrain JS, et al. Gastrointestinal function in intensive care patients：terminology, definitions and management. Recommendations of the ESICM Working Group on Abdominal Problems. Intensive Care Med, 2012, 38（3）: 384-394.

15. 中华医学会感染病学分会肝衰竭与人工肝学组, 中华医学会肝病学分会重症肝病与人工肝学组. 肝衰竭诊治指南（2012年版）. 中华临床感染病杂志, 2012, 5（6）: 321-327.

16. 中华医学会神经病学分会脑血管病学组急性缺血性脑卒中诊治指南撰写组. 中国急性缺血性脑卒中诊治指南2011. 中国临床医生, 2011, 39（3）: 67-73.

17. Jauch EC, Saver JL, Adams HP Jr, et al. Guidelines for the early management of patients with acute ischemic stroke：a guideline for healthcare professionals from the American Heart Association/American Stroke Association. Stroke, 2013, 44（3）: 870-947.

18. 吕传真, 周良辅. 实用神经病学. 第4版. 上海: 上海科学技术出版社, 2014.

19. 中华医学会神经病学分会神经重症协作组. 2014惊厥性癫痫持续状态监护与治疗（成人）中国专家共识. 中华神经科杂志, 2014, 47（9）: 661-666.

20. 周东. 神经病学. 北京: 高等教育出版社, 2011.

21. 欧阳钦. 临床诊断学. 北京: 人民卫生出版社, 2009.

22. Ebersole JS, Pedley TA. 现代临床脑电图学. 第3版. 中国抗癫痫协会专家组, 译. 北京: 人民卫生出版社, 2009.

23. 中华医学会神经病学分会神经免疫学组,中国免疫学会神经免疫学分会. 中国重症肌无力诊断和治疗专家共识. 中国神经免疫学和神经病学杂志,2011,18(5):368-372.

24. 中华医学会神经病学分会神经肌肉病学组,中华医学会神经病学分会肌电图及临床神经电生理学组,中华医学会神经病学分会神经免疫学组. 中国吉兰-巴雷综合征诊治指南. 中华神经科杂志,2010,43(8):583-586.

25. Gaffney A. Alan Gaffney. Critical care in pregnancy-Is it different? Semin Perinatol,2014,38(6):329-340.

26. Say L,Souza JP,Pattinson RC. Maternal near miss—towards a standard tool for monitoring quality of maternal health care,Best Pract Res Clin Obetet Gynaecol,2009,23(3):287-296.